一分钟速查
中草药全图鉴

温玉波 李海涛 ◎ 主编

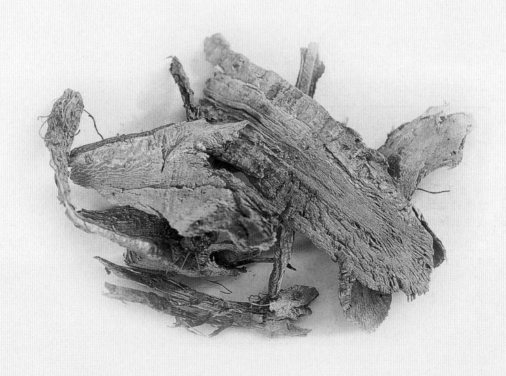

江苏凤凰科学技术出版社
· 南京 ·

图书在版编目（CIP）数据

一分钟速查中草药全图鉴 / 温玉波，李海涛主编
. -- 南京：江苏凤凰科学技术出版社，2020.1（2020.11 重印）
ISBN 978-7-5713-0221-4

Ⅰ. ①一··· Ⅱ. ①温··· ②李··· Ⅲ. ①中草药－图谱
Ⅳ. ① R282-64

中国版本图书馆 CIP 数据核字 (2019) 第 265072 号

一分钟速查中草药全图鉴

主　　　编	温玉波　李海涛
责 任 编 辑	樊　明　祝　萍
责 任 监 制	方　晨

出 版 发 行	江苏凤凰科学技术出版社
出版社地址	南京市湖南路 1 号 A 楼，邮编：210009
出版社网址	http://www.pspress.cn
印　　　刷	天津丰富彩艺印刷有限公司

开　　　本	718mm×1000mm　1/16
印　　　张	34
字　　　数	462 000
版　　　次	2020 年 1 月第 1 版
印　　　次	2020 年 11 月第 2 次印刷

标 准 书 号	ISBN 978-7-5713-0221-4
定　　　价	78.00 元

图书如有印装质量问题，可随时向我社出版科调换。

　　中草药是由自然界中获取的植物药（根、茎、叶、果）、动物药（内脏、皮、骨、器官）以及矿物药的总称，因其中以植物药居多，所以人们常通称为中草药。

　　中国是中草药的发源地，现存有12000多种药用植物，其中有5000多种在各地被广泛使用。中草药有"四气五味"之说，"四气"即药性的寒、热、温、凉，而"五味"即药物的辛、酸、甘、苦、咸。千百年来，中华民族世代沿袭着以中草药来养身疗疾的传统，并在世界上享有盛誉。人们在实践中不断积累的中草药经验，已逐步发展、完善成为一门独立的学科——本草学。

　　历史上无数的医学家、药物学家呕心沥血，他们所编纂的大量医药典籍成为世人攀登医药学巅峰的石阶，为中草药知识的普及与应用引领方向。东汉时的《神农本草经》和明代的《本草纲目》更是博采众长，是我国重要的药物学专著。《神农本草经》是现存最早的中药学著作，书中载药365种，其中包括252种植物药、67种动物药和46种矿物药，又按药性和功用不同分成上、中、下三品。由李时珍撰写的《本草纲目》载药多达1892种，收录医方11096个、绘图1160幅，被誉为"东方药物巨典"，作为中国医药宝库中的珍贵遗产，对人类医学产生了极为深远的影响。

　　为了让人们更全面、清晰、透彻地了解中草药知识，本书结合《本草纲目》等多部权威药物典籍，对生活中常见中草药的详细资料及实图加以汇集、辨识，以便于人们在短时间内随手查找并阅读和研究。本书详细介绍了不同中草药的性味、来源、成分、植物形态、生长特性、采集方法、药材性状、药理作用、药用功效、用法用量、方剂选用等专业药物知识。同时，配以高清药用植物、成品药材实图及手绘彩图，近距离展示中草药的真实面目。原汁原味，收录数百个古医书原方以供选用、参考；中西结合，在运用传统中医理论解读中草药药理药性的同时，也附加了大量中草药的现代研究成果，让读者获得更充实、更实用、更有价值的阅读体验。

　　本书具有一定的学术和实用价值，但由于文献资料浩如烟海，编者水平有限，编写过程中难免有疏漏之处，还请广大读者海涵、斧正。

⊙ 药材分类
按照不同中草药的药性功效，细分为解表、清热、理气、消食、补虚等18大类，有助于读者分类阅读、学习以及快速查找。

⊙ 基本概述
介绍该类药物的基础知识、功效及适用病证。

润下药

本类药物多为植物种子或种仁，富含油脂，味甘质润，具有润燥滑肠作用，使大便易于排出，适用于年老、体弱、久病、产后所致津枯、阴虚、血虚便秘。

⊙ 药材名称
药材的具体名称。书中共收录了各类植物药、动物药、矿物药512种。

⊙ 基本信息
标注药材的基本信息，如性味、拉丁文名称、英文名称、其他别名、来源、成分等。

火麻仁

性味 平，甘。
拉丁文 Fructus Cannabis
英文 Hemp Seed

别名 蓖、麻子、麻子仁、大麻子、大麻仁、冬麻子、火麻子。
来源 桑科大麻属植物大麻的种仁。
成分 本品含脂肪油约30%，其主要成分为亚油酸、亚麻酸及油酸，还含葫芦巴碱、蛋白质、维生素、胆碱、甾醇等。

植物形态 1年生草本，高1～3米。茎直立，分枝，表面有纵沟，密被短柔毛。掌状复叶互生，茎下部的叶对生；小叶3～11片，披针形至线状披针形，先端长尖，基部楔形，边缘有粗锯齿，上面深绿色，粗糙，下面密被灰白色毡毛。花单性，雌雄异株；雄花呈疏生的圆锥花序，黄绿色；雌花丛生于叶腋，绿色。花期、果期因产地不同而异，华东花期5～6月，果期6～7月；华北花期6～7月，果期8～9月。

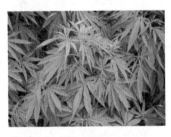

生长特性 喜温暖湿润气候，对土壤要求不严，以土层深厚、疏松肥沃、排水良好的沙质土壤或黏质土壤为宜。全国各地均有栽培。

采集方法 秋、冬季果实成热时，割取全株，晒干，

⊙ 药用植物图片
高清药用植物实图。读者可以通过它们来进一步了解药用植物的细节特征，以便于在野外准确辨识。

打下果实，除去杂质。

药材性状 干燥果实呈扁卵圆形，长4～5毫米，直径3～4毫米，表面光滑，灰绿色或灰黄色，有微细的白色、棕色或黑色花纹，两侧各有1条浅色棱线。一端钝尖，另端有一果柄脱落的圆形凹点。外果皮菲薄，内果皮坚脆。绿色种皮常黏附在内果皮上，不易分离。气微、味淡，嚼后稍有麻舌感。

药理作用 本品所含脂肪油有润滑肠道的作用，在肠中遇碱性肠液后产生脂肪酸，刺激肠壁，使肠蠕动增强而有通便作用。火麻仁对麻醉猫及大鼠有明显降压作用，还可抑制大鼠血清胆固醇升高。

药用功效 润燥、滑肠、通淋、活血，主治肠燥便秘、消渴、热淋、风痹、痢疾。

用法用量 内服：煎汤，15～30克；研末入丸、散。外用：捣敷或榨油涂。

方剂选用 ① 治大便不通：火麻仁研成末，和米煮成粥食之。② 治虚劳、下焦虚热、骨节烦疼、肌肉急痛、小便不利、大便数少、呼吸口燥少气：火麻仁500克，研成末，加水2升，煮至剩半，分3次服下。

注意事项 畏牡蛎、白薇、茯苓。多食损血脉、滑精气，妇人多食发带疾。便溏、阳痿、遗精、带下异常、肠滑者尤忌。

郁李仁

性味 平，辛、苦、甘。
拉丁文 Semen Pruni Humilis
英文 Chinese Dwarf Cherry Seed

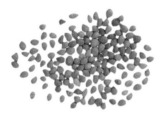

别名 郁子、郁里仁、小李仁、李仁肉。
来源 蔷薇科郁李属植物欧李的种仁。
成分 含苦杏仁苷、郁李仁苷A、郁李仁苷B等，还含脂肪油、挥发性有机酸、粗蛋白质、纤维素、淀粉、油酸、皂苷及植物甾醇等。

植物形态 落叶灌木，高1～1.5米。小枝灰褐色或棕褐色，被短柔毛。叶互生；叶柄长2～4毫米，无毛或被稀疏短柔毛；托叶2枚，线形，呈簕状分裂，早落；叶片通常为长卵形或卵圆形，罕为卵状披针形，先端渐尖，基部圆形，边缘具不整齐之重锯齿，背面沿主脉具短柔毛。花先叶开放，2～3朵簇生；花瓣5片，浅红色或近白色，具浅褐色网纹，斜长圆形。核果近圆球形，暗红色。花期4～5月，果期6～10月。

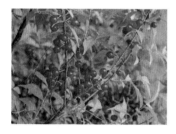

生长特性 性喜光，对气候要求不严，在冬季-15℃下能自然越冬；夏季40℃时，若水分充足，也能安全度过高温。耐旱，喜湿润，忌涝。对土壤适应性较强，沙质土壤、黏质土壤、黏土、黄土均可，因吸收根系分布较浅，故以保水保肥力较强的黏质土壤栽培为佳。分布于辽宁、内蒙古、河北、河南、山西、山东、江苏、浙江、福建、湖北、广东等地。

采集方法 当果实呈鲜红色后采收。将果实堆放在阴湿处，待果肉腐烂后，取其果核，稍晒干，将果核压碎去壳，即得种仁。

药材性状 小李仁：呈卵形，长5～8毫米，直径3～5毫米。表面黄白色或浅棕色，一端尖，另端钝圆。尖端一侧有线形种脐，圆端中央有深色合点，自合点处向上具多条纵向维管束脉纹。种皮薄，子叶2片，乳白色，富油性。气微，味微苦。大李仁：长6～10毫米，直径5～7毫米，表面黄棕色。

药理作用 郁李仁水煎剂能显著缩短燥结型便秘小鼠的排便时间，并增加排便次数。

药用功效 润燥、滑肠、下气、利水，主治小便不利、大腹水肿、四肢浮肿、脚气。

用法用量 内服：煎汤，5～15克；研末入丸、散。

方剂选用 ① 治风热气秘：郁李仁（去皮、尖、炒）、陈皮（去白，取酒150～300毫升煮干）、京三棱各50克，上捣为散，每次服15克，空腹用开水调下。② 治产后肠胃燥热、大便秘结 郁李仁（研如膏）、朴硝（研）各50克，当归（切、焙）、生干地黄（焙）各100克，上4味各粗捣，过筛，和匀，每次取15克，加适量水煎，去渣温服。

注意事项 阴虚液亏者及孕妇慎服。

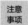

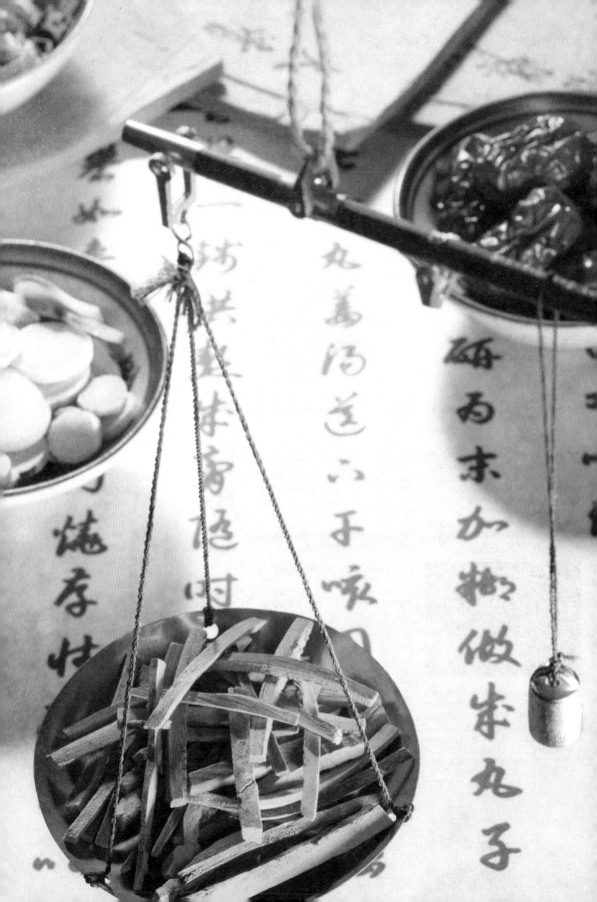

目录

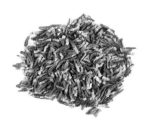

莲子心

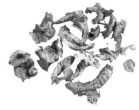

升麻

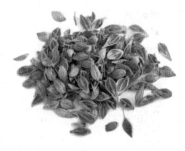

连翘

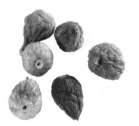

无花果

清热燥湿药

清热凉血药

清虚热药

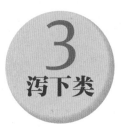

3
泻下类

攻下药

润下药

峻下逐水药

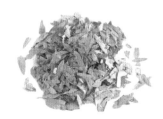
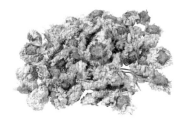
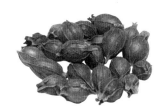
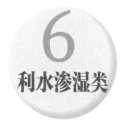

7 温里类

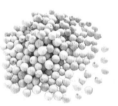

胡椒

8 理气类

9 消食类

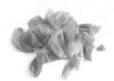

鸡内金

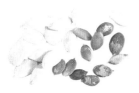
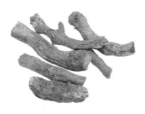
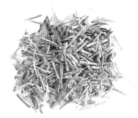

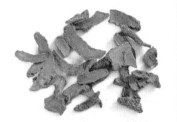

姜黄

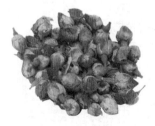

月季花

13 化痰止咳平喘类

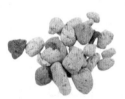

浮海石

桑白皮

14 安神类

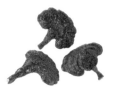
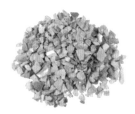
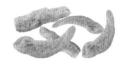
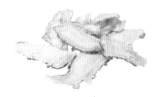

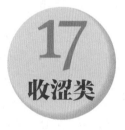

石榴皮

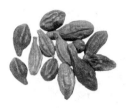

诃子

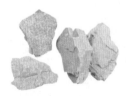

密陀僧

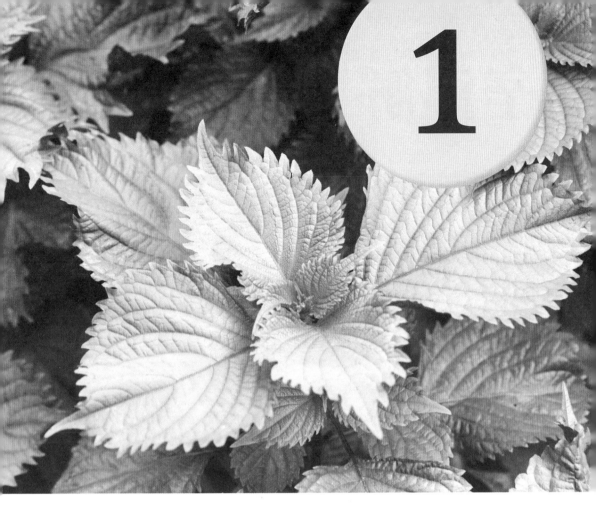

解表类

以发散表邪、解除表证为主要作用的药物，通称解表药，又谓发表药。

本类药物多具有辛味，性能发散，主入肺、膀胱经，偏行肌表，使肌表之邪外散或从汗而解，主要用于感受外邪所致的恶寒、发热、头痛、身痛、无汗（或有汗）、脉浮等症。部分解表药还兼有宣肺利水、平喘、祛湿止痛、透疹等作用，可用于水肿、咳喘、风湿痹痛、疹发不畅等症。

由于表证有风寒和风热之不同，故本类药物根据其性能特点，相应分为辛温解表药和辛凉解表药两类。

使用解表药时，除针对外感风寒、风热表邪的不同，相应选择长于以发散风寒或发散风热的药物，还必须根据患者体质的不同和四时气候变化，进行适当配伍。

辛温解表药

本类药物主要用于风寒表证，症见恶寒发热，无汗或汗出不畅等。还可用于治疗咳喘等。

麻黄

性味	温，辛、微苦。
拉丁文	Herba Ephedrae
英文	Ephedra Herb

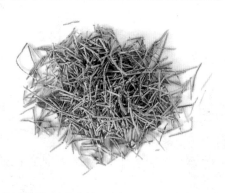

别名 龙沙、狗骨、卑相、卑盐、木麻黄、结力根、山麻黄。

来源 为麻黄科麻黄属植物木贼麻黄的草质茎。

成分 木贼麻黄地上部分含生物碱类，成分有左旋麻黄碱、右旋伪麻黄碱、左旋去甲基麻黄碱、右旋去甲基伪麻黄碱、左旋甲基麻黄碱、右旋甲基伪麻黄碱。唑酮类生物碱有麻黄唑酮。

植物形态 直立小灌木，高 70 ~ 100 厘米。木质茎粗长，直立，基径 1 ~ 1.5 厘米。小枝细圆柱形，对生或轮生的分枝较多，节间较短，通常长 1.5 ~ 2.5 厘米，直径 1 ~ 1.5 毫米，纵槽纹细浅不明显，被白粉，呈蓝绿色或灰绿色。

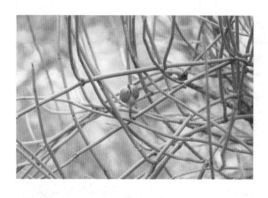

生长特性 喜凉爽较干燥气候，耐严寒，对土壤要求不严格，沙质土壤、黏质土壤均可生长。分布于吉林、河北、河南、山西、陕西等地。

采集方法 8 ~ 10 月割取部分绿色茎枝，或连根拔起，放通风处晾干，或晾至六成干时再晒干。晾干或晒干后，放置于干燥通风处，防潮防霉。用时切段，生用、蜜炙或捣碎用。

药材性状 较多分枝，直径 1 ~ 1.5 毫米，无粗糙感。节间长 1.5 ~ 3 厘米。膜质鳞叶长 1 ~ 2 毫米。

药理作用 本品所含的挥发油有发汗、解热作用。麻黄碱和伪麻黄碱能缓解支气管平滑肌痉挛。麻黄还有抗炎、抗菌、抗病毒等作用。

药用功效 发汗解表、宣肺平喘、利水消肿，主治风寒表实证、咳嗽气喘、风水浮肿、小便不利、风湿瘙痒、阴疽痰核。

用法用量 内服：煎汤，每次 1.5 ~ 10 克；入丸、散。外用：研末搐鼻或研末敷。生用发汗力强，发汗利水用之；蜜炙能润肺、止咳平喘。

方剂选用 治太阳病头痛发热、身疼腰痛、骨节疼痛、恶风无汗而喘：麻黄 15 克（去节）、桂枝 10 克（去皮）、甘草 5 克（炙）、杏仁 7 个（去皮、尖），取水 1800 毫升，先煮麻黄，减 400 毫升，去上沫，纳诸药，煮取 500 毫升，去滓，温服 160 毫升。

注意事项
1. 表虚自汗及阴虚盗汗、咳喘（由于肾不纳气所致的虚喘）者慎用。
2. 不可多服，多服令人虚。
3. 使用时一定要去尽节和煎煮时水面上的泡沫，否则服用后会令人胸闷。

紫苏叶

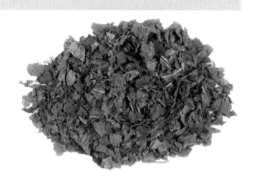

性味 温，辛。
拉丁文 Folium Perillae
英文 Perilla Leaf

别名 苏、苏叶、紫苏、白紫苏、香苏、苏麻、赤苏。

来源 为唇形科植物紫苏的叶或带叶嫩枝。

成分 含挥发油，挥发油中主要为紫苏醛、紫苏醇、柠檬烯、芳樟醇、薄荷脑、丁香烯，并含香薷酮、紫苏酮、丁香酚等；还含精氨酸、苷类、鞣质，以及铜、铬、锌、镍、铁等微量元素。

植物形态 1年生草本，高30～200厘米。具有特殊芳香气。茎直立，钝四棱形，多分枝，紫色、绿紫色或绿色，密被长柔毛，上部有白色长柔毛。叶对生，具叶柄，叶片阔卵形、卵状圆形或卵状三角形，边缘具粗锯齿，叶下面有细油腺点。花期6～8月，果期7～9月。全国各地广泛栽培。

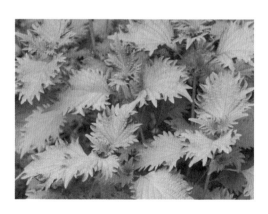

生长特性 喜温暖、湿润气候，在阳光充足的环境下生长旺盛，产量较高。以疏松、肥沃、排灌方便的土壤栽培为宜。主产于湖北、河南、四川、江苏、广西、广东、浙江、河北等地，以广东、广西、湖北、河北等地所产者品质佳。

采集方法 7～9月，枝叶茂盛时收割，摊在地上或悬于通风处阴干，干后将叶摘下即可。

药材性状 叶片多皱缩卷曲、破碎，完整者展开后呈卵圆形，长4～11厘米，宽2.5～9厘米，先端长尖或急尖，基部圆形或宽楔形，边缘具圆锯齿。两面紫色或上表面绿色，下表面紫色，疏生灰白色毛，下表面有多数凹点状的腺鳞。叶柄长2～5厘米，紫色或紫绿色，质脆。带嫩枝者，枝的直径2～5毫米，紫绿色，断面中部有髓。气清香，味辛。

药理作用 ① 抗微生物作用：紫苏叶的水浸液、水煎剂和乙醇提取液对金黄葡萄球菌、白色念珠菌、新型隐球菌、红公毛癣菌、石膏样小孢子癣菌、絮状表皮癣菌有抑制作用。② 对胃肠道的作用：紫苏叶水煎剂灌胃对大鼠小肠黏膜绒毛的损伤有改善作用。紫苏中的紫苏酮灌胃能促进小鼠小肠蠕动。③ 对凝血系统的影响：紫苏叶注射液能收缩蟾蜍肠系膜微动脉口径。去鞣酸紫苏和去阳离子紫苏均能使小鼠微血管收缩，这种收缩血管作用不为 α - 受体阻断剂所阻断。但紫苏注射液体外又能延长大鼠、家兔的凝血时间，其机制可能与抑制血小板功能有关。

药用功效 散寒解表、行气化痰、安胎、解鱼蟹毒，主治风寒表证、咳嗽痰多、胸脘胀满、恶心呕吐、腹痛吐泻、胎气不和、妊娠恶阻、食鱼蟹中毒。

用法用量 内服：3～10克，煎汤（不宜久煎）。治鱼蟹中毒，单用可用至30～60克。外用：捣敷、研末擦或煎汤洗。

注意事项 阴虚、气虚及温病者慎服。

生姜

性味 温，辛。
拉丁文 Rhizoma Zingiberis Recens
英文 Fresh Ginger

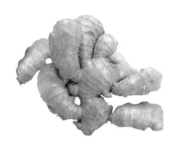

别名 均姜。

来源 为姜科姜属植物姜的新鲜根茎。

成分 α-姜烯、β-檀香萜醇、β-水芹烯、β-甜没药烯、α-姜黄烯、姜醇、紫苏醛、橙花醛、牛儿醛、2-酱醇、3-酱醇、莰烯、β-萝勒烯、α-香柑油烯、β-金合欢烯、月桂烯、β-蒎烯、2-龙脑等；辛辣成分：6-姜辣醇、3-姜辣醇等。

植物形态 多年生草本，高40～100厘米。根茎肉质肥厚，扁圆横走，分枝，断面黄白色，有浓厚的辛辣气味。叶互生，排成2列，无柄，有长梢，抱茎；叶片披针形至线状披针形，长15～30厘米，宽1.5～2.2厘米，先端渐尖，基部狭，光滑无毛；叶舌长1～3毫米，膜质。花期7～8月（栽培的很少开花），果期12月至翌年1月。

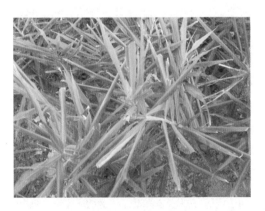

生长特性 生姜喜温暖湿润的环境条件，不耐低温霜冻，怕潮湿、怕强光直射。宜选择坡地和稍阴的地块栽培，以土层深厚、疏松、肥沃、排水良好的沙壤土至重壤土为宜。

采集方法 10～12月茎叶枯黄时采挖，除去须根及泥沙，晒干。

药材性状 根茎呈扁平不规则的块状，并有枝状分枝，长4～18厘米，各柱顶端有茎痕或芽，表面黄白色或灰白色，有光泽，具浅棕色环节。质脆，易折断，折断后有汁液渗出；断面浅黄色，内皮层有明显环纹，中间稍现筋脉。气芳香而特殊，味辛。以块大、丰满、质嫩者为佳。

药理作用 ① 生姜乙醇提取物（EZE）静脉注射，可暂降家兔在体胃运动幅度，对离体大鼠胃底肌条则先兴奋后抑制，对离体豚鼠回肠有收缩效应，且对其乙酰胆碱或组胺性量效关系呈非竞争性拮抗作用。② 用生姜煎剂0.1克/千克和0.2克/千克灌胃能显著抑制大鼠盐酸和应激性胃黏膜损伤，该作用可能与促进胃黏膜合成和释放内源性PG有关。③ 生姜浸膏、姜辣酮和姜辣烯酮的混合物皆能抗硫酸铜的催吐作用。④ 生姜油对大鼠、小鼠四氯化碳性肝损害有预防和治疗作用。姜辣醇和姜辣烯酮对四氯化碳及半乳糖胺所致的肝损伤也有抑制作用。

药用功效 散寒解表、降逆止呕、化痰止咳、解诸毒，主治风寒感冒、恶寒发热、头痛鼻塞、呕吐、反胃、痰饮喘咳、泄泻，解半夏、天南星、鱼蟹、鸟兽肉毒。

用法用量 内服：煎汤，5～15克；捣汁冲服。外用：捣敷擦患处或绞汁调擦。

方剂选用 ① 治风寒感冒：生姜5片、紫苏叶50克，水煎服。② 治呕吐：生姜50克，切碎，加700毫升醋浆，煎成400毫升，空腹时和滓徐饮。

注意事项 阴虚内热者及实热证者忌服。

防风

性味 微温，辛、甘。
拉丁文 Radix Saposhnikoviae
英文 Divaricate Saposhnikovia Root

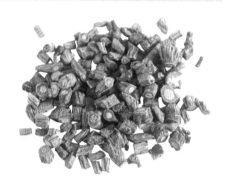

别名 铜芸、回云、回草、百枝、百韭、百种、屏风、风肉。

来源 为伞形科防风属植物防风的根。

成分 本品含挥发油，油中主含辛醛、β-没药烯、壬醛、β-桉叶醇等，还含二氢色原酮类、香豆素类、聚炔类、多糖、β-谷甾醇、胡萝卜苷、甘露醇、酚类及苦味苷等。

植物形态 多年生草本，高30～80厘米。根粗壮，长圆柱形，有分枝，淡黄棕色，根头处密生纤维状叶柄残基及明显的环纹。茎单生，2歧分枝，分枝斜上升，与主茎近等长，有细棱。基生叶丛生，有扁长的叶柄，基部有宽叶鞘，稍抱茎；叶片卵形或长圆形。花期8～9月，果期9～10月。

生长特性 喜阳光充足、凉爽稍燥的气候，耐寒、

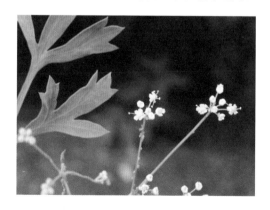

耐干旱，忌水涝。防风为生根性植物，宜选土层深厚、疏松肥沃、排水良好的沙质土壤栽培，不宜在酸性大、黏性重的土壤中种植。分布于华北、东北及山东、陕西、甘肃、宁夏等地。

采集方法 一般于栽种2～3年的10月上旬采挖，晒至九成干时，按粗细长短分别扎成小捆，再晒或炕干。

药材性状 本品呈长圆锥形或长圆柱形，下部渐细，有的略弯曲，长15～30厘米。表面灰棕色，粗糙，有纵皱纹、多数横长皮孔及点状突起的细根痕。根头部有明显密集的环纹，有的环纹上残存棕褐色毛状叶基。体轻质松，易折断，断面不平坦，皮部浅棕色，有裂隙，木部浅黄色。

药理作用 对金黄色葡萄球菌、乙型溶血性链球菌、肺炎球菌及真菌有抑制作用；还能抑制豚鼠离体气管、回肠平滑肌的变应性收缩；增强小鼠腹腔巨噬细胞的吞噬功能。此外，还有解热、镇痛、镇静和抗炎作用。

药用功效 解表祛风、除湿、止痉，主治感冒头痛、风湿痹痛、风疹瘙痒、破伤风等症。

用法用量 内服：7.5～15克煎汤；研末入丸、散。外用：研末调敷。

方剂选用 治年久不愈的偏头痛、湿热上行损目及脑痛不止：川芎25克，柴胡35克，黄连（炒）、防风（去芦）、羌活各50克，炙甘草55克，黄芩150克，上述所有药材均研成细末，每次服10克，放入茶杯内，用开水调成膏状，抹在口内，用少许开水送下即可。晚上睡觉时头痛得睡不着时，可加细辛1克服用。

注意事项 阴虚火旺、血虚发痉者慎用。

羌活

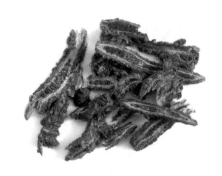

性味 温，辛、苦。
拉丁文 Rhizoma et Radix Notopterygii
英文 Incised Notopterygium Rhizome or Root

别名 羌青、护羌使者、胡王使者、羌滑、退风使者、黑药。

来源 为伞形科羌活属植物羌活的根茎及根。

成分 根茎含香豆素类化合物异欧前胡内脂、8-甲氧基异欧前胡内酯、5-羟基香柑素等；含酚性化合物花椒毒酚、佛手柑亭等；甾醇类化合物 β-谷甾醇葡萄糖苷、β 谷甾醇等；挥发油成分（约2.7%）α-侧柏烯、β-罗勒烯等；脂肪酸类十四碳酸甲酯、12-甲基十四碳酸甲酯等。

植物形态 多年生草本，高达1米以上。根茎粗壮，圆柱形或不规则块状，暗棕色至棕红色，顶端有枯萎叶鞘，有特殊香气。茎直立，圆柱形，中空，表面淡紫色，有纵直细条纹。基生叶及茎下部叶有长柄，叶柄由基部向两侧扩展成膜质叶鞘，抱茎；叶片为三出三回羽状复叶，小叶3～4对，末回裂片卵状披针形至长圆卵形。花期7～9月，果期8～10月。

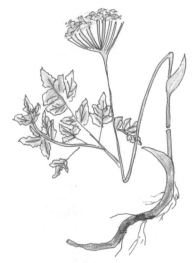

生长特性 喜凉爽湿润气候，耐寒，稍耐荫。适宜在土层深厚、疏松、排水良好、富含腐殖质的沙壤土栽培，不宜在低温地区栽种。

采集方法 栽培3～4年，秋季倒苗后至早春萌芽前挖取根茎，砍去芦头，切成短节，晒干。

药材性状 为圆柱形略弯曲的根茎，长4～13厘米。表面棕褐色至黑褐色，外皮脱落处呈黄色。节间缩短，呈紧密隆起的环状，形似蚕；或节间延长，形如竹节状。节上有多数点状或瘤状突起的根痕及棕色破碎鳞片。体轻，质脆，易折断。断面不平整，有多数裂痕，皮部黄棕色至暗棕色，油润，有棕色油点，木部黄白色，射线明显，髓部黄色至黄棕色。气香，味苦而辛。

药理作用 ① 解热作用：2%羌活挥发油2毫升/千克腹腔注射，对肌注酵母引起发热的家兔有明显解热作用。② 镇痛作用：2%羌活挥发油10毫升/千克腹腔注射，小鼠热板法试验能明显提高痛阈。

药用功效 散表寒、祛风除湿、利关节、止痛，主治外感风寒、风寒湿痹痛、肩背酸痛。

用法用量 内服：煎汤，3～10克；也可入丸、散。

方剂选用 治感冒发热、扁桃体炎：羌活20～25克，板蓝根、蒲公英各50克，水煎，每日1剂，分2次服。

注意事项 气血亏虚者慎服。

白芷

性味 温，辛。
拉丁文 Radix Angelicae Dahuricae
英文 The Root of Dahurian Angelica

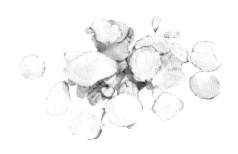

别名 川白芷。

来源 为伞形科当归属植物杭白芷的干燥根。

成分 本品含香豆素及其衍生物，如当归素、白当归醚、异欧前胡素、白芷毒素、东莨菪素等，还含有挥发油，油中有 3- 亚甲基 -6- 环乙烯、4- 十一碳烯、榄香烯、十六烷酸、壬烯醇等。

植物形态 多年生草本，根圆锥形，茎和叶鞘均为黄绿色。叶互生，茎下部的叶大，叶柄长，基部扩大呈鞘状，抱茎，2～3 回羽状分裂，深裂或全裂，最终裂片呈阔卵形、卵形或长卵形。花期 6～7 月，果期 7～9 月。

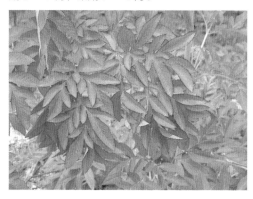

生长特性 白芷喜温暖湿润气候，耐寒。宜在阳光充足、土层深厚、疏松肥沃、排水良好的沙质土壤栽培。种子在恒温下发芽率低，在变温下发芽较好，以 10～30℃变温为佳。

采集方法 春播在当年 10 月中下旬，秋播于翌年 8 月下旬，当地上部分枯萎后采收。割去茎叶，取出白芷根，抖去泥土，晒干或烘干即可入药。

药材性状 本品呈长圆锥形，长 10～25 厘米，直径 1.5～2.5 厘米。表面灰棕色或黄棕色，根头部钝四棱形或近圆形，具纵皱纹、支根痕及皮孔样的横向突起，有的排列成四纵行。顶端有凹陷的茎痕。质坚实，断面白色或灰白色，粉性，形成层环棕色，近方形或近圆形，皮部散有多数棕色油点。

药理作用 本品有解热、镇痛、抗炎作用，小量白芷素有兴奋延髓血管运动中枢、呼吸中枢、迷走神经及脊髓的作用；能升高血压，使脉搏变慢、呼吸加深，引起流涎呕吐，大剂量可引起痉挛而麻痹。所含呋喃香豆类化合物有光敏性作用，对平滑肌有解痉作用。此外，尚有抑制细菌和真菌作用。

药用功效 祛风散寒、通窍止痛、消肿排脓、燥湿止带。

用法用量 内服：4～10 克煎汤；入丸、散。外用：研末或调敷。

方剂选用 ① 治头痛不可忍及赤眼、牙痛：香白芷、干姜各 25 克，蒿角子 5 克，研为末，茶调服，每日 2.5 克。以上分量分作 3 次，慢慢吸入鼻内，然后揉动两太阳穴，其痛立止。② 治鼻炎：辛夷、防风、白芷各 4 克，苍耳子 6 克，川芎 2.5 克，北细辛 3.5 克，甘草 1.5 克，水煎，连服 4 剂。服用期间忌食牛肉。③ 治半边头痛：白芷、细辛、石膏、乳香、没药（去油）各等份，研为细末，吹入鼻中，左痛右吹，右痛左吹。

注意事项 血虚有热及阴虚阳亢头痛者禁服。

辛夷

性味 温，辛。
拉丁文 Magnolia liliflora Desr.
英文 Lily Magnolia

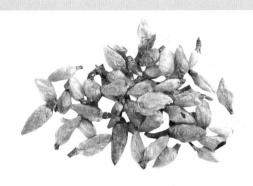

别名 紫玉兰、木兰、木笔。
来源 木兰科木兰属紫玉兰的干燥花蕾。
成分 本品含挥发油、黄酮类、生物碱及木脂素类等。花蕾含挥发油，油中含柠檬醛、丁香油酚、1-8-桉叶素等；根含玉兰花碱；叶和果实都含芍药素的苷。

植物形态 落叶大灌木，高达 3～5 米，常丛生。芽有灰褐色细毛。小枝紫褐色。叶倒卵形或椭圆状卵形，长 10～18 厘米，宽 4～10 厘米，顶端急尖或渐尖，基部楔形，背面沿脉有柔毛。花期 4～5 月。

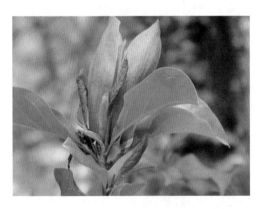

生长特性 原产湖北，现全国各地均有栽植。喜光，较耐寒。

采集方法 在早春花蕾未开放时采摘，剪去枝梗，烘干或晒干即可。

药材性状 干燥的花蕾呈倒圆锥状，形如毛笔头，基部带有木质短枝。花蕾长 1～4 厘米，中部直径 0.7～2 厘米。外裹苞片 2 枚，成两层，两层之间尚可见小芽鳞。苞片表面密被黄绿色柔软长毛，毛茸长约 5 毫米，内表面平滑，棕紫色。除去苞片后可见 3 片花萼与 6～12 片紧密相包的棕紫色花瓣，其内有多数棕黄色雄蕊与 1 枚褐色雌蕊。质脆易破碎。有特殊香气，味辛凉而稍苦。以花蕾未开、身干、色绿、无枝梗者为佳。

药理作用 ① 降压作用：以辛夷花苞干燥粉末的水、醇提取物对麻醉动物静脉、腹腔、肌肉注射，均有降压作用。② 对子宫的作用：在大鼠及家兔离体子宫，狗及家兔在位子宫及子宫瘘管的实验中，证明辛夷煎剂、流浸膏对子宫有兴奋作用。③ 其他作用：15%～30% 辛夷煎剂对多种致病性真菌有抑制作用。现代研究证明，辛夷所含的挥发油对鼻黏膜血管有收缩作用，并能促进分泌物的吸收，从而改善鼻孔通气功能。

药用功效 治头痛、鼻窦炎等，有降压功效。

用法用量 内服：煎汤，5～15 克；也可入丸、散。外用：研末塞鼻或用水浸液、蒸馏液滴鼻。

方剂选用 ① 治鼻炎：辛夷 25 克、苍耳子 7.5 克、香白芷 50 克、薄荷叶 2.5 克，上药并晒干，研为细末，每服 10 克，用葱、茶清食后调服。② 治鼻炎、鼻窦炎：辛夷 15 克、鸡蛋 3 个，同煮，吃蛋饮汤。或用辛夷 4 份、鹅不食草 1 份，用水浸泡 4～8 小时后蒸馏，取芳香水，滴鼻。③ 治鼻内室塞不通、不得喘息：辛夷、川芎各 50 克，细辛（去苗）35 克，木通 25 克，研为细末，每用少许，棉裹塞鼻中，湿则易之。④ 治急慢性鼻炎、鼻窦炎：辛夷、苍耳子各 10 克，用纱布包煎，取其浓缩汁滴鼻，每日 3～4 次。

注意事项 阴虚火旺者忌服。

胡荽

性味	温，辛。
拉丁文	Herba Coriandri
英文	Lawn Pennywort Herb

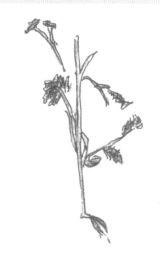

别名 芫荽、香菜、香荽、胡菜、蔜荽、园荽、莞荽、莲荽、莛葛草、满天星。

来源 为伞形科芫荽属植物芫荽的带根全草。

成分 本品含挥发油，油中含正癸醛、壬醛和芳香醇等，还含有维生素 C、胡萝卜素、苹果酸钾、蛋白质、维生素 B_2 等。

植物形态 1 年生或 2 年生草本，高 30 ~ 100 厘米。全株光滑无毛，有强烈香气。根细长，圆锥形，有多数纤细的支根。茎直立，多分枝，有条纹。基生叶 1 ~ 2 回羽状全裂，叶柄长 2 ~ 8 厘米，裂片广卵形或楔形。花期 4 ~ 7 月，果期 7 ~ 9 月。

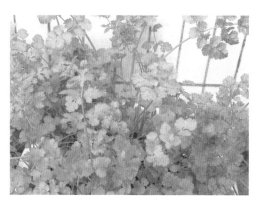

生长特性 原产地中海地区，现我国各地多有栽培。

采集方法 3 ~ 5 月采收，晒干。

药材性状 干燥的全草多缩卷成团，茎、叶枯绿色，干燥茎直径约 1 毫米，叶多卷缩、脱落或破碎，完整的叶 1 ~ 2 回羽状分裂。根呈须状或圆锥形，表面类白色。具浓烈的特殊香气，味淡微涩。

药理作用 本品有促进外周血液循环、增进胃肠腺体分泌、促进胆汁分泌及抗真菌作用。

药用功效 发表透疹、消食开胃、止痛、解毒，主治风寒感冒、麻疹透发不畅、食积、脘腹胀痛、呕恶、头痛、牙痛、脱肛、丹毒、疮肿初起、蛇伤。

用法用量 内服：煎汤，干品 9 ~ 15 克，鲜品 15 ~ 30 克；也可将鲜品捣汁或凉拌服用。外用：煎汤洗、捣敷或绞汁服。

方剂选用 ① 治小儿疹痘：胡荽连须 3 株，荸荠 3 个，紫草茸 3 克，加适量水，煎 15 分钟后滤汁，分 2 次服，每隔 4 小时服 1 次，将要出疹时服用，可防止并发症。也可将 500 克胡荽放入沸水中煮 5 ~ 10 分钟，将水倒入盆中，先以热气熏，然后用水洗手足，可治麻疹应出不出或疹出不透。② 治风寒感冒：胡荽 30 克，饴糖（麦芽糖）15 克，加米汤半碗，糖蒸融化后服用。③ 治虚寒胃痛：胡荽叶 1000 克，葡萄酒 500 毫升，将胡荽叶浸入，3 日后去叶饮酒，痛时服 15 毫升。④ 治肛门脱出：胡荽煮汤，用此汤洗患处。

注意事项 胡荽会损人精神，对人的眼睛不利，故不可多食、久食。疹子已发透者不可用。患脚气、狐臭、严重口臭、龋齿及生疮者不宜食用。服一切补药或药中有白术、牡丹时均不宜服用胡荽。

柽柳

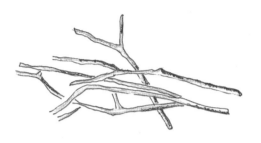

性味	平，甘、辛。
拉丁文	Cacumen Tamaricis
英文	Chinese Tamarisk

别名 柽、河柳、殷柽、雨师、赤杨、人柳、赤柽木、三春柳、春柳等。

来源 为柽柳科柽柳属植物柽柳的干燥嫩枝叶。

成分 本品含芸香苷、槲皮素及有机酸等。干燥柽柳嫩枝叶含柽柳酚、柽柳酮、柽柳醇、β-谷甾醇、胡萝卜苷、4'-二甲醚、槲皮素-3'、硬脂酸、正三十一烷、12-正三十一烷醇及三十二烷醇乙酸酯等。

植物形态 灌木或小乔木，高3～6米。幼枝柔弱，开展而下垂，红紫色或暗紫色。叶鳞片状，钻形或卵状披针形，长1～3毫米，半贴生，背面有龙骨状脊。每年开花2～3次；春季在去年生小枝上侧生总状花序，花稍大而稀疏；夏、秋季在当年生幼枝顶端形成总状花序组成顶生大型圆锥花序，花粉红色，花瓣椭圆状倒卵形。雄蕊着生于花盘裂片之间，长于花瓣；子房圆锥状瓶形，花柱3，棍棒状。果子长约3.5毫米，3瓣裂。花期4～9月，果期6～10月。

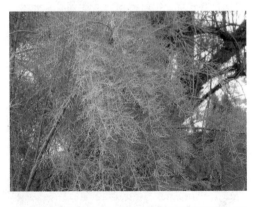

生长特性 适应性强，对气候土壤要求不严，耐水湿、耐盐碱、耐瘠薄，常生长于湖边、岸旁、河滩上。

采集方法 夏季末开花前采收，阴干，切段生用。

药材性状 茎枝呈细圆柱形，直径0.5～1.5毫米，表面黄绿色，节较密，有多数互生的鳞片状小叶。质脆，易折断，断面黄白色，中心有髓。稍粗的枝表面红褐色，叶片常脱落而残留突起的叶基。气微，味淡。

药理作用 ① 对呼吸系统的作用：用柽柳煎剂给小鼠腹腔注射（5克/千克），对氨水喷雾所致的咳嗽有明显的抑制作用。② 抗菌作用：体外试验，柽柳煎剂对肺炎球菌、甲型链球菌、白色葡萄球菌及流感杆菌均有抑制作用。③ 解热、镇痛作用：给人工发热的家兔皮下注射浸膏溶液（12克/千克），有一定的解热、镇痛作用。

药用功效 疏风散寒、解表止咳、升散透疹、祛风除湿、消痞、解酒。主治麻疹难透、风疹身痒、感冒、咳喘、风湿骨痛等症。

用法用量 内服：煎汤，每次3～10克；也可研成末入丸、散。外用：煎水洗。

方剂选用 ① 消风毒、治麻疹透发不畅：荸荠90克，干柽柳叶15克（鲜枝叶30克），荸荠、柽柳叶一同水煎，每日分两次饮服。② 用于小孩麻疹初期：胡荽、柽柳、葛根各9克，水煎服。③ 治风湿痹痛：柽柳、虎杖根、鸡血藤各30克，水煎服。④ 治酒病：柽柳适量，晒干研为末，每次服5克，用酒调下。

注意事项	麻疹已透者及体虚汗多者忌服。不宜用量过大，否则会令人心烦。

鹅不食草

性味 温，辛。
拉丁文 Herba Centipedae
英文 Small Centipeda Herb

别名 球子草、野园荽、鸡肠草、鹅不食、地芫荽、满天星、地胡椒、山胡椒、二戟、小救驾、砂药草、通天窍等。

来源 本品为菊科石胡荽属植物石胡荽的干燥全草。

成分 全草含甾醇类，如蒲公英赛醇、蒲公英甾醇、β-谷甾醇、豆甾醇等，还含有黄酮类、挥发油、有机酸、氨基酸等。

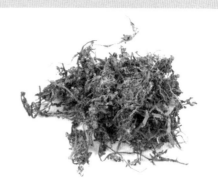

植物形态 1年生小草本。茎纤细，多分枝，基部匍匐，着地后易生根。叶互生，叶片小，匙形，长7～20毫米，宽3～5毫米，先端钝，基部楔形，边缘有疏齿，无毛或下面稍有细毛。瘦果四棱形，棱上有毛，无冠毛。花期9～11月。

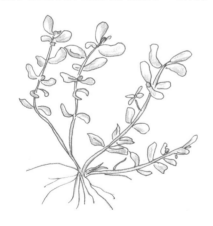

生长特性 生于路旁荒野、田埂及阴湿草地上。分布黑龙江、吉林、辽宁、河北、河南、山东、湖南、湖北、江苏、浙江、安徽、江西、四川、贵州、福建、台湾、广东、广西等地。

采集方法 夏、秋二季花开时采收，洗去泥沙，晒干，生用。也可鲜用。

药材性状 干燥的全草相互缠成团，灰绿色或棕褐色。茎细而多分枝，质脆易断，断面黄白色，中央有白色的髓或空洞。叶小，多皱折、破碎不全，完整的叶片呈匙形，边缘有3～5个锯齿，叶脉不明显，质极脆，易碎落。头状花序小，球形，黄色或黄褐色。微有香气，久嗅有刺激性，味苦、微辛。以灰绿色、有花序、无杂质、嗅之打喷嚏者为佳。

药理作用 本品挥发油和乙醇提取液有止咳、祛痰、平喘作用。沉淀部分止咳效果不明显，无祛痰作用。25%～50%的水煎剂对白喉杆菌、金黄色葡萄球菌等实验菌株均呈高度敏感，对结核杆菌有某些抑制作用。其蒸馏液有抑制流感病毒的作用。

药用功效 祛风散寒、胜湿、去翳、通窍，主治感冒、喉痹、百日咳、痧气腹痛、疟疾、疳泻、鼻渊、鼻息肉、目翳涩痒、臁疮、疥癣、跌打损伤。

用法用量 内服：7.5～15克煎汤；捣汁服用。外用：捣烂塞鼻或捣敷。

方剂选用 ① 治伤风头痛、鼻塞：鹅不食草（鲜品、干品均可）搓揉，嗅其气，即打喷嚏，每日两次。② 治鼻炎、鼻窦炎、鼻息肉、鼻出血：鹅不食草、辛夷各3克，研末吹入鼻孔，每日2次；加凡士林20克，做成膏状涂鼻。③ 治支气管哮喘：鹅不食草、瓜蒌、莱菔子各9克，煎服。④ 治单、双喉蛾 鹅不食草、糯米各50克，将鹅不食草捣烂，取汁浸糯米磨浆，给患者徐徐含咽。

注意事项 胃溃疡及胃炎患者慎用。

桂枝

性味 温，辛、甘。
拉丁文 Ramulus Cinnamomi
英文 Cassia Twig

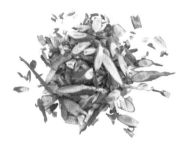

别名 柳桂。

来源 为樟科樟属植物肉桂的干燥嫩枝。

成分 本品含挥发油，其主要成分为桂皮醛、桂皮酸，并含少量乙酸桂皮酯；还含黏液质、鞣质及树脂等。

植物形态 常绿乔木，高12～17米，芳香，树皮灰褐色，枝条被灰黄色短柔毛。叶互生或近对生，叶片长椭圆形或近披针形。圆锥花序腋生或近顶生，被黄色绒毛。花两性，白色，被黄褐色短绒毛，花被倒筒锥，花被裂片卵状，先端钝或锐尖。果实椭圆形，显紫色，无毛。花期为6～8月，果期10～12月。

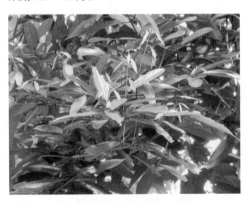

生长特性 适宜生长在热带与南亚热带高温高湿地区，不耐寒，冬季0℃以下易受冻害。分布于福建、广东、广西、海南、云南、台湾等地。

采集方法 桂枝定植2年后于7～8月剪取嫩枝，去叶，截成长30～100厘米的小段，晒干或阴干，生用。

药材性状 干燥的嫩枝呈圆柱形，长15～100厘米，直径0.8～1厘米，外表棕红色或紫褐色，表面有枝痕、叶痕、芽痕，并有纵棱线、纵纹及横纹。质硬而脆，易折断，断面不平坦，外有棕红色边，中心色较深。粗枝断面呈黄白色。气清香，味甜、微辛。以幼嫩、棕红色、气香者为佳。

药理作用 本品煎剂有解热作用，对金黄色葡萄球菌、伤寒杆菌、皮肤真菌及流感病毒、孤儿病毒均有抑制作用。桂皮醛有镇静、镇痛、抗惊厥、抗肿瘤作用。桂皮油有止咳、利尿、强心、健胃和抑制结核杆菌的作用。

药用功效 发汗解肌、温经通脉、通阳化气，治风寒表证、肩背肢节酸痛、胸痹痰饮、经闭、症瘕。

用法用量 内服：煎汤，2.5～10克，大剂量可用至15～30克；研末入丸、散。

方剂选用 ① 治太阳中风、阳浮而阴弱（阳浮者，热自发，阴弱者，汗自出，啬啬恶寒，渐渐恶风，翕翕发热，鼻鸣干呕）：桂枝200克（去皮），附子3枚（炮，去皮，破），生姜150克（切），大枣12枚（擘），甘草100克（炙），以水1200毫升微火煮取400毫升，去滓，适温服，每服200毫升。② 治肢节疼痛、脚肿如脱、头眩短气、温温欲吐：桂枝200克，芍药150克，甘草100克，麻黄100克，生姜250克，白术250克，知母200克，防风200克，附子1枚（炮），以水7升煮取2升，温服，每次服700毫升，日服3次。③ 治心中痞、诸逆、心悬痛：桂枝、生姜各150克，枳实5枚，上三味，以水6升煮取3升，适温时3次服完。

注意事项 凡温热病、阴虚阳盛及血热妄行、月经过多者忌服。

香薷

性味 微温，辛。
拉丁文 Herba Moslae
英文 Elsholtzia Splendens Mosla

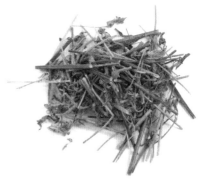

别名 香菜、香菜、石香菜、石香薷、香戎、香茸、紫花香菜、蜜蜂草。

来源 为唇形科石荠苧属植物石香薷的带根全草或地上部分。

成分 本品含挥发油，主要成分为香荆芥酚、百里香酚、对聚伞花素等。

植物形态 直立草本，高 9 ~ 35 厘米。全株香气甚浓。茎细方柱形，多分枝，均四棱形，被灰白色卷曲柔毛。叶对生，呈线状长圆形至披针形，先端锐尖或钝尖，基部广楔形，边缘具疏锯齿，偶近全缘，上面深绿色，密被白色长柔毛，下面淡绿色，密布腺点，沿主脉疏被柔毛。花期 6 ~ 9 月，果期 7 ~ 11 月。

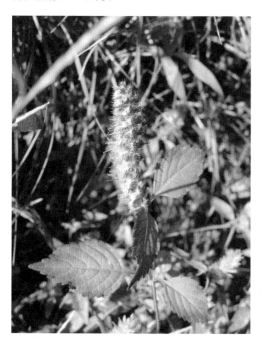

生长特性 适应性较强，喜温暖环境，对土壤要求不严，以排水良好、疏松肥沃的土壤为宜，低洼易积水地不宜栽培，不宜重茬。

采集方法 夏、秋二季茎叶茂盛、果实成熟时割取地上部分，晒干或阴干，切段生用。

药材性状 干燥全草，全体被有白色茸毛。茎挺立或稍呈波状弯曲；质脆，易折断。叶对生，润湿展平后，完整的叶片呈披针形或长圆形，暗绿色或灰绿色。茎顶带有穗状花序，呈淡黄色或淡紫色。有浓烈香气，味辛，微麻舌。以质嫩、茎淡紫色、叶绿色、花穗多、香气浓烈者为佳。

药理作用 本品有发汗解热、镇静、镇痛、抗菌、抗病毒及增强免疫的作用，并能刺激消化腺分泌及胃肠蠕动。酊剂能刺激肾血管而使肾小球充血，有利尿作用。此外，本品还有祛痰、镇咳和抑制皮肤真菌作用。

药用功效 发汗解暑、行水散湿、温胃调中、利水消肿，主治夏季感寒、头痛发热、恶寒无汗、胸痞腹痛、呕吐腹泻、水肿、脚气等症。

用法用量 内服：5 ~ 15 克煎汤；研末入丸、散。

方剂选用 治脾胃不和、三脘痞滞、内感风寒、外受寒邪、憎寒壮热、身体疼痛、肢节倦怠、霍乱呕吐、反胃、中酒不醒、四时伤寒头痛: 香薷（去土）100 克，甘草（炙）25 克，白扁豆（炒）、厚朴（去皮，姜汁炒）、茯神各 50 克，共研为细末，以开水调服，每次服 10 克。

注意事项 表虚汗多者忌服。利水退肿需浓煎。不宜久煎。内服宜凉饮，热饮易致呕吐。

心叶荆芥

性味 微温，辛。
拉丁文 Nepeta Cataria L.
英文 Nepeta Fordii Hemsl

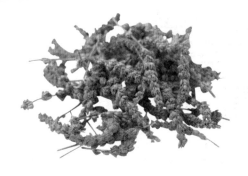

别名 假苏、假荆芥、山薷香、小荆芥、西藏土荆芥、樟脑草、荆芥。

来源 为唇形科荆芥属植物心叶荆芥的全草。

成分 全草含挥发油，油中主要成分为假荆芥酸、假荆芥内酯、β－丁香烯、假荆芥酐等。叶含咖啡酰丙醇二酸、假荆芥内酯苷、猕猴桃碱、1，5，9-表去氧马钱子苷酸等。

植物形态 多年生草本，高40～150厘米。茎直立，四棱形，基部木质化，被白色短柔毛。叶对生，叶柄长0.7～3厘米；叶片卵状或三角状心形，长2.5～7厘米，宽2.1～4.7厘米，先端钝或锐尖，基部心形或截形，边缘具粗圆齿，两面被短柔毛。小坚果卵形，灰褐色。花期7～9月，果期8～10月。

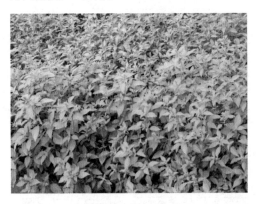

生长特性 生于灌丛中，亦有栽培，分布于西南地区及河北、山西、山东、河南、湖北、西藏、陕西、甘肃、新疆等地。

采集方法 7～9月割取地上部分，晒干或阴干，切段用。也可鲜用。

药材性状 干燥的全草，茎方形，四面有纵沟，上部多分枝，表面被有短柔毛。质轻脆，易折断，断面纤维状，黄白色，中心有白色疏松的髓。叶对生，叶片分裂，裂片细长，呈黄色，皱缩卷曲，破碎不全，质脆、易脱落。枝顶着生穗状轮伞花序，呈绿色圆柱形，长7～10厘米。花冠多已脱落，只留绿色的萼筒，内有4个棕黑色的小坚果。气芳香，味微涩而辛凉。

药理作用 本品水煎剂有微弱解热作用，对金黄色葡萄球菌、白喉杆菌、伤寒杆菌、痢疾杆菌、绿脓杆菌和人型结核杆菌均有一定的抑制作用。荆芥甲醇及醋酸乙酯提取物均有镇痛、抗炎作用，后者还有较强的抑制过氧化脂质（LPO）和脂质氧化酶活性作用。荆芥炭炒后有止血作用。

药用功效 祛风解表、活血止血，主治外感风寒、头痛、咽喉肿痛、麻疹透发不畅、吐血、衄血、外伤出血、跌打肿痛、疮痈肿痛、毒蛇咬伤。

用法用量 内服：9～15克煎汤；研末入丸、散。外用：鲜品捣敷、研末调敷或煎水洗。

方剂选用 ① 治风寒头痛：荆芥穗、石膏各等份，研为末，每次服10克，以茶调下。② 治头目诸疾、血劳、风气头痛、头晕目眩：荆芥穗研为末，调酒服，每次服15克。③ 治风寒肺壅、咽喉肿痛、语声不出或如有物哽：荆芥穗25克，桔梗100克，甘草(炙)50克，共研为粗末，每次取25克，加适量水、生姜3片，煎后去渣，饭后温服。④ 治大便下血：荆芥炒后研为末，每次饮服10克，妇人用酒下。亦可拌面做馄饨食之。

注意事项 表虚自汗、阴虚头痛者忌服。发表透疹、消疮宜生用，止血宜炒炭用。

藁本

性味 温，辛。
拉丁文 Rhizoma Ligustici
英文 Chinese Ligusticum Rhizome

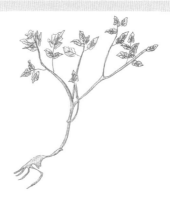

别名 藁茇、鬼卿、地新、山茝、蔚香、微茎、藁板、西芎、香藁本、土芎、秦芎。
来源 为伞形科藁本属植物藁本的根茎和根。
成分 含挥发油，其中主要成分是3-丁基内酯、蛇床内酯等，还含有棕榈酸和蔗糖。

植物形态 多年生草本，高约1米。根茎呈不规则的团块，有多数须根。茎直立，中空，表面有纵直沟纹。叶互生，基生叶三角形。叶柄长9～20厘米，茎上部的叶具扩展叶鞘。花期7～8月，果期9～10月。

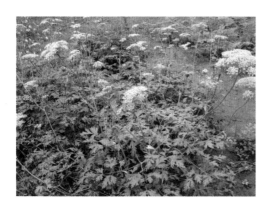

生长特性 喜阴凉湿润气候，耐寒，怕涝。对土壤要求不严格，但以土层深厚、疏松肥沃、排水良好的沙质土壤栽种生长最好，不宜在黏土和贫瘠干燥的地方种植。忌连作。分布于河北、山西、辽宁、吉林、山东等地。

采集方法 栽种两年即可收获。在9～10月倒苗后挖根茎及根，除去茎叶及泥土，晒干或烘干。

药材性状 根茎呈不规则的结节状圆柱形，有分枝，稍弯曲，多横向生长，长3～8厘米，直径0.7～3厘米。外皮棕褐色或棕黑色，皱缩有沟纹。上侧具有数个较长的茎基残留，茎基中空有洞，表面具纵直沟纹。质硬、易折断，断面淡黄色或黄白色。气芳香，味苦而辛，微麻。

药理作用 ① 中枢抑制作用：藁本中性油7.017克（生药）/千克和14.034克（生药）/千克灌胃，能明显减少小鼠自发活动，加强硫喷妥钠引起的睡眠，显著抑制苯丙胺所致的小鼠运动性兴奋和用腹腔注射酒石酸锑钾所致的小鼠扭体反应，降低小鼠的正常体温，表明有显著的镇静、镇痛、解热和降温等中枢抑制作用。② 抗炎和抗腹泻作用：藁本75%醇提取物5克/千克和15克/千克，灌胃，能抑制二甲苯性小鼠耳肿、角叉菜性足拓肿胀和乙酸提高的小鼠腹腔毛细血管通透性，抑制蓖麻油或番泻叶引起的腹泻。③ 对平滑肌的作用：藁本醇提取物对离体兔肠肌有明显的抑制作用，并能对抗乙酰胆碱所致肠肌兴奋。

药用功效 散风寒湿邪、散寒止痛，主治风寒头痛、巅顶痛、寒湿腹痛、疝瘕、疥癣等。

用法用量 内服：3～10克煎汤；研末入丸、散。外用：煎水洗或研末调涂。

方剂选用 ① 治风湿关节痛：藁本9克，苍术9克，防风9克，牛膝12克，水煎服。② 治胃痉挛、腹痛：藁本25克，苍术15克，水煎服。③ 治疥癣：用藁本煎汤浴之及浣衣。④ 治头屑：藁本、白芷各等份，共研为末，夜掺于发内，明早梳之，头屑自去。

注意事项 阴血虚及热证头痛者忌服。

细辛

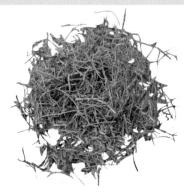

性味 温，辛。小毒。
拉丁文 Herba Asari Sieboldii
英文 Siebold Wildginger Herb

别名 华细辛、白细辛、金盆草、大药、盆草细辛、山人参、马蹄香。

来源 为马兜铃科细辛属植物华细辛的带根全草。

成分 含挥发油约3%，挥发油的主要成分是 α-侧柏烯、γ-松油醇、月桂烯等；另含细辛醚、优香芹酮等。

植物形态 多年生草本，高约30厘米。根茎较长，横走，密生须根，节间短，捻之有辛香。叶1~2片，叶片肾状心形，顶端锐尖或长锐尖，基部深心形，边缘有粗糙细毛，两面疏生短柔毛。蒴果肉质，近球形。花期5月，果期6~7月。

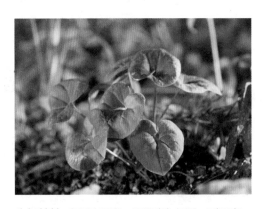

生长特性 喜阴凉湿润，忌强光与干旱，耐严寒，宜在背阴坡富含腐殖质的疏松肥沃土壤中生长，易积水的黏重土壤及涝洼地均不宜栽培。分布于山东、山西、河南、黑龙江、甘肃等地。

采集方法 移栽3~5年，直播5~6年采收。9月中旬挖出全部根须，每1~2克捆成一把，放阴凉处阴干后打包入库。

药材性状 多数十棵扎成一把，常蜷缩成团。根茎长5~20厘米，直径0.1~0.2厘米，节间长

0.2~1厘米。根细长，密生节上，表面灰黄色，平滑或具纵皱纹，质脆易折断，断面黄白色，基生叶1~2，叶片较薄，心形，先端渐尖。花被裂片开展。果近球形，气味较弱。

药理作用 ① 局部麻醉作用：细辛水浸剂或乙醇浸剂（20%~100%）能阻断蛙坐骨神经的冲动传导，在豚鼠皮丘试验中，有浸润麻醉效力，但煎剂无效。② 解热、镇痛作用：细辛挥发油的阿拉伯胶乳剂0.2~1.0毫升/千克给家兔口服，对正常及温刺法引起的体温升高均有降低作用。③ 抑菌作用：体外试验，细辛对溶血性链球菌、痢疾杆菌、伤寒杆菌及结核杆菌有某些抑制作用。

药用功效 祛风散寒、止痛、温肺化饮、开窍，主治风冷头痛、鼻炎、齿痛、痰饮咳逆、风湿痹痛。

用法用量 内服：1.5~9克煎汤；研末入丸、散；外用：研末吹入鼻内或煎水含漱。

方剂选用 ① 治风寒头痛（症见痛则如破、其脉微弦而紧）：细辛50克（净）、川芎50克、附子（炮）25克（净）、麻黄0.5克，细切，入适量连根葱白、姜、枣。每次取25克，加水1升，煎至0.5升，连进3剂。② 治牙痛：细辛（去苗叶）、荜拨各等份，粗捣筛，每次取50克，以水1升煎至0.5升，热漱冷吐。③ 治鼻塞不通：细辛（去苗叶）、瓜蒂各0.5克，捣敷为散，以少许吹入鼻中。

注意事项	阴虚、血虚、气虚多汗及火升炎上者禁服。反藜芦。本品服用剂量过大会有面色潮红、头晕、多汗，甚至胸闷、心悸、恶心、呕吐等副作用。

苍耳子

性味 温，辛、苦。有小毒。
拉丁文 Fructus Xanthii
英文 Siberia Cocklebur Fruit

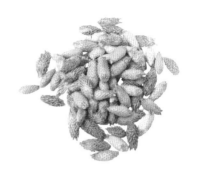

别名 菓耳实、羊负来、只刺、道人头、苍耳实、牛虱子、野茄子、刺儿棵、疔疮草、粘粘葵。
来源 为菊科苍耳属植物苍耳带总苞的果实。
成分 果实含脂肪油、脂肪酸，如棕榈酸、硬脂酸、油酸、亚油酸等，还含蜡醇、卵磷脂、脑磷脂等。叶含苍耳子苷、苍耳醇、异苍耳醇、苍耳酯等。

植物形态 1年生草本，高20～90厘米，全体密被白色短毛。茎直立。单叶互生，具长柄，叶片三角状卵形或心形，长5～10厘米，宽4～9厘米，通常3浅裂，两面均有短毛。瘦果纺锤形，包在有刺的总苞内。花期7～8月，果期9～10月。

生长特性 常喜温暖稍湿润的气候，以疏松肥沃、排水良好的沙质土壤栽培为宜。

采集方法 9～10月割取地上部分，打下果实，晒干，去刺，生用或炒用。

药材性状 果实包在总苞内，呈纺锤形。表面黄棕色或黄绿色，全体有钩刺，顶端有较粗的刺2枚，基部有果柄痕。质硬而韧，横切面可见中间有一纵向隔膜，分成两室，内各有一瘦果。瘦果纺锤形，一面较平坦，顶端具突起的花柱基，果皮薄，灰黑色，具纵纹。种皮膜质，浅灰色，有皱纹；子叶有油性。气微，味微苦。

药理作用 本品所含苷类物质有降血糖、镇咳作用。其煎剂对部分细菌及真菌有抑制作用。

药用功效 祛风解表、宣通鼻窍、除湿止痛，主治风寒头痛、鼻渊、齿痛、风寒湿痹、四肢挛痛、疥疮、瘙痒。

用法用量 3～10克煎汤；研末入丸、散。

方剂选用 ① 治诸风眩晕或头脑攻痛：苍耳子150克，天麻、白菊花各150克，研末入丸、散，随病酌用。② 治牙痛：以苍耳子500克、水10升，煮取5升，热含之，痛则吐，吐复含。③ 治目暗、耳鸣：苍耳子5克，捣烂，以水2升，绞滤取汁，和粳米25克煮粥食之，或作散煎服。④ 治大腹水肿、小便不利：苍耳子灰、葶苈子末各等份，每次服10克，水下，每日服2次。

注意事项 血虚之头痛、痹痛者忌服。过量服用易致中毒。

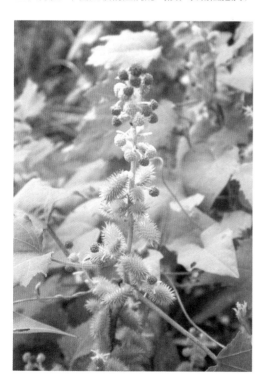

葱白

性味	温，辛。
拉丁文	Bulbus Allii Fistulosi
英文	Fistular OnionStalk

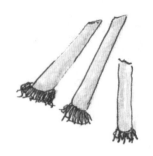

别名 葱茎白、葱白头。

来源 为百合科多年生草本植物葱近根部的鳞茎。

成分 本品含挥发油，其中主要含蒜素，还含有二烯丙基硫酸及维生素C等。茎含挥发油，油中主要成分为蒜素；又含二烯丙基硫醚。叶鞘和鳞片细胞中有草酸钙结晶体。又含维生素C、维生素B_1、维生素B_2、烟酸、维生素A、脂肪油和黏液质。脂肪油中含棕榈酸、硬脂酸、花生酸、油酸和亚油酸。

植物形态 多年生草本，高可达50厘米，簇生，全体具辛臭，折断后有辛味之黏液。须根丛生，白色。鳞茎圆柱形，先端稍肥大，鳞叶成层，白色，上具白色纵纹。叶基生，圆柱形，中空，长约45厘米，直径1.5～2厘米，先端尖，绿色，具纵纹；叶鞘浅绿色。种子黑色，三角状半圆形。花期7～9月，果期8～10月。

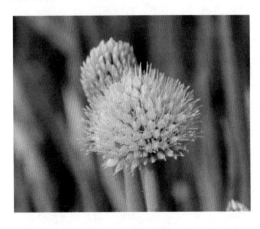

生长特性 我国各地均有栽植。

采集方法 随时采挖，采挖后切去须根及叶，剥除外膜，鲜用。

药材性状 鳞茎圆柱形，先端稍肥大，下有须根；鳞叶成层，白色，上具白色纵纹。

药理作用 本品有发汗、解热、祛痰、利尿等作用，挥发性成分等对白喉杆菌、结核杆菌、痢疾杆菌、葡萄球菌及链球菌均有抑制作用。水浸剂在试管内对多种皮肤真菌有抑制作用。

药用功效 发汗解表、散寒通阳、解毒，主治伤寒、寒热头痛、阴寒腹痛、虫积内阻、二便不通、痢疾、痈肿。

用法用量 煎水内服；外用：捣敷、炒熨、煎水洗或塞耳、鼻中。

方剂选用 ① 治伤寒初觉头痛、内热，脉洪起一二日：葱白10克，豉1000克，以水3升煮取1升，顿服取汗。② 治季节性头痛、发热：连根葱白20根和米煮粥，煮熟后加少许醋，热食取汗即解。③ 治妊娠7月赤斑变为黑斑、溺血：葱白15克，水600毫升，煮取200毫升，热服汁水及食葱。④ 治脱阳，因大吐大泻之后四肢逆冷、元气不接、不省人事、伤寒新瘥、小腹紧痛、外肾搐缩、面黑气喘、冷汗自出：葱白数茎炒热，熨脐下，然后用7根连须的葱白，锉细，放砂盆内研细，用酒1000毫升煮至400毫升，分3次服用。⑤ 治胃痛、胃酸过多、消化不良：葱白头4个，红糖200克，将葱头捣烂，混入红糖，蒸熟，每日用3次，每次15克。⑥ 治因虫积而卒发的心急痛：老葱白5根，去皮须捣膏，以匙送入喉中，灌麻油200毫升，虫积皆化为黄水而下。

| 注意事项 | 表虚多汗者忌服。本品忌与蜂蜜、红枣、地黄、常山同食。 |

火索麻

性味 平，淡、微苦。
拉丁文 Helicteres isora L.
英文 Root of Tortedfruit Screwtree

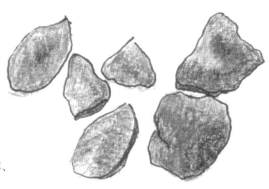

别名 野芝麻、麻纽赛、扭索麻。
来源 为梧桐科山芝麻属植物火索麻的根。
成分 根含葫芦素B、异葫芦苦素B、β-谷甾醇、白桦脂酸、齐墩果酸、胡萝卜苷、火索麻素等。

植物形态 灌木，高2～3米，小枝被星状茸毛。叶互生，叶柄长8～25毫米，被柔毛；托叶条形，早落；叶片卵形，长10～12厘米，宽7～9厘米，先端短渐尖并常具有不规则的小裂片，基部圆形或斜心形，边缘有锯齿，两面都有毛，基生脉5条。聚伞花序腋生，常2～3个簇生，长达2厘米；小苞片钻形；花红色或紫红色，直径3.5～4厘米；萼通常4～5浅裂，裂片三角形且排成二唇状；花瓣5，不等大，前面2片较大，斜镰刀形；雄蕊10，退化蕊5，与花丝等长；子房略具乳头状突起，授粉后螺旋状。蒴果圆柱形，螺旋状扭曲，成熟时黑色，先端锐尖，并具长喙。种子细小，直径小于2毫米。花期4～10月。

生长特性 生于海拔100～580米的草坡、丘陵、灌木丛中。分布海南、云南等地。

采集方法 四季均可采集，切片晒干。

药理作用 降血糖和血脂作用：火索麻根乙醇提取物给予胰岛素耐受的糖尿病小鼠，能降低血糖、甘油三酯和胰岛素水平。在血糖正常而甘油三酯中度升高的小鼠，其提取物能降低血浆中甘油三酯和胰岛素水平而不影响血糖。在高脂喂饲的仓鼠模型中，其提取物能降低血脂。

药用功效 解表、理气止痛，用于感冒发热、慢性胃炎、胃溃疡、肠梗阻、腹泻。

用法用量 内服：煎汤，9～15克。

方剂选用 ① 治慢性胃肠炎：火索麻、香附子各9克，两面针6克，水煎服。② 治胃溃疡：火索麻、土三七、石菖蒲各9克，陈皮3克，水煎服。

注意事项 孕妇慎用。

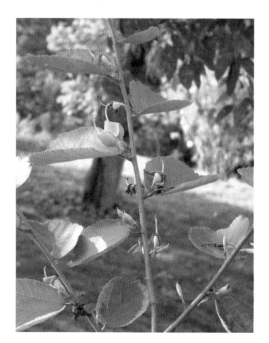

牛至

性味 微温，辛、微苦。
拉丁文 Origanum vulgare L.
英文 Oregano

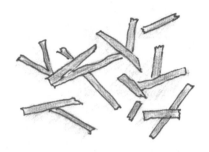

别名 江宁府茵陈、小叶薄荷、满坡香、土香薷、白花茵陈、香草、五香草、山薄荷、暑草、对叶接骨丹、土茵陈、黑接骨丹、滇香薷、香薷、小甜草、止痢草。

来源 为唇形科牛至属植物牛至的全草。

成分 牛至全草含挥发油，主要有百里香醌、苄醇、丁油香酚、2-苯乙醇、麝香草酚、3-己烯-1-醇等。叶中的挥发油含单萜类，主要成分有氧化芳香醇、（E）-β罗勒烯、蒎烯、石竹烯等。花序中的挥发油主要有麝香草酚、香荆芥酚、松油烯等56种成分。

植物形态 多年生草本，高25～60厘米，气芳香。茎直立，近基部伏地生须根，四棱形，略带紫色，被倒向或微卷曲的短柔毛。叶对生，叶柄长2～7毫米，被柔毛；叶片卵圆形或长圆状卵圆形，长1～4厘米，宽4～15毫米，先端钝或稍钝，基部圆形或楔形，全缘或有远离的小锯齿，两面有短柔毛，背部叶脉突起。小坚果卵圆形，褐色。花期7～9月，果期9～12月。

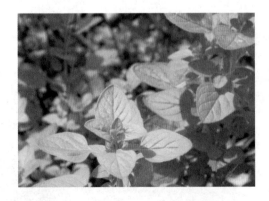

生长特性 生于海拔500～3600米的山坡、林下、草地或路旁。分布于西南地区及江苏、浙江、安徽、福建、江西、河南、湖北、湖南等地。

采集方法 7～8月开花前割起地上部分，或将全草连根拔起，抖净泥沙，鲜用或晒干。

药材性状 干燥全草，带根或不带根。根细小，表面灰绿色，略弯曲；节明显。茎方柱形，紫棕色至淡棕色，密被细毛。叶对生，多皱褶或脱落，完整者展开后为卵圆形或宽卵形，暗绿色或黄绿色，两面均有棕黑色腺点及细毛。聚伞花序顶生，花萼钟状，边缘密生白色细柔毛。小坚果扁卵形，红棕色。气微香，味微苦。

药理作用 ① 抗微生物作用：牛至挥发油对福氏痢疾杆菌、宋氏痢疾杆菌、金黄色葡萄球菌、大肠杆菌、伤寒杆菌等均有抑制作用。② 对平滑肌的作用：牛至挥发油对大鼠离体肠管乙酰胆碱引起的收缩有较弱的对抗作用。总挥发油松弛离体血管平滑肌，可降低大鼠血压，但对犬、猫血压几乎无影响。③ 对免疫功能的影响：小鼠灌服牛至提取液，可显著提高腹腔巨噬细胞吞噬指数和吞噬率。

药用功效 发汗解表、消暑化湿，用于暑湿感冒、急性胃肠炎、腹痛。

用法用量 内服：3～9克煎汤，大剂量可用至15～30克；泡茶。外用：煎水洗或鲜品捣敷。

方剂选用 治伤风、发热：牛至9克，紫苏、枇杷叶各6克，灯芯草3克，煎水服，每日3次。

注意事项 表虚汗多者禁服。

辛凉解表药

本类药物性味多辛凉，发汗作用比较缓和，以发散风热为主要功效。

薄荷

性味	凉，辛。
拉丁文	Herba Menthae
英文	Mentha haplocalyx

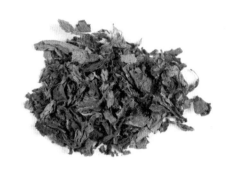

别名 蕃荷菜、菝蔺、南薄荷、猫儿薄荷、升阳菜、薄苛、蔢荷、夜息花。

来源 为唇形科薄荷属植物薄荷的全草或叶。

成分 新鲜叶含挥发油，油中主成分为薄荷醇，含量 77 % ~ 78 %；其次为薄荷酮，含量为 8 % ~ 12 %。还含乙酸薄荷酯、莰烯、柠檬烯、异薄荷酮、蒎烯、薄荷烯酮、树脂及少量鞣质、迷迭香酸。

植物形态 薄荷为多年生芳香草本，茎直立，高 30 ~ 80 厘米。茎锐四棱形，被逆生的长柔毛及腺点。单叶对生，叶柄长 2 ~ 15 毫米；叶片长卵形至椭圆状披针形，长 2 ~ 7 厘米，先端锐尖，基部阔楔形，边缘具细尖锯齿，密生缘毛，上面被白色短柔毛，下面被柔毛及腺点。小坚果长卵球形，长约 1 毫米，藏于宿萼内，黄褐色或淡黄褐色。花期 7 ~ 9 月，果期 10 ~ 11 月。

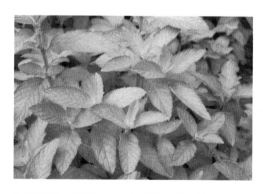

生长特性 全国各地均有种植，以江苏产者质量最佳。

采集方法 收获期因地而异，大部分产区每年收割 2 次，广东、广西等温暖地区一年可收割 3 次。

割取全草，鲜用或晒干切段用。

药材性状 本品茎呈方柱形，有对生分枝；表面紫棕色或淡绿色，棱角处具茸毛，节间长 2 ~ 5 厘米；质脆，断面白色，髓部中空。

药理作用 本品可使皮肤毛细血管扩张而发汗解热。薄荷醇、薄荷酮局部外用，有抗炎、镇痛、止痒的作用。薄荷油有解除胃肠痉挛及促进呼吸道腺体分泌的作用。叶含挥发油，油中主要有薄荷脑、薄荷酮、柠檬烯等，可促进皮肤毛细血管扩张，有发汗解热、镇痛、止痒等作用。

药用功效 疏风清热、清头爽目、发表透疹、清利咽喉、解毒、疏肝解郁。

用法用量 内服：3 ~ 6 克煎汤；研末入丸、散。外用：捣汁或煎汁涂患处。

方剂选用 ① 治风热感冒：薄荷、菊花、金银花各 10 克，水煎服。② 治风热头痛、目赤：薄荷、桑叶、野菊花各 10 克，煎水代茶饮。③ 治风寒感冒：薄荷 10 克，紫苏叶 15 克，生姜 6 克，水煎服。④ 治急性咽喉炎：薄荷 10 克，桔梗 6 克，甘草 3 克，水煎服。

注意事项 阴虚血燥、表虚汗多者忌服。

蝉蜕

性味	凉，辛。
拉丁文	Periostracum Cicadae
英文	Cicada Slough

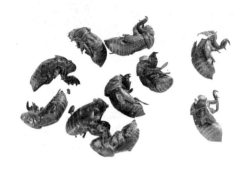

别名 蜩甲、蝉壳、伏壳、伏蜩、枯蝉、蝉甲、蝉退壳、金牛儿、蝉退、蝉衣、蝉脱等。

来源 为蝉科华南蚱蝉属昆虫黑蚱羽化后的蜕壳。

成分 含甲壳质、氨基酸、有机酸、酚类化合物等，并含可溶性钙。

动物形态 体大色黑而有光泽；雄虫长 4.4 ~ 4.8 厘米，大型蝉翅展约 12.5 厘米，雌虫稍长。复眼一对，大形，两复眼间有单眼 3 只，触角 1 对。口器发达，刺吸式，唇基梳状，上唇宽短，下唇延长成管状，长达第 3 对足的基部。胸部发达，后胸腹板上有一显著的锥状突起，向后延伸。足 3 对。翅 2 对，膜质，黑褐色，半透明，基部染有黄绿色，翅静止时覆在背部如屋脊状。腹部分 7 节，雄蝉腹部第 1 节间有特殊的发音器官，雌蝉同一部位有听器。

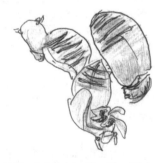

生长特性 成虫多栖于柳、枫、杨树、苹果、梨、桃、杏等阔叶树木上。全国大部分地区均产，主产于山东、河南、河北等地。

采集方法 夏秋采收，除净泥土，晒干，生用。

药材性状 全形似蝉而中空，略呈椭圆形而弯曲，长约 3.5 厘米，宽约 2 厘米。表面黄棕色，半透明，有光泽。头部有丝状触角 1 对，多已断落，复眼突出。颈部先端突出，口器发达，上唇宽短，下唇伸长成管状。胸部背面呈十字形裂开，裂口向内卷曲，脊背两旁具小翅 2 对；腹面有足 3 对，被黄棕色细毛。腹部钝圆，共 9 节。体轻，中空，易碎。无臭，味淡。

药理作用 本品提取物有抗惊厥、镇静、解热、抗过敏、免疫抑制及镇痛作用。体外能选择性抑制癌细胞生长。

药用功效 发散风热、宣肺、止痉、透疹止痒、退翳明目，主治外感风热、咳嗽音哑、麻疹透发不畅、风疹瘙痒、小儿惊痫、目赤、翳障、疔疮肿毒、破伤风。

用法用量 内服：3 ~ 10 克煎汤；单味研末冲服。一般病症用量宜小，止痉则需大量。

方剂选用 ① 治风温初起、风热新感、冬温袭肺、咳嗽：薄荷 5 克，蝉蜕 5 克（去足、翅），前胡 5 克，淡豆豉 20 克，瓜蒌壳 10 克，牛蒡子 5 克，煎服。② 治咳嗽、肺气壅滞不利：蝉蜕（去土，微炒）、人参（去芦）、五味子各 50 克，陈皮、甘草（炙）各 25 克，共研为细末，每次服 2.5 克，生姜汤下，不拘时。③ 治感冒、咳嗽失音：蝉蜕 5 克，牛蒡子 15 克，甘草 5 克，桔梗 5 克，煎汤服。④ 治痘疮出不快：紫草、蝉蜕、木通、芍药、甘草（炙）各等份，水煎服，每次服 10 克。⑤ 治皮肤瘙痒不已：蝉蜕、薄荷叶各等份，共研为末，每次 5 克，用酒调服，日服 3 次。

注意事项	孕妇慎服。

菊花

性味 微寒，辛、甘、苦。
拉丁文 Flos Chrysanthemi
英文 Chrysanthemum Flower

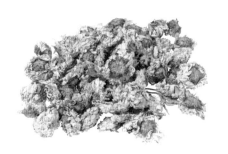

别名 节华、日精、女节、女华、女茎、更生、甘菊、真菊、金蕊、馒头菊、簪头菊、甜菊花、药菊。

来源 为菊科菊属植物菊的头状花序。

成分 花和茎含挥发油、菊苷、腺嘌呤、胆碱。河北安国所产祁菊的挥发油中含龙脑、樟脑、菊油环酮等。黄酮类成分有木樨草素、芹菜素、芹菜素 −7− 葡萄糖苷以及有机酸和氨基酸等。

植物形态 多年生草本，高 60 ~ 150 厘米，茎直立，全体密被白色绒毛。茎基部稍木质化，略带紫红色，幼枝略具棱。叶互生，有短柄，卵形或卵状披针形，先端钝，基部近心形或阔楔形，边缘通常羽状深裂，裂片具粗锯齿或重锯齿，两面密被白绒毛。头状花序顶生或腋生，大小不一，单个或数个集生于茎枝顶端 总苞多层，外层绿色，条形，边缘膜质透明；舌状花白色、红色、紫色或黄色。

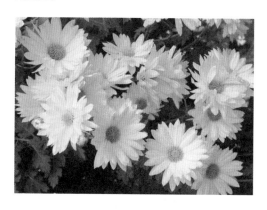

生长特性 喜温暖湿润、阳光充足的气候，忌荫蔽，尤其在开花期间，需要充足的日照时间。耐寒，稍耐旱，忌水涝，喜肥。对土壤要求不严，以地势高、土层深厚、富含腐殖质、疏松肥沃、排水良好的土壤栽培为宜。在微酸性至微碱性土壤中皆能生长。主产于浙江、安徽、山东等地。

采集方法 10 月下旬至 11 月上旬待花瓣平展，有 80% 的花心散开时，晴天露水干后分批采收。采下鲜花，切忌堆放，需及时干燥或薄摊于通风处。加工方法因各地产的药材品种而不同。

药材性状 干燥头状花序，外层为数层舌状花，呈扁平花瓣状，中心由多数管状花聚合而成，基部有总苞，系由 3 ~ 4 层苞片组成。气清香，味淡、微苦。以花朵完整、颜色鲜艳、气清香、无杂质者为佳。

药理作用 本品煎剂能显著扩张冠状动脉，增加冠状动脉血流量和提高心肌耗氧量。有明显解热、降压、抗炎等作用，对流感病毒、钩端螺旋体及多种致病菌均有抑制作用。

药用功效 发散风热、清肝明目、平抑肝阳、清热解毒，主治头痛、眩晕、目赤、心胸烦热、疔疮、肿毒、诸风头眩、酒毒疔肿。

用法用量 内服：10 ~ 15 克煎汤；泡茶或研末入丸、散。外用：煎水洗或捣烂敷。

方剂选用 ① 治风热头痛：菊花、石膏、川芎各 15 克，共研为末，每次服 7 克，用茶调下。② 治热毒风上攻、目赤头眩、眼眶面肿：菊花（焙）、排风子（焙）、甘草（炮）各 50 克，共捣为散，晚上睡觉时用温水调服 15 毫升。

注意事项 气虚胃寒、食少泄泻者宜少用。

葛根

性味 凉，辛、甘。
拉丁文 Radix puerariae
英文 Lobed Kudzuvine Root

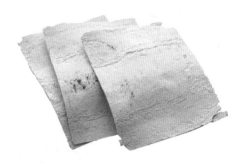

别名 鸡齐根、干葛、甘葛、粉葛、葛麻茹、葛子根、葛条、葛藤等。
来源 为豆科葛属植物野葛的干燥根。
成分 本品含黄酮类物质大豆素、大豆苷、葛根素、葛根素木糖苷、大豆黄酮、大豆黄酮苷及 β - 谷甾醇和大量淀粉。

植物形态 多年生落叶藤本，长达 10 米，全株被黄褐色粗毛。块根肥厚，圆柱状，外皮灰黄色，内部粉质，纤维性很强。叶互生，具长柄，叶片菱状圆形。种子卵圆形而扁，赤褐色，有光泽。花期 4 ～ 8 月，果期 8 ～ 10 月。

生长特性 适应性强，在向阳湿润的荒坡、林边都可栽培，以深厚、肥沃、疏松的沙质土壤栽培较好。全国各地均产。

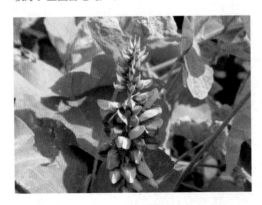

采集方法 秋、冬两季采挖，洗净，除去外皮，切片，晒干或烘干，生用或煨用。切片后，用盐水、白矾水或淘米水浸泡，再用硫黄熏后晒干，色较白净。

药材性状 呈纵切的长方形厚片或小方块，长 5 ～ 35 厘米，厚 0.5 ～ 1 厘米。外皮淡棕色，有纵皱纹，粗糙。切面黄白色，纹理不明显。质韧，纤维性强。无臭，味微甜。

药理作用 ① 对循环系统的作用：葛根中提取的黄酮能增加脑血管及冠状动脉血流量。② 解痉作用：葛根含大豆黄酮，对小鼠、豚鼠离体肠管具有罂粟碱样解痉作用。③ 降血糖作用：给家兔口服葛根煎剂，开始 2 小时血糖上升，随即下降，3 ～ 4 小时下降至最低。对家兔肾上腺素性高血糖不仅无对抗作用，反而会使之增高，但能促进血糖提早恢复正常。④ 解热作用：葛根浸剂对人工发热家兔有明显的解热作用，解热作用可维持 4 ～ 5 小时之久。

药用功效 解肌退热、透发麻疹、生津止渴、升阳止泻、解酒。根含黄酮，还有降血糖、降血压、扩张心脑血管、丰乳细腰的作用。

用法用量 煎汤，10 ～ 15 克。退热生津宜生用，升阳止泻宜煨用。生津以鲜葛根为优。

方剂选用 ① 治感冒：葛根 15 克，薄荷 10 克，水煎服，对风热感冒汗出、发热不退而又口渴者最为适宜。② 治颈椎病：葛根 30 克，川芎 10 克，白芍 15 克，水煎服。③ 治脑动脉硬化、慢性脑供血不足：葛根 30 克，当归 10 克，生山楂 15 克，煎水常服。④ 治乳房发育不良：葛根 30 克，山药 30 克，煮成羹，常吃有丰乳、细腰、美容之功效。⑤ 治醉酒或慢性酒精中毒：葛花 10 克，枳子（拐枣）5 克，砂仁 6 克，水煎服。⑥ 治糖尿病：葛根 30 克，天花粉 15 克，玉竹 15 克，煎水饮。

注意事项 表虚多汗与虚阳上亢者慎用。

淡豆豉

性味 平，苦、辛。
拉丁文 Semen Sojae Preparatum
英文 Fermented soybean

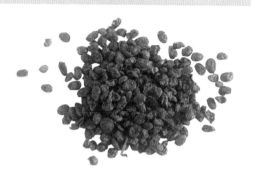

别名 香豉、豉、淡豉、大豆豉。
来源 为豆科大豆属植物大豆黑色的成熟种子经蒸、腌、发酵等方法加工而成。
成分 本品含较丰富的蛋白质、脂肪、碳水化合物、胡萝卜素、维生素 B_1、维生素 B_2、烟酸等。

植物形态 1年生草本，高60～180厘米。茎直立或上部蔓性，粗壮，密生黄色长硬毛。3出复叶，叶柄长，密生黄色长硬毛；托叶小，披针形；顶生小叶3片，卵形、广卵形或狭卵形，两侧的小叶为斜卵形，长7～13厘米，宽3～6厘米，先端钝或急尖，中脉常伸出成棘尖，基部圆形、阔楔形或近于截形，全缘或呈微波状；两面均被黄色长硬毛。种子卵圆形或近于球形，种皮黄色、绿色或黑色。花期6～7月，果期8～10月。

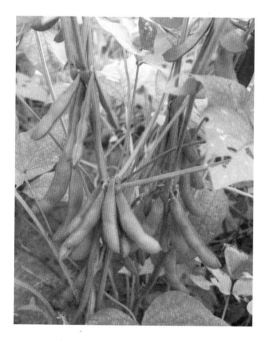

生长特性 需阳光充足，要求氮、磷、钾养分较多。大豆种子吸水量达到5%时才能萌芽，播种时土壤水分必须充分，田间含水量不能低于60%。

采集方法 8～10月果实成熟后采收，晒干，碾碎果壳，拣取黑色种子。

药材性状 干燥品呈椭圆形，略扁。外皮黑色，微有纵横不整的皱缩，上有黄灰色膜状物，无光泽，一侧有棕色的条状种脐，球孔不明显。外皮多松泡，有的已脱落，露出棕色种仁。质脆，易破碎，断面棕黑色。气香，味微甘。

药理作用 ① 降血脂作用：用淡豆豉给去卵巢建立的脂代谢紊乱模型大鼠灌胃，有效降低甘油三酯、氧化性低密度脂蛋白和丙二醛含量，升高高密度脂蛋白、载脂蛋白A1和超氧化物歧化酶。淡豆豉有效成分大豆异黄酮有降血脂作用。② 抗肿瘤作用：淡豆豉醇提取物体外可抑制人肝癌细胞的生长。

药用功效 解表、除烦、发郁热，用于治疗感冒、寒热头痛、烦躁胸闷、虚烦不眠。

用法用量 内服：煎汤，5～15克；研末入丸剂。外用：捣敷或炒焦研末调敷。

方剂选用 治伤寒暴痢腹痛：淡豆豉500克，薤白300克，加1500毫升水先煮薤白，沸一会儿后再加入淡豆豉，煮至豆豉变黑时停火，去渣留汁，分2次服完，未痊愈可再服。

注意事项 胃寒易泛恶者慎服。

牛蒡子

性味 寒，辛、苦。
拉丁文 Fructus Arctii
英文 Great Burdock Achene

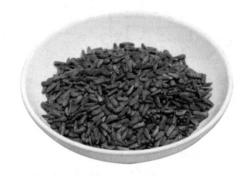

别名 恶实、鼠粘子、黍粘子、大力子、蝙蝠刺、毛然然子、黑风子、毛锥子、粘苍子。
来源 为菊科牛蒡属植物牛蒡的成熟果实。
成分 本品含牛蒡子苷、脂肪油、维生素 A、B 族维生素等。

植物形态 2 年生草本，高 1 ~ 2 米。根粗壮，肉质，圆锥形。茎直立，上部多分枝，带紫褐色。基生叶丛生，有长柄；茎生叶互生；叶大，表面有纵沟，广卵形或心脏形。先端钝圆而具一小尖头，基部心脏形，边缘稍带波状或呈齿牙状，上面深绿色或暗绿色，具疏毛，下面密生灰白色短绒毛。瘦果呈长圆形或长圆状倒卵形，灰褐色，具纵棱，冠毛短刺状，淡黄棕色。花期 6 ~ 8 月，果期 8 ~ 10 月。

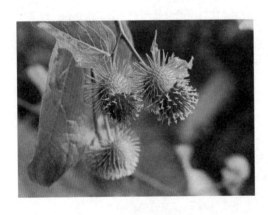

生长特性 喜温暖湿润气候，耐寒、耐旱、怕涝。以土层深厚、疏松肥沃、排水良好的沙质土壤栽培为宜。

采集方法 7 ~ 8 月果实成熟时，分批采集，堆积 2 ~ 3 天，曝晒干，打出果实，除去杂质，再晒至全干。生用或炒用，用时捣碎。

药材性状 本品呈长倒卵形，略扁，微弯曲，长 5 ~ 7 毫米，宽 2 ~ 3 毫米。表面灰褐色，带紫黑色斑点，有数条纵棱，通常中间 1 ~ 2 条较明显。顶端钝圆，稍宽，顶面有圆环，中间具点状花柱残迹；基部略窄，着生面色较淡。果皮较硬，折断后可见子叶 2 片，淡黄白色，富油性。果实无臭，种子气特异，味苦、微辛，稍久有麻舌感。

药理作用 本品煎剂有抗炎、解热、利尿、抗肿瘤、降低血糖等作用，对肺炎双球菌、金黄色葡萄球菌及多种致病性皮肤真菌有抑制作用。牛蒡子苷对离体心脏、子宫、肠管、骨骼以及运动神经等有麻痹作用。

药用功效 疏散风热、宣肺透疹、消肿解毒、利咽散结，主治风热咳嗽、咽喉肿痛、斑疹不透、风疹作痒、痈肿疮毒。

用法用量 内服：煎汤（宜捣碎），7.5 ~ 15 克；研末入丸、散。炒用寒性略减。外用：煎水含漱。

方剂选用 ① 治皮肤风热、遍身瘾疹：牛蒡子、浮萍各等份，每次以薄荷汤调下 10 克，每日服 2 次。② 治喉痹：牛蒡子 3 克，马蔺子 4 克，上二味捣为散，每餐饭前以暖水服。③ 治风热闭塞咽喉、遍身浮肿：牛蒡子 1000 克，炒至半生半熟，杵为末，每次 6 克，热酒调下。

注意事项 气虚色白、大便白痢或泄泻者慎服之。

桑叶

性味 微寒，甘、苦。
拉丁文 Folium Mori
英文 Mulberry Leaf

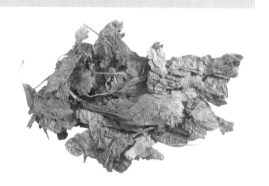

别名 铁扇子、蚕叶。

来源 为桑科桑属植物桑的叶。

成分 含牛膝甾酮、脱皮固酮、羽扇豆醇、β－保甾醇、芸香苷、桑苷、异槲皮素、伞形花内酯、东莨菪苷、东莨菪素、β－己烯醛、葫芦巴碱、胆碱、腺嘌呤、天冬氨酸、氯原酸等。

植物形态 落叶灌木或小乔木，高 3 ～ 15 米。树皮灰白色，有条状浅裂；根皮黄棕色或红黄色，纤维性强。单叶互生，叶柄长 1 ～ 2.5 厘米；叶片卵圆形或宽卵圆形，先端锐尖或渐尖，基部圆形或近心形，边缘有粗锯齿或圆齿，有时有不规则的分裂，上面无毛，有光泽，下面脉上有短毛，腋间有毛，基出脉 3 条与细脉交织成网状，背面较明显。种子小。花期 4 ～ 5 月，果期 5 ～ 6 月。

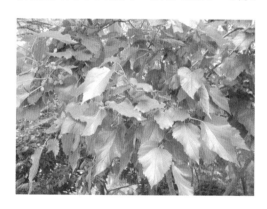

生长特性 喜温暖湿润气候，耐贫瘠，对土壤适应性强，全国大部分地区均产，尤以长江中下游地区及四川盆地居多。

采集方法 10 ～ 11 月霜后采收，除去杂质，晒干，生用或炙用。

药材性状 叶多皱缩、破碎。完整的叶片有柄，展开后呈卵形或宽卵形；先端渐尖，基部截形、圆形或心形，边缘有锯齿或钝锯齿，有的不规则分裂。上表面黄绿色或浅黄棕色，有时可见有小疣状突起；下表面色较浅，叶脉突起，小脉网状，脉上被疏毛，叶腋具簇毛。质脆。气微，味淡、微苦涩。

药理作用 本品煎剂有降低血糖作用，所含脱皮激素还能降血脂，对多种病菌和钩端螺旋体有抑制作用。

药用功效 发散风热、润肺止咳、清肝明目，主治风热感冒、肺热燥咳、头晕头痛、目赤昏花。

用法用量 内服：9 ～ 10 克煎汤；研末入丸、散。外用：煎水洗或捣敷。蜜炙桑叶能增强润肺止咳作用，故肺燥咳嗽多用蜜炙桑叶。

方剂选用 ① 治太阴风温（只咳嗽、身不甚热、微渴）：杏仁 10 克，连翘 7.5 克，薄荷 4 克，桑叶 12 克，菊花 5 克，苦梗 10 克，甘草 4 克（生），苇根 10 克，水 2 杯煮取 1 杯，日服 2 次。② 治肝阴不足、眼目昏花、咳久不愈、肌肤甲错、麻痹不仁：嫩桑叶（去蒂，洗净，晒干，研为末）500 克，黑胡麻子（淘净）200 克，将黑胡麻子擂碎，熬成浓汁，和白蜜 500 毫升，炼至滴水成珠，入桑叶末做成如梧桐子大小的丸，每次服 15 克，空腹时用盐汤、晚睡时用温酒送下。③ 治霍乱已吐利后、烦渴不止：桑叶 15 克，切片，以水煎，去渣，不计时候温服。

注意事项 肝燥者禁用。

柴胡

性味 微寒，苦、辛。
拉丁文 Radix Bupleuri
英文 Chinese Thorowax Root

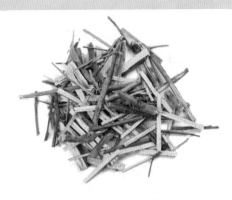

别名 南柴胡、红柴胡、软苗柴胡、香柴胡、细叶柴胡、蚂蚱腿、软柴胡、小柴胡。

来源 为伞形科柴胡属植物狭叶柴胡的根。

成分 本品含柴胡皂苷a、柴胡皂苷b、柴胡皂苷c、柴胡皂苷d、槲皮素、α-菠菜甾醇、柴胡多糖以及挥发油等。

植物形态 多年生草本，高30～60厘米。主根发达，圆锥形，外皮红褐色，质疏松而稍脆。茎单一或数分枝，基部留有多数棕红色或棕黑色的叶柄残留纤维。叶细线形，长6～16厘米，宽2～7厘米，先端长渐尖，基部稍变窄，抱茎、质厚，稍硬挺，常对折或内卷，3～7脉，叶缘白色、骨质；上部叶小，同形。花期7～9月，果期9～11月。

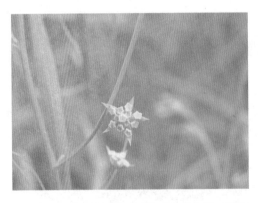

生长特性 适应性强，喜阴凉而湿润的气候，耐寒、耐旱，忌涝。生于干燥草原，向阳山坡及灌木林缘等处。主产于江苏、四川、湖北、云南、贵州等地。

采集方法 播后第二、第三年9～10月挖取根部，去净茎苗、泥土，晒干，切段，生用、酒炒或醋炒用。

药材性状 根较细，圆锥形，顶端有多数细毛状枯叶纤维，下部多不分枝或稍分枝。表面红棕色或黑棕色，靠近根头处多具细密环纹。质稍软，易折断，断面略平坦，不显纤维性，淡棕色，形成层环色略深。具败油气。

药理作用 本品有明显的镇静、镇痛、抗炎、解热、降温、镇咳作用，还有利胆、抗肝损伤、抗脂肪肝等作用；尚能增强机体体液免疫功能，有抗菌、抗病毒、抗疟等作用。粗皂苷能使大鼠血压下降、心率减慢，并有明显溶血作用。

药用功效 疏散退热、疏肝解郁、升举阳气、清胆截疟，主要用于治疗感冒发热、寒热往来、疟疾、胸胁胀痛、月经不调、子宫脱垂、脱肛。

用法用量 内服：煎汤，3～10克；研末入丸、散。外用：煎水洗或研末调敷。和解退热宜生用，疏肝解郁多用醋炙，升举阳气多用蜜炙，行血调经多用酒炙，骨蒸劳热用鳖血拌炒。

方剂选用 ① 治伤寒五六日、中风、寒热往来、胸胁苦满、心烦喜呕、胸中烦而不呕、烦渴、腹中痛、胁下痞硬、心下悸、小便不利：柴胡250克，黄芩150克，人参150克，半夏500克（洗），甘草（炙）、生姜（切）各150克，大枣12颗（擘），以水煎，去渣，每次温服1升，日服3次。② 治邪入经络、体瘦肌热、伤寒下利、时疾、中伏暑：柴胡200克（洗，去苗），甘草50克（炙），共研为细末，每次取10克，水同煎，饭后热服。

注意事项 肝阳上亢、肝风内动、阴虚火旺及气机上逆者忌用或慎用。

升麻

性味	微寒，微甘、辛。
拉丁文	Rhizoma Cimicifugae
英文	Skunrk Bugbane Rhizome

别名 绿升麻、周升麻、周麻、鸡骨升麻、鬼脸升麻。
来源 为毛茛科升麻属植物升麻的根茎。
成分 升麻根茎含升麻碱、水杨酸、鞣质、树脂、咖啡酸、阿魏酸等。

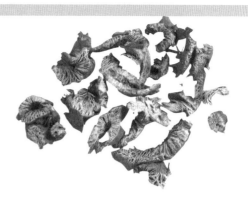

植物形态 多年生草本，高1~2米。根茎粗壮、坚实，表面黑色，有许多内陷的圆洞状茎痕，须根多而长。茎直立，上部有分枝，被疏柔毛。数回羽状复叶，叶柄密被柔毛；小叶片卵形或披针形，边缘有深锯齿，上面绿色，下面灰绿色，两面被短柔毛。果长矩圆形，略扁，先端有短小宿存花柱，略弯曲。种子6~8枚。花期7~9月，果期8~10月。

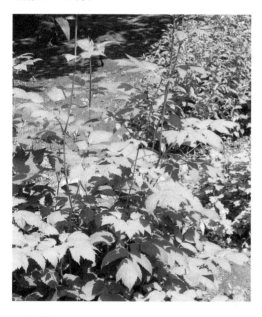

生长特性 喜温暖湿润气候，常生于林下、山坡草丛中，主要分布于云南、贵州、四川、湖北、青海、甘肃、陕西、河南、山西、河北、内蒙古、江苏等地。

采集方法 春季栽培4年后采收，秋季地上部分枯萎后，挖出根茎，除去地上茎苗和泥土，晒至八成干时，用火燎去须根，再晒至全干，撞去表皮及残存须根。

药材性状 根茎呈不规则长形方块，多分枝而弯曲，呈结节状，大小粗细不等。表面黑褐色或棕褐色，粗糙不平，上面有数个圆珠笔形空洞，空洞四周内壁有网状花纹，周围有未净的细根，质坚刺手。下侧形似鲜姜，凹凸不平，有多数须根痕。体轻，质坚硬，不易折断。断面不平坦，有裂隙，纤维性，黄绿色或黄白色。气微，味微苦而涩。

药理作用 本品提取物具有解热、抗炎、解痉作用，水煎剂有镇痛、镇静、抗惊厥等作用。其生药与炭药均能缩短凝血时间，对部分细菌及真菌有抑制作用。

药用功效 发表透疹、清热解毒、升举阳气，主要用于治疗风热头痛、齿痛、口疮、咽喉肿痛、麻疹不透、阳毒发斑、脱肛、子宫脱垂。

用法用量 内服：3~10克煎汤；研末入丸、散。外用：研末调敷，煎水含漱或淋洗。发表透疹、解毒宜制用，升阳举陷、固脱宜生用。

方剂选用 治伤寒、瘟疫、风热、头痛、肢体痛、疮疹已发或未发：干葛（锉细）、升麻、芍药、甘草（锉，炙）各等份，共研为粗末，加水适量煎，每次服20毫升，温服，无时。

| 注意事项 | 麻疹已透、阴虚火旺、肝阳上亢、上盛下虚者忌服。 |

浮萍

性味 寒，辛。
拉丁文 Herba Spirodelae
英文 Duckweed

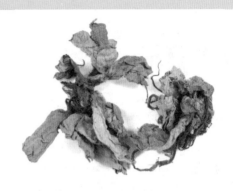

别名 水萍、青萍、水花、浮瓒、薸、萍子草、小萍子、浮萍草、水帘、九子萍等。
来源 为浮萍科浮萍属植物浮萍的全草。
成分 浮萍全草含反式 −1，3− 植二烯、十氢番茄红素、谷甾醇、植醇、4（R）− 羟基植醇、（10R）− 羟基 −7Z 等。

植物形态 浮水小草本。根 1 条，长 3 ~ 4 厘米，纤细，根鞘无翅，根冠钝圆或截切状。叶状体对称，倒卵形、椭圆形、长圆形，长 1.5 ~ 6 毫米，宽 2 ~ 3 毫米，上面平滑，绿色，不透明，下面浅黄色或紫色，常 3 ~ 4 片相连，全缘，具不明显的三脉纹。叶状体背面一侧具囊，新叶状体于囊内形成浮出，以极短的细柄与母体相连，随后脱落。

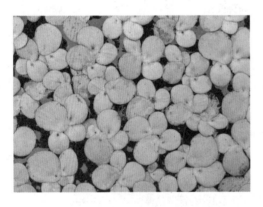

生长特性 生于湖沼、池塘或水田中，我国各地都有分布。

采集方法 5 ~ 7 月捞取，晒干。

药材性状 本品为扁平叶状体，呈卵形或卵圆形，长径 2 ~ 5 毫米。单个散生或 2 ~ 5 片集生，上表面淡绿色至灰绿色，偏侧有一小凹陷，边缘整齐或微卷曲。下表面紫绿色至紫棕色，着生数条须根。体轻，质松软，易碎。气微，味淡。

药理作用 ① 对心血管的作用：浮萍水浸膏对奎宁引起衰竭的蛙心有强心作用，钙剂能增强此强心作用；如剂量过大，可使心脏停止在舒张期。此外，浮萍尚有收缩血管和使血压上升的作用。② 解热作用：浮萍煎剂及浸剂 2 克 / 千克，经口给予因注射伤寒混合疫苗而发热的家兔，有微弱的解热作用。③ 其他作用：浮萍抗菌、抗疟实验均为阴性，在实验室及现场对库蚊幼虫及蚊蛹有杀灭作用。

药用功效 发汗解表、利水消肿、清热解毒，主治风热表证、麻疹不透、隐疹瘙痒、水肿尿少、癃闭、疮癣、丹毒、烫伤。

用法用量 内服：煎汤，干品 3 ~ 9 克，鲜品 15 ~ 30 克；捣汁或研末入丸、散。外用：煎水熏洗患处；研末撒或调敷。

方剂选用 ① 治时行热病：浮萍 50 克，麻黄（去节、根）、桂心、附子（炮裂，去脐、皮）各 25 克，共捣细过筛，每剂取用 10 克，加适量水，放入 0.25 克生姜，煎汁，不计时候和渣热服。② 治身上虚痒：浮萍末 5 克，黄芩 5 克，同四物汤煎汤服下。③ 治热渴不止、心神烦躁：浮萍洗净，晒干研为末，以牛奶和成如梧桐子大小的丸，不计时候，以粥饮调下 30 丸。④ 治消渴：干浮萍、瓜蒌根各等份，共研为末，以人乳汁和成如梧桐子大小的丸，每次空腹饮服 20 丸，日服 3 次。

注意事项 表虚自汗者禁服。

五色梅

性味 凉，苦、微甘。有毒。
拉丁文 Lantana camara
英文 Common Lantana Leaf

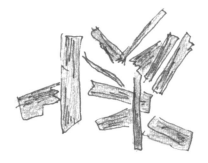

别名 龙船花、山大丹、大红绣球、珊瑚球、臭金凤、如意花、土红花、杀虫花、臭牡丹、臭冷风、天兰草、臭草。
来源 为马鞭草科马缨丹属植物马缨丹的花。
成分 带花的全草含脂类，其脂肪酸类有肉豆蔻酸、棕榈酸、花生酸、油酸、亚油酸等。挥发油成分有 α - 水芹烯、二戊烯、α - 松油醇、锗牛儿醇、芳樟醇、桉叶素等。另含三萜类马缨丹酸、马缨丹异酸、还原糖、鞣质、树脂以及生物碱。

植物形态 直立或半藤状灌木。植株有强烈臭味，稍被毛，高 1 ~ 2 米；有时呈藤状，长可达 4 米。茎、枝均呈四方形，有糙毛，无刺或有下弯钩刺。单叶对生，卵形或矩圆状卵形，长 3 ~ 9 厘米，宽 1.5 ~ 5 厘米，先端渐尖或急尖，基部阔楔形或心形，边缘有钝齿，上面有粗糙的皱纹和短柔毛，下面被小刚毛。头状花序稠密，腋生，花序直径 1.5 ~ 2.5 厘米；花序梗粗壮，常较叶为长；苞片狭长；花冠粉红色、红色、黄色或橙红色，长约 1 厘米。花冠筒细长，裂片 4 ~ 5；雄蕊 4 个，不外露；子房 2 室。核果球形，肉质，长约 5 毫米，成熟时紫黑色，有骨质的小分核 2 颗。全年开花。

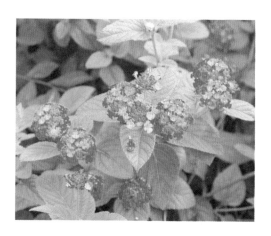

生长特性 喜光、喜温暖湿润气候，适应性强，耐干旱、瘠薄，但不耐寒。在疏松肥沃、排水良好的沙壤土上生长较好。分布在广东、广西、福建、江西、湖南等地。

采集方法 全年均可采，鲜用或晒干。

药理作用 ① 抗氧化作用：本品抑制豚鼠不同组织的脂质过氧化作用的顺序是：肾上腺＞肝＞肾＞心＞肺＞脑。五色梅对肝脏磷脂含量及超氧化物歧化酶活性无影响，而显著提高谷胱甘肽过氧化物酶活性。② 抑菌作用：五色梅可用于抗胃肠道疾病，用于 14 种细菌感染导致的肠道疾病，其提取物对革兰阳性菌、阴性菌均有抑制作用。③ 抗凝作用：五色梅的甲醇提取物通过对纤维蛋白的凝血功能分析有抑制凝血酶的作用。

药用功效 能疏风清热、止血，主治肺痨咯血、腹痛吐泻、湿疹、阴痒。

用法用量 内服：煎汤，5 ~ 10 克；捣汁冲酒；研末 3 ~ 5 克。外用：捣敷或煎水洗。

方剂选用 ① 治风热感冒：五色梅叶 15 克、薄荷 10 克，水煎服。② 治流行性感冒（简称流感）、因腮腺炎而高热不退：五色梅根（干品）30 克，水煎服。③ 治急性胃肠炎（症见吐、泻、腹痛）：五色梅花研末，每次 6 克，开水冲服。④ .治支气管哮喘：五色梅叶、根各 15 克，水煎服。⑤ .治风湿性关节炎：五色梅根 50 克，炖猪棒骨 200 克，喝汤。⑥ 治湿疹：五色梅叶、枝、花各适量，水煎洗患处。

注意事项 孕妇忌服。

大叶桉叶

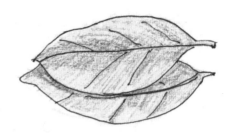

性味 凉，辛、苦。
拉丁文 Eucalyptus robusta Smith
英文 Swamp Mahogany Leaf

别名 桉叶、大叶有加利。
来源 为桃金娘科桉属植物大叶桉的叶。
成分 大叶桉叶含大叶桉酚等挥发油。

植物形态 常绿大乔木，高达20米。树皮不剥落，暗褐色，厚约2厘米，有不规则斜裂沟；嫩枝有棱。幼嫩叶对生，革质，卵形，长约11厘米，宽达7厘米，有柄；成熟叶互生，叶片厚革质，卵状披针形，两侧不等，长8～17厘米，宽3～7.5厘米，两面均有腺点；叶柄长1.5～2.5厘米。蒴果，倒卵状长椭圆形，长约1.5厘米，果缘薄，果瓣内藏或和果缘平头或稍突出。花期4～9月。

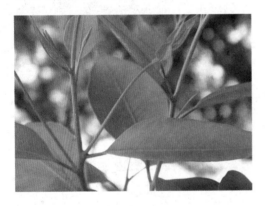

生长特性 栽培于华南、西南等地，常作道行树。

采集方法 全年可采鲜叶。

药材性状 幼嫩叶卵形，厚革质，有柄；成熟叶卵状披针形，厚革质，不等侧，侧脉多而明显，以80°开角缓斜走向边缘。两面均有腺点。叶柄长1.5～2.5厘米。叶片干后呈枯绿色。揉碎后有强烈香气，味微苦而辛。

药理作用 ① 抗微生物作用：大叶桉叶煎剂1：1

体外抗菌具有中等以上抗菌活性者为70株，其中对肠道主要致病菌，如金黄色葡萄球菌、溶血性链球菌、赤痢杆菌、伤寒杆菌、副伤寒杆菌、大肠杆菌、绿脓杆菌等均有抑制作用。② 其他作用：大叶桉叶挥发油有祛痰作用，可刺激呼吸道黏膜，促进分泌，稀释痰液。大叶桉叶提取物12毫克/千克可使大鼠血压降至给药前的一半，维持数小时，对豚鼠、兔、猫及犬亦有降压作用，降压作用系释放组胺所致。

药用功效 疏风发表、祛痰止咳、清热解毒、杀虫止痒，主治感冒、高热头痛、肺热喘咳、泻痢腹痛、疟疾、风湿痹痛、丝虫病、钩端螺旋体病、咽喉肿痛、目赤、翳障、耳痛、丹毒、痈疽、乳痈、风疹、湿疹、疥癣、烫伤。

用法用量 内服：煎汤，6～9克（鲜品15～30克）；制成气雾剂吸入。外用：煎水洗，提取蒸馏液涂，研末制成软膏外敷。

方剂选用 ① 治感冒及流感：大叶桉叶约2500克，煎汤熏浴。② 治疟疾：大叶桉叶5～7片，红糖少许，水煎，于发病前服。③ 防治流感、流脑、脑炎：大叶桉叶15克（鲜品50克），水煎服。④ 治丹毒、蜂窝组织炎、深部脓肿、创伤感染：大叶桉叶干品15克（鲜品50克），煎水内服。同时用15%～20%煎液局部湿敷。⑤ 治小儿头疮、烫伤、神经性皮炎：大叶桉叶煎水外洗。⑥ 治湿疹、烂疮：大叶桉叶适量，煎水洗患处。⑦ 治菌痢、急性胃肠炎：鲜品大叶桉叶50克，水煎服。

注意事项 内服用量不宜过大，以免呕吐。

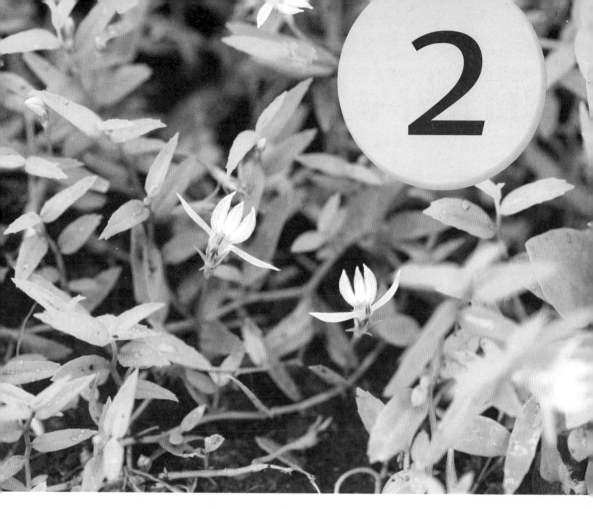

清热类

　　凡药性寒凉，以清解里热为主要作用的药物，称为清热药。

　　清热药药性皆凉，用其寒性除热，此热或因外邪传里化热，或因热邪直中于里，或因阴虚生热。清热药的应用是以《皇帝内经》"热者寒之"以及《神农本草经》"疗热以寒药"的原则为指导。因里热证可发生于各个脏腑、部位，故清热药的归经不一。

　　由于致病因素、疾病表现阶段及脏腑、部位的不同，里热证有多种证型，需选择不同的清热药进行治疗。清热药均能清除里热，或偏泻火，或能凉血，或善解毒，或祛湿热，或疗虚热，各有所长。根据药物的主要功效，清热药可分为清热泻火药、清热燥湿药、清热解毒药、清热凉血药及清虚热药五类。

清热泻火药

清热泻火药以清热泻火为主要功效。体虚有里热证时应注意顾护正气，当配伍补虚药同用。

石膏

性味	寒，辛、甘。
拉丁文	Gypsum Fibrosum
英文	Gypsum

别名 细石、细理石、软石膏、寒水石、白虎。
来源 为硫酸盐类矿物硬石膏族石膏。
成分 含水硫酸钙。此外，常有黏土、沙粒、有机物、硫化物等杂质混入。

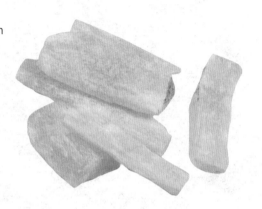

矿物形态 晶体结构属单斜晶系。完好晶体呈板块状、柱状，并常呈燕尾状双晶。集合体块状、片状、纤维状或粉末状。无色透明、白色半透明，或因含杂质而染成灰白、浅红、浅黄色等。常产于海湾盐湖和内陆湖泊形成的沉积岩中。

采集方法 一般于冬季采挖，挖出后，去净泥土及杂石。

药材性状 本品为纤维状集合体，呈长块状、板块状或不规则块状结晶集合体。白色或类白色，常附有青灰色或灰黄色片状杂质，半透明，易纵向断裂，断面具纤维状纹理，并显绢丝样光泽，质软，用指甲即可刻划成粉。气微，味淡。

药理作用 本品内服对由内毒素引起的发热有解热作用，并可减轻口渴状态。能增强家兔肺泡巨噬细胞对白色葡萄球菌及胶体金吞噬的能力，并能促进吞噬细胞成熟。能缩短凝血时间，促进胆汁排泄，并有利尿及降血糖作用。能抑制神经应激能力，减轻骨骼肌兴奋性。小剂量可使心率加快，冠状动脉血流量增加；大剂量则呈抑制状态，血流量反而减少。此外还能加速骨缺损的愈合。

药用功效 生用清热泻火、除烦止渴，用于外感热病、高热烦渴、肺热喘咳、胃火亢盛、牙痛、头痛。煅石膏能收湿、生肌、敛疮、止血，外治溃疡不敛、湿疹瘙痒、水火烫伤、外伤出血。

用法用量 内服：煎汤，15～50克（大剂量可用至300～400克），打碎先煎；研末入丸、散。外用：多煅过用，研末撒或调敷。

方剂选用 ① 治腹满身重、难以转侧、面垢、谵语遗尿、发汗则谵语、手足冰冷：知母30克，石膏50克（碎），甘草（炙）10克，粳米80克，加适量水煮，汤成去滓，温服，日服3次。② 治温病初起（症见其脉浮而有力、身体壮热）、感冒初起（症见身不恶寒而心中发热）：生石膏10克（轧细），生粳米12克，以上两味用水3大碗煎至米烂熟，约可得清汁2大碗止，趁热尽量饮之，使周身皆出汗，病无不愈者；若阳明腑热已实，不必趁热顿饮之，徐徐温饮即可。③ 治湿温多汗、妄言烦渴：石膏、炙甘草各等份，共研为末，每次服10克，温开水调下。④ 治牙齿疼痛、口舌糜烂、牙龈出血：石膏60克、冰片3克，分别研为细末，调匀，过筛，取少许药粉敷患处。

注意事项	凡阳虚寒证、脾胃虚寒及血虚、阴虚发热者慎服。

知母

性味 寒，苦。
拉丁文 Rhizoma Anemarrhenae
英文 Common Anemarrhena Rhizome

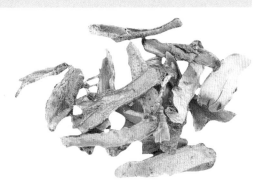

别名 蒜瓣子草、连母、野蓼、地参、水参、水浚、货母、蝭母。

来源 为百合科多年生草本植物知母的干燥根茎。

成分 根茎含总皂苷约6%，从中检出6种皂苷，分别称为知母皂苷A-Ⅰ、A-Ⅱ、A-Ⅲ、A-Ⅳ、B-Ⅰ和B-Ⅱ。

植物形态 多年生草本。根茎横走，其上残留许多黄褐色纤维状的叶基，下部生有多数肉质须根。叶基生，线形，基部常扩大成鞘状，具多条平行脉，而无明显中脉。花葶直立，不分枝，高50～100厘米，其上生有尖尾状苞片，花2～6朵成一簇，生在顶部成穗状。花期5～8月，果期7～9月。

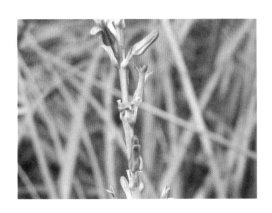

生长特性 生于向阳干燥的丘陵地及固定的沙丘上。分布于黑龙江、吉林、辽宁、内蒙古、河北、河南、山东、陕西、甘肃等地。

采集方法 春、秋均可采挖，以秋季采者较佳。除去枯叶和须根，晒干或烘干为"毛知母"。趁鲜剥去外皮，晒干为"知母肉"。

药材性状 呈长条状，微弯曲，略扁，偶有分枝。一端有浅黄色的茎叶残痕。表面黄棕色至棕色，上面有一凹沟，具紧密排列的环状节，节上密生黄棕色的残基，由两侧向根茎上方生长；下面隆起而略皱缩，并有凹陷或突起的点状根痕。质硬，易折断，断面黄白色。气微，味微甜、略苦，嚼之带黏性。

药理作用 本品浸膏有解热作用，能防治大肠杆菌所致家兔高热且作用持久。有抑制血小板聚集、降低血糖、抗炎、利尿、祛痰、抗菌、抗癌的作用。所含皂苷能明显降低甲状腺素造成的耗氧量，抑制钠、钾、ATP酶活性。还能调整β-肾上腺素受体及M-胆碱能受体的相互关系。

药用功效 清热泻火、生津润燥，用于外感热病、高热烦渴、肺热燥咳、骨蒸潮热、内热消渴、肠燥便秘。

用法用量 内服：6～12克煎汤；研末入丸、散。

方剂选用 ① 治伤寒邪热内盛、齿牙干燥、烦渴引饮、目昧唇焦：知母25克，石膏15克，麦门冬10克，甘草5克，人参40克，水煎服。② 治火冲眩晕、暴发仆倒、昏迷不醒、遗尿不觉、少顷汗出而轻、仍如常人、右关脉细敷、脾阴不足者：知母、黄柏、黄芪、当归各等份，水煎服。③ 治消渴：生山药50克，生黄芪25克，知母30克，生鸡内金（捣细）10克，葛根7.5克，五味子15克，天花粉15克，水煎服。

注意事项 脾胃虚寒、大便溏泄者禁服。

芦根

性味	寒，甘。
拉丁文	Rhizoma Phragmitis
英文	Reed Rhizome

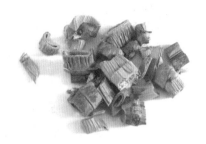

别名 芦菇根、活芦根、芦柴根、干芦根、苇根、苇茎。

来源 为禾本科多年生草本芦苇的根茎。

成分 芦根含薏苡素以及蛋白质、脂肪、碳水化合物、天门冬酰胺。芦苇含纤维素 48% ～ 54%、木质素约 18.2%、木聚糖约 12.4%、灰分 2.8%。多糖水解产生 D- 木糖、L- 阿拉伯糖、D- 葡萄糖、D- 半乳糖和 2 种糖醛酸。

植物形态 多年生高大草本，具有葡匐状地下茎，粗壮，横走，节间中空，每节上具芽。茎高 2 ～ 5 米，节下通常具白粉。叶 2 列式排列，具叶鞘；叶鞘抱茎，无毛或具细毛；叶灰绿色或蓝绿色，较宽，线状披针形，长 15 ～ 45 厘米，宽 1 ～ 3.5 厘米，粗糙，先端渐尖；叶舌长 1 ～ 2 毫米，成一轮毛状。圆锥花序大形，顶生，直立，有时稍弯曲。颖果，椭圆形至长圆形，与内外稃分离。

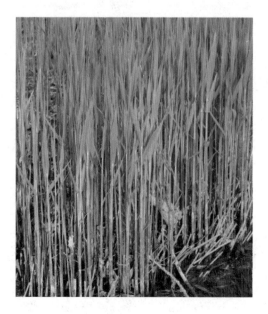

生长特性 生长于河流、池沼岸边浅水中。全国大部地区均有分布。

采集方法 春、秋两季采挖其地下茎，洗净，除去须根，切去残节，切成 3 ～ 4 厘米的小段，晒干或鲜用。

药材性状 表面黄白色，有光泽，先端尖形似竹笋，绿色或黄绿色。全体有节，节上有残留的须根及芽痕。质轻而韧，不易折断。横切面黄白色，中空，周壁厚约 1.5 毫米，可见排列成环的细孔，外皮疏松，可以剥离。气无，味甘。

药理作用 本品有解热、镇吐的作用，还可使血糖略有下降，抑制心脏收缩。所含的薏苡素可使肠道松弛，蠕动减慢。另外，芦根还有抗菌、溶解胆结石的作用。

药用功效 清热生津，用于肺热咳嗽、胃热呕吐、热病高热口渴、肺痈咳吐脓血。

用法用量 内服：煎汤，15 ～ 30 克（鲜品 60 ～ 120 克）；鲜品捣汁。外用：煎汤洗。

方剂选用 ① 治太阴温病（口渴甚、吐白沫、黏滞不快者）：梨汁、荸荠汁、鲜芦根汁、麦冬汁、藕汁（或用蔗浆）各适量，和匀凉服，不甚喜凉者可炖温服。② 治五噎心膈气滞、烦闷吐逆、不下食：芦根 25 克，以水 600 毫升煮取 400 毫升，去渣，不计时温服。③ 治呕哕不止、厥逆者：芦根 1500 克，切段，水煮浓汁，频饮。

注意事项 脾胃虚寒者慎服。

竹叶

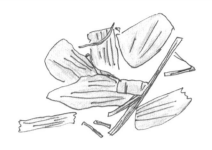

性味 寒，甘、淡。
拉丁文 Folium Phyllostachydis Henonis
英文 bamboo leaf

别名 苦竹叶。

来源 为禾本科毛竹属植物淡竹的叶。

成分 本品含氨基酸、生物碱、酚类化合物等成分。

植物形态 秆高 6 ~ 18 米，直径 5 ~ 7 厘米。节间壁厚，长 30 ~ 36 厘米，幼时被白粉。节稍隆起。分枝常于秆基部第一节开始分出，数枝簇生节上。秆箨早落。箨鞘背面无毛，干时肋纹稍缒起，先端呈不对称的拱形，外侧一边稍下斜至箨鞘全长的 1/10 ~ 1/8。箨耳稍不等大，靠外侧 1 枚稍大，卵形，略波褶，边缘被波曲状刚毛，小的 1 枚椭圆形。箨舌高 2.5 ~ 3.5 毫米，边缘被短流苏毛，片直，呈不对称三角形或狭三角形，基部两侧与耳相连，连接部分宽约 0.5 毫米。叶披针形至狭披针形，长 10 ~ 18 厘米，宽 11 ~ 17 毫米，背面密牛短柔毛。

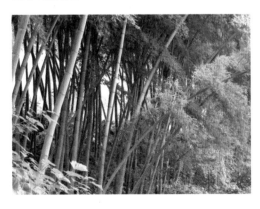

生长特性 生于山坡、路旁或栽培。分布于山东、河南及长江流域以南各地。

采集方法 随时采鲜者入药。

药材性状 叶呈狭披针形，长 7.5 ~ 16 厘米，宽 1 ~ 2 厘米，先端渐尖，基部钝形，叶柄长约 5 毫米，边缘之一侧较平滑，另一侧具小锯齿而粗糙；平行脉，次脉 6 ~ 8 对，小横脉甚显著；叶面深绿色，无毛，背面色较淡，基部具微毛；质薄而较脆。气弱，味淡。以色绿、完整、无枝梗者为佳。

药理作用 本品煎剂对金黄色葡萄球菌、绿脓杆菌有抑制作用。

药用功效 清热除烦、生津、利尿，主治热病烦渴、中风发热等症。

用法用量 内服：6 ~ 12 克煎汤。

方剂选用 ① 疗热渴：竹叶 500 克，茯苓、石膏（碎）各 15 克，小麦 300 克，瓜楼 10 克，备水 4 升，先煮竹叶取 1600 毫升，再放入其他药物，煮取 800 毫升，去滓分 3 次温服。② 治霍乱下利后（烦热燥渴、卧不安）：浓煮竹叶汁，饮 80 毫升。③ 治小儿心脏风热、精神恍惚：竹叶 25 克，粳米 15 克，茵陈 25 克，先以水煮竹叶、茵陈，去滓取汁，再投入粳米煮成粥食之。④ 治产后中风发热、面赤、气喘而头痛：竹叶 20 克，葛根 150 克，防风、桔梗、甘草、桂枝、人参各 50 克，附子（炮）1 枚，大枣 15 颗，生姜 250 克，以水煮取汁，分 3 次温服，以出汗为度。⑤ 治诸淋：竹叶、车前子、大枣、乌豆（炒，去壳）、灯芯草、甘草各 7.5 克，用水煎，去渣，不拘时温服。⑥ 治心热移于小肠、口糜、淋痛：竹叶 10 克，木通 5 克，生甘草 4 克，车前子（炒）15 克，生地黄 30 克，以水煎服。

注意事项 脾胃虚寒者慎用。

淡竹叶

性味 寒，甘、淡。
拉丁文 Herba Lophatheri
英文 Common Lopatherum Herb

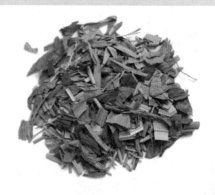

别名 山鸡米、竹麦冬、长竹叶。
来源 为禾本科多年生草本淡竹叶的干燥茎叶。
成分 本品含三萜化合物，其主要成分为芦竹素、印白茅素、蒲公英赛醇和无羁萜等。

植物形态 多年生草本，高40～90厘米。根壮茎粗短，坚硬。须根稀疏，黄白色，其近顶端或中部膨大，形似纺锤块根。秆纤弱，木质化。叶尖端渐尖，基部呈圆形或楔形，无柄或有短柄。叶脉平行，小横脉明显。圆锥花序，分枝稀疏，小穗条状披针形，具极短的柄，排列稍偏于穗轴的一侧，颖片矩圆形，边缘呈膜质，第一颖短于第二颖；外稃较颖片长，先端呈短芒，内稃较外稃短。颖果纺锤形。花期7～9月，果期10月。

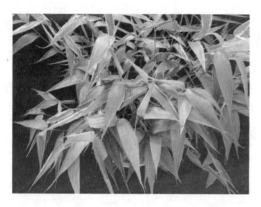

生长特性 生于林下或沟边阴湿处。分布于浙江、江苏、湖南、湖北、广东。

采集方法 6～7月未开花时采收，切除须根，晒干。

药材性状 茎呈圆柱形，长25～75厘米，直径1.5毫米，有节，表面淡黄绿色，断面中空。叶鞘开裂。叶片披针形，有的皱缩卷曲；表面浅绿色或黄绿色。叶脉平行，具横行小脉，形成长方形的网格状，下表面尤为明显。体轻，质柔韧。气微，味淡。

药理作用 ① 解热作用：对人工发热的大白鼠经口给予淡竹叶1～20克/千克有退热作用，有效成分溶于水而难溶于醇。② 利尿作用：淡竹叶的利尿作用较猪苓、木通等为弱，但其增加尿中氯化物量的排泄则比猪苓等强。

药用功效 清热除烦、利尿，用于治疗热病烦渴、小便赤涩淋痛、口舌生疮。

用法用量 内服：9～15克煎汤。

方剂选用 ① 治尿血：淡竹叶、白茅根各15克，水煎服，每日1剂。② 治热淋：淡竹叶20克，灯芯草15克，海金沙10克，水煎服，每日1剂。

注意事项 无实火、湿热者慎服，体虚有寒者禁服。

莲子心

性味 寒，苦。

拉丁文 Plumula Nelumbinis

英文 Lotus plumule

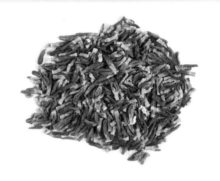

别名 苦薏、莲薏、莲心。

来源 为睡莲科莲属植物莲的成熟种子中的幼叶及胚根。

成分 含莲心碱、异莲心碱、甲基莲心碱、荷叶碱、前荷叶碱等多种生物碱；还含黄酮、多聚糖、蛋白质、核酸、葡萄糖、叶绿素等。

植物形态 多年生水生草本；根状茎横生，长而肥厚。叶圆形，高出水面，直径25～90厘米，全缘或稍呈波状，上面粉绿色，下面叶脉从中央射出，有1～2次叉状分枝。花单生于花梗顶端，花梗与叶柄等长或稍长；花直径10～20厘米，萼片4～5片，早落；花瓣多数红色、粉红色或白色；花瓣椭圆形或倒卵形，长5～10厘米，宽3～5厘米；雄蕊多数，花药条形，花丝细长，着生于花托之下；心皮多数，离生，嵌生于花托穴内，子房椭圆形，花柱极短。花后结"莲蓬"，倒锥形，有小孔20～30个；花托在果期膨大。坚果椭圆形或卵形，长1.5～2.5厘米；种子卵形或椭圆形，种皮红色或白色。花期7～8月，果期9～10月。

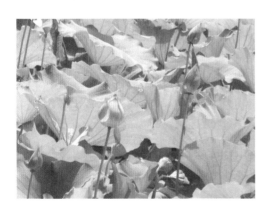

生长特性 分布于湖南、湖北、福建、江苏、浙江等地。

采集方法 秋季采收莲子时，从莲子中剥取绿色胚（莲心），晒干。

药材性状 本品略呈细棒状，长1～1.4厘米，直径约0.2厘米。幼叶绿色，一长一短，卷成箭形，先端向下反折，两幼叶见可见细小胚芽。胚根圆柱形，长约3毫米，黄白色。质脆，易折断，断面有数个。气微，味苦。

药理作用 本品水煎剂有降压作用；所含甲基莲心碱还能抗心律失常。莲心总碱有抗心肌缺血作用。

药用功效 清心安神、交通心肾、涩精止血，用于热入心包、神昏谵语、心肾不交、失眠遗精、血热吐血。

用法用量 内服：1.5～3克煎汤；入散剂。

方剂选用 ① 治太阴温病、发汗过多、神昏谵语者：玄参心15克，莲子心2.5克，竹叶卷心10克，连翘心10克，犀角尖10克（磨，冲），麦冬15克，水煎服。② 治劳心吐血：莲子心、糯米各适量，共研为细末，酒调服。③ 治遗精：莲子心一撮（研为末），八层砂0.5克（和匀），每次服5克，白开水调下，日服2次。

注意事项 脾胃虚寒者慎用。

熊胆

性味 寒，苦。
拉丁文 Fel Ursi
英文 Bell Gall

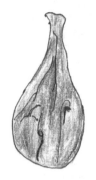

别名 黑熊胆、云胆、东胆。
来源 为熊科动物黑熊的胆囊。
成分 本品主要含胆汁酸类，其主要成分为熊去氧胆酸、鹅去氧胆酸、牛黄熊去氧胆酸等；还含胆红素等胆色素以及蛋白质、胆固醇、脂肪、磷质等。

动物形态 黑熊体长1.5～1.7米，体重130～250千克。身体肥大，头宽圆，吻部略短，耳大而圆，被长毛，颈侧毛尤长。四肢粗壮；5趾均有爪，前足爪长于后足爪；前足腕部肉垫和掌部肉垫相接，相接间有棕色短毛分隔；后足跗部肉垫肥厚，其内侧无距毛。全身被黑毛，毛基灰黑色，毛尖乌黑，绒毛灰黑色。面部毛近于棕黄色，下颌白色。胸部有一明显的新月形白斑。栖于森林，有冬季睡眠习性。多白天活动，能直立行走，善爬树和游泳，多独居。黑熊在全国大部分地区有分布，以东北及华北较多，主产于黑龙江、吉林等地。

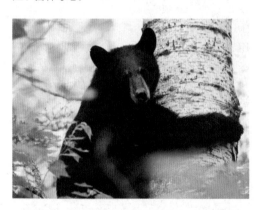

采集方法 古时，一般于冬季捕捉，捕获后，剖腹取胆，割时先将胆口扎紧，割取后小心剥去胆囊外附着的油脂，用木板夹扁，悬挂于通风处阴干，或置石灰缸中干燥。现代多为养殖取胆汁。

药材性状 长扁卵状，上部狭细，下部膨大成囊状。表面黑色、棕黑色或黄棕色，显光泽，微有皱褶。囊皮较薄，习称"砂纸皮"，对光视之，上部呈半透明状。囊内含干燥的胆汁称"胆仁"，呈不定型块状，颗粒状或膏状，金黄色（金胆，铜胆），黑色或黑绿色（铁胆，墨胆），黄绿色（菜花胆）。气清香，微苦。

药理作用 本品能降低心肌耗氧量，有抗心律失常作用。所含胆汁酸能促进胆汁分泌。鹅去氧胆酸能提高胆汁溶解胆固醇能力，减少胆固醇生物合成。熊去氧胆酸具降血脂、降血糖等作用。此外，还有抑菌、抗炎、抗过敏、镇咳、祛痰、平助消化、降压、解毒等作用。

药用功效 清热解毒、息风止痉、清肝明目、杀虫、止血，主治湿热黄疸、暑湿泻痢等症。

用法用量 内服：0.2～2.5克，多研末入丸、散，不入汤剂。外用：研末调敷或点眼。

方剂选用 ① 治小儿一切疳疾（心腹虚胀、爱食泥土、四肢壮热）：熊胆5克（研），麝香2.5克（研），壁宫1枚（去头、足、尾，面裹煨熟，研），黄连（去须，取末）5克，同研为末，以蟾酥和成如黍米大小的丸，每次服5丸，米汤送下。量大小随症加减，无时。② 治小儿奶疳黄瘦、体热心烦：熊胆0.5克，青黛25克，蟾酥25克，黄连末25克，牛黄0.5克，将以上药物均研成末，以猪胆汁和成如绿豆大小的丸，每次以粥饮服下5丸，每日服3次，量大小可随症加减。

注意事项 虚证者禁服。

鸭跖草

性味 寒，甘、淡。
拉丁文 Herba Commelinae
英文 Commen Dayflower Herb

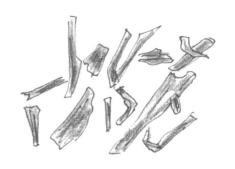

别名 鸡舌草、碧竹子、碧蝉花、青耳环花。

来源 为鸭跖草科 1 年生草本植物鸭跖草的干燥地上部分。

成分 本品含花色素糖苷类，其主要成分为飞燕草素、飞燕草素双葡萄糖苷、蓝鸭跖草苷等；还含氨基酸、黏液质、鸭跖草黄酮苷、多聚肽等。

植物形态 1 年生草本，高 15～60 厘米。多须根。茎多分枝，具纵棱，基部匍匐，上部直立，仅叶鞘及茎上部被短毛。单叶互生，无柄或近无柄，带肉质；叶片卵状披针形，长 4～10 厘米，宽 1～3 厘米，先端渐尖，全缘，基部狭圆成膜质鞘。蒴果椭圆形，压扁状，成熟时裂开。种子呈三棱状半圆形，暗褐色，有皱纹而具窝点，长 2～3 毫米。花期 7～9 月，果期 9～10 月。

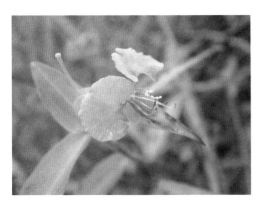

生长特性 生于田野间，全国大部分地区有分布。

采集方法 6～7 月采收，鲜用或晒干。

药材性状 本品长可达 60 厘米，黄绿色或黄白色，较光滑。茎有纵棱，直径约 0.2 厘米，多有分枝或须根，节稍膨大，节间长 3～9 厘米；质柔软，

断面中心有髓。叶互生，多皱缩、破碎，完整叶片展平后呈卵状披针形或披针形，长 3～9 厘米，宽 1～2.5 厘米；先端尖，全缘，基部下延成膜质叶鞘，抱茎，叶脉平行。聚伞花序，总苞心状卵形，折合状，边缘不相连；花多脱落，总苞佛焰苞状，心形，两边不相连；花瓣皱缩，蓝色。气微，味淡。

药理作用 本品水煎剂有明显解热作用。在体外对金黄色葡萄球菌有抑制作用。

药用功效 行水、清热、凉血解毒，治水肿、脚气、小便不利、感冒、丹毒、腮腺炎、黄疸型肝炎、热痢、疟疾、鼻衄、尿血、血崩、白带、咽喉肿痛、痈疽疔疮。

用法用量 内服：煎汤，15～25 克（鲜品 100～150 克，大剂量可用至 250～350 克）或捣汁。外用：捣敷或捣汁点喉。

方剂选用 ① 治小便不通：鸭跖草 50 克，车前草 50 克，捣汁，加少许蜂蜜，空腹服之。② 治五淋、小便刺痛：鲜鸭跖草枝端嫩叶 200 克，捣烂，加开水 1 杯，绞汁调蜂蜜内服，每日 3 次。体质虚弱者药量酌减。③ 治赤白下痢：鸭跖草适量，煎汤日服之。④ 治高血压：鸭跖草 50 克，蚕豆花 15 克，水煎，当茶饮。⑤ 治水肿、腹水：鲜鸭跖草 150 克，水煎服，连服数日。⑥ 治鼻衄：鸭跖草煎汤，日服 3 次。⑦ 治喉痹肿痛：鸭跖草点之，或用鸭跖草 100 克，洗净捣汁，频频含服。

注意事项 脾胃虚弱者用量宜少。

栀子

性味 寒，微酸而苦。
拉丁文 Fructus Gardeniae
英文 Cape Jasmine Fruit

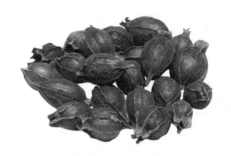

别名 山栀子、枝子、黄栀子、山黄栀。
来源 为茜草科常绿灌木栀子的干燥成熟果实。
成分 本品含环烯醚萜苷类，其主要成分为异栀子苷、去羟栀子苷、山栀子苷等；尚含绿原酸、熊果酸等多种有机酸、栀子素等黄酮类、藏红花素等三萜类。

植物形态 常绿灌木，高达2米。小枝绿色，幼时被毛，后近无毛。叶对生或3叶轮生，叶片革质，长椭圆形或倒卵状披针形，花单生于枝端或叶腋，白色，芳香。果实椭圆形或长卵圆形，果皮薄而脆；种子多数，扁长圆形，暗红色或红黄色。

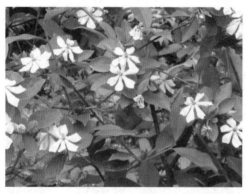

生长特性 常生于低山温暖的树林中或荒坡、沟旁、路边，分布于江苏、浙江、湖南等地。

采集方法 10月果实成熟果皮呈黄色时采摘，除去果柄及杂质，晒干或烘干。

药材性状 本品呈长卵圆形或椭圆形。表面红黄色或棕红色，具6条翅状纵棱，棱间常有1条明显的纵脉纹，并有分枝。顶端残存萼片基部稍尖，有残留果梗。果皮薄而脆，略有光泽。种子多数。气微，味微酸而苦。

药理作用 ① 利胆作用：栀子水提取液及醇提取液给予家兔口服，对输胆管导出的胆汁量及固形成分无影响，但有人用同样制剂注射于家兔，15~30分钟胆汁分泌开始增加，持续1小时以上。② 镇静、降压作用：栀子煎剂和醇提取液对麻醉或不麻醉猫、大白鼠和兔，不论口服或腹腔注射，均有持久性降压作用，静脉注射降压迅速而维持时间短，其降压部位似在延脑副交感中枢。③ 抗微生物作用：栀子水浸液在体内对许兰氏黄癣菌、腹股沟表皮癣菌、红色表皮癣菌等多种真菌有抑制作用，其水煎剂15毫克/毫升能杀死钩端螺旋体；在体外，栀子煎剂能使血吸虫停止活动，煎剂对细菌生长无抑制作用。

药用功效 泻火除烦、清热利尿、凉血解毒，用于热病心烦、尿赤、血淋涩痛、血热吐衄、火毒疮疡、扭伤。黄栀子果实具有清热利湿、解毒除烦、凉血散淤作用。

用法用量 内服：10~20克煎汤；研末入丸、散。外用：研末或调敷。

方剂选用 ① 治感冒高热：栀子根60克，山麻子根30克，鸭脚村二层皮60克，红花婆根30克，煎服。② 治黄疸性肝炎：栀子根30~60克，加瘦肉煮食，半个月左右黄疸可退。③ 治痢疾：用栀子根同冰糖炖服，效果很好，连服7天见效。④ 治眼红肿痛：用栀子叶、菊花各9克，黄芩、龙胆、甘草各6克，用水煎服，连服15天。⑤ 治气管炎：栀子10克，鲜栀子根30克，水煎服。⑥ 治声音喑哑：栀子花5~7朵，沸水冲泡，代茶饮。

注意事项 脾虚便溏、胃寒作痛者忌服。

夏枯草

性味 寒，苦、辛。
拉丁文 Spica Prunellae
英文 Common Selfheal Fruit-spike

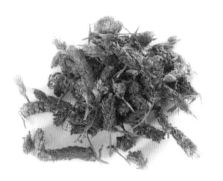

别名 九重楼、麦夏枯、铁色草、棒头柱、棒槌草、锣锤草。

来源 为唇形科多年生草本植物夏枯草的干燥果穗。

成分 全草含三萜皂苷，其苷元是齐墩果酸，还含游离的齐墩果酸、熊果酸、芸香苷、金丝桃苷、顺－咖啡酸、反－咖啡酸、维生素 B_1、维生素 C、维生素 K、胡萝卜素、树脂、苦味质、鞣质、挥发油、生物碱、水溶性盐类等。花穗含飞燕草素和矢车菊素的花色苷、d- 樟脑、d- 小茴香酮、熊果酸。

植物形态 夏枯草为多年生草本。茎方形，高约30 厘米，基部匍匐，全株密生细毛。叶对生；近基部的叶有柄，上部叶无柄；叶片椭圆状披针形，全缘，或略有锯齿。轮伞花序顶生，呈穗状。小坚果褐色，长椭圆形，具 3 棱。花期 5 ～ 6 月，果期 6 ～ 7 月。

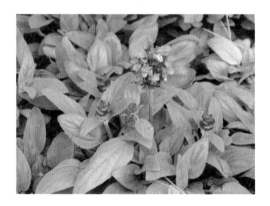

生长特性 生于荒地、路旁及山坡草丛中，全国大部地区均有分布。

采集方法 夏季花叶茂盛期采收，晒干或鲜用。

药材性状 干燥果穗呈长圆柱形或宝塔形，棕色或淡紫褐色，宿萼数轮至十数轮，作覆瓦状排列，每轮有 5 ～ 6 个具短柄的宿萼，下方对生苞片 2 枚。花冠及雄蕊都已脱落。宿萼内有小坚果 4 枚，棕色，有光泽。体轻质脆，微有清香气，味淡。

药理作用 ① 降压作用：夏枯草的水浸出液、乙醇的水浸出液和 30% 乙醇浸出液对麻醉动物有降低血压的作用。② 抗菌作用：据体外初步试验，夏枯草煎剂对痢疾杆菌、伤寒杆菌、霍乱弧菌、大肠杆菌、葡萄球菌、链球菌均有抑制作用，抗菌谱亦较广。③ 其他作用：夏枯草煎剂可使家兔离体子宫出现强直收缩。

药用功效 清肝明目、散结解毒，主治瘰疬、瘿瘤、乳痈、乳癌、目珠夜痛、畏光流泪、头目眩晕、口眼歪斜、筋骨疼痛、肺结核、急性黄疸型传染性肝炎、血崩、带下。

用法用量 内服：煎汤，6 ～ 15 克，大剂量可用至 30 克；熬膏或入丸、散。外用：煎水洗或捣敷。

方剂选用 ① 治瘰疬：夏枯草 300 克，水 1.2 升，煎至七分，去滓，服食。煎浓膏服，并涂患处，多服益善。② 治乳痈初起：夏枯草、蒲公英各等份，酒煎服，或作丸亦可。③ 治肝虚目疼、冷泪不止、筋脉痛及畏光：夏枯草 25 克，香附子 50 克，共研为末，每次服 5 克，腊茶调下。④ 治血崩不止：夏枯草研为末，用米汤调下。⑤ 治赤白带下：夏枯草花，开时采，阴干后研为末，每次服 10 克，饭前用米汤调饮。

注意事项 脾胃虚弱者慎服。

决明子

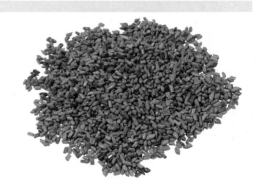

性味 微寒，苦、甘、咸。
拉丁文 Semen Cassiae
英文 Cassia Seed

别名 草决明、马蹄决明、假绿豆。

来源 为豆科1年生草本植物决明的干燥成熟种。

成分 新鲜种子含大黄酚、大黄素甲醚、芦荟大黄素、大黄酸、大黄素葡萄糖苷、大黄素蒽酮、大黄素甲醚、决明素、橙黄决明素，以及新月孢子菌玫瑰色素、决明松、决明内酯。另含维生素A。

植物形态 1年生半灌木状草本，高0.5～2米，茎直立，上部多分枝，全体被短柔毛。叶互生；双数羽状复叶；花腋生，成对；子房细长，弯曲，被毛，具柄，花柱极短，柱头头状。荚果线形，略扁，弓形弯曲，被疏柔毛。种子多数，菱形，灰绿色，有光亮。花期6～8月，果期8～10月。

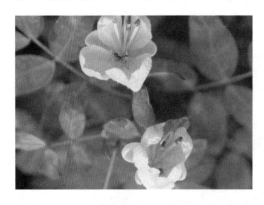

生长特性 野生于山坡、河边，或栽培，全国大部分地区有分布。

采集方法 秋季果实成熟后采收，将全株割下或摘下果荚，晒干，打出种子，扬净荚壳及杂质，再晒干。

药材性状 种子棱方形或短圆柱形，两端平行倾斜，长3～7毫米，宽2～4毫米。表面绿棕色或暗棕色，平滑有光泽。一端较平坦，另一端斜尖，背腹面各有1条突起的棱线，棱线两侧各有1条斜向对称而色较浅的线形凹纹。质坚硬，不易破碎。种皮薄，子叶2片，黄色，呈"S"形折曲并重叠。味微苦。

药理作用 ① 降血压作用：决明子的水浸液、醇－水浸液、醇浸液对麻醉犬、猫、兔等皆有降压作用。② 抗菌作用：种子的醇提取物对葡萄球菌、白喉杆菌、伤寒杆菌、副伤寒杆菌、大肠杆菌等均有抑制作用，而水提取物则无效，水浸剂（1：4）在试管中对某些皮肤真菌有不同程度的抑制作用。

药用功效 清肝明目、利水通便，治风热赤眼、青盲、雀目、高血压、肝炎、肝硬化腹水、习惯性便秘。

用法用量 内服：6～15克煎汤，大量可用至30克；研末；泡茶饮。外用：研末调敷。

方剂选用 ① 治目赤肿痛：决明子炒研，茶调，敷两太阳穴，干则易之。亦治头风热痛。② 治雀目：决明子100克，地肤子50克，捣细为散，每餐饭后以清粥饮调下5克。③ 治眼补肝、除暗明目：决明子1升、蔓荆子1升（用好酒5升，煮至酒尽，曝干），上药共捣细为散，每次服10克，以温开水调下，饭后及临睡前服。④ 治急性结膜炎：决明子、菊花各15克，蔓荆子、木贼各10克，水煎服。⑤ 治高血压：决明子25克，炒黄，水煎代茶饮。

注意事项 脾胃虚寒及便溏者慎服。

谷精草

性味 平, 辛、甘。
拉丁文 Flos Eriocauli
英文 Buerger Pipewort Flower

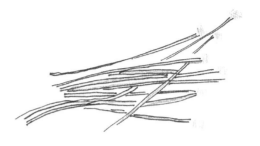

别名 谷精、谷精珠。
来源 为谷精草科 1 年生草本谷精草干燥带花茎的头状花序。
成分 主要成分为谷精草素。

植物形态 1 年生草本, 呈莲座状。须根多数, 细软, 稠密。无茎。叶基生, 线状披针形, 长 6 ~ 20 厘米, 中部宽 3 ~ 4 毫米, 先端稍钝, 无毛。花茎多数, 簇生, 长可达 25 厘米, 鞘部筒状, 上部斜裂; 头状花序半球形, 直径 5 ~ 6 毫米, 总苞片倒卵形, 苞片膜质, 楔形, 于背面的上部及边缘密生白色棍状短毛; 蒴果 3 棱状球形。种子长椭圆形, 有毛茸。花期、果期 6 ~ 11 月。

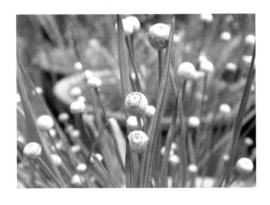

生长特性 生长于水稻田或池沼边潮湿处, 分布于安徽、江苏、浙江、台湾、广东、江西、湖南、湖北、贵州、云南、陕西等地。

采集方法 9 ~ 10 月采收, 将花茎拔出, 除去泥杂, 晒干。

药材性状 为带花茎的头状花序。花序呈扁圆形, 直径 4 ~ 5 毫米; 底部有鳞片状浅黄色的总苞片, 紧密排列呈盘状; 小花 30 ~ 40 朵, 灰白色, 排列甚密, 表面附有白色的细粉; 用手搓碎后, 可见多数黑色小粒及灰绿色小形种子。花序下连一细长的花茎, 长 15 ~ 18 厘米, 黄绿色, 有光泽; 质柔, 不易折断。无臭, 味淡, 久嚼则成团。

药理作用 谷精草水浸剂在试管内对奥杜盎小芽孢癣菌、铁锈色小芽孢癣菌等均有不同程度的抑制作用。毛谷精草水浸剂也对絮状表皮癣菌、羊毛状小芽孢癣菌、须疮癣菌、石膏样小芽孢癣菌等皮肤真菌有抑制作用 (试管内双倍稀释法)。谷精草 (品种未鉴定) 煎剂 (100%) 对绿脓杆菌作用较强, 有效浓度为 1: 320 (试管法), 对肺炎球菌和大肠杆菌作用弱。

药用功效 祛风散热、明目退翳, 治目翳、雀盲、头痛、齿痛、喉痹、鼻衄。

用法用量 内服: 9 ~ 12 克煎汤; 研末入丸、散。外用: 煎汤外洗; 将烧剩下的物质研末外敷, 或研成末吹鼻、烧烟熏鼻。

方剂选用 ① 治风热目翳、夜晚视物不清: 谷精草 50 克, 鸭肝 1 具 (如无鸭肝可用白豆腐), 酌加开水炖 1 小时, 饭后服, 每日 1 次。② 治目中翳膜: 谷精草、防风各等份, 共研为末, 用米汤饮服之。③ 治小儿痘疹、眼中生翳: 谷精草 50 克, 生蛤粉 2.5 克, 黑豆皮 10 克, 白芍 15 克 (酒微炒), 共研为细末; 用猪肝 1 具, 以竹刀切成片, 将药末掺在内, 以草绳缚定, 放瓷器内用慢火煮熟, 食之, 不拘时, 连汁服, 服 1 ~ 2 个月。

注意事项 血虚目疾者慎服。忌用铁器煎药。

萝芙木

性味 寒，苦。有小毒。
拉丁文 Radix Rauvolfiae Verticillatae
英文 Rauwolfia

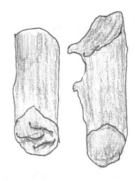

别名 山辣椒、山马蹄、山胡椒、萝芙藤、假辣椒、鱼胆木、刀伤药、羊姆奶、毒狗药、假鱼胆、火烙木、通骨消。

来源 为夹竹桃科植物萝芙木的根。

成分 根中分离出利舍平、阿吗碱、萝莱碱、蛇根亭碱、阿吗灵、山马蹄碱、萝芙木甲素、锥洛斯明碱、霹雳萝芙辛碱等多种生物碱。

植物形态 萝芙木灌木，高1～2米，全体平滑无毛。小枝淡灰褐色，疏生圆点状的皮孔。叶通常3～4片轮生，稀对生，质薄而柔，长椭圆状披针形，长4～14厘米，宽1～4厘米，先端长尖，基部楔形，全缘或略带波状，上面绿色，下面淡绿色；叶柄细而微扁。果实核果状，离生或合生，卵圆形至椭圆形，熟后紫黑色。种子1颗。花期5～7月，果期4月至翌年春季。

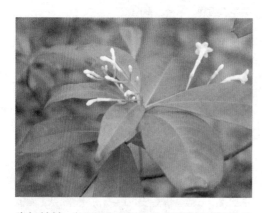

生长特性 生于低山区丘陵地或溪边的灌木丛及小树林中，分布于广西、广东、台湾、云南、贵州等地。

采集方法 定植2～3年便可采挖，以10月采收的生物碱含量较高。先离地面10厘米左右砍断茎杆，清除枝叶，将根挖出，抖去泥土，粗根切成1厘米厚的薄片，细根砍成短节，晒干即成。

药材性状 根圆柱形，主根下常有数分枝。表面灰棕色或淡棕色，具不规则的纵沟和脊线，栓皮易脱落，露出暗棕色皮部，或皮部脱落露出黄色木部。质坚硬，年轮明显。气微，味极苦。

药理作用 ① 降压作用：从萝芙木中提取出的利舍平能降低血压和减慢心率，其作用非常缓慢、温和而持久。② 镇静作用：对中枢神经系统具有持久性的安定作用，应用较大剂量可产生无力、镇静、睡眠，但睡眠不深，易唤醒，脑电波检查，并不出现睡波。③ 从萝芙木中提取的山马蹄碱为水溶性季铵，有阻断神经节和箭毒样作用，不具有抗肾上腺素作用。

药用功效 清风热、降肝火、消肿毒，治感冒发热、咽喉肿痛、高血压所致头痛眩晕、痧症腹痛吐泻、风痒疥疮。

用法用量 内服：25～50克煎汤。

方剂选用 ① 治感冒头痛、身骨疼：萝芙木、土茯苓、土甘草各100克，煎汤，每日3次服完。② 治腰痛：萝芙木根50克，泡酒服。③ 治高血压：萝芙木根50克，煨水服。④ 治喉痛：萝芙木根适量，切细，含嚼。⑤ 治高血压、头痛、失眠、眩晕、高热、胆囊炎、跌打损伤、毒蛇咬伤：萝芙木根15克，煎服。

注意事项 有胃病及气血虚象者忌用。

球兰

性味 寒，苦。有小毒。
拉丁文 Hoya carnosa (L.f.) R.Br.
英文 Hoya lanceolata subsp bella

别名 蜡兰、玉绣球、铁加杯、金雪球、牛舌黄、石壁梅、金丝叶。

来源 为萝藦科球兰属植物球兰的藤茎或叶。

成分 茎、叶含类似南美牛奶藤苦苷的球兰苷，叶中含量 0.76%；另含谷甾醇、脂肪油。

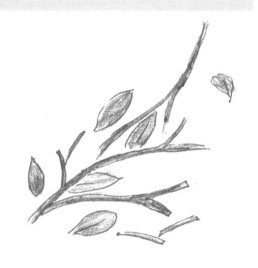

植物形态 球兰为多年生藤本，有丰富乳汁。茎细，稍肉质，表面灰黄色，常有不定根。叶对生，厚而肉质，卵状心形至卵状椭圆形，长 4～9 厘米，宽 2～6 厘米，先端短尖，基部圆或楔形；脉羽状；侧脉约 4 对。总状伞形花序腋生，约 30 朵；花肉质，花柄长 2～4 厘米，被毛；花萼小，5 裂，淡红色，有毛；花冠白色，裂片 5 片，阔卵形；副花冠 5 裂，星芒状，与雄蕊柱合生；雄蕊柱短，花药黏合，花粉块黄色。种子先端具白色绢质种毛。花期 4～6 月，果期 7～8 月。

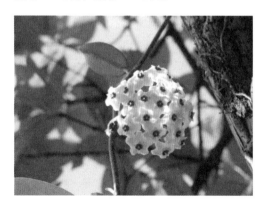

生长特性 生于平原和山地处，附生于树上或石上。

采集方法 全年可采，鲜用或晒干。

药材性状 茎细，稍肉质，表面灰黄色，常有不定根。叶对生，厚而内质，卵状心形至卵状椭圆形，先端短尖，基部圆或楔形；脉羽状。

药理作用 含有谷甾醇。动物试验证明谷甾醇具有明显的止咳、抗炎作用。

药用功效 清热化痰，治肺热咳嗽、痈肿、瘰疬、乳妇奶少、关节疼痛、睾丸炎等症。

用法用量 内服: 煎汤(不宜久煎),10～15 克(鲜品 50～150 克)；捣汁用。外用: 鲜品，捣敷。

方剂选用 ① 治肺炎或麻疹并发肺炎：鲜球兰叶 7～8 片，冷开水洗净，捣烂绞汁服。② 治痈肿初起：球兰鲜叶 100 克，加红糖 25 克（如有红晕灼痛者则改加冬蜜 1 小杯），捣烂，加热，贴于患处，日换 2 次。③ 治乳妇奶少：球兰、西洋参各 15 克，生姜 3 片，炖肉或煮稀饭吃。④ 治风湿关节痛：球兰鲜全草 200 毫升、猪脚 1 只、黄酒 200 毫升，加适量水煎，分 3 次服。⑤ 治睾丸炎：鲜球兰叶 100 克，捣烂，水炖服。

注意事项 用于肺热咳嗽效果较好，却对虚寒型咳嗽疗效较差。

野牡丹

性味 凉，酸、涩。
拉丁文 Melastoma candidum
英文 Common Melastoma Herb

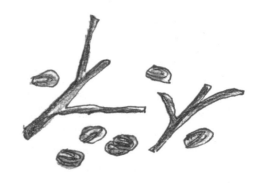

别名 猪母草、山石榴、豹牙郎木、吞口巴、毛足杆、活血丹、高脚山落苏、金鸡腿。

来源 为毛茛科野牡丹属植物野牡丹的全草。

成分 叶含水不溶性黄酮、水溶性黄酮苷、鞣质、游离多元酚、有机酸、氨基酸等，不含生物碱。

植物形态 常绿灌木，高 1 ~ 5 米。茎密被紧贴鳞片状粗毛。叶对生，阔卵形，长 5 ~ 14 厘米，宽 3 ~ 7 厘米，先端短尖，基部狭心形，主脉 5 ~ 7 条，上面密被紧贴的粗毛，下面密被长柔毛；叶柄长 1 ~ 2 厘米，紫色，被粗毛。花大而美丽，紫红色，通常 3 朵聚生于枝梢，有时单生或 5 朵聚生。蒴果多肉质，长圆形，壶状，长 1 厘米许，外被贴伏的鳞片粗状毛，不规则开裂。种子多数，黑色。花期 7 月，果期 10 月。

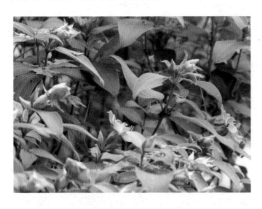

生长特性 生于山坡、旷野，分布于浙江、广东、广西、福建、四川、贵州等地。

采集方法 秋季采挖全株，洗净，切碎，晒干。

药材性状 根粗细不一，为圆柱形或椭圆形的段状。切面黄白色，周围粗糙红棕色。果实长圆形，有的不规则开裂。种子弯曲，黑色。鲜叶片长卵形或卵形，主脉 5 ~ 7 条，全缘，两面均被毛。气微，味淡。

药理作用 野牡丹口服液体外对痢疾杆菌和大肠杆菌均有抑制作用；对离体兔肠的蠕动有明显的抑制作用；对蓖麻油和番泻叶引起的小鼠腹泻均有抑制作用。

药用功效 清肝、明目、杀虫、止血，主治食积、泻痢、肝炎、跌打肿痛、外伤出血、衄血、咳血、吐血、便血、月经过多、崩漏、产后腹痛、白带异常、乳汁不下、血栓性脉管炎、肠痈、疮肿、毒蛇咬伤。

用法用量 内服：煎汤，9 ~ 15 克；或研末，或泡酒，或绞汁。外用：捣敷；研磨倒敷；煎汤洗或口嚼（叶）敷。

方剂选用 ① 治跌打损伤：野牡丹 50 克，金樱子根 25 克，和猪瘦肉酌加红酒炖服。② 治膝盖肿痛：野牡丹 40 克，忍冬藤 15 克，水煎服，日服 2 次。③ 治痈肿：鲜野牡丹叶 100 克，水煎服，渣捣烂外敷。④ 治耳痈：野牡丹 50 克，猪耳 1 个，水煎服。⑤ 治蛇头疔：野牡丹 30 克，和猪肉炖服。⑥ 治乳汁不通：野牡丹 50 克，猪瘦肉 200 克，酌加酒水炖服。⑦ 解木薯中毒：野牡丹叶或根 150 克，煎服。⑧ 治月经过多、红白痢疾、腹泻：野牡丹干根 100 克，水煎服，日服 2 次。⑨ 治风湿性关节炎：野牡丹根 100 克，夏枯草 25 克，酒 100 毫升，炖，分 2 次服。

注意事项 孕妇慎服。

苦丁茶

性味 寒，甘、苦。
拉丁文 Folium Ilicis Latifoliae
英文 Broadleaf Holly Leaf

别名 大叶茶、苦灯茶。
来源 冬青科植物大叶冬青的叶。
成分 含熊果酸、β-香树脂醇、羽扇醇、蒲公英赛醇等。

植物形态 常绿乔木，高达 20 米，胸径约 60 厘米。树皮赭黑色或灰黑色，粗糙有浅裂，枝条粗大，平滑，新条有棱角。叶革质而厚，螺旋状互生，长椭圆形或卵状长椭圆形，长 8 ~ 28 厘米，宽 4.5 ~ 9 厘米，先端锐尖，或稍圆，基部宽楔形或圆形，边缘有疏锯齿，中脉上面凹入，下面隆起。花序簇生叶腋，圆锥状；花 4 数；雄花序每枝 3 ~ 9 花，花萼裂片圆形，花冠反曲，花瓣卵状长圆形，基部稍结合，雄蕊与花冠等长；雌花序每枝有 1 ~ 3 花，花瓣卵形，子房卵形。果球形，直径约 7 毫米，红色，外果皮厚，平滑，宿存柱头盘状；分核 4 颗，长圆状椭圆形，背部有 3 条纵脊，内果皮骨质。花期 4 ~ 5 月，果期 6 ~ 11 月。

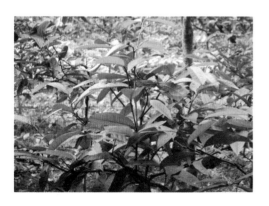

生长特性 生于山坡、竹林、灌木丛中，分布于长江下游各省及福建等地。

采集方法 全年可采收，除去杂质，干燥。

药材性状 叶呈卵状长圆形或长椭圆形，有的破碎或纵向微卷曲，长 8 ~ 17 厘米，宽 4.5 ~ 7.5 厘米；先端锐尖或稍圆，基部钝，边缘具疏齿；上面黄绿色或灰绿色，有光泽，下表面黄绿色；叶柄粗短，长 15 ~ 20 厘米；革质而厚；气微，味微苦。

药理作用 具有增强和调节机体免疫的功能；对多种细菌有抑制作用，广泛应用于抗菌消炎；有明显的降血压作用；能够减脂降糖，可用于治疗心脑血管疾病。此外，还有利尿排毒、抗疲劳、抗癌、防衰老等作用。

药用功效 散风热、清头目、除烦渴，用于头痛、齿痛、目赤、热病烦渴、痢疾。

用法用量 内服：煎汤，3 ~ 9 克；研末入丸剂。外用：煎水熏洗或涂擦。

方剂选用 ① 治口腔炎：苦丁茶 30 克，水煎咽下。② 治烫伤：苦丁茶适量，水煎外洗，并用叶研粉，茶油调涂。③ 治外伤出血：鲜苦丁茶捣烂绞汁涂搽；干叶研细末，麻油调搽。

注意事项 孕妇慎服。

无花果

性味	凉，甘。
拉丁文	Fructus Fici
英文	Fig

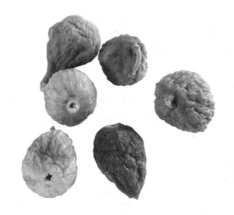

别名 驵驿、阿驿、底珍、天生子、映日果、优昙钵、蜜果、文仙果、奶浆果、品仙果。

来源 为桑科榕属植物无花果的聚花果。

成分 含枸橼酸、延胡索酸、琥珀酸、丙二酸、脯氨酸、草酸、苹果酸、莽草酸、奎尼酸、生物碱、苷类、糖类、无花果朊酶等。

植物形态 无花果为落叶灌木或小乔木，高可达10米。全株具乳汁；多分枝，小枝粗壮，表面褐色，被稀短毛。叶互生；叶柄长2～5厘米，光滑或有长毛；倒卵形或近圆形。雌雄异株，隐头花序；花序托单生于叶腋间，梨形，成熟时长5～8厘米，带绿色或褐青色，光滑，肉质而厚。瘦果三棱状卵形，胚乳丰富，胚弯曲。花期夏季。隐花果成熟期秋季。

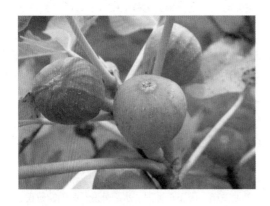

生长特性 各地均有栽培。

采集方法 7～10月果实呈绿色时，分批采摘；或拾取落地的未成熟果实，鲜果用开水烫后，晒干或烘干。

药材性状 干燥的花托呈倒圆锥形或类球形，长约2厘米，直径1.5～2.5厘米；表面淡黄棕色至暗棕色、青黑色，有波状弯曲的纵棱线；顶端稍平截，中央有圆形突起，基部较狭，带有果柄及残存的苞片。质坚硬，横切面黄白色，内壁着生众多细小瘦果，有时上部尚见枯萎的雄花。瘦果卵形或三棱状卵形，长1～2毫米，淡黄色，外有宿萼包被。气微，味甜。

药理作用 实验证明具有抗癌活性，并能激活机体的免疫机能。无花果汁能抑制大鼠移植性肉瘤、小鼠自发性乳癌，并能延缓移植性腺癌、骨髓性白血病、淋巴肉瘤之发展，使其退化。无花果水提取液经丙酮处理所得之物质对艾氏肉瘤有抑制作用。

药用功效 清热生津、健胃清肠、解毒消肿，主治肠炎、痢疾、便秘、喉痛、痈疮疥癣，还有利咽喉、开胃、驱虫之功效。

用法用量 内服：煎汤，9～15克，大剂量可用至30～60克；生食1～2枚。外用：煎水洗、研末调敷或吹喉。

方剂选用 ① 治咽喉刺痛：干无花果研末，吹喉。② 治肺热声嘶：干无花果25克，水煎，调冰糖服。③ 治痔疮、脱肛、大便秘结：鲜无花果生吃，或用干果10个，猪大肠一段，水煎服。④ 治久泻不止：干无花果7个，水煎服。⑤ 治疝气：干无花果2个，小茴香10克，水煎服。

注意事项 中寒者忌食。

清热解毒药

本类药物能清解热毒或火毒，主要用于痈肿疔毒、丹毒、热毒下痢、咽喉肿痛、癌肿等。

金银花

性味 寒，甘。
拉丁文 Flos Lonicerae Japonicae
英文 Honeysuckle Flower

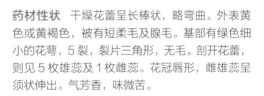

别名 二宝花、双花、银花、金花、忍冬花。
来源 为忍冬科植物忍冬的干燥花蕾或带初开的花。
成分 本品含氯原酸、异氯原酸、忍冬苷；尚含挥发油、皂苷等。

植物形态 多年生半常绿缠绕木质藤本，长达9米。茎中空，多分枝，幼枝密被短柔毛和腺毛。叶对生；叶柄长4~10厘米，密被短柔毛；叶纸质；叶片卵形、长圆卵形或卵状披针形。花成对腋生，花梗密被短柔毛和腺毛；花初开时为白色，2~3天后变金黄色；浆果球形，直径6~7毫米，成熟时呈蓝黑色，有光泽。花期4~7月，果期6~11月。

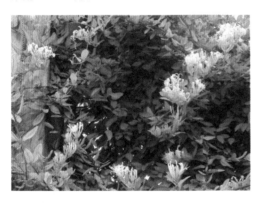

生长特性 金银花喜温暖湿润、阳光充足的气候，适应性很强，耐寒、耐旱、耐涝，平原、山区均能栽培。以山东产的品质为最佳。

采集方法 5~6月，在晴天清晨露水刚干时摘取花蕾，摊席上晾晒或阴干，并注意翻动，否则容易变黑。忌在烈日下曝晒。宜保存于干燥通风处，防止生虫、变色。

药材性状 干燥花蕾呈长棒状，略弯曲。外表黄色或黄褐色，被有短柔毛及腺毛。基部有绿色细小的花萼，5裂，裂片三角形，无毛。剖开花蕾，则见5枚雄蕊及1枚雌蕊。花冠唇形，雌雄蕊呈须状伸出。气芳香，味微苦。

药理作用 ① 抗菌作用：体外实验对多种细菌（伤寒杆菌、副伤寒杆菌、大肠杆菌、变形杆菌、绿脓杆菌、百日咳杆菌、霍乱弧菌、葡萄球菌、链球菌、肺炎双球菌、脑膜炎球菌等）均有抑制作用。② 其他作用：给禁食大鼠服大量胆固醇，如同时服金银花，则血胆固醇水平较对照组低，故金银花似能减少肠道对胆固醇的吸收。

药用功效 清热、解毒，主治温病发热、热毒血痢、痈疡、肿毒、瘰疬、痔漏。

用法用量 内服：10~20克煎汤；研末入丸、散。外用：捣敷。

方剂选用 ① 预防流行性乙型脑炎、流行性脑脊髓膜炎：金银花、连翘、大青根、芦根、甘草各15克。水煎，代茶饮，每日1剂，连服3~5天。② 治痢疾：金银花（入铜锅内，焙枯存性）25克，红痢以白蜜水调服，白痢以白糖水调服。

注意事项 脾胃虚寒及气虚疮疡脓清者慎服。

连翘

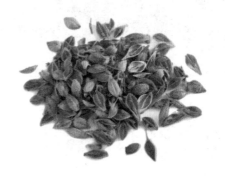

性味 微寒，苦。
拉丁文 Fructus Forsythiae
英文 Weeping Forsythia Capsule

别名 旱连子、大翘子、空壳、大翘、黄花杆、黄寿丹、黄花瓣、落翘、黄花条。

来源 为木樨科落叶灌木连翘的干燥果实。

成分 果实含连翘酚、甾醇化合物、皂苷（无溶血性）及黄酮醇苷类、马苷树脂醇苷等。果皮含齐墩果酸。青连翘含皂苷 4.89%、生物碱 0.2%。

植物形态 落叶灌木，高 2～4 米。枝开展或伸长，稍带蔓性，常着地生根，小枝梢呈四棱形，节间中空，仅在节部具有实髓。单叶对生，或成为 3 小叶；叶柄长 8～20 毫米；叶片卵形、长卵形、广卵形以至圆形，先端渐尖、急尖或钝。花期 3～5 月，果期 7～8 月。

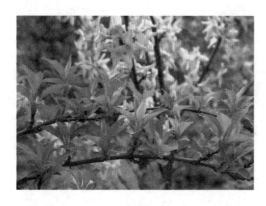

生长特性 多丛生于山野荒坡间，分布于辽宁、河北、河南、山东、江苏、湖北、江西、云南、山西、陕西、甘肃等地。

采集方法 果实初熟或熟透时采收。初熟的果实采下后，蒸熟，晒干，尚带绿色，称为青翘；熟透的果实采下后晒干，除去种子及杂质，称为老翘。筛去种子作翘心用。晒干，生用。

药材性状 本品呈长卵形至卵形，稍扁。表面有不规则的纵皱纹及多数凸起的小斑点，两面各有 1 条明显的纵沟。顶端锐尖，基部有小果梗或已脱落。青翘多不开裂，表面绿褐色，凸起的灰白色小斑点较少；质硬；种子多数，黄绿色，细长，一侧有翅。老翘自顶端开裂或裂成两瓣，表面黄棕色或红棕色，内表面多为浅黄棕色，平滑，具一纵隔；质脆；种子棕色，多已脱落。气微香，味苦。

药理作用 ① 抗菌作用：连翘浓缩煎剂在体外有抗菌作用，可抑制伤寒杆菌、副伤寒杆菌、大肠杆菌、痢疾杆菌、白喉杆菌、霍乱弧菌、葡萄球菌、链球菌等。连翘在体外的抑菌作用与金银花大体相似，为银翘散中抗菌之主要成分。② 其他作用：连翘能抑制洋地黄对鸽静脉注射的催吐作用，减少呕吐次数，但不改变呕吐的潜伏期，其镇吐效果与注射氯丙嗪 2 小时后的作用相仿。

药用功效 清热解毒、散结消肿，主治温热、丹毒、斑疹、痈疡肿毒、瘰疬、小便淋闭。

用法用量 内服：6～15 克煎汤；研末入丸、散。外用：煎水洗。

方剂选用 治太阴风温、温热、冬温，初起但热不恶寒而渴者：连翘 50 克，金银花 50 克，苦桔梗 30 克，薄荷 30 克，竹叶 20 克，生甘草 25 克，芥穗 20 克，淡豆豉 25 克，牛蒡子 30 克，上杵为散，每次服 30 克，鲜苇根汤煎，香气大出时即取服，勿过煮。病重者约 2 小时服 1 次，日服 3 次，夜服 1 次；轻者 3 小时服 1 次，日服 3 次，夜服用 1 次。

注意事项 脾胃虚弱、气虚发热、痈疽已溃、脓稀色淡者忌服。

大青叶

性味 寒，苦。

拉丁文 Follum Isatidis

英文 herba taching

别名 蓝叶、蓝菜。

来源 为十字花科植物菘蓝的叶。

成分 本品含靛蓝、菘蓝苷、靛玉红、靛红烷 B、葡萄糖芸苔素及挥发性成分等。

植物形态 2 年生草本，株高 50 ～ 100 厘米。无毛或稍有柔毛，茎直立，上部多分枝，稍带粉霜。根肥厚，近圆锥形，直径 2 ～ 3 厘米，长 20 ～ 30 厘米，表面土黄色，具短横纹及少数须根。基生叶莲座状，叶片长圆形至宽倒披针形，长 5 ～ 15 厘米，宽 1 ～ 4 厘米，先端钝尖，基部箭形，半抱茎，全缘或有不明显锯齿。复总状花序生于枝端，萼片 4 片，绿色，花瓣 4 片，黄色，宽楔形，长 3 ～ 4 毫米，先端近平截。短角果矩圆形，扁平，无毛，边缘有翅，紫色。种子 1 枚，椭圆形，褐色。花期 4 ～ 5 月，果期 5 ～ 6 月。

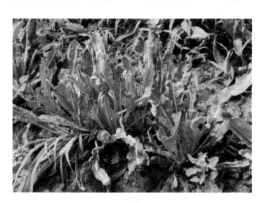

生长特性 主产于河北、陕西、江苏、安徽等地。

采集方法 7 ～ 9 月采收叶片，晒干。

药材性状 多皱缩卷曲，有的破碎。完整叶片展平后呈长椭圆形至长圆状倒披针形；上表面暗灰绿色，有的可见色较深稍突起的小点；先端钝，全缘或微波状，基部狭窄下延至叶柄呈翼状；叶柄长 4 ～ 10 厘米，淡棕黄色。质脆。气微，味微酸、苦、涩。

药理作用 本品煎剂对金黄色葡萄球菌、甲型链球菌、肺炎双球菌、痢疾杆菌、百日咳杆菌均有抑制作用；并能抑制流感病毒、腮腺炎病毒等；还能增强白细胞的吞噬能力。

药用功效 清热解毒、凉血消斑，用于治疗温邪入侵、高热神昏、发斑发疹、黄疸、热痢、疖腮、喉痹、丹毒、痈肿。

用法用量 内服：煎汤，15 ～ 25 克（鲜者 30 ～ 60 克）；捣汁用。外用：捣敷或煎水洗。

方剂选用 ① 预防流行性乙型脑炎、流行性脑脊髓膜炎：大青叶 25 克，黄豆 50 克，水煎服，每日一剂，连服 7 天。② 治感冒发热、腮腺炎：大青叶 50 克，海金砂根 50 克，水煎服，每日 2 剂。③ 治壮热头痛、发疮如豌豆遍身：大青叶 150 克，栀子 14 枚（擘），水牛角（屑）50 克，豉 75 克，以上 4 味切碎，以水 1 升，煮取 400 毫升，分 3 次服用，服之无所忌。④ 治麻疹色太红、微紫，或出太甚者：大青叶、玄参、生地、石膏、知母、木通、地骨皮、荆芥、甘草、淡竹叶各等份，水煎服。⑤ 治风疹、丹毒：先以磁锋砭去恶血，将大青叶捣烂，敷之即散。⑥ 治热甚黄疸：大青叶 100 克，茵陈、秦艽各 50 克，天花粉 40 克，水煎服。⑦ 治无黄疸型肝炎：大青叶 100 克，丹参 50 克，大枣 10 枚，水煎服。

注意事项 苦寒败胃、脾胃虚寒者忌服。

板蓝根

性味 寒，苦。
拉丁文 Radix Isatidis
英文 Indigowoad Root

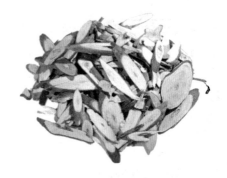

别名 靛青根、蓝靛根、靛根。
来源 为十字花科菘蓝属植物菘蓝的根。
成分 含靛蓝，靛玉红，板蓝根乙素、丙素、丁素等；尚含植物性蛋白、树脂状物、芥子苷和多种氨基酸等。

植物形态 2年生草本，株高50～100厘米。无毛或稍有柔毛，茎直立，上部多分枝，稍带粉霜。根肥厚，近圆锥形，直径2～3厘米，长20～30厘米，表面土黄色，具短横纹及少数须根。基生叶莲座状，叶片长圆形至宽倒披针形，长5～15厘米，宽1～4厘米，先端钝尖，基部箭形，半抱茎，全缘或有不明显锯齿。复总状花序生于枝端，萼片4片，绿色，花瓣4片，黄色，宽楔形，长3～4毫米，先端近平截。短角果矩圆形，扁平，无毛，边缘有翅，紫色。种子1枚，椭圆形，褐色。花期4～5月，果期5～6月。

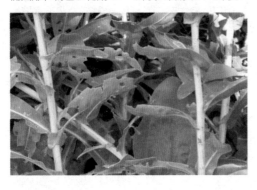

生长特性 喜温暖环境，耐寒、怕涝，宜选土层深厚、排水良好、疏松肥沃的沙质壤土。主产于河北、北京、黑龙江、河南、江苏、甘肃。

采集方法 10～11月经霜后采挖，带泥晒至半干扎把，去泥，理直后晒干。

药材性状 呈细长圆柱形。表面浅灰黄色或淡棕黄色，粗糙，有纵皱纹及横斑痕。根头部略膨大，顶端有一凹窝，周边有暗绿色的叶柄残基，较粗的根并有密集的疣状突起及轮状排列的灰棕色的叶柄痕。质略软，气微弱，味微甘。

药理作用 ① 抗菌作用：板蓝根对多种细菌有作用，水浸液对枯草杆菌、金黄色葡萄球菌、大肠杆菌、伤寒杆菌、痢疾杆菌、肠炎杆菌等都有抑制作用。② 抗钩端螺旋体作用：板蓝根或大青叶在试管内均有杀钩端螺旋体的作用。③ 解毒作用：据报道，用板蓝根、黄连粉与藜芦给家犬服用能解藜芦毒，降低死亡率；若藜芦中毒后再用之，则无效。

药用功效 清热解毒、凉血利咽，用于温病、发斑、喉痹、丹毒、痈肿，可防治流行性乙型脑炎、急慢性肝炎、流行性腮腺炎、骨髓炎。

用法用量 内服：煎汤，15～30克，大剂量可用60～120克；研末入丸、散。外用：煎汤熏洗。

方剂选用 ① 治流行性感冒：板蓝根50克，羌活25克，煎汤，1日2次分服，连服2～3日。② 预防流行性腮腺炎：板蓝根、山慈菇各50克，连翘40克，甘草30克，青黛5克（冲服），上五味药先用水浸泡半小时，放入大砂锅内，放清水1升，煎成500毫升，分为10份，装入小瓶。4岁以上儿童每天服1次，每次15毫升；1～3岁每次服10毫升，每天1次，温服。③ 治肝炎：板蓝根50克，水煎服。

注意事项 脾胃虚寒而无实火热毒者忌服。

青黛

性味 寒，咸。
拉丁文 Indigo Naturalis
英文 Natural Indigo

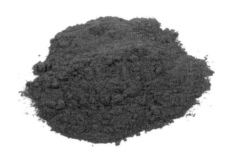

别名 靛花、靛沫花、蓝靛。
来源 为爵床科马蓝属植物马蓝的叶或茎叶经加工制得的干燥粉末或团块。
成分 青黛的主要化学成分为靛蓝、靛玉红，还有色胺酮、青黛酮等微量成分。

植物形态 多年生草本，灌木状。茎直立，高达1米许，茎节显明，有钝棱。叶对生；叶柄长1~4厘米；叶片倒卵状长圆形至卵状长圆形，或椭圆披针形，长5~16厘米，宽2.5~6厘米，先端渐尖，基部渐狭，边缘有浅锯齿或全缘，上面无毛，有稠密狭细的钟乳线条，下面幼时脉上稍生褐色微软毛，侧脉5~6对。花无梗，成疏生的穗状花序，顶生或腋生；苞片叶状，长1~2厘米，早落；萼5全裂，其中4裂线形，另1片较大；花冠漏斗形，淡紫色，5裂，裂片短阔；雄蕊4，2强，着生于花冠筒的上方；子房上位，花柱细长。蒴果，内含种子4枚。花期6~10月，果期7~11月。

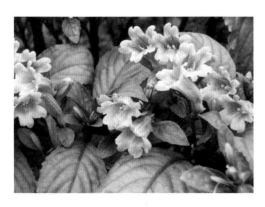

生长特性 生于山坡、路旁、草丛及林边潮湿处，分布于福建、云南、江苏、安徽等地。

采集方法 夏、秋采收茎叶，置缸内，用清水浸2~3昼夜，至叶烂脱枝时，捞去枝条，每5000克叶加入石灰500克，充分搅拌；至浸液成紫红色时，捞取液面泡沫，晒干，即为青黛。

药材性状 为深蓝色的粉末，体轻，易飞扬；或呈不规则多孔性的团块，用手搓捻即成细末。微有草腥气，味淡。

药理作用 青黛（木蓝）醇浸液（0.5克/毫升）在体外对炭疽杆菌、肺炎杆菌、志贺氏痢疾杆菌、霍乱弧菌、金黄色和白色葡萄球菌均有抑制作用，但对伤寒杆菌、葡萄球菌和结核杆菌等无抑制作用，可能因药物提取方法不同之故。

药用功效 清热、凉血、解毒，主治温毒发斑、血热吐衄、胸痛咳血、口疮、痄腮、喉痹、小儿惊痫等症。

用法用量 内服：研末，1.5~6克；研末入丸、散。外用：干撒或调敷。

方剂选用 ① 治伤寒赤斑：青黛10克，水研服。② 治咯血：青黛5克，杏仁40粒（去皮、尖，以黄明蜡煎黄色，取出研细），共研为末，煎蜡少许，熔开和之，捏作钱币大小的饼子。每次服时用干柿1个，从中破开，入药一饼，合定，以湿纸裹，慢火煨熟，取出，以糯米粥嚼下。③ 治咳嗽吐痰、面鼻发红者：青黛（水飞极细，晒干再研用）20克，蛤粉15克，此二味炼蜜为丸，如指头大，每晚临卧时含服3丸。

注意事项 虚寒及阴虚内热者禁服。

贯众

性味 微寒，苦、涩。有小毒。
拉丁文 Rhizoma Cyrtomii Fortunei
英文 Fortunes Boss Fern Rhizome

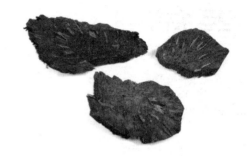

别名 贯节、贯渠、百头、虎卷、贯中、贯钟、伯芹、药渠、黄钟、伯萍、乐藻、药藻、凤尾草、蕨薇菜根。

来源 为鳞毛蕨科鳞毛蕨属植物粗茎鳞毛蕨的带叶柄残基的根茎。

成分 根茎主要成分为绵马素，又含三叉蕨酚、黄三叉蕨酸、绵马次酸。另含有挥发油、绵马鞣质、脂肪、树脂等；尚含三萜化合物羊齿烯、禾烯-b、铁线蕨酮、禾醇、禾醇29、雁齿烯等。

植物形态 多年生草本，高50～100厘米。地下根茎斜生，粗大块状，有许多坚硬的叶柄残基及黑色须根，并密生锈色或深褐色的大形鳞片，鳞片长披针形至线形，长1～2.5厘米。叶簇生于根茎顶端；叶柄长10～25厘米，叶片草质，广倒披针形。

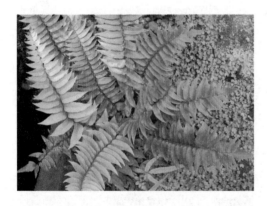

生长特性 生于林下沼地或林下阴湿处，分布于黑龙江、吉林、辽宁、河北等地。

采集方法 春、秋采挖，削去叶柄、须根，除净泥土，晒干。

药材性状 呈倒圆锥形而稍弯曲，上端钝圆或截形，下端较尖。外表黄棕色至黑棕色，密被排列整齐的叶柄残基及鳞片，并有弯曲的须根。叶柄残基呈扁圆柱形；表面有纵棱线，质硬。气特殊，味初微涩，渐苦而辛。

药理作用 本品煎剂对各型流感病毒有不同程度抑制作用，亦有一定的抑菌作用。能使绦虫麻痹，对整体猪蛔虫的活动有抑制作用，对家兔在体或离体子宫均有明显收缩作用。此外，还有抗早孕、抗肿瘤、止血、保肝等作用。

药用功效 清热解毒、止血杀虫，主治风热感冒、温热斑疹、吐血、衄血等症。

用法用量 内服：5～15克煎汤；研末入丸、散。外用：研末调涂。驱虫及清热解毒宜生用，止血宜炒炭用。

方剂选用 ① 治蛔虫攻心（症见吐如醋水、痛不能止）：贯众50克，鹤虱50克，狼牙50克，麝香5克（细研），芜荑仁50克，龙胆50克（去芦头），上药均捣细为散，每餐饭前以淡醋汤调下10克。② 治钩虫病：贯众150克，苦楝皮、山紫苏、土荆芥各25克，煎汤，成人1次服完。③ 解一切热毒，中食毒、酒毒、药毒等：贯众、黄连、甘草各15克，骆驼峰25克，均研为细末，每次服15克，冷开水调下。④ 治疮疹：贯众50克（拣去杂质，洗净，焙干），赤芍50克，甘草25克，川升麻25克，枳壳（麸炒，去瓤）25克，上药均研为末，加适量水，入竹叶7片，煎，去滓温服，无时，每次服5克。

注意事项	阴虚内热及脾胃虚寒者不宜服用，孕妇慎用。

蒲公英

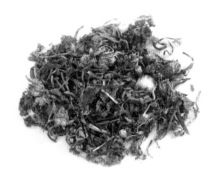

性味 寒，苦、甘。
拉丁文 Herba Taraxaci
英文 Dandelion

别名 黄花地丁、婆婆丁、奶汁草。
来源 为菊科蒲公英属植物蒲公英的带根全草。
成分 蒲公英全草含蒲公英甾醇、胆碱、菊糖和果胶等。

植物形态 多年生草本，含白色乳汁，高 10 ~ 25 厘米。根深长，单一或分枝。叶根生，排成莲座状；叶片矩圆状披针形、倒披针形或倒卵形，长 6 ~ 15 厘米，宽 2 ~ 3.5 厘米，先端尖或钝，基部狭窄，下延成叶柄状，边缘浅裂或作不规则羽状分裂，裂片齿牙状或三角状，全缘或具疏齿，绿色，或在边缘带淡紫色斑，被白色丝状毛。花茎上部密被白色丝状毛；头状花序单一，顶生，直径 2.5 ~ 3.5 厘米，全部为舌状花；瘦果倒披针形，长 4 ~ 5 毫米，宽约 1.5 毫米，外具纵棱，有多数刺状突起，着生白色冠毛。花期 4 ~ 5 月，果期 6 ~ 7 月。

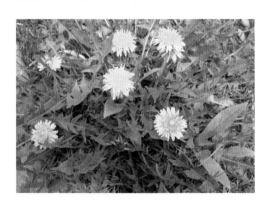

生长特性 生长于山坡草地、路旁、河岸沙地及田野间，全国大部分地区均有分布。

采集方法 春、夏开花前或刚开花时连根挖取，除净泥土，晒干。

药材性状 本品呈皱缩卷曲的团块，干燥的根，略呈圆锥状，弯曲，表面棕褐色，皱缩，根头部有棕色或黄白色的毛茸，或已脱落。叶基生，多皱缩成团，或成卷曲的条片。外表绿褐色或暗灰绿色，下表面主脉明显。花茎 1 条至数条，每条顶生头状花序，花冠黄褐色或淡黄白色。有的可见多数具白色冠毛的长椭圆形瘦果。气微，味微苦。

药理作用 本品煎剂或浸剂对金黄色葡萄球菌、溶血性链球菌等有较强的抑制作用；对肺炎双球菌、脑膜炎双球菌、白喉杆菌、绿脓杆菌、变形杆菌、痢疾杆菌、伤寒杆菌及卡他球菌亦有一定的抑制作用；能抑制胃酸分泌，有抗溃疡和保护胃黏膜的作用。提取液还能拮抗内毒素。

药用功效 清热解毒、利尿散结，主治急性乳腺炎、淋巴腺炎、瘰疬、疔毒疮肿、急性结膜炎、感冒发热、急性扁桃体炎、急性支气管炎、胃炎、肝炎、胆囊炎、尿路感染。

用法用量 内服：煎汤，15 ~ 50 克（大剂量可用至 100 克）；捣汁或入散剂。外用：捣敷。

方剂选用 ① 治乳痈：蒲公英（洗净细锉）、忍冬藤各等份，同煎浓汤，入少许酒佐之。② 治急性乳腺炎：蒲公英 100 克，香附 50 克，每日 1 剂，煎服 2 次。③ 治产后不自乳儿、蓄积乳汁、结作痈：蒲公英捣敷肿上，每日换 3 次。④ 治疳疮疔毒：部分蒲公英捣烂覆之，部分捣成汁和酒煎服，以出汗为度。

注意事项 大量可致缓泻。

紫花地丁

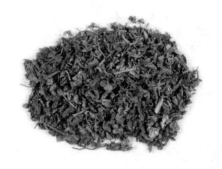

性味 寒，苦、辛。
拉丁文 Herba Violae
英文 Purpleflower Violet

别名 箭头草、羊角子、独行虎、地丁草。
来源 为堇菜科堇菜属紫花地丁的干燥全草。
成分 本品含棕榈酸、对羟基苯甲酸、反式对羟基桂皮酸、丁二醇、山柰 -3-0- 鼠李吡喃苷和蜡。

植物形态 多年生草本，高 7 ~ 14 厘米，无地上茎，地下茎很短，节密生。主根较粗，有数条细根。叶多数，基生，莲座状；叶片下部通常较小，呈三角状卵形或狭卵形，先端圆钝，基部截形或宽楔形，稀微心形，边缘具浅圆齿两面无毛或被细短毛，果期叶片增大；托叶膜质，苍白或淡绿色，2/3 ~ 4/5 与叶柄合生，离生部分线状披针形。花两侧对称，具长柄；花瓣紫堇色或紫色，稀呈白色，喉部色淡并带紫色条纹；萼片 5，卵状披针形或披针形，基部附属物矩形或半圆形，顶端圆或截形；花瓣 5，倒卵形或长圆形倒卵形；雄蕊 5，子房卵形，无毛，花柱棍棒形，柱头三角形。种子卵球形，淡黄色。花期 3 ~ 4 月，果期 5 ~ 9 月。

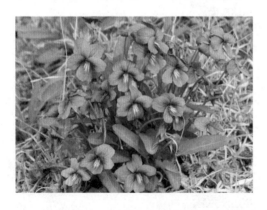

生长特性 生于路边、林缘、草地、灌木丛、荒地，分布于辽宁、河北、河南、山东、陕西、山西、江苏、安徽、浙江、江西、湖北、湖南、福建等地。

采集方法 春、秋二季采收，除去杂质，晒干。

药材性状 多皱缩成团。主根长圆锥形，直径 1 ~ 3 毫米；淡黄棕色，有细纵皱纹。叶丛生，灰绿色，展平后叶片呈披针形或卵状披针形。花茎纤细；花瓣 5，紫堇色或淡棕色；花距细管状。蒴果椭圆形或三裂，种子多数，淡棕色。气微，味微苦而稍黏。

药理作用 本品在试管内能抑制结核杆菌生长，有抗病毒作用。提取液对内毒素有拮抗作用。

药用功效 清热解毒、凉血消肿、消痈散结，用于疔疮肿毒、痈疽发背、丹毒、毒蛇咬伤。

用法用量 内服：煎汤，15 ~ 30 克。外用：鲜品适量，捣烂敷患处。

方剂选用 ① 治黄疸内热：紫花地丁研末，每次服15克，酒送下。② 治痈疽恶疮：紫花地丁（连根）、苍耳叶各等份，捣烂，加酒1杯，搅汁服下。③ 治痈疽发背：将三伏天收取的紫花地丁捣碎，和白面，放醋中泡一夜，贴疮上，极有效。④ 治疗疮肿毒：紫花地丁、葱头、生蜜各适量，一起捣烂，贴患处。⑤ 治喉痹肿痛：适量紫花地丁叶，加酱少许，研成膏，点入喉部，以呕吐为效。

注意事项 体质虚寒者忌服。

蚤休

性味 微寒，苦。有小毒。
拉丁文 Rhizoma Paridis
英文 Bistortae

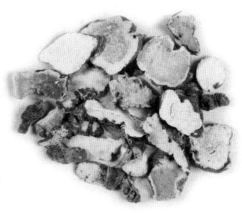

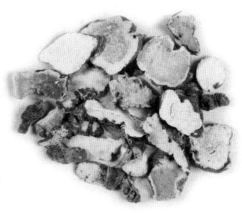

别名 重台根、重台草、灯台七。
来源 为百合科重楼属植物七叶一枝花的根茎。
成分 本品含皂苷，其主要成分为蚤休苷、薯蓣皂苷等；尚含黄酮、甾醇、肌酐酸及氨基酸。

植物形态 多年生草本，地下有肥厚的横生根状茎，常带紫红色。叶通常有 5 ~ 8 枚，轮生茎顶，倒卵状披针形或倒披针形，长 7 ~ 11 厘米，宽 2.5 ~ 5 厘米，全缘。花梗从茎顶抽出，顶端着生一花，花被 2 轮，外轮被片 4 ~ 6，绿色，卵形或卵状披针形；内轮花被与外轮花被同数，长为外轮花被的 1/3 或近等长，黄绿色，常在中部以上变宽，宽 1 ~ 1.5 毫米；雄蕊 8 ~ 10 个，花药长 1.2 ~ 2 厘米，花丝很短，药隔突出于花药之上；子房近球形，具棱，花柱短。蒴果球形。花期 4 ~ 7 月，果期 8 ~ 11 月。

生长特性 生长于林下，分布于四川、贵州、云南等地。

采集方法 移栽 3 ~ 5 年后，在 9 ~ 10 月倒苗时挖起根茎，晒或烘干后撞去粗皮、须根。

药材性状 根茎类圆柱形，多平直，直径 1 ~ 2.5 厘米。

药理作用 本品有广谱抗菌作用，对痢疾杆菌、伤寒杆菌、绿脓杆菌、金黄色葡萄球菌、溶血性链球菌均有抑制作用。对小鼠腹蛇毒中毒有明显保护作用。能解除实验动物因组织胺引起的支气管痉挛。此外，有镇静、镇痛、镇咳、平喘、抗炎、抗癌、止血、收缩子宫、杀灭精子的作用。

药用功效 清热解毒、消肿止痛、息风定惊，主治痈肿、疔疮、瘰疬、喉痹、慢性气管炎、小儿惊风抽搐、蛇虫咬伤。

用法用量 内服：5 ~ 15 克煎汤；磨汁、捣汁或入散剂。外用：捣敷或研末调涂。

方剂选用 ① 治风毒暴肿：蚤休、木鳖子（去壳）、半夏各 50 克，所有药捣细为散，以酽醋调涂之。② 治妇人奶结、乳汁不通、小儿吹乳：蚤休 15 克，水煎，点水酒服。③ 治耳内生疮、热痛：蚤休适量，醋磨涂患处。④ 治喉痹：蚤休根茎 1 克，研粉吞服。⑤ 治小儿抽风、手足搐搦：蚤休适量，研为末，每次服 2.5 克，冷开水调下。⑥ 治肺痨久咳及哮喘：蚤休 25 克，加适量水，同鸡肉或猪肺煲服。

注意事项 有小毒，用量不宜过大。阴证外疡者及孕妇忌服。

木芙蓉叶

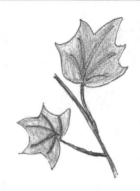

性味	平，微辛。
拉丁文	Folium Hibisic Mutabilis
英文	Cottonrose Hibiscus Leaf

别名 拒霜叶、芙蓉花叶、秋芙蓉叶。
来源 锦葵科芙蓉属落叶灌木木芙蓉的干燥叶。
成分 含黄酮苷、酚类、氨基酸、还原糖、黏液质等。

植物形态 落叶灌木或小乔木，高2～5米。树皮灰白色，枝被星状短柔毛。叶大，互生，阔卵形至圆卵形，掌状3～5裂，裂片三角形；基部心形，先端短尖或渐尖，边缘有波状钝齿，上面稍有毛，下面密被星状茸毛；叶柄长5～20厘米。花腋生或簇生于枝端，直径7～10厘米；早晨开花时白色或粉红色，至下午变深红色；花梗粗长，被黄褐色毛；小苞片8～10枚，线形，长1.5～2.5厘米，被毛；萼5裂，长3～4厘米，被毛，裂片阔卵形；花冠大而美丽，花瓣5，外面被毛，单瓣或重瓣；雄蕊多数，花丝结合成圆筒形，包围花柱；子房5室，花柱顶端5裂，柱头头状。蒴果球形，室背开裂为5瓣，长约2.5厘米，被粗长毛。种子多数，肾形，有长毛。花期8～10月。

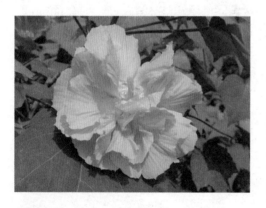

生长特性 分布于河南、广西、四川等地。

采集方法 夏、秋季剪下叶片，晒干，存放于干燥通风处，须经常复晒。

药材性状 干燥叶片，有叶柄，粗约0.3厘米，黄褐色；叶片大形，常折叠，叶面灰绿色，叶背淡绿色，脉隆起，被灰色星状毛。

药理作用 本品对溶血性链球菌、金黄色葡萄球菌有抑制作用。

药用功效 凉血解毒、消肿止痛，主治痈疽、缠身蛇丹（带状疱疹）、烫伤、目赤肿痛、跌打损伤。

用法用量 外用：适量，干品研末调敷或鲜品捣烂外敷。

方剂选用 ① 治痈疽肿毒：重阳前取木芙蓉叶，晒干研末；端午前取苍耳，烧存性，研末；各等份，用蜂蜜水调涂四围，其毒自走散。② 治缠身蛇丹：木芙蓉鲜叶，阴干研末，调米浆涂抹患处。③ 治赤眼肿痛：适量木芙蓉叶末，水调和，贴太阳穴。④ 治小儿患锁喉：鲜木芙蓉叶捣汁，和鸡蛋煎成小块，贴囟门及肚脐。⑤ 治久咳羸弱：木芙蓉叶适量，研为末，以鱼蘸食。⑥ 治偏坠作痛：木芙蓉叶、黄柏各10克，研为末，以木鳖子仁1个，磨醋调涂阴囊。

注意事项 阴疽不红不肿者忌用。

野菊花

性味 微寒，苦、辛。
拉丁文 Flos Chrysanthemi Indici
英文 Indian Dendranthema Flower

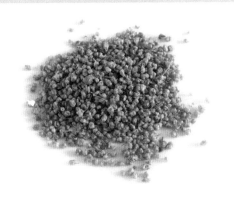

别名 黄菊花、山菊花、苦薏。
来源 菊科多年生草本植物野菊的干燥头状花序。
成分 含挥发油，油中含菊醇、菊酮、α－蒎烯、樟脑、龙脑、樟烯等；尚含野菊花内酯、野菊花素 A、刺槐苷、蒙花苷、菊苷、木樨草素等。

植物形态 菊科多年生草本，高 30 ～ 50 厘米。茎直立或铺散，分枝或仅在茎顶有伞房状花序分枝。茎枝被稀疏的毛，上部花序枝上的毛稍多。叶互生，卵形或长椭圆，长 3 ～ 7 厘米，宽 2.5 ～ 6 厘米，先端渐尖。头状花序小，多数，直径 1.5 ～ 2.5 厘米，在茎顶排成伞房状，总苞片约 5 层，外层卵形或卵状三角形，中层卵形，内层长椭圆形，边缘白色或褐色膜质，外围是黄色舌状花。瘦果。花期 9 ～ 10 月。

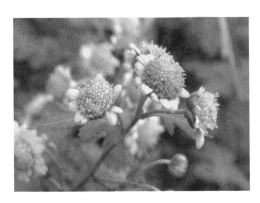

生长特性 生于路旁、山坡、原野，全国大部分地区有分布。

采集方法 秋季花盛开时采收，晒干或烘干。

药材性状 干燥的头状花序呈扁球形，直径 0.5 ～ 1 厘米，外层为 15 ～ 20 个舌状花，雌性，淡黄色，皱缩卷曲；中央为管状花，两性，长 3 ～ 4 毫米，黄色，顶端 5 裂，子房棕黄色，不具冠毛；底部有总苞，由 20 ～ 25 枚苞片组成，作覆瓦状排列成 4 层，苞片卵形或披针形，枯黄色，边缘膜质。各花均着生于半球状的花托上。体轻，气芳香。味苦，继之有清凉感。

药理作用 ① 降压作用：在对动物的急性试验中，对不麻醉的大鼠腹腔注射或口服野菊花提取液，均有明显的降压作用。② 抗病毒、抗菌作用：在体外实验中，野菊花煎剂 1：80 能延缓感染孤儿病毒的细胞（人胚肾原代单层上皮细胞）的病变。野菊花煎剂 1：320 在体外实验中，对金黄色葡萄球菌、白喉杆菌及痢疾杆菌有抑制作用。

药用功效 疏风清热、消肿解毒，主治风热感冒、肺炎、白喉、口疮、丹毒、湿疹、天疱疮。

用法用量 内服：煎汤，10 ～ 20 克（鲜者 50 ～ 100 克）。外用：捣敷，煎水漱口或淋洗。

方剂选用 ① 治疗疮：野菊花和黄糖捣烂贴患处，如生于发际，则加梅片、生地龙同敷。② 治一切痈疽脓肿，耳、鼻、咽喉、口腔诸阳证脓肿：野菊花 80 克，蒲公英 80 克，紫花地丁 50 克，连翘 50 克，石斛 50 克，水煎，1 日 3 次。③ 治夏令热疖及皮肤湿疮溃烂：用野菊花或野菊花茎叶煎浓汤洗涤，并以药棉或纱布浸药汤掩敷，1 日数次。

注意事项 脾胃虚寒者慎服。

千里光

性味 寒，苦。
拉丁文 Herba Senecionis Scandentis
英文 Climbing Groundsel Herb

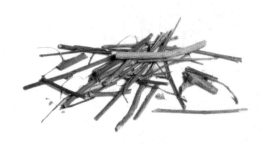

别名 九里明、九岭光、九龙光。

来源 菊科多年生草本植物千里光的地上部分。

成分 本品含生物碱、黄酮苷、鞣质、生物碱、挥发油、酚类等；尚含毛茛黄素、菊黄质、β-胡萝卜素等。

植物形态 多年生草本，有攀缘状木质茎，高2～5米，上部多分枝，有脱落性的毛。叶互生，椭圆状三角形或卵状披针形，先端渐尖，基部戟形至截形，边缘具不规则缺刻状的齿牙，或呈微波状，或近于全缘，有时基部稍有深裂，两面均有细软毛。头状花序顶生，排列成伞房花序状。花期10月到翌年3月，果期2～5月。

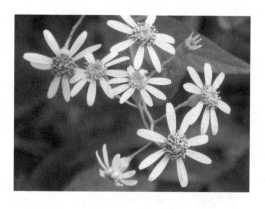

生长特性 生于路旁、旷野间，分布于江苏、浙江、安徽、江西、湖南、四川、贵州、云南、广东、广西等地。

采集方法 夏、秋二季枝叶茂盛，花将开时采割，扎成小把或切段，晒干。

药材性状 全草长60～100厘米，或切成2～3厘米长的小段。茎圆柱形，表面深棕色或黄棕色，具细纵棱；质脆，易折断，断面髓部白色。叶多卷缩破碎，完整者展平后呈椭圆状三角形或卵状披针形，边缘具不规则锯齿，暗绿色或灰棕色；质脆。有时枝梢带有枯黄色头状花序。瘦果有纵沟，冠毛白色。气微，味苦。

药理作用 本品煎剂有广谱的抗菌作用，对福氏痢疾杆菌、志贺痢疾杆菌、金黄色葡萄球菌、伤寒杆菌、绿脓杆菌等有较强的抑制作用。千里光不同提取物体外实验能抗钩端螺旋体，尤以醚提取液效果良好。千里光宁碱能抑制大鼠瓦克氏癌肉瘤 W256，提示有抗肿瘤作用。此外，千里光宁碱及千里光菲灵碱对大鼠小肠痉挛有解痉作用。

药用功效 清热、解毒、杀虫、明目，主治风火赤眼、疮疖肿毒、皮肤湿疹及痢疾腹痛。

用法用量 内服：煎汤，15～25克（鲜品50克）。外用：煎水洗、捣敷或熬膏涂患处。

方剂选用 ① 治风火眼痛：千里光100克，煎水熏洗。② 治鸡盲：千里光50克、鸡肝1个，同炖服。③ 治痈疽疮毒：千里光（鲜）50克，水煎服；另用千里光（鲜）适量，水煎外洗；再用千里光（鲜）适量，捣烂外敷。④ 治干湿癣疮、湿疹日久不愈者：千里光适量，水煎2次，煎一次过滤1次，将2次煎成的汁混合，用文火浓缩成膏，用时稍加开水或麻油，稀释成稀糊状，擦患处，一日两次。婴儿胎癣勿用。⑤ 治脚趾间湿痒、肛门痒、阴道痒：千里光适量，煎水洗患处。⑥ 治鹅掌风、头癣、干湿癣疮：千里光、苍耳草全草各等份，煎汁浓缩成膏，擦患处。

注意事项 中寒泄泻者勿服。

四季青

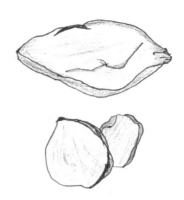

性味 凉，苦、涩。
拉丁文 Folium Ilicis Purpureae
英文 Purple Flower Holly Leaf

别名 红冬青、大叶冬青。
来源 为冬青科常绿乔木植物冬青的干燥叶。
成分 本品含四季青素（原儿茶酸）、马索酸、原儿茶醛、缩合型鞣质、挥发油、黄酮类化合物等。

植物形态 常绿乔木，高达13米，树皮灰色，有纵沟。叶互生，薄革质，狭长椭圆形或披针形，长6～10厘米，宽2～3.5厘米，先端渐尖，基部楔形，边缘有浅圆锯齿，干后呈红褐色，有光泽；叶柄有的为暗紫色。雌雄异株，聚伞花序生于叶腋或叶腋外；花瓣紫红色或淡红色；雄花10～30朵，4～5出数，花萼钟形，花冠长2.5毫米；雌花序有花3～7朵，退化雄蕊长约花瓣的1/2，柱头厚盘状。果实椭圆形，深红色，分核4～5粒，背面有一深沟。花期5月，果期10月。

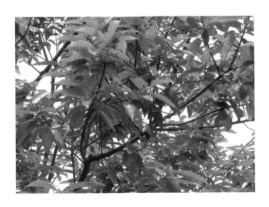

生长特性 生于向阳山坡林缘、灌丛中，分布于长江以南各地。

采集方法 秋、冬季采收，采收后立即晒干，严防发热变色。也可鲜用、生用。

药材性状 外形似茶叶，革质，长椭圆形或披针形，先端短渐尖，基部楔形，边缘有疏生的浅圆锯齿，

中脉在叶面隆起，侧脉每边8～9条，上面绿色有光泽，下边淡绿色，两面光而无毛。气微清香，味苦涩。

药理作用 本品煎剂、四季青素等具有广谱抗菌作用，尤对金黄色葡萄球菌作用最强，对绿脓杆菌、大肠杆菌、伤寒杆菌、痢疾杆菌、结核杆菌等均有一定的抑制作用。能减少实验性水烫伤动物的渗出而具有抗感染作用。煎剂及原儿茶醛能降低冠状动脉血管阻力，增加冠脉血流量。还有抗炎、抗肿瘤作用。

药用功效 清热解毒、凉血止血、消肿祛淤、敛疮，内治肺炎、急性咽喉炎、痢疾、胆道感染、尿路感染，外治烧伤、下肢溃疡、麻风溃疡。

用法用量 内服：15～30克煎汤。外用：捣烂调敷。

方剂选用 ① 治感冒发热、肺热咳嗽、咽喉肿痛、小便淋沥涩痛、痢疾、腹泻：四季青50克，煎服。也可配合蒲公英、乌蔹莓、鸭跖草等同用。② 治热疖痈肿初起：四季青鲜叶适量，洗净，加少许食盐，同捣烂，敷患处。③ 治下肢溃烂及烫伤：四季青干叶研成细粉，用麻油调涂患处。④ 治创伤出血：四季青鲜叶适量，洗净，捣烂外敷伤口；也可用干叶，研细，敷在伤口上，外加包扎。

注意事项 脾胃虚寒者慎用。

清热类

清热解毒药

鱼腥草

性味 微寒，辛。

拉丁文 Herba Houttuyniae

英文 Heartleaf Houttuynia Herb

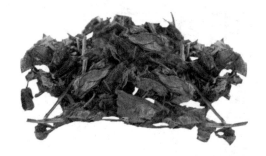

别名 臭草、侧耳根、臭根草、臭灵丹。

来源 三白草科多年生草本蕺菜的干燥地上部分。

成分 全草含挥发油，其主要成分为癸酰乙醛、月桂醛、月桂烯等；尚含槲皮素、槲皮苷、氯原酸、氯化钾、亚油酸等。

- - - - - - - - - - - - - - - - - - - -

植物形态 多年生草本，高 15～50 厘米，有腥臭气。茎下部伏地，节上生根，无毛或被疏毛；上部直立。叶互生，心形或宽卵形，长 3～8 厘米，宽 4～6 厘米，先端渐尖，基部心形，全缘，有细腺点；下面紫红色，两面脉上被柔毛；叶柄长 1～4 厘米，被疏毛；托叶膜质，条形，长约 2.5 厘米，基部抱茎，下部与叶柄合生，边缘被细毛。穗状花序生于茎的上端，与叶对生，长约 2 厘米；总苞片 4 枚，长方倒卵形，大小不一，白色；花小而密，无花被，具一小的披针形苞片；雄蕊 3，花丝下部与子房合生；雌蕊 1，由 3 个下部合生的心皮组成；子房上位，花柱 3，分离。蒴果卵圆形，顶端开裂。种子多数，卵形。花期 5～6 月，果期 10～11 月。

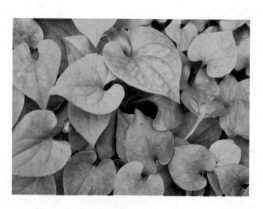

生长特性 生长于阴湿地或水边，分布在我国西北、华北、华中及长江以南各地。

采集方法 夏季茎叶茂盛、花穗多时采收，将全草连根拔起，洗净晒干。

药材性状 本品茎呈扁圆柱形，扭曲，表面棕黄色，具纵棱数条，节明显；下部节上有残存须根；质脆，易折断。叶互生，叶片卷折皱缩，展平后呈心形。穗状花序顶生，黄棕色。搓碎有鱼腥味，味微涩。

药理作用 本品煎剂对金黄色葡萄球菌、肺炎双球菌、结核杆菌、痢疾杆菌以及钩端螺旋体均有抑制作用；对病毒感染小鼠有预防作用。能明显促进白细胞和巨噬细胞的吞噬能力，具有抗炎作用。槲皮苷有利尿作用。鱼腥草油的镇咳、平喘作用明显。

药用功效 清热解毒、消痈排脓、利尿通淋，主治肺炎、肺脓肿、热痢、疟疾、水肿、淋病、白带异常、痈肿、痔疮、脱肛、湿疹、秃疮、疥癣。

用法用量 内服：煎汤，15～25 克（鲜品 50～100 克）；捣汁调服。外用：煎水熏洗或捣敷。

方剂选用 ① 治肺痈（症见吐脓、吐血）：鱼腥草、天花粉、侧柏叶各等份，煎汤服之。② 治病毒性肺炎、支气管炎、感冒：鱼腥草、厚朴、连翘各 15 克，研末；桑枝 50 克，煎水冲服药末。③ 治肺病咳嗽、盗汗：鱼腥草叶 100 克，猪肚 1 个，将鱼腥草叶置猪肚内炖汤服。每日 1 剂，连用 3 剂。④ 治痢疾：鱼腥草 30 克，山楂炭 10 克，水煎，加蜜糖服。

注意事项 虚寒证及阴性外疡者忌服。鱼腥草不宜久煎。

金荞麦

性味 凉，涩、微辛。
拉丁文 Rhizoma Fagopyri Dibotryis
英文 Wild Buckwheat Rhizome

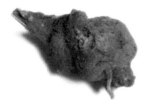

别名 野荞麦、荞麦三七、金锁银开。

来源 蓼科多年生草本金荞麦的干燥根茎及块根。

成分 含野荞麦苷，此苷碱水解后生成对香豆酸、阿魏酸及葡萄糖；另含有双聚原矢车菊苷元，是主要有效成分。

植物形态 多年生草本，高 0.5 ~ 1.5 米。根茎粗大，呈结节状，横走，红棕色。茎直立，有棱槽，绿色或红褐色。叶互生，戟状三角形，长宽约相等，先端突尖，基部心状戟形，边缘波状；托叶鞘近筒状斜形，膜质。花小，集成顶生或腋生的聚伞花序；花被 5 片，白色；雄蕊 8 个；子房上位，花柱 3 个。瘦果卵形，具 3 棱，红棕色。花期 7 ~ 9 月，果期 10 ~ 11 月。

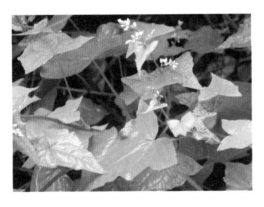

生长特性 生于山坡、旷野、路边及溪沟较阴湿处，分布于江苏、浙江等地。

采集方法 夏、秋季采挖根茎，洗净，晒干。

药材性状 根茎不规则团块状，常具瘤状分枝，长短不一。表面深灰褐色，有环节及纵皱纹，并密布点状皮孔。质坚硬，不易折断，断面淡黄白色至黄棕色，有放射状纹理，中央有髓。气微，味微涩。

药理作用 本品体外实验虽没有明显抗菌作用，但对金黄色葡萄球菌的凝固酶、溶血素及绿脓杆菌内毒素等有对抗作用。另有祛痰、解热、抗炎、抗肿瘤等作用。

药用功效 清热解毒、消痈利咽、清肺化痰、祛风湿，主治肺脓肿、麻疹、肺炎、扁桃体周围脓肿等症。

用法用量 内服：15 ~ 30 克煎服。外用：适量，捣烂敷患处。

方剂选用 ① 治肺脓肿：金荞麦 250 克，切碎，装入瓦罐中，加水或黄酒 1.25 升，罐口密封，隔水小火蒸煮 3 小时，煎成约 1 升，每次 20 ~ 40 毫升，每日服 3 次。② 治肺痈、咯吐浓痰：苦荞头 30 克，鱼腥草 30 克，甘草 6 克，水煎服。

注意事项 经期慎用。

穿心莲

性味 寒，苦。
拉丁文 Herba Andrographitis
英文 Common Andrographis Herb

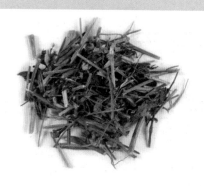

别名 榄核莲、苦胆草、斩龙剑、日行千里、四方莲、金香草、金耳钩、印度草、苦草。

来源 爵床科1年生草本穿心莲的干燥地上部分。

成分 叶含二萜内酯、穿心莲甲素、穿心莲乙素、穿心莲丙素、高穿心莲内酯、潘尼内酯；还含穿心莲烷、穿心莲酮、穿心莲甾醇、β-谷甾醇-D-葡萄糖苷等。

植物形态 1年生草本，高50～100厘米，全株味极苦。茎四方形，直立，多分枝且对生，节稍膨大。叶对生，卵状矩圆形至矩圆状披针形，长2～11厘米，宽0.5～2.5厘米，纸质，叶面光亮，上面深绿色，先端渐尖，基部楔形，全缘或浅波状，下面灰绿色；叶柄短近无柄。圆锥花序顶生或腋生；花淡紫色，蒴果长椭圆形至线形，似橄榄状，种子多数。花期5～9月，果期7～10月。

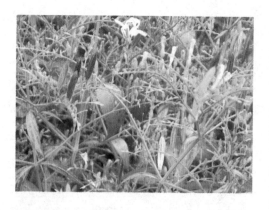

生长特性 长江以南温暖地区多栽培，热带、亚热带部分地区有野生。

采集方法 初秋茎叶茂盛时采收，除去杂质，洗净，切段，晒干。

药材性状 茎呈方形，多分枝，节稍膨大；质脆，易折断。单叶对生，叶柄短或近无柄；叶片皱缩、易碎，完整者展开后呈披针形或卵状披针形。气微，味极苦。

药理作用 本品煎剂对肺炎球菌、金黄色葡萄球菌、绿脓杆菌、痢疾杆菌等有不同程度的抑制作用；能提高白细胞吞噬能力；能中止小鼠早孕、中孕、晚孕等不同阶段的妊娠。穿心莲所含的各种内酯成分均有不同程度的抗炎作用；总黄酮对实验性心肌损伤有保护作用。此外，有抗蛇毒、抗肿瘤、解热、镇静、利胆等作用。

药用功效 清热解毒、凉血消肿，主治感冒发热、咽喉肿痛、口舌生疮、顿咳劳嗽、泄泻痢疾、热淋涩痛、痈肿疮疡、毒蛇咬伤。

用法用量 内服：煎汤，9～15克；单味大剂量可用至30～60克，研末，每次取用0.6～3克，装入胶囊吞服或开水送服。外用：适量，捣烂或制成软胶囊涂患处，或水煎滴眼、耳。

方剂选用 ① 治细菌性痢疾、阿米巴痢疾、肠炎：穿心莲鲜叶15片，水煎调蜜服。② 治急性细菌性痢疾、胃肠炎：穿心莲15克，水煎服，每日1剂，两次分服。③ 治感冒发热、头痛及热泻：穿心莲叶研末，每次1.5克，日服3次，白开水送下。④ 治流行性感冒、肺炎：穿心莲干叶研末，每次服5克，日服3～4次。⑤ 治支气管炎：穿心莲叶15克，水煎服。

注意事项 败胃，不宜多服久服。本品味极苦，用量不宜过大。

半边莲

性味 平，辛。

拉丁文 Herba Lobeliae Chinensis

英文 Chinese Lobelia Herb

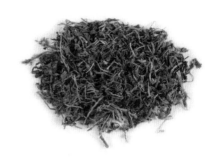

别名 急解索、细米草、蛇舌草、半边花。

来源 桔梗科多年生草本半边莲的干燥全草。

成分 全草含生物碱、黄酮苷、皂苷、氨基酸，生物碱的主要成分为山梗菜碱、山梗菜酮碱、山梗菜醇碱、异山梗菜酮碱等；尚含延胡索酸、对羟基苯甲酸等有机酸、葡萄糖等。

植物形态 多年生小草本，高达 20 厘米。茎细长，折断时有黏性乳汁渗出，直立或匍匐，绿色，无毛，多节，节上有互生的叶或枝。叶绿色，无柄，多数呈披针形，少数长卵圆形，长 1 ~ 2 厘米，平滑无毛，叶缘具疏锯齿。花单生于叶腋，有细长的花柄；花萼绿色，长 6 ~ 10 毫米，上部 5 裂，裂片线形，下部呈圆筒状；花冠浅紫色。蒴果圆锥形，长 4 ~ 6 毫米，基部锐尖。种子细小，多数，椭圆形，微扁。花期 5 ~ 8 月，果期 8 ~ 10 月。

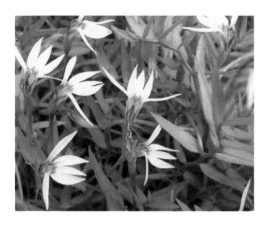

生长特性 生长于稻田边、河岸畔、沟边或潮湿的荒地，分布于江苏、浙江、安徽等地。

采集方法 多于夏季采收，带根拔起，洗净，晒干或阴干。

药材性状 本品常缠绕成团，根茎直径 1 ~ 2 毫米，表面淡棕黄色，平滑或有细纵纹。根细小，黄色，侧生纤细须根。茎细长，有分枝，灰绿色，节明显，有的可见附生的细根。气微、特异，味微甘而辛。

药理作用 本品煎剂及延胡索酸有抗蛇毒作用。其浸剂有持久而显著的降压作用。浸剂或半边莲总生物碱利尿作用明显。吸入半边莲碱能扩张支气管。此外，有利胆、抑菌等作用。

药用功效 利水消肿、清热解毒，主治黄疸、水肿、臌胀、泄泻、痢疾、蛇伤、疔疮、肿毒、湿疹、癣疾、跌打扭伤肿痛，也可用于大腹水肿、面足水肿、痈肿疔疮、蛇虫咬伤、晚期血吸虫病腹水。

用法用量 内服：25 ~ 50 克煎汤；捣汁服。外用：捣敷或捣汁调涂。

方剂选用 ① 治寒喘及疟疾寒热：半边莲、雄黄各 10 克，捣泥，放碗内，待变成青色，加入米饭做成如梧桐子大小的丸，每次服 9 丸，空腹用盐开水调下。② 治毒蛇咬伤：半边莲浸烧酒搽之。鲜半边莲 100 克，捣烂绞汁，加甜酒 50 毫升调服，服后盖被入睡，以便出微汗，1 天服 2 次，并用捣烂的鲜半边莲敷伤口周围。③ 治疔疮、一切阳性肿毒：鲜半边莲适量，加食盐数粒同捣烂，敷患处，有黄水渗出则渐愈。

注意事项 虚证水肿者忌用。

半枝莲

性味 寒，辛，微苦。
拉丁文 Herba Scutellariae Barbatae
英文 Barbed Skullcap Herb

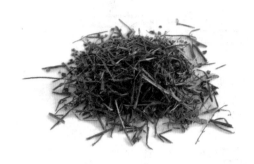

别名 并头草、牙刷草、小叶韩信草、狭叶韩信草。
来源 唇形科多年生草本半枝莲的全草。
成分 本品含黄酮类成分，其主要成分为红花素、异红花素、野黄芩素、野黄芩苷等；尚含生物碱、多糖、β-谷甾醇、硬脂酸等。

植物形态 多年生草本，高 15 ~ 50 厘米。根须状。茎直立，四棱形，无毛。叶对生，三角状卵形或卵状披针形，长 7 ~ 32 毫米，宽 4 ~ 15 毫米，基部截形或心脏形，先端钝形，边缘具疏锯齿，下面有腺点；茎下部的叶有短柄，顶端的叶近于无柄。花轮有花 2 朵并生，集成顶生和腋生的偏侧总状花序；苞片披针形，上面及边缘有毛，背面无毛，花萼钟形，花冠浅蓝紫色，管状。花期 5 ~ 6 月，果期 6 ~ 8 月。

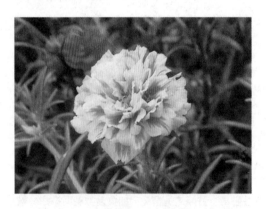

生长特性 生长于池沼边、田边或路旁潮湿处，分布于江苏、广西、广东、四川、河北、山西、陕西、湖北、安徽、江西、云南等地。

采集方法 开花时采收，去根，鲜用或晒干。

药材性状 全草长 15 ~ 35 厘米，无毛或花轴上疏被毛。根纤细。茎丛生，较细，方柱形；表面暗紫色或棕绿色。叶对生，有短柄；叶片多皱缩，展平后呈三角状卵形或披针形，长 1.5 ~ 3 厘米，宽 0.5 ~ 1 厘米；先端钝，基部宽楔形，全缘或有少数不明显的钝齿；上表面暗绿色，下表面灰绿色。花单生于茎枝上部叶腋，花萼裂片钝或较圆；花冠二唇形，棕黄色或浅蓝紫色，长约 1.2 厘米，被毛。果实扁球形，浅棕色。气微，味微苦。

药理作用 用亚甲蓝试管法筛选试验，对急性粒细胞型白血病血细胞有很轻度的抑制作用；用细胞呼吸器法筛选实验，对白血病血细胞的抑制率大于 75%。浸剂经乙醇提取，提取物的结晶对动物有利尿作用。煎剂在体外对金黄色葡萄球菌、福氏痢疾杆菌、伤寒杆菌、大肠杆菌、绿脓杆菌有抑制作用。

药用功效 清热解毒、散淤止血、利水消肿、镇痛，主治吐血、衄血、血淋、赤痢、黄疸、咽喉疼痛、肺痛、疔疮、瘰疬、疮毒、肿瘤、跌打刀伤、蛇咬伤。

用法用量 内服：煎汤，25 ~ 50 克（鲜品 50 ~ 100 克）；捣汁用。外用：捣敷。

方剂选用 ① 治吐血、咯血：鲜半枝莲 50 克，捣烂绞汁，调入少许蜂蜜，炖热温服，每日 2 次。② 治尿道炎、尿血疼痛：鲜半枝莲 50 克，洗净，煎汤，调冰糖服，每日 2 次。③ 治热性血痢：半枝莲 100 克，煎服。④ 治痢疾：鲜半枝莲 200 克，捣烂绞汁服；干半枝莲 50 克，水煎服。⑤ 治肝炎：鲜半枝莲 25 克，红枣 5 枚，水煎服。

注意事项 血虚者及孕妇慎服。

白花蛇舌草

性味 凉，苦、甘。
拉丁文 Herba Hedyotidis Diffusae
英文 Spreading Hedyotis Herb

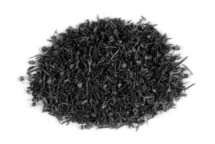

别名 蛇舌草、蛇珊草、目目生珠草。
来源 茜草科1年生草本白花蛇舌草的带根全草。
成分 本品含豆甾醇、熊果酸、齐墩果酸、乌索酸、β-谷甾醇、β-谷甾醇-D-葡萄糖苷、对香豆酸等。

植物形态 1年生小草本，高15～50厘米。茎略扁，细长。叶对生，膜质，无柄，线形，顶端急尖，仅具1条主脉。托叶基部合生成鞘状，长1～2毫米，顶端芒尖，有细齿。花单生或成对生于叶腋，无花梗或有短的花梗；花萼筒状，4裂，裂片边缘具短刺毛；花冠漏斗形，长约3毫米，纯白色，先端4深裂，秃净；雄蕊4个；子房2室，柱头2浅裂呈半球状。蒴果膜质，扁球形，直径2～3毫米，室背开裂，花萼宿存。种子棕黄色，极细小，有棱。花期7～9月，果期8～10月。

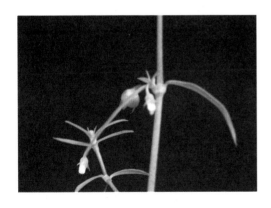

生长特性 生于山坡、路边、溪畔草丛中，分布于云南、广东、广西、福建、浙江、江苏、安徽等地。

采集方法 夏、秋季采收，晒干或鲜用。

药材性状 干燥全草，扭缠成团状，灰绿色至灰棕色。有主根一条，粗2～4毫米，须根纤细，淡灰棕色。茎细而卷曲，质脆易折断，中央有白色髓部。叶多破碎，极皱缩，易脱落；有托叶。花腋生，多具梗。气微，味淡。

药理作用 本品有抗肿瘤作用。体外抗菌作用并不显著，只对金黄色葡萄球菌和痢疾杆菌有微弱作用，高浓度煎剂才能抑制绿脓杆菌、伤寒杆菌及变形杆菌；能增强白细胞的吞噬能力，具有抗炎作用。

药用功效 清热、利湿、解毒、消痈、通淋，主治肺热喘咳、扁桃体炎、咽喉炎、阑尾炎、痢疾、尿路感染、黄疸、肝炎、盆腔炎、附件炎、痈肿疔疮、毒蛇咬伤、肿瘤。

用法用量 内服：50～100克煎汤；捣汁用。外用：捣敷。

方剂选用 ① 治痢疾、尿道炎：白花蛇舌草50克，水煎服。② 治黄疸：鲜白花蛇舌草75克，取汁，和蜂蜜服。③ 治急性阑尾炎：白花蛇舌草150克，羊蹄草75克，两面针根15克，水煎服。

注意事项 孕妇慎用。

红藤

性味	平，苦。
拉丁文	Caulis Sargentodoxae
英文	Sargentgloryvine Stem

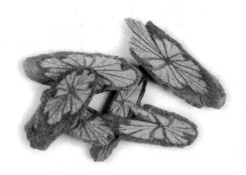

别名 大血藤、红血藤、黄梗藤。

来源 木通科木质藤本植物大血藤的干燥藤茎。

成分 茎含鞣质。

植物形态 落叶木质藤本，长达 10 米。茎褐色，圆形，有条纹。三出复叶互生，叶柄长，上面有小槽中间小叶菱状倒卵形至椭圆形，长 7 ～ 12 厘米，宽 3 ～ 7 厘米，先端尖，基部楔形，全缘，有柄；两侧小叶较大，基部两侧不对称，几乎无柄。花单性，雌雄异株，总状花序腋生，下垂；雄花黄色，萼片与花瓣均 6 片，菱状圆形，雄蕊 6，花丝极短；雌花萼片、花瓣同雄花，有退化雄蕊 6 个，子房下位，1 室，胚珠 1。浆果卵圆形，成熟时蓝黑色。种子卵形，黑色，有光泽。花期 3 ～ 5 月，果期 8 ～ 10 月。

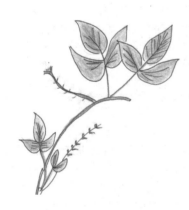

生长特性 生于山坡疏林、溪边；有栽培。分布于湖北、四川、江西、河南、江苏、安徽、浙江等地。

采集方法 秋、冬二季采收，晒干，除去叶片，切段或切片，生用。

药材性状 茎呈圆柱形，略弯曲，直径 1 ～ 3 厘米，长约 30 厘米。表面灰棕色或棕色，粗糙，有浅纵沟及明显的横裂或疣状突起（小疙瘩）。外皮有时呈片状剥落而露出暗棕色或红棕色，有的可见膨大的节及凹陷的枝或叶痕。质坚韧，平整的横断面皮部呈红棕色环状，有数处向内嵌入木部，木部黄白色，异管呈细孔状，射线放射状排列。气微，味淡、微涩。

药理作用 本品对金黄色葡萄球菌、大肠杆菌、绿脓杆菌等有抑制作用。水提取物能抑制血小板聚集，抑制血栓形成；还能增加冠脉血流量，扩张冠脉，缩小心肌梗死范围。

药用功效 清热解毒、活血止痛，用于治疗肠痈腹痛、热毒疮疡、跌打损伤、风湿痹痛、闭经、痛经等。

用法用量 内服：15 ～ 25 克煎汤；研末或浸酒。外用：捣敷。

方剂选用 ① 治急慢性阑尾炎、阑尾脓肿：红藤 100 克，紫花地丁 50 克，水煎服。② 治风湿筋骨疼痛、闭经腰痛：红藤 50 克，水煎服。③ 治风湿腰腿痛：红藤、牛膝各 15 克，青皮、长春七、朱砂七各 10 克，水煎服。④ 治胃肠炎、腹痛：红藤 25 克，水煎服。⑤ 治钩虫病：红藤、钩藤、喇叭花、凤叉蕨各 15 克，水煎服。⑥ 治小儿疳积蛔虫或蛲虫症：红藤 25 克，红石耳 25 克，共研细末，拌白糖食。

注意事项	孕妇慎用。

败酱

性味 凉，辛、苦。
拉丁文 Herba Patriniae
英文 Whiteflower Patrinia Herb

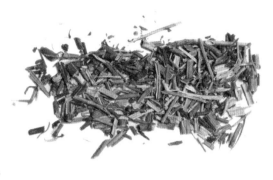

别名 败酱草。
来源 败酱科多年生草本植物白花败酱的全草。
成分 根及根茎含白花酱苷、莫诺苷、马钱苷等。

植物形态 多年生草本，高达1米。地下茎细长，地上茎直立，密被白色倒生粗毛或仅两侧有1列倒生粗毛。基生叶簇生，卵圆形，边缘有粗齿，叶柄长；茎生叶对生，卵形或长卵形，长4~10厘米，宽2~5厘米，先端渐尖，基部楔形，1~2对羽状分裂，基部裂片小，上部不裂，边缘有粗齿，两面有粗毛，近无柄。伞房状圆锥聚伞花序，花序分枝及梗上密生或仅2列粗毛；花萼不明显；花冠白色，直径4~6毫米。瘦果倒卵形，基部贴生在增大的圆翅状膜质苞片上，苞片近圆形。花期5~6月。

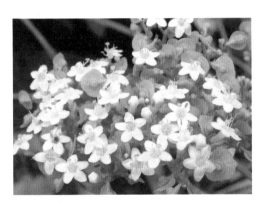

生长特性 生长于山坡、草地，全国大部地区均有分布。

采集方法 一般多在夏季开花前采收，将全株拔起，除去泥沙后晒至半干，扎成束，再阴干。

药材性状 根茎短，长约至10厘米，有的具细长的匍匐茎，断面无棕色"木心"；茎光滑，直径可达1.1厘米；完整叶卵形或长椭圆形，不裂或基部具1对小裂片；花白色；苞片膜质，多具两条主脉。

药理作用 白花败酱的提取物对流感病毒有抑制作用。

药用功效 清热解毒、排脓破淤，主治肠痈、下痢、赤白带下、产后淤滞腹痛、目赤肿痛、痈肿疥癣。

用法用量 内服：煎汤，15~25克（鲜品100~200克）。外用：捣敷。

方剂选用 ① 治产后恶露七八日不止：白花败酱、当归各3克，续断、芍药各4克，川芎、竹茹各2克，生地黄（炒）5克，水400毫升，煮取200毫升，空腹服。② 治产后腰痛，乃气血流入腰腿、痛不可转：败酱、当归各4克，川芎、芍药、桂心各3克，水400毫升，煮，分2次服。忌葱。③ 治产后腹痛如锥刺者：败酱250克，水800毫升，煮至400毫升，每日服3次。

注意事项 久病、脾胃虚弱者，患泄泻不食之症、虚寒下脱之疾者均忌之。

土茯苓

性味 平，甘、淡。
拉丁文 Rhizoma Smilacis Glabrae
英文 Glabrous Greenbrier Rhizome

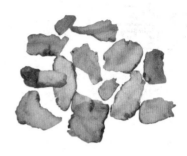

别名 红土苓、硬饭头、冷饭团。

来源 百合科菝葜属植物光叶菝葜的根茎。

成分 含有丰富的皂苷、鞣质、树脂及落新妇苷等。

植物形态 攀缘灌木，长1～4米。茎光滑，无刺。根状茎粗厚、块状，常由匍匐茎相连接，粗2～5厘米。叶互生；叶柄长5～15毫米，具狭鞘，常有纤细的卷须2条；叶片薄革质，狭椭圆状披针形至狭卵状披针形，长6～12厘米，宽1～4厘米，先端渐尖，基部圆形或钝，下面通常淡绿色。伞形花序单生于叶腋，通常具10余朵花；雄花序总花梗长2～5毫米，花序托膨大，连同多数宿存的小苞片多少呈莲座状，花绿白色，六棱状球形，雄花外花被片近扁圆形，兜状，背面中央具纵槽，内花被片近圆形，边缘有不规则的齿，雄蕊靠合，花丝极短；雌花序的总梗长约1厘米，雌花外形与雄花相似，但内花被片边缘无齿，有3枚退化雄蕊。浆果熟时黑色。花期5～11月，果期11月至次年4月。

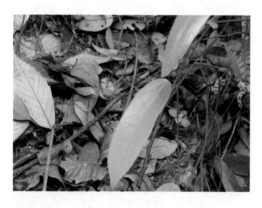

生长特性 生于山坡或林下，主产于广东、湖南、湖北、浙江、四川、安徽等地。

采集方法 8～10月采挖，浸漂，切片晒干。先放开水中煮数分钟后，切片晒干。

药材性状 根茎略呈圆柱形，稍扁或不规则条块状，有结节状隆起，具短分枝。表面黄棕色或灰棕色，凹凸不平，有坚硬的须根残基。质坚硬。切片呈长圆形或不规则，边缘不整齐；切面类白色至淡红棕色，粉性，可见维管束点及多数小亮点；质略韧，折断时有粉尘散出，以水湿润有黏滑感。无臭，味微甘、涩。

药理作用 土茯苓含有丰富的皂苷、鞣质、树脂等，对各种原因引起的发热均有解热作用，能增加尿中氯化物的排泄量，降低血中尿酸浓度。对金黄色葡萄球菌、溶血链球菌、大肠杆菌、绿脓杆菌、痢疾杆菌等均有抑制作用。所含落新妇苷有利尿、镇痛、抗肿瘤、抗棉酚毒性等作用。

药用功效 清热除湿、泄浊解毒、通利关节，主治梅毒、淋浊、泄泻、筋骨挛痛、脚气、痈肿、疮癣、瘰疬、瘿瘤及汞中毒。

用法用量 内服：10～60克煎汤。外用：研末调敷。

方剂选用 ① 治杨梅疮毒：土茯苓20克，皂角子7个，水煎代茶饮。浅者14天，深者28天见效。② 治杨梅疮、鱼口、肾疳：土茯苓20克，黄柏10克，生黄芪10克，生甘草5克，水煎服。③ 治风湿骨痛、疮疡肿毒：土茯苓50克，去皮，和猪肉炖烂，分数次连渣服。

注意事项 肝肾阴虚者慎服。忌犯铁器，服时忌茶。

白蔹

性味 微寒，苦、辛。
拉丁文 Radix Ampepolopsis
英文 Japanese Ampelopsis Root

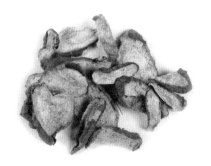

别名 白根、昆仑、猫儿卵、鹅抱蛋、见肿消、白水罐、山地瓜。
来源 为葡萄科攀缘藤本白蔹的干燥块根。
成分 含黏液质、淀粉、酒石酸、龙脑酸以及糖苷、脂肪酸、酚性化合物等。

植物形态 落叶攀缘木质藤本，长约1米。块根粗壮，肉质，卵形、长圆形或长纺锤形，深棕褐色，数个相聚。茎多分枝，幼枝带淡紫色，光滑，有细条纹；卷须与叶对生。掌状复叶互生；叶柄长3～5厘米，微淡紫色，光滑或略具细毛；叶片宽6～10厘米，长7～12厘米；小叶3～5，羽状分裂或羽状缺刻，裂片卵形至椭圆状卵形或卵状披针形，先端渐尖，基部楔形，边缘有深锯齿或缺刻。聚伞花序小，与叶对生，花序梗长3～8厘米，细长，常缠绕；花小，黄绿色；花萼5浅裂；花瓣、雄蕊各5。浆果球形，熟时白色或蓝色，有针孔状凹点。花期5～6月，果期9～10月。

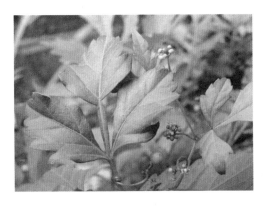

生长特性 生于山地、荒坡及灌木林中，也有栽培。分布于华北、东北、华东、中南等地。

采集方法 春、秋季采挖，除去茎及细须根，多纵切成两瓣、四瓣或斜片，晒干。

药材性状 本品纵瓣呈长圆形或近纺锤形，长4～10厘米，直径1～2厘米。切面周边常向内卷曲，中部有1条凸起的棱线；外皮红棕色或红褐色，有纵皱纹、细横纹及横长皮孔，易层层脱落，脱落处呈淡红棕色。斜片呈卵圆形，长2.5～5厘米，宽2～3厘米。切面类白色或浅红棕色，可见放射状纹理，周边较厚，微翘起或略弯曲。体轻，质硬脆，易折断，折断时，有粉尘飞出。气微，味甘。

药理作用 本品水浸剂在试管内对奥杜盎氏小芽孢癣菌、红色表皮癣菌等皮肤真菌有不同程度的抑制作用。煎剂体外能抑制金黄色葡萄球菌。

药用功效 清热解毒、散结止痛、生肌敛疮，主治疮疡肿毒、瘰疬、烫伤、湿疮、温疟、惊痫、血痢、肠风痔漏、白带、跌打损伤、外伤出血。

用法用量 内服：3～10克煎汤。外用：研末撒或调涂，或捣敷。

方剂选用 ① 治痈肿：白蔹、大黄、黄芩各等份，上三味捣筛，和鸡子白，涂布痈上，干了就换。② 治疮口不敛：白蔹、白及、络石藤各25克，均用干品，研为细末，干撒于疮上。③ 治冻耳成疮，或痒或痛者：黄柏、白蔹各25克，研为末，先以汤洗疮，后用香油调涂。④ 治鼻赤：白蔹、杏仁、白石脂各等份，研末，用鸡蛋清调涂，每天洗1次。

注意事项 阴疽及痈疮已溃者慎服；孕妇慎服。反乌头。

白头翁

性味 寒，苦。
拉丁文 Radix Pulsatillae Chinensis
英文 Chinese Pulsatilla Root

别名 野丈人、胡王使者、白头公。
来源 毛茛科多年生草本白头翁的干燥根。
成分 根含皂苷约9%，水解则生三萜苷元、葡萄糖、鼠李糖等。另含白头翁素、胡萝卜苷等。

植物形态 多年生草本，高15～50厘米。主根粗壮，圆锥形。基生叶4～5，开花时长出地面，叶3全裂；叶柄长7～15厘米，密被长柔毛；叶片轮廓宽卵形。花葶1～2，花后生长，高15～35厘米。花期4～5月，果期6～7月。

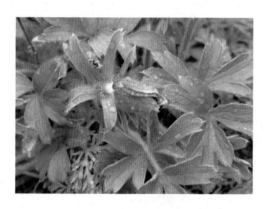

生长特性 生于平原或低山山坡草地，林缘或干旱多石的坡地。分布于华北、东北及江苏、安徽、山东、河南、湖北、四川、陕西、甘肃等地。

采集方法 种植第三、第四年的3～4月或9～10月采根，一般以早春3～4月采挖的品质较好。采挖出的根，剪去地上部分，保留根头部白色茸毛，洗去泥土，晒干。

药材性状 根呈类圆柱形或圆锥形，稍扭曲，长6～20厘米，直径0.5～2厘米。表面黄棕色或棕褐色，具有不规则纵皱纹或纵沟，皮部易脱落，露出黄色的木部，有的有网状裂纹或裂隙，近根头处常有朽状凹洞。根头部稍膨大，有白色绒毛，有的可见鞘状叶柄残基。质硬而脆，断面皮部黄白色或淡黄棕色，木部淡黄色。气微，味微苦、涩。

药理作用 本品煎剂及皂苷能显著抑制阿米巴原虫的生长。鲜汁、煎剂、乙醇提取物等对金黄色葡萄球菌、绿脓杆菌、痢疾杆菌、伤寒杆菌等均有抑制作用。有抑杀阴道滴虫、抗流感病毒等作用。醇提取物还有镇静、镇痛的作用。

药用功效 清热解毒、凉血止痢、燥湿杀虫，主治赤白痢疾、鼻衄、崩漏、痔血、寒热温疟、带下阴痒、瘰疬、湿疹痈疮、眼目赤痛。

用法用量 内服：15～30克煎汤；研末入丸、散。外用：煎水洗，捣敷，研末敷。

方剂选用 ① 治热痢下重：白头翁10克，黄连、黄柏、秦皮各15克，上4味以水1400毫升煮取400毫升，去滓，温服200毫升，不愈再服。② 治冷劳泻痢、产后带下：白头翁（去芦头）25克，艾叶（微炒）100克，均研为末，以醋1升，先放一半药，熬成膏，再放入剩余的药熬好，做成如梧桐子大小的丸，每次服30丸，空腹时用米汤送下。③ 治男子疝气，或偏坠：白头翁、荔枝核各100克，先用酒浸泡1小时，炒干，研为末，每天早晨空腹服15克，白开水调下。④ 治气喘：白头翁10克，水煎服。

注意事项	虚寒泻痢患者慎服。

马齿苋

性味 寒，酸。
拉丁文 Herba Portulacae
英文 Purslane Herb

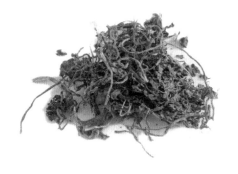

别名 马齿草、马苋、酱瓣豆草、酸味菜、地马菜、长寿菜。

来源 马齿苋科1年生肉质草本马齿苋的干燥全草。

成分 本品含三萜醇类，其主要成分β–香树脂醇、丁基迷帕醇、帕克醇等；尚含槲皮素、木樨草素、山柰素、芹菜素等黄酮类及氨基酸、有机酸、糖类。

植物形态 1年生草本，肥厚多汁，无毛，高10～30厘米。茎圆柱形，下部平卧，上部斜生或直立，多分枝，向阳面常带淡褐红色。叶互生或近对生；倒卵形、长圆形或匙形，长1～3厘米，宽5～15毫米，先端圆钝，有时微缺，基部狭窄成短柄，上面绿色，下面暗红色。花常3～5朵簇生于枝端；总苞片4～5枚，三角状卵形。蒴果短圆锥形，棕色，盖裂。种子黑色，直径约1毫米，表面具细点。花期5～8月，果期7～10月。

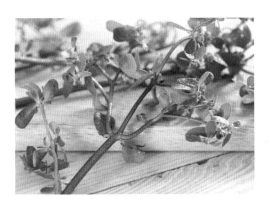

生长特性 生于田野路边及庭园废墟等向阳处。

采集方法 8～9月割取全草，洗净泥土，拣去杂质，再用开水稍烫（煮）或蒸，上气后，取出晒干或烘干；亦可鲜用。

药材性状 全草多皱缩卷曲成团。茎圆柱形，表面黄褐色，有明显纵沟纹。叶易破碎，完整叶片倒卵形，绿褐色，长1～2.5厘米，宽0.5～1.5厘米，先端钝平或微缺，全缘。花小，黄色，3～5朵生于枝端。蒴果圆锥形，长约5毫米，帽状盖裂，内含多数黑色细小种子。气微，味微酸。

药理作用 本品煎剂和醇提取物对痢疾杆菌、大肠杆菌、金黄色葡萄球菌等均有抑制作用，尤对痢疾杆菌作用明显。水提取物能收缩家兔主动脉，减弱心肌收缩力，升高大鼠血压；能增强豚鼠离体回肠的收缩作用。对子宫有收缩作用。此外，还有利尿、升高血钾作用。

药用功效 清热解毒、凉血消肿，主治热毒泻痢、热淋血淋、赤白带下、崩漏、痔血痈肿、丹毒瘰疬、湿癣白秃。

用法用量 内服：煎汤，干品10～15克，鲜品30～60克；绞汁用。外用：捣敷，烧灰研末调敷，煎水洗。

方剂选用 ① 治血痢：马齿苋2大把（切），粳米300克，煮粥，不加任何调味料，空腹淡食。② 治久痢不止，或赤或白：马齿苋1把（细切），生姜100克（细切），上二味和匀，用湿纸裹着煨熟，不拘多少，细嚼，用米汤调下。③ 治赤白带下：马齿苋绞汁30毫升，用1个鸡蛋清调和，温热服之。④ 治一切久恶疮：马齿苋（末）、白矾（末）、皂荚（末）各50克，用好酒1升，慢火煎为膏，贴在患处。

注意事项 脾虚便溏者及孕妇慎服。

秦皮

性味 寒，苦、涩。
拉丁文 Cortex Fraxini
英文 Ash Bark

别名 秦白皮、蜡树皮、岑皮。
来源 木樨科落叶乔木白蜡树的干燥树皮。
成分 白蜡树的树皮含马栗树皮苷、秦皮素、野莴苣苷、松脂醇等。

植物形态 乔木，叶对生，单数羽状复叶，小叶通常 5 片，宽卵形或倒卵形，顶端一片最大，长 4 ~ 11 厘米，宽 4 ~ 6 厘米，尾状渐尖或少有圆珠笔钝，边缘具钝齿，叶背沿叶脉有褐色柔毛；小叶柄对生处膨大。圆锥形，花小；雄性花两性花异株，通常无花瓣，花轴节上常有淡褐色短柔毛；花柱短，柱头浅裂 2 叉状。翅果扁平，倒披针形，翅长于果。花期 5 ~ 6 月，果期 8 ~ 9 月。

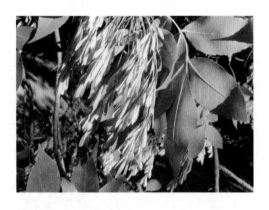

生长特性 生于阳坡或阔叶林山坡。分布吉林、辽宁、河北、河南等地。

采集方法 春、秋剥下枝皮或干皮，晒干。

药材性状 呈卷筒状或槽状。外表面灰白色、灰棕色至黑棕色或相间呈斑状，平坦或稍粗糙，并有灰白色圆点状皮孔及细斜皱纹。内表面黄白色或棕色，平滑。质硬而脆，断面纤维性，黄白色。无臭，味苦。

药理作用 ① 消炎、镇痛作用：大鼠腹腔注射马栗树皮苷 10 毫克 / 千克，对角义菜胶性、右旋糖酐性、5- 羟色胺性及组织胺性关节炎有抑制作用。② 对尿量及尿酸排泄的影响：马栗树皮苷在大鼠及兔的试验中，各种给药途径均可增强尿酸的排泄。

药用功效 属清热解毒类药物。清热燥湿、收涩明目，用于治疗热痢、泄泻、赤白带下、目赤肿痛、目生翳膜。

用法用量 内服：7.5 ~ 15 克煎汤；或入丸剂。外用：煎水洗。

方剂选用 ① 治热痢：白头翁 10 克、黄柏 15 克、黄连 15 克、秦皮 15 克，以上四味，以水 1400 毫升，煮取 400 毫升，去滓，温服 200 毫升。不愈，更服 1 升。② 治慢性细菌性痢疾：秦皮 20 克，生地榆、椿皮各 15 克，水煎服。③ 治腹泻：秦皮 15 克，水煎加糖，分服。④ 治麦粒肿，大便干燥：秦皮 15 克、大黄 10 克，水煎服。孕妇忌服。⑤ 治妇人赤白带下，及血崩不止：秦皮 150 克、丹皮 100 克、当归身 50 克，俱酒洗，炒研为末，炼蜜为丸梧桐子大。每早服 25 克，白汤下。⑥ 治小儿惊痫发热及骨蒸发热：秦皮、茯苓各 5 克，甘草 2.5 克，灯芯草 20 根，水煎服。⑦ 治牛皮癣：苦榴皮 100 克，加半面盆水煎，煎液洗患处，每天或隔 2 天洗 1 次。药液温热后仍可用，每次煎水可洗 3 次；洗至痊愈为止。

注意事项 脾胃虚寒者忌服。

铁苋

性味 平，苦、涩。
拉丁文 Herba Acalyphae
英文 Copperleaf Herb

别名 人苋、六合草、海蚌念珠、小耳朵草。
来源 为大戟科1年生草本铁苋菜的全草。
成分 含生物碱、黄酮、鞣质、酚类、没食子酸。

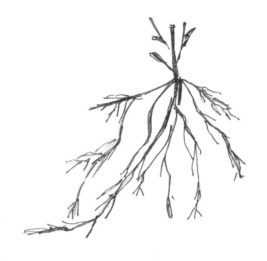

植物形态 1年生草本，高30～50厘米。叶互生，卵状菱形至椭圆形，长2.5～8厘米，宽1.5～3.5厘米，先端渐尖，基部楔形，边缘有钝齿，两面有毛或近于无毛。花单性，雌雄同株，穗状花序腋生；雄花序极短，长2～10毫米，生于极小的苞片内；雌花序生于叶状苞片内；苞片开展时肾形，长1～2厘米，合时如蚌，边缘有钝锯齿，基部心形；花萼4裂；无花瓣；雄蕊8个；子房3室。蒴果小，三角状半圆形，被粗毛；种子卵形，长约2毫米，灰褐色。花期5～7月，果期7～10月。

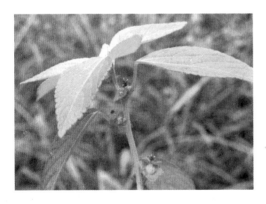

生长特性 生于旷野、路边较湿润的地方，分布于黄河中下游及长江以南各地。

采集方法 5～7月采收，除去泥土，晒干。

药材性状 干燥的带根全草，根自根茎处作须状分出，茎表面灰紫色或灰棕色，长约30厘米，密被白色毛。质坚脆，易折断，断面裂片状，黄白色，

中心有疏松的白色髓部或已成空洞。茎上部残留叶片，多破碎皱缩。气微芳香，味淡。

药理作用 本品对金黄色葡萄球菌、痢疾杆菌、绿脓杆菌、伤寒杆菌、大肠杆菌等均有抑制作用。所含没食子酸尚有平喘作用。

药用功效 清热解毒、凉血止血，可治疗痢疾泄泻、尿赤涩痛、血热便血、衄血、痔血等症。外治皮炎、湿疹、创伤出血等症。

用法用量 内服：煎汤，15～25克（鲜品50～100克）。外用：捣敷。

方剂选用 ① 治痢疾坠胀：铁苋、辰砂草、过路黄各适量，水煎服。② 治肠炎、痢疾、吐血、衄血、便血、咳嗽气喘：铁苋干品100克，水煎服。③ 治皮炎、湿疹：铁苋煎水外洗。④ 治阿米巴痢疾：鲜铁苋根、鲜凤尾草根各50克，腹痛则加鲜南瓜藤卷须25克，水煎浓汁，早晚空腹服。⑤ 治外伤出血：鲜铁苋适量，白糖少许，捣烂外敷。⑥ 治蛇咬伤：铁苋、半边莲、大青叶各50克，水煎服。⑦ 治跌打创伤：铁苋50克，水煎服。

注意事项 孕妇忌用，老弱气虚者慎用。

地锦草

性味 平，辛。
拉丁文 Herba Euphorbiae Humifusae
英文 Humifuse Euphorbia Herb

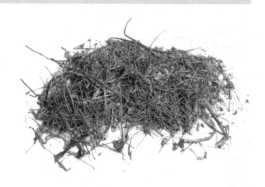

别名 奶浆草、铺地锦、铺地红、血见愁、红丝草、奶疳草。

来源 大戟科 1 年生草本植物地锦草的干燥全草。

成分 本品含槲皮素、异槲皮苷、黄芪苷、东莨菪碱、泽兰内酯、没食子酸、棕榈酸等。

植物形态 1 年生匍匐草本，有白色乳汁。茎纤细，通常从根际成二歧分生为数枝，平卧地面，呈紫红色，无毛。叶对生，椭圆形，长 5～10 毫米，宽 4～6 毫米，先端钝圆，基部不等形，边缘有细锯齿，上面绿色，下面绿白色；叶柄极短；托叶线形，通常 3 深裂。杯状聚伞花序，单生于枝腋或叶腋；总苞倒圆锥形，淡红色，边缘 4 裂；腺体 4 枚，椭圆形；雄花数朵和雌花 1 朵同生于总苞内；雄花仅有 1 雄蕊；雌花位于花序中央，子房有长柄，3 室，花柱 3 柱，2 裂。蒴果扁卵形而小，有 3 棱，无毛。种子卵形，黑褐色，外被白色蜡粉。花期 7～10 月，果实 7 月后渐次成熟。

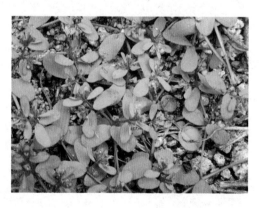

生长特性 生于田野路旁及庭院，全国各地均有分布。

采集方法 夏、秋二季采收，去根，晒干。

药材性状 常皱缩卷曲，根细小。茎细，呈叉状分枝，表面带紫红色，光滑无毛或疏生白色细柔毛。质脆，易折断，断面黄白色，中空。单叶对生，具淡红色短柄或几乎无柄；叶片多皱缩或已脱落，展平后呈长椭圆形。蒴果三棱状球形，表面光滑。种子细小，卵形，褐色。无臭，味微涩。

药理作用 本品对金黄色葡萄球菌、溶血性链球菌、伤寒杆菌、痢疾杆菌等有明显的抑菌作用，并能中和白喉杆菌外毒素，还能抑制钩端螺旋体及流感病毒。此外，还具有止血的作用。

药用功效 清热解毒、凉血止血，主治菌痢、肠炎、吐血、便血、外伤出血、湿热黄疸、乳汁不通、痈肿疔疮、跌打肿痛。

用法用量 内服：煎汤，5～10 克（鲜品 25～50 克）；研末入散剂。外用：捣敷或研末撒。

方剂选用 ① 治脏毒赤白：地锦草采后洗净，暴晒干，研为末，每次用米汤饮服 5 克。② 治细菌性痢疾：地锦草 50 克、铁苋菜 50 克、凤尾草 50 克，水煎服。③ 治血痢不止：地锦草晒干，研末，每次服 10 克，空腹用米调下。④ 治胃肠炎：鲜地锦草 100 克，水煎服。⑤ 治感冒咳嗽：鲜地锦草 50 克，水煎服。⑥ 治咳血、吐血、便血、崩漏：鲜地锦草 50 克，水煎或调蜂蜜服。⑦ 治妇女血崩：将嫩地锦草蒸熟，以油、盐、姜腌食之，饮酒 1～2 杯送下；阴干研为末，用姜汁、酒调服 10 克。

注意事项 血虚无淤及脾胃虚弱者慎用。

山豆根

性味 寒，苦。有毒。
拉丁文 Radix et Rhizoma Sophorae Tonkinesis
英文 Subprostrate Sophora Root

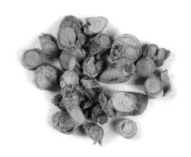

别名 苦豆根、广豆根。

来源 为豆科小灌木越南槐的干燥根及根茎。

成分 根含生物碱约 0.93%，其中苦参碱 0.52%、氧化苦参碱 0.35%，以及微量的臭豆碱和甲基金雀花碱；还含枝槐酮、柔枝槐素、柔枝槐素色烯等黄酮类。

植物形态 小灌木，高 1 ~ 2 米。老茎秃净，新枝密被短柔软毛。奇数羽状复叶，互生，小叶片 11 ~ 17 片，卵形至卵状披针形，顶端小叶较大，上面疏被短毛，下面密被灰棕色短柔毛。总状花序，密被短毛；花萼阔钟状，先端 5 齿；花冠蝶形，黄白色，雄蕊 10 个，离生；子房圆柱形，密被长柔毛，具短柄，花柱弯曲，柱头簇生长柔毛。荚果串珠状不开裂。花期 5 ~ 6 月，果期 7 ~ 8 月。

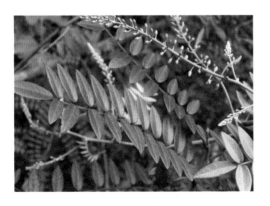

生长特性 生于石山脚下或岩缝中，分布于广西、江西、湖北、甘肃、河南等地。

采集方法 秋季采挖，除去杂质，晒干。

药材性状 根茎呈不规则的结节状，顶端常残茎基，其下着生根数条。根呈长圆柱形，常有分枝，长短不等；表面棕色至棕褐色，有不规则的纵皱纹及突起的横向皮孔。质坚硬，难折断，断面皮部浅棕色，木部淡黄色。微有豆腥气，味极苦。

药理作用 本品浸剂有抗癌作用，水提取液能抑制迟发型超敏反应。所含总碱能增加心肌收缩力，显著增加冠脉血流量；苦参碱、氧化苦参碱能提升家兔外周白细胞；苦参总碱对结核杆菌、霍乱弧菌、皮肤致病性真菌有抑制作用。此外，还有抗炎、保肝等作用。

药用功效 清热解毒、消肿利咽，用于治疗火毒蕴结、咽喉肿痛、齿龈肿痛。

用法用量 内服：15 ~ 25 克煎汤；磨汁用。外用：煎水含漱或捣敷。

方剂选用 ① 治小儿口疮：山豆根、大黄各 50 克，人中白、青黛、儿茶各 30 克，朱砂 10 克，冰片 3 克，共研为细末，储瓶内高压消毒，用时以 3% 硼酸溶液清洁口腔，取 2% 甲紫溶液调上药呈糊状，每日 3 ~ 5 次擦患处。② 治疗热毒肿痛、积热咽肿：山豆根 9 克，射干、板蓝根各 6 克，水煎服。亦可单用山豆根煎服并含漱。③ 治白血病合并出血：黄芪、生山药、白花蛇舌草、旱莲草各 30 克，麦冬、天冬、山豆根、地榆、藕节、元参各 15 克，女贞子 12 克，水煎服，每日 1 剂，分 2 次服。

注意事项 过量易致呕吐、腹泻、胸闷等，须注意用量。

马勃

性味 平，辛。
拉丁文 Lasiosphaera Seu Calratia
英文 Puff-ball

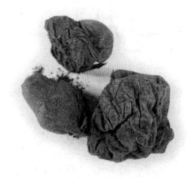

别名 马屁勃、牛屎菇、沙包菌。
来源 为灰包科真菌脱皮马勃的干燥子实体。
成分 本品含马勃素、紫颓马勃酸、马勃素葡萄糖苷、麦角甾醇、亮氨酸、磷酸钠。

植物形态 子实体近球形或长圆形，直径15～20厘米，无不育柄，内被薄，易消失。外包被常破裂呈块状与内包被脱离；内包被纸状，浅烟色，成熟后全部消失，遗留成团的孢体随风滚动。孢体紧密，有弹性，灰褐色，渐退为淡烟色，由孢丝和孢子组成。孢丝长，有分枝，相互交织，浅褐色；孢子褐色，球形，有小刺。

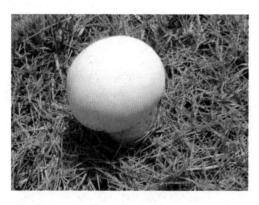

生长特性 生于草地上，分布于内蒙古、河北、陕西、甘肃、新疆、江苏、安徽、湖北、湖南、贵州等地。

采集方法 7～9月，当子实体刚成熟时采收，拔起后，去净泥沙，晒干。

药材性状 陀螺形或已压扁成扁圆形，不孕基部发达。包被薄，两层，紫褐色，粗皱，有圆形凹陷，外翻，上部常裂成小块或已部分脱落。孢体紫色。

药理作用 脱皮马勃有止血作用。煎剂对金黄色葡萄球菌、绿脓杆菌、肺炎双球菌有抑制作用，对少数致病真菌亦有抑制作用。

药用功效 清热解毒、利咽止血，用于治疗热毒血痢、痈肿疔疮、湿疹、丹毒、蛇虫咬伤、便血、痔血、崩漏下血。

用法用量 内服：2.5～5克煎汤或研末入丸、散。外用：研末撒、调敷或作吹药。

方剂选用 ① 治咽喉肿痛、咽物不得：蛇蜕皮1条（烧令烟尽），马勃0.5克，上药细研为散，每次以绵裹5克，含咽津。② 治急喉闭：马勃、焰硝各50克，均研为末，每次用5克左右，吹入喉内，吐涎血出，愈。③ 治久嗽：马勃适量，研为细末，加蜂蜜做成如梧桐子大小的丸，每次服20丸，白开水送下。④ 治声失不出：马勃、马牙消各等份，研细末，和砂糖做成如芡子大小的丸，每次以1丸噙之。⑤ 治吐血：马勃适量，研为末，和砂糖做成如弹子大小的丸，每次服半丸，冷开水送下。⑥ 治臁疮不敛：以葱、盐水洗净伤口，拭干，以马勃研末敷之。⑦ 治痈疽：马勃研末适量，米醋调敷即消；入连翘少许，煎服亦可。

注意事项 风寒劳咳致失音者忌用。

橄榄

性味 平，甘、涩、酸。
拉丁文 Fructus canarii Albi
英文 Chinese White Olive

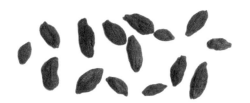

别名 橄榄子、橄椤、忠果、青果等。
来源 为橄榄科常绿乔木橄榄的干燥成熟种子。
成分 本品果实含蛋白质、脂肪、碳水化合物、钙、磷、铁、维生素 C；种子含挥发油以及香树脂醇等。

植物形态 常绿乔木，高 10 米以上。有黏性芳香的树脂。树皮淡灰色，平滑；幼芽、新生枝、叶柄及叶轴均被极短的柔毛，有皮孔。单数羽状复叶互生，长 15 ~ 30 厘米；小叶 11 ~ 15 片，对生，矩圆状披针形，长 6 ~ 15 厘米，宽 2.5 ~ 5 厘米，先端渐尖，基部偏斜，全缘，秃净，网脉两面均明显，下面网脉上有小窝点，略粗糙。圆锥花序顶生或腋生，与叶等长或略短；花瓣 3 ~ 5 枚，白色，芳香。核果卵形，长约 3 厘米，初时黄绿色，后变黄白色，有皱纹，两端锐尖，硬核内有种子 1 ~ 3 颗。花期 5 ~ 7 月，果期 8 ~ 10 月。

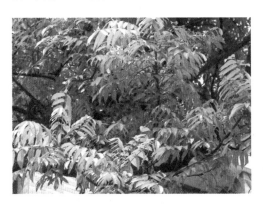

生长特性 对土壤要求不高，较耐旱、耐瘦脊，适应性较强。性喜温暖，生长期需要适当高温才能旺盛生长，结果良好。年平均气温在 20℃ 以上、冬季无严重霜冻害地区较适合生长，分布于广东、广西、福建、四川、云南、台湾等地。

采集方法 培育后 6 ~ 7 年结果，8 ~ 9 月待果实外皮呈绿色带微黄时采摘，洗净，鲜用或用微火烘干。

药材性状 果实纺锤形，两端钝尖。表面棕黄色或黑褐色，有不规则深皱纹。果肉厚，灰棕色或棕褐色。果核（内果皮）梭形，暗红棕色，表面具有纵棱 3 条，质坚硬。外种皮黄色，常常贴于内果皮上，内种皮红棕色，膜质，胚乳极薄，子叶 2 片。气无，果肉味涩，外嚼微甜。

药理作用 本品能兴奋唾液腺，有助消化作用。从橄榄中提取的熊果 $-12-$ 烯 -32，$16\beta-$ 二醇、齐墩果 $-12-\alpha$ 等，对鼠肝细胞中毒有保护作用。

药用功效 清肺、利咽、生津、解毒，主治咽喉肿痛、烦渴、咳嗽吐血、细菌性痢疾、癫痫。解河豚毒及酒毒。

用法用量 内服：7.5 ~ 15 克煎汤或烧存性研末、捣汁或熬膏。外用：烧存性，研末调敷。

方剂选用 ① 治时行风火喉痛、喉间红肿：鲜橄榄、鲜莱菔各等份，水煎服。② 治酒伤昏闷：橄榄肉 10 个，煎汤饮。③ 治心痛、胃脘痛：盐腌咸橄榄，去核，灌满鲜明人中黄，用纸及泥包好，煮透，白开水调下。④ 治河豚、鱼、鳖诸毒，诸鱼骨鲠：橄榄捣汁或煎浓汤饮。无橄榄也可以橄榄核研末或磨汁服。⑤ 治唇裂生疮：橄榄炒干，研末，和猪油涂之。

注意事项 脾胃虚寒及脾虚便秘者慎服。

余甘子

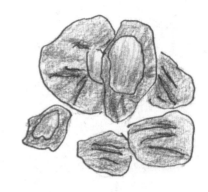

性味	凉，苦、酸、涩。
拉丁文	Fructus Phyllanthi
英文	Emblic Leafflower Fruit

别名 滇橄榄、庵摩勒、油甘子。

来源 为大戟科落叶灌木余甘子的干燥成熟果实。

成分 果实含大量维生素 C；还含鞣质，其中有葡萄糖没食子鞣苷、没食子酸、并没食子酸、鞣料云实精、原诃子酸、诃黎勒酸、诃子酸、3，6-二没食子酰葡萄糖。干果含黏酸。果皮含没食子酸等酚类酸。种子含固定油约 26%，油中含亚麻酸、亚油酸、油酸、硬脂酸、棕榈酸、肉豆蔻酸等。

植物形态 落叶小乔木或灌木，高 3～8 米，树皮灰白色，薄而易脱落，露出大块赤红色内皮。叶互生于细弱的小枝上，2 列，密生，极似羽状复叶；近无柄；落叶时整个小枝脱落；托叶线状披针形；叶片长方形或线形长方形，长 1～2 厘米，宽 3～5 毫米。花簇生于叶腋，花小，黄色；单性，雌雄同株，具短柄；每花簇有 1 朵雌花，花萼 5～6 片，无瓣；雄花花盘成 6 个极小的腺体，雄蕊 3，合生成柱；雄花花盘杯状，边缘撕裂状，子房半藏其中。果实肉质，径约 1.5 厘米，圆而略带 6 棱，初为黄绿色，成熟后呈赤红色，味先酸涩而后回甜。花期 4～5 月，果期 9～11 月。

生长特性 喜温暖湿润气候，怕寒冷，对土壤要

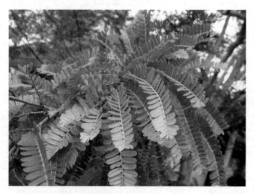

求不严，分布于福建、广东、广西、海南、四川、贵州等地。

采集方法 冬季至次春果实成熟时采收，除去杂质，干燥。

药材性状 果实球形或扁球形，直径 1.2～2 厘米。表面棕褐色至墨绿色，有淡黄色的颗粒状突起，具皱纹及不明显的 6 棱，果梗长约 1 毫米，果肉厚 1～4 毫米，质硬而脆。内果皮黄白色，硬核样，表面略具 6 棱，背缝线的偏上部有数条维管束，干后裂成 6 瓣。种子 6 个，近三棱形，棕色。气微，味酸涩、回甜。

药理作用 本品对金黄色葡萄球菌、伤寒杆菌、痢疾杆菌有抑制作用。醇提取物能提高坏死心肌的糖原水平。有一定的降血脂作用。

药用功效 能清热凉血、健胃消食、生津止咳，主治感冒发热、咳嗽、喉痛、口干。

用法用量 内服：15～30 克煎汤或鲜品取汁。

方剂选用 ① 治感冒发热、咳嗽、咽喉痛、口干舌燥，维生素 C 缺乏症：每次用余甘子鲜果 10～30 个，水煎服。② 治白喉：余甘子 500 克，玄参、甘草各 30 克，冷开水泡至起霜花，取霜用绵纸铺开晒干，加马尾龙胆粉 6 克，冰片 1.5 克，炒白果粉 1.5 克，吹喉。

| 注意事项 | 脾胃虚寒者慎服。 |

金果榄

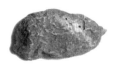

性味 寒，苦。

拉丁文 Radix Tinosporae

英文 Arrowshaped Tinospora Root

别名 地苦胆、山慈姑、九牛胆、青鱼胆。

来源 防己科青牛胆属植物青牛胆的块根。

成分 含青牛胆苦素、掌叶防己碱、金果榄苷、巴马亭、药根碱等。

植物形态 常绿缠绕藤本。茎粗糙，有槽纹。叶互生，叶柄长 2 ~ 3.5 厘米，略被毛；叶片卵形至长卵形，长 6 ~ 9 厘米，宽 5 ~ 6 厘米，先端锐尖，基部圆耳状箭形，全缘，上面绿色，无毛，下面淡绿色，被疏毛。块根卵圆形、椭圆形、肾形或圆形，常数个相连，表皮土黄色。茎圆柱形，深绿色，粗糙有纹，被毛。花近白色，单性，雌雄异株。腋生圆锥花序，花序疏松略被毛，总花梗长 6 ~ 9 厘米，苞片短，线形；雄花具花萼 2 轮，外轮 3 片披针形，内轮 3 片倒卵形，外侧均被毛；花瓣 6 片，细小，与花萼互生，先端截形，微凹，基部渐狭，雄蕊 6 个，花药近方形，花丝分离，先端膨大；雌花萼片与雄花相同，花瓣较小，匙形，棒状。核果球形，红色。花期 3 ~ 5 月，果期 8 ~ 10 月。

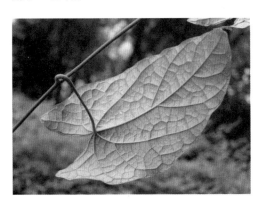

生长特性 生于疏林下或灌木丛中，有时亦生于山上岩石旁边的红壤地中，分布于广东、广西、贵州等地。

采集方法 9 ~ 11 月挖取块根，除去茎及须根，洗净，晒干，大者可切成两半，晒干或烘干。

药材性状 干燥块根呈不规则圆块状，或切成半圆球形，大小不一。表面灰棕色，略带黄绿色，皱缩，凹凸不平，块根两端有小根的残基。质坚实，不能折断。切面淡黄白色，有淡棕色细车轮纹，显粉性。气淡，味苦。

药理作用 本品煎剂对金黄色葡萄球菌、抗酸性分枝杆菌、结核杆菌有较强的抑制作用。掌叶防己碱能使动物胸腺萎缩；有抗肾上腺素作用；能兴奋未孕家兔子宫。水或醇提取物能降低空腹血糖，增加葡萄糖耐量。

药用功效 清热解毒、利咽止痛，用于治疗咽喉肿痛、痈疽疔毒、泄泻、痢疾、脘腹热痛。

用法用量 内服：5 ~ 15 克煎汤或研末或磨汁。外用：捣敷、研末吹喉或切片含。

方剂选用 ① 治咽喉各症：金果榄 10 克，煎服。② 治喉中疼烂：金果榄 15 克，冰片 0.5 克，研末吹之。③ 治肿毒初起：金果榄醋磨，敷患处。初起者消，已成者溃。④ 治痈疽、疔毒、恶疮：金果榄、苍耳草，捣烂，加好酒稀释，滤汁温服。⑤ 治乳腺炎、阑尾炎、疔疮、急性及慢性扁桃体炎、口腔炎、腮腺炎、急性细菌性痢疾等：金果榄每次 15 克，开水泡服。研末外敷。⑥ 治疗口腔溃疡：金果榄磨醋，点敷溃疡面。⑦ 治跌打损伤、瘰疬、鱼口便毒、蛇咬：金果榄磨汁，外擦。

注意事项 脾胃虚弱以及无热毒结滞者慎服。

朱砂根

性味 凉，苦、辛。
拉丁文 Radix Ardisiae Crenatae
英文 Coral Ardisia Root

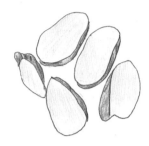

别名 凤凰肠、老鼠尾、石青子、凉伞遮金珠、散血丹、浪伞根、金鸡爪、高脚罗伞、小罗伞、土丹皮。

来源 为紫金牛科紫金牛属常绿小灌木朱砂根的干燥根。

成分 本品含矮地茶素、去甲矮地茶素、菠菜甾醇、脂肪酸、三萜皂苷等。

植物形态 朱砂根，灌木，高达 1.5 米，全体秃净。茎直立，有数个分枝。叶坚纸质至革质，椭圆状披针形或倒披针形，长 6 ~ 12 厘米，宽 2 ~ 4 厘米；先端短尖或渐尖，基部短尖或楔尖，两面均秃净，有隆起的腺点，边缘有钝圆波状齿，背卷，有腺体；侧脉 12 ~ 18 对，极纤细，近边缘处结合而成一边脉，常隐于卷边内；叶柄长 5 ~ 10 毫米。伞形花序顶生或腋生，花序柄长 1.5 ~ 2 厘米；花白色或淡红色。核果呈球形，直径约 6 毫米，熟时红色，有黑色斑点。花期 5 ~ 6 月，果期 10 ~ 12 月，有时 2 ~ 4 月。

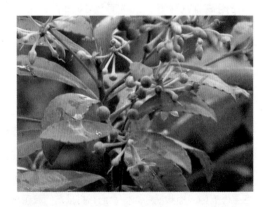

生长特性 生于山地林下、沟边、路旁，分布于浙江、安徽、江西、湖南、广东、广西等地。

采集方法 秋后采挖根部，切碎，晒干或鲜用。

药材性状 干燥根，多分枝，呈细圆柱状，略弯曲，长短不一，直径 4 ~ 10 毫米。表面暗紫色或暗棕色，有纵向皱纹及须根痕。质坚硬，断面木部与皮部易分离，皮部发达，约占断面 1/2，淡紫色，木部淡黄色。

药理作用 本品煎剂对金黄色葡萄球菌、大肠杆菌、绿脓杆菌有轻度的抑制作用。三萜皂苷有抗早孕作用。

药用功效 清热解毒、散淤止痛，主治扁桃体炎、急性咽喉炎、白喉、丹毒、淋巴结炎、劳伤吐血、心胃气痛、风湿骨痛、跌打损伤。

用法用量 内服：15 ~ 30 克煎汤；研末为丸、浸酒。外用：捣敷。

方剂选用 ① 治咽喉肿痛：朱砂根 20 克，水煎服；朱砂根全草 10 克，射干 5 克，甘草 5 克，水煎服。② 治风湿骨节痛：朱砂根 25 克，木通 100 克，虎骨 15 克，鸡骨香 15 克，红藤 20 克，桑寄生 15 克，浸酒 1000 毫升，每次服 25 ~ 50 毫升，1 日 2 次。③ 治上呼吸道感染、扁桃体炎、白喉、丹毒、淋巴结炎：朱砂根 20 克，煎服；研末做成蜜丸，每次 10 ~ 15 克，1 日 2 次。④ 治跌打损伤、关节痛：朱砂根 15 ~ 25 克，水煎或冲黄酒服。⑤ 治妇女白带、痛经：朱砂根 15 ~ 25 克，水煎或加白糖、黄酒冲服。⑥ 治毒蛇咬伤：朱砂根（鲜品）10 克，水煎服；另用盐肤木叶或树皮、乌桕叶适量，煎汤清洗伤口，用朱砂根皮捣烂，敷创口周围。

注意事项 本品有毒，内服不宜过量和持续服用，孕妇禁服。

木蝴蝶

性味 微凉，微苦、甘。
拉丁文 Semen Oroxyli
英文 Indian Trumpetflower Seed

别名 破布子、千层纸、千张纸、玉蝴蝶、白故子。
来源 紫葳科小乔木木蝴蝶的干燥成熟种子。
成分 含脂肪油、黄芩苷元、木蝴蝶苷、白杨素、特土苷等。

植物形态 小乔木，高 7.5 ~ 12 米，树皮厚，有皮孔。小枝皮孔极多而突起，叶痕明显而大。叶对生，大型奇数 2 ~ 4 回羽状复叶，着生于茎干近顶端，长 40 ~ 160 厘米，宽 20 ~ 80 厘米；小叶片卵形或椭圆形，长 6 ~ 14 厘米，宽 4.5 ~ 9 厘米，先端短尖或渐尖，基部圆形或斜形，全缘，上面绿色，下面淡绿色；小叶柄长 5 ~ 10 毫米。总状花序顶生；总花柄长约 30 厘米；花萼肉质，钟形；花冠大，钟形，淡紫色，先端 5 浅裂；雄蕊 5，稍伸出花冠外，花丝基部被棉毛，第 5 雄蕊花丝较其他 4 枚稍短；花盘大，肉质；柱头 2 裂，半圆形板状。蒴果下垂，扁平，阔线形，长 30 ~ 90 厘米，宽 5 ~ 8 厘米，先端短尖，基部楔形，边缘稍内弯似船形，中央有一条略微突出的背缝；果爿木质，成熟后沿腹缝裂开。种子多数为半透明的膜质翅所包围而成很薄的片状体。花期 7 ~ 8 月，果期 10 ~ 12 月。

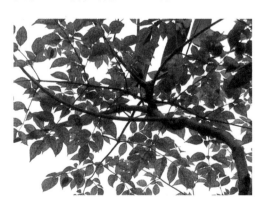

生长特性 生长山坡、溪边、山谷及灌木丛中，分布于福建、广西、云南、贵州、四川、广东等地。

采集方法 秋、冬季采收成熟果实，曝晒至果实开裂，取出种子，晒干。

药材性状 为蝶形薄片，除基部外三面延长成宽大菲薄的翅。长 5 ~ 8 厘米，宽 3.5 ~ 4.5 厘米。表面浅黄白色，翅半透明，有绢丝样光泽，上有放射状纹理，边缘多破裂。体轻，剥去种皮，可见一层薄膜状的胚乳紧裹于子叶之外。子叶 2 片，蝶形，黄绿色或黄色，长径 1 ~ 1.5 厘米。无臭，味微苦。

药理作用 本品煎剂对试验动物白内障形成过程中的代谢紊乱有抑制、纠正的作用。

药用功效 润肺、疏肝、和胃、生肌，主治咳嗽、喉痹、音哑、肝胃气痛、疮口不敛。

用法用量 内服：6 ~ 9 克煎汤或 1.5 ~ 3 克研末。外用：敷贴；研末撒患处。

方剂选用 ① 治急性气管炎、百日咳等：木蝴蝶 5 克，胖大海 15 克，桔梗 7.5 克，甘草 5 克，桑白皮 15 克，款冬花 15 克，水煎，加冰糖 150 克，溶化于药液，制成糖浆，每日数回，频频服之。② 治肝胃气痛：木蝴蝶 30 张，铜铫上焙燥研细，好酒调服。

注意事项 受潮则易发霉或生黑色斑点。

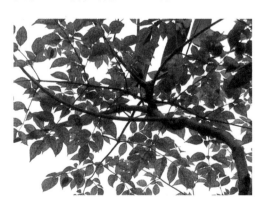

土牛膝

性味 寒，甘、微苦、微酸。
拉丁文 Radix Et Rhizoma Achyranthis Asperae
英文 Twotooth Achyranthes Root

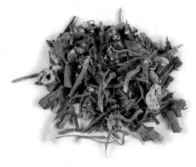

别名 杜牛膝。

来源 为苋科牛膝属多年生草本土牛膝的干燥根和根茎。

成分 含三萜皂苷，还含甜菜碱、糖类、黏液质、钾盐等。

植物形态 多年生草本，高 1 ~ 1.6 米。根圆柱形，茎直立，四方形，具棱，节膨大，节上分枝对生；叶对生，叶柄长 5 ~ 30 毫米，叶片披针形或狭披针形，长 4.5 ~ 15 厘米，宽 0.5 ~ 3.6 厘米，先端及基部均渐尖，全缘，上面绿色，下面常呈紫红色。穗状花序腋生或顶生；花多数；苞片 1，先端有齿；小苞片 2，刺状，紫红色，基部两侧各有 1 卵圆形小裂片，长约 0.6 毫米；花被 5，绿色，线形，具 3 脉；雄蕊 5，花丝下部合生，退化雄蕊方形，先端具不明显的齿；花柱长约 2 毫米。胞果长卵形，黄褐色，光滑。种子长圆形，黄褐色。花期 7 ~ 10 月，果期 3 ~ 11 月。

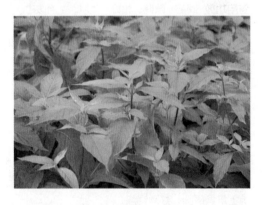

生长特性 生于海拔 200 ~ 1750 米的山坡、林下、平原、丘陵、路边、田埂、宅旁，除东北与内蒙古外，其他地方均有分布。

采集方法 冬春间或秋季采挖，除去茎叶及须根，洗净，晒干或用硫黄熏后晒干。

药材性状 根茎呈圆柱状，长 1 ~ 3 厘米，直径 5 ~ 10 毫米，灰棕色，上端有茎基残留，周围着生多数粗细不一的根。根长圆柱形，略弯曲，长约 15 厘米以下，直径可达 4 毫米，表面淡灰棕色，有细密的纵皱纹。质稍柔软，干透后易折断，断面黄棕色，可见成圈状散列的维管束。气微，味微甜。

药理作用 抗生育作用。实验表明，土牛膝根茎所含总皂苷对雌性小鼠有中期引产和抗生育作用。

药用功效 活血祛淤、泻火解毒、利尿通淋，主治闭经、跌打损伤、风湿关节痛、痢疾、白喉、咽喉肿痛、疮痈、淋证、水肿。

用法用量 内服：煎汤，9 ~ 15 克，鲜品 30 ~ 60 克。外用：捣敷；捣汁滴耳；研末吹喉。

方剂选用 ① 治男妇诸淋、小便不通：土牛膝连叶，以酒煎，连服数次，治血淋效果特别好。② 治血滞经闭：鲜土牛膝 100 克，马鞭草鲜全草 50 克，水煎，调酒服。③ 治风湿性关节痛：鲜土牛膝 50 克（干品 30 克），猪脚 1 个，红酒和水各半，煎服。④ 治肝硬化水肿：鲜土牛膝 50 克（干品 30 克），水煎，饭前服，每日 2 次。⑤ 治痢疾：土牛膝 25 克，地桃花根 25 克，车前草 15 克，青荔 15 克，水煎，冲蜜糖服。

注意事项	孕妇勿服，易破血堕胎。

胖大海

性味 寒，甘。
拉丁文 Semen Sterculiae Lychnophorae
英文 Boat-fruited Sterculia Seed

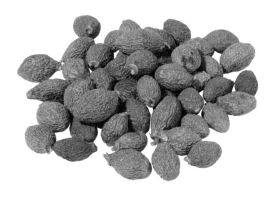

别名 大海、安南子、大洞果。

来源 梧桐科落叶乔木胖大海的干燥成熟种子。

成分 种子外层含西黄芪胶粘素，果皮含半乳糖、戊糖（主要是阿拉伯糖）。种子皮含戊聚糖及黏液质，黏液质属于果胶酸类，由半乳糖醛酸、阿拉伯糖、半乳糖乙酸、钙、镁组成；含灰分。尚含具活性成分胖大海素；外胚乳含绿色挥发油、西黄芪胶粘素、收敛性物质等。

植物形态 落叶乔木，高可达 40 米。单叶互生，叶片革质，卵形或椭圆状披针形，长 10 ～ 20 厘米，宽 6 ～ 12 厘米，通常 3 裂，全缘，光滑无毛。圆锥花序顶生或腋生，花杂性同株；花萼钟状，深裂；雄花具 10 ～ 15 个雄蕊；雌花具 1 枚雌蕊。菁葖果 1 ～ 5 个，着生于果梗，呈船形，长可达 24 厘米。种子棱形或倒卵形，深褐色。

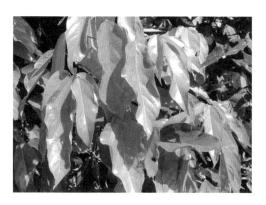

生长特性 生于热带地区，分布在越南、印度、马来西亚、泰国、印度尼西亚等地，我国海南、广西有引种。

采集方法 4 ～ 6 月，由开裂的果实上采取成熟的种子，晒干。

药材性状 干燥种子呈椭圆形，状似橄榄，先端钝圆，基部略尖。表面棕色至暗棕色，微有光泽，具细密的不规则皱纹，基部具浅色的圆形种脐。外种皮质轻而疏松，易剥落，遇水膨大成海绵状块。内种皮红棕色至棕黑色，先端有一黄白色的圆斑。剥去内种皮后，胚乳肥厚，成 2 片，暗棕色或灰棕色。子叶 2 片，紧贴于胚乳，菲薄而大。气微，味淡，久嚼有黏性。

药理作用 本品种子浸出液有缓和的泻下作用。有利尿、降压作用。

药用功效 清热润肺、利咽解毒，主治干咳无痰、喉痛、音哑、骨蒸内热、吐衄下血、目赤、牙痛、痔疮痿、瘘管。

用法用量 内服：7.5 ～ 15 克煎汤或泡茶。

方剂选用 ① 治干咳失音、咽喉燥痛、牙龈肿痛：胖大海 5 枚，甘草 5 克，炖茶饮服，老幼者可加入冰糖少许。② 治大便出血：胖大海数枚，开水泡发，去核，加冰糖调服。

注意事项 脾胃虚寒泄泻者慎服。

肿节风

性味 平，辛。

拉丁文 Herba Sarcandrae

英文 Glabrous Sarcandra Herb

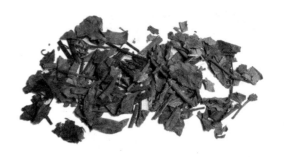

别名 九节茶、九节风、接骨莲。

来源 金粟兰科亚灌木草珊瑚的全株或根。

成分 含延胡索酸、琥珀酸、氰苷、香豆素等。鲜叶含挥发油、鞣质、黄酮苷等。

植物形态 多年生常绿草本或亚灌木，高达2米。根茎粗大，支根多而细长。茎直立，多分枝，节膨大。叶对生，近革质，长椭圆形或卵状披针形，长6～18厘米，宽2～7厘米，边缘有粗锯齿，齿尖具腺点；叶柄长约1厘米，基部合生成鞘；托叶微小。穗状花序1～3个聚生茎顶；苞片卵状三角形；花小，无花被，黄绿色，芳香；雄蕊1个，白色，棒状，花药2室；雌蕊球形，子房下位，柱头近头状。核果球形，鲜红色。花期6～7月，果期8～9月。

生长特性 生于山沟、溪谷、林阴湿地，分布于我国华东、中南、西南地区。

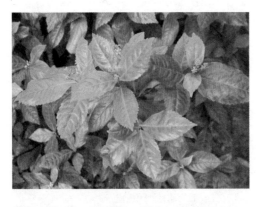

采集方法 夏、秋季采挖，除去杂质，晒干。

药材性状 主根粗短。茎圆柱形，暗褐色，节膨大，节上有明显的叶鞘痕，质脆，易折断或从节脱离，断面中空，边缘纤维状。叶对生，基部合生抱茎，棕褐色或暗褐色，多皱缩，易破碎，近革质。完整叶片为卵状披针形或卵状椭圆形，边缘有疏锯齿，对光透视，齿尖可见一黑褐色腺体，茎顶有时可见穗状花序，黄绿色，气微香，味微苦、微辛。

药理作用 本品对金黄色葡萄球菌、痢疾杆菌、大肠杆菌等有不同程度的抑制作用。水提取物有镇痛、促进骨折愈合、抗实验性溃疡作用。乙醇、乙醚提取物有一定的祛痰、平喘作用。水溶性和挥发性成分能抗肿瘤；大剂量时有一定的免疫抑制作用。

药用功效 抗菌消炎、祛风通络、活血散结，用于肺炎、阑尾炎、蜂窝组织炎、风湿痹痛、跌打损伤、肿瘤。

用法用量 内服：煎汤，常用量9～30克。外用：鲜品捣烂或干品研粉，以酒调敷患处。

方剂选用 ①治风湿关节痛：肿节风、钩藤根、野鸦椿根各30克，煎汤取汁，酌量加入黄酒，同猪脚1只炖服。②治痛经：肿节风9克，鹿含草12克，水煎服。也可用肿节风10～20克，五味子根10克，艾蒿5克，水煎服，每日2次。③治产后腹痛：肿节风9克，铁扫帚30克，白糖、米酒各少许，水煎服。④治烫伤：肿节风干叶研末1份，茶油2份，调匀，涂抹患处。

注意事项 阴虚火旺者及孕妇忌服。宜先煎或久煎。

绿豆

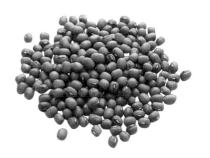

性味 凉，甘。
拉丁文 Semen Phaseoli Radiati
英文 Mung Bean

别名 青小豆。
来源 豆科 1 年生草本绿豆的干燥成熟种子。
成分 本品含蛋白质、脂肪、糖类、胡萝卜素、维生素 B_2、维生素 B_1、磷脂等。

植物形态 1 年生或多年生草本，大部缠绕状，有淡褐色长硬毛。叶羽状，小叶 3，顶生小叶卵形，长 6 ～ 10 厘米，宽 2.5 ～ 7.5 厘米，先端渐尖，侧生小叶偏斜；托叶大，阔卵形，盾状着生。总状花序腋生，苞片卵形或卵状长椭圆形，有长硬毛；花绿黄色；萼斜钟状，萼齿 4，最下面 1 齿最长；旗瓣肾形，翼瓣有渐狭的爪，龙骨瓣的爪截形，其中 1 片龙骨瓣有角；雄蕊 10，2 束；子房无柄，密被长硬毛。荚果圆柱状，成熟时黑色，长 6 ～ 10 厘米，宽约 6.5 毫米，被稀长硬毛。种子短矩形，绿色或暗绿色。花期 8 ～ 10 月，果期 9 ～ 11 月。

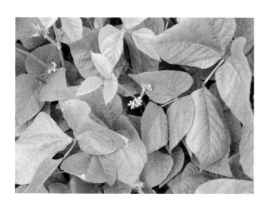

生长特性 全国大部分地区均有栽培。

采集方法 秋季种子成熟时采收，拔取全株，晒干，将种子打落，簸净杂质。

药材性状 种子短矩圆形。表面绿黄色或暗绿色。种脐位于一侧上端，长约为种子 1/3，呈白色纵向线形；种皮薄而韧，剥离后露出淡黄绿色或黄白色的种仁，子叶 2 枚，肥厚。质坚硬。

药理作用 本品提取液有降低试验动物的血清胆固醇，抑制动脉粥样硬化作用。

药用功效 清热解毒、消暑，主治暑热烦渴、水肿、泻痢、丹毒、痈肿、解热药毒。

用法用量 内服：煎汤，25 ～ 50 克；研末或生研绞汁。外用：研末调敷。

方剂选用 ① 解暑：绿豆淘净，下锅加水，大火煮开，取汤，待凉、色碧时食之；如多滚则色浊，不堪食矣。② 治消渴（小便如常）：绿豆 1000 克，淘净，加适量水，煮烂研细，澄滤取汁，早晚饭前各服 1 小碗。③ 治水肿：绿豆 30 克，大附子 1 只（去皮、脐，切作两片），加 3 碗水，煮熟，晚上睡觉前空腹吃绿豆；次日将附子 2 片分作 4 片，再加绿豆 30 克，煮熟，吃绿豆；第三日重新加绿豆 30 克，附子如前煮食，第四日如第二日法煮食，水从小便下，肿自消，未消则再服。④ 治小便不通、淋沥：绿豆 500 克，冬麻子 45 克（捣碎，以水 2 升淘，绞取汁），陈皮 15 克（研末），以冬麻子汁煮陈皮及绿豆，热食之。⑤ 治痈疽：赤小豆、绿豆、黑豆、川姜黄各等份，均研为细末，未发起者以姜汁和井华水调敷；已发起者以蜜水调敷。⑥ 治金石丹火药毒，并酒毒、烟毒、煤毒为病：绿豆 1000 克，生捣成末，以豆腐浆 2 碗调服。

注意事项 脾胃虚寒、滑肠泄泻者慎用。

玉簪花

性味 凉，苦、甘。有小毒。

拉丁文 Herba Hostae Plantagineae

英文 Fragrant Plantainlily Herb

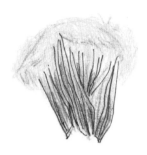

别名 内消花、白鹤花、白鹤仙、白萼。

来源 百合科玉簪属植物玉簪的花。

成分 含脂肪油、挥发油、树胶样物质、树脂、苦味糖苷、皂苷、生物碱，还含隐黄质、维生素C、泛酸、肌醇、谷甾醇、脂肪酸类、苹果酸、枸橼酸等。

植物形态 多年生草本，具粗根茎，叶基生，叶柄长 20 ～ 40 厘米；叶片卵形至心状卵形。花萼于夏、秋两季从叶丛中抽出，具 1 枚膜质的苞片状叶；总状花序，花梗长 1.2 ～ 2 厘米，基部具苞片；花白色，芳香。蒴果圆柱形，长 6 厘米。花期 7 ～ 8 月，果期 8 ～ 9 月。

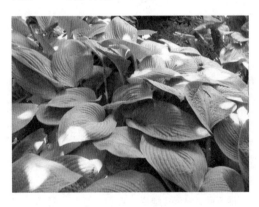

生长特性 喜阴湿，耐寒、耐旱，怕阳光直晒，如受强光叶片即变黄，严重时整株叶片干枯。对土壤要求不甚严，以肥沃湿润的沙土栽培为宜，可连作 10 年以上不影响生长，全国各地均有栽培。

采集方法 8 ～ 9 月采收，洗净，鲜用或晾干。

药材性状 花多皱缩成条状，稍破碎。完整直径 8 ～ 12.5 厘米，花被漏斗状，褐色或黄白色，筒部细长，长 4 ～ 8 厘米，喉部扩大，花被裂片 6，椭圆形，先端渐尖，长 3.5 ～ 4 厘米，宽约 1.2 厘米；花丝与花被等长，下部与花被筒贴生，有的残存丁字形花药；花柱细长，超出雄蕊，子房上位，长 1 ～ 1.5 厘米。质轻软，气微，味微苦。

药理作用 抗肿瘤作用：玉簪醇浸膏口服或腹腔注射，对小鼠白血病 L615 有抑制作用。

药用功效 清热解毒、利水通经，主治咽喉肿痛、疮痈肿痛、小便不利、闭经。

用法用量 内服：3 ～ 6 克煎汤。外用：捣敷。

方剂选用 ① 治牙痛、咽喉痛：玉簪花煎水含漱；玉簪花 5 克，板蓝根 25 克，玄参 25 克，水煎服。② 治乳痈、疮毒、蛇咬：鲜玉簪地上部分洗净，捣烂外敷。③ 治耳内流脓：玉簪花地上部分适量，洗净，捣汁滴耳。④ 治瘰疬：玉簪花根捣烂成泥，贴敷患处，每日 2 次。⑤ 治烧伤：玉簪花 500 克、香油 2 升，用香油浸泡玉簪花 2 个月。用时先清创，吸出水疱内含物，后用消毒棉球蘸药外涂，每 1 ～ 2 日涂 1 次。热天暴露患处，冷天用浸药的纱布包敷。⑥ 治小便不通：玉簪花 3 克，扁蓄 12 克，车前草 12 克，灯芯草 3 克，水煎服。⑦ 治疮痈肿痛：玉簪鲜根、蒲公英鲜全草各等量，共捣烂，敷患处；用鲜玉簪地上部分适量，洗净，捣烂，敷于患处。⑧ 治诸骨鲠喉：玉簪叶适量，加少许食盐捣烂捻成丸，含口中；玉簪叶 15 克，水煎服。

注意事项 牙齿不好者慎食。

马鞭草

性味 微寒，苦、辛。
拉丁文 Herba Verbenae
英文 European Verbena Herb

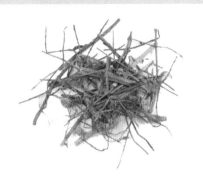

别名 铁马鞭、紫顶龙芽草、野荆芥。

来源 马鞭草科马鞭草属植物马鞭草的全草。

成分 全草含马鞭草苷、戟叶马鞭草苷、5-羟基马鞭草苷、羽扇豆醇、β-谷甾醇、熊果酸、桃叶珊瑚苷、蒿黄素。

植物形态 多年生草本，高达1米以上。茎四方形，节及枝上有硬毛。叶对生，叶片卵圆形、倒卵形至长圆状披针形。穗状花序顶生及腋生，细弱，长可达25厘米；花小，初密集，结果时疏离；每花具1苞片，有粗毛；花萼管状，膜质；花冠淡紫色至蓝色，花冠管先端5裂。果长圆形，包于宿萼内，成熟后4瓣裂。花期6~8月，果期7~9月。

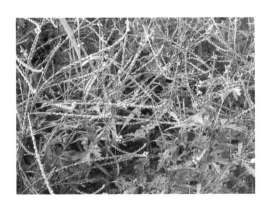

生长特性 生于山坡、路边、溪旁或林边，分布于山西、江苏、浙江、安徽、福建、江西、陕西、甘肃、新疆等地。

采集方法 7~10月花开放时采收，晒干。

药材性状 茎呈方柱形，多分枝，四面有纵沟，长0.5~1厘米；表面绿褐色，粗糙；质硬而脆，断面有髓或中空。叶对生，多皱缩破碎，绿褐色，具毛，完整者展平后叶片3深裂，边缘有锯齿。穗状花序细长，小花排列紧密。无臭，味苦。

药理作用 ① 抗炎止痛作用：水及醇提取物对滴入家兔结膜囊内芥子油引起的炎症均有抗炎作用，后者的抗炎作用比前者好。后者中的水溶部分又较水不溶部分为佳。水提取物对电刺激家兔齿髓引起的疼痛有镇痛作用，给药后1小时开始，3小时消失；醇提取物的镇痛作用在6小时后尚未完全消失，水溶部分作用更大，而水不溶部分则无镇痛作用。② 镇咳作用：马鞭草水煎液有一定镇咳作用，其镇咳的有效成分为β-谷甾醇和马鞭草苷。

药用功效 清热解毒、活血散淤、利水消肿，主治外感发热、湿热黄疸、水肿、痢疾、疟疾、白喉、喉痹、淋病、经闭、癥瘕、痈肿疮毒、牙疳。

用法用量 内服：煎汤，25~50克；鲜品捣汁50~100克；研末入丸、散。外用：捣敷或煎水洗。

方剂选用 ① 治伤风感冒、流感：鲜马鞭草75克，羌活25克，青蒿50克，上药煎汤2小碗，每日两次分服，连服2~3天。咽喉痛加鲜桔梗25克。② 治膨胀、烦渴、身干黑瘦：马鞭草细锉，曝干，勿见火，以酒或水同煮，至味出，去滓，温服。③ 治痢疾：马鞭草100克，土牛膝25克，将两药洗净，水煎服。每日1剂，一般服2~5剂。④ 破腹中恶血、杀虫：马鞭草，生捣，水煮去滓，煎成膏，空腹时用酒调服。

注意事项 孕妇慎服。

七叶一枝花

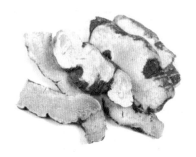

性味 微寒，苦。有小毒。
拉丁文 Rhizoma Paridis Chinensis
英文 Chinese Paris Rhizome

别名 华重、七叶莲、铁灯台、草河车。

来源 百合科多年生草本七叶一枝花的干燥根茎。

成分 含多种甾体皂苷，其中有重楼皂苷Ⅰ、皂苷Ⅱ、偏诺皂苷元的皂苷、薯蓣皂苷、纤细薯蓣皂苷。

植物形态 多年生草本，高30～100厘米。茎直立。叶5～8片轮生于茎顶，叶片长椭圆状披针形、倒椭状披针形或倒披针形，长7～17厘米，宽2.5～5厘米。花梗从茎顶抽出，通常比叶长，顶生一花，萼片4～6，叶状，绿色，长3～7厘米；花被片细线形，黄色或黄绿色，宽1～1.5毫米，长为花萼片的1/3至近等长；雄蕊8～10，花药长1.2～2毫米。蒴果球形。花期5～7月，果期8～10月。

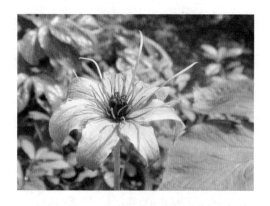

生长特性 最宜生长于腐殖质含量丰富的壤土或肥沃的沙质壤土，在碱土或黏土中不能生长。喜凉爽、阴湿、水分适度的环境，既怕干旱又怕积水。

采集方法 全年均可采挖，但以秋季采为好，晒干或切片晒干。

药材性状 根茎类圆锥形，常弯曲，直径1.3～3厘米，长3～8厘米。表面淡黄棕色或黄棕色，具斜向环节，环节突起不明显，茎痕半圆形或椭圆形，略交错排列；顶端有凹陷的茎残基，或有芽痕。质较坚实，易折断，断面平坦，粉质，少数部分角质。气微，味苦。

药理作用 ① 抑菌作用：本品煎剂对亚洲甲型流感病毒有较强的抑菌作用，对于痢疾杆菌、副伤寒杆菌、沙门菌、副大肠杆菌、绿脓杆菌、金黄色葡萄球菌、溶血性链球菌、脑膜炎双球菌等均有抑菌作用。② 镇静作用：蚤休苷可使小鼠的自由活动减少，与戊巴比妥钠有显著协同作用，并有镇痛作用。

药用功效 清热解毒、消肿止痛、凉肝定惊，治疗疔肿痈肿、咽喉肿痛、毒蛇咬伤、跌扑伤痛、惊风抽搐。

用法用量 内服：煎汤，5～15克；磨汁、捣汁或入散剂。外用：捣敷或研末调涂。

方剂选用 ① 治带状疱疹：七叶一枝花根、朱砂根各适量，雄黄少许，均研为末，白酒调搽患处。② 治肿痛疮毒：鲜七叶一枝花根6～10克，用冷开水半碗擂汁，白糖调服，每日1次；另用七叶一枝花根适量，研末，加面粉适量，用陈醋调敷，每日换药一次。③ 治跌打损伤：七叶一枝花根3～10克，水煎服，药渣同酒糟捣烂外敷。④ 治无黄疸型肝炎：七叶一枝花根10克，虎刺根45克，猪瘦肉120克，水炖，喝汤吃肉。

注意事项 体虚、无实火热毒、阴证外疡者及孕妇均忌服。

杠板归

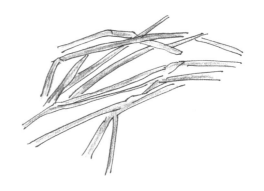

性味 微寒，酸、苦。
拉丁文 Herba Polygoni Perfoliati
英文 Perfoliate Knotweed Herb

别名 河白草、蛇倒退、梨头刺、蛇不过。
来源 为蓼科蓼属植物贯叶蓼的全草。
成分 含靛苷、水蓼素、p-香豆酸、阿魏酸、香草酸、原儿茶酸、咖啡酸。

植物形态 多年生蔓生草本。茎有棱，红褐色，有倒生钩刺。叶互生，盾状着生；叶片近三角形，长4~6厘米，宽5~8厘米，先端尖，基部近心形或截形，下面沿脉疏生钩刺；托叶鞘近圆形，抱茎；叶柄长，疏生倒钩刺。花序短穗状；苞片圆形；花被5深裂，淡红色或白色，结果时增大，肉质，变为深蓝色；雄蕊8个；花柱3裂。瘦果球形，包于蓝色多汁的花被内。花期6~8月，果期9~10月。

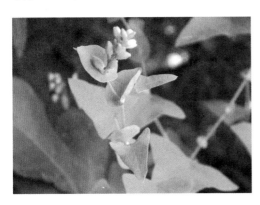

生长特性 生于山谷、灌木丛中或水沟旁，分布于江苏、浙江、福建、江西、广东、广西、四川、湖南、贵州等地。

采集方法 夏季开花时采割，晒干。

药材性状 干燥的全草，茎表面紫红色或紫棕色，光滑，有细直纵纹及众多倒生的刺，节处具托鞘碎落的环痕。折断面近方形，纤维性，黄白色，中有白色疏松的髓或小孔隙。叶片多已脱落，残留的叶呈焦黄绿色，多破碎皱缩，质脆易落。气微弱，味微酸。

药理作用 抑菌实验证明，水煎剂体外实验对金黄色葡萄球菌、乙型溶血性链球菌、痢疾杆菌、大肠杆菌、枯草杆菌与绿脓杆菌均有抑制作用。

药用功效 利水消肿、清热解毒、止咳，可用于肾炎性水肿、百日咳、泻痢、湿疹、疔肿、毒蛇咬伤。

用法用量 内服：煎汤，25~50克。外用：取适量鲜品捣烂敷或干品煎水洗患处。

方剂选用 ① 治疗百日咳：取杠板归50克，微炒，加甜酒及冰糖炖开后当茶饮，有一定疗效。② 治肾炎性水肿：杠板归15克，车前草12克，平地木、木青地白各9克，路路通（碎）5枚，水煎服。③ 治黄水湿疮：杠板归（末）30克，冰片1.5克，研末，用麻油调擦。

注意事项 孕妇慎用。

醉鱼草

性味	温，辛、苦。有毒。
拉丁文	Buddleja lindleyana Fort
英文	Summer Lilac

别名 鱼尾草、闹鱼花、痒见消、四方麻。
来源 马钱科醉鱼草属植物醉鱼草的干燥全草。
成分 全草含醉鱼草苷、即刺槐苷等。

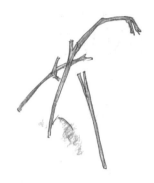

植物形态 落叶灌木，高1～2.5米。树皮茶褐色，多分枝，小枝具四棱而稍有翅，棱的两面有短白茸毛，老则脱落。叶对生，卵圆形至矩状披针形，纸质，先端尖，全缘或有小齿，基部浑圆至钝形或楔形；幼嫩时叶面间有茸毛，下面密被绵毛，老时两面均无毛。总状花序顶生，花冠紫色。种子细小，褐色略为纺锤状。花期4～7月，果期10～11月。

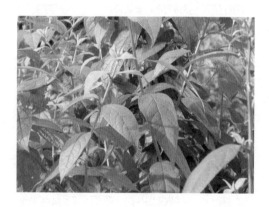

生长特性 生于山坡、林缘或河边土坎上，分布于浙江、安徽、江苏、江西、福建、广东、广西、湖南、湖北、四川等地。

采集方法 夏、秋季采收，切碎，晒干或鲜用。

药材性状 干燥茎枝呈黄褐色或灰褐色，小枝近四棱形。质坚，难折断；断面呈纤维状，髓部明显，中空。花冠干燥时呈黄褐色，花冠筒明显弯曲，先端4裂。蒴果长圆形。气微，味淡苦。

药理作用 醉鱼草对某些昆虫有杀灭作用。煎剂体外可抑制金黄色葡萄球菌。

药用功效 祛风、杀虫、活血，主治流行性感冒、咳嗽、哮喘、风湿关节痛、蛔虫病、钩虫病、跌打损伤、外伤出血、痄腮、瘰疬。

用法用量 内服：煎汤，15～25克（鲜品25～50克）；捣汁用。外用：捣汁擦或研末擦。

方剂选用 ① 治流行性感冒：醉鱼草50克，水煎服。② 治钩虫病：醉鱼草25克（儿童酌减），水煮2小时，取汁100毫升，加白糖，于晚饭后与次晨饭前分服。服药量可由25克逐次增至250克。个别服药者有恶心、腹痛、腹泻、头昏乏力等症状。③ 治疟疾：醉鱼草、白英各50克，水煎，于疟疾发作前3～4小时内服，连服2天。④ 治跌打损伤：鲜醉鱼草全草40克（干品25克），酌加红酒开水炖1小时，内服。⑤ 治外伤出血：醉鱼草叶晒干，研末，撒在伤口，并轻轻压一下，有止血作用。⑥ 治因误食石斑鱼子中毒而吐不止：醉鱼草研汁，服少许。⑦ 治痄腮：醉鱼草25克，枫球7枚，荠菜15克，煮鸡蛋食。⑧ 治瘰疬：醉鱼草全草50克，水煎服。⑨ 治风寒牙痛：鲜醉鱼草叶适量，和食盐少许，捣烂取汁，漱口。

| 特别附注 | 醉鱼草花、醉鱼草根亦供药用，醉鱼草花有祛痰、截疟、解毒的作用，主治痰饮喘促、疟疾、疳积、烫伤；醉鱼草根有活血化淤、消积解毒的作用，孕妇禁用。 |
| 注意事项 | 口服不宜过量，否则可产生头晕、呕吐、呼吸困难、四肢麻木和震颤等毒副作用。 |

羊蹄

性味 寒，苦。
拉丁文 Radix Rumicis Japonici
英文 Japanese Dock Root

别名 牛舌头、土大黄、野大黄。
来源 蓼科植物羊蹄的根。
成分 含大黄素、大黄酚、大黄素甲醚、酸模素、鞣质等。

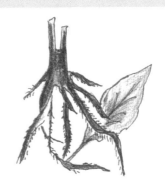

植物形态 多年生草本，高可达 1 米。茎直立。基生叶长椭圆形，长 10 ～ 25 厘米，宽 4 ～ 10 厘米，基部心形，边缘具波状皱折，叶柄长；茎生叶较小，基部楔形，托叶鞘筒状，膜质。花序为狭长的圆锥状；花两性，花被 6 片，2 轮，果时内轮花被片增大，卵状心形，边缘有不整齐的齿，全部生有瘤状突起；雄蕊 6 个；柱头 3 个。瘦果宽卵形，具 3 棱，黑褐色，有光泽。花期 4 ～ 5 月，果期 5 ～ 6 月。

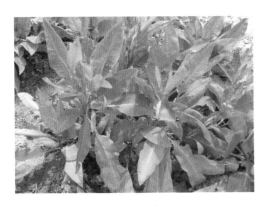

生长特性 生于山野、路旁或湿地，分布于华东、中南、西南地区。

采集方法 夏、秋季采收，洗净，晒干或鲜用。

药材性状 根类圆锥形，长 6 ～ 18 厘米，直径 0.8 ～ 18 厘米。根头部有残余茎基及支根痕。根部表面棕灰色，具纵皱纹及横向突起的皮孔样疤痕。质硬易折断，折断面黄灰色颗粒状。有特殊香气，味微苦涩。

药理作用 ① 羊蹄根酊剂在试管内对多种致病真菌有一定的抑制作用。将根煎剂与亚洲甲型流感病毒在试管内直接接触后注入鸡胚，有预防感染的作用。② 羊蹄根煎剂浓缩后的酒精提取物对急性淋巴细胞型白血病、急性单核细胞型白血病、急性粒细胞型白血病患者的血细胞脱氢酶都有抑制作用（试管中美蓝脱色法），对前两者白细胞的呼吸有一定的抑制作用（瓦氏呼吸器测定法）。

药用功效 清热解毒、止血、通便、杀虫，用于鼻出血、功能性子宫出血、血小板减少性紫癜、慢性肝炎、肛门周围炎、大便秘结。外用治外痔、急性乳腺炎、黄水疮、疖肿、皮癣。

用法用量 内服：煎汤，15 ～ 25 克，鲜品 50 ～ 100 克。外用：适量，煎水洗或捣烂敷患处。

方剂选用 ① 治大便涩结不通：羊蹄根 50 克（锉），以水 1 升煎取 0.5 升，去滓，温热时 1 次服下。② 治产后风秘：羊蹄根锉研，绞取汁 2 ～ 3 匙，水 500 毫升，煎沸，温热空腹服。③ 治赤白浊：羊蹄根 15 ～ 25 克，水煎服。④ 治湿热黄疸：羊蹄根 25 克、五加皮 25 克，水煎服。⑤ 治热郁吐血：羊蹄根和麦门冬各等份，煎汤饮或熬膏，加蜂蜜，每次以白开水调服数匙。⑥ 治内痔便血：羊蹄根 40 ～ 50 克，较肥的猪肉 200 克，放瓦罐内，加适量清水，煮至肉极烂，去药饮汤。⑦ 治肛门周围炎：羊蹄根（鲜品）50 ～ 75 克，煎汤，加入适量冰糖，早晚空腹服。

注意事项 脾胃虚寒、泄泻不食者忌服。

狗牙花

性味 凉，酸。
拉丁文 Ervatamia divaricata (L.) Burk. cv. Gouyahua
英文 Evatamiq

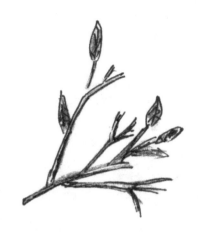

别名 白狗牙、狗癫木、狮子花、风沙门、海浪花树。

来源 夹竹桃科狗牙花属植物狗牙花的根、叶。

成分 狗牙花全株含吲哚生物：冠狗牙花定碱、伏康京碱、山辣椒碱等。地上部分含 23- 环木菠萝烯 -3β-25- 二醇、3β- 羟基 - 木菠萝烯 -25- 烯 -24- 酮、环桉烯醇、β - 谷甾醇、3β - 香树脂醇乙酸酯等。

植物形态 为灌木或小树。除花萼被毛外，其余均无毛。叶对生，坚纸质，椭圆形或长椭圆形，长 5～12 厘米，宽 1.5～3.5 厘米。聚伞花序腋生，通常双生，集在小枝端部呈假二歧状；花萼 5 裂，内面基部有腺体；花冠白色，重瓣，边缘有皱褶，花冠筒长达 2 厘米。果叉开或弯曲，内有种子 3～6 颗，种子长圆形，无种毛。花期 6～11 月，果期秋季。

生长特性 生于山野疏林间。分布于福建、广东、广西、海南、云南、台湾等地。也有栽培品。

采集方法 7～10 月采根，切片晒干；叶鲜用。

药理作用 狗牙花总碱有防治吗啡依赖的药理作用。应用吗啡精神依赖模型和小鼠热板法镇痛模型初步评价了狗牙花总生物碱对小鼠吗啡形成 CPP 的抑制作用及本身的精神依赖性。结果表明狗牙花总生物碱具有抑制小鼠 Mor 形成 CPP 的药理作用，本身没有成瘾性。

药用功效 清热降压、解毒消肿，主治高血压病、咽喉肿痛、痈疽疮毒、跌打损伤。

用法用量 内服：煎汤，10～30 克。外用：鲜品捣敷。

方剂选用 治深部脓肿：狗牙花 90 克，炖酒服。外用狗牙花叶、乌蔹莓叶、橘叶、柚叶各等份，捣敷。

注意事项 孕妇慎用。

山芝麻

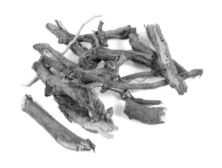

性味 凉，苦。有小毒。
拉丁文 Helicteres
英文 Narrowleaf Screwtree Root

别名 岗油麻、岗脂麻、山油麻、田油麻、仙桃草、野芝麻、狗屎树。
来源 梧桐科山芝麻属植物山芝麻的根或全株。
成分 根含白桦脂酸、齐墩果酸、山芝麻酸甲酯、山芝麻宁酸甲酯、山芝麻宁酸、山芝麻酸内酯等。

植物形态 小灌木，高达1米。小枝被灰绿色短柔毛。叶互生，叶柄长5～7毫米，被星状短柔毛；叶片狭长圆形或条状披针形，长3.5～5厘米，宽1.5～2.5厘米，先端钝或急尖，基部圆形，下面被灰白色或淡黄色星状茸毛，间或混生刚毛，全缘。聚伞花序腋生，有花2至数朵；花梗通常有锥尖状的小苞片4枚；花萼管状，被星状短柔毛，5裂；花瓣5，不等大，淡红色或紫红色，基部有2个耳状附属体；雄蕊10，退化雄蕊5；子房5室，被毛。蒴果卵状长圆形，先端急尖，密被星状毛及混生长绒毛。种子小，褐色，有椭圆形小斑点。花期几乎全年。果期11～12月。

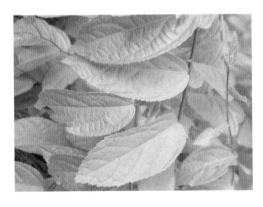

生长特性 生于山坡、路旁及丘陵地，分布于福建、江西、湖南、广东、广西、海南、云南、台湾等地。

采集方法 9～10月采收，切段，晒干。
药材性状 根呈圆柱形，略扭曲，头部常带有结节状的茎枝残基。表面灰黄色至灰褐色，间有坚韧的侧根或侧根痕，栓皮粗糙，有纵斜裂纹，老根栓皮易片状剥落。质坚硬，断面皮部较厚，暗棕色或灰黄色，强纤维性，易与木部剥离并撕裂；木部黄白色，具微密放射状纹理。气微香，味苦、微涩。

药理作用 本品对金黄色葡萄球菌有杀灭作用，对绿脓杆菌有抑制作用；所含山芝麻甲酯、山芝麻宁酸甲酯、山芝麻宁酸具有降低丙氨酸氨基转氨酶水平的作用。

药用功效 清热解表、消肿解毒，主治感冒、咳嗽、肺痨、咽喉肿痛、麻疹、疟腮、泄泻、痢疾、痈肿、瘰疬、痔疮、毒蛇咬伤。

用法用量 内服：煎汤，9～15克，鲜品30～60克。外用：鲜品捣敷。

方剂选用 ① 治外感痧气、阳黄疸、热疟：山芝麻、古羊藤根、两面针各等量，共磨粉，每次服5克，开水送下，日服3次。② 治痢疾：鲜山芝麻50克，酌加水煎，日服2次。③ 治风湿痛 山芝麻根50克、黄酒200毫升，酌加水煎服。④ 治风毒流注：鲜山芝麻50克，洗净切碎，鸭蛋1个，水煎服。⑤ 治痈疽肿毒：鲜山芝麻叶，捣敷。⑥ 治疟腮：山芝麻叶100克，捣敷患处。⑦ 治睾丸炎：鲜山芝麻40克，加酒、水各半，炖服。⑧ 治肺痨咳嗽：鲜山芝麻根20克，洗净切片，和适量冰糖，加水煎服。

注意事项 孕妇及体弱者忌服。

马蹄蕨

性味 凉，微苦。
拉丁文 Angiopteris fokiensis Hieron.
英文 Rhizome of Fokien Angiopteris

别名 牛蹄劳、马蹄树、地莲花、马蹄香、马蹄附子。
来源 观音座莲科观音座莲属植物福建观音座莲的根茎。

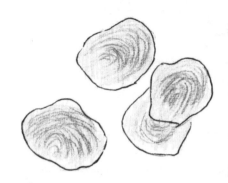

植物形态 多年生草本，高 1.5～3 米。根状茎直立，块状。叶柄粗壮，肉质而多汁，长约 50 厘米，基部有肉质托叶状附属物。叶簇生，草质，宽卵形，长宽各 60 厘米以上，二回羽状；羽片互生，狭长圆形，宽 14～18 厘米；小羽片平展，上部的稍斜向上，中部小羽片长 7～10 厘米，宽 1～1.8 厘米，披针形，先端渐尖头，基部近截形或近圆形，具短柄，下部的渐短缩，顶生小羽片和侧生小羽片同形，有柄；叶缘均有浅三角形锯齿，侧脉一般分叉，无倒行假脉。孢子囊群棕色，长圆形，长约 1 毫米，距叶缘 0.5～1 毫米，通常由 8～10 个孢子囊组成。

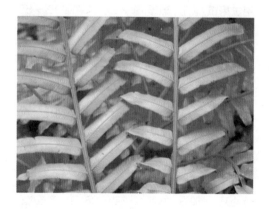

生长特性 生于林下溪边或阴湿的酸性土壤或岩石上，分布于福建、湖北、湖南、贵州、广东、广西等地。

采集方法 7～10 月采收，切片，晒干或鲜用。

药材性状 茎呈方柱形，多分枝，四面有纵沟，长 0.5～1 厘米；表面绿褐色，粗糙；质硬而脆，断面有髓或中空。

药用功效 清热、凉血、解毒，主治跌打肿痛、外伤出血、崩漏、乳痈、痄腮、痈肿疔疮、风湿痹痛、产后腹痛、心烦失眠、毒蛇咬伤。

用法用量 内服：煎汤，10～30 克（鲜品 30～60 克）；研末，每次 3 克。外用：捣敷或研末撒敷。

方剂选用 ① 治疗疮：鲜马蹄蕨适量，雄黄末、茶油各少许，同捣烂，敷患处。② 治毒蛇咬伤：鲜马蹄蕨适量，捣烂外敷伤口周围。

注意事项	孕妇慎用。

鬼灯笼

性味 凉，微苦。
拉丁文 Fructus Seu Herba Pubescentis
英文 Fructus Momordicae

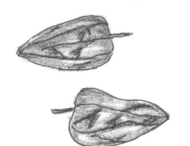

别名 虎灯笼、白灯笼、苦灯笼、红灯笼等。
来源 马鞭草科大青属植物白花灯笼的茎、叶。
成分 根含赪桐烯醇、赪桐二醇烯酮、赪桐酮、赪桐甾醇、甾醇。叶含杀蠕虫成分赪桐定。

植物形态 灌木，高可达2.5米。幼枝被黄褐色小柔毛。叶对生，具柄，纸质，矩圆形至狭矩圆状披针形，长5～12厘米，宽2.5～4厘米，先端渐尖，基部阔楔尖，边全缘或略作波浪形，近秃净，背脉明显。聚伞花序腋生，有花5～9朵，密被黑褐色小毛；萼蓝紫色，有棱5，长约10毫米，有白色腺点，裂片阔卵形而尖，结果时略增大；花冠近白色，长约15毫米，管约与花萼等长，裂片5片；雄蕊4个，短，突出；雌蕊1个，花柱突出，柱头2裂，子房不完全的4室。核果球形，直径约5毫米，包藏于萼内。花果期6～11月。

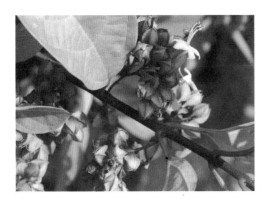

生长特性 喜温暖、湿润和阳光充足的环境，不耐寒，生于丘陵地或旷野间，分布于福建、江西南部、广西、广东等地。

采集方法 6～10月采收，切段，晒干或鲜用。

药材性状 茎枝圆柱形或近方柱形，老枝表面淡灰棕色、粗糙，有纵沟及凸起的圆形皮孔，幼枝棕绿色，密被短柔毛。叶对生，皱缩，易破碎，完整者展平后呈矩圆形至矩圆状披针形；叶柄密被短柔毛。叶腋处常见残留数个花萼。形似灯笼并有五棱角。花冠白色，萼蓝紫色。气微，味微苦。

药理作用 鬼灯笼草能提高大鼠电刺激鼠尾——嘶叫法的痛阈，抑制醋酸引起的小鼠扭体反应。鬼灯笼对炎症性痛敏及神经源性痛敏也有镇痛作用，还能明显抑制丘脑束旁核神经元对伤害性刺激的放电反应。

药用功效 清热解毒，主治温热病、骨蒸劳热、咳嗽、小儿急惊风。外用治跌打损伤。

用法用量 内服：煎汤，15～25克。外用：适量鲜品捣敷。

方剂选用 ① 治腹满胀痛、大便不通：鲜鬼灯笼60克或干鬼灯笼30克，水煎服。② 治急性肝炎：鲜鬼灯笼全草40克，鲜白英30克，水煎服。③ 治肺热喉痛：鬼灯笼、铺地锦各30克，捣汁服。④ 治细菌性痢疾：鲜鬼灯笼50克，水煎，每日1剂，分两次服，连服3天。亦可取全草晒干，研末，每次服6克，白开水送服。⑤ 治急性扁桃体炎：鬼灯笼30克，筋骨草15克，水煎服。⑥ 治白带过多：鬼灯笼30克，白鸡冠花10克，吊竹梅15克，水煎服。

注意事项 孕妇慎服。

落葵

性味 寒，甘、酸。
拉丁文 Basella rubra L.
英文 Malabar spinach

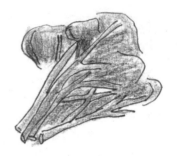

别名 天葵、藤葵、胡燕脂、藤儿菜、滑藤、西洋菜、燕脂豆、木耳菜、潺菜、紫葵、紫豆藤、红藤菜、软藤菜、滑腹菜。

来源 为落葵科落葵属植物落葵的叶或全草。

成分 叶含多糖、胡萝卜素、有机酸、维生素C、氨基酸、蛋白质等。

植物形态 1年生缠绕草本。植株肉质，光滑。茎长可达3～4米，多分枝，绿色或淡紫色。单叶互生；有叶柄，长1～3厘米；叶片宽卵形、心形至长椭圆形，长2～19厘米，宽2～16厘米，先端急尖，基部心形或圆形，全缘，叶脉在下面微凹，上面稍凸。穗状花序腋生或顶生，单一或有分枝；花无梗，萼片5，淡紫色或淡红色，下部白色，连合成管；无花瓣；雄蕊5个，花丝蕾中直立；花柱3，柱头具多数小颗粒突起。浆果卵形或球形，暗紫色，多汁液。种子近球形。花期6～9月，果期7～10月。

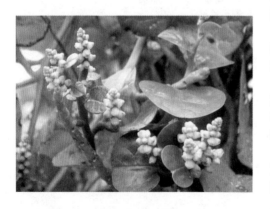

生长特性 生于海拔2000米以下地区，我国长江以南各地均有栽培，北方少见。

采集方法 7～9月采收叶或全草，鲜用或晒干。

药材性状 茎肉质，圆柱形，稍弯曲，有分枝，绿色或淡紫色；质脆，易断，折断面鲜绿色。叶微皱缩，展平后宽卵形、心形或长椭圆形，长2～14厘米，宽2～12厘米，全缘，先端急尖，基部近心形或圆形；叶柄长1～3厘米。气微，味甜，有黏性。

药理作用 ① 解热抗炎作用：落葵鲜品榨取的汁液灌胃，对于酵母所致大鼠发热有解热作用。落葵鲜汁对大鼠蛋清性足肿、甲醛性足肿、醋酸所致小鼠毛细血管通透性增高、羧甲基纤维素（CMC）所致大鼠白细胞游走及大鼠棉球肉芽肿，均有抑制作用。② 抗病毒作用：本植物叶的水提取物对烟草镶嵌病毒有抑制作用，其有效成分为一种糖蛋白。

药用功效 滑肠通便、清热利湿、凉血解毒、活血，主治大便秘结、小便短涩、痢疾、热毒疮疡、跌打损伤。

用法用量 内服：10～15克，鲜品30～60克煎汤。外用：鲜品捣敷；捣汁涂。

方剂选用 ① 治大便秘结：鲜落葵叶煮作副食。② 治小便短赤：鲜落葵每次60克，煎汤代茶频服。③ 治疗疮：鲜落葵（叶）10余片，捣烂涂贴，每日换1～2次。④ 治多发性脓肿：落葵30克，水煎，黄酒冲服。⑤ 治咳嗽：落葵30克，桑叶15克，薄荷3克，水煎服。

注意事项 脾冷之人不可食。落葵子、落葵花亦供药用，落葵子有润泽颜面的功效；落葵花汁为清血解毒药，可解痘毒、治乳头破裂。

金丝桃

性味 凉，苦。
拉丁文 Hypericum chinense L.
英文 Single flower

别名 土连翘、五心花、金丝海棠、木本黄开口。
来源 为藤黄科金丝桃属植物金丝桃的全株。
成分 叶含芳香油及单宁。

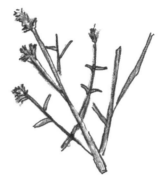

植物形态 半常绿小灌木，高 0.7 ~ 1 米。全株多分枝，小枝圆柱形，红褐色。单叶对生；无叶柄；叶片长椭圆状披针形，长 3 ~ 8 厘米，宽 1 ~ 2.5 厘米，先端钝尖，基部楔形或渐狭而稍抱茎，全缘，上面绿色，下面粉绿色，中脉稍凸起，密生透明小点。花两性，单生或成聚伞花序生于枝顶；小苞片披针形；萼片 5，卵形至椭圆状卵形；花瓣 5，鲜黄色，宽倒卵形；雄蕊多数，花丝合生成 5 束，与花瓣等长或稍长；子房上位，花柱纤细，柱头 5 裂。蒴果卵圆形，先端室间开裂，花柱和萼片宿存。种子多数，无翅。花期 6 ~ 7 月，果期 6 ~ 8 月。

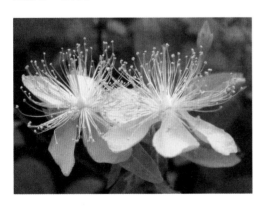

生长特性 生于山麓、路边及沟旁，现广泛栽培于庭园。分布于河北、江苏、安徽、福建、江西、山东、河南、湖北、湖南、广东、广西、四川、贵州、陕西、台湾等地。

采集方法 四季均可采收，晒干。

药材性状 全草长约 80 厘米，光滑无毛。根呈圆柱形，表面棕褐色，栓皮易成片状剥落，断面不整齐，中心可见极小的空洞。老茎较粗，圆柱形，直径 4 ~ 6 毫米，表面浅棕褐色，可见对生叶痕，栓皮易成片状脱落。质脆、易折断，断面不整齐，中空明显。幼茎较细，直径 1.5 ~ 3 毫米，表面较光滑，节间呈浅棕绿色，节部呈深棕绿色，断面中空。叶对生，略皱缩，易破碎；完整叶片展开呈长椭圆形，全缘，上面绿色，下面灰绿色，中脉明显突起，叶片可见透明腺点。气微香，味微苦。

药用功效 清热解毒、活血、祛风，主治肝炎、肝脾肿大、咽喉肿痛、疮疖肿毒、跌打损伤、风湿腰痛、蛇咬伤、蜂螫伤。

用法用量 内服：15 ~ 30 克煎汤。外用：鲜根或鲜叶捣敷。

方剂选用 ① 治肝炎：鲜金丝桃根 30 ~ 60 克，煎水煮鸡蛋服；另与红枣煮饭吃 2 ~ 3 次。② 治风湿性腰痛：金丝桃根 30 克，鸡蛋 2 个，水煎 2 小时，吃蛋喝汤。③ 治疖肿：鲜金丝桃叶加适量食盐，捣烂外敷患处。④ 治蝮蛇、银环蛇咬伤：鲜金丝桃根加适量食盐，捣烂外敷伤处，每日换 1 次。⑤ 治漆疮、蜂螫伤：金丝桃根磨粉，用麻油或烧酒调敷局部。

特别附注	金丝桃果亦供药用，有润肺止咳的功效，主治虚热咳嗽、百日咳。
注意事项	孕妇慎服。

木蓝

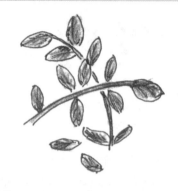

性味 寒，微苦。
拉丁文 Indigofera tinctoria L.
英文 Leaf and stem of True Indigo

别名 槐蓝、大蓝、大蓝青、水蓝、小青、印度蓝、青仔草、野青靛。
来源 为豆科木蓝属植物木蓝的茎叶。
成分 全草含靛苷、鱼藤素、去氢鱼藤素、鱼藤醇、鱼藤酮、灰叶素、苏门答腊酚、组胺。黄酮类化合物：芹菜素、山柰酚、木樨草素、槲皮素、木蓝酮。

植物形态 小灌木，高50～80厘米。茎直立，小枝被白色丁字毛。叶互生，叶柄长1.3～2.5厘米；托叶小，锥形；奇数羽状复叶，长2.5～5厘米，对生，小叶9～13片，叶片卵状长圆形或倒卵状椭圆形，长1.5～3厘米，宽0.5～1.5厘米，先端钝圆，有小尖，基部楔形，全缘，两面被丁字毛，叶干时常带蓝色。总状花序长2.5～5厘米，通常腋生，花疏生，约20朵；花冠蝶形，红黄色，旗瓣宽卵形至长圆形，外面有毛。荚果线状圆柱形，直或稍弯，种子向内缢缩，外形似串珠，有毛或无毛。花期5～10月，果期6～11月。

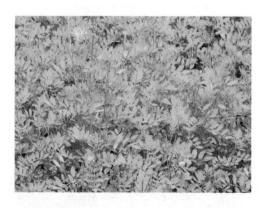

生长特性 野生于山坡草丛中。分布于华东及湖北、湖南、广东、广西、四川、贵州等地。

采集方法 7～9月采收，鲜用或晒干。

药材性状 所制青黛为深蓝色粉末，体轻，易飞扬。或呈不规则多孔性的团块，用手搓捻即成粉末。微有草腥气，味淡。

药理作用 ① 保肝作用：500毫克/千克木蓝提取物能改善D-半乳糖胺和四氯化碳引起的大鼠肝脏中LDH活性增加、尿素水平下降、胆汁分泌减少，减轻肝脏中毒程度。木蓝地上部分乙醚提取物FA能对抗CCl$_4$引起的肝损伤。2克/千克小鼠灌胃未见死亡。② 抗氧化作用：木蓝乙醇提取物以500毫克/千克的剂量给白化变种雄性大鼠灌胃21天后，发现能对抗由D-GalN和内毒素诱导的所有抗氧化酶活性的降低及脂质过氧化物含量的升高，进而表现出抗氧化作用。

药用功效 清热解毒、凉血止血，主治乙型脑炎、腮腺炎、急性咽喉炎、淋巴结炎、目赤、口疮、痈肿疮疖、丹毒、疥癣、虫蛇咬伤、吐血。

用法用量 内服：15～30克煎汤。外用：煎水洗或捣敷。

方剂选用 ① 预防乙型脑炎：鲜木蓝枝叶50克，水煎服，每3天1次，连服数次。② 治乙型脑炎：鲜木蓝全草150克，水煎服。③ 治腮腺炎：鲜木蓝全草50克，水煎服；另用木蓝鲜叶和醋捣烂绞汁，涂抹患处。

特别附注	木蓝的根（大靛根）、叶所制成的染料（蓝靛）亦供药用。大靛根有清热解毒、止痛的功效，蓝靛有清热解毒的功效。
注意事项	孕妇慎用。

蝴蝶花

性味 寒，苦。有小毒。
拉丁文 Iris japonica Thunb.
英文 Pansy

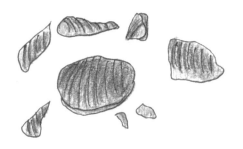

别名 铁扁担、燕子花、蓝花铰剪、紫燕、豆豉草、搜山虎、扁竹。

来源 为鸢尾科鸢尾属植物蝴蝶花的全草。

成分 地上部分含异黄酮类化合物：蝴蝶花素 A、蝴蝶花素 B、鸢尾黄酮新苷元 A、鸢尾黄酮新苷元 B、鸢尾苷元、尼泊尔鸢尾黄酮、7-O- 甲基香豌豆苷元、库门鸢尾素甲基醚等。

植物形态 多年生草本，高 40 ~ 60 厘米。根茎横生，竹鞭状。叶基生，套褶成 2 列；叶片剑形，长 25 ~ 60 厘米，宽 1.5 ~ 3.2 厘米，先端渐尖，全缘。花茎高出于叶，花多排成疏散的总状聚伞花序，分枝 5 ~ 12 个；苞片 2 ~ 3 枚，内含 2 ~ 4 朵花；花淡紫色或蓝紫色，直径约 5 厘米，外轮花被裂片 3，倒卵形或椭圆形，长 2.5 ~ 3 厘米，宽 1.4 ~ 2 厘米，先端微凹，基部楔形，边缘波状，有细齿裂，中脉上有隆起的黄色鸡冠状附属物，内轮花被裂片先端微凹，边缘有细裂齿；雄蕊 3，花丝淡蓝色，花药白色；子房纺锤形，花柱 3，分枝扁平，先端 2 裂。蒴果椭圆形，长 2.5 ~ 3 厘米。种子黑褐色，为不规则的多面体。花期 3 ~ 4 月，果期 5 ~ 6 月。

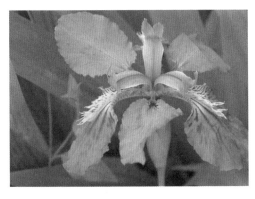

生长特性 生于山坡较阴蔽而湿润的草地、疏林下或林缘草地。云贵高原一带常生于海拔 3000 ~ 3300 米处。分布于江苏、浙江、安徽、广西、四川、贵州、云南、陕西、甘肃等地。

采集方法 春、夏季采收，切段晒干。

药材性状 干燥根茎呈扁圆柱形，表面灰棕色，有节，节上常有分歧，节间部分一端膨大，另一端缩小，膨大部分密生同心环纹，愈近顶端愈密。呈不规则结节状条形，略扁，有分枝，一端膨大，另一端渐细，顶端常有茎的残基，外有多数干枯膜叶片包裹。表面浅棕色，皱缩，粗糙，近根头部有横向环纹，其下有明显纵皱纹。下有纵细须根及圆形凹下的根痕。

药理作用 ① 败毒抗癌：用于肿瘤积毒，能使症状缓解、肿物缩小、排便顺利。② 消肿止痛：用于内外肿痛。

药用功效 清热解毒、消肿止痛，主治肝炎、肝肿大、肝区痛、胃痛、咽喉肿痛、便血。

用法用量 内服：煎汤，6 ~ 15 克。

方剂选用 ① 治小儿食积饱胀：蝴蝶花、鱼鳅串根、五谷根、隔山撬、卷子根、石气柑、鸡屎藤、绛耳木根、车前草各少许，煎服。② 治食积、气积及血积：蝴蝶花、臭草根、打碗子根、绛耳木子、刘寄奴，研粉和酒服。③ 治蛔虫积痛：蝴蝶花、川谷根各 25 克，水案板（全草）、苦楝皮各 15 克，煨水服。④ 治牙痛（火痛）：蝴蝶花 25 克，与绿壳鸭蛋同煮，吃蛋。

注意事项 脾虚便溏者忌服。

虎掌草

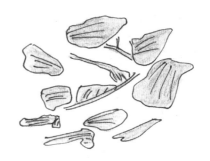

性味 平，苦、辛。有小毒。
拉丁文 Anemone rivularis Buch.-Ham.
英文 Fructus Anemonis

别名 见风青、见风蓝、羊九、狗脚迹、土黄芩。
来源 为毛茛科银莲花属植物虎掌草的根茎。
成分 根含白桦脂酸、草玉梅皂苷、虎掌草皂苷A、虎掌草皂苷B、虎掌草皂苷C、虎掌草皂苷D及皂苷AR-1、AR-3、草玉梅苷。

植物形态 多年生草本，高15～65厘米。根茎稍斜生，直径0.8～1.4厘米，外皮深绿色。基生叶3～6片，叶柄长5～22厘米，有白色柔毛，基部有短鞘；叶片轮廓肾状五角形。瘦果狭卵形，长7～8毫米，无毛，宿存花柱钩状弯曲。花期5～8月，果期6～9月。

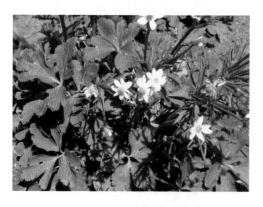

生长特性 生于山沟、荒坡、路旁及疏林中，分布于西藏、云南、四川、贵州、甘肃等地。

采集方法 全年均可采收，鲜用或晒干。

药材性状 根长圆柱形或类长圆锥形，稍弯曲，有的扭曲或分枝。表面黑褐色或棕褐色，粗糙，具不规则的裂纹及皱纹。根头部略膨大，有残留的叶基、茎痕及灰白色绒毛，并有许多呈纤维状的叶迹维管束及纤维束。质硬而脆，易折断，断面不整齐，黄绿色。气微，味微苦。

药理作用 ① 镇咳、祛痰作用：二氧化硫引咳法证明小鼠灌服虎掌草粗提物有明显镇咳作用，酚红排泌法还有明显祛痰作用，但对离体豚鼠气管不能使之松弛。② 抗菌作用：总皂苷在体外对金黄色葡萄球菌、草绿色链球菌、卡他球菌、大肠杆菌、福氏痢疾杆菌和伤寒杆菌有一定抑制作用。

药用功效 清热解毒、活血舒筋，主治喉蛾、痄腮、瘰疬、痈疽肿毒、疟疾、风湿疼痛、胃痛、跌打损伤等症。

用法用量 内服：煎汤，10～15克（鲜品25～50克）；浸酒用。外用：研末调敷，鲜品捣敷，煎汤含漱。

方剂选用 ① 治喉炎：虎掌草全草20克，煎水含漱。② 治痰结瘰疬绕项而生：虎掌草100克，小九牯牛50克，紫夏枯50克，灵仙25克，白头翁50克，烧酒浸，隔水煎，每晚顿服3杯，服21日。体质虚弱者忌服。③ 治无名肿毒：虎掌草根炕干研末，调醋搽患处。④ 治风湿痛：虎掌草25克，加酒煎服。⑤ 治疟疾：虎掌草根50克，捣烂（忌用刀切），调入第二次淘米水，调匀澄清后，倾上层药液，于发病前2小时服。

注意事项 本品对皮肤刺激性大，接触时间过长可致发疱。

龙葵

性味 寒，苦。
拉丁文 Herba Solani Nigri
英文 Black Nightshade Herb

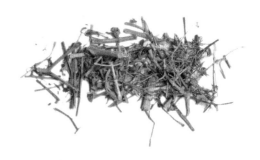

别名 苦菜、苦葵、天茄子、天天茄、救儿草。
来源 为茄科茄属植物龙葵的全草。
成分 含龙葵碱、澳茄胺、龙葵定碱、皂苷、维生素C、树脂。

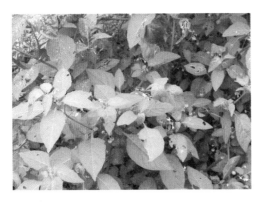

植物形态 1年生草本，高约60厘米。茎直立或下部偃卧，有棱角，沿棱角稀被细毛。叶互生，卵形，基部宽楔形或近截形，渐狭小至叶柄，先端尖或长尖；叶大小相差很大，通常长4～7厘米，宽3～5厘米；叶缘具波状疏锯齿，每边3～4齿，齿宽5毫米，长3～4毫米；叶柄长15～35毫米，大叶的柄长可达5厘米。伞状聚伞花序侧生，花柄下垂，每花序有4～10花，花白色；萼圆筒形，外疏被细毛，裂片5裂，卵状三角形；花冠无毛，裂片轮状伸展，5片，呈长方卵形；雄蕊5个，着生花冠筒口，花丝分离，内面有细柔毛；雌蕊1个，子房2室，球形，花柱下半部密生长柔毛，柱头圆形。浆果球状，有光泽，成熟时红色或黑色。种子扁圆形。花、果期9～10月。

生长特性 生于农田、路旁或荒地，分布于全国各地。

采集方法 8～10月采收，除去杂质，鲜用或晒干。

药材性状 茎圆柱形，多分枝，长30～70厘米，直径2～10毫米，表面黄绿色，具纵皱纹。质硬而脆，断面黄白色，中空。叶皱缩或破碎，完整者呈卵形或椭圆形，先端锐尖或钝，全缘或有不规则波状锯齿，暗绿色，两面光滑或疏被短柔毛；叶柄长0.3～3.2毫米。花、果少见，聚伞花序蝎尾状，腋外生，花4～6朵，花萼棕褐色，花冠棕黄色。浆果球形，黑色或绿色，皱缩。种子多数，棕色。气微，味淡。

药理作用 有抗炎作用：对动物的过敏性、烧伤性、组胺性休克有保护作用，并能促进抗体的形成；可抑制外周葡萄糖的作用，因此具有升高血糖的作用。此外还有镇咳、祛痰、兴奋平滑肌及中枢神经等作用。

药用功效 清热解毒、活血消肿，治疗疮、痈肿、丹毒、跌打扭伤、慢性气管炎、急性肾炎。

用法用量 内服：25～50克煎汤。外用：捣敷或煎水洗。

方剂选用 ① 治疗肿：龙葵草适量，捣碎，酒调服。② 治痈无头：捣碎适量龙葵敷之。③ 治天疱湿疮：龙葵苗叶捣碎敷之。④ 治跌打、扭筋肿痛：鲜龙葵叶50克，连须葱白7个，切碎，加酒酿糟适量，同捣烂敷患处，每日换1～2次。

注意事项 孕妇慎用。

八角莲

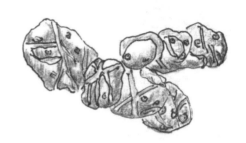

性味 凉，苦、辛。有毒。
拉丁文 Dysosma versipellis (Hance) M. Cheng ex Ying Common
英文 Dysosmatis Rhizome and Root Sixangular Dysosma Rhizome and Root

别名 金魁莲、八角盘、八角连、独脚莲、独叶一枝花。
来源 为小檗科八角莲属八角莲的根茎。
成分 根茎含木脂素：鬼臼毒素；黄酮类：山荷叶素、山柰酚、槲皮素等。

植物形态 多年生草本，高20～30厘米。茎直立，不分枝，无毛，淡绿色。根茎粗壮，横生，具明显的碗状节。叶1片，有时2片，盾状着生；叶柄长10～15厘米；叶片圆形，直径约30厘米，边缘4～9浅裂或深裂，裂片楔状长圆形或卵状椭圆形，先端锐尖，边缘具针刺状锯齿，下面密被或疏生柔毛。花5～8朵排成伞形花序，生于近叶柄基处的上方近叶片处；花梗细，花下垂，花冠深红色。浆果椭圆形或卵形。种子多数。花期4～6月，果期8～10月。

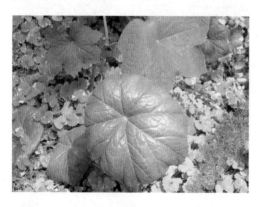

生长特性 生于海拔300～2200米的山坡林下阴湿处，分布于浙江、江西、河南、湖北、湖南、广东、广西、四川、贵州、云南等地。

采集方法 9～11月采收，鲜用或干燥，切忌受潮。

药材性状 八角莲根茎横生，数个至十数个连成结节状，每一结节圆盘形。表面黄棕色，上方具大型圆凹状茎痕，周围环节明显，同心圆状排列，色较浅，下方有环节及不规则皱纹或裂纹。质极硬，不易折断，折断面略平坦，颗粒状，角质样，浅黄红色，横切面平坦。气微，味苦。

药理作用 八角莲水溶液中所含山柰酚、鬼臼毒素对柯萨奇B组病毒、单纯疱疹病毒I型均有显著抑制作用。

药用功效 化痰解毒、祛淤散结，主治咳嗽、咽喉肿痛、瘰疬、瘿瘤、无名肿毒、带状疱疹、毒蛇咬伤、跌打损伤、风湿痹痛。

用法用量 内服：煎汤，3～12克；磨汁或入丸、散。外用：磨汁或浸醋、酒涂擦；捣烂敷或研末调敷。

方剂选用 ① 治痰咳：八角莲12克、猪肺100～120克、糖适量，煲服。② 治瘰疬：八角莲30～60克，黄酒60毫升，加适量水煎服。③ 治无名肿毒：八角莲、野葵、蒲公英各等份，捣烂，敷患处。④ 治带状疱疹、单纯性疱疹：八角莲根研末，醋调擦患处。⑤ 治毒蛇咬伤：八角莲9～15克，捣烂，冲酒服，渣敷伤处周围。⑥ 治跌打损伤、风湿痹痛：八角莲3～9克，水煎，兑酒服。⑦ 治乳腺癌：八角莲、黄杜鹃各15克，紫背天葵30克，加白酒500毫升，浸泡7天后内服外擦，每次服9克，每日2～3次。⑧ 治脱肛：八角莲根10克，切细，用甜酒煎熬，内服，1次服完。

注意事项 孕妇禁服。阳盛热极或体质虚弱者慎服。

八角金盘

性味 温，苦、辛。有小毒。

拉丁文 Fatisia japonica

英文 Janan Fatsia

别名 八角盘、八手、手树、金刚纂。

来源 为五加科八角金盘属植物八角金盘的叶或根皮。

成分 叶含三萜皂苷：手树皂苷 A_1、手树皂苷 B_1、手树皂苷 C_1、手树皂苷 D、手树皂苷 E、手树皂苷 F、手树皂苷 G，齐墩果酸 $3-O-\beta-D-$吡喃葡萄糖（$1\rightarrow4$）$-\alpha-L$ 吡喃阿拉伯糖苷等。

植物形态 常绿灌木或小乔木，高可达 5 米。茎光滑无刺。叶柄长 10 ~ 30 厘米；叶片大，革质，近圆形，直径 12 ~ 30 厘米，掌状 7 ~ 9 深裂，裂片长椭圆状卵形，先端短渐尖，基部心形，边缘有疏离粗锯齿。圆锥花序顶生，长 20 ~ 40 厘米；伞形花序直径 3 ~ 5 厘米，花序轴被褐色绒毛；花萼近全缘，无毛；花瓣 5，黄白色，无毛；雄蕊 5；子房下位，5 室，花柱 5，分离；花盘凸起呈半圆形。果实近球形，熟时黑色。花期 10 ~ 11 月，果熟期翌年 4 月。

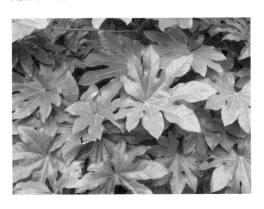

生长特性 喜温暖湿润的气候，耐阴，较耐寒，怕干旱。宜种植于排水良好、湿润的沙质壤土中。我国华北、华东及云南昆明庭园中多有栽培，作观赏植物。

采集方法 7 ~ 10 月采叶，根皮全年可采，鲜用或晒干。

药材性状 根茎呈结节状，长 6 ~ 10 厘米，径 0.7 ~ 1.5 厘米，鲜时浅黄色，干后呈棕黑色；表面平坦或微凹，上有几个小的凹点，下面具环纹。须根多数，长达 20 厘米，径约 1 毫米，有毛，鲜时浅黄色，干后棕黄色。质硬而脆，易折断。根茎断面黄绿色，角质；根的断面黄色，中央有圆点状中柱。气微，味苦。

药理作用 有抗有丝分裂作用。此外，本品还有抗菌及溶血等多种药理作用。其衍生物可制成片剂及注射液与多种抗肿瘤化疗药物组成各种化疗方案，治疗鼻咽癌、肺癌、食管癌、直肠癌等，均有较好疗效。

药用功效 化痰止咳、祛风除湿、化淤止痛，主治咳喘、风湿痹痛、痛风、跌打损伤。

用法用量 内服：1 ~ 3 克煎汤。外用：捣敷或煎汤熏洗。

方剂选用 ① 治气管炎咳嗽、咳痰：鲜八角金盘 3 克（干品 2 克），甘草 2 克，加水 150 毫升煎取 80 毫升，每日 3 次，饭后温服。② 治跌打损伤：鲜八角金盘、鲜鸡矢藤各适量，捣烂敷患处。

注意事项 孕妇慎服。

蛇莓

性味 寒，甘、苦。有毒。
拉丁文 Herba Duchesneae Indicae
英文 Indian Mockstrawberrg Herb

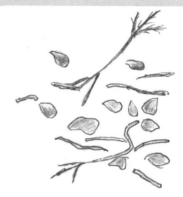

别名 蛇泡草、蚕莓、龙吐珠、三爪龙。
来源 为蔷薇科蛇莓属植物蛇莓的全草。
成分 全草含甾类成分：甲氧基去氢胆甾醇；酚类成分：低聚缩合鞣质、并没食子鞣质、没食子酸、蛋白质鞣质多糖；总蛋白及碳水化合物，如己糖、戊糖、糖醛酸、蛋白质等。

植物形态 多年生草本，全株有白色柔毛。茎细长，匍匐状，节节生根。三出复叶互生，小叶菱状卵形，长 1.5～4 厘米，宽 1～3 厘米，边缘具钝齿，两面均被疏矛檽，具托叶；叶柄与地片等长或长数倍，有向上伏生的白柔毛。花单生于叶腋，具长柄；萼片 5 片；花瓣 5 片，黄色，倒卵形；雄蕊多数，着生于扁平花托上。聚合果成熟时花托膨大，海绵质，红色。瘦果小，多数，红色。花期 4～5 月，果期 5～6 月。

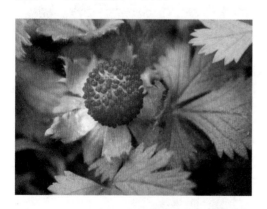

生长特性 常生于山坡、路旁、草丛、阴湿处，分布于辽宁、河北、河南、福建、广东等地。

采集方法 夏、秋季采收全草，除去杂质，鲜用，洗净晒干切碎用。

药材性状 全草多缠绕成团，被白色茸毛，具匍

匐茎，叶互生。三出复叶，基生叶的叶柄长 6～10 厘米，小叶多皱缩，完整者倒卵形，长 1.5～4 厘米，宽 1～3 厘米，基部偏斜，边缘有钝齿，表面黄绿色，上面近无毛，下面被疏毛。花单生于叶腋，具长柄。聚合果棕红色，瘦果小，花萼宿存。气微，味微涩。

药理作用 ① 抗癌作用：蛇莓水提浸膏灌胃，对小鼠肉瘤 S_{180}、肝细胞瘤 H_{22} 和未分化肉瘤 S37 有抑瘤作用，体外可杀伤人体肝癌 BEL-7721、胃癌 SGC-7901、食管癌 ECA-109 细胞。其多糖部分对移植 S_{180} 肉瘤小鼠有抗肿瘤活性。蛇莓石油醚和乙醚提取物在 Brine Shrimp 生物活性试验中也显示出抗癌活性。② 抗菌作用：蛇莓中的皂苷能抑制金黄色葡萄球菌、痢疾杆菌的生长。

药用功效 清热解毒、凉血消肿，主治感冒发热、咽喉肿痛、口疮、痢疾、黄疸、吐血、疔腮、痈肿疔疖、瘰疬、跌打肿痛、烫火伤。

用法用量 内服：煎汤，9～15 克，鲜品 30～60 克；捣汁饮。外用：捣敷或研末撒。

方剂选用 ① 治咽喉肿痛：蛇莓、土牛膝、寒水石各 15 克，煎服。② 治蛇头疔、乳痈、背疮：鲜蛇莓，捣烂，加蜜敷患处。初起未化脓者，加蒲公英 30 克，共杵烂，绞汁 1 杯，调黄酒 60 毫升炖服，渣敷患处。③ 治子宫内膜炎：鲜蛇莓、火炭母各 60 克，水煎服。④ 治蛇窜丹：蛇莓适量，雄黄 1.5 克，大蒜 1 个，共捣烂，布包外擦。

注意事项 脾胃虚寒者慎用。

臭牡丹

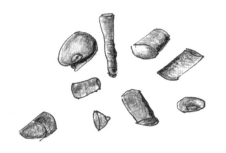

性味 辛，温。有小毒。
拉丁文 Folium et Ramulus cleridendri Trichotomi
英文 Harlequin Gloribower Leat and twig

别名 大红袍、臭八宝、矮童子、大红花。
来源 为马鞭草科大青属植物臭牡丹的茎、叶。
成分 臭牡丹叶和茎含有机酸类：琥珀酸、茴香酸、香草酸，另含乳酸镁、硝酸钾、麦芽醇、木栓酮、蒲公英萜醇、赖桐甾醇。茎含二萜成分：bungoneA，bungoneB。全草中含臭牡丹甾醇、α-香树脂醇、桢桐酮。

植物形态 灌木，高1~2米。植株有臭味。叶柄、花序轴密被黄褐色或紫色脱落性的柔毛。小枝近圆形，皮孔显著。单叶对生；叶柄长4~17厘米；叶片纸质，宽卵形或卵形，先端尖或渐尖，基部心形或宽楔形，边缘有粗或细锯齿，背面疏生短柔毛和腺点或无毛，基部脉腋有数个盘状腺体。伞房状聚伞花序顶生，密集，有披针形或卵状披针形的叶状苞片，长约3毫米，早落或花时不落；花冠淡红色、红色或紫红色。核果近球形，成熟时蓝紫色。花果期5~11月。

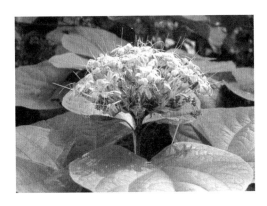

生长特性 生于海拔2500米以下的山坡、林缘、沟谷、路旁及灌丛中。分布于华北、西南、西北地区及江苏、浙江、安徽、江西、湖北、湖南等地。

采集方法 7~11月采收茎叶，鲜用或切段晒干。

药材性状 小枝呈长圆柱形，表面灰棕色至灰褐色，皮孔点状或稍呈纵向延长，节处叶痕呈凹点状；质硬，不易折断，切断面皮部棕色，菲薄，木部灰黄色，髓部白色。气微，味淡。叶多皱缩破碎，完整者展平后呈宽卵形，先端渐尖，基部截形或心形，边缘有细锯齿，上面棕褐色至棕黑色，疏被短柔毛，下面色稍淡，无毛或仅脉上有毛，基部脉腋处可见黑色疤痕状的腺体；叶柄黑褐色，长3~6厘米。

药理作用 ① 对免疫功能的影响：臭牡丹注射液尾静脉注射0.1毫升（含黄酮4.6毫克），能显著提高小鼠中性白细胞吞噬指数及吞噬百分率，提示本品能增强血清中调理素的活力。② 对子宫圆韧带的影响：分别以臭牡丹水煎醇提取物15克/千克、总生物碱45克/千克及乳酸镁27毫克/千克静脉注射，可引起家兔子宫圆韧带肌电发放，呈阵发性增强。给药后10~15分钟开始出现，持续30分钟。③ 其他作用：臭牡丹注射液体外试验表明，对金黄色葡萄球菌、酵母菌有较强的抑制作用。

药用功效 解毒消肿、祛风湿、降血压，主治疔疮、湿疹、丹毒、风湿痹痛、高血压。

用法用量 内服：煎汤，10~15克，鲜品30~60克；捣汁用；入丸剂。外用：煎水熏洗；捣敷；研末调敷。

注意事项 孕妇慎服。

仙人掌

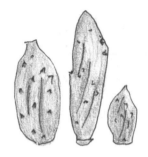

性味 寒，苦。

拉丁文 Opuntia stricta (Haw.) Haw. var. dillenii (Ker-Gawl.) Benson

英文 Echinops

别名 风尾筟、龙舌、平虑草、老鸦舌、神仙掌、霸王、观音掌。

来源 为仙人掌科仙人掌属植物仙人掌的全株。

成分 仙人掌生药浆含果胶多糖和胶渗出物。全草含无羁萜酮、无羁萜 -3a- 醇、蒲公英赛酮、蒲公英赛醇、甜菜苷、3-0- 甲基槲皮素、山柰素、山柰酚。

植物形态 多年生肉质植物，常丛生，灌木状，高 0.5 ~ 3 米。茎下部稍木质，近圆柱形，上部有分枝，具节；茎节扁平，倒卵形至长圆形，长 7 ~ 40 厘米，幼时鲜绿色，老时变蓝绿色，有时被白粉，其上散生小瘤体，每一瘤体上簇生数条针刺和多数倒生短刺毛；针刺黄色，杂以黄褐色斑纹。叶退化成钻状，早落。花单生或数朵聚生于茎节顶部边缘，鲜黄色。浆果多汁，倒卵形或梨形，紫红色。种子多数。花期 5 ~ 6 月。

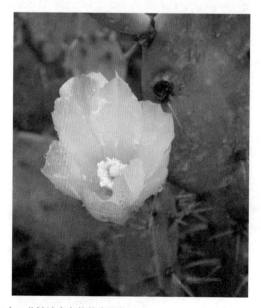

生长特性 生于沿海沙滩的空旷处，向阳干燥的山坡、石隙、路旁或村庄，分布于西南、华南地区及浙江、福建、江西等地。

采集方法 栽培 1 年后，即可随用随采。

药材性状 茎下部稍木质，近圆柱形，上部肉质，扁平，绿色，具节；叶肉质细小，披针形，先端尖细。

药理作用 ① 抑菌作用：仙人掌提取液对金黄色葡萄球菌、大肠杆菌等常见食品污染菌具有很强的抑制与杀灭作用。② 抗衰老作用：在耐常压缺氧实验、游泳实验、耐寒实验和耐高温实验时，仙人掌水提液能显著延长老龄小鼠游泳时间和耐高温时间，提高后者在常压缺氧条件下的生存时间，降低小鼠在低温环境下的死亡率。

药用功效 行气活血、凉血止血、解毒消肿，主治胃痛、痞块、痢疾、肺热咳嗽、乳痈、疟腮、蛇虫咬伤、烫伤、冻伤。

用法用量 内服：10 ~ 30 克煎汤；3 ~ 6 克焙干研末；捣汁用。外用：鲜品捣敷。

方剂选用 ① 治肺热咳嗽：鲜仙人掌 60 克，捣烂绞汁，加蜂蜜 1 匙，早晚各 1 次，开水冲服。② 治痔疮出血：仙人掌 30 克，牛肉 250 克，炖熟，连汤带肉 1 次服。③ 治毒蛇咬伤：鲜仙人掌 60 克，捣烂绞汁，加甜米酒 15 毫升调服；另用药渣加雄黄粉适量，捣匀敷伤口周围。

注意事项	1. 虚寒证及孕妇慎用。
	2. 其汁入目，使人失明。
	3. 忌铁器。

杉木

性味 微温，辛。
拉丁文 Cunninghamia lanceolata
英文 China fir

别名 杉材、杉材木。
来源 杉科杉木属植物杉木的心材及树枝。
成分 木材含挥发油，主要成分为柏木醇等。

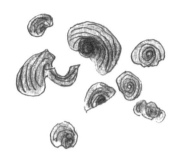

植物形态 常绿乔木，高达30米，胸围达2.5～3米。幼树树冠尖塔形，大树树冠圆锥形。树皮灰褐色，裂成长条片脱落。大枝平展，小枝近对生或轮生。叶在主枝上辐射伸展，在侧枝上排成二列状，条状披针形，革质，微弯，坚硬，长2～6厘米，边缘有细齿，上面中脉两侧有窄气孔带、下面沿中脉两侧各有1条白粉气孔带。雌雄同株；雄球花圆锥状，簇生枝顶；雌球花单生或2～4个集生枝顶，卵圆形，苞鳞与珠鳞结合而生，珠鳞先端3裂，腹面具3胚珠。球果近球形或卵圆形，苞鳞三角状宽卵形，宿存。种子长卵形，扁平，长6～8毫米，宽约5毫米，暗褐色，两侧有窄翅。花期4月，球果10月下旬成熟。

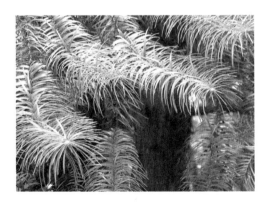

生长特性 杉木是亚热带植物，喜生长在土层深厚、质地疏松、富含有机质排水良好的山地酸性土壤中，忌盐碱地。广泛栽培于我国长江流域及秦岭以南地区。

采集方法 5～11月采树枝，9～11月采心材。

鲜用或晒干。

药材性状 杉皮呈板片状或扭曲的卷状，大小不一，外表面灰褐色或淡褐色，具粗糙的裂纹，内表面棕红色，稍光滑。干皮较厚，枝皮较薄。气微，味涩。

药理作用 杉叶的热甲醇提取物有抗炎作用，对角叉菜胶足趾肿胀及组胺兴奋豚鼠离体小肠的作用均有抵抗性。

药用功效 辟恶除秽、除湿散毒、降逆气、活血止痛，主治脚气肿满、奔豚、霍乱、心腹胀痛、风湿毒疮、跌打肿痛、创伤出血、烧烫伤。

用法用量 内服：15～30克煎汤。外用：煎水熏洗或烧灰存性研末调敷。

方剂选用 ① 治健康人无故腹胀、卒然成蛊：用真杉木片200克和真紫苏叶150克，煎汤饮之。② 治肺壅痰滞、上焦不利、卒然咳嗽：杉木屑50克，皂角（去皮酥炙）150克，共研为末，加蜂蜜做成如梧桐子大小的丸，每次用米汤服下10丸，1日服4次。③ 治遍身风湿毒疮（症见或痒或痛，或干或湿）：真杉木片60克，牛膝、木瓜、槟榔各30克，煮汤淋洗，洗3～4次则愈。④ 治漆疮：浓煮杉木汁洗之，洗几次即除，小儿漆疮用此方治尤佳。⑤ 治烫伤: 杉木烧炭存性，研粉，调植物油外敷患处。

注意
事项
1. 不可久服或过量服。
2. 虚人禁服。

铁线草

性味 平，苦、微甘。
拉丁文 Cynodon dactylon (L.) Pers.
英文 Bermudagrass

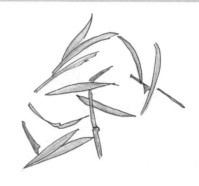

别名 绊根草、蟋蟀草、动地虎、巴根草、草皮子。
来源 禾本科狗牙根属植物狗牙根的全草及根状茎。
成分 全草含粗蛋白质、粗纤维、木质素、灰分、钙、磷、镁;尚分离出 β-谷甾醇、β-谷甾醇-D-葡萄糖苷、棕榈酸。

植物形态 多年生草本，具根茎，须根细韧。秆匍匐地面，长达1米，向上直立部分高10～30厘米。叶鞘具膏，鞘口通常具柔毛;叶片线形，下部者因节间缩短似为对生，长1～6厘米，宽1～3毫米。穗状花序长1.5～5厘米，3～6枚呈指状簇生于茎顶，小穗灰绿色或带紫色，长2～2.5毫米;颖具一中脉以形成背脊，两侧膜质，长1.5～2毫米;外稃草质，与小穗同长，具3脉，脊上有毛;内稃约与外稃等长，具2脊，花药黄色或紫色，长1～1.5毫米。花期5～10月。

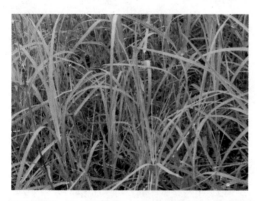

生长特性 生长于旷地、溪边和田野间，常用以铺建草坪和球场。广布于我国黄河以南各地。

采集方法 夏、秋采集，分别晒干。

药材性状 本品根茎细长呈竹鞭状。匍匐茎部分，长可达1米，直立茎部分长10～30厘米。叶线形，长1～6厘米，宽1～3厘米;叶鞘具脊，鞘口通常具柔毛。气微，味微苦。

药理作用 全草提取液在体外试验（即用新鲜的人的枸橼酸化的血液与葡萄球菌悬浮液共孵，计算吞噬细胞中的细菌数）有较高的吞噬指数，但其嫩枝的提取物未显示有抗菌作用。此植物可产生氰酸，牲畜食之，有时可发生中毒。

药用功效 祛风、活络、解热、止血、生肌，治风湿痹痛拘挛、半身不遂、劳伤吐血、跌打、刀伤。

用法用量 内服:25～50克煎汤。外用:捣敷。

方剂选用 ①治糖尿病:铁线草50克，冰糖为引，水煎取。②治吐泻:铁线草30克，水煎服。③治水肿:狗牙根、桐树白皮各20克，水煎服。④治蛔虫:鲜铁线草100克，水煎服。⑤治牙痛:狗牙根、南竹根，沙参各150克，煮猪瘦肉吃。

注意事项 孕妇慎用。

清热燥湿药

清热燥湿药性味多苦寒，苦能燥湿，寒能清热，用于湿热内蕴或湿邪化热的证候。

黄芩

性味 寒，苦。
拉丁文 Radix Scutellariae
英文 Baikal Skullcap Root

别名 黄文、虹胜、经芩、印头、内虚、空肠、元芩、土金茶根。

来源 为唇形科黄芩属植物黄芩的干燥根。

成分 本品含黄酮类成分，其主要成分为含黄芩苷、黄芩素、汉黄芩苷、汉黄芩素、黄芩酮Ⅰ、黄芩酮Ⅱ、千层纸黄素 A 及菜油甾醇。

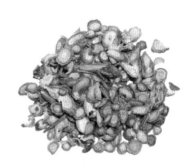

植物形态 多年生草本，主根粗壮，茎高 30 ~ 120 厘米，自基部多分枝。叶对生披针形，长 1.5 ~ 4 厘米，宽 0.3 ~ 1.2 厘米，下面密被下陷的腺点；具短柄。总状花序顶生，常于茎顶再聚成圆锥形花序，具叶状苞片，花偏向一侧，萼 2 唇形，果时增大；花冠蓝紫色或紫红色，二唇形，花冠管细，近基部作曲直向上弯曲，雄蕊 4 个，稍露出，前对较长，后对较短，具全药，子房 4 深裂，生于环状花盘上。小坚果 4，黑色，球形。花期 7 ~ 8 月，果期 8 ~ 9 月。

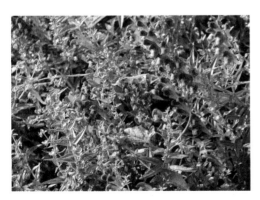

生长特性 生于向阳的草地、山坡及荒地上。

采集方法 春、秋二季采挖，将根挖出后除去茎苗、须根及泥土，晒至半干时撞去栓皮，再晒至全干。

生用、酒炒或炒炭用。

药材性状 呈圆锥形，扭曲。表面棕黄色或深黄色，有稀疏的疣状细根痕，上部较粗糙，有扭曲的纵皱纹或不规则的网纹，下部有顺纹和细皱。质硬而脆，易折断，断面黄色，中间红棕色；老根中间呈暗棕色或棕黑色。气微，味苦。

药理作用 对痢疾杆菌、白喉杆菌、绿脓杆菌、葡萄球菌、链球菌等均有抑制作用；煎剂对喉头喷雾，对脑膜炎带菌者亦有效；即使对青霉素等抗生素已产生抗药性的金黄色葡萄球菌，对黄芩仍很敏感。此外还有抗炎、抗变态反应、解热、抗血小板聚集及降血脂、保肝、利胆、抗氧化、抗癌和利尿等作用。

药用功效 清热燥湿、泻火解毒、止血安胎，用于湿温、暑温、胸闷呕恶、湿热痞满、泻痢、黄疸、肺热咳嗽、高热烦渴、血热吐衄、痈肿疮毒、胎动不安等症。

用法用量 内服：5 ~ 15 克煎汤；入丸、散。外用：煎水洗或研末撒。

方剂选用 泻肺火、降膈上热痰：黄芩片炒干，研为末，调成糊，蒸饼，做成如梧桐子大小。

注意事项 1. 脾肺虚热者忌用。
2. 恶葱。

黄连

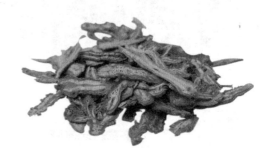

性味	寒，苦。
拉丁文	Rhizoma Coptidis
英文	Chinese Goldenthread ,Coptis Root

别名 川连、味连、鸡爪连。

来源 为毛茛科植物黄连的根茎。

成分 黄连含小檗碱、黄连碱、甲基黄连碱、掌叶防己碱、非洲防己碱等生物碱；还含黄柏酮、黄柏内酯及酚类成分等。

植物形态 多年生草本。根茎呈黄色，分枝，密生须根。叶基生；有叶柄；叶片坚纸质，卵状三角形。花葶1～2，二枝或多枝聚伞花序，有花3～8朵。蓇葖果。种子7～8粒，长椭圆形，褐色。花期2～4月，果期3～6月。

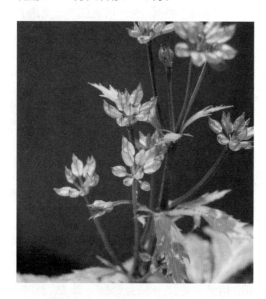

生长特性 生于海拔1000～2000米山地密林中或山谷阴凉处。野生或栽培。

采集方法 黄连栽后4～5年的10～11月，用黄连抓子连根抓起，抖掉泥土，剪去须根和叶，取根茎在黄连炕上烘炕干燥，烘时用操板翻动，并打掉已干燥的泥土。五六成干时出炕，根据根茎大小，分为3～4等，再分别细炕，勤翻动，待根茎断面呈半干草色时即可出炕，装入槽笼，撞掉泥土和须根即成。

药材性状 根茎多簇状分枝，弯曲互抱，形似倒鸡爪状，习称"鸡爪黄连"；单枝类圆柱形。表面灰黄色或黄棕色，外皮剥落处显红棕色，粗糙，有不规则结节状隆起、须根及须根残基，有的节间表面平滑如茎秆，习称"过桥"。质坚硬，折断面不整齐，皮部橙红色或暗棕色，木部鲜黄色或橙黄色，髓部红棕色。气微，味极苦。

药理作用 ① 抗微生物及抗原虫作用：黄连对金葡菌、志贺痢疾杆菌、福氏痢疾杆菌有较强的抑制作用。② 抗病毒作用：用柯萨奇B_3病毒（CB_3V）感染BALA／C小鼠建立CB_3V心肌炎动物模型，用黄连对感染鼠进行治疗，有抗病毒作用。

药用功效 清热泻火、燥湿、解毒，主治热病邪入心经之高热、烦躁，热盛迫血妄行之吐衄、湿热胸痞、泄泻、痢疾，心火亢盛之心烦失眠、胃热呕吐、消谷善饥。

用法用量 内服：煎汤，1.5～3克；研末，每次0.3～0.6克；入丸、散。外用：研末调敷；煎水洗；熬膏涂；浸汁用。

方剂选用 治心烦、心乱、怔忡、胸中气乱：朱砂20克，黄连25克，生甘草12克，共研为细末，汤浸蒸饼，做成丸，每次服10丸。

| 注意事项 | 胃虚呕恶、脾虚泄泻者均应慎服。 |

黄柏

性味 寒，苦。
拉丁文 Cortex Phellodendri Amurensis
英文 Amur Corktree Bark

别名 檗木、檗皮、黄檗。

来源 为芸香科黄檗属植物黄檗的树皮。

成分 含小檗碱、药根碱、木兰花碱、黄柏碱、N-甲基大麦芽碱、掌叶防己碱、蝙蝠葛碱等生物碱；另含黄柏酮、黄柏内酯、白鲜交酯、黄柏酮酸、青荧光酸、7-脱氢豆甾醇、β-谷甾醇、菜油甾醇。根皮含小檗碱、药根碱、黄柏碱、N-甲基大麦芽碱。

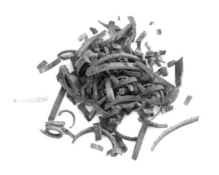

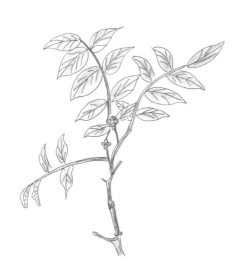

植物形态 落叶乔木，高10～25米。树外皮灰褐色，木栓发达，呈不规则网状纵沟裂，内皮鲜黄色。小枝灰褐色或淡棕色，罕为红棕色，有小皮孔。奇数羽状复叶对生，小叶柄短；小叶5～15枚，披针形至卵状长圆形。浆果状核果呈球形，密集成团，熟后紫黑色，内有种子2～5颗。花期5～6月，果期9～10月。

生长特性 生于山地杂木林中或山谷洪流附近，分布于东北及华北地区。

采集方法 定植15～20年采收，5月上旬至6月上旬，用半环剥或环剥、砍树剥皮等方法剥皮。目前多用环剥，选健壮无病虫害的植株，用刀在树段的上下两端分别围绕树干环割一圈，再纵割一刀，切割深度以不损伤形成层为度，然后将树皮剥下。剥下的皮，趁鲜刮掉粗皮，晒至半干，再叠成堆，用石板压平，再晒至全干。

药材性状 厚2～4毫米。外表面黄绿色或淡棕黄色，较平坦，有不规则的纵裂纹，皮孔痕小而少见。体轻，质较硬，断面鲜黄色或黄绿色。

药理作用 ① 抗病原微生物：黄柏水煎剂或醇浸剂体外对金黄色、白色及柠檬色葡萄球菌、溶血性链球菌、肺炎链球菌、炭疽杆菌、白喉杆菌、枯草杆菌、大肠杆菌、绿脓杆菌、伤寒及副伤寒杆菌、脑膜炎球菌及霍乱弧菌等，均有不同程度的抑制作用。② 解热和抗炎作用：黄柏有一定的退热和抗炎作用。

药用功效 清热燥湿、泻火解毒，主治湿热痢疾、泄泻、黄疸、梦遗、淋浊、带下、骨蒸劳热、痿躄、口舌生疮、目赤肿痛、痈疽疮毒、皮肤湿疹。

用法用量 内服：煎汤，3～9克；入丸、散。外用：研末调敷或煎水浸渍。降实火宜生用，清虚热宜盐水炒用，止血宜炭用。

方剂选用 治血痢：黄柏、黄连各200克，以酒1000毫升煎至500毫升，温时顿服25毫升，不拘时。

注意事项 脾胃虚弱、无实火者禁服。

龙胆

性味 寒，苦。
拉丁文 Gentiana scabra Bunge
英文 Chinese Gentian

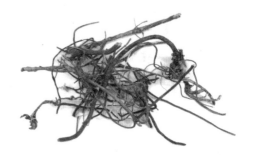

别名 胆草、水龙胆、山龙胆草、四叶草。
来源 龙胆科龙胆属植物龙胆的根和根茎。
成分 含环烯醚萜苷，其主要成分为龙胆苦苷、樟芽菜苦苷等。龙胆尚含龙胆黄碱、龙胆碱、龙胆三糖等。

植物形态 多年生草本，高30～60厘米。根茎短，根细长，簇生，味苦。茎单1，直立。叶对生，无柄，中部以下的叶卵形或卵状披针形，长2.5～7厘米，宽0.7～3厘米，叶缘及主脉粗糙，主脉3条。花数朵簇生于茎顶和上部叶腋；花萼钟形，先端5裂；花冠深蓝色至蓝色，5裂，裂片间有褶状三角形副冠片；雄蕊5，花丝基部具宽翅；子房上位，1室，柱头2裂。蒴果长圆形，种子边缘有翅。花期8～9月，果期9～10月。

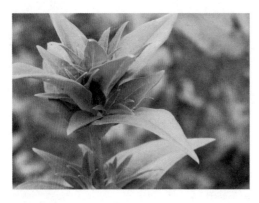

生长特性 生于海拔200～1700米的山坡草地、路边、河滩灌丛中以及林下草甸。分布于东北、华东、中南地区，以及河北、内蒙古、陕西、新疆等地。

采集方法 9～10月采收，切段，晒干。

药材性状 根茎呈不规则的块状，长1～3厘米，

直径0.3～1厘米；表面暗灰棕色或深棕色，上端有茎痕或残留茎基，周围和下端着生多数细长的根。根圆柱形，略扭曲，长10～20厘米，直径0.2～0.5厘米；表面淡黄色或黄棕色，上部多有显著的横皱纹，下部较细，有纵皱纹及支根痕。质脆，易折断，断面略平坦，皮部黄白色或淡黄棕色，木部色较浅，呈点状环列。气微，味甚苦。

药理作用 本品所含龙胆苦苷有保肝、降低谷丙转氨酶、利胆的作用；还能抗炎、杀疟原虫。龙胆碱能镇静、松弛肌肉、降血压。服用少量龙胆草，能增强胃液分泌，促进消化。此外，本品还有利尿、抗菌、驱虫作用。

药用功效 清肝胆实火、泻下焦湿热，主治头胀头痛、目赤肿痛、耳聋耳肿、口苦胁痛、湿热黄疸、小便淋痛、阴肿阴痒、带下、热病惊风抽搐。

用法用量 内服：煎汤，3～6克；入丸、散。外用：煎水洗或研末调擦。

方剂选用 ① 治伤寒发狂：龙胆研为末，加入鸡蛋清、白蜜，化凉水服，每次服10克。② 治肝胆经实火湿热、胁痛耳聋、胆溢口苦、筋痿、阴汗、阴肿、阴痛、白浊溲血：龙胆草（酒炒）、黄芩（炒），栀子（酒炒）、泽泻、木通、车前子、当归（酒洗）、生地黄（酒炒）、柴胡、甘草（生用）各等份，水煎服。③ 治雀盲、夜不见物：龙胆草50克，黄连50克，二味均研为细末，饭后用热羊肝蘸药末服。④ 治暑行目涩：生龙胆（捣汁）15克，黄连（浸汁）1匙，和匀点之。

注意事项 脾胃虚弱及无湿热实火者忌服。

苦参

性味 寒，苦。
拉丁文 Radix Sophorae Flavescentis
英文 Lightyellow Sophora Root

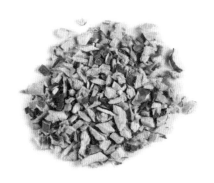

别名 苦骨、川参、凤凰爪、牛参。
来源 为豆科槐属植物苦参的干燥根。
成分 根中含生物碱：苦参碱、氧化苦参碱、N-氧化槐根碱、槐定碱、右旋别苦参碱、右旋异苦参碱、右旋槐花醇等。

植物形态 落叶半灌木，高1.5～3米。根圆柱状，外皮黄白色。奇数羽状复叶，互生；小叶披针形至线状披针形，先端渐尖，基部圆，有短柄，全缘，背面密生平贴柔毛；托叶线形。总状花序顶生。荚果线形，种子间微缢缩，呈不明显的串珠状，疏生短柔毛。种子3～7颗，近球形，黑色。花期5～7月，果期7～9月。

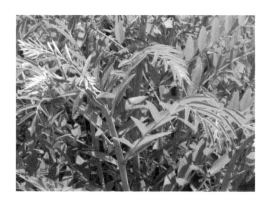

生长特性 生于沙地或向阳山坡草丛中及溪沟边，分布于全国各地。

采集方法 9～10月挖取全株，用刀分割成单根，晒干或烘干。

药材性状 根呈长圆柱形，下部常分枝，长10～30厘米，直径1～2.5厘米。表面棕黄色至灰棕色，具纵皱纹及横生皮孔。栓皮薄，常破裂反卷，易剥落，露出黄色内皮。质硬，不易折断，折断面纤维性；切片厚3～6毫米，切面黄白色，具放射状纹理及裂隙，有的可见同心性环纹。气微，味极苦。

药理作用 ① 利尿作用：苦参煎剂及其中所含之苦参碱给家兔口服或注射，皆可产生利尿作用，尿量增加前即有盐分排出增多。② 抗病原体作用：在试管中的高浓度煎剂，对结核杆菌有抑制作用。煎剂（8%）、水浸剂（1∶3）在体外对某些常见的皮肤真菌有不同程度的抑制作用。

药用功效 清热燥湿、祛风杀虫，主治湿热泻痢、肠风便血、黄疸、小便不利、水肿、带下、阴痒、疥癣、麻风、皮肤瘙痒、湿毒疮疡。

用法用量 内服：煎汤，3～10克；入丸、散。外用：煎水熏洗；研末敷；浸酒擦。

方剂选用 ① 治血痢不止：苦参炒焦研为末，和水做成如梧桐子大小的丸，每次服15丸，以米汤送下。② 治痔漏出血、肠风下血、酒毒下血：苦参500克（切片，酒浸湿，蒸晒9次为度，炒黄研为末），地黄200克（酒浸一宿，蒸熟，捣烂），加蜂蜜和为丸，每次服10克，白开水或酒送下，每日服2次。③ 治赤白带下：苦参100克，牡蛎75克，研为末，以猪肚1个，加水3碗煮烂，捣泥和成如梧桐子大小的丸，每次服100丸，温酒送下。④ 治下部疮漏：苦参煎汤，日日洗之。

注意事项
1. 脾胃虚寒者禁服。
2. 反藜芦。

白鲜皮

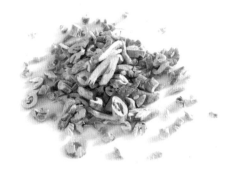

性味 寒，苦、咸。
拉丁文 Cortex Dictamni
英文 Densefruit Pittany Root-bark

别名 藓皮、北鲜皮、野花椒根皮、臭根皮。
来源 为芸香科白鲜属植物白鲜的干燥根皮。
成分 本品含白鲜碱、白鲜内酯、谷甾醇、黄柏酮酸、葫芦巴碱、梣皮酮、胆碱；尚含菜油甾醇、茵芋碱、γ-崖椒碱、白鲜明碱。地上部分含有补骨脂素和花椒毒素。

植物形态 多年生草本，基部木质，高达1米。全株有特异的香味。根肉质，多侧根，外皮黄白至黄褐色。奇数羽状复叶互生；叶轴有狭翼，无叶柄；小叶9～13，叶片卵形至椭圆形，长3.5～9厘米，宽2～4厘米，先端锐尖，基部楔形，边缘具细锯齿。总状花序顶生，长达30厘米，花轴及花柄混生白色柔毛及黑色腺毛；花柄长1～2.5厘米；萼片5，卵状披针形，基部愈合；花瓣5，淡红而有紫红色线条，倒披针形或长圆形；雄蕊10；子房上位，5室。蒴果，密被腺毛，成熟时5裂，每瓣片先端有一针尖。种子2～3颗，近球形，先端短尖，黑色，有光泽。花期4～5月，果期6月。

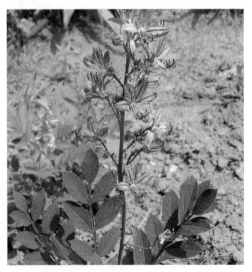

生长特性 生于土坡及灌丛中，分布于华北、东北、华东地区及河南、四川、贵州、陕西、甘肃。

采集方法 春、秋季节采挖，南方于立夏后采挖，去除须根及粗皮，趁鲜时纵向剖开，抽去木心，晒干。

药材性状 根皮呈卷筒状。外表面灰白色或淡灰黄色，具细纵皱纹及细根痕，常有突起的颗粒状小点；内表面类白色，有细纵纹。质脆，折断时有粉尘飞扬，断面不平坦，略呈层片状，剥去外层，迎光可见闪烁的小亮点。有羊膻气，味微苦。

药理作用 本品水煎剂在试管内对多种致病真菌有不同程度的抑制作用；还有抗炎、解热、抗癌、收缩子宫平滑肌等作用。

药用功效 清热燥湿、祛风止痒、解毒，主治风热湿毒所致的风疹湿疹、疥癣、黄疸、风湿热痹。

用法用量 内服：煎汤，6～15克；入丸、散。外用：煎水洗、研末敷或捣敷。

方剂选用 ① 治肺藏风热、毒气攻皮肤瘙痒、胸膈不利、时发烦躁：白鲜皮、防风（去叉）、人参、知母（焙）、沙参各50克，黄芩（去黑心）1.5克，以上六味捣为散，每次服10克，以水煎，温服，饭后和晚睡前服。② 治病黄：白鲜皮、茵陈蒿各等份，加适量水，煎服，每日服2次。③ 治鼠疫已有核、脓血出者：白鲜皮适量，煎水服。

注意事项 虚寒证者禁服。

椿皮

性味 寒，苦、涩。
拉丁文 Cortex Ailanthi
英文 Tree-of-heaven Ailanthus Bark

别名 椿根皮、苦椿皮、樗白皮。
来源 为苦木科植物臭椿的根皮或干枝。
成分 树皮含臭椿苦内酯、11- 乙酰臭椿苦内酯、臭椿辛内酯 C，并含多种有毒生物碱 β- 卡波林衍生物。

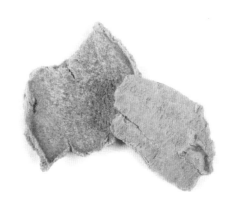

植物形态 落叶乔木。树皮灰褐色。叶互生，羽状复叶，小叶 13 ~ 25 片，卵状披针形，长 7 ~ 12 厘米，宽 2 ~ 4.5 厘米，先端渐尖，基部截形，近基部有 1 ~ 2 对粗齿，齿尖背面有 1 腺体，揉碎有臭气。圆锥花序顶生，花小，白色带绿，杂性。翅果扁平，长椭圆形，1 ~ 6 个着生于 1 果柄上，每个翅果中部具 1 种子。花期 6 ~ 7 月，果期 9 月。

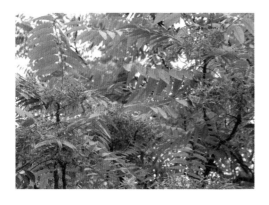

生长特性 生于山坡、路旁或栽培于庭院、村边，分布于浙江、河北、湖北、江苏等地。

采集方法 春、秋季剥取根皮或干皮，刮去或不去粗皮，晒干。

药材性状 根皮呈扁平块片或不规则卷片状，厚 2 ~ 5 厘米。外表面带灰色，有多数大形显著突起的菱形皮孔，长 1 ~ 2 厘米，皮灰白色，稍有光泽；内表面淡黄色，密布细小菱形小点或小孔。

质硬韧，折断面内皮强纤维性，味苦。干皮多呈扁平块状，厚 3 ~ 5 毫米，外表面灰棕色，有不规则纵横裂纹和皮孔。

药理作用 煎剂在体外对福氏痢疾杆菌、宋氏痢疾杆菌和大肠杆菌有抑制作用，对阿米巴痢疾亦有效；以伊红实验为药理指标证明臭椿双内酯有较强的抗癌活性，对蛔虫病和子宫颈癌有一定疗效。

药用功效 清湿热、收涩止血，治疗赤白带下、湿热泻痢、久泻久痢、便血、崩漏等症。

用法用量 内服：煎汤，6 ~ 15 克；入丸、散。外用：煎水洗、熬膏涂或研末调敷。

方剂选用 ① 治休息痢，症见昼夜无度、腥臭不可近、脐腹撮痛、诸药不效：诃子（去核梢）25 克，椿皮 50 克，母丁香 30 个，上药均研为细末，以醋面做成如梧桐子大小的丸子，每次服 50 丸，用陈米饭汤加少许醋送下，每天 1 剂。② 治湿热下利、大便带血、白带异常，去脾陈积之疾：椿皮 200 克，滑石 100 克，上药均研为末，熬成粥状，做成如梧桐子大小的丸，空腹时每次用白开水送下 100 丸。③ 治血痢及肠风下血：椿皮 150 克、槐角子 200 克、明白矾 100 克，上药均研为末，每次服 15 克，用热米汤调下。

注意事项 泻痢初起及脾胃虚寒者慎用。

清热凉血药

本节药物可清血分热，常用于血热妄行之吐血、血热发斑疹及温热病邪入营血等症。

鲜地黄

性味 寒，甘、苦。
拉丁文 Radix Rehmanniae
英文 Chinese Fox-Glove Root

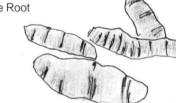

别名 酒壶花、山烟根、山烟、山白菜。
来源 为玄参科植物地黄的新鲜块根。
成分 本品主要含环烯醚萜、单萜及苷类；尚含苯甲酸、苯乙酸等多种有机酸、甾醇、氨基酸等。

植物形态 多年生草本，高 10～40 厘米。全株被灰白色长柔毛及腺毛。根肥厚，肉质，呈块状，圆柱形或纺锤形。茎直立，单一或基部分生数枝。基生叶成丛，叶片倒卵状披针形。花茎直立，被毛，于茎上部呈总状花序；花冠宽筒状，稍弯曲，外面暗紫色，里面杂以黄色，有明显紫纹。花期 4～5月，果期 5～6月。

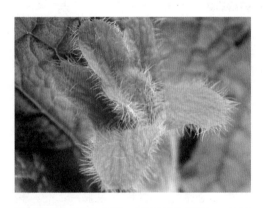

生长特性 主要为栽培，亦野生于海拔 50～1100米的山坡及路旁荒地等处。

采集方法 早地黄在 10 月上旬、中旬，晚地黄在 10 月下旬至 11 月上旬收获；野生品春季亦可采挖。采时仔细深挖，不要挖断根部，除净茎叶、芦头及须根，洗净泥土即为鲜地黄。亦可在挖出后不洗即以干沙土埋藏，放干燥阴凉处，用时取出，可保存 2～3 个月。

药材性状 块根呈纺锤形或条状。表面浅红黄色，具纵直弯曲的皱纹、横长皮孔及不规则的疤痕。肉质，易断，断面皮部淡黄白色，木部黄白色，导管呈放射状排列。气微，味微甜、微苦。

药理作用 本品能对抗连续服用地塞米松后血浆皮质酮浓度的下降。水提取液对急性实验性高血压有显著降压作用；能增加外周血液中的 T 淋巴细胞数量，提高网状内皮系统的吞噬能力；还能抗炎、镇静、利尿、降血糖及保肝。乙醇提取物能缩短凝血时间。

药用功效 清热凉血、生津润燥，主治急性热病、津伤烦渴，血热妄行之吐血、便血、口舌生疮、咽喉肿痛、劳热咳嗽、跌打伤痛、痈肿。

用法用量 内服：煎汤，10～30 克；捣汁或熬膏。外用：捣烂敷；取汁涂擦。

方剂选用 ① 治小儿热疾、烦渴头痛、壮热不止：生地黄汁 3 升，上等的人参蜜 0.5 升，和匀，每次服 0.5 升，不拘时，幼儿随大小加减服之。② 治伤寒温病应发汗而不汗之，内蓄血者，并治鼻衄、吐血不尽、内有淤血、面黄、大便黑：犀角 50 克，生地黄 400 克，芍药 150 克，牡丹皮 100 克，水煎，分 3 次服完。

注意事项 胃虚食少、脾虚有湿者慎服。

玄参

性味 微寒，甘、苦、咸。
拉丁文 Radix Scrophulariae
英文 Figwort Root

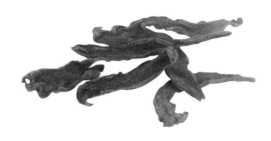

别名 浙玄参、乌元参、黑参、元参。
来源 为玄参科植物玄参的干燥根。
成分 本品主要含环烯萜类,其主要成分为哈巴苷、浙玄参苷甲等;尚含苯丙苷类化合物、挥发油、植物甾醇、生物碱等。

植物形态 多年生草本,高 60 ~ 120 厘米。根肥大,近圆柱形,下部常分枝,皮灰黄或灰褐色。茎直立,四棱形,有沟纹,光滑或有腺状柔毛。下部叶对生,上部叶有时互生,均具柄;叶片卵形或卵状椭圆形。聚伞花序疏散开展,呈圆锥形;花冠暗紫色。花期 7 ~ 8 月,果期 8 ~ 9 月。

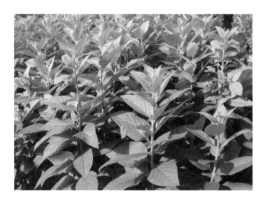

生长特性 生于山坡林下。南方各地均有栽培。

采集方法 栽种当年 10 ~ 11 月当茎叶枯萎时收获。挖起全株,摘下块根晒或炕到半干时,堆积盖草压实,经反复堆晒待块根内部变黑、再晒(炕)至全干。

药材性状 根呈类圆柱形,中间略粗或上粗下细,有的微弯曲,似羊角状。表面灰黄色或灰褐色,有不规则的纵沟、横向皮孔及稀疏的横裂纹和须根痕。质坚实,不易折断,断面黑色,微有光泽。

气特异似焦糖,味甘、微苦。

药理作用 本品对金黄色葡萄球菌、伤寒杆菌等多种细菌有抑制作用。水浸液或煎剂能使血压下降;浸膏能使血糖轻微降低;醇浸膏水溶液能明显增加冠脉血流量。

药用功效 凉血、滋阴降火、解毒,主治温热病热入营血、身热、烦渴、舌绛、发斑、骨蒸劳嗽、虚烦不寐、津伤便秘、目涩昏花、咽喉肿痛、瘰疬痰核、痈疽疮毒。

用法用量 内服:煎汤,9 ~ 15克;入丸、散。外用:捣敷或研末调敷。

方剂选用 ① 治伤寒发汗吐下后,毒气不散、表虚里实、热发于外,故身斑如锦纹,甚则烦躁谵语,兼治喉闭肿痛:玄参、升麻、甘草(炙)各25克,上药均锉如麻豆大,每次取25克,加水200毫升,煎至100毫升,去滓服。② 治三焦积热:玄参、黄连、大黄各50克,均研为末,加蜂蜜做成如梧桐子大小的丸,每次服 30 ~ 40 丸,白开水送下。小儿吃的丸做成粟米大小。③ 治阳明温病、无上焦证,数日不大便,当下之,若其人阴素虚,不可行承气者:玄参50克,麦门冬(连心)40克,生地黄 40 克,加水8杯,煮取3杯,口渴则一口气饮尽1杯;不大便则再服。④ 治口舌牛疮久不愈:玄参、天门冬(去心、焙)、麦门冬(去心、焙)各50克,研为末,加蜂蜜做成如弹子大小的丸,每次以绵裹1丸,含化咽津。

注意事项 脾虚便溏或有湿者禁服。

牡丹皮

性味 微寒，辛、苦。
拉丁文 Cortex Moutan
英文 Tree Peony Bark

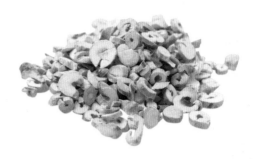

别名 木芍药、丹皮、粉丹皮、洛阳花。

来源 毛茛科芍药属植物牡丹的根皮。

成分 本品主要含酚类，其主要成分为丹皮酚、牡丹酚新苷等；尚含芍药苷、氧化芍药苷、苯甲酰芍药苷、苯甲酰氧化芍药苷、没食子酸及挥发油、植物甾醇等。

植物形态 落叶小灌木，高1～2米。根粗大。茎直立，枝粗壮，树皮黑灰色。叶互生，纸质。花两性，单生枝顶，花瓣5，或为重瓣，倒卵形，紫色、红色、粉红色、玫瑰色、黄色、豆绿色或白色，变异很大。蓇葖果长圆形。花期4～5月，果期6～7月。

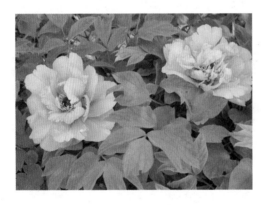

生长特性 生于向阳及土壤肥沃的地方。分布于河北、河南、山东、四川、陕西等地。

采集方法 播种生长4～6年，分株繁殖3～4年收获，9月下旬至10月上旬地上部分枯萎时将根挖起，趁鲜抽出木心，晒干，即为原丹皮；刮去皮后，称刮丹皮。

药材性状 原丹皮：根皮呈筒状、半筒状或破碎成片状，有纵剖开的裂隙，两面多向内卷曲。外表面灰褐色或紫褐色，有微突起的长圆形横生皮孔及支根除去后的残迹；内表面棕色或淡灰黄色，有细纵纹。质硬而脆，易折断。有特殊浓厚香气，味微苦凉，嚼之发涩，稍有麻舌感。刮丹皮：外表有刀刮伤痕，表面红棕色或粉黄色。

药理作用 本品煎剂对枯草杆菌、大肠杆菌、伤寒杆菌等有较强抑制作用。牡丹皮能显著降低心排血量；轻度降低心肌耗氧量。牡丹酚及芍药酚有抗血小板聚集作用；牡丹酚能抑制实验动物动脉粥样硬化斑块形成，能抑制肥大细胞脱颗粒而能抗变态反应。煎剂、牡丹酚均有降压作用。

药用功效 清热凉血、活血散瘀，主治温热病热入血分、吐衄以及热病后期热伏阴分发热等。

用法用量 内服：煎汤6～9克；入丸、散。清营、愈蒸、消痈宜生用；凉血、止血宜炒用；活血散瘀宜酒炒。

方剂选用 ① 治伤寒及温病应发汗而不汗之内蓄血者，及鼻衄、吐血不尽，内余淤血、面黄、大便黑：水牛角5克，生地黄40克，芍药15克，牡丹皮10克，上四味以水1800毫升煮取600毫升，分3次服完。喜妄如狂者加大黄10克、黄芩15克。② 治妇人骨蒸、经脉不通、逐渐瘦弱：牡丹皮75克，桂枝（去粗皮）50克，木通（锉，炒）50克，芍药75克，鳖甲（醋炙，去裙茨）100克，土瓜根75克，桃仁50克，上七味粗捣筛，每剂取25克，加水300毫升，煎至200毫升，去滓，2次服完，温服，空腹、饭后各服1次。

注意事项 血虚者、孕妇及月经过多的妇女禁服。

赤芍

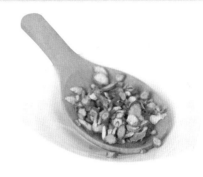

性味 微寒，苦。
拉丁文 Radix Paeoniae Rubra
英文 Peony Root

别名 木芍药、赤芍药、红芍药、草芍药。
来源 毛茛科芍药属植物川赤芍的根。
成分 主要含芍药苷、芍药内酯苷、氧化芍药苷、芍药吉酮、苯甲酰芍药苷、芍药新苷等；还含没食子鞣质、挥发油、蛋白质等。

植物形态 多年生草本，高 30 ~ 120 厘米。根圆柱形，单一或分枝。茎直立，有粗而钝的棱，无毛。叶互生；花两性，生茎顶端和叶腋，花瓣 6 ~ 9，倒卵形，紫红色或粉红色。花期 5 ~ 6 月，果期 7 ~ 8 月。

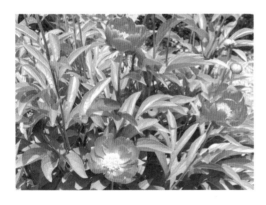

生长特性 生于海拔 1800 ~ 3700 米的山坡疏林或林边路旁。分布于四川、西藏、陕西、甘肃、青海等地。

采集方法 8 ~ 9 月采挖，晾晒至半干时捆成小捆，晒至足干。

药材性状 根呈圆柱形，稍弯曲，长 5 ~ 40 厘米，直径 0.5 ~ 3 厘米表面棕褐色，粗糙，有纵沟及皱纹，并有须根痕及横向凸起的皮孔，有的外皮易脱落。质硬而脆，易折断，断面粉白色或粉红色，皮部窄，木部放射状纹理明显，有的有裂隙。

气微香，味微苦、酸涩。

药理作用 本品 0.7 ~ 3.3 毫克能明显增强肝细胞 DNA 的合成，能显著促进 3H- 胸腺嘧啶核苷掺入肝细胞。注射液或赤芍苷能直接扩张冠状动脉，对急性心肌缺血有保护作用。煎剂、芍药苷能抗血小板聚集、抗血栓形成。芍药苷抗炎作用较弱，有镇痛、镇静、解热及抗惊厥、抗溃疡和降压作用，能对抗乙酰胆碱引起的平滑肌痉挛。

药用功效 清热凉血、活血祛瘀，主治温毒发斑、吐血衄血、肠风下血、目赤肿痛、痈肿疮疡、闭经、痛经、崩带淋浊、淤滞胁痛、疝瘕积聚、跌仆损伤。

用法用量 内服：煎汤，4 ~ 10 克；入丸、散。

方剂选用 ① 治衄血不止：赤芍适量，研为末，每次服 10 克，白开水调。② 治肠风下血：赤芍 50 克，瓦上烧存性，研为末，每次用温酒调下 10 克。③ 治赤痢多、腹痛不可忍：赤芍 100 克，黄柏 100 克（以蜜拌和涂炙令尽，锉），上药捣筛为散，每次服 15 克。以淡浆水，煎至五分，去滓，不计时候稍热服。④ 治肝经不足、受客热风壅上攻，眼目赤涩、睛疼睑烂、怕日畏光、夜卧多泪、时行暴赤、两太阳穴疼、头旋昏眩、视物不明、渐生翳膜：赤芍、当归（洗、焙）、黄连（去须）各等份，捣罗为细末，每次用 10 克，用开水泡，趁热熏洗，冷却再温洗，一日洗 3 ~ 5 次，以瘥为度。

注意事项 血虚无淤之证及痈疽已溃者慎服。

紫草

性味 寒，苦。
拉丁文 Radix Lithospermi
英文 Gromwell Root

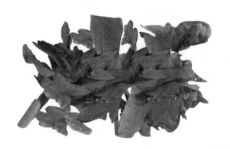

别名 硬紫草、大紫草、红条紫草。
来源 紫草科植物紫草的干燥根。
成分 本品主要含蒽醌类，其主要成分为紫草素、乙酰紫草素、去氧紫草素、异丁酰紫草素、异戊酰紫草素、紫草烷、β-羟基-异戊酰紫草素、α-甲基-正-异戊酰紫草素等；尚含亚油酸、软脂酸等。

植物形态 为多年生草本，高50～90厘米，全株被白色糙毛。根圆锥形，肥厚，粗大，略弯曲。茎直立，圆柱形。单叶互生；无柄；叶片长圆状披针形至卵状披针形，全缘。聚伞花序总状；花小，两性；花冠白色，筒状；雄蕊5。小坚果卵球形，灰白色或淡黄褐色。种子4颗。花期6～7月，果期8～9月。

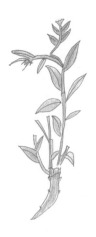

生长特性 生于山野草丛中、山地阳坡及山谷。分布黑龙江、吉林、辽宁、河北、河南、安徽、广西、贵州、江苏等地。

采集方法 4～5月或9～10月挖根，除去残茎及泥土（勿用水洗，以防褪色），晒干或微火烘干。

药材性状 呈不规则的长圆柱形、多扭曲。紫红色或紫褐色，皮部疏松，呈条形片状，常10余层重叠，易剥落。顶端有的可见分歧的茎残基。体轻，质松软，易折断，断面不整齐，木部较小，黄白色或黄色。气特异，味微苦、涩。

药理作用 ① 避孕作用：紫草根（日产）乙醇提取液100毫克/100克、30%紫草根粉末混合食喂饲动物均可抑制大鼠动情期。② 对循环系统的影响：新疆软紫草（太原市购得，品种未确定）煎剂对健康家兔及蟾蜍之离体或整体心脏，皆有明显的兴奋作用，此作用与煎剂中含钙有关。③ 其他作用：新疆软紫草煎剂对兔有缓和的解热作用，对家兔离体子宫及小肠平滑肌有不恒定的兴奋作用；口服煎剂能加强小肠的紧张性与收缩；静脉注射则无此反应。

药用功效 凉血、活血，解毒透疹，用于治疗血热毒盛、斑疹紫黑、麻疹不透、疮疡、湿疹、水火烫伤。

用法用量 内服：煎汤，5～15克；或入散剂。外用：熬膏涂。

方剂选用 ① 发斑疹：钩藤钩子、紫草茸各等份，研为细末，每服5克，温酒调下，无时。② 治疮疹初出，便急与服之，令毒减轻可：紫草（去粗梗）100克，陈皮（去白，焙干）50克，研为末，每服5克，加水放入葱白段，煎后去渣温服，无时。③ 预防麻疹：紫草15克、甘草5克，水煎，日服2次。

注意事项 胃肠虚弱、大便滑泄者慎服。

水牛角

性味 寒，苦、咸。
拉丁文 Cornu Bubali
英文 Buffalo Horn

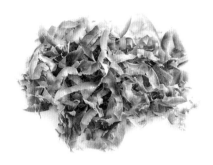

别名 沙牛角。

来源 为牛科水牛属动物水牛的角。

成分 本品含胆固醇类、强心成分、肽类、氨基酸以及铁、锰、磷、锌等多种微量元素。

动物形态 水牛体比黄牛肥大，长达 2.5 米以上。角较长大而扁，上有很多切纹。颈短，腰腹隆凸。四肢较短，蹄较大。皮厚无汗腺，毛粗而短，体前部较密，后背及胸膜各部较稀疏。体色大多灰黑色，但亦有黄褐色或白色的。

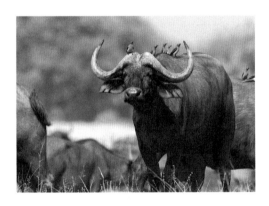

生长特性 全国大部分地区均有饲养，以南方水稻田地区为多。

采集方法 四季均可采收。取角后，水煮，除去角塞，干燥。

药材性状 本品呈稍扁平而弯曲的锥形，长短不一。表面棕黑色或灰黑色，一侧有数条横向的沟槽，另一侧有密集的横向凹陷条纹。上部渐尖，有纵纹，基部略呈三角形，中空。角质，坚硬。气微腥，味淡。

药理作用 本品煎剂及提取物能增强离体蟾蜍心脏的收缩力。提取物注射后，能使淋巴小结、脾脏小结增生活跃。能缩短凝血时间，降低毛细血管通透性。还有抗炎、抗感染、降低总胆固醇、兴奋垂体肾上腺系统等作用。

药用功效 清热解毒、凉血定惊，主治热病头痛、高热神昏、发斑发疹、吐血、衄血、淤热发黄、小儿惊风及咽喉肿痛、口舌生疮。

用法用量 内服：煎汤，15 ~ 30 克，大剂量可用至 60 ~ 120 克，先煎 3 小时以上；研末，每次 3 ~ 9 克；水牛角浓缩粉，每次 1.5 ~ 3 克。外用：研末掺或调敷。

方剂选用 ① 治流行性乙型脑炎、高热惊厥：水牛角片，3 岁以内每日 30 克，3 岁以上每日 60 克。水煎 2 小时，每日 2 ~ 3 次分服。一般用药一星期以上或用到患者完全清醒为止。② 治血上逆心、烦闷刺痛：水牛角适量，烧末，每次用酒调服 10 克。③ 治喉痹肿塞欲死者：沙牛角，烧，刮取灰，细筛，取一颗红枣大小的量，和酒服，水调也可。小儿饮乳不快似喉痹者，亦取此灰涂乳上，咽下。④ 治出血：水牛角、羊角及蹄甲，洗净后放入密闭容器里焚烧炭化，研成细粉过筛。内出血者每日服用 3 次，每次 2 克，口服；外出血者撒于患处。⑤ 治石淋、破血：水牛角烧灰，每次 10 克，调酒服，每日 5 次。⑥ 治赤秃发落：水牛角、羊角各等份，烧灰，用猪油调涂。

注意事项
1. 中虚胃寒者慎服。
2. 大量服用，常有上腹部不适、恶心、腹胀、食欲不振等反应。

扶桑花

性味 寒，甘。
拉丁文 Flos Hibisci
英文 Shrubalthea Flower

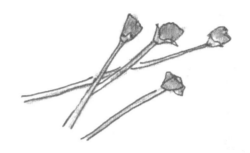

别名 大红花、朱槿。

来源 为锦葵科木槿属植物朱槿的叶、花。

成分 槲皮素-3-二葡萄苷、槲皮素-3,7-二葡萄苷、矢车菊素-3,5-二葡萄糖苷、矢车菊素-3-槐糖苷-5-葡萄糖苷等；还含三十一烷、β-扶桑甾醇及环肽生物碱。

植物形态 常绿灌木，高1～3米。小枝圆柱形，疏被星状柔毛。叶互生；叶柄长5～20毫米，上面被长柔毛；托叶线形，长5～12毫米，被毛；叶片阔卵形或狭卵形，长4～9厘米，宽2～5厘米，先端渐尖，基部圆形或楔形，边缘具粗齿或缺刻，两面除背面沿脉上有少许疏毛外均无毛。花单生于上部叶腋间，常下垂，花梗长3～7厘米，近端有节；小苞片6～7，线形，疏被星状柔毛，基部合生；萼钟形，长约2厘米，被星状柔毛，裂片5，卵形至披针形；花冠漏斗形，直径6～10厘米，玫瑰红或淡红、淡黄等色，花瓣倒卵形，先端圆，外面疏被柔毛；雄蕊筒及柱头长4～8厘米，平滑无毛，有缘。花期全年。

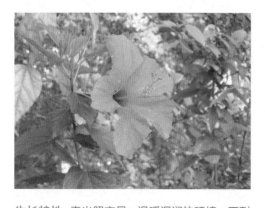

生长特性 喜光照充足、温暖湿润的环境，不耐

严寒。枝条萌发力强，耐修剪。宜在肥沃而排水良好的土壤栽种。南方露地栽培，北方盆栽适于中温温室。福建、广东、广西、海南、四川、云南、台湾等地有栽培。

采集方法 花半开时采摘，晒干。

药材性状 本品皱缩成长条状，长5.5～7厘米。小苞片6～7枚，线形，分离，比萼短。花萼黄棕色，有星状毛，5裂，裂片披针形或尖三角形 花瓣5片，紫色或淡棕红色，有的为重瓣，花瓣顶端圆或具粗圆齿，但不分裂。雄蕊管长，突出于花冠之外，上部有多数具花药的花丝。子房5棱形，被毛，花柱5个。体轻，气清香，味淡。

药理作用 扶桑花中含苷类物质，对麻醉犬有降压作用，40～80毫克/千克静脉注射此苷（非纯品）可急剧降压，稍回升后又降低，持续1～2小时，此降压作用不受阿托品影响。

药用功效 清肺、凉血、利湿、解毒，主治肺热咳嗽、咯血、鼻衄、崩漏、白带、痢疾、赤白带下、痈肿毒疮。

用法用量 内服：煎汤，15～30克。外用：捣敷。

方剂选用 治痈疽、腮肿：扶桑叶或花，同白芙蓉叶、牛蒡叶、白蜜研膏敷之。

注意事项 孕妇慎用。

吊竹梅

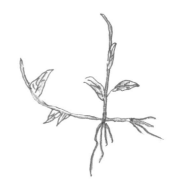

性味 寒，甘、淡。
拉丁文 Zebrina pendula Schnizl.
英文 Inch plant

别名 水竹草、金瓢羹、白带草、吊竹菜、紫背金牛、血见愁等。

来源 为鸭跖草科吊竹兰属植物吊竹梅的全草。

成分 全草含 β-谷甾醇、3β，5α，6β-三羟基豆甾烷、琥珀酸。叶含 4 种乙酰花色苷、吊竹梅素和单去咖啡酰基吊竹梅素等。

植物形态 多年生草本，长约 1 米。茎半肉质，分枝，披散或悬垂。叶互生，无柄；叶片椭圆形、椭圆状卵形至长圆形，先端急尖至渐尖或稍钝，基部鞘状抱茎，鞘口或有时全部叶鞘均被疏长毛，上面紫绿色而杂以银白色，中部和边缘有紫色条纹，下面紫色，通常无毛，全缘。花期 6 ~ 8 月。

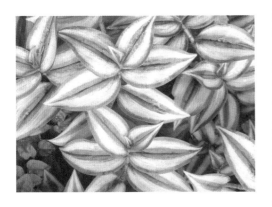

生长特性 喜温暖湿润气候，耐荫、不耐寒。宜选择疏松肥沃、排水良好的壤土或沙质土壤栽培。生于山边、村边和沟旁以及路边较阴湿的草地上。广植于浙江、福建、广东、海南、广西等地。原产墨西哥。

采集方法 全年均可采收，晒干或鲜用。

药理作用 抗肿瘤作用：吊竹梅的水提取物及醇浸膏分别于腹腔注射 200 毫克/千克，对小鼠腹水型肉瘤 S_{180} 的抑瘤率为 45% 和 49%。从全草中分得 3 个抗肿瘤有效成分，给荷瘤小鼠注射，其抑瘤率分别为：琥珀酸 43%（160 毫克/千克）；3β，5α，6β-三羟基豆甾烷 98%（100 毫克/千克）。特别是后者，剂量增加 1 倍时，仍未发现毒性，体重递增也和正常组平行。

药用功效 清热利湿、凉血解毒，主治水肿、小便不利、淋证、痢疾、带下、咳嗽咯血、目赤肿痛、咽喉肿痛、疮痈肿毒、烧烫伤、毒蛇咬伤。

用法用量 内服：煎汤，15 ~ 30 克（鲜品 60 ~ 90 克）；捣汁用。外用：捣敷。

方剂选用 ① 治泌尿系统感染：鲜吊竹梅 12 克，十大功劳根 15 克，水煎服。② 治慢性痢疾：鲜吊竹梅全草 60 ~ 90 克、白米 30 克，同炒至半成炭为度，水煎服。③ 治白带异常：鲜吊竹梅全草 60 ~ 120 克，冰糖 30 克，淡菜 30 克，酌加水煎成半碗，饭前服，每日 2 次。④ 治咳血：鲜吊竹梅全草 60 ~ 90 克，猪肺 120 克，酌加水煎成 1 碗，饭后服，每日 2 次。⑤ 治目赤肿痛（急性结膜炎）：鲜吊竹梅全草 30 ~ 60 克，一点红鲜全草 30 克，共捣烂，外敷患眼。⑥ 治乳腺炎：鲜吊竹梅全草适量，加食盐捣烂外敷。⑦ 治烧烫伤：鲜吊竹梅全草捣烂敷患处。⑧ 治蛇咬伤：鲜吊竹梅全草 30 ~ 60 克，捣烂绞汁，汁调酒内服，取渣敷患处。

注意事项 孕妇慎用。

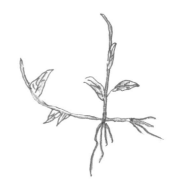

虎耳草

性味 寒，苦、辛。有小毒。
拉丁文 Herba Saxifragae
英文 Saxifrage-Creepinp Rockfoil

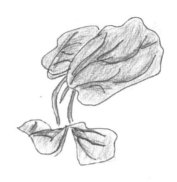

别名 老虎耳、石荷叶、狮子草、猫耳朵、耳朵草、红丝络、红线草、金丝草。

来源 虎耳草科虎耳草属植物虎耳草的全草。

成分 含槲皮素-5-葡萄糖苷、槲皮苷、氯原酸、熊果苷。

植物形态 多年生小草本，冬不枯萎。根纤细；葡匐茎细长，红紫色，有时生出叶与不定根。叶基生，通常数片；叶片肉质，圆形或肾形，有时较大，基部心形或平截，边缘有浅裂片和不规则细锯齿，上面绿色，常有白色斑纹，下面紫红色，两面被柔毛。花期5～8月，果期7～11月。

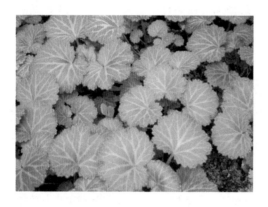

生长特性 喜阴凉潮湿，土壤要求肥沃、湿润，以栽培在密茂多湿的林下和阴凉潮湿的环境较好。生于海拔400～4500米的林下、灌木丛、草甸和阴湿岩石旁。分布于华东、中南、西南地区，以及河北、陕西、甘肃。台湾也有栽培。

采集方法 6～10月采收，鲜用或晒干。

药材性状 全体被毛。单叶，基部丛生，叶柄长，密生长柔毛；叶片圆形至肾形，肉质，边缘浅裂，疏生尖锐齿牙；下面紫赤色，无毛，密生小球形

的细点。花白色，上面3瓣较小，卵形，有黄色斑点，下面2瓣较大，披针形，倒垂，形似虎耳。蒴果卵圆形。气微，味微苦。

药理作用 ① 强心作用：离体蛙心滴加虎耳草压榨的鲜汁滤液或1∶1乙醇提取液0.01毫升，均显示一定强心作用。提取液去钙后对心脏仍有兴奋作用，但较去钙前弱。本品强心作用较氯化钙发生慢，持续时间较长。② 利尿作用：麻醉犬及清醒兔静脉注射虎耳草乙醇提取液1毫升/千克，呈现明显利尿作用。将提取液中所含苷类破坏后，仍有一定利尿作用。

药用功效 疏风、清热、凉血、解毒，主治风热咳嗽、肺痈、吐血、耳流脓、风疹、丹毒、痔疮肿痛、外伤出血。

用法用量 内服：煎汤，10～15克。外用：煎水洗；鲜品捣敷；绞汁滴耳及涂布。

方剂选用 ① 治肺痈吐臭脓：虎耳草12克，忍冬叶30克，水煎2次，分服。② 治吐血：虎耳草9克，猪瘦肉120克，混合剁烂，做成肉饼，加水蒸熟食。③ 治耳内肿痛、流脓出水：虎耳草捣取汁，灌入耳中，常常用之。略加枯矾效果更妙。或用鲜虎耳草60克，鲜爵床、冰糖各30克，水煎服。④ 治耳廓溃烂：鲜虎耳草适量，捣烂调茶油涂患处；或加冰片0.3克，枯矾1.5克，共捣烂敷患处。⑤ 治风火牙痛：虎耳草30～60克，水煎，去渣，加鸡蛋1个同煮服。⑥ 治皮肤风疹：虎耳草、苍耳子、紫草、芦根各15克，水煎，分早、中、晚3次服。

注意事项 孕妇慎用。

岗梅根

性味 寒，苦、甘。
拉丁文 Ilex asprella (Hook.et Arn.) Champ.ex Benth
英文 Roughhaired Holly Root

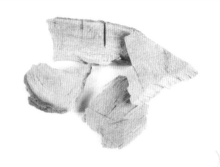

别名 槽楼星、包银、土甘草、天星根、七星蕴、山梅根、乌皮柴、西解柴。

来源 冬青科冬青属植物梅叶冬青的根。

成分 含有酮甾酮醇、酮甾醇 3－O－β－D－葡萄苷、丁香脂素、丁香脂素 O－β－D 葡萄糖苷、19- 去氢乌索酸。

植物形态 落叶灌木，高 3 米。小枝无毛，绿色，干后褐色，长枝纤细，有白色皮孔。叶互生；叶片膜质，卵形或卵状椭圆形。花白色，雌雄异株；果球形，熟时黑紫色，分核 4～6 颗。花期 4～5 月，果期 7～8 月。

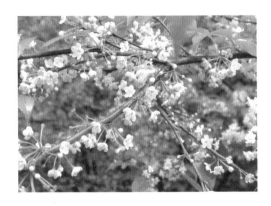

生长特性 喜温暖湿润的气候。对土壤要求不严，除盐碱地和渍水地外，在肥沃或瘦瘠的地方均可生长，但需要荫蔽，适宜在疏松、排水良好的沙质壤土上栽培。常生于海拔 400～1000 米的山谷路旁灌丛中或阔叶林中。分布于福建、江西、湖南、广东、广西、台湾等地。

采集方法 9～10 月采挖根部，晒干。

药材性状 根略呈圆柱形，稍弯曲，有分枝；长 30～50 厘米，直径 1.5～3 厘米。表面灰黄色至灰褐色，有纵皱纹及须根痕。质坚硬，不易折断。气微，味先苦后甜。商品为近圆形片或段，皮部较薄，木部较宽广，浅黄色，可见放射状纹理及多数不规则环纹。

药理作用 对心血管的作用：岗梅根以乙醇、硫酸氢钠处理制成的注射液对离体豚鼠心脏灌流有扩张冠脉血管、增加冠脉血流量和加强心肌收缩力的作用。家兔以垂体后叶素所致急性心肌缺血实验，给予岗梅根注射液后心电图显示对 T 波高耸有改善作用，对 ST 段偏移及心律不齐亦有改善作用。

药用功效 清热、生津、散淤、解毒，主治感冒、头痛、眩晕、热病烦渴、痧气、热泻、肺痈、百日咳、咽喉肿痛、痔血、淋病、疔疮肿毒、跌打损伤。

用法用量 内服：煎汤，30～60 克。外用：捣敷。

方剂选用 ① 治感冒：岗梅根、卤地菊各 30 克，生姜 3 克，水煎服。② 治扁桃体炎，咽喉炎：鲜岗梅根、蜂蜜各适量，捣烂，纱布包好，口内含服。③ 治偏正头痛：鲜岗梅根 90 克，鸡矢藤 60 克，鸭蛋 2 个，水煎，吃蛋喝汤。④ 治头晕目眩：鲜岗梅根 60 克，臭牡丹根 30 克，水煎服。⑤ 治小儿百日咳：岗梅根 30 克，白茅根 30 克，水煎，酌加蜂蜜兑服。⑥ 治肺痈：岗梅根 250～500 克，水煎，连服数次。⑦ 治痔疮出血：岗梅根 240 克，去皮切碎，煮猪肉食。

注意事项
1. 脾胃虚寒者慎用。
2. 孕妇慎用。

火炭母草

性味 凉，辛、苦。有毒。
拉丁文 Polygonum chinense Linn
英文 China Knotweed

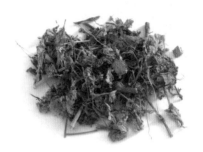

别名 火炭毛、乌炭子、运药、火炭母、山荞麦草。
来源 为蓼科蓼属植物火炭母草的地上部分。
成分 山柰酚、槲皮素、并没食子酸、没食子酸、3-O-甲基并没食子酸、山柰酚-7-O-葡萄糖苷、山柰酚-3-O-葡萄糖醛酸苷。

植物形态 多年生草本，长达1米。茎近直立或蜿蜒，无毛。叶互生，有柄，叶柄基部两侧常各有一耳垂形的小裂片，叶片卵形或长圆状卵形。头状花序排成伞房花序或圆锥花序；花白色或淡红色。花期7~9月，果期8~10月。

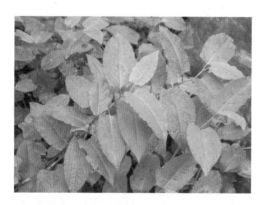

生长特性 常生于山谷、水边、湿地，分布于浙江、福建、江西、湖北、湖南、广东、广西、海南、四川、贵州、云南、西藏、台湾等地。

采集方法 7~8月采收，鲜用或晒干。

药材性状 茎扁圆柱形，有分枝，节稍膨大，下部节上有须根；表面淡绿色或紫褐色，无毛，有细棱；质脆，易折断，断面灰黄色，多中空。叶互生，多卷缩、破碎，叶片展平后呈卵状长圆形，先端短尖，基部截形或稍圆，全缘，上表面暗绿色，下表面色较浅，两面近无毛；托叶鞘筒状，膜质，

先端偏斜。气微，味酸、微涩。

药理作用 ① 抗菌作用：煎剂在试管内对金黄色葡萄球菌、大肠杆菌、乙型链球菌、绿脓杆菌等均有较强的抗菌作用。② 抗乙型肝炎病毒（HBV）作用：煎剂体外抑制乙型肝炎病毒 DNA 多聚酶并降解（HBV）DNA。③ 对平滑肌和骨骼肌的作用：煎剂抑制离体大鼠子宫。水提取物对离体豚鼠回肠有收缩作用，对离体兔十二指肠可轻度增强其张力。④ 降压作用：煎剂给麻醉犬静脉注射，有降血压作用。⑤ 中枢抑制作用：给小鼠腹腔注射水提取物有中枢抑制作用，表现为运动失调，并能延长环己巴比妥钠的催眠时间。

药用功效 清热利湿、凉血解毒、活血舒筋，主治痢疾泄泻、咽喉肿痛、白喉、肺热咳嗽、百日咳、肝炎、带下、痈肿、湿疹、中耳炎、眩晕耳鸣、角膜云翳、跌打损伤。

用法用量 内服：煎汤，9~15克，鲜品30~60克。外用：捣敷，煎水洗，捣汁滴耳。

方剂选用 ① 急性胃肠炎：火炭母、凤尾草各9克，海金沙、六耳苓各6克。水煎服，每日1~2剂。② 防暑：火炭母2份，海金砂藤、地胆草各1份，甘草适量。成人每次总量30克，水煎代茶饮。

注意事项	有高血压、心脏病、肝病、糖尿病、肾病等慢性疾病严重、正在接受其他治疗的患者或孕妇，均应在医师的指导下服用。
特别附注	火炭母的根亦供药用，有补益脾肾、清热解毒、活血消肿的作用，主治体虚乏力、耳鸣耳聋、头目眩晕、白带异常、乳痈、跌打损伤。

山甘草

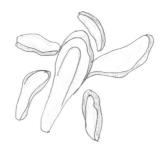

性味 凉，甘、微苦。

拉丁文 Mussaenda pubescens Ait. F. Hort. Kew. Ed.

英文 Jadeleaf and goldenflower

别名 玉叶金花、白蝴蝶、白茶、凉茶藤、白头公、凉藤、黄蜂藤、生肌藤、粘雀藤、土甘草、水根藤、蝴蝶藤。

来源 为茜草科玉叶金花属植物玉叶金花的茎叶。

成分 玉叶金花茎中含三萜皂苷类：海恩西阿苷元 A，酚苷类：玉叶金花苷 A、玉叶金花苷 B、玉叶金花苷 C、玉叶金花苷 D、玉叶金花苷 E、玉叶金花苷 H、玉叶金花苷 S、玉叶金花苷 I、玉叶金花苷 J；地上部分含酚性苷玉叶金花苷 L、玉叶金花苷 M、玉叶金花苷 N、4 种环烯醚萜苷。

植物形态 被毛的攀缘灌木。叶对生或轮生，卵状矩圆形或卵状披针形，长 5 ~ 8 厘米，宽 2 ~ 2.5 厘米，先端渐尖，基部楔尖，上面无毛或被疏毛，下面密被短柔毛；叶柄长 3 ~ 8 毫米；托叶三角形，长 5 ~ 7 毫米，顶端 2 深裂。聚伞花序顶生，稠密，有极短的总花梗和被毛的条形苞片；花 5 数，被毛，无梗，萼筒陀螺状，长 3 ~ 4 毫米，裂片条形，比萼筒长 2 倍以上，一些花的 1 枚裂片扩大成叶状，白色，宽椭圆形，长 2.5 ~ 4 厘米，有纵脉；花冠黄色，长 2 ~ 2.5 厘米，裂片长约 4 毫米，内面有金黄色粉末状小凸点。果肉质，近椭圆形，长 8 ~ 10 毫米，干后黑色。花期夏月。

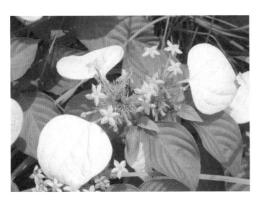

生长特性 生于海拔 400 ~ 500 米土山坡、路旁及灌丛中，分布于长江以南各地。此外，同属植物展枝玉叶金花亦作"山甘草"药用。生于山地灌丛及路边。分布于湖北、广东、广西、四川、贵州、云南等地。

采集方法 6 ~ 8 月采收，晒干。

药材性状 茎圆柱形，表面棕色或棕褐色，具细纵皱纹、点状皮孔及叶痕。质坚硬，不易折断，断面黄白色或淡黄绿色，髓部明显，白色。气微，味淡。

药理作用 本品中所含成分咖啡酸、阿魏酸对小鼠有不同程度的抗早孕作用，并发现山甘草的水煎液和 81% 乙醇沉淀物为抗早孕活性有效部位。

药用功效 清热利湿、解毒消肿，主治感冒、中暑发热、咳嗽、咽喉肿痛、泄泻、痢疾、肾炎性水肿、湿热小便不利、疮疡脓肿、毒蛇咬伤。

用法用量 内服：煎汤，15 ~ 30 克，鲜品 30 ~ 60 克；捣汁用。外用：捣敷。

方剂选用 ① 治急性胃肠炎：鲜山甘草、叶各 10 克，水煎服。② 治暑湿腹泻：山甘草 100 克，大叶桉树 30 克，水煎，日分 3 次服。③ 治伏暑下痢：山甘草 100 克，水煎服。④ 治湿热小便不利：山甘草 15 克，银花藤 30 克，车前草 15 克，水煎服。

注意事项 孕妇慎用。

清虚热药

本节药物能清虚热、退骨蒸，常用于午后潮热、低热不退等症。药多属寒凉，多服久服会损伤阳气。

青蒿

性味 寒，苦、微辛。
拉丁文 Herba Artemisiae Annuae
英文 Sweet Wormwood Herb

别名 臭蒿、方溃、三庚草、黄蒿、苦蒿、香蒿。

来源 菊科蒿属植物黄花蒿的全草。

成分 本品含倍半萜类成分，其主要为青蒿素、青蒿酸、青蒿内酯、青蒿醇等。黄酮类成分，尚含槲皮黄素、山柰黄素、藤菊黄素、黄色黄素等。

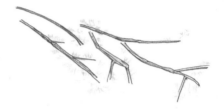

植物形态 1年生草本，高40～150厘米。全株具较强挥发油气味。茎直立，具纵条纹，多分枝，光滑无毛。基生叶平铺地面，开花时凋谢；茎生叶互生，幼时绿色，老时变为黄褐色。头状花序细小，球形，具细软短梗，多数组成圆锥状；总苞小，球状；花全为管状花，黄色，外围为雌花，中央为两性花。瘦果椭圆形。花期8～10月，果期10～11月。

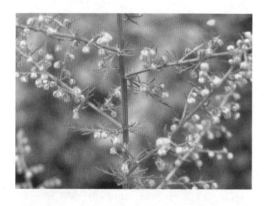

生长特性 喜温暖湿润气候，不耐荫蔽，忌涝。以阳光充足、疏松肥沃、富含腐殖质、排水良好的沙质土壤栽培为宜。常生于旷野、山坡、路边、河岸等处，分布于我国南北各地。

采集方法 花蕾期采收，切碎，晒干。

药材性状 茎呈圆柱形，上部多分枝；表面黄绿色或棕黄色，具纵棱线；质略硬，易折断，断面中部有髓。叶互生，暗绿色或棕绿色，卷缩易碎，完整者展平后三回羽状深裂，裂片及小裂片矩圆形或长椭圆形。气香特异，味微苦。

药理作用 本品醇提取物、醚提取物对金黄色葡萄球菌的抑制作用最强。乙醚提取物和烯醇浸膏有显著抗疟作用。所含青蒿素抗疟作用快；能增强机体细胞免疫功能；能抗流感病毒。挥发油有祛痰、镇咳、平喘作用。

药用功效 清热解暑、除蒸截疟，主治暑热、暑湿、湿温、阴虚发热、疟疾、黄疸。

用法用量 内服：煎汤，6～15克，治疟疾可用20～40克，不宜久煎；鲜品用量加倍，水浸绞汁饮；入丸、散。外用：研末调敷；鲜品捣敷；煎水洗。

方剂选用 ① 治中暑：用青蒿嫩叶捣烂，手捻成黄豆大小的丸，用新鲜白开水送下，服数丸立愈。② 治虚劳（症见盗汗、烦热、口干）：青蒿500克，取汁熬膏；人参末、麦门冬末各50克，熬成膏；和青蒿膏做成如梧桐子大小的丸，每餐饭后用米汤送下20丸。

注意事项 产后血虚、内寒作泻及饮食停滞泄泻者勿用。凡产后脾胃薄弱，忌与当归、地黄同用。

白薇

性味 寒，苦、咸。
拉丁文 Radix et Rhizoma Cynanchi Atrati
英文 Blackend Swallowwort Root

别名 山烟根子、白马薇、老君须。
来源 萝藦科植物白薇或蔓生白薇的干燥根及根茎。
成分 直立白薇根含白薇素、挥发油、强心苷、白薇苷。

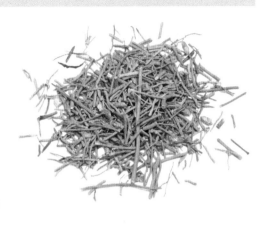

植物形态 多年生草本，根须状，茎直立，常单一不分枝，被短柔毛，具白色乳汁。叶对生，宽卵形至椭圆形，全缘，两面均被白色绒毛，具短柄。伞形状聚伞花序，腋生；花深紫色，直径 1 ~ 1.5 厘米，花萼 5 深裂，被密细柔毛，花冠 5 深裂，副花冠裂片 5，与蕊柱几等长，并围绕于其顶端。雄蕊 5 个；花药顶端具圆形的膜片，花粉块每室 1 个，下垂。蓇葖单生，具多数顶有白色绢质毛的种子。花期 5 ~ 7 月，果期 6 ~ 8 月。

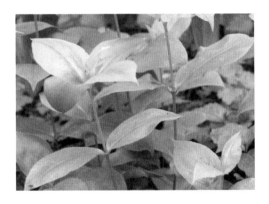

生长特性 生长于山坡或树林边缘。全国大部分地区有分布。

采集方法 早春、晚秋均可采收。以秋季采收为佳。采掘后，除去地上部分，洗净，晒干。

药材性状 根茎粗壮短，有结节，多弯曲。上面有圆形的茎痕，下面及两侧簇生多数细长的根。根长 10 ~ 25 厘米。表面棕黄色。质脆，易折断。断面皮部黄白色，木部黄色。气微，味微苦。

药理作用 白薇对肺炎球菌有抑制作用，有清热、利尿作用；所含白薇苷能增强心肌收缩力。

药用功效 清热凉血、利尿通淋、解毒疗疮，用于治疗温邪伤营发热、阴虚发热、骨蒸劳热、产后血虚发热、热淋、血淋、痈疽肿毒。

用法用量 内服：煎汤，7.5 ~ 15 克；或入丸、散。

方剂选用 ① 治体虚低热，夜眠出汗：白薇、地骨皮各 20 克，水煎服。② 治肺痨潮热：白薇 15 克、葎草果实 15 克、地骨皮 20 克，水煎服。③ 治尿道感染：白薇 25 克、车前草 100 克，水煎服。④ 治妇人乳中虚、烦乱呕逆：生竹茹 1 克、石膏 1 克、桂枝 0.5 克、甘草 3.5 克、白薇 0.5 克；上五味末之，枣肉和丸弹子大；以饮服 1 丸，每日 3 次。⑤ 治郁冒血厥、居常无苦、忽然如死、身不动、默默不知人、目闭不能开、口噤不能语，又或似有知，而恶闻人声，或但如眩冒、移时乃寤：白薇 50 克、当归 50 克、人参 25 克；上为散，每服 25 克，水煎，去滓，温服。⑥ 治妇人遗尿、不知出时：白薇、芍药各 50 克，以上 2 味，治下筛。酒服，日服 3 次。

注意事项 血热相宜，血虚则忌。

地骨皮

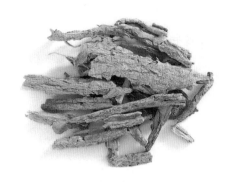

性味	寒，甘。
拉丁文	Cortex Lycii
英文	Chinese Wolfberry Root-Bark

别名 杞根、地节、红月坠根、狗奶子根。
来源 为茄科枸杞属植物枸杞的根皮。
成分 本品含桂皮酸、甜菜碱、苦柯碱 A、枸杞素 A、枸杞素 B、亚油酸、亚麻酸及酚类等。

植物形态 蔓生灌木，高达 1 米余。枝条细长，幼枝有棱角，外皮灰色，无毛，通常具短棘，生于叶腋，长约 5 厘米。叶互生或数片丛生；叶片卵状披针形。花腋生，通常单生或数花簇生。花冠漏斗状，紫色。浆果卵形或长圆形，深红色或橘红色。种子多数，肾形而扁，棕黄色。

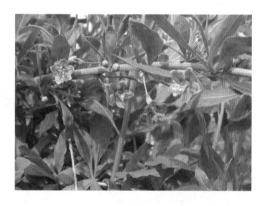

生长特性 生于山坡、田埂或丘陵地带。我国大部分地区有分布。

采集方法 早春、晚秋采挖根部，剥取皮部，晒干。将鲜根切成 6～10 厘米长的小段，再纵剖至木质部，置蒸笼中略加热，待皮易剥离时，取出剥下皮部，晒干。

药材性状 根皮呈筒状或槽状，长 3～10 厘米，宽 0.5～1.5 厘米，厚 0.1～0.3 厘米。外表面灰黄色至棕黄色，粗糙，有不规则纵裂纹，易成鳞片状剥落。内表面黄白色至灰黄色，较平坦，有细纵纹。体轻，质脆，易折断，断面不平坦，外层黄棕色，内层灰白色。气微，味微甘而后苦。

药理作用 本品煎剂可抑制伤寒杆菌、甲型副伤寒杆菌、弗氏痢疾杆菌；能显著提高由环磷酰胺所致小鼠脾细胞 IL-2 的低下。水提取物、乙醇提取物有较强的解热作用。煎剂、浸膏、酊剂、注射液均有降压作用。煎剂、浸膏有降血糖、降血脂及兴奋子宫等作用。

药用功效 清虚热、泻肺火、凉血，主治阴虚劳热、骨蒸盗汗、小儿疳积发热、肺热喘咳、吐血、衄血、尿血、消渴。

用法用量 内服：煎汤，9～15 克，大剂量可用至 15～30 克。

方剂选用 ① 治骨蒸肌热、解一切虚烦、生津液：地骨皮（洗净，去心）、防风（去叉股）各 50 克，甘草（炙）5 克，上药均研为细末，每次取 5 克，以水 200 毫升、生姜 3 片、竹叶 7 片煎服。② 治热劳：地骨皮 100 克，柴胡（去苗）50 克，上二味均捣为散，每次服 10 克，用麦门冬（去心）煎汤调下。③ 治小儿肺热盛、气急喘嗽：地骨皮、桑白皮（炒）各 50 克，甘草（炙）5 克，上药均锉为散，加入一撮粳米，以水 2 升煎至 1.5 升，饭前服。

| 注意事项 | 脾胃虚寒者慎服。 |

银柴胡

性味 凉，甘、苦。
拉丁文 Radix Stellariae
英文 Starwort Root

别名 银胡、银夏柴胡、牛肚根、白根子、土参。
来源 石竹科繁缕属植物银柴胡的根。
成分 本品含 α-菠甾醇等甾醇类、汉黄芩素等黄酮类、邻-二苯甲酸异丁双酯等挥发油及银柴胡环肽等。

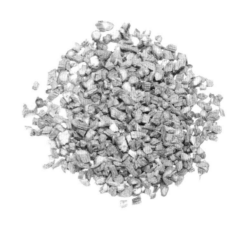

植物形态 多年生草本，高20～40厘米。主根圆柱形，直径1～3厘米，外皮淡黄色，根头处有许多疣状的茎部残基。茎直立而纤细，上部二叉状分枝，密被短毛或腺毛；节略膨大。单叶对生；无柄；叶片披针形，长4～30毫米，宽1.5～4毫米，先端锐尖，基部圆形，全缘，上面疏被短毛或几无毛，下面被短毛。花单生于叶腋；花梗长约2厘米；萼片5，披针形，绿色，边缘白色膜质；花瓣5，较萼片为短，白色，全缘，先端2深裂；雄蕊10，2轮，花丝基部合生，黄色；子房上位，花柱3，细长。蒴果近球形，外被宿萼，成熟时先端6齿裂。种子通常1粒，椭圆形，深棕色，种皮有多数小突起。花期6～7月，果期8～9月。

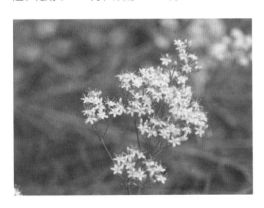

生长特性 喜温暖或凉爽气候，耐严寒，忌水浸。适宜沙质土壤栽培。常生于干燥草原及山坡石缝中。分布于东北地区及河北、内蒙古、陕西、甘肃、宁夏等地。

采集方法 9～10月采挖，晒干。

药材性状 根呈类圆柱形，偶有分枝，长15～40厘米，直径0.5～2.5厘米。表面浅棕黄色至浅棕色，有扭曲的纵皱纹及支根痕，多具孔穴状或盘状凹陷（细根痕），习称"沙眼"，从沙眼处折断可见棕色裂隙中有细沙散出。根头部略膨大，有密集的呈疣状突起的芽苞、茎或根茎的残基，习称"珍珠盘"。质硬而脆，易折断，断面不平坦，较疏松，有裂隙，皮部甚薄，木部有黄、白色相间的放射状纹理（射线与木质部束相间而致）。气微，味甘。

药理作用 本品水煎醇沉液有解热作用，能降低血清胆固醇浓度，使主动脉类脂质含量降低。此外，还有杀菌作用。

药用功效 清虚热、除疳热，主治阴虚发热、骨蒸劳热、阴虚久疟、小儿疳积发热。

用法用量 内服：煎汤，5～10克；入丸、散。

方剂选用 ① 治骨蒸劳热：银柴胡7.5克，胡黄连、秦艽、鳖甲（醋炙）、地骨皮、青蒿、知母各5克，甘草2.5克，水适量，煎食远服。② 治温病潮热、身体枯皮、皮肤甲错、消索而不润泽者：银柴胡10克，鳖甲15克，煎水服。

注意事项 外感风寒，血虚无热者慎服。

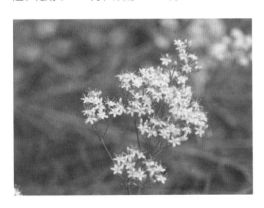

胡黄连

性味 寒，苦。
拉丁文 Rhizoma Picrorhizae
英文 Figwortfiower Picrorhiza Rhizome

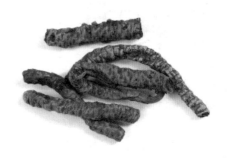

别名 割孤露泽、胡连、假黄连。
来源 玄参科胡黄连属植物胡黄连的根茎。
成分 本品含梓醇、胡黄连苷、胡黄连素、桃叶珊瑚苷等环烯醚萜苷，以及少量生物碱、酚酸、糖苷、甾醇等。

植物形态 多年生草本，高5～10厘米。根茎粗壮，长圆锥形，横走，长15～50厘米，节间紧密，常有暗棕色鳞片状老叶及圆柱状支根。叶近基生，常集成莲座状；叶片匙形至卵形，长2～7厘米，宽1.5～3.5厘米，先端圆或钝，基部渐窄成短柄，边缘除基部外均有钝锯齿，无毛，干时变黑。花葶自叶丛中生出，高5～15厘米，被腺毛，花密集成顶生穗状的圆锥聚伞花序；花冠暗紫色或浅蓝色。花期6～8月，果期8～9月。

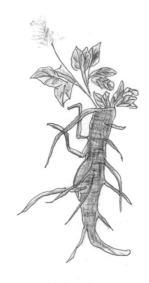

生长特性 喜凉爽湿润、土质肥沃，适合在高海拔地段栽培。生于海拔3600～4400米的高寒地区的岩石上及石堆中，或浅土层的向阳处。

采集方法 8～10月，地上部分枯萎时采挖，晒干。

药材性状 根茎呈圆柱形，略弯曲，偶有分枝，长3～12厘米，直径0.3～1厘米。表面灰棕色至暗棕色，粗糙，有较密的环状节，具稍隆起的芽痕或根痕，上端密被暗棕色鳞片状的叶柄残基。体轻，质硬而脆，易折断，断面略平坦，淡棕色至暗棕色，木部有4～10个类白色点状维管束排列成环。气微，味极苦。

药理作用 本品提取物有利胆、抗菌作用。

药用功效 退虚热、消疳热、清热燥湿、泻火解毒，主治阴虚骨蒸、潮热盗汗、小儿疳疾、湿热泻痢、黄疸、吐血、衄血、目赤肿痛、痈肿疮疡、痔疮肿毒。

用法用量 内服：煎汤，6～12克；研末入丸、散。外用：研末调敷，浸汁点眼。

方剂选用 ① 治小儿疳热、腹胀、潮热、发焦：胡黄连25克，灵脂50克，两药均研为末，加入雄猪胆汁和成如绿豆大小的丸，用米汤送服，每次服10～20丸。② 治血痢：胡黄连、乌梅肉、灶下土各等份，研为末，以腊茶清调下，空腹时温服。③ 治热痢腹痛：胡黄连末和饭做成如梧桐子大小的丸，每次用米汤送下30丸。④ 治小儿盗汗、潮热往来：胡黄连、柴胡各等份，研为细末，加入蜂蜜，做成如鸡头大小的丸，每次取3丸，放入银器中，用少许酒化开，再加适量水，煮沸2次，待温，饭后和滓服。

| 注意事项 | 脾胃虚弱者慎服。 |

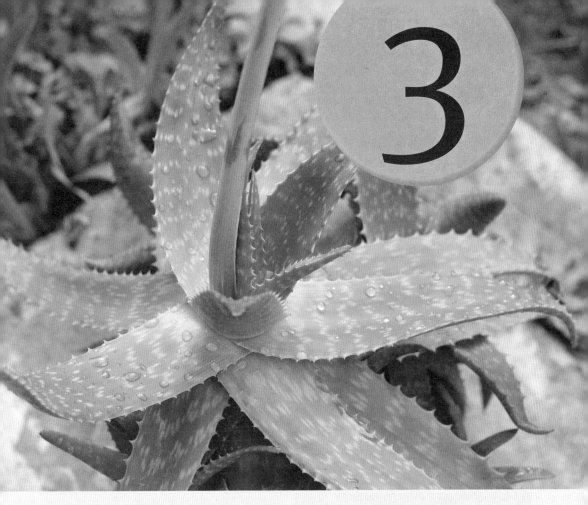

泻下类

凡能引起腹泻、滑润大肠、促进排便的药物均称为泻下药。

泻下药的主要作用是通利大便，以清除胃肠积滞及其他有害物质；或清热泻火，使热毒火邪通过泻下得到缓解或消除；或逐水退肿，使水湿痰饮之邪从大小便排出。主要适用于大便秘结、胃肠积滞、实热内盛及水饮停蓄等里实证，部分药物还有破血消癥及杀虫作用。

泻下药根据作用特点及适应证的不同，分为攻下药、润下药及峻下逐水药三类。

使用泻下药要注意选择和配伍，若里实兼有表邪，当先解表后攻里，必要时可攻下药与解表药同用，以表里双解，以免表邪内陷；如里实便秘而正虚则可与补虚药同用，以攻补兼施，使攻下而不伤正。攻下药、峻下逐水药作用峻猛，有的还有毒性，易伤正气，故年老体弱、久病正虚、胎前产后及月经期者均当慎服或忌服。本类药又易伤脾胃，宜奏效即止，不可过服，以免损伤胃气。

攻下药

本类药物多具苦寒沉降之性，有较强的泻下通便作用，并具清热泻火之功效。主要用于胃肠积滞、里热炽盛、大便秘结、燥屎坚结等实证。

大黄

性味 寒，苦。
拉丁文 Radix et Rhizoma Rhei
英文 Rhubarb

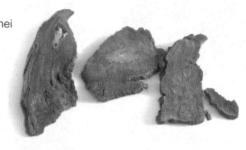

别名 葵叶大黄、北大黄、天水大黄、将军。

来源 蓼科大黄属植物掌叶大黄的根及根茎。

成分 主要有蒽醌苷及游离蒽醌衍生物，后者包括大黄酸、大黄素、大黄酚、芦荟大黄素、大黄素甲醚等。

植物形态 多年生高大草本，高2米左右，根粗壮，茎直立，光滑无毛，中空。根生叶大，有肉质粗壮的长柄，约与叶片等长，叶片宽心形或近圆形；茎生叶较小，互生；托叶鞘大，淡褐色，膜质。花小，数朵成簇，互生于枝上，幼时呈紫红色。花期6～7月，果期7～8月。

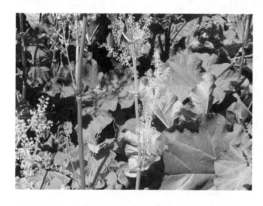

生长特性 生于山地林缘半阴湿地方或草坡，野生或栽培。分布于四川、云南、陕西、甘肃等地。

采集方法 秋末茎叶枯萎或次春发芽前采挖，除去细根，刮去外皮，切瓣或段，用绳穿成串干燥或直接干燥。

药材性状 呈类圆柱形、圆锥形、卵圆形或不规则块状。质地坚硬，横断面淡红棕色或黄棕色，显颗粒性（习称"高粱碴"），微有油性，髓部中有紫褐色星点，紧密排列成圈环状，并有黄色至棕红色的弯曲线纹，亦称锦纹。气特殊，味苦而微涩，嚼之粘牙，有沙粒感。

药理作用 有泻下作用，泻下后对革兰阳性菌和革兰阴性菌均有抑制作用，对金黄色葡萄球菌、链球菌、白喉杆菌、枯草杆菌、炭疽杆菌、伤寒杆菌、副伤寒杆菌和痢疾杆菌有抑制作用；对小鼠黑素瘤、乳腺癌及艾氏腹水癌有抑制作用。

药用功效 泻热通肠、凉血解毒、逐淤通经，主治实热便秘、积滞腹痛、泻痢不爽、湿热黄疸、血热吐衄、目赤、咽肿、肠痈腹痛、血闭、跌打损伤、上消化道出血、烫伤。

用法用量 内服：煎汤（用于泻下者，不宜久煎），5～20克；研末入丸、散。外用：研末用水或醋调敷。

方剂选用 ① 治大便秘结：大黄100克，牵牛头末25克，共研为细末，每次服15克。有厥冷者用酒调服，无厥冷而手足烦热者用蜂蜜水调下，以食后微利为度。② 治泻痢久不愈（症见脓血黏稠、里急后重）：大黄50克，细锉；酒200毫升，同浸半日，再同煎至100毫升，去大黄不用，将酒分2次服下。1剂未止则再服，以止为度。可服芍药汤和之，痢止再服黄芩汤和之，以彻底清除毒素。

芒硝

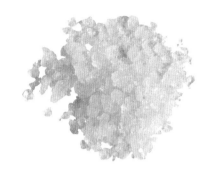

性味 寒，咸、苦。
拉丁文 Natrii Sulfas
英文 Mirabilitum

别名 盆消、芒消、马牙消、英消。
来源 为硫酸盐类芒硝族矿物芒硝的提纯品。
成分 主要含结晶硫酸钠，尚含少量氯化钠、硫酸钙、硫酸镁等。

矿物形态 晶体结构属单斜晶系。晶体呈短柱状或针状，有时为板条状或似水晶状的假六方棱柱。集合体通常为致密或疏松的块体，或呈皮壳、被膜或盐华。无色或白色，带浅黄、灰白、绿、蓝等色调，含有机质者发黑。具玻璃光泽，具完全的板面解理，莫氏硬度1.5～2，比重1.48。味清凉、略苦咸，极易溶于水。在干燥的空气中逐渐失去水分而转变为白色粉末状的无水芒硝。强烧之火焰为黄色钠盐，经常含共存矿物组分，主要为钙、镁、钾的硫酸盐、硝酸盐等。

采集方法 取天然的芒硝，用热水溶解、过滤，放冷即析出结晶，通称朴硝。再取萝卜洗净，切片，置锅内加水煮透后加入朴硝共煮，至朴硝完全溶化，取出过滤或澄清后取上层液，放冷，待析出结晶，干燥后即为芒硝。也有取天然的芒硝，经煮炼、过滤，冷却后取上层的结晶为芒硝，下层的结晶为朴硝。

药材性状 本品为针状、粒状集合体，呈棱柱状、长方形或不规则块片状及颗粒状。无色透明或类白色半透明。暴露在空气中表面会逐渐风化成一层白色粉末（无水芒硝）。体轻，质脆，易碎。断面不整齐，呈玻璃样光泽。无臭，味咸，微苦、凉。极易溶于水，并能溶于甘油。

药理作用 本品可致溶积性泻下，并有抗炎、利尿、抑制大肠癌发生等作用。

药用功效 软坚泻下、清热除湿、破血通经、消肿疗疮，主治实热积滞、大便秘结、丹毒等。

用法用量 内服 溶入药剂或开水溶化服，7.5～15克；入丸、散。外用：研细点患处或水化涂洗。

方剂选用 ① 治便秘：用3%～5%芒硝水溶液，于清晨空腹服。② 治饮食过饱不消、遂成痞膈：芒硝50克（磨碎），吴茱萸0.5升（陈者），煎取吴茱萸汁，投硝，趁热服，良久未转，再进1服。③ 治疮肿、一切风热：大黄100克（半生半熟），芒硝、甘草各50克，共研为末，炼成如弹子大小的蜜丸，每次服半丸，食后服，用清茶、温酒调下。

注意事项 脾胃虚寒者、孕妇及哺乳期妇女忌服。

番泻叶

性味 寒，甘、苦。
拉丁文 Folium Sennae
英文 Senna Leaf

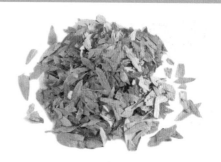

别名 旃那叶、泻叶、泡竹叶。

来源 豆科植物狭叶番泻或尖叶番泻的小叶。

成分 狭叶番泻叶含番泻苷C，即大黄酸－芦荟大黄素－二蒽酮－8，8′－二葡萄糖苷。荚除含番泻苷A、番泻苷B以外，还有大黄酸和大黄酚的葡萄糖苷，并有痕量芦荟大黄素或大黄素葡萄糖苷。尖叶番泻叶和豆荚分别含蒽类成分，从中分出大黄酸、芦荟大黄素、少量大黄酚及番泻苷A、番泻苷B、番泻苷C等番泻苷，这些蒽类成分都成糖苷存在。本植物尚含有3，5-二甲基-4-甲氧基苯甲酸。

植物形态 ① 狭叶番泻: 草本状小灌木，高达1米。双数羽状复叶，小叶5～8对，具短柄；托叶状披针形；小叶片卵状披针形至线状披针形，先端急尖，基部稍不对称，无毛或几无毛。总状花序腋生；花瓣5，倒卵形，黄色。花期9～12月。果期翌年3月。② 尖叶番泻: 形态与前种大致相似，所不同者，本种叶多为长卵形，先端急尖或有棘尖，基部不对称，叶背灰绿色。花较小。荚果较宽，先端尖突微小、不显。

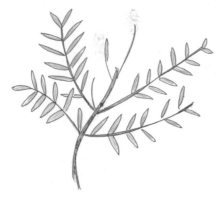

生长特性 产于热带，非洲的近海及岛屿上，印度西北部、南部均有。现海南、云南已从国外引种栽培。

采集方法 狭叶番泻在开花前摘取叶，阴干。尖叶番泻在果实成熟时，剪下枝条，摘取叶片，晒干。

药材性状 呈长卵形或卵状披针形，上表面黄绿色，下表面浅黄绿色，无毛或近无毛，叶脉稍隆起。革质。气微弱而特异，味微苦，稍有黏性。

药理作用 ① 泻下作用: 番泻叶中含蒽醌衍化物，其泻下作用及刺激性较含蒽醌类之其他泻药更强，因而泻下时可伴有腹痛。其有效成分主要为番泻苷A、番泻苷B，经胃、小肠吸收后，在肝中分解，分解产物经血行而兴奋骨盘神经节以收缩大肠，引起腹泻。② 其他作用: 番泻类植物可产生许多具有经济价值的化合物。除有泻下作用外，某些番泻叶还有抗菌、抗生及箭毒样作用。

药用功效 泻热导滞，治热结便秘、积滞腹胀。

用法用量 内服: 煎汤，5～10克；研末，2.5～5克；或泡水服。

方剂选用 ① 治胃弱消化不良、便秘腹部膨胀、胸闷: 番泻叶5克、生大黄3克、陈皮5克、黄连2.5克、丁香3克，沸开水浸泡2小时，去渣滤过，一日3次。② 治疗产褥期便秘: 取番泻叶10克，冲开水约150毫升，经2～5分钟，弃渣1次服下。如便秘时间过久，隔10分钟后将药渣再泡服1次。

注意事项 体虚者及孕妇忌服。

芦荟

性味 寒，苦。

拉丁文 Aloe

英文 Aloes

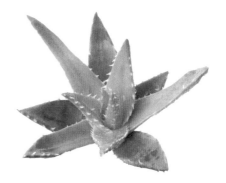

别名 卢会、讷会、象胆、奴会、劳伟、奴荟、透明芦荟。

来源 为百合科芦荟属植物库拉索芦荟的液汁经浓缩的干燥品。

成分 本品主要含蒽醌，其主要成分为芦荟大黄素苷、芦荟大黄素等，还含有芦丁等黄酮类、多糖等糖类、甾醇类、氨基酸、脂肪酸及多种维生素等。

植物形态 多年生肉质草本。茎极短。叶簇生于茎顶，近于直立，肥厚多汁；叶片呈披针形，先端长尖，基部宽阔，边缘具刺，粉绿色，被白粉。花茎单生或稍分枝；总状花序疏散，位于花序下部的花下垂，黄色或有赤色斑点。花期2~3月。

生长特性 原喜温暖，怕严寒，耐旱，忌积水。对土壤要求不严，在旱、瘠土壤上叶瘦色黄，在湿润肥沃土壤中叶片肥厚浓绿。宜生长在疏松肥沃、排水良好的海滨沙土中，土壤黏重、过湿，低洼易积水地都会造成根、叶腐烂。原产非洲北部地区，现在我国各地均有栽培。

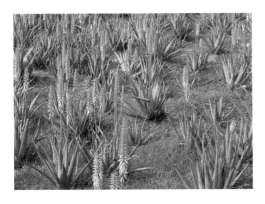

采集方法 种植2~3年后即可收获，于8~9月将中下部生长良好的叶片分批采收。将采收的鲜叶片切口向下直放于容器中，取其流出的汁液干燥即成。也可将叶片洗净，横切成片，加入与叶片同等量的水，煎煮2~3小时，过滤，将过滤液浓缩成黏稠状，倒入模型内烘干或曝晒干，即得芦荟膏。

药材性状 呈不规则块状，常破裂为多角形，大小不一。表面呈暗红褐色或深褐色，无光泽。体轻，质硬，不易破碎，断面粗糙或显麻纹。富吸湿性。有特殊臭气，味极苦。

药理作用 本品提取物可抑制 S_{180} 肉瘤和艾氏腹水癌的生长，并对离体蟾蜍心脏有抑制作用。芦荟水浸剂对多种皮肤真菌和人型结合杆菌有抑制作用。芦荟蒽醌衍生物具有刺激性泻下作用，芦荟大黄素在肠中产生芦荟大黄素 -9- 蒽醌，不仅可引起大肠内水分增加，而且促进肠黏膜分泌，因刺激性很强而伴有明显腹痛和盆腔充血，严重者可引起肾炎。芦荟总苷对化学性肝损伤有保护作用。芦荟素A能抵抗攻击性因子（胃酸和胃蛋白酶）对胃的损伤。

药用功效 清肝、泻下、杀虫，主治热结便秘、妇女闭经、小儿惊痫、疳热虫积、癣疮、痔瘘、萎缩性鼻炎、瘰疬。

用法用量 内服：研末入丸、散，或入胶囊，0.6~1.5克。

方剂选用 治大便不通：芦荟35克（研细），朱砂25克（研如飞面），滴入酒和成丸，每次服15克，和酒吞。

注意事项 脾胃虚弱、食少便溏者及孕妇禁用。

润下药

本类药物多为植物种子或种仁，富含油脂，味甘质润，具有润燥滑肠作用，使大便易于排出，适用于年老、体弱、久病、产后所致津枯、阴虚、血虚便秘。

火麻仁

性味	平，甘。
拉丁文	Fructus Cannabis
英文	Hemp Seed

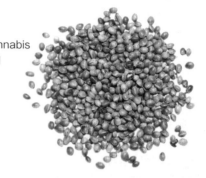

别名 蒇、麻子、麻子仁、大麻子、大麻仁、冬麻子、火麻子。

来源 桑科大麻属植物大麻的种仁。

成分 本品含脂肪油约30%，其主要成分为亚油酸、亚麻酸及油酸，还含葫芦巴碱、蛋白质、维生素、胆碱、甾醇等。

植物形态 1年生草本，高1～3米。茎直立，分枝，表面有纵沟，密被短柔毛。掌状复叶互生，茎下部的叶对生；小叶3～11片，披针形至线状披针形，先端长尖，基部楔形，边缘有粗锯齿，上面深绿色，粗糙，下面密被灰白色毡毛。花单性，雌雄异株；雄花呈疏生的圆锥花序，黄绿色；雌花丛生于叶腋，绿色。花期、果期因产地不同而异，华东花期5～6月，果期6～7月；华北花期6～7月，果期8～9月。

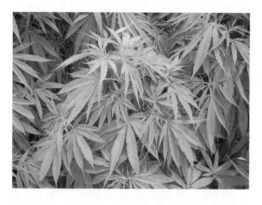

生长特性 喜温暖湿润气候，对土壤要求不严，以土层深厚、疏松肥沃、排水良好的沙质土壤或黏质土壤为宜。全国各地均有栽培。

采集方法 秋、冬季果实成熟时，割取全株，晒干，打下果实，除去杂质。

药材性状 干燥果实呈扁卵圆形，长4～5毫米，直径3～4毫米，表面光滑，灰绿色或灰黄色，有微细的白色、棕色或黑色花纹，两侧各有1条浅色棱线。一端钝尖，另端有一果柄脱落的圆形凹点。外果皮菲薄，内果皮坚脆。绿色种皮常黏附在内果皮上，不易分离。气微、味淡，嚼后稍有麻舌感。

药理作用 本品所含脂肪油有润滑肠道的作用，在肠中遇碱性肠液后产生脂肪酸，刺激肠壁，使肠蠕动增强而有通便作用。火麻仁对麻醉猫及大鼠有明显降压作用，还可抑制大鼠血清胆固醇升高。

药用功效 润燥、滑肠、通淋、活血，主治肠燥便秘、消渴、热淋、风痹、痢疾。

用法用量 内服：煎汤，15～30克；研末入丸、散。外用：捣敷或榨油涂。

方剂选用 ① 治大便不通：火麻仁研成末，和米煮成粥食之。② 治虚劳、下焦虚热、骨节烦疼、肌肉急痛、小便不利、大便数少、呼吸口燥少气：火麻仁500克，研成末，加水2升，煮至剩半，分3次服下。

注意事项	畏牡蛎、白薇、茯苓。多食损血脉、滑精气，妇人多食发带疾。便溏、阳痿、遗精、带下异常、肠滑者尤忌。

郁李仁

性味 平，辛、苦、甘。
拉丁文 Semen Pruni Humilis
英文 Chinese Dwarf Cherry Seed

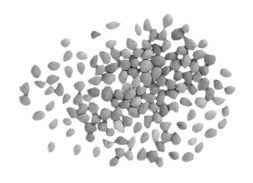

别名 郁子、郁里仁、小李仁、李仁肉。
来源 蔷薇科郁李属植物欧李的种仁。
成分 含苦杏仁苷、郁李仁苷 A、郁李仁苷 B 等，还含脂肪油、挥发性有机酸、粗蛋白质、纤维素、淀粉、油酸、皂苷及植物甾醇等。

植物形态 落叶灌木，高 1 ~ 1.5 米。小枝灰褐色或棕褐色，被短柔毛。叶互生；叶柄长 2 ~ 4 毫米，无毛或被稀疏短柔毛；托叶 2 枚，线形，呈篦状分裂，早落；叶片通常为长卵形或卵圆形，罕为卵状披针形，先端渐尖，基部圆形，边缘具不整齐之重锯齿，背面沿主脉具短柔毛。花先叶开放，2 ~ 3 朵簇生；花瓣 5 片，浅红色或近白色，具浅褐色网纹，斜长圆形。核果近圆球形，暗红色。花期 4 ~ 5 月，果期 6 ~ 10 月。

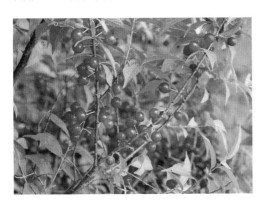

生长特性 性喜光，对气候要求不严，在冬季 -15℃下能自然越冬；夏季 40℃时，若水分充足，也能安全度过高温。耐旱，喜湿润，忌涝。对土壤适应性较强，沙质土壤、黏质土壤、黏土、黄土均可，因吸收根系分布较浅，故以保水保肥力较强的黏质土壤栽培为佳。分布于辽宁、内蒙古、河北、河南、山西、山东、江苏、浙江、福建、湖北、广东等地。

采集方法 当果实呈鲜红色后采收。将果实堆放在阴湿处，待果肉腐烂后，取其果核，稍晒干，将果核压碎去壳，即得种仁。

药材性状 小李仁：呈卵形，长 5 ~ 8 毫米，直径 3 ~ 5 毫米。表面黄白色或浅棕色，一端尖，另端钝圆。尖端一侧有线形种脐，圆端中央有深色合点，自合点处向上具多条纵向维管束脉纹。种皮薄，子叶 2 片，乳白色，富油性。气微，味微苦。大李仁：长 6 ~ 10 毫米，直径 5 ~ 7 毫米，表面黄棕色。

药理作用 郁李仁水煎剂能显著缩短燥结型便秘小鼠的排便时间，并增加排便次数。

药用功效 润燥、滑肠、下气、利水，主治小便不利、大腹水肿、四肢浮肿、脚气。

用法用量 内服：煎汤，5 ~ 15 克；研末入丸、散。

方剂选用 ① 治风热气秘：郁李仁（去皮、尖，炒）、陈皮（去白，取酒 150 ~ 300 毫升煮干）、京三棱各 50 克，共捣为散，每次服 15 克，空腹用开水调下。② 治产后肠胃燥热、大便秘结：郁李仁（研如膏）、朴硝（研）各 50 克，当归（切、焙）、生干地黄（焙）各 100 克，上 4 味各粗捣，过筛，和匀，每次取 15 克，加适量水煎，去渣温服。

注意事项 阴虚液亏者及孕妇慎服。

松子仁

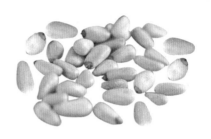

性味	温，甘。
拉丁文	Semen Pini Koraiensis
英文	Pine nut

别名 松子、海松子、新罗松子。

来源 松科松属植物红松的种子。

成分 本品含脂肪油74%，主要为油酸酯、亚油酸酯等，还含掌叶防己碱、蛋白质、挥发油等。

植物形态 常绿大乔木，高可达50余米。幼树皮灰褐色，大树皮灰褐色或灰色，不规则鳞片状纵裂，脱落后露出红褐色内皮。小枝暗褐色，密生锈褐色茸毛，新枝棕黄色，密被茸毛。叶针形，5针1束，粗硬，三棱形，长8～12厘米，外侧暗绿色，内侧具5～7排白色气孔线，边缘有细锯齿；叶鞘早落。花单性；雄花序圆柱状，生于新枝基部，密集成穗状，呈红黄色；雌花序生于主枝或腋枝的先端，单生或数个集生，有长柄。球果大，卵状长圆形，长9～14厘米，直径6～8厘米，初为绿色后变黄褐色；果鳞菱形或鳞状卵形，顶端伸长反曲，有粗毛，各具2粒种子。种子卵状三角形，无翅，红褐色，长12～18毫米，宽9～16毫米。花期6月，果期翌年9～10月。

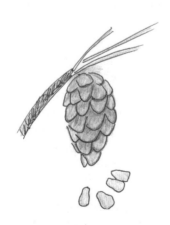

生长特性 生长于湿润的缓山坡或排水良好的平坦地，多与阔叶树成混交林。分布于我国东北地区。

采集方法 果熟后采收，晒干，去硬壳，取出种子，置干燥处保存，生用或炒用。

药材性状 种子倒卵状三角形，无翅，红褐色，长1.2～1.6厘米，宽7～10毫米。种皮坚硬，破碎后或可见种仁，卵状长圆形，先端尖，淡黄色或白色。有松脂样香气，味淡，有油腻感。

药理作用 松子仁油有抑制试验性家兔主动脉粥样硬化的作用。松子仁粗提物对胆固醇及含胆固醇的混合型胆结石有较好的溶解作用。

药用功效 润肺止咳、润燥滑肠，主治风痹、头眩、燥咳、吐血、便秘。

用法用量 内服：煎汤，7.5～15克；研末入膏、丸。

方剂选用 ① 治风痹、虚羸少气、五脏劳伤、咳嗽吐痰、骨蒸盗汗、心神恍惚、饮食不香、遗精滑泄：松子仁400克，麦门冬500克（不去心），金樱子、枸杞子各400克，熬膏，加少量炼蜜，早晚用白汤调服10余茶匙。② 治肺燥咳嗽：松子仁50克、胡桃仁100克，研成膏，和熟蜂蜜25毫升拌匀，每次服10克，饭后用开水服下。

| 注意事项 | 便溏、滑精、痰饮体质者慎服，有湿痰者禁服。松叶亦可入药，有祛风燥湿、杀虫止痒之功效，主治风湿痿痹、历节风痛、湿疮、疥癣、风疹瘙痒，还可预防流行性脑膜炎、流行性感冒。 |

峻下逐水药

本类药物有强烈的泻下作用，使体内潴留的水液从肠道排出，部分药物还兼有利尿作用。

甘遂

性味 寒，苦。有毒。
拉丁文 Radix Kansui
英文 Kansui Root

别名 猫儿眼、肿手花、头痛花。

来源 大戟科植物甘遂的块根。

成分 本品含大戟酮、甘遂醇、大戟二烯醇、α-大戟甾醇、β-大戟甾醇等，尚含棕榈酸、柠檬酸、草酸、鞣质、树脂、葡萄糖、蔗糖、淀粉、维生素 B_1。

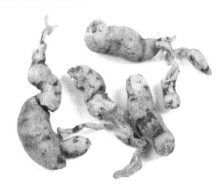

植物形态 多年生草本，高 25～40 厘米，全体含白色乳汁。根细长而弯曲，部分呈连珠状，外皮棕褐色，其上生有少数细长的侧根及须根。茎丛生，直立，基部淡紫红色，稍木质化。叶互生，线状披针形或披针形，长 3.5～9 厘米，宽 4～10 毫米，先端钝，基部宽楔形，全缘。总花序顶生，有 5～9 伞梗，每伞梗再二叉状分枝；杯状聚伞花序总苞钟状，先端 4 裂；腺体 4 个，生于裂片之间的外缘，呈新月形；雄花多数，长短不等；雌花 1，位于总苞中央，子房 3 室，花柱短，顶端 3 裂，柱头头状，微 2 裂。蒴果近球形。花期 4～9月，果期 6～10 月。

采集方法 春季开花前或秋末茎叶枯萎后采挖，洗净外皮，晒干，醋炙后用。

药材性状 呈椭圆形、长圆柱形或连珠状。表面类白色或黄白色，凹陷处有棕色外皮残留。质脆，易折断，断面粉性，白色，木部微显放射状纹理。气微，味微甘而辣。

药理作用 能刺激肠道，增加肠液分泌，促进肠蠕动，加速肠内容物的推动而产生泻下作用。生用作用强、毒性大，醋制后泻下和毒性均减弱。有抑制免疫功能、抗生育作用。

药用功效 泄水逐饮、破积通便，主治水肿胀满、留饮、结胸、痢疾、噎膈、二便不通。

用法用量 内服：2.5～5 克煎汤或研末入丸、散。内服宜醋制以降低毒性。外用：研末调敷。

方剂选用 ① 治卒肿满、身面皆胀大：甘遂 0.5 克，研成粉；猪腰 1 个，分为 7 小块：将甘遂放入猪腰中，以火炙之令熟。每日食 4～5 次，觉腹胁鸣、小便利时为宜。② 治水肿腹满：牵牛子 50 克（生用）、甘遂 5 克（微炒），上 2 味粗捣筛，作 2 剂用。每剂加适量水煎，待温喝，不计时候。

注意事项 气虚、阴伤、脾胃衰弱者及孕妇忌服。有效成分不溶于水，多入丸、散剂。反甘草。

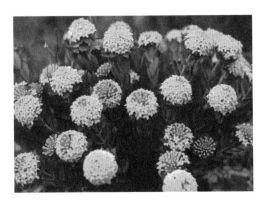

生长特性 生于山沟荒地，分布于陕西、河南、山西、甘肃、河北等地。

大戟

性味 寒，苦、辛。有毒。
拉丁文 Radix Euphorbiae Pekinensis
英文 Peking Euphorbia Root

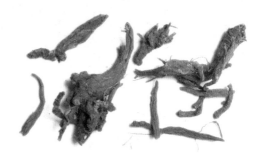

别名 龙虎草、将军草、九头狮子、京大戟。
来源 大戟科多年生草本植物大戟的根。
成分 本品含大戟苷、大戟色素体 A、大戟色素体 B、大戟色素体 C 等，另含树胶、生物碱、树脂等。新鲜叶富含维生素 C。

植物形态 多年生草本，全株含乳汁。茎直立，被白色短柔毛，上部分枝。叶互生，长圆状披针形至披针形，长 3 ~ 8 厘米，宽 5 ~ 13 毫米，全缘。伞形聚伞花序顶生，通常有 5 伞梗，腋生者多只有 1 梗，伞梗顶生 1 杯状聚伞花序，其基部轮生卵形或卵状披针形苞片 5，杯状聚伞花序总苞坛形，顶端 4 裂，腺体椭圆形；雄花多数，雄蕊 1 个；雌花 1 个，子房球形，3 室，花柱 3 柱，顶端 2 浅裂。蒴果三棱状球形，表面有疣状突起。花期 4 ~ 5 月，果期 6 ~ 7 月。

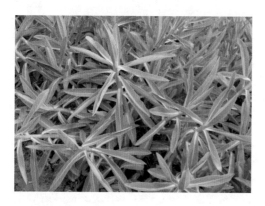

生长特性 生于山坡、路旁、荒地、草丛、林缘及疏林下，主产于江苏、四川、广西等地。

采集方法 秋、冬二季采挖，晒干，生用或醋煮后用。

药材性状 根长圆锥形或圆柱形，稍弯曲，常有分枝，长 10 ~ 20 厘米，直径 1.5 ~ 4 厘米。表面灰棕色或棕褐色，有扭曲纵沟纹、横长皮孔及支根痕。根头膨大，有多数圆形茎痕。质坚硬，不易折断，断面类白色或淡黄色，纤维性。气微，味微苦涩。

药理作用 本品能刺激肠道，引起肠蠕动增强而产生泻下作用。提取液对末梢血管有扩张作用，并可拮抗肾上腺素的升压作用。醇提物对离体妊娠子宫有兴奋作用。

药用功效 泻下逐饮、消肿散结，主治水肿胀满、胸腹积水、痰饮积聚、气逆咳喘、二便不利。

用法用量 内服：1.5 ~ 3 克煎汤或研末入丸、散，每次 1 克。外用：适量，生用。内服宜醋制，以减低毒性。

方剂选用 ① 治水肿：大枣 700 克，放入锅内，加水至高出枣面 4 厘米，用带根苗的大戟覆盖住大枣，盖上锅盖，煮熟，去大戟不用，无时吃。② 治通身肿满、喘息、小便涩：大戟 100 克（去皮，细切，微炒）、干姜 25 克（炮），上 2 味捣为散，每次服 15 克，用生姜汤调下，以大小便通利为度。③ 治水气肿胀：大戟 50 克，广木香 25 克，共研为末，每次以酒调服 7.5 克，然后吃适量粥。忌咸物。

注意事项 体弱者及孕妇忌用。反甘草。

芫花

性味 温，苦、辛。有毒。
拉丁文 Flos Genkwa
英文 Lilac Daphne Flower Bud

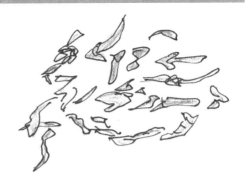

别名 杜芫、老鼠花、黄阳花、野丁香花。
来源 瑞香科植物芫花的干燥花蕾。
成分 本品含二萜内酯，芫花酯甲、芫花酯乙、芫花酯丙、芫花酯丁、芫花酯戊、芫花烯等；还含芫花素、芹菜素、羟基芫花素等黄酮类，白瑞香素等香豆素以及苯甲酸、丁香苷等。

植物形态 落叶灌木，高可达1米。茎细长而直立，略带紫褐色，幼时有绢状短柔毛。叶通常对生，偶为互生，椭圆形至长椭圆形，略为革质，全绿，先端尖，幼时两面疏生绢状细柔毛，脉上较密，老时上面的毛渐脱落；叶柄短，密布短柔毛。花先叶开放，淡紫色，通常出于枝顶叶腋，3～7朵簇生。核果肉质，白色。花期4～5月，果期6月。

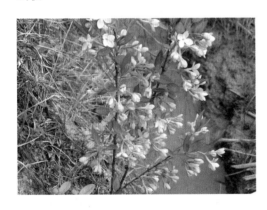

生长特性 生于路旁、山坡，或栽培于庭园，分布于福建、浙江、江苏、安徽、湖北、湖南、四川、山东、河南、河北、陕西等地。

采集方法 春季花未开放时采收，除去杂质，晒干或烘干，生用或炙用。

药材性状 花蕾常3～7朵簇生于短花轴上，基部有苞片1～2片，多脱落为单朵。单朵呈棒槌状，多弯曲，长1～1.7厘米，直径约1.5毫米；花被筒表面淡紫色或灰绿色，密被短柔毛，先端4裂，裂片淡紫色或黄棕色，质软。气微，味甘、微辛。

药理作用 本品水浸剂、煎剂及醇浸剂能使肠蠕动增加，张力提高，引起腹痛和水泻，加大剂量则呈抑制作用；大鼠服芫花煎剂，尿量明显增加。芫花有止咳、祛痰作用，可改善心血管系统的功能。芫花素可引起子宫收缩，终止妊娠。此外，醋芫花的醇水提取物、水浸液对多种细菌、病毒和真菌有抑制作用。

药用功效 泄水逐饮、祛痰止咳、解毒杀虫，用于水肿胀满、胸腹积水、痰饮积聚、气逆喘咳、二便不利、疥癣秃疮、冻疮等症。

用法用量 内服：煎汤，2.5～5克；研末入丸、散。内服宜醋制以减低毒性。外用：研末调敷或煎水含漱。

方剂选用 ① 治太阳中风、下利呕逆、解表、发作有时、头痛、心下痞满、引肋下痛、干呕短气、汗出不恶寒：芫花（熬）、甘遂、大戟，上3味各等份，分别捣为散，以水1.5升，先煮大枣10颗，去渣，内药末，羸弱者服2.5克，温服之，平旦服。若下少病不除者，翌日更服，加2.5克，得快下利后，糜粥自养。② 治卒得咳嗽：芫花1000克，水3升，煮取1升，去渣，加大枣14颗，煎至汁尽，取大枣服用，每日1次。

注意事项 体质虚弱者及孕妇禁服。

商陆

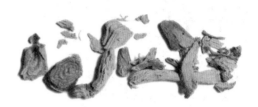

性味 寒，苦。有毒。
拉丁文 Radix Phytolaccae
英文 Pokeberry Root

别名 山萝卜、水萝卜、当陆。
来源 商陆科商陆属植物商陆的根。
成分 含三萜皂苷，其主要成分为商陆皂苷甲、商陆皂苷乙、商陆皂苷丙、商陆皂苷丁等；还含有三萜酸类、甾醇类、脂肪酸及其酯类等。

植物形态 多年生草本，高约 1.5 米。全株光滑无毛。根粗壮，圆锥形，肉质，外皮淡黄色，有横长皮孔，侧根甚多。茎绿色或紫红色，多分枝。单叶互生，具柄；叶片卵圆形或椭圆形。浆果，扁圆状，熟时呈深红紫色或紫黑色。花期 6 ~ 7 月，果期 8 ~ 9 月。

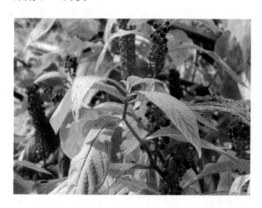

生长特性 喜温暖湿润气候，耐寒。适宜生长温度为 14 ~ 30℃。以土层深厚、疏松、肥沃、富含腐殖质、排水良好的沙质土壤为好，不宜低洼或黏重土栽培。生于路旁、水边、林下、田野，分布于河南、湖北、安徽、陕西等地。

采集方法 直播的在播种后 2 ~ 3 年收获，育苗移栽的在移栽后 1 ~ 2 年收获。冬季倒苗时采挖，割去茎秆，挖出根部，横切成 1 厘米厚的薄片，晒干或烘干。

药材性状 干燥根横切或纵切成不规则的块片，大小不等。横切片弯曲不平，边缘皱缩，外皮灰黄色或灰棕色；切面类白色或黄白色，粗糙，具多数同心环状突起。纵切片卷曲，表面凹凸不平，木质部成多数突起的纵条纹。质坚，不易折断。气微，味稍甜后微苦，久嚼之麻舌。

药理作用 本品有显著的祛痰作用，生物碱部分有镇咳作用。其根提取物有利尿作用，其作用与剂量有关，小量利尿，大量则致尿少。其煎剂与酊剂对痢疾杆菌、流感杆菌、肺炎双球菌及部分皮肤真菌有抑制作用。商陆还有增强免疫、抗炎、抗肿瘤作用。

药用功效 逐水消肿、通利二便、解毒散结，主治水肿胀满、二便不通、癥瘕、瘰疬、疮毒。

用法用量 内服：煎汤，3 ~ 10 克；入散剂。外用：捣敷。

方剂选用 ① 治湿气脚软：将商陆根 5 克切成小豆大小，先煮熟，再加绿豆同煮成饭，每日进食，病愈为止。② 治水气肿满：商陆根 5 克去皮，切成黄豆大小，装 1 碗，加糯米 1 碗，同煮成粥，每日空腹吃下。以微泻为好，不得杂食。③ 治石痈（痈硬如石、不出脓）：用商陆根 1 个捣烂，搽涂患处，药干即换。此方亦可治湿疮、疖子。

注意事项 体虚水肿者慎服，孕妇忌服。宜从小量开始。本品对胃肠道有刺激作用，故宜饭后服。过量中毒，可出现恶心呕吐、腹痛腹泻、心动过速、呼吸频繁，继则言语不清、躁动、抽搐，严重者血压下降、昏迷、瞳孔散大，因心跳或呼吸停止而死亡。

牵牛子

性味 寒，苦、辛。有毒。
拉丁文 Semen Pharbitidis
英文 pharbitis Seed

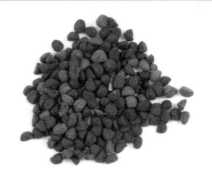

别名 草金铃、金铃、黑牵牛、白牵牛、黑丑、白丑。

来源 旋花科牵牛属植物圆叶牵牛的种子。

成分 本品主要含树脂苷，其主要成分为牵牛子苷等；还含裸麦角碱、喷尼棒麦角碱、异喷尼棒麦角碱、野麦碱等生物碱，牵牛子酸甲等有机酸、氧化脂肪酸等。

植物形态 1 年生攀缘草本，茎缠绕，多分枝，全体具白色短毛。叶互生，心脏形，长 3 ~ 6 厘米，宽 7 ~ 13 厘米，先端短尖，全缘。叶柄较花梗长。花 1 ~ 5 朵成簇腋生，具总梗；花冠漏斗状，紫色或淡红色，上部色较深，下部色浅或为白色。蒴果球形，黑褐色或白色、浅黄色，无毛。花期 6 ~ 9 月，果期 7 ~ 10 月。

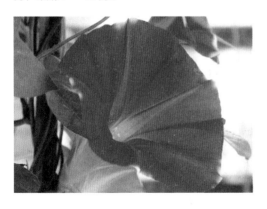

生长特性 适应性较强，对气候土壤的要求不严，但以温和的气候和中等肥沃的沙质土壤栽培为宜。生于山野、田野、墙脚下、路旁，也有栽培。全国各地均有分布。

采集方法 8 ~ 10 月果实成熟时将藤割下，打出种子，除去果壳杂质，晒干。

药材性状 本品似橘瓣状，长 4 ~ 8 毫米，宽 3 ~ 5 毫米，略具 3 棱。表面灰黑色（黑丑）或淡黄白色（白丑）。背面 1 条浅纵沟，腹面棱线的下端有一点状种脐，微凹。质硬，横切面可见淡黄色或黄绿色皱缩折叠的子叶，微显油性。无臭，味辛、苦，有麻舌感。

药理作用 牵牛子苷的化学性质与泻根素相似，有强烈的泻下作用。牵牛子苷在肠内遇胆汁及肠液时分解出牵牛子素，刺激肠道，增强蠕动，导致泻下。牵牛子的水浸剂、乙醇浸剂对小鼠皆有泻下作用，但经煎煮后，即失去作用。除去牵牛子苷后的水溶液，似仍有泻下作用，故除已知的牵牛子苷外，可能还含有其他泻下成分。

药用功效 泄水通便、消痰涤饮、杀虫攻积，用于治疗水肿胀满、二便不通、痰饮积聚、气逆喘咳、虫积腹痛。

用法用量 内服：煎汤，3 ~ 10 克；研末入丸、散，每次 0.3 ~ 1 克，每日 2 ~ 3 次。炒用药性较缓。

方剂选用 ① 治水肿：牵牛子研成末，水服，每日服 1 次，以小便利为度。② 治停饮肿满：黑牵牛头末 200 克，茴香 50 克（炒），或加木香适量，共研为细末，以生姜汁调服，每次 10 克，晚睡前服，每日 1 次。③ 治腰脚湿气疼痛：黑牵牛、大黄各 100 克，白术 50 克，共研为末，滴清水做成如梧桐子大小的丸，每次服 30 丸，饭前以生姜汤调下。

| **注意事项** | 孕妇禁服，体质虚弱者慎服。不宜多服、久服。 |

泻下类 ---- 峻下逐水药

巴豆

性味 热，辛。有大毒。
拉丁文 Fructus Crotonis
英文 Croton Fruit

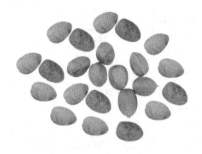

别名 江子、巴果、红子仁、毒鱼子、巴仁。

来源 大戟科植物巴豆的果实。

成分 本品含巴豆油34%～57%，其中主要成分为巴豆油酸、巴豆酸和甘油酯，其中巴豆酸的甘油酯为其特异成分；还含巴豆醇二酯和多种巴豆醇三酯、蛋白质、巴豆毒素、巴豆苷、β-谷甾醇等。

植物形态 常绿乔木，高6～10米。幼枝绿色，被稀疏星状柔毛或无毛；2年生，枝灰绿色，有不明显黄色细纵裂纹。叶互生，叶片卵形或长圆状卵形。花单性，雌雄同株；总状花序顶生，上部着生雄花，下部着生雌花，亦有全为雄花者。蒴果长圆形至倒卵形。花期3～5月，果期6～7月。

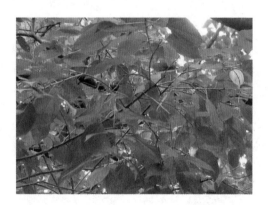

生长特性 多为栽培物。野生生于山谷、溪边、旷野，有时亦见于密林中，分布于四川、湖南、湖北、云南、贵州、广西、广东、福建、台湾、浙江、江苏。

采集方法 8～9月果实成熟时采收，晒干后除去果壳，收集种子，晒干。

药材性状 本品呈卵圆形，一般具3棱，表面灰黄色或稍深，粗糙，有纵线6条，顶端平截，基部有果梗痕。种子椭圆形，略扁，表面棕色或灰棕色，一端有小点状的种脐及种阜的疤痕，另端有微凹的合点，其间有隆起的种脊；外种皮薄而脆，内种皮呈白色薄膜；种仁黄白色，油质。无臭，味辛辣。以个大、饱满、种仁黄白者为佳。

药理作用 巴豆油外用，对皮肤有强烈刺激作用；口服半滴至1滴，即能产生口腔、咽及胃部灼热感，并有催吐作用，短期内可有大量水泻，伴有剧烈腹痛和里急后重。巴豆油还有镇痛、促进血小板凝集作用。巴豆煎剂对金黄色葡萄球菌、白喉杆菌、流感杆菌、绿脓杆菌均有抑制作用。巴豆提取物对 S_{180} 小鼠肉瘤、艾氏腹水癌等有明显抑制作用。

药用功效 泻寒积、通关窍、逐痰、行水、杀虫，主治冷积凝滞、胸腹胀满急痛、血瘕、痰癖、泻痢、水肿、喉风、喉痹、恶疮疥癣。

用法用量 内服：入丸、散，每次0.25～0.5克。内服宜用巴豆霜，以降低毒性。外用：以绵裹塞耳鼻，捣膏涂或以绢包擦患处。

方剂选用 ① 治寒实结胸而无热证者：桔梗1.5克，巴豆0.5克（去心皮，熬黑，研如脂），贝母1.5克，以上3味共研为末，以白开水调服，身体虚弱者要适当减量。② 治寒癖宿食、久饮不消、便秘：巴豆1000克，清酒5升，煮2小时，将巴豆研成末，和酒微火煎之，做成如胡豆大小的丸，每次服1丸，开水调下，欲吐者服2丸。

注意事项	无寒实积滞者、孕妇及体弱者忌服。该药不可与牵牛子同用，以防止其毒性增强。

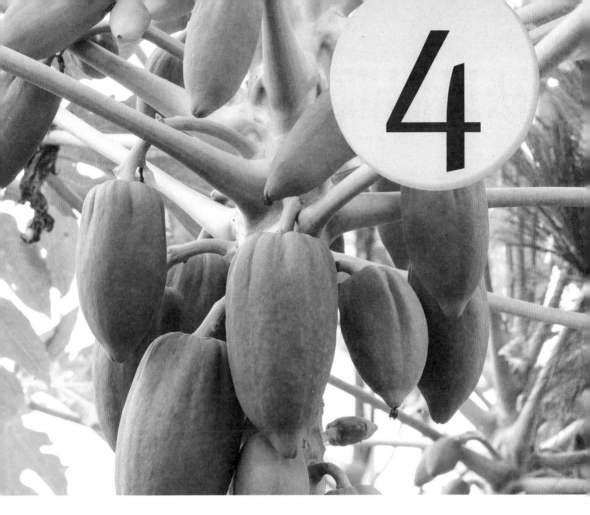

祛风湿药

  凡以祛除风湿、解除痹痛为主要作用的药物，称祛风湿药。

  本类药物多辛香、苦燥、走散，具有祛风除湿、温经散寒、活血行气、通痹止痛、补益肝肾、杀虫止痒等作用，部分药物还具有通经络、强筋骨等作用。主要治疗风寒湿邪、痹阻经络引起的肢体、肌肉、关节等疼痛、酸楚、麻木、沉重以及关节肿大、变形、屈伸不利等症，或年老体弱、肝肾不足、筋骨无力、拘挛疼痛，或筋骨折伤后期，或风湿热引起的瘾疹、湿疹、疥癣、皮肤瘙痒等。使用本类药物时，可根据痹证的性质、部位及病程长短的不同，作适当的选择和相应的配伍。如证属风邪偏盛的行痹，宜选散风邪力强的祛风湿药，并佐以祛风湿、通经络之品；湿邪偏重的着痹，宜选除湿力强的祛风湿药，并佐以燥湿、利湿、健脾药；寒邪偏重的痛痹，宜选温通止痛力强的祛风湿药，并佐以散寒、温阳、通络之品等。痹证多属慢性疾病，需长期用药治疗。为服用方便，可制成酒剂或丸剂，况且酒剂还能增强祛风湿药的功效。

祛风湿散寒药

本类药物多性温，味辛、苦，入肝、脾、肾经，具有祛风湿、散寒止痛、舒筋通络等作用。

独活

性味 微温，苦、辛。
拉丁文 Radix Angelicae Pubescentis
英文 Doubleteeth Pubescent Angelica Root

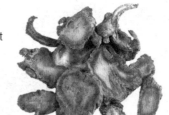

别名 胡王使者、独摇草、独滑、巴东独活。
来源 伞形科独活属植物重齿毛当归的根。
成分 根含当归醇、当归素、佛手柑内酯、欧芹酚甲醚、伞形花内酯、东莨菪素、当归酸、巴豆酸、棕榈酸、硬脂酸、油酸、亚麻酸、植物甾醇、葡萄糖和少量挥发油。

植物形态 多年生高大草本。根圆柱形，棕褐色，有特殊香气。茎中空，常带紫色，光滑或稍有浅纵沟纹，上部有短糙毛。叶二回三出式羽状全裂，宽卵形。复伞形花序顶生和侧生；花白色；无萼齿；花瓣倒卵形，先端内凹。双悬果椭圆形，侧翅与果体等宽或略狭，背棱线形，隆起。花期8～9月，果期9～10月。

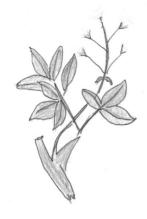

生长特性 生于山谷、水沟、草丛、山坡。分布于四川、云南、湖北等地。

采集方法 春初苗刚发芽或秋末茎叶枯萎时采挖，除去须根及泥沙，烘至半干，堆置2～3天，发软后再烘至全干。

药材性状 根头及主根粗短，略呈圆柱形，下部分出数条弯曲的支根。根头部膨大，圆锥状，多横皱纹，顶端有茎、叶的残基或凹陷，表面灰棕色或黄棕色，有纵皱纹、横长皮孔及稍突起的细根痕。质坚硬，断面皮部灰白色。香气浓郁，味苦、辛，麻舌。

药理作用 ① 镇静、催眠、镇痛、抗炎作用：独活煎剂或流浸膏（品种未经鉴定）给大鼠或小鼠口服或腹腔注射，均可产生镇静乃至催眠作用。② 对心血管系统的作用：独活粗制剂（品种未鉴定）予犬或猫静脉注射，有降压作用，但效果不持久。

药用功效 祛风、胜湿、散寒、止痛，主治风寒湿痹、腰膝酸痛、手脚挛痛、头痛齿痛。

用法用量 内服：煎汤，5～15克；浸酒或入丸、散。外用：煎水洗。

方剂选用 ① 治脚气肿胀痛：独活25克，木瓜、牛膝各50克，共研为末，每次服15克，空腹时以白开水调下。② 治历节风痛：独活、羌活、松节各等份，用酒煮过，每日空腹饮1杯。

注意事项 阴虚血燥者慎服。

川乌头

性味 热，辛、苦。有大毒。
拉丁文 Radix Aconiti
英文 Aconite Root

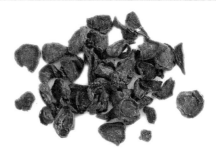

别名 乌头、乌喙、奚毒、即子、鸡毒、毒公、耿子、川乌。

来源 毛茛科乌头属植物乌头（栽培品）的母根。

成分 含乌头碱、中乌头碱、次乌头碱、乌头原碱、附子宁碱、去甲猪毛菜碱、苯甲酰中乌头碱、多根乌头碱、森布星、脂乌头碱、脂次乌头碱、脂去氧乌头碱、脂中乌头碱等。

植物形态 多年生草本，高 60 ~ 150 厘米。块根倒圆锥形，栽培品的侧根甚肥大，外皮黑褐色。茎直立，叶互生；茎下部叶在开花时枯萎，中部叶片五角形，基部浅心形。总状花序顶生，花两性，两侧对称。种子多数，三棱形。花期 8 ~ 9 月，果期 9 ~ 10 月。

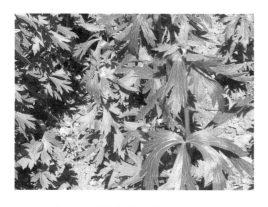

生长特性 生于山地草坡或灌丛中，主产于四川、陕西等地。

采集方法 6 月下旬至 8 月上旬采挖，除去地上部分茎叶，摘下子根（附子），取母根（川乌头），晒干。

药材性状 川乌头母根为不规则圆锥形，稍弯曲，顶端常有残茎，中部多向一侧膨大。表面棕褐色或灰棕色，皱缩，有小瘤状侧根及子根痕。质坚实，断面类白色或浅灰黄色，形成层环多角形。气微，味辛辣，麻舌。

药理作用 本品有镇痛、抗炎、镇静、局麻作用。所含次乌头碱和乌头原碱对因注射菌苗而引起发热的家兔有解热作用，但对正常体温无影响。乌头煎剂或总碱能引起麻醉猫的冠状动脉血流量增加，小剂量乌头碱使心率减慢，大剂量则引起心律不齐，甚至心室颤动。

药用功效 祛风除湿、温经、散寒止痛，主治风寒湿痹、半身不遂、头风头痛，并可用于麻醉止痛。

用法用量 内服：煎汤，3 ~ 9 克；研末，1 ~ 2 克；入丸、散。内服须炮制后用，入汤剂应先煎 1 ~ 2 小时，以降低其毒性。外用：研末撒或调敷。

方剂选用 ① 治历节风痛、不可屈伸，亦治脚气疼痛、不可屈伸：麻黄、芍药、黄芪各 150 克，甘草 150 克（炙），川乌头 5 枚（以蜂蜜 400 毫升煎取 200 毫升，取出乌头）。前 4 味均研为末，以水 600 毫升煮取 200 毫升，去渣，放入煎过乌头的蜜，再煎。每次服 140 毫升，不愈则尽服之。② 治风寒湿痹、麻木不仁：生川乌头，去皮、尖，研为末。取香熟白米半碗、川乌头药末 20 克，用慢火熬熟，稀薄不稠，下少许姜汁、3 匙蜂蜜，搅匀，空腹饮之，温时服最佳。如是中湿，则再加薏苡仁末 10 克，米加至 1 碗。③ 治偏正头痛：川乌头、天南星各等份，研为末，葱白连须捣烂调末，贴于痛处。

注意事项
1. 阴虚阳盛、热证疼痛者及孕妇禁服。
2. 反半夏、瓜楼、天花粉、川贝母、浙贝母、白蔹、白及。酒浸、酒煎服易致中毒，应慎服。

蚕沙

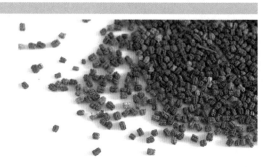

性味 温，甘、辛。
拉丁文 Feculae Bombycis
英文 Cansha

别名 原蚕屎、晚蚕沙、蚕砂、原蚕沙、马鸣肝、晚蚕矢、二蚕沙、蚕屎。

来源 蚕蛾科家蚕属动物家蚕蛾幼虫的干燥粪便。

成分 蚕沙中含叶绿素衍生物：脱镁叶绿素a、脱镁叶绿素b及10-羟基脱镁叶绿素等。

动物形态 雌蛾、雄蛾全身均密被白色鳞片。体长一般为1.6~2.3厘米，翅展3.9~4.3厘米。体翅黄白色至灰白色。前翅外缘顶角后方向内凹切，各横线色稍暗，不甚明显，端线与翅脉灰褐色，后翅较前翅色淡，边缘鳞毛稍长。雌蛾腹部肥硕，末端稍尖。幼虫即家蚕，体色灰白至白色，胸部第2、第3节稍见膨大，有皱纹。腹部第8节背面有一尾角。

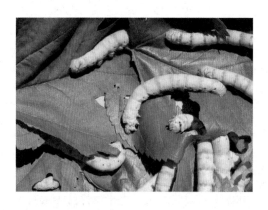

生长特性 喜通风、透光好，保湿、保温性能好的空间，主产于浙江、四川、河南、江苏、湖南、云南、广东、安徽、甘肃、湖北、山东、辽宁等地。

采集方法 6~8月收集，以二眠到三眠时的粪便为主，除去杂质，晒干。

药材性状 干燥的蚕沙，呈短圆柱形小粒，长2~5毫米，直径1.5~3毫米。表面灰黑色或黑绿色，粗糙，有6条明显的纵棱及3~4条横向的浅纹。两端略平坦，呈六棱形。质坚而脆，遇潮湿后易散碎。微有青草气。以干燥、色黑、坚实、均匀、无杂质者为佳。

药理作用 蚕沙富含有机物、叶绿素、植物醇、多种氨基酸及大量胡萝卜素，具有抗诱变、抗衰老、降血糖、降血脂、护肝、抗AIDS、降低红细胞膜的Na^+-K^+-ATP酶的活性等作用。

药用功效 祛风除湿、和胃化浊，主治风湿痹痛、肢体不遂、风疹瘙痒、吐泻转筋、闭经、崩漏等。

用法用量 内服：煎汤，15~25克；入丸、散。外用：炒热熨、煎水洗或研末调敷。

方剂选用 ① 治湿聚热蒸、蕴于经络、寒战热炽、骨骼烦痛、舌色灰滞、面目姜黄：防己25克，杏仁25克，滑石25克，连翘15克，山栀15克，薏苡仁25克，半夏15克（醋炒），晚蚕沙15克，赤小豆皮15克，以水8杯煎取3杯，温时分3次服完。痛得特别严重则加片子姜黄10克，海桐皮15克。② 治风湿痛或麻木不仁：晚蚕沙30克，煎汤，临卧时和入热黄酒半杯同服。③ 治风缓麻痹、诸节不遂、腹内宿痛：原蚕沙炒黄，用布袋盛水，酒浸内服。④ 治风疹瘾疹、遍身皆痒、搔之成疮：蚕沙1000克，以20升水煮取12升，去渣，温热时洗全身，宜避风。

注意事项 血不养筋、手足不遂者禁服。

松节

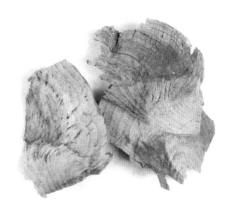

性味 温，苦。

拉丁文 Nodus Pini Tabulaeformis Seu Massonianae

英文 Oleum terebinthinae

别名 黄松木节、油松节、松郎头。

来源 为松科松属植物马尾松枝干的结节。

成分 含树脂酸、脂肪酸、单萜、倍半萜类等。

植物形态 常绿乔木，高可达40米。树皮红棕色，成不规则长块状裂。小枝常轮生，红棕色，具宿存鳞片状叶枕，常翘起，较粗糙；冬芽长椭圆形，芽鳞红褐色，叶针形，2针1束，细长而柔韧，长13～20厘米，叶缘具细锯齿；叶鞘膜质，灰白色，永存。雄球序椭圆形至卵形，黄色，雄蕊具2花粉囊；雌球序椭圆形，肉紫色。球果卵状圆锥形，长4～7厘米，直径2.5～4.5厘米，果鳞木质，鳞片盾菱形，鳞突较平坦，微具脊，鳞脐小而短，微凹或微凸。花期4～5月，果熟期翌年10月。

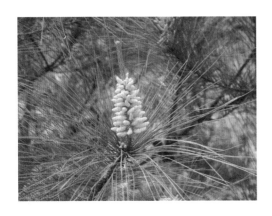

生长特性 松节生长于山坡。马尾松主产于江苏、浙江、安徽、江西、福建、湖北等地。

采集方法 多于采伐时或木器厂加工时锯取之，经过选择整修，晒干或阴干。

药材性状 干燥松节呈不规则的块状或片状，大小粗细不等，一般长5～10厘米，厚1～3厘米。表面黄棕色至红棕色，纵断面纹理直或斜，较均匀。横切面较粗糙，中心为淡棕色，边缘为深棕色而油润。质坚硬，不易折断，断面呈刺状。有松节油气，味微苦。

药理作用 本品有镇痛、抗炎作用。

药用功效 祛风、燥湿、舒筋、通络、止痛。治历节风痛、转筋挛急、脚气痿软、鹤膝风、跌损淤血。

用法用量 内服：煎汤，15～25克；浸酒、醋等。外用：适量，浸酒涂擦；炒后研末调敷。

方剂选用 ① 治百节风虚、脚痹疼痛 松节500克，捶碎，以10升水煮取汁5升，去渣；糯米5升，煮熟；细曲250克，捣碎。上3味拌匀，入瓮密封21日，开瓮取酒。每次可温饮15～30毫升，每日3次。② 治大骨节病：松节750克，蘑菇750克，红花50克，加水5升，煮沸至2.5升，滤过加白酒500毫升。每次服20毫升，每日2次。③ 治脚转筋、疼痛挛急：松节50克（细锉如米粒），乳香5克，放入银石器内，慢火炒至焦，只留一二分性，出火毒，研细。每次服5～10克，以热木瓜酒调下。

注意事项 阴虚血燥者慎服。

丁公藤

性味	温，辛。有小毒。
拉丁文	Caulis Erycibes
英文	Obtuseleaf Erycibe Stem

别名	麻辣子、包公藤。
来源	旋花科丁公藤属植物丁公藤的藤茎。
成分	本品主要含丁公藤碱Ⅱ等。

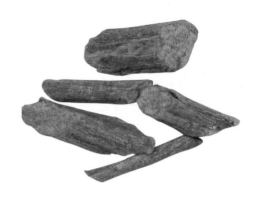

植物形态 木质藤本，长约12米。小枝干后黄褐色，明显有棱。单叶互生；叶柄长0.8～1.2厘米；叶片革质，椭圆形或倒长卵形，长6.5～9厘米，宽2.5～4厘米，先端钝或钝圆，基部渐狭成楔形。聚伞花序腋生和顶生，花序轴和花梗被淡褐色柔毛；花萼球形，萼片5，近圆形，外面被淡褐色柔毛并有缘毛；花冠白色，5裂，裂片长圆形，全缘或浅波状；子房圆柱形，柱头圆锥状，贴着子房。浆果卵状椭圆形。种子1颗。花期6～8月，果期8～10月。

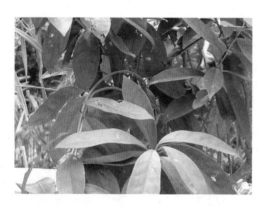

生长特性 生于山谷湿润密林中或路旁灌丛中。分布于广东、海南等地。

采集方法 全年可采，洗净，切段，隔水蒸2～4小时后，晒干备用。

药材性状 本品多为斜切的段或片，直径1～10厘米，斜片厚1～2.5厘米，短段长3～5厘米。外皮灰黄色、灰褐色或浅棕褐色，稍粗糙，有浅

沟槽及不规则纵裂纹或龟裂纹，皮孔点状或疣状，黄白色。老的栓皮呈薄片剥落。质坚硬，纤维较多，不易折断。切片椭圆形，黄褐色或浅黄棕色，异型维管束呈花朵状或块状，木质部导管呈点状。无臭，味淡。

药理作用 ① 对免疫功能的作用：丁公藤注射液皮下注射可提高大鼠外周血淋巴细胞酸性 α-醋酸萘酯酶（ANAE）阳性的淋巴细胞百分比，还可显著降低白细胞移行指数，提高特异性玫瑰花结形成细胞数和中性白细胞吞噬率，表明丁公藤对细胞免疫和体液免疫均有促进作用。② 抗炎作用：从丁公藤中提取的有效成分东莨菪素腹腔注射25毫克/千克，对蛋清和组织胺诱发的大鼠足肿胀均有明显的保护作用，持续作用4小时以上。

药用功效 祛风胜湿、舒筋活络、消肿、止痛，用于治疗风湿性关节炎、类风湿性关节炎、坐骨神经痛、半身不遂、跌打肿痛。

用法用量 内服：煎汤，3～6克，水、酒各半，煎服。可配制药酒内服或外擦。

方剂选用 治疗风湿骨痛及神经痛：丁公藤制成注射液，每支2毫升，含原生药6克。每次2～4毫升，每日1～2次，肌肉注射。

注意事项	本品有强烈的发汗作用，虚弱者慎用，孕妇忌服。

闹羊花

性味 温，辛。有毒。
拉丁文 Flos Rhododendri Mollis
英文 Chinese Azalea Flower

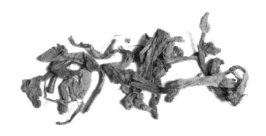

别名 黄杜鹃、玉枝、羊不吃草、羊踯躅花、踯躅花、惊羊花、老虎花、石棠花。

来源 杜鹃花科杜鹃花属羊踯躅的干燥花。

成分 羊踯躅的花含木藜芦毒素 I 或杜鹃花毒素、石楠素、羊踯躅素。叶含黄酮类、杜鹃花毒素、煤地衣酸甲酯。

植物形态 落叶灌木，高1～2米。老枝光滑、无毛、褐色，幼枝有短柔毛及刚毛。花芽卵圆形，单叶互生；叶片纸质，常簇生于枝顶，椭圆形至椭圆状倒披针形。花多数排列成短总状伞形花序，顶生，花冠宽钟状，金黄色。蒴果长椭圆形，熟时深褐色。花期 4～5 月，果期 6～8 月。

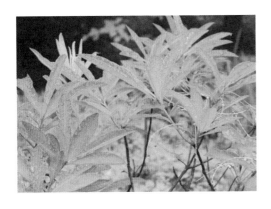

生长特性 常见于山坡、石缝、灌木丛中。分布于江苏、浙江、江西、福建、湖南、湖北、河南、四川、贵州等地。

采集方法 4～5 月花开放时选择晴天采收。采下后立即晒干。

药材性状 本品数朵花簇生于一总柄上，多脱落为单朵，灰黄色至黄褐色，皱缩。花萼 5 裂，裂片半圆形至三角形，边缘有较长的细毛；花冠钟状，筒部较长，顶端卷折，花瓣宽卵形，先端钝或微凹；花丝卷曲，等长或略长于花冠；花梗长 1～2.8 厘米，棕褐色。气微，味微麻。

药理作用 ① 镇痛作用：用小白鼠热板法、电击法，兔中枢神经系统总和法均证明口服闹羊花煎剂有显著的镇痛作用，但治疗指数低，安全范围较窄。② 抗菌和杀虫作用：闹羊花煎剂在体外对金黄色葡萄球菌、白喉杆菌、炭疽杆菌和乙型链球菌有较强的抑制作用。

药用功效 祛风除湿、镇痛、杀虫，主治风湿痹痛、偏正头痛、龋齿疼痛、皮肤顽癣、疥疮。

用法用量 内服：研末，0.3～0.6 克；煎汤，0.3～0.6 克；入丸、散；泡酒饮。外用：研末调敷或用鲜品捣敷。

方剂选用 ① 治风湿痹痛、手足收摄不遂、肢节疼痛、言语蹇涩：闹羊花不限多少，酒拌，上笼蒸约蒸一餐饭的时间，取出晒干，捣罗为末。每次用牛乳100毫升，加热，调下5克。② 治妇人血风走注，随所留止疼痛：闹羊花、干蝎（全者、炒）、乌头（炮、炙，去皮、脐）各25克，地龙20条（阴干），上4味均捣罗为末，加蜂蜜做成如小豆大小的丸，每次服5～7丸，煎荆芥酒调下，每日2次。③ 治头痛，不论偏正新久，但夏月欲重绵包裹者并效：闹羊花5克（净末），槿树花5克（净末），大风子2.5克（白肉去油），共研为末，每次服3克，以葱、酒调服，洗浴发汗后则自愈。

注意事项 本品有毒，不宜多服、久服。孕妇及气血虚弱者禁服。

两面针

性味 平，苦、辛。有小毒。
拉丁文 Radix Zanthoxyli
英文 Shinyleaf Pricklyash Root

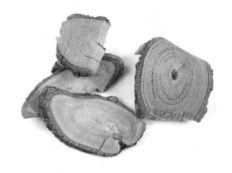

别名 上山虎、下山虎、金椒、两边针、鸟不踏、入地金牛。

来源 芸香科花椒属植物两面针的根或枝叶。

成分 根含光叶花椒碱、光叶花椒碱酮和香叶木苷等；叶和果实中含挥发油；根及根皮含两面针碱、氧化两面针碱；根皮中还含布枯叶苷。

植物形态 两面针为常绿木质藤本，高1～2米。茎枝、叶轴背面和小叶两面中脉上都有钩状皮刺。根黄色，味辛辣。羽状复叶互生，小叶3～11，对生，革质，卵形至卵状长圆形，长4～11厘米，宽2～6厘米，有油点，边缘微具波状疏锯齿，基部圆或宽楔形。伞房状圆锥花序腋生，花小，单性；萼片4；花瓣4；雄花雄蕊4，药隔顶端有短的突尖体；心皮4，柱头头状。果紫红色，干时硬而皱，有粗大腺点。种子近球形，黑色光亮。花期3～4月，果期9～10月。

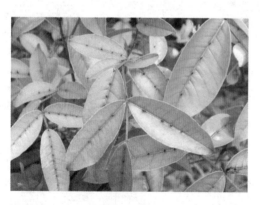

生长特性 野生于较干燥的山坡灌木丛中或疏林中、路旁，喜温暖湿润的环境，主产于广东、广西、云南、海南、湖南等地。

采集方法 全年均可采挖，洗净，润透，切片或段，晒干。

药材性状 药材为不规则块片或短段。表面淡棕黄色或淡黄色，有鲜黄色或黄褐色类圆形皮孔。切断面较光滑，皮部淡棕色，木部淡黄色，可见同心性环纹及密集的小孔。质坚硬。气微香，味辛辣，麻舌且苦。

药理作用 有镇痛作用，与戊巴比妥钠有协同作用；对溶血性链球菌及金黄色葡萄球菌有较强的抑制作用；对乙酰胆碱及氯化钡所致肠肌收缩有明显的抑制作用；对多种癌细胞有明显的抑制作用。此外本品还有镇静、强心、降压、松弛平滑肌、抗菌及局部麻醉的作用。

药用功效 行气止痛、活血化淤、祛风活络，主治风湿骨痛、喉痹、瘰疬、胃痛、牙痛、跌打损伤及水火烫伤。

用法用量 煎服，5～10克；研末或泡酒饮。外用：煎水洗；捣敷、酒磨涂或研末撒。

方剂选用 ① 治毒攻手足、疼痛顽麻：两面针根1000克（细锉），加水10升，煮沸5～7次，去渣，避风淋蘸。② 治风湿骨痛：两面针根皮15克，鸡蛋1只，水煎服。③ 治牙痛：两面针干根25克，水煎服；将根研成粉，每次取2.5克，水冲服。④ 治跌打损伤、风湿骨痛：两面针根50克，泡酒500毫升，7天后可服，每次服5～10毫升，每日3次；或用两面针根15～25克，煎服。⑤ 治烫伤：两面针干根，研成粉撒干患处，在撒粉前先用两面针煎水外洗。

注意事项
1. 本品有小毒，不能服用过量，忌与酸味食物同服。
2. 孕妇禁服。

寻骨风

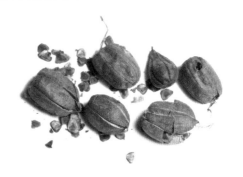

性味 平，辛、苦。
拉丁文 Rhizoma Seuherba
英文 Wooly Dutchmanspipe Herb

别名 清骨风、猫耳朵、穿地节、地丁香、黄木香、白面风、兔子耳。

来源 为马兜铃科马兜铃属植物绵毛马兜铃的地上部分。

成分 根茎含有尿囊素、马兜铃内酯、绵毛马兜铃内酯、β-谷甾醇、马兜铃酸A、9-乙氧基马兜铃内酰胺和9-乙氧基马兜铃内酯。茎叶含马兜铃酸A、马兜铃酸D及香草酸、马兜铃内酰胺、6-甲氧基马兜铃内酰胺、棕榈酮、正三十醇、胡萝卜苷、硬脂酸。

植物形态 多年生草质藤本。根茎细长，圆柱形。嫩枝密被灰白色长绵毛。叶互生；叶片卵形、卵状心形，先端钝圆至短尖，基部心形。蒴果长圆状或椭圆状倒卵形，具6条呈波状或扭曲的棱或翅。种子卵状三角形。花期4～6月，果期8～10月。

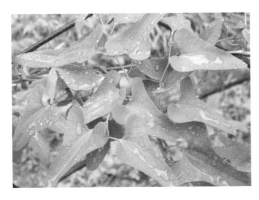

生长特性 生于山坡草丛及路旁、田边。分布于河南、江苏、浙江、湖北、江西、陕西等地。

采集方法 5月开花前连根挖出，切段，晒干。

药材性状 干燥的根茎呈细圆柱形，长40～50厘米，直径约2毫米，外表淡棕红色至黄赭色，有纵皱纹，节处有须根或残留的圆点状根痕。断面纤维性，类白色、淡棕色，纤维层和导管群极为显明。干燥全草的茎细长，外被白绵毛；叶通常皱折或破裂，淡绿色，两面均被白绵毛。气微香，味微苦。以根茎红棕色者为佳。

药理作用 寻骨风有镇痛作用，其总生物碱部分扭体反应抑制率为81.1%，而非生物碱部分扭体抑制率为53.8%。寻骨风醇提取物对大鼠和小鼠均具有显著的抗着床作用，从寻骨风中提取的马兜铃酸A对小鼠具有显著的抗着床和抗早孕活性，对大鼠仅在服大剂量醇提取物时有效。

药用功效 祛风除湿、通络止痛，主治风湿关节痛、腹痛、疟疾、痈肿。

用法用量 内服：煎汤，15～25克；泡酒饮。

方剂选用 ① 治风湿性关节痛：寻骨风全草25克，五加根50克，地榆25克，酒、水各半，煎浓汁服。② 治疟疾：寻骨风根长约15厘米，剪细，放碗内，加少量水，放饭上蒸出汁，分3次连渣服，每隔4小时服1次，最后1次在疟发前2小时服下。③ 治痈肿：寻骨风50克，车前草50克，苍耳草10克，水煎服，每日1剂，分2次服。

注意事项
1. 阴虚内热者及孕妇禁服。
2. 用量较大时，个别患者有恶心、呕吐、头晕、头痛等不良反应。

祛风湿药 —— 祛风湿散寒药

海桐皮

性味 平，苦，辛。
拉丁文 Pittosporum tobira (Thunb.) Ait.
英文 Seatung

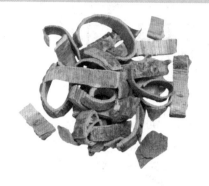

别名 钉桐皮、鼓桐皮、丁皮、刺桐皮、刺通、接骨药。
来源 豆科刺桐属植物刺桐的树皮或根皮。
成分 树皮含刺桐灵碱、氨基酸和有机酸。种子含油，油中含饱和有机酸和不饱和有机酸（油酸、亚油酸），另含下箴刺桐碱。

植物形态 大乔木，高可达 20 米。树皮灰棕色，枝淡黄色至土黄色，密被灰色绒毛，具黑色圆锥状刺，二三年后即脱落。叶互生或簇生于枝顶；总状花序长约 15 厘米，被绒毛；花冠蝶形，大红色。荚果串珠状，微弯曲。种子 1 ~ 8 颗，球形，暗红色。花期 3 月。

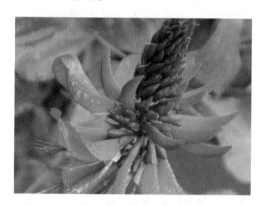

生长特性 喜温暖湿润的气候，不耐严寒。分布于广西、云南、福建、湖北等地。

采集方法 栽后 8 年左右，即可剥取树皮，通常于 7 ~ 10 月进行。有剥取干皮、砍枝剥皮和挖根剥皮 3 种方法。剥后，刮去灰垢，晒干。

药材性状 干燥干皮，呈半筒状或板片状，长 30 ~ 60 厘米，厚 1 ~ 2 毫米，外表灰棕色或灰黑色，有稀疏纵裂纹及较密的黄色皮孔，边缘不整齐，微突起或平钝；皮上有大形钉刺，刺尖有时被磨去，可以剥落；基部圆形或长圆形而纵向延长；内表面黄棕色或红棕色，平滑，有细纵纹。质硬而韧，易纵裂，不易横断。断面黄白色或淡黄色，富纤维性。气微香，味苦。以皮张大、钉刺多者为佳。

药理作用 海桐皮水浸剂在试管内对蓝色毛癣菌、许兰黄癣菌、铁锈色小芽孢癣菌、腹股沟表皮癣菌等皮肤真菌均有不同程度的抑制作用。海桐皮在体外对金黄色葡萄球菌有抑制作用。

药用功效 祛风湿、通经络、杀虫，主治风湿痹痛、痢疾、牙痛、疥癣。

用法用量 内服：煎汤，10 ~ 20 克；泡酒饮。外用：煎水洗、浸酒擦、研末调敷。

方剂选用 ① 治风湿两腿肿满疼重、百节拘挛痛：海桐皮 50 克，羚羊角屑、薏苡仁各 100 克，防风、羌活、筒桂（去皮）、赤茯苓（去皮）、熟地黄各 50 克，槟榔 50 克，上药均研为散，每次取 15 克，加适量水和 5 片生姜，同煎，去渣，温服。② 治腰膝痛不可忍：海桐皮 100 克，牛膝、川芎、羌活、地骨皮、五加皮各 50 克，甘草 25 克，薏苡仁 100 克，生地黄 500 克，以上药均洗净，焙干，细锉；生地黄切开，用药袋包裹；将全部药物放入酒中浸泡，冬天浸 27 日，夏天浸 17 日，然后煮熟。空腹时饮 20 毫升，每日早、午、晚各 1 次，令醺醺。喝时不用添减。禁毒食。

注意事项 血虚者不宜服，腰痛非风湿者不宜用。

八角枫

性味 微温，辛、苦。有毒。
拉丁文 Radix Alangii
英文 China Alangium

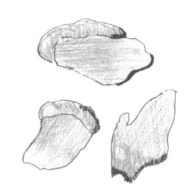

别名 白金条、白龙须、白筋条、八角梧桐、八角将军、五角枫、花冠木。

来源 为八角枫科八角枫属落叶小乔木八角枫的侧根、须状根、叶、花。

成分 八角枫之须根及根皮含生物碱、酚类、氨基酸、有机酸、树脂。须根主要含生物碱及糖苷，又含强心苷。

植物形态 落叶小乔木或灌木，高4～5米，有时可达15米。树皮平滑，灰褐色。单叶互生，形状不一，常卵形至圆形，长8～20厘米，宽5～12厘米，先端长尖，全缘或有2～3裂，裂片大小不一，基部偏斜，幼时两面均有毛，后仅脉腋处有丛毛和沿叶脉有短柔毛；主脉4～6条。聚伞花序腋生，具小花8～30余朵；苞片1片，线形；萼钟状，有纤毛，萼齿6～8个；花瓣与萼齿同数，白色，线形，反卷，长约12毫米；雄蕊6～8个；雌蕊1个，子房下位，2室，花柱细圆筒形，有稀细毛，柱头3裂。核果黑色，卵形，长6～7毫米。花期6～7月，果期9～10月。

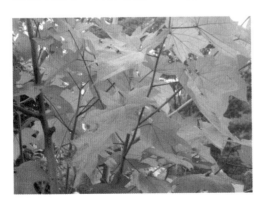

生长特性 生于山野或林中，分布于我国长江流域及南方各地。

采集方法 根全年可采，挖出后，除去泥沙，斩取侧根和须状根，晒干即可。夏、秋采叶及花，晒干备用或鲜用。

药材性状 根呈长圆柱形，略弯曲，长短不一，直径2～12毫米。表面黄棕色至灰褐色，栓皮纵裂，有时剥离。质坚脆，断面黄白色，粉性。气微，味淡。

药理作用 本品有肌肉松弛、镇痛、抗早孕、抗受精卵着床、兴奋离体兔肠及子宫平滑肌等作用。

药用功效 祛风通络、散淤镇痛，并有麻醉及松弛肌肉作用，主治风湿疼痛、麻木瘫痪、心力衰竭、劳伤腰痛、跌打损伤。

用法用量 内服：煎汤，须根1～3克，根3～6克；泡酒饮。外用：捣敷或煎水洗。

方剂选用 ①治风湿麻木：八角枫，男用12.5克，女用7.5克，泡酒300毫升，每次服药酒25毫升。②治风湿麻木瘫痪：八角枫5克，野青菜20克，猪肉500克，将药切碎炖肉，1次服完，服后12小时内麻木出汗，手脚无力。③治鹤膝风：八角枫25克，松节15克，红牛膝、白牛膝各15克，切细，加烧酒500毫升浸泡，每次服药酒25毫升，常服。

注意事项 有毒，孕妇忌服，小儿和年老体弱者慎用。

威灵仙

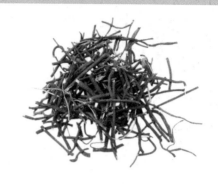

性味 温，辛、咸、微苦。
拉丁文 Radix Et Rhizoma Clematidis Chinensis
英文 Chinese Clematis Root

别名 铁脚威灵仙、能消、灵仙、黑脚威灵仙、黑骨头。
来源 毛茛科植物威灵仙的干燥根及根茎。
成分 威灵仙根含原白头翁素及以常春藤皂苷元、表常春藤皂苷元和齐墩果酸为苷元的皂苷。

植物形态 木质藤本，长3～10米。干后全株变黑色。茎近无毛。叶对生；小叶片纸质，窄卵形、卵形或卵状披针形，或线状披针形，先端锐尖或渐尖，基部圆形、宽楔形或浅心形，全缘，两面近无毛，或下面疏生短柔毛。圆锥状聚伞花序，多花，腋生或顶生。花期6～9月，果期8～11月。

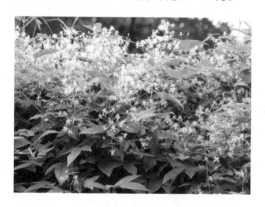

生长特性 野生于山谷、山坡、林边或灌木丛中。对气候、土壤要求不严，但以凉爽、荫蔽的环境为佳。我国西南、华东、中南等地有分布。

采集方法 栽后2年于秋、冬两季挖取根部，除去茎叶，洗净泥土，切段后晒干。

药材性状 威灵仙根茎横长，呈圆柱状，两侧及下方着生多数细根；表面淡棕黄色至棕褐色，皮部常脱裂而呈纤维状，节隆起，顶端常残留木质茎基；质较坚韧，断面纤维性。根细长圆柱形，稍扭曲；表面棕褐色或黑褐色，有细纵纹；质硬脆，易折断，木部淡黄色。气微，味微苦。

药理作用 ① 镇痛作用：热板法实验表明，腹腔注射威灵仙煎剂2.5克／千克，能提高小鼠痛阈，并且酒炙品的镇痛作用较强且持久。② 利胆作用：100%威灵仙煎剂和200%醇提取物3～4毫升／千克灌胃，均能促进大鼠胆汁分泌。200%醇提取物0.5～1毫升／千克静脉注射能迅速促进麻醉犬胆汁分泌及松弛胆总管末端的括约肌，更有利于胆汁分泌。

药用功效 祛风湿、通经络、消痰涎、散癖积，主治痛风、顽痹、腰膝冷痛、脚气、疟疾、癥瘕积聚、破伤风、扁桃体炎、诸骨鲠咽。

用法用量 内服：煎汤，6～9克，治骨鲠咽喉可用至30克；入丸、散；泡酒饮。外用：捣敷；煎水熏洗。

方剂选用 ① 治手足麻痹，时发疼痛；也可治跌仆损伤、瘫痪等症：威灵仙250克（炒），生川乌头、五灵脂各200克，均研为末，和醋做成梧桐子大小的丸，每次服7丸，用盐开水调下。② 治中风（症见手足不遂、口眼歪斜）、筋骨关节诸风、腰膝疼痛、伤寒头痛、鼻流清涕、皮肤风痒、瘰疬、痔疮、大小肠秘、妇人闭经：威灵仙适量，洗、焙后研为末，以好酒和令微湿，入竹筒内，塞牢口，九蒸九曝，如干，则添酒重洒之，加白蜜做成如梧桐子大小的丸。每次服30丸，以酒调下。

注意事项 气虚血弱、无风寒湿邪者忌服。

木瓜

性味 温，酸。
拉丁文 Chaenomeles sinensis
英文 Fructus Chaenomelis

别名 木瓜实、铁脚梨。
来源 蔷薇科木瓜属植物贴梗海棠的干燥近成熟果实。
成分 含苹果酸、酒石酸、枸橼酸、皂苷及黄酮类，鲜果含过氧化氢酶，种子含氢氰酸。

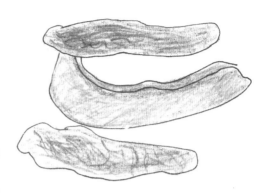

植物形态 落叶灌木，高约2米。枝条直立开展，有刺；小枝圆柱形，微屈曲，无毛，紫褐色或黑褐色，有疏生浅褐色皮孔。叶片卵形至椭圆形，稀长椭圆形。果实球形或卵球形，直径4～6厘米，黄色或带黄绿色，有稀疏不明显斑点，味芳香。花期3～5月，果期9～10月。

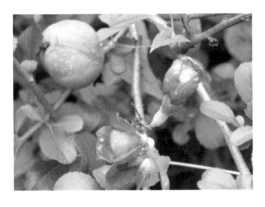

生长特性 栽培或野生，分布于我国华东、华中及西南各地。

采集方法 9～10月采收成熟果实，置沸水中煮5～10分钟，捞出，晒至外皮起皱时，纵剖为2块或4块，再晒至颜色变红为宜。若日晒夜露经霜，则颜色更为鲜艳。

药材性状 多呈纵剖对半的长圆形，长4～9厘米，宽2～5厘米，厚1～2.5厘米。外表面紫红色或红棕色，有不规则的深皱纹；剖面边缘向内卷曲，果肉红棕色，中心部分凹陷，棕黄色。种子扁长三角形，多脱落，质坚硬。气微清香，味酸。

药理作用 本品对动物试验性关节炎有明显消肿作用，似有缓和胃肠肌痉挛和四肢肌肉痉挛的作用。此外，有保肝、抗菌、抑制巨噬细胞的吞噬作用。

药用功效 舒筋活络、和胃化湿，用于治疗湿痹拘挛、腰膝关节酸重疼痛、吐泻转筋、脚气水肿。

用法用量 内服：煎汤，7.5～15克；入丸、散。外用：煎水熏洗。

方剂选用 ① 治吐泻转筋：木瓜1个（大的切成4块）、陈仓米150克，以水煎，去渣，时时温服之；木瓜汁适量、木香末5克，以热酒调下，不拘时；木瓜干50克、吴茱萸25克（烫7次）、茴香0.5克、甘草5克（炙），均锉为散，每次取200克，加适量水、3片姜、10叶紫苏，煎至七分，去渣，饭前服。② 治呕吐：木瓜（末）、麝香、腻粉、木香（末）、槟榔（末）各适量，加面粉做成如小黄米大小的丸，每次服12丸，甘草水调下，不拘时候。③ 治泄泻不止：米豆子100克，木瓜、干姜、甘草各50克，均研为细末，每次取10克，以米汤调下，不拘时候。

注意事项 真阴不足、积滞多者不宜用。

蕲蛇

性味 温，甘、咸。
拉丁文 Agkistrodon
英文 Long-Cnoded Pit Viper (Moccasin)

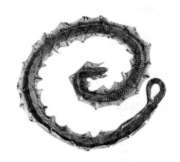

别名 白花蛇、褰鼻蛇、蕲州白花蛇、花蛇、五步蛇、百步蛇、盘蛇、棋盘蛇、五步跳、龙蛇、犁头匠、聋婆蛇。

来源 蝰科蝮蛇属动物尖吻蝮的除去内脏的全体。

成分 蛋白质类：透明质酸酶、去纤维酶、凝结因子 cf-1、尖吻蝮蛇毒出血毒素、抗凝血因子、出血蛋白 HP、磷酸酯酶 A、磷酸二酯酶、ADP 酶、ATP 酶、胆碱酯酶、5′-磷酸二酯酶、5′-核苷酸酶、L-氨基酶氧化酶、精氨酸酯酶、蛋白水解酶等。

动物形态 吻端尖而翘向前上方，头呈三角形，与颈区分明显；头背黑色，头侧自吻棱经过眼斜至口角以下为黄白色，头、腹及喉也为白色，体粗壮，尾较短，全长可达 1.5 米，背面深棕色或棕褐色。栖于山地森林中，常盘踞落叶下或岩洞内，行动缓慢。唾腺中具强烈的出血性及溶血性毒。

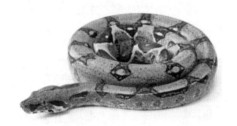

生长特性 生活于山区或丘陵林木茂盛的阴湿地方或路边草丛中，分布于浙江、安徽、福建、江西、湖北、湖南、广东、广西、贵州、台湾等地。

采集方法 夏、秋两季捕捉，除去内脏洗净，多用竹片撑开腹部，盘成圆形，用文火烘干。

药材性状 本品卷曲成圆盘状，盘径 17 ~ 34 厘米，体长可达 2 米。上颚有管状毒牙，中空尖锐。

背部两侧各有黑褐色与浅棕色组成的"V"形斑纹 17 ~ 25 块，其"V"形的顶端在背中线上相接，习称"方胜纹"，有的呈交错排列。腹部撑开或不撑开，灰白色，鳞片较大，有黑色圆形的斑点，习称"连珠斑"；腹内壁黄白色，脊椎骨的棘突较高，呈刀片状上突，前后椎体下突基本同形，多为弯刀状，向后倾斜，尖端明显超过椎体后隆面。尾部骤细，末端有三角形深灰色的角质鳞片 1 枚，习称"指甲尾"。气腥，味微咸。

药理作用 蕲蛇能治疗高血压。蕲蛇有镇静、催眠作用，还有镇痛作用。

药用功效 祛风、通络、止痉，用于中风口眼歪斜、半身不遂、破伤风、麻风疥癣。

用法用量 内服：煎汤，4 ~ 7.5 克；研末，每次 1 ~ 1.5 克；浸酒、熬膏或入丸、散。

方剂选用 治中风伤酒、半身不遂、口目歪斜、骨节疼痛、年久疥癣、恶疮、风癞诸症：蕲蛇 1 条（以酒洗润透，去骨刺，取肉 200 克），羌活 100 克，当归身 100 克，天麻 100 克，秦艽 100 克，五加皮 100 克，防风 50 克，各锉匀，以生绢袋盛之，入金华酒坛内悬起安置，再放入糯米生酒至浸袋，箬叶密封，安坛于大锅内，水煮 1 日，取起，埋阴地 7 日，取出。每次饮 1 ~ 2 杯。将滓晒干碾末，加酒做成如梧桐子大小的丸，每次服 50 丸，用煮酒吞下。切忌见风、犯欲，禁吃海鲜、羊、鹅等发风之物。

注意事项 内热者及血虚生风者禁服。

乌梢蛇

性味 平，甘。
拉丁文 Zaocys
英文 Black snake

别名 乌蛇、黑梢蛇、剑脊乌梢、黑花蛇、乌峰蛇。
来源 本品为游蛇科乌梢蛇属动物乌梢蛇除去内脏的干燥体。
成分 本品主要含有蛋白质、脂肪及多种氨基酸等。

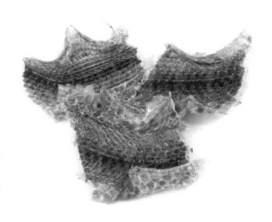

动物形态 形体较粗大，头颈区分不明显，全长可达 2 米以上。背面灰褐色或黑褐色，其上有 2 条黑线纵贯全身，成熟个体后段色深，黑线不明显，背脊黄褐纵线较为醒目，幼蛇背面灰绿色，其上有 4 条黑线纵贯全身。

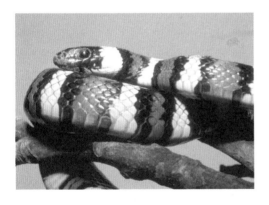

生长特性 栖息于海拔 1600 米以下的中低山地，常在农田、河沟附近，有时也在村落中发现。

采集方法 多在夏秋季节捕捉。将捕捉后的蛇处死，剖开蛇腹或先剥去蛇皮留头尾，除去内脏，卷成盘形，置于铁丝拧成的十字架上，以柴火熏，频频翻动，至色发黑，但勿熏焦，取下，晒干透，即可。

药材性状 本品呈圆盘状，盘径约 16 厘米。表面黑褐色或绿黑色，密被菱形鳞片；背鳞行数成双，背中央 2～4 行鳞片强烈起棱，形成两条纵贯全

体的黑线。头盘在中间，扁圆形，眼大而下凹陷，有光泽。脊部高耸成屋脊状。去腹部剖开边缘向内卷曲，脊肌肉厚，黄白色或淡棕色，可见排列整齐的肋骨。尾部渐细而长。剥皮者仅留头尾之皮鳞，中段较光滑。气腥，味淡。

药理作用 本品的水煎液或醇提取液均有抗炎、镇痛、抗惊厥等作用。其血清腹腔或静脉注射有抗五步蛇毒作用。

药用功效 祛风、通络、止痉，用于风湿顽痹、麻木拘挛、中风口眼歪斜、半身不遂、痉挛、破伤风、麻风疥癣、瘰疬恶疮。

用法用量 内服：煎汤，6～12 克；研末，1.5～3 克；入丸、剂或泡酒服。外用：研末调敷。

方剂选用 ① 治大麻风：用乌梢蛇 3 条蒸熟，取肉焙干，研末，加蒸饼做成如米粒大小的丸子，以此喂乌鸡；待鸡食尽即杀鸡烹熟，取鸡肉焙干，研末，每次取 5 克，以酒送下。② 治紫白癜风：用乌梢蛇肉 300 克（酒炙）、枳壳（麸炒）、牛膝、天麻各 100 克，熟地黄 200 克，白蒺藜（炒）、五加皮、防风、桂心各 100 克，各锉成细片，装棉布袋中，用酒 20 升浸泡，密封 7 天，每次温服 1 小杯，每日 3 次。

注意事项 血虚生风者慎服。

伸筋草

性味 平, 苦、辛。
拉丁文 Herba Lycopodii
英文 Common Clubmoss Herb

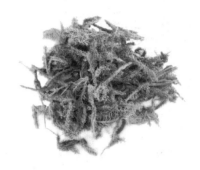

别名 宽筋藤、太岁葛、火炭葛、铺筋草、抽筋草、分筋草、过筋草、地棚窝草。

来源 石松科石松属植物石松的干燥全草。

成分 本品之孢子主要含脂肪油、甾醇、挥发油、糖类, 全草主要含石松碱、棒石松宁碱、棒石松毒碱和烟碱等, 还含多种三萜醇化合物等。

植物形态 主茎匍匐状, 长2～3米, 侧枝直立, 高达15厘米, 直径约6毫米, 多回二叉分枝。主枝的各回小枝以钝角作广叉开的分出, 末回小枝广叉开形成 "Y" 样, 指向两侧。叶螺旋状排列, 线形披针形, 长3～5毫米, 宽0.3～0.8毫米, 基部宽, 先端渐尖并具折断的膜质长芒, 全缘, 纸质。孢子囊穗圆柱形, 3～6个生于孢子枝顶端, 长3～5厘米; 孢子叶菱状卵形, 长约2毫米, 先端芒状, 边缘有啮状齿, 膜质。孢子囊生于孢子叶腋, 肾形, 黄色。

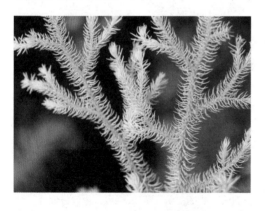

生长特性 生于山坡草地、灌丛或松林下酸性土中。分布于东北、华东、中南、西南地区, 以及内蒙古、陕西、新疆等地。

采集方法 7～10月茎叶茂盛时采收, 鲜用或晒干。

药材性状 本品匍匐茎呈细圆柱形, 略弯曲, 长可达2米, 直径1～3毫米, 其下有黄白色细根; 直立茎作二叉状分枝。叶密生茎上, 螺旋状排列, 皱缩弯曲, 线形或针形, 长3～5毫米, 黄绿色至淡黄棕色, 无毛, 先端芒状, 全缘, 易破碎。质柔软, 断面皮部浅黄色, 木部类白色。无臭, 味淡。

药理作用 本品有利尿、增进尿酸排泄作用, 对痢疾杆菌有抑制作用。石松碱有明显的解热、镇痛作用。

药用功效 祛风散寒、除湿消肿、舒筋活血, 主治风寒湿痹、关节酸痛、皮肤麻木、四肢软弱无力、水肿、跌打损伤。

用法用量 内服: 煎汤, 15～25克; 泡酒饮。外用: 捣敷。

方剂选用 ① 治关节酸痛: 伸筋草9克, 虎杖根15克, 大血藤9克, 水煎服。② 治关节酸痛、手足麻痹: 伸筋草30克, 丝瓜络15克, 爬山虎15克, 大活血9克, 水、酒各半, 煎服。③ 治肺痨咳嗽: 伸筋草、紫金牛、枇杷叶各9克, 水煎服。④ 治跌打损伤: 伸筋草15克, 苏木、土鳖虫各9克, 红花6克, 水煎服。

注意事项 孕妇及出血过多者忌服。

路路通

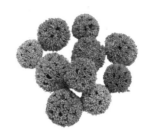

性味 平，苦。

拉丁文 Fructus Liquidambaris

英文 Beautiful Sweetgum Fruit

别名 枫实、枫木上球、枫香果、枫果、聂子、狼目、枫球子、狼眼、枫树球、九空。

来源 金缕梅科枫香属植物枫香树的干燥成熟果实。

成分 含挥发油等，还含黄酮苷、酚类、有机酸及糖类。

植物形态 落叶乔木，高20～40米；树皮幼时灰白，平滑。老时褐色、粗糙。叶互生；叶柄长3～7厘米；托叶线形，早落；叶片心形，常3裂，幼时及萌发枝上的叶多为掌状5裂，长6～12厘米，宽8～15厘米，裂片卵状三角形或卵形，先端长渐尖，基部心形或截形，边缘有细锯齿。花单性，雌雄同株，无花被；雄花淡黄绿色，成总状花序，有锈色细长毛，雄蕊多数，密生成球形；雌花成圆球形的头状花序，被毛，有少数退化雄蕊，子房半下位，多数愈合；四周有许多钻形小苞片围绕，2室，花柱2，柱头弯曲。复果圆球形，下垂，直径2.5～3厘米，表面有刺，蒴果多数，密集复果之内，长椭圆形，成熟时顶孔开裂。种子多数，细小，扁平，棱上有时略有翅。花期3～4月，果期9～10月。

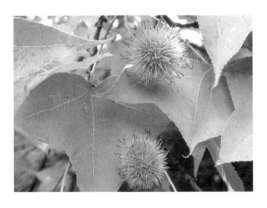

生长特性 生于湿润及土壤肥沃的地方，分布于陕西、河南、湖北、安徽、江苏、浙江等地。

采集方法 冬季果实成熟后采收，除去杂质，干燥。

药材性状 聚花果由多数小蒴果集合而成，呈球形，直径2～3厘米。基部有总果梗。表面灰棕色或棕褐色，有多数尖刺及喙状小钝刺，长0.5～1毫米，常折断，小蒴果顶部开裂，呈蜂窝状小孔。体轻，质硬，不易破开。气微，味淡。

药理作用 ① 对肝脏的作用：在路路通7种分离提取的成分中，其甲醇提取物白桦脂酮酸具有明显的抗肝细胞毒活性，即在体外试验中，可对由四氯化碳以及氨基半乳糖诱导的初次培养的大鼠肝细胞的细胞毒性有明显的保护作用。其生药在我国台湾用作保肝药。② 抗炎作用：本品能抑制蛋清性关节炎肿胀的发生。

药用功效 祛风通络、利水除湿，主治肢体痹痛、手足拘挛、胃痛、水肿胀满、闭经、乳少、痈疽、痔漏、疥癣、湿疹。

用法用量 内服：煎汤，5～10克；煅存性研末。外用：煅存性研末调敷或烧烟闻嗅。

方剂选用 ① 治风湿肢节痛：路路通、秦艽、桑枝、海风藤、橘络、薏苡仁各适量，水煎服。② 治脏毒：路路通1个，煅存性，研末以酒煎服。③ 治癣：路路通10个（烧存性），白矾0.25克，研成末，用香油调擦。

注意事项 凡经血过多者及孕妇忌用。

臭茉莉

性味 微温，苦、辛。
拉丁文 Clerodendrum philippinum Schauer var
英文 Simple Glorybower Root

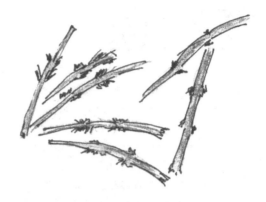

别名 臭矢茉莉。
来源 马鞭草科大青属植物重瓣臭茉莉的根或根皮。
成分 全草含黄酮苷、酚类、皂苷、鞣质。

植物形态 落叶灌木，高50～120厘米。小枝近四棱形或近圆形，幼时被柔毛。单叶对生，叶柄长3～17厘米，被短柔毛或近绒毛；叶片宽卵形、三角状卵形或近心形，长10～22厘米，宽8～21厘米，先端渐尖，基部浅心形、截形或宽楔形，边缘疏生粗齿，表面密被伏生刚毛，背面密被柔毛；基部三出脉，在脉腋有数个盘状体。伞房状聚伞花序顶生，排列紧密，花梗被绒毛；苞片披针形，长1.5～3厘米，被短柔毛及少数疣状腺体；花萼钟状，长1.5～1.7厘米，5裂，裂片线状披针形，长7～10毫米；花冠红色、淡红色或白色，有香味，长2.5～4厘米，花冠管裂片卵圆形；雄蕊常变成花瓣而形成重瓣。果近球形，直径6～8毫米。花期、果期5～11月。

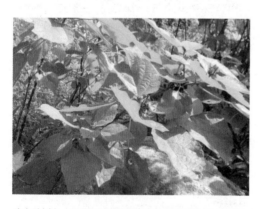

生长特性 野生或栽培于庭园，分布于安徽、湖南、四川、云南、贵州、广西、广东、台湾等地。

采集方法 全年可采，洗净切片，晒干或鲜用。叶多鲜用，随时采。

药材性状 干燥茎叶，茎多切成斜片。老茎直径达1.5～2厘米，皮暗红色，具纵裂痕，皮孔不显；断面中心髓部较大，白色，木部微黄色。幼枝皮黄绿色，可见锈色毛茸；髓部直径达3毫米，外皮不易剥离，叶肾状卵形，被细茸毛，干燥后多皱缩卷曲。叶有臭气，味辛、微苦。

药用功效 祛风除湿、活血消肿，主治风湿骨痛、脚气、水肿、痔疮、脱肛、痒疹疥疮、慢性骨髓炎。

用法用量 内服：煎汤，15～30克；入丸、剂。外用：煎水洗或取根、皮捣敷。

方剂选用 ① 治风湿性关节炎、腰腿痛、瘫痪、脚气、水肿：臭茉莉干根100克，煎水服。② 治风湿骨瘤、脚气、水肿、白带、高血压、支气管炎：臭茉莉根、叶各50克，水煎服。③ 治脚气、脚痛：臭茉莉根炖鸡食，服用2～3次即止。④ 治痔疮、脱肛：臭茉莉干根适量，煎水坐浴。⑤ 治皮肤瘙痒、疥疮痔疹：臭茉莉鲜叶适量，煎水洗患处。

注意事项 孕妇慎服。

重阳木

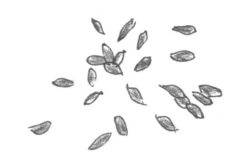

性味 凉，辛、涩。
拉丁文 Bischofia polycarpa (Levl.) Airy Shaw
英文 Java Bishopwood

别名 秋风、胡杨、红桐、茄苳树、赤木、水梁木、三叶红、鸭脚枫、千金不倒、丢了棒。

来源 大戟科重阳木属植物重阳木的根、树皮。

成分 根含 β- 香树脂醇、熊果酸、β- 谷甾醇；树皮含乙酸表无羁萜酯、无羁萜、β- 谷甾醇和白桦脂酸甲酯；茎含无羁萜、无羁萜 -3β- 醇；枝叶含糖类、氨基酸、酚类、黄酮类、香豆精类；叶尚含酸性酒石酸钾和酒石酸钙、乙酸无羁萜 -3α- 酯、无羁萜、无羁萜 -3β- 醇、无羁萜 3α- 醇、β- 谷甾醇、没食子酸。

植物形态 落叶乔木，高可达 20 余米。全株光滑，树皮灰褐色，有裂纹。掌状复叶，小叶 3；总叶柄长 6 ～ 10 厘米，侧生小叶柄长 0.5 ～ 2 厘米，顶生小叶柄长 2 ～ 5 厘米；小叶近圆形或广椭圆形，长 5 ～ 12 厘米，宽 3.5 ～ 6.5 厘米，先端尾状短尖或急尖，基部钝圆或微心形，边缘锯齿较密；两面无毛。花小，雌雄异株，淡绿色，排列成腋生的总状花序；雄花雄蕊 5，退化子房盾状；雌花具粗壮花梗，萼片有膜质边缘，早落，子房 3 室或 4 室，每室有胚珠 2，花柱不分裂。果实球形或略扁，蓝紫色。种子小，长圆形，先端尖，有光泽。花期 4 ～ 5 月，果期 7 ～ 8 月。

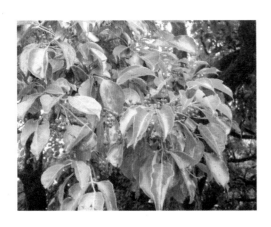

生长特性 常生于低海拔的旷地上，尤以河边堤岸、湿润肥沃的沙质土壤最为适宜，分布于福建、广东、广西、陕西、河南、江苏、安徽、浙江、江西、湖南、湖北、四川、贵州、云南、台湾等地。

采集方法 全年均可采收，泡酒或晒干用。

药材性状 3 小叶复叶互生；顶生小叶柄长 2 ～ 5 厘米，侧生小叶柄长 0.5 ～ 2 厘米；叶片近革质，棕绿色，卵形、矩圆形或椭圆状卵形，长 7 ～ 15 厘米，宽 4 ～ 8 厘米，先端渐尖，基部宽楔形，边缘有波状齿。气微，味微辛、涩。

药用功效 理气活血、解毒消肿，主治风湿痹痛、痢疾。

用法用量 内服：煎汤，15 ～ 25 克；泡酒饮。外用：捣敷或煎水洗。

方剂选用 ① 治膈食反胃：鲜重阳木叶 100 克，桃寄生、苦杏仁、白毛藤、水剑草、鹿含草各 25 克，加水 2 碗半煎至 1 碗，分为 4 份，每隔 2 小时泡红糖服 1 份，1 日 4 次，服完为 1 剂量，连续服用 10 余日。服药期间忌食鸡、鸭蛋。② 治痈疽、无名肿毒：鲜重阳木叶适量，捣烂敷患处。③ 治风湿骨痛：重阳木根或树皮 9 ～ 15 克，泡酒喝，并用药酒外擦。

注意事项 孕妇慎服。

九里香

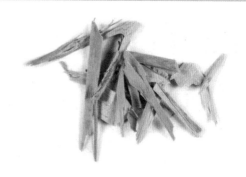

性味 温，辛、微苦。
拉丁文 Murraya exotica L.Mant.
英文 Common Jasminorange Leaf and Twig

别名 千里香、五里香、七里香。
来源 芸香科植物九里香的干燥叶和带叶嫩枝。
成分 含香豆素类、黄酮、挥发油和生物碱类成分。其叶含香豆精类：九里香甲素、九里香乙素、九里香丙素、奥斯索、月桔香豆素、九里香香豆素、脱水新九里香素、新九里香素、九里香酮、九里香醛、异橙内酯、橙皮内酯水合物、7-甲氧基-8-（2′-甲酰基-2′-甲基丙基）香豆精。

植物形态 常绿灌木或小乔木，高可过8米。枝白灰或淡黄灰色，但当年生枝绿色。奇数羽状复叶；小叶3~7片，倒卵形或倒卵状椭圆形，两侧常不对称，先端圆或钝，有时微凹，基部短尖，一侧略偏斜，全缘。花序通常顶生或顶生兼腋生；花多朵聚成伞状；白色，芳香；萼片卵形。果橙黄至朱红色，阔卵形或椭圆形，顶部短尖；种子有棉质毛。花期4~8月，果期9~12月。

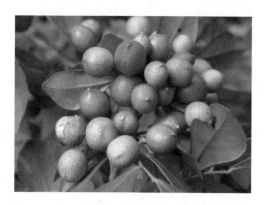

生长特性 生于平地、缓坡、小丘的灌木丛中，分布于福建、广东、广西、云南、台湾等地。

采集方法 生长旺盛期结合摘心、整形修剪采叶，成林植株每年采收枝叶1~2次，晒干。

药材性状 九里香嫩枝呈圆柱形，直径1~5毫米。表面灰褐色，具纵皱纹。质坚韧，不易折断，断面不平坦。羽状复叶有小叶3~9片，多已脱落；小叶片呈倒卵形或近菱形，最宽部在中部以上，长约3厘米，宽约1.5厘米；先端钝，急尖或凹入，基部略偏斜，全缘；黄绿色，薄革质，上表面有透明腺点，小叶柄短或近无柄，下部有时被柔毛。气香，味苦、辛，有麻舌感。

药理作用 ① 局部麻醉作用：九里香注射液在外科大、中、小手术时可用作局部浸润麻醉。小叶九里香还可用于表面麻醉。② 降血糖作用：给大鼠喂九里香和芥菜的叶可引起低血糖，原因是它能显著地提高糖原合成酶的活性，促进糖原合成，明显地降低糖原磷脂化酶和糖原异生作用酶的活性，减少糖原分解和糖原异生，从而使肝糖原含量升高。

药用功效 行气、活血、祛风、除湿，并有麻醉镇痛作用，主治脘腹气痛、胃痛、风湿痹痛、肿毒、疔疮、皮肤瘙痒、跌打肿痛、牙痛、虫蛇咬伤。

用法用量 内服：煎汤，6~12克；入散剂；泡酒饮。外用：捣敷或煎水洗。

方剂选用 ① 治胃痛：九里香叶9克，煅瓦楞子30克，共研末，每次服3克，每日3次，白开水调服。② 治骨折、痈肿：九里香鲜叶或根捣烂，加鸡蛋清调敷患处。

注意事项 阴虚阳亢者忌用。

铃兰

性味 温,甘、苦。有毒。
拉丁文 Convallaria majalis L.
英文 Lilyofthevalley

别名 草玉铃、香水花、芦藜花、鹿铃草、糜子草、扫帚糜子、草玉兰、小芦藜、草寸香。

来源 百合科铃兰属植物铃兰的全草或根。

成分 全草含铃兰毒苷、铃兰毒醇苷、铃兰毒原苷、去葡萄糖墙花毒苷以及万年青皂苷元、异万年青皂苷元等。

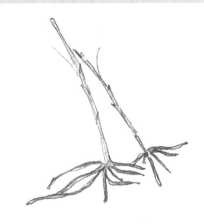

植物形态 多年生草本,高达30厘米,根茎细长,匍匐生长。叶2枚;叶片椭圆形,先端急尖,基部稍狭窄。花葶高15～30厘米,稍外弯;总状花序偏向一侧;花乳白色,阔钟形,下垂。浆果球形,熟后红色。种子椭圆形,扁平。花期5～6月,果期6～7月。

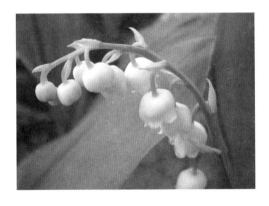

生长特性 生于山地阴湿地带之林下或林缘灌丛,分布于我国东北地区及山东、河南、陕西、山西等地。

采集方法 5～7月采收全草,7～8月挖根,晒干。

药材性状 根茎细长,黄白色;须根多数,淡褐色。叶2枚,稀3枚,卷缩,展平后呈椭圆形或椭圆状披针形,绿色至黄绿色;基部有数枚鞘状的膜质鳞片。气微,味微苦。以叶绿色、具花者为佳。

药理作用 ① 强心作用:铃兰叶、茎或全草浸液、全草的醇提取液皆有洋地黄样作用,对冷血及温血动物均能加强心肌收缩力,对衰竭心脏作用更显著;它能减慢心率,抑制传导,表现强心苷的作用特点。② 镇静作用:对大鼠皮层有抑制作用,使条件反射潜伏期延长,条件反射量降低,大剂量可使非条件反射受到抑制,可能是药物抑制作用扩散至皮层下中枢的结果。③ 利尿作用:铃兰在临床上能使患者安静,改善睡眠,减少不安情绪,因而具有镇静的作用。铃兰毒苷能增加正常的或心肌炎的大鼠、猫的心肌糖原含量,但作用较毒毛花苷弱。

药用功效 温阳利水、活血祛风,主治充血性心力衰竭、风湿性心脏病、阵发性心动过速、浮肿、丹毒、紫癜、跌打损伤。

用法用量 内服:煎汤,3～6克;研末,每次0.3～0.6克;制成酊剂、注射剂用。外用:煎水洗或烧灰研末调敷。

方剂选用 ① 治丹毒:铃兰50克,煎水洗。② 治紫癜:铃兰适量,烧灰研粉,以菜油调涂。③ 治跌打损伤:铃兰15克,红三七10克,红白二丸2.5克,四块瓦2.5克,水煎服,以黄酒为引。④ 治崩漏白带:铃兰、益母草各15克,红白鸡冠花、红毛七各10克,红花7.5克,石泽兰5克,水煎服,以黄酒为引。

注意事项
1. 本品有毒,勿过量。
2. 急性心肌炎、心内膜炎者忌用。

祛风湿药 —— 祛风湿散寒药

毛麝香

性味 温，辛、苦。
拉丁文 Adenosma glutinosum (L.) Druce
英文 Adenosma glutinosum

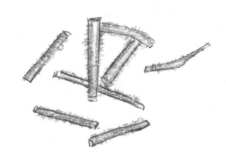

别名 麝香草、凉草、五凉草、酒子草、毛老虎、饼草、香草。

来源 双子叶植物药玄参科毛麝香属植物毛麝香的全草。

成分 全草含精油0.3%～0.4%，内有α-侧柏烯、α-蒎烯、香桧烯、β-月桂烯、α-松油烯、γ-松油烯、间聚伞花素、芳樟醇黄樟油素。

植物形态 多年生草本，高30～60厘米。茎直立，粗壮，密被多细胞腺毛和柔毛，基部木质化。叶对生；具短柄或近无柄；叶片卵状披针形至宽卵形，长2～8厘米，先端钝，基部浑圆或阔楔尖，边缘有钝锯齿，两面均被茸毛，叶背面、苞片、小苞片、萼片均具黄色透明腺点，腺点脱落后留下褐色窝孔。总状花序顶生；花梗先端有1对小苞片；萼片5，后方1枚较宽大，狭披针形；花冠蓝色或紫红色，上唇直立，圆卵形、截形或微凹，下唇3裂；雄蕊4，内藏，药室分离，前方2枚雄蕊仅1室发育；花柱顶端膨大，柱头之下翅状。蒴果卵状，四瓣裂。花期、果期7～10月。

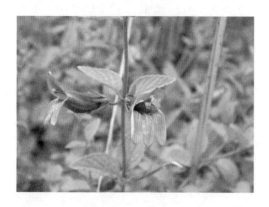

生长特性 生于山野草丛中，分布于福建、江西、广东、广西、云南。

采集方法 夏秋季采收，切段晒干或鲜用。

药材性状 干燥全草长20～30厘米，根残存，茎粗2～4毫米，有分枝，外表黑褐色，有浅纵皱，被疏长毛，质坚易折断，中空，稍呈纤维性。叶极皱缩，上面黑褐色，下面浅棕褐色，被柔毛，密具凹下的腺点。花多已结果，萼宿存，茶褐色，5裂，其中1裂片显著长大。蒴果茶褐色至黄棕色。香气浓烈，味稍辣而凉。以芳香、无杂质者为佳。

药理作用 该药芳香透发，含有多种挥发性芳香物质，可治感冒、受凉腹痛，可驱风湿，治小儿麻痹症初期，治荨麻疹、湿疹、跌打损伤及肿痛，有解毒消炎作用，可治痈疖肿毒、各种虫类咬伤。

药用功效 祛风止痛、散淤消肿、解毒止痒，用于小儿麻痹初期、受凉腹痛、风湿骨痛、跌打损伤、肿痛、痈疖肿毒、黄蜂蜇伤、湿疹、荨麻疹。

用法用量 内服：煎汤10～15克。外用：取适量鲜品捣烂敷患处或煎水洗。

方剂选用 ① 治哮喘：毛麝香净叶切丝，配洋金花卷烟吸。② 治臊鼠咬伤：毛麝香适量，煎水洗或捣敷；再和苦楝树叶100克，煎水饮之；另以甘蔗煎水洗。

注意事项 孕妇慎用。

祛风湿清热药

本类药物多性寒,味辛、苦,入肝、肾、脾经。具有祛风胜湿、通络止痛、清热消肿等作用。

防己

性味	寒,苦,辛。
拉丁文	Radix Stephaniae Tetrandrae
英文	Fourstamen Stephania Root

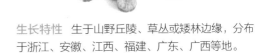

别名 瓜防己、汉防己。

来源 防己科千金藤属植物粉防己的块根。

成分 粉防己块根含生物碱:粉防己碱、防己诺林碱、轮环藤酚碱、氧防己碱、防己斯任碱、小檗胺、2,2′-N,N-二氯甲基粉防己碱、粉防己碱A、粉防己碱B、粉防己碱C、粉防己碱D。

植物形态 多年生落叶藤本。块根通常圆柱状,肉质,深入地下;外皮淡棕色或棕褐色;具横纹。茎枝纤细,有直条纹。叶互生;叶柄长5～6厘米,盾状着生;叶片三角状宽卵形或阔三角形,上面绿色,下面灰绿色或粉白色,两面均被短柔毛,下面较密,掌状脉5条。花小,单性,雌雄异株;雄株为头状聚伞花序,总状排列;雄花:萼片4,绿色,匙形,基部楔形;花瓣4,绿色,倒卵形,肉质,边缘略内弯;雄蕊4,花丝合生成柱状,上部盘状,花药着生其上;雌株为缩短的聚伞花序,呈假头状,总状排列;雌花:萼片4,排成1轮;花瓣4;子房椭圆形,花柱3,乳头状。核果球形,红色;内果皮背部有4行雕纹,中间2行呈鸡冠状隆起,每行有15～17颗,胎座迹不穿孔。花期5～6月,果期7～9月。

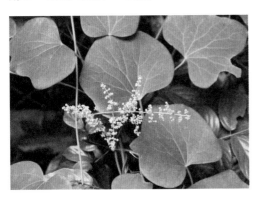

生长特性 生于山野丘陵、草丛或矮林边缘,分布于浙江、安徽、江西、福建、广东、广西等地。

采集方法 9～11月采挖,修去芦梢,洗净或刮去栓皮,切成长段,粗根剖为2～4瓣,晒干。

药材性状 块根呈不规则圆柱形、半圆形或块状,多弯曲。表面淡灰黄色,在弯曲处常有深陷横沟而成结节状的瘤块样。体重,质坚实,断面平坦,灰白色,富粉性。气微,味苦。

药理作用 有明显的镇痛、解热、抗炎、抗过敏性休克、利尿、降压、松弛肌肉等作用。

药用功效 行水、泻下焦湿热,治水肿臌胀、湿热脚气、手足挛痛、疥癣疮肿。

用法用量 内服:煎汤,7.5～15克;入丸、散。

方剂选用 ① 治皮水为病,四肢肿,水气在皮肤中,四肢聂聂动者:防己15克,黄芪15克,桂枝15克,茯苓30克,甘草10克,上五味以水1200毫升煮取400毫升,分3次温服。② 治风水脉浮,身重汗出、恶风者:防己50克,甘草25克(炒),白术35克,黄芪50克(去芦),上药均锉成麻豆大小,加生姜4片、大枣1颗,以水适量煎,去渣,温服。

注意事项 食欲不振及阴虚无湿热者禁服。

马钱子

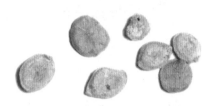

性味	寒，苦。有毒。
拉丁文	Semen Strychni
英文	Nux Vomica

别名 番木鳖、苦实把豆儿、火失刻把都、苦实、马前、牛银。

来源 为马钱科马钱子属植物马钱的种子。

成分 含番木鳖碱、马钱子碱、异番木鳖碱、异马钱子碱、番木鳖碱氮氧化物、异番木鳖碱氮氧化物。

植物形态 乔木，高10～13米。树皮灰色，具皮孔，枝光滑。单叶对生；叶片革质，广卵形或近圆形，先端急尖或微凹，基部广楔形或圆形，全缘，光滑，无毛；叶腋有短卷须。圆锥状聚伞花序腋生，花白色，花冠筒状。浆果球形，幼时绿色，熟时橙色，表面光滑。花期春夏季，果期8月至翌年1月。

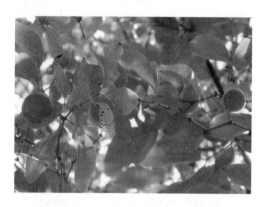

生长特性 生于热带、亚热带地区的深山老林中。云南、海南引种栽培。

采集方法 11～12月果实成熟时摘下，取出种子，洗净附着的果肉，晒干。

药材性状 干燥成熟的种子呈扁圆形，纽扣状，略弯曲，边缘微隆起，表面灰棕色或灰绿色，密生葡匐的银灰色毛茸，呈辐射状排列。质坚硬，难破碎，破开后种仁淡黄白色，稍透明，角质状。无臭，味极苦。毒性剧烈，口尝宜特别谨慎。

药理作用 本品有中枢兴奋、镇痛、镇咳、麻痹感觉神经末梢及促进淋巴细胞有丝分裂的作用，并对一些皮肤真菌或细菌有抑制作用。

药用功效 通络止痛、散结解毒，主治风湿痹痛、肌肤麻木、肢体瘫痪、跌打损伤、痈疽疮毒、喉痹、牙痛、疬风、顽癣、恶性肿瘤。

用法用量 内服：炮制后入丸、散，每次用0.2～0.6克，大剂量可用至0.9克。外用：研末撒，浸水、醋磨、煎油涂敷或熬膏摊贴。

方剂选用 ① 治喉痹作痛：马钱子、青木香、山豆根各等份，研为末吹喉。② 治痈疽初起、跌扑内伤；风痹疼痛：马钱子（入砂锅内，以黄土拌炒焦黄为度，石臼中捣磨，筛去皮毛，拣净末）、山芝麻（去壳，酒炒）、乳香末（以箬叶烘出汗）各25克，穿山甲（黄土炒脆）50克，共研末，每次服5克，以酒调下，不可多服，服后避风，否则令人战栗不止；身体虚弱者，每次只能服2.5克。③ 治中耳炎：马钱子25克，焙黄去毛皮，用胡麻油50毫升煎之，至漂起为度，去马钱子，留油备用。治疗时先洗去脓垢，然后滴入药油2滴，每日2次。

| 注意事项 | 1. 不可多服，亦不宜久服。
2. 体质虚弱者及孕妇禁服，高血压、心脏病及肝、肾功能不全者亦应禁服或慎服。
3. 麝香、延胡索可增强马钱子的毒性，故不宜同用。 |

雷公藤

性味 凉，苦、辛。有大毒。
拉丁文 Radix Tripterygii wilfordii
英文 Common Threewingnut Root

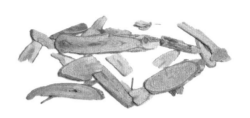

别名 黄藤根、黄药、水莽草、断肠草、菜虫药、三棱花、黄藤木、红药、红紫根、黄腊藤。

来源 卫矛科雷公藤属植物雷公藤干燥根的木质部。

成分 本品的根含雷公藤定碱、雷公藤杨碱、雷公藤晋碱、雷公藤春碱和雷公藤增碱等生物碱。此外，雷公藤还含南蛇藤醇、卫矛醇、雷公藤甲素及葡萄糖、鞣质等。

植物形态 落叶蔓性灌木，长达3米。小枝棕红色，密生瘤状皮孔及锈色短毛。单叶互生，亚革质；叶片椭圆形或宽卵形，先端短尖，基部近圆形或宽楔形，边缘具细锯齿，上面光滑，下面淡绿色。花期7～8月，果期9～10月。

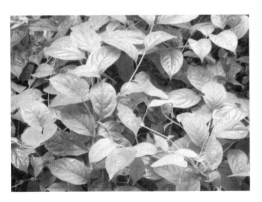

生长特性 生于背阴、多湿、稍肥的山坡、山谷、溪边灌木林和次生杂木林中，分布于浙江、江西、安徽、湖南、广东、福建、台湾等地。

采集方法 栽培3～4年便可采收，秋季挖取根部，晒干或去皮晒干。

药材性状 根圆柱形，扭曲，常具茎残基。直径0.5～3厘米，商品常切成长短不一的段块。表面土黄色至黄棕色，粗糙，具细密纵向沟纹及环状或半环状裂隙；栓皮层常脱落，脱落处显橙黄色。皮部易剥离，露出黄白色的木部。质坚硬，折断时有粉尘飞扬，断面纤维性；横切面木栓层橙黄色，显层状；韧皮部红棕色；木部黄白色，密布针眼状孔洞，射线较明显。根茎多平直，有白色或浅红色髓部。气微、特异，味苦微辛。有大毒。

药理作用 本品能抗炎、抑制免疫、抗生育、杀虫、抗菌、降低血液粘稠度、改善微循环及降低外周血管阻力，可使肾病患者蛋白尿消失或减少，还有抗肿瘤作用。

药用功效 祛风除湿、杀虫、解毒，主治类风湿性关节炎、风湿性关节炎、肾小球肾炎、肾病综合征、红斑狼疮、口眼干燥综合征、白塞病、湿疹、银屑病、麻风病、疥疮、顽癣。

用法用量 内服：煎汤，去皮根木质部分15～25克，带皮根10～12克，均须文火煎1～2小时。也可制成糖浆、浸膏片等。若研粉装胶囊服，每次0.5～1.5克，每日3次。外用：研粉或捣烂敷或制成酊剂、软膏涂擦。

方剂选用 ① 治风湿性关节炎：雷公藤（根、叶）捣烂外敷，半小时后即去，否则会起疱。② 治头癣：取雷公藤鲜根剥皮，将根皮晒干后磨成细粉，调适量凡士林或醋，涂患处（预先将患处洗净，去掉痂皮），每日1～2次。③ 治烧伤：雷公藤、乌韭各60克，虎杖30克，水煎，药液敷创面。④ 治手指瘭疽：雷公藤切碎，研末浸酒，置瓶中，将患指伸入浸之。

注意事项
1. 心、肝、肾器质性病变者，白细胞减少者慎服；
2. 孕妇禁服。

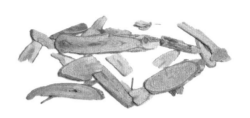

祛风湿药-----祛风湿清热药

秦艽

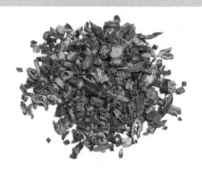

性味 微寒，苦、辛。
拉丁文 Radix Gentianae Macrophyllae
英文 Largeleaf Gentian Root

别名 秦胶、秦纠、秦爪、左秦艽、大艽、左宁根、左扭。

来源 龙胆科龙胆属植物秦艽的干燥根。

成分 秦艽根主要含秦艽碱甲、秦艽碱乙、秦艽碱丙、龙胆苦苷、褐煤酸、褐煤酸甲酯、α-香树脂醇、β-谷甾醇、β-谷甾醇-β-D 葡萄糖苷等。

植物形态 多年生草本，高 20～60 厘米，主根粗长，圆柱形，上粗下细，扭曲不直，有少数分枝，中部多呈螺纹状；根茎部有许多纤维状残存叶基。茎直立或斜生，圆柱形，无毛。基生叶多丛生，无柄，叶片披针形或长圆披针形。花期 7～9 月，果期 8～10 月。

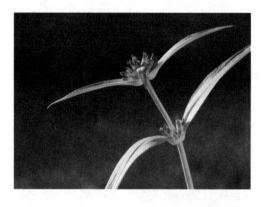

生长特性 生于草地及湿坡上，分布于黑龙江、辽宁、内蒙古、河北、甘肃、青海、四川等地。

采集方法 播种后 3～5 年采收。秋季采挖质量较好。挖出后晒至柔软时，堆成堆，使自然发热，至根内部变成肉红色时，晒干；也可在挖根后，直接晒干。达乌里秦艽挖根后，搓去黑皮，晒干。

药材性状 根呈类圆柱形，上粗下细，扭曲不直，表面黄棕色或灰黄色，有纵向或扭曲的纵皱纹，顶端有残存茎基及纤维状叶鞘。质硬而脆，易折断，断面略显油性，皮部黄色或棕黄色，木部黄色。气特异，味苦、微涩。

药理作用 本品有抗炎、镇痛、解热、利尿、抗过敏性休克及抗组胺作用，并可使血压下降、心率减慢、血糖升高。秦艽碱甲灌服或腹腔注射可减少小鼠自发活动，增强戊巴比妥钠对小鼠和大鼠的催眠作用。此外，秦艽碱甲还对组胺、乙酰胆碱所致肠痉挛有较强的抑制作用。水浸液有抑制皮肤真菌作用。乙醇浸液有抑制炭疽杆菌、副伤寒杆菌、痢疾杆菌、葡萄球菌的作用。

药用功效 祛风湿、清虚热、退黄，主治风湿痹痛、筋骨拘挛、手足不遂、骨蒸潮热、小儿疳热、湿热黄疸。

用法用量 内服：煎汤，5～10 克；泡酒饮或研末入丸、散。外用：研末撒。

方剂选用 ① 治痹痛、手足臃肿：秦艽 2.5 克，附子 0.5 克，放在一起研成粉末，饭后以酒调饮，每日 3 次，以愈为度。② 治虚劳潮热咳嗽、盗汗不止：秦艽（去苗、土）、柴胡（去苗）、知母、甘草（锉，炙）各 50 克，上 4 味粗捣筛，每次服 15 克，以水 150～300 毫升煎至 6 分，去渣，温服，不计时候。③ 治肠胃湿热及有风而脱肛不止：秦艽 35 克（去芦，酒洗），水煎，空腹服，服后安卧 1 小时，渣再煎。④ 治一切疮口不合：秦艽研细末，掺之。⑤ 治久痢疽：秦艽 25 克，捣罗为末，涂敷疮上，以帛裹缚之，每日 3 次。

注意事项 久痛虚羸、溲多、便溏者慎服。

络石藤

性味 微寒，苦、辛。
拉丁文 Caulis Trachelospermi
英文 Chinese Starjasmine Stem

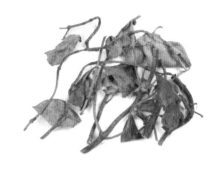

别名 石鲮、明石、悬石、云珠、云丹、石蹉、石龙藤、石血、白花藤、红对叶肾、对叶藤。
来源 夹竹桃科络石属植物络石的干燥带叶藤茎。
成分 茎含牛蒡苷、络石苷、去甲络石苷、穗罗汉松树脂酚苷、橡胶肌醇、牛蒡苷元、穗罗汉松树脂酚、络石苷元、去甲络石苷元。茎叶含冠狗牙花定碱、伏康京碱、白坚木辛碱、狗牙花任碱及山辣椒碱等生物碱。

植物形态 常绿木质藤本，长达 10 米。全株具乳汁。茎圆柱形，有皮孔；嫩枝被黄色柔毛，老时渐无毛。叶对生，革质或近革质，椭圆形或卵状披针形。聚伞花序顶生或腋生，花白色，芳香；花冠筒圆筒形，高脚碟状，中部膨大。花期 3 ~ 7 月，果期 7 ~ 12 月。

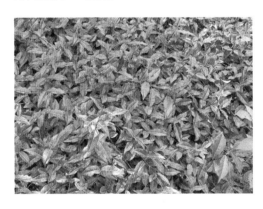

生长特性 生于山野、溪边、路旁、林缘或杂木林中，常缠绕于树上或攀缘于墙壁、岩石上，分布于我国华东、中南、西南地区，以及河北、陕西、台湾等地。

采集方法 9 ~ 10 月落叶时采收，晒干。

药材性状 藤茎呈圆柱形，弯曲，多分枝，长短不一，直径 1 ~ 5 毫米；表面红褐色，有点状皮孔及不定根；质硬，折断面纤维状，淡黄白色，常中空。叶对生，有短柄；展平后叶片呈椭圆形或卵状披针形，长 1 ~ 8 厘米，宽 0.7 ~ 3.5 厘米；全缘，略反卷，上表面暗绿色或棕绿色，下表面色较淡；叶脉羽状，下表面较清晰，稍凸起；革质，折断时可见白色绵毛状丝。气微，味微苦。

药理作用 络石藤所含牛蒡苷可引起血管扩张、血压下降，使冷血及温血动物产生惊厥，大剂量引起呼吸衰竭，并使小鼠皮肤发红、腹泻，对离体兔的肠及子宫有抑制作用。

药用功效 祛风通络、凉血消肿，用于风湿热痹、筋脉拘挛、腰膝酸痛、喉痹、痈肿、跌扑损伤。

用法用量 内服：煎汤，6 ~ 15 克，大剂量可用至 30 克；泡酒饮，每次饮 30 ~ 60 毫升；研末入丸、散。外用：研末调敷或捣汁涂。

方剂选用 ① 治小便白浊：络石藤、人参、茯苓各 100 克，龙骨 50 克（煅），共研为末，每次服 10 克，空腹服，米汤送下，每天服 2 次。② 治喉痹肿塞、喘息不通：络石藤 50 克，加水 1 升，煎成一大碗，细细饮下。③ 治痈疽热痛：络石藤茎叶 50 克（洗净晒干），皂荚刺 50 克（新瓦上炒黄），甘草节 25 克，大瓜蒌 1 个（取仁，炒香），乳香、没药各 15 克，各药混合后，每次取 10 克，加水 1 碗，酒半碗，慢火煎成 1 碗，温服。

注意事项 阳虚畏寒、大便溏薄者禁服。

祛风湿药 ---- 祛风湿清热药

臭梧桐

性味 平，苦、微辛。
拉丁文 Folium et Ramulus Clerodendri Trichotomi
英文 Harlequin Glorybower Leaf and Twig

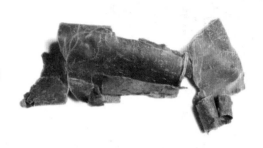

别名 海州常山、臭桐、臭芙蓉、地梧桐、八角梧桐、楸叶常山、矮桐子、楸茶叶、百日红。
来源 马鞭草科大青属植物海州常山的嫩枝及叶。
成分 本品主要含海州常山苦素、海州常山素 A、海州常山素 B、内消旋肌醇、生物碱、刺槐素—7—二葡萄糖醛酸苷、臭梧桐素乙等。

植物形态 灌木或小乔木，高1.5～10 米。幼枝、叶柄及花序等多少被黄褐色柔毛或近无毛；老枝灰白色，有皮孔，髓部白色，有淡黄色薄片横隔。单叶对生；叶片纸质，宽卵形、卵形、卵状椭圆形或三角状卵形。花、果期为 6～11 月。

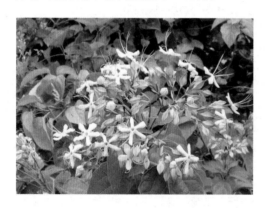

生长特性 生于山坡灌丛林中，分布于华北、华东、中南、西南等地区。

采集方法 8～10 月开花后采，或在 6～7 月开花前采，割取花枝及叶，捆扎成束，晒干。

药材性状 小枝类圆形或略带方形，直径约 3 毫米，黄绿色，有纵向细皱纹，具黄色点状皮孔，密被短茸毛，稍老者茸毛脱落；质脆，易折断，断面木部淡黄色，髓部白色。叶对生，多皱缩卷曲，或破碎，完整者展平后呈广卵形或椭圆形。

花多枯萎，黄棕色，具长梗；已结实者，花萼宿存，枯黄色，内有一果实，三棱状卵形，灰褐色，具皱缩纹理。气异臭，味苦、涩。

药理作用 ① 降压作用：臭梧桐对麻醉或不麻醉的大鼠、兔、猫、犬，以及肾型高血压的大鼠和犬均有降压作用。② 其他作用：臭梧桐煎剂给小鼠口服或腹腔注射，可使动物轻度镇静，但加大剂量亦不引起睡眠，也有一定镇痛作用。臭梧桐素甲有明显的镇静作用，臭梧桐素乙有明显的镇痛作用，但二者均非原植物中主要降压成分。

药用功效 祛风除湿、平肝降压、解毒杀虫，主治风湿痹痛、半身不遂、高血压、偏头痛、疟疾、痢疾、痈疽疮毒、湿疹疥癣。

用法用量 内服：煎汤，干品 10～15 克，鲜品 30～60 克；泡酒饮；研末入丸、散。外用：煎水洗、捣敷，研末掺或调敷。

方剂选用 ① 治感受风湿或嗜饮冒风，以致两足软酸疼痛，不能步履，或两手牵绊，不能仰举：臭梧桐（花、叶、梗、子俱可采取，切碎，晒干，研末）500 克、豨莶草（炒，研末）400 克，和匀，做成如梧桐子大小的蜜丸，早晚以白开水送下 20 克。忌食猪肝、羊血等物。单用臭梧桐 100 克，煎汤饮，以酒过之，连服 10 剂。煎汤洗手足亦可。② 治风湿痛、骨节酸痛及高血压：臭梧桐 9～30 克，煎服；研粉，每次服 3 克，每日 3 次。③ 治高血压：臭梧桐叶、荠菜各 15 克，夏枯草 9 克，水煎服。

注意事项 臭梧桐经高热煎煮后，降压作用减弱。

丝瓜络

性味 凉，甘。
拉丁文 Retinervus Luffae fructus
英文 Vegetable Sponge of Luffa

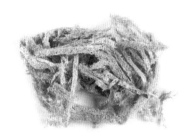

别名 丝瓜网、丝瓜壳、瓜络、丝瓜瓤。
来源 葫芦科丝瓜属植物丝瓜成熟果实的维管束。
成分 丝瓜络含木聚糖、甘露聚糖、半乳聚糖等。

植物形态 1年生攀缘草本。茎枝细长，柔弱，有角棱，粗糙或棱上有粗毛，卷须稍背2～4分叉的毛。叶互生，叶柄多角形，具柔毛，长4～9厘米；叶片轮廓三角形或近圆形，长8～25厘米，宽15～32厘米；掌状3～7裂，裂片三角形，基部心形，顶端渐尖或锐减，边缘具细齿，主脉3～5，幼时有细毛，老时粗糙而无毛。花单生，雌雄单生；花萼绿色，5深裂，裂片阔倒卵形，边缘波状；雄花雄蕊5，花药2室，多回折曲状，花丝分离；雌花子房下位，长圆柱状，柱头3，膨大。瓠果长圆柱状，常下垂，长20～60厘米，幼时肉质，绿而带粉白色，有纵向浅沟或条纹，成熟后黄绿色，内有坚韧的网状丝络。种子长卵形，扁压，长8～20毫米，直径5～11毫米，黑色，边缘有狭翅。花期5～7月，果期6～9月。

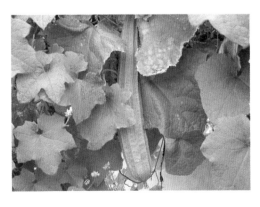

生长特性 喜温暖环境，各地均有栽培。

采集方法 9～11月果实成熟，果皮变黄、内部干枯时采摘，搓去外皮及果肉；或用水浸泡至果皮和果肉腐烂，取出洗净，除去种子，晒干。

药材性状 本品为丝状维管束交织而成，多呈长菱形或长圆筒形，略弯曲，长30～70厘米，直径7～10厘米。表面淡黄白色。体轻，质韧，有弹性，不能折断。横切面可见子房3室，呈空洞状。气微，味淡。

药理作用 本品水煎剂有镇痛、抗炎及镇静等作用。

药用功效 通经活络、解毒消肿，主治胸胁疼痛、热痹、筋脉拘挛、乳汁不通、肺热咳嗽、水肿、腹水、痈肿疮毒、乳痈、湿疹。

用法用量 内服：煎汤，5～15克；烧存性研末，每次1.5～3克。外用：煅存性研末调敷。

方剂选用 ① 治水肿、腹水：丝瓜络60克，水煎服。② 预防麻疹：丝瓜络9克，煎汤，每日分3次服，连服3～5日。③ 治尿道炎：丝瓜络适量，水煎，加蜜少许内服。④ 治乳腺炎：丝瓜络1个，烧存性，研末，用醋煮开，以红糖水送服。⑤ 治慢性腰痛：丝瓜络切碎，焙成焦黄，研末，每日1个，分2次服，加黄酒少许冲服。

注意事项 孕妇慎用。

桑枝

性味 平，苦。
拉丁文 Ramulus Mori
英文 Mulberry Twig

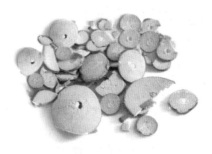

别名 桑条、嫩桑枝。
来源 桑科桑属植物桑树的干燥嫩枝。
成分 桑枝含鞣质及游离的蔗糖、果糖、水苏糖、葡萄糖、麦芽糖、棉子糖、阿拉伯糖、木糖；茎含黄酮成分桑素、桑色烯、环桑素、环桑色烯；木材含桑色素、柘树宁、桑酮、四羟基芪、二氢桑色素、二氢山柰酚。

植物形态 多叶灌木或小乔木，高3~15米。树皮灰白色，有条状浅裂；根皮黄棕色或红黄色，纤维性强。单叶互生；叶片卵形或宽卵形，先端锐尖或渐尖，基部圆形或近心形，边缘有粗锯齿或圆齿，有时有不规则的分裂。花单性，雌雄异株；雌雄花序均排列成穗状柔荑花序，腋生。瘦果，多数密集成一卵圆形或长圆形的聚合果，初时绿色，成熟后变肉质，黑紫色或红色。种子小。花期4~5月，果期5~6月。

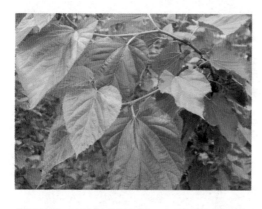

生长特性 桑树适应范围广，只要是气温不低于-40℃，年降水量300毫米以上，大部分地方都能生长。全国各地均有栽培，以江苏、浙江一带为多。

采集方法 5~6月采收，略晒，趁新鲜时切成长30~60厘米的段或斜片，晒干。

药材性状 干燥的嫩枝呈长圆柱形，长短不一，直径0.5~1厘米。外表灰黄色或灰褐色，有多数淡褐色小点状皮孔及细纵纹，并可见灰白色半月形的叶痕和棕黄色的叶芽。质坚韧，有弹性，较难折断，断面黄白色，纤维性。斜片呈椭圆形，长约2毫米。切面皮部较薄，木部黄白色，射纹细密，中心有细小而绵软的髓。有青草气。

药理作用 本品有显著的抗炎、降压作用。其浸出液对家兔及绵羊皆有显著的养毛效果。桑色素有利尿、解痉、抗病原体的作用，并显示较强的抗癌活性。

药用功效 祛风湿、通经络、行水气，主治风湿痹痛、中风半身不遂、水肿脚气、肌体风痒。

用法用量 内服：煎汤，50~100克；熬膏用。外用：煎水熏洗。

方剂选用 ① 治水气脚气：桑枝100克，炒香，以水1升煎剩200毫升，每日空腹服之。② 治高血压：桑枝、桑叶、茺蔚子各25克，加水1升，煎成600毫升，睡前泡脚30~40分钟，然后睡觉。③ 治紫癜风：桑枝5000克（锉），益母草1500克（锉），以水500毫升慢火煎至50毫升，滤去渣，入小锅内，熬成膏，每夜卧时用温酒调服5毫升。

注意事项 孕妇慎用。

老鹳草

性味 平，苦、微辛。

拉丁文 Herba Erodii

英文 Common Heron, sbill Herb

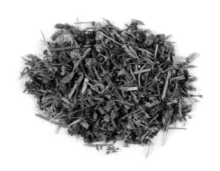

别名 五叶草、老官草、五瓣花、老贯草、天罡草、五叶联、破铜钱、老鸹筋、五齿耙。

来源 牻牛儿苗科老鹳草属植物老鹳草的干燥地上部分。

成分 老鹳草主要含老鹳草鞣质、没食子酸、琥珀酸、槲皮素及其苷类等。其叶中含鞣质最多，且其鞣质的含量能随季节变化，一般在12月至次年2月间含量最低，而后逐渐增多，6～8月含量最高。

植物形态 多年生草本，高35～80厘米。茎直立，下部稍匍匐，密生细柔毛。叶对生；叶片略呈五角形，基部心形。花成对生于叶腋，花梗细，淡红花，具深红色纵脉。蒴果球形，成熟时由下向上开裂。种子长圆形，有细网纹或近于平滑。花期7～8月，果期10月。

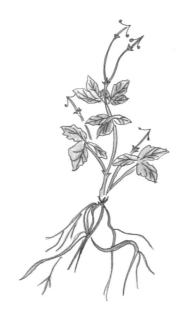

生长特性 生于山坡草丛、平原路边或树林下。分布于东北三省及江苏、安徽、浙江等地。

采集方法 夏秋季果实将成熟时采收，割取地上部分或连根拔起，除去泥土杂质，晒干。

药材性状 多数不带根，长30～50厘米，或已截成长6～8厘米的小段。茎粗2～5毫米，节明显膨大，节间长5～12厘米，多分枝，表面灰绿色，基部或带紫红色，有纵纹，并被稀疏的白毛，质较坚脆，折断时粗纤维性，有空心。

药理作用 牻牛儿苗煎剂对金黄色葡萄球菌、乙型链菌、肺炎球菌、卡他球菌、福氏痢疾杆菌及流感病毒均有较强的抑制作用。老鹳草在一定剂量下能抑制肠蠕动而有止泻作用；但大剂量能促进肠蠕动，可致泻下。醇沉煎剂有明显的镇咳作用。老鹳草鞣质还有抗氧化作用。

药用功效 祛风、活血、清热解毒，主治风湿疼痛、拘挛麻木、痈疽、跌打损伤、肠炎、痢疾。

用法用量 内服：煎汤，9～15克；泡酒饮；熬膏。外用：捣烂加酒炒热敷，制成软膏涂敷，煎汤漱口、涂擦。

方剂选用 ①治风湿痹痛：老鹳草250克，桂枝、当归、赤芍、红花各18克，酒1升，浸1星期，过滤，每次饮1小盅，每日饮用2次。②治腰扭伤：老鹳草根30克，苏木15克，煎汤，加血余炭9克，冲服，每日1剂，每日服2次。③治急慢性肠炎、下痢：老鹳草18克，红枣9颗，煎浓汤，每日3次分服。④治蛇虫咬伤：老鹳草鲜品适量、雄黄末少许，捣烂外敷伤口周围。

注意事项 孕妇慎用。

穿山龙

性味 平，苦。
拉丁文 Rhizoma Dioscoreae Nipponicae
英文 Japan Yam Rhizome

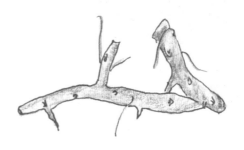

别名 穿龙骨、穿地龙、山常山、穿山骨、火藤根、竹根薯、地龙骨、金刚骨。

来源 薯蓣科薯蓣属植物穿龙薯蓣的根茎。

成分 穿山龙含薯蓣皂苷、纤细薯蓣皂苷、穗菝葜甾苷、25-异螺甾-3,5-二烯及对羟基苄基酒石酸等。

植物形态 多年生缠绕藤本，长达5米，根茎横生，圆柱形，木质，多分枝，栓皮层显著剥离。茎左旋，圆柱形，近无毛。单叶互生；叶柄长10～20厘米；叶片掌状心形，变化较大，茎基部叶长10～15厘米，宽9～13厘米，边缘作不等大的三角状浅裂、中裂或深裂，先端叶片小，近于全缘，叶表面黄绿色，有光泽，无毛或有稀疏的白色细柔毛，尤以脉上较密。花单性，雌雄异株。蒴果成熟后枯黄色，三棱形。花期6～8月，果期8～10月。

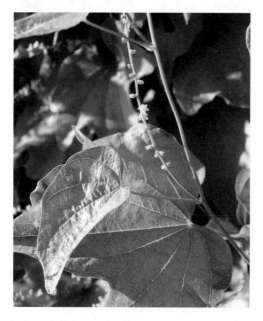

生长特性 生长于海拔300～2000米的山坡、林边、河谷两侧或灌木丛中，山脊路旁、沟边也有。分布于华北、东北，以及湖北、四川等地。

采集方法 播种培育4～5年，根茎繁殖的第三年春进行采挖，去掉外皮及须根，切段、晒干或烘干。

药材性状 根茎类圆柱形，稍弯曲，有分枝。表面黄白色或棕黄色，有不规则纵沟，具点状根痕及偏于一侧的突起茎痕。质坚硬，断面平坦，白色或黄白色。气微，味苦、涩。

药理作用 本品具有镇咳、祛痰、平喘、抗缺氧、抑制血小板凝集、利尿、抑菌、抗病毒等作用。水煎剂能抑制小鼠细胞免疫和体液免疫，增强吞噬细胞的吞噬功能。能显著降低胆固醇及降血压，延缓心率，改善冠状动脉循环。

药用功效 祛风除湿、活血、止咳，主治风湿痹痛、肢体麻木、风湿热、胸痹心痛、腹痛、慢性气管炎、跌打损伤、劳损、疟疾、痈肿、冻疮。

用法用量 内服：煎汤，干品6～9克，鲜品30～45克；泡酒饮。外用：鲜品捣敷或熬膏涂。

方剂选用 ① 治风湿腰腿疼痛、筋骨麻木：穿山龙30克，淫羊藿、土茯苓、骨碎补各9克，水煎服。② 治大骨节病、腰腿疼痛：穿山龙60克，白酒500毫升，穿山龙放入白酒中浸泡7天，每次服30毫升，每日2次。③ 治疟疾：穿山龙9克，青蛙七、野棉花各6克，发病前水煎服。

注意事项 忌与阿利藤同食。

常春藤

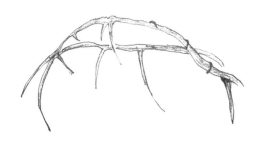

性味 平，辛、苦。
拉丁文 Caulis Hederae Sinensis
英文 Chinese Ivy Stem

别名 土鼓藤、龙鳞薜荔、尖叶薜荔、三角尖、三角风、上树蜈蚣、风藤草、三角枫。
来源 五加科常春藤属的茎藤。
成分 茎含鞣质、树脂。叶含常春藤苷、肌醇、胡萝卜素、糖类，还含鞣质。

植物形态 多年生常绿攀缘藤本，长3～20厘米。茎灰棕色或黑棕色，有气生根，幼枝被鳞片状柔毛。单叶互生；叶柄长2～9厘米，有鳞片；无托叶；叶二型；花枝上的叶椭圆状披针形，长椭圆状卵形或披针形，稀卵形或圆卵形，全缘；先端长尖或渐尖，基部楔形、宽圆形、心形；侧脉和网脉两面均明显。伞形花序单个顶生，或2～7个总状排列或伞房状排列成圆锥花序，有花5～40朵；花萼密生棕色鳞片；花瓣5，三角状卵形，淡黄白色或淡绿白色，外面有鳞片；雄蕊5，花药紫色；子房下位，5室，花柱全部合生成柱状；花盘隆起，黄色。果实圆球形，红色或黄色。花期9～11月，果期翌年3～5月。

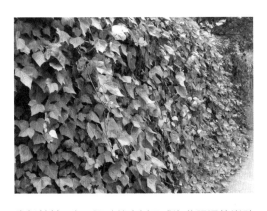

生长特性 生于阔叶林中树干或沟谷阴湿的岩壁上，庭园也常有栽培。分布于西南地区以及江苏、浙江、福建、江西、山东、河南、湖北、湖南、广东、广西、西藏、陕西、甘肃等地。

采集方法 9～11月采收，晒干。

药材性状 茎呈圆柱形，长短不一，直径1～1.5厘米，表面灰绿色或灰棕色，有横长皮孔，嫩枝有鳞片状柔毛；质坚硬，不易折断，断面裂片状，黄白色。叶互生，革质，灰绿色。营养枝的叶三角状卵形，花枝和果枝的叶椭圆状卵形、椭圆状披针形。花黄绿色。果实圆球形，黄色或红色。气微，味涩。

药理作用 所含皂苷、内酯对常见致病性皮肤真菌均有抑制作用，并且以内酯的作用较强；有镇静、降血脂的作用。

药用功效 祛风利湿、和血解毒，主治风湿痹痛、头痛、头晕、肝炎、跌打损伤、咽喉肿痛、痈肿流注、蛇虫咬伤。

用法用量 内服：煎汤，6～15克；研末入丸、散；泡酒饮。外用：捣敷或煎汤洗。

方剂选用 ① 治肝炎：常春藤、败酱草各适量，煎水服。② 治风湿性关节痛及腰部酸痛：常春藤茎及根20克，以黄酒、水各半煎服，并用煎汁洗患处。③ 治产后感风头痛：常春藤15克，以黄酒炒，加红枣7颗，水煎，饭后服。

注意事项 脾虚便溏泄泻者慎服。

祛风湿药 ---- 祛风湿清热药

白马骨

性味 凉，淡、苦、微辛。
拉丁文 Serissa serissoides (DC.) Druce
英文 Junesnow

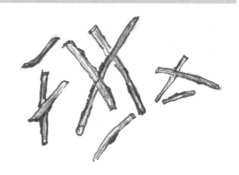

别名 路边金、满天星、路边鸡、六月冷、曲节草、硬骨柴、天星木、凉粉草、细牙家、白点秤、鸡骨头草、鸡脚骨、路边姜、千年矮、坐山虎、千年树。

来源 茜草科六月雪属植物白马骨的全草。

成分 六月雪全草含苷类及鞣质。

植物形态 落叶小灌木，高 30 ~ 100 厘米。枝粗壮，灰色。叶对生；有短柄，常聚生于小枝上部；托叶膜质，先端有锥尖状裂片数枚，长 1.2 ~ 2.5 毫米；叶片倒卵形或倒披针形，先端短尖，基部渐狭，全缘，两面无毛或下面被疏毛。花无梗，丛生于小枝顶或叶腋；花冠管状，白色。核果近球形，有 2 个分核。花期 4 ~ 6 月，果期 9 ~ 11 月。

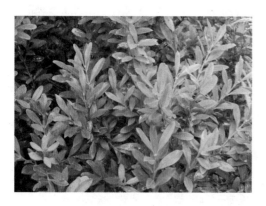

生长特性 生于山坡、路边、溪旁、灌木丛中，分布于我国中部及南部。

采集方法 栽后 1 ~ 2 年，于 4 ~ 6 月采收茎叶（能连续收获 4 ~ 5 年），9 ~ 10 月挖根，洗净，切段，鲜用或晒干。

药材性状 白马骨根细长圆柱形，有分枝，长短不一，直径 3 ~ 8 毫米，表面深灰色、灰白色或黄褐色，有纵裂隙，栓皮易剥落。粗枝深灰色，表面有纵裂纹，栓皮易剥落；嫩枝浅灰色，微被毛；断面纤维性，木质，坚硬。叶对生或簇生，薄革质，黄绿色，卷缩或脱落。完整者展平后呈卵形或长圆状卵形，先端短尖或钝，基部渐狭成短柄，全缘，两面羽状网脉突出。枝端叶间有时可见黄白色花，花萼裂片几与冠筒等长；偶见近球形的核果。气微，味淡。

药理作用 ① 抑制关节炎作用：本品煎剂及乙醇浸剂 10 克 / 千克，灌胃给药，对大鼠蛋清性关节炎有显著抑制作用。煎剂及乙醇浸剂 5 克 / 千克，灌胃给药，每日 1 次，连续 5 天，对甲醛性关节炎也有一定抑制作用。② 抗乙肝病毒作用：体外实验表明，白马骨根水提取物在 12.5 ~ 100 毫克 / 毫升的浓度范围内，对乙肝病毒 DNA 转染细胞分泌 HBsAg、HBeAg 有抑制作用。

药用功效 祛风利湿、清热解毒，主治风湿腰腿痛、痢疾、水肿、目赤肿痛、喉痛、齿痛、白带异常、痈疽、瘰疬。

用法用量 内服：煎汤，干品 10 ~ 15 克，鲜品 30 ~ 60 克。外用：烧灰淋汁涂，煎水洗，捣敷。

方剂选用 ① 治水痢：白马骨茎、叶煮汁服。② 治肝炎：白马骨 100 克，过路黄 50 克，水煎服。

注意事项 阴疽者忌用。

祛风湿强筋骨药

本节药物具有祛风湿、补肝肾、强筋骨等作用。可用于治疗腰脊酸疼等。

五加皮

性味 温，辛、苦、微甘。
拉丁文 Cortex Acanthopanacis
英文 Slenderstyle Acanthopanax Root-bark

别名 南五加皮、五花、小五爪风、五谷皮。

来源 五加科五加属植物细柱五加的根皮。

成分 根皮含异贝壳杉烯酸、紫丁香苷，尚含硬脂酸、芝麻素、β-谷甾醇、β-谷甾醇葡萄糖苷，还含挥发油、树脂、蛋白质、鞣质、维生素A及B族维生素。

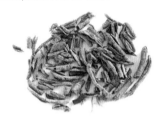

植物形态 灌木，有时蔓生状，高2～3米。枝灰棕色，无刺或在叶柄基部单生扁平的刺。叶为掌状复叶，在长枝上互生，在短枝上簇生。伞形花序腋生或单生于短枝顶端，花黄绿色，花瓣5，长圆状卵形，先端尖，开放时反卷。花期4～7月，果期7～10月。

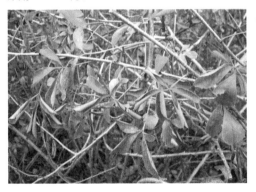

生长特性 生于海拔200～1600米的灌木丛林、林缘、山坡路旁和村落中。分布于中南、西南地区，以及山西、江苏、浙江、安徽、福建、江西、陕西等地。

采集方法 栽后3～4年，于7～10月采收，挖取根部，刮皮，抽去木心，晒干或烘干。

药材性状 根皮呈不规则卷筒状，长5～15厘米，直径0.4～1.4厘米，厚约2厘米。外表面灰褐色，有不规则纵皱纹及横长皮孔；内表面黄白色或灰黄色，有细纵纹。体轻，质脆，断面不整齐，灰白色。气微香，味微辣而苦。

药理作用 有抗关节炎及镇痛作用；能增强机体对疾病的抵抗力，对放射性损伤有保护作用；有抗利尿作用；对小鼠有显著的抗催眠作用。此外，还有调节血压、降血糖、降低血管通透性、兴奋兔小肠及子宫、杀灭丝虫幼虫等作用。

药用功效 祛风湿、补肝肾、强筋骨、活血脉，主治风寒湿痹、腰膝疼痛、筋骨痿软、小儿行迟、体虚羸弱、跌打损伤、骨折、水肿、脚气、阴下湿痒。

用法用量 内服：煎汤，干品6～9克，鲜品加倍；泡酒饮或入丸、散。外用：煎水熏洗或为末敷。

方剂选用 ①治一切风湿痿痹，壮筋骨、填精髓：五加皮，洗、刮去骨，煎汁和曲米酿成饮品；或切碎以袋盛，浸酒煮饮，也可加当归、牛膝、地榆诸药。②治腰痛：五加皮、杜仲（炒）各等份，研为末，以酒调成糊，做成如梧桐子大小的丸，每次服30丸，温酒调下。③治鹤膝风：五加皮400克，当归250克，牛膝200克，酒10升，煮5小时。每日服2次，以醺为度。

注意事项 阴虚火旺者慎服。

桑寄生

性味 平，苦、甘。
拉丁文 Ramulus Taxilli
英文 Chinese Taxillus Twig

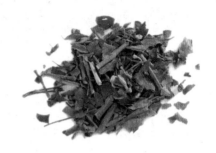

别名 广寄生、寄生、老式寄生。
来源 桑寄生科植物桑寄生属的带叶茎枝。
成分 桑寄生带叶茎枝含槲皮素、广寄生苷及萹蓄苷。

植物形态 常绿寄生小灌木，高0.5～1米。嫩叶、枝密被锈色星状毛；小枝灰褐色，具细小皮孔。叶对生或近对生；叶片厚纸质，卵形至长卵形，先端钝圆，基部楔形或阔楔形。伞形花序，花褐色。浆果椭圆状或近球形，果皮密生小瘤体，被疏毛，成熟果浅黄色，果皮变平滑。花、果期4月至翌年1月。

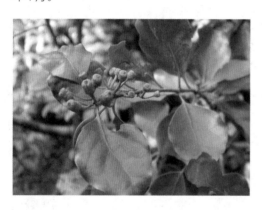

生长特性 生于海拔20～400米的平原或低山常绿阔叶林中，寄生于桑树、桃树、李树、龙眼、荔枝、杨桃、油茶、油桐、橡胶树、榕树、木棉、马尾松或水松等多种植物上。分布于福建、广东、广西等地。

采集方法 冬季至次年春季采割，除去粗茎，切段干燥，或蒸后干燥。

药材性状 茎枝呈圆柱形，表面红褐色或灰褐色，具细纵纹，并有多数细小凸起的棕色皮孔，嫩枝有的可见棕褐色茸毛；质坚硬，断面不整齐，皮部红棕色，木部色较浅。叶多卷曲，具短柄；叶片展平后呈卵形或椭圆形；表面黄褐色，幼叶被细茸毛，先端钝圆，基部圆形或宽楔形，全缘；革质。花、果常脱落；浆果长圆形，红褐色，密生小瘤体。无臭，味涩。

药理作用 ① 利尿作用：麻醉犬和大鼠以萹蓄苷静脉注射或口服时，可引起利尿作用，其强度与剂量成正比。② 降血脂作用：本品对高脂大鼠有明显的降胆固醇及甘油三酯的作用。③ 抗病毒作用：桑寄生煎剂在体外（猴肾单层上皮细胞组织培养）对脊髓灰质炎病毒和其他肠道病毒有显著的抑制作用。临床以桑寄生注射剂或冲剂治疗心律失常和心绞痛及冻伤有一定疗效。

药用功效 补肝肾、强筋骨、祛风湿、安胎，用于治疗风湿痹痛、腰膝酸软、筋骨无力、崩漏经多、妊娠漏血、胎动不安、高血压等症。

用法用量 内服：煎汤，10～15克；研末入丸、散；泡酒饮；捣汁服。外用：捣烂外敷。

方剂选用 ① 治腰背痛、肾气虚弱、卧冷湿地当风所得：独活15克，桑寄生、杜仲、牛膝、细辛、秦艽、茯苓、桂心、防风、川芎、人参、甘草、当归、芍药、干地黄各10克，上15味药均细锉，以1200毫升水煮取600毫升，分3次服用，服用时注意保暖，勿着凉。② 治下血不止后，但觉丹田元气虚乏、腰膝沉重少力：桑寄生研为末，每次服5克，不拘时，白开水调服。

注意事项 孕妇慎用。

狗脊

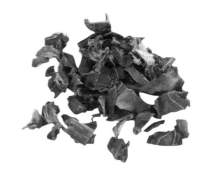

性味	温，苦、甘。
拉丁文	Rhizoma Cibotii
英文	East Asian Tree Fern Rhizome

别名 狗青、强膂、扶盖、扶筋、苟脊。

来源 蚌壳蕨科蕨属植物金毛狗脊的根茎。

成分 本品主要含萜类成分、挥发油、香荚兰己酮、香草醛、β-谷甾醇、胡萝卜苷、原儿茶酸等。

植物形态 多年生树蕨，高达 2.5～3 米。根茎平卧，有时转为直立，短而粗壮，带木质，密被棕黄色带有金色光泽的长柔毛。叶多数，丛生成冠状，大形；叶柄粗壮，褐色，基部密被金黄色长柔毛和黄色狭长披针形鳞片；叶片卵圆形，长可达 2 米。

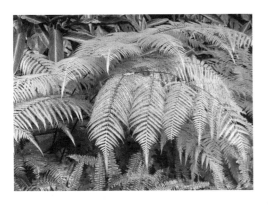

生长特性 生于山脚沟边及林下阴湿处酸性土上，分布于华南、西南地区，以及浙江、福建、江西、湖南、台湾。

采集方法 秋末冬初地上部分枯萎时采挖，除去泥沙，晒干，或削去细根、叶柄及黄色柔毛后，切片晒干者为生狗脊；如经蒸煮前后，晒至六七成干时，再切片晒干者为熟狗脊。

药材性状 根茎呈不规则的长块状。表面深棕色，密被光亮的金黄色茸毛，上部有数个棕红色叶柄残基，下部丛生多数棕黑色细根。质坚硬，难折断。

气无，味微涩。生狗脊片呈不规则长条形或圆形纵片；周边不整齐，外表深棕色，偶有未去尽的金黄色茸毛；断面浅棕色，近外皮 2～5 毫米处有 1 条凸起的棕黄色木质部环纹或条纹。质坚脆，易折断，有粉性。熟狗脊片呈黑棕色，质坚硬，木质部环纹明显。

药理作用 狗脊的金黄色柔毛对外伤性出血有明显的止血效果，且似能被组织吸收消化；对兔、犬的瘢痕组织及肝脏、脾脏的损伤出血，有止血作用，效果快而可靠；有提升血小板作用。此外还有收敛、止泻、抗菌等作用。

药用功效 补肝肾、除风湿、健腰膝、利关节，主治腰背酸痛、膝痛脚弱、寒湿周痹、失溺、尿频、遗精、白带异常。

用法用量 内服：煎汤，10～15 克；泡酒饮。外用：鲜品捣烂敷。

方剂选用 ① 治腰痛，利脚膝：狗脊 100 克，萆薢 100 克（锉），菟丝子 50 克（酒浸 3 日，曝干），上药均捣罗为末，加蜂蜜做成如梧桐子大小的丸；每日早晚饭前服 30 丸，取新萆薢泡酒 14 日，以此酒下药。② 治风湿骨痛、腰膝无力：狗脊根茎 30 克，香樟根、马鞭草各 20 克，杜仲、续断各 25 克，铁脚威灵仙 15 克，红牛膝 10 克，泡酒饮。③ 固精强骨：金毛狗脊、远志肉、白茯神、当归身各等份，上药均研为末，加蜂蜜做成如梧桐子大小的丸，每次以酒服 50 丸。④ 治病后足肿：用狗脊煎汤洗，并节食以养胃气。

注意事项 肾虚有热、小便不利或短涩黄赤、口苦舌干者均禁服。

祛风湿药 ---- 祛风湿强筋骨药

千年健

性味 温，苦、辛。
拉丁文 Rhizoma Homalomenae
英文 Obscured Homalomena Rhizome

别名 一包针、千年见、千颗针、丝棱线。
来源 天南星科千年健属植物千年健的干燥根茎。
成分 根茎含挥发油，有香气；油中含 α-蒎烯及 β-蒎烯、芳樟醇、丁香酚、柠檬烯、α-松油醇、乙酸芳樟酯、萜品油烯等成分。

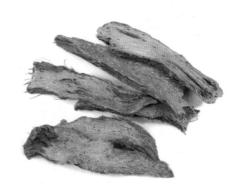

植物形态 多年生草本。鳞叶线状披针形，向上渐狭 叶互生，具长柄 叶片近纸质，两面光滑无毛。花序 1～3，生于鳞叶叶腋，短于叶柄；佛焰苞长圆形或椭圆形，开花前卷成纺锤形; 花单性同株; 雄花生在花序上部，雌花在下部；无花被; 雄花密集，通常由 3 雄蕊组成一束，分离，雄蕊呈片状长圆形，花丝纵裂；雌花具退化雄蕊，呈棒状，子房 3 室，胚珠多数，柱头具不明显的 3 裂。浆果。种子长圆形，褐色。花期 5～6 月，果期 8～10 月。

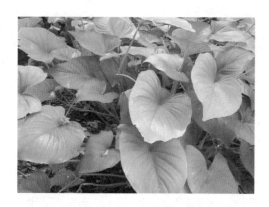

生长特性 喜温暖、湿润、荫蔽、怕寒冷、干旱和强光直射，比较典型的喜阴植物，生于林中、水沟附近的阴湿地，分布于广西、云南、广东、海南。

采集方法 全年可采，以秋季采收的品质较佳。挖取后，洗净泥土，晒干。

药材性状 呈圆柱形，稍弯曲，有的略扁，长 15～40 厘米，直径 0.8～1.5 厘米。表面黄棕色至红棕色，粗糙，可见多数扭曲的纵沟纹、圆形根痕及黄色针状纤维束。质硬而脆，断面红褐色，黄色针状纤维束多而明显，相对另一断面呈多数针眼状小孔及有少数黄色针状纤维束，可见深褐色具光泽的油点。气香，味辛、微苦。

药理作用 对大鼠的原发性炎症和注射佐剂后继发性炎症有明显的抑制作用，高剂量组对二甲苯致小鼠耳肿胀也有一定的抑制作用，表明其具有抗急性炎症的作用；同时大鼠继发性多关节病变症状也得到改善，表明其还有抗类风湿性关节炎的作用。此外还有一定的镇痛作用。

药用功效 祛风湿、舒筋活络、消肿止痛，主治风湿痹痛、肢节酸痛、筋骨痿软、跌打损伤、胃痛、痈疽疮肿。

用法用量 内服 煎汤，7.5～15 克; 泡酒饮。外用:研末调敷。

方剂选用 治风寒筋骨疼痛、拘挛麻木: 千年健、地风各 30 克，老鹳草 90 克，共研成细粉，每次服 3 克。

注意事项 阴虚内热者慎用。

鹿衔草

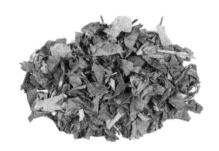

性味 平，甘、苦。
拉丁文 Herba Pyrolae
英文 Chinese Pyrola Herb

别名 鹿蹄草、小秦王草、破血丹、纸背金牛草、大肺筋草、红肺筋草、鹿寿茶、鹿安茶、鹿含草。
来源 本品为鹿蹄草科鹿蹄草属植物普通鹿衔草的干燥全草。
成分 普通鹿衔草主要含有熊果甙、高熊果苷、异高熊果苷、伞形梅笠草素、没食子酸、原儿茶酸、槲皮素、肾叶鹿蹄草苷及金丝桃苷等。

植物形态 常绿亚灌木状小草本，高 15 ~ 35 厘米，根茎细长，横生或斜生，有分枝。叶 3 ~ 6，近基生，叶柄长 1.5 ~ 4 厘米；叶片薄革质，长圆形至倒卵状长圆形或匙形，长 3 ~ 7 厘米，宽 2.5 ~ 4 厘米，先端钝尖，基部楔形或阔楔形，下延于叶柄，上面绿色，沿叶脉为淡绿白色或稍白色，下面色较淡，常带紫色，边缘有疏齿。花葶常带紫色，花冠碗形，淡绿色、黄绿色或近白色。蒴果扁球形。花期 6 ~ 7 月，果期 7 ~ 8 月。

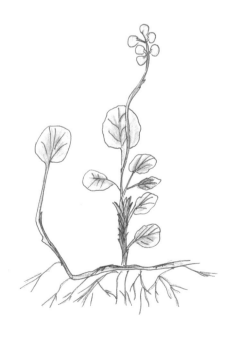

生长特性 生于海拔 600 ~ 3000 米的山地阔叶林或灌丛下。分布于西南、华南地区，以及浙江、安徽、福建、江西、陕西、甘肃、台湾等地。

采集方法 栽后 3 ~ 4 年采收，在 9 ~ 10 月结合分株进行。采大留小，扯密留稀，每隔 6 ~ 10 厘米留苗 1 株。以后每隔 1 年又可采收 1 次，除去杂草，晒至发软，堆积发汗，盖麻袋等物，使叶片变紫红或紫褐色后，晒干或烘干。

药材性状 本品根茎细长。茎圆柱形或具纵棱，叶基生，长卵圆形或近圆形，暗绿色或紫褐色，先端圆或稍尖，全缘或有稀疏的小锯齿，边缘略反卷，上表面有时沿脉具白色的斑纹，下表面有时具白粉。气微，味淡、微苦。

药理作用 鹿衔草有扩张血管等作用，可增强免疫功能。鹿衔草水煎剂有抗炎、抗菌作用。

药用功效 祛风除湿、补虚益肾、活血调经，主治虚弱咳嗽、劳伤吐血、风湿性关节痛、崩漏、白带异常、外伤出血。

用法用量 内服：煎汤，每次 15 ~ 30 克；研末，每次服用 6 ~ 9 克。外用：捣敷，研末撒或煎水洗。

方剂选用 ① 治虚劳：鹿衔草 50 克，猪蹄 2 只，炖食。② 治肺结核咯血：鹿衔草、白及各 20 克，水煎服。③ 治慢性风湿性关节炎、类风湿性关节炎：鹿衔草、白术各 20 克，泽泻 15 克，水煎服。④ 治慢性肠炎：鹿衔草 25 克，水煎服。

注意事项 孕妇慎服。

雪莲花

性味 温，甘、微苦。
拉丁文 Herba Saussurea Involucratae
英文 Snow Lotus Herb

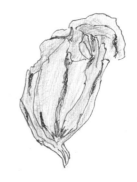

别名 雪莲、雪荷花、大拇花、大木花。
来源 菊科凤毛菊属植物绵头雪莲花和毛头雪莲花的带根全草。
成分 挥发油经 GC-MS 分析，有 24 个组分，有倍半萜烯、正十五碳烯 -1、月桂酸乙酯、正十六碳烷等。黄酮化合物有槲皮素；又从中分离得倍半萜内酯的 β- 葡萄糖苷，水解后苷元命名为大苞雪莲内酯。

植物形态 ① 绵头雪莲花：多年生草本，全体密被白色或淡黄色长柔毛，高 10 ~ 25 厘米。茎常中空，棒状，基部有棕黑色残存叶片。叶互生，密集，无柄，披针形或狭倒卵形，边缘羽裂或具粗齿，密被白色长茸毛。头状花序多数，密集；花两性，全为管状花。瘦果，扁平，棕色，有不明显的 4 棱；冠毛 2 层，外层冠毛较短，上具短毛，内层为羽状。花期 6 ~ 7 月。② 新疆雪莲花：多年生草本，高 10 ~ 30 厘米。茎粗壮，基部有许多棕褐色丝状残存叶片。叶密集，无柄，叶片倒披针形，先端渐尖，基部抱茎，边缘有锯齿。头状花序顶生，密集；总苞片叶状，多层，白色或淡绿黄色；花棕紫色，全为管状花。瘦果，冠毛白色。花期 7 月。

生长特性 生长于高山上，以流沙滩上的岩石缝

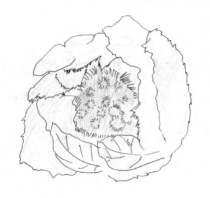

中较多。分布于四川、云南、西藏等地。

采集方法 6 ~ 7 月开花时采收，拔起全株，除去泥沙，晾干。

药材性状 ① 绵头雪莲花：呈圆锥棒状，密被交织的白色或浅黄色长绵毛，形似棉花团。水母雪莲花：全草密被白色绵毛，叶皱缩，展开后叶片呈卵圆形或倒卵形。② 新疆雪莲花：全草呈长圆锥形，茎粗，基部有褐色丝状残存叶片，皱缩，无柄，展开后呈倒披针形，先端渐尖，基部抱茎，边缘有细锯齿，头状花序密集茎顶。

药理作用 本品有抗炎、镇痛、兴奋子宫、终止妊娠、增加心脏输出量、降压的作用，其煎剂和总生物碱对离体兔肠有抑制作用。

药用功效 温肾壮阳、调经止血，主治阳痿、腰膝软弱、月经不调、风湿性关节炎、外伤出血。

用法用量 内服：煎汤，6 ~ 12 克；泡酒饮。外用：捣敷。

方剂选用 ① 治阳痿：雪莲花、冬虫夏草各适量，泡酒饮。② 治妇女崩带：雪莲花、蛾参、党参各适量，炖鸡吃。③ 治风湿性关节炎、妇女小腹冷痛、闭经、胎衣不下：雪莲花 25 克，加白酒或黄酒 100 毫升，泡 7 天，每次服 10 毫升，每日 2 次。④ 治牙痛：雪莲花 200 克，生吃或水煎服。

注意事项 用量不宜过大，孕妇禁服。

五爪金龙

性味 温，辛。

拉丁文 Tetrastigma hypoglaucum Planch

英文 Palmate-leaved Morning Glory

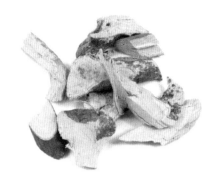

别名 五爪藤、五爪龙、灯笼草、小红藤、雪里高、小五爪金龙、五虎下西山、红葡萄、乌鼓莓、月乌鸡。

来源 葡萄科崖爬藤属植物狭叶岩爬藤的根或全株。

成分 分离鉴定出 7 个纯质，其中包含有木质素、类黄酮素、香豆素类等化合物。

植物形态 攀缘草质藤本。茎藤褐色，粗糙，嫩茎绿色，具纵纹，无毛；卷须与叶对生，上部分枝。趾状复叶互生；总叶柄长 3 ~ 4.5 厘米，无毛；小叶 5，背面有白粉，薄革质，中间小叶最大，披针形，长 6 ~ 10 厘米，宽 1.3 ~ 2.2 厘米，先端渐尖，基部楔形，边缘有刺状小锯齿，上面绿色，下面绿带紫红色，侧生两对小叶渐变小，由椭圆形至斜卵形，两侧常不对称。花单性，雌雄异株，伞房状聚伞花序腋生或与叶对生，花序梗长 3 ~ 5 厘米；花萼小，盘状，不分裂；花瓣 4，淡绿色，三角状卵形，先端有短角；雄花有雄蕊 4，生于花盘外侧，与花瓣对生；雌花花盘盘状，子房卵形，

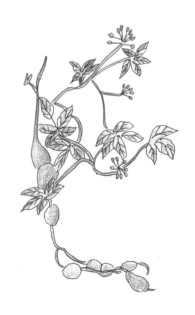

无花柱，柱头 4 裂，有 4 个退化雄蕊。浆果球形，紫红色至紫黑色。

生长特性 生于海拔 900 ~ 2600 米的山谷林中阴湿处，常攀缘于树上或崖壁上。分布于西南地区以及湖北、湖南、广西、西藏等地。

采集方法 9 ~ 12 月采收，切片，鲜用或晒干。

药理作用 抗病毒作用。从五爪金龙分离出的两种天然存在的木脂素类牛蒡苷元（A）和络石苷元（T）对体外人免疫缺陷病毒 I 型的复制有强大的抑制作用。

药用功效 祛风除湿、接骨续筋、散淤消肿，主治风湿痹痛、跌打损伤、骨折筋伤、水火烫伤、无名肿毒、皮肤湿烂。

用法用量 内服：煎汤，5 ~ 10 克；泡酒饮。外用：捣烂敷或研末调敷。

方剂选用 ① 治风湿性关节炎、跌打损伤：五爪金龙根或全株 150 克，泡酒 500 毫升，泡 7 天后即可内服，每次服 10 毫升，每日 2 ~ 3 次。② 接骨：鲜五爪金龙、赤木通捣烂敷患处。③ 治喉痹：马兰菊、五爪金龙、车前草各 100 克，上三物均杵汁，杵好后慢慢饮下。

注意事项 孕妇禁服。

艾纳香

性味 温，辛、苦。
拉丁文 Herba Blumeae Balsamiferae
英文 Balsamiferou Blumea Herb

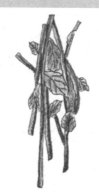

别名 大风艾、牛耳艾、再风艾、大骨风、大黄草、冰片艾、冰片叶、真金草、土冰片、艾粉、叶下香、山大艾。

来源 菊科艾纳香属植物艾纳香的根、嫩枝、叶。

成分 全草含黄酮苷、香豆精、三萜（或甾体）、氨基酸、有机酸、挥发油（含龙脑）、艾纳香素。

植物形态 多年生草本或亚灌木，高1~3米。茎粗壮，茎皮灰褐色，有纵条棱，木质部松软，白色，有髓部，节间长2~6厘米，被黄褐色密柔毛。下部叶宽椭圆形或长圆状披针形，先端短尖或锐，基部渐狭；上部叶长圆状披针形或卵状披针形，先端渐尖，基部略尖。头状花序多数，排成开展具叶的大圆锥花序；花黄色。瘦果圆柱形，具棱5条，被密柔毛；冠毛红褐色，糙毛状。花期几乎全年。

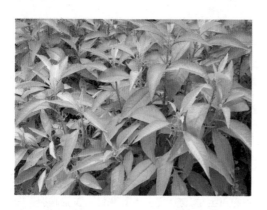

生长特性 生于海拔600~1000米的林下、林缘、河谷地或草地上，分布于华南以及福建、贵州、云南、台湾等地。

采集方法 于12月采收，先把落叶集中，再把带叶的地上茎割下，鲜用或晒干；或运到加工厂用蒸馏法蒸得艾粉。

药材性状 本品茎呈圆柱形，大小不等。表面灰褐色或棕褐色，有纵条棱，节间明显，分枝，密生黄褐色柔毛。木质部松软，黄白色，中央有白色的髓。干燥叶略皱缩或破碎，边缘具细锯齿，上表面灰绿色或黄绿色，略粗糙，被短毛，下表面密被白色长绒毛，嫩叶两面均密被银白色绒毛，叶脉带黄色，下表面突出较明显。叶质脆，易碎。气清凉、香，味辛。

药理作用 保肝作用：艾纳香素腹腔注射，可降低四氯化碳（CCl_4）肝中毒大鼠血清丙氨酸氨基转移酶（ALT）和肝中甘油三酯，增加血清甘油三酯、β-脂蛋白和肝糖原，减少肝组织病理损伤。艾纳香素腹腔注射，可降低硫代乙酰胺中毒小鼠血清ALT和肝中甘油三酯，缩短CCl_4中毒小鼠戊巴比妥钠睡眠时间。艾纳香素在体外对CCl_4或$FeSO_4$-半胱氨酸致损伤的恒河猴原代培养肝细胞有抑制脂质过氧化及保护肝细胞的作用。

药用功效 温中活血，祛风除湿、杀虫，主治寒湿泻痢、腹痛肠鸣、肿胀、筋骨疼痛、跌打损伤、癣疮。

用法用量 内服：煎汤，干品10~15克，鲜品加倍。外用：煎水洗，捣敷，研末调敷。

方剂选用 ① 治头风痛：艾纳香鲜叶30克，鸡蛋2个，加酒、盐同煎服。② 治肿胀、风湿性关节炎：艾纳香、蓖麻叶、石菖蒲各适量，煎水洗。

注意事项 阴虚血热者慎用。

大驳骨丹

性味 平，苦、辛。
拉丁文 Adhatoda ventricosa (Wal) Nees
英文 Common Gendarussa Herb

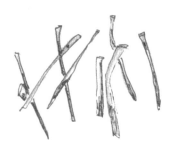

别名 鸭仔花、逼迫树、大还魂、大驳节、大接骨草等。
来源 爵床科鸭嘴花属植物黑叶爵床的全株。
成分 生物碱鸭嘴花酚碱，叶和花中含鸭嘴花碱和鸭嘴花酮碱；鸭嘴花碱在干叶中含量为 0.79%，干花中含量为 0.47%；鸭嘴花碱经氧化后大部分可以转变成鸭嘴花酮碱。

植物形态 常绿灌木，高 1 ~ 2.5 米。茎直立，圆柱形黑叶爵床形；新枝绿色，老枝灰黄色，节显著膨大呈膝状。叶对生；具短柄；叶片近革质；椭圆形，长 10 ~ 15 厘米，宽 4.5 ~ 6 厘米，先端钝，基部渐窄，全缘。穗状花序顶生，长达 10 厘米；有多数宽卵形的苞片，绿色，内有 3 ~ 4 花；小苞片极小；萼片 5；花冠二唇形，花白色而有红色斑点，上唇 2 裂，下唇较大，3 浅裂；雄蕊 2，着生于花冠喉部；伸出花柱线形，2 浅裂。蒴果卵形或椭圆形，有毛。花期春季。

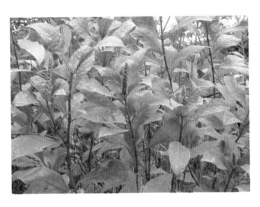

生长特性 多栽于庭园或生于村旁、旷野灌丛中，分布于广东、广西等地。

采集方法 夏、秋季采收，鲜用或晒干。

药材性状 干燥枝叶，茎枝棒状，粗约 0.5 ~ 1 厘米，灰褐色或黄褐色，常有粉尘状细密斑点，平滑而稍有纵绉及点状突起皮孔，节部膨大；皮薄，木部乳白色，髓部甚大，海绵状，白色；幼枝稍压扁。叶对生，革质，稍脱落，灰绿色、茶褐色或绿黄色，长椭圆形，两面秃净。气微，味淡而稍带豆腥味。以枝不过粗、叶多为好。

药理作用 根煎剂或醇提取物 1 ~ 2 克 / 千克可使大鼠体温升高；剂量过大（10 ~ 20 克 / 千克）则使其体温降低，剧烈泻下，终致死亡。

药用功效 活血化淤、消肿解毒，主治跌打损伤、骨折、腰痛、肺痈、乳痈、无名肿毒。

用法用量 内服：煎汤，9 ~ 15 克；泡酒饮。外用：捣敷或研末撒。

方剂选用 ① 治跌打损伤：大驳骨丹 15 克，山荔枝 15 克，鸟不企 6 克，加酒 60 毫升浸泡，内服少许，外擦患处。② 治风湿骨痛：鲜大驳骨、莪术各 60 克，香附子 30 克，共捣烂，酒炒敷患处。③ 治胃气痛：大驳骨丹 15 克，树邦子 15 克，细叶白兰香 7.5 克，煎水调白糖服。④ 治外伤出血：大驳骨丹晒干，研为末，撒在伤口上。

注意事项 孕妇慎服。

祛风湿药 —— 祛风湿强筋骨药

薜荔

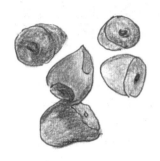

性味 凉，酸。
拉丁文 Ficus pumila Linn.
英文 Creeping Fig

别名 木莲藤、石壁莲、木瓜藤、膨泡树、爬墙虎等。

来源 桑科榕属植物薜荔的茎、叶。

成分 叶含脱肠草素、香柑内酯、内消旋肌醇、芸香苷、β-谷甾醇、蒲公英赛醇乙酸酯、β-香树脂醇乙酸脂、生育酚类化合物。

植物形态 常绿攀缘或匍匐灌木。叶二型；营养枝上生不定根，攀缘于墙壁或树上，叶小而薄，叶片卵状心形，长约2.5厘米，膜质，基部稍不对称，先端渐尖，叶柄很短；繁殖枝上无不定根，叶较大，互生，叶柄长5～10厘米；叶片厚纸质，卵状椭圆形，先端急尖至钝形，基部圆形至浅心形。花序托单生于叶腋，梨形或倒卵形。瘦果近球形，有黏液。花期5～6月，果期9～10月。

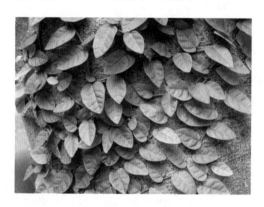

生长特性 生于旷野树上、村边残墙破壁上或石灰岩山坡上，分布于我国华东、中南、华南地区。

采集方法 常年均可采取其带叶的茎枝，鲜用或晒干。

药材性状 茎圆柱形，节处具成簇状的攀缘根及点状突起的根痕。叶互生，长0.6～2.5厘米，椭圆形，全缘，基部偏斜，上面光滑，深绿色，下面浅绿色，有显著突起的网状叶脉，形成许多小凹窝，被细毛。枝质脆或坚韧，断面可见髓部，呈圆点状。气微，味淡。

药理作用 采用纸片法对薜荔的水提液和乙醇提取液进行抑菌药敏试验，结果表明：在枯草芽孢杆菌、大肠杆菌、金黄色葡萄球菌、变形杆菌等试验菌中，薜荔的水提液对大肠杆菌抑制效果明显；薜荔的乙醇提取液对枯草芽孢杆菌的抑制效果较为显著；薜荔的乙醇、水提取液对啤酒酵母、桔青霉、黑曲霉等真菌均无抑制作用。

药用功效 祛风除湿、活血通络、解毒消肿。主治风湿痹痛、坐骨神经痛、泻痢、尿淋、水肿、闭经、产后淤血腹痛、咽喉肿痛、痈疮肿毒、跌打损伤。

用法用量 内服：煎汤，9～15克（鲜品60～90克）；捣汁、浸酒或研末。外用：捣汁涂或煎水熏洗。

方剂选用 ① 治风湿痛、手脚关节不利：薜荔藤25克，煎服。② 治腰痛、关节痛：薜荔藤100克，酒、水各半同煎，红糖调服，每日1剂。③ 治疝气：薜荔藤50克（用结果的主藤），三叶木通根100克，水煎去渣，加鸡蛋1个煮服，每日1剂。④ 治血淋涩痛：薜荔叶50克，甘草0.5克（炙），每日煎服。⑤ 治尿血、小便不利、尿道刺痛：薜荔50克，甘草5克，煎服。⑥ 治病后虚弱：薜荔藤150克，煮猪肉同食。

注意事项 孕妇慎用。

川牛膝

性味 平，甘、微苦。
拉丁文 Radix Cyathulae
英文 Medicinal Cyathula Root

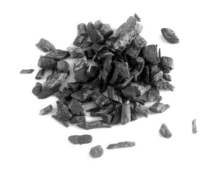

别名 牛膝、大牛膝、拐牛膝、甜牛膝、甜川牛膝、龙牛膝。

来源 苋科川牛膝属（杯苋属）植物川牛膝的根。

成分 根含甾醇类：异杯苋甾酮、5-表杯苋甾酮、羟基杯苋甾酮、杯苋甾酮、苋菜甾酮 A 及苋菜甾酮 B、头花杯苋甾酮、后甾酮、羟基促脱皮甾酮及前杯苋甾酮。

植物形态 多年生草本，高 50 ～ 100 厘米。主根圆柱状，皮近白色。茎略四棱，多分枝，疏生长糙毛。叶对生；叶柄长 5 ～ 15 毫米；叶片椭圆形或狭椭圆形。复聚伞花序密集成花球团；花球团多数，淡绿色，干时近白色，在枝端花序轴上交互对生。胞果椭圆形或倒卵形，淡黄色，包裹在宿存花被内。种子椭圆形，透镜状，带红色，光亮。花期 6 ～ 7 月，果期 8 ～ 9 月。

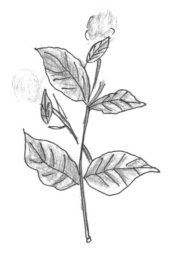

生长特性 生于海拔 1500 米以上的山区，栽培或野生，分布于四川、云南、贵州等地。

采集方法 播种后 3 ～ 4 年收获。于 10 ～ 11 月植株枯萎后挖掘根部，去掉泥土、芦头和须根，割下侧根，使主根、侧根成单支，扎成小把用微火烘或曝晒，半干时堆积回润后，再烘或晒至全干。

药材性状 根呈近圆柱形，微扭曲，略有分枝。表面黄棕色或灰褐色，有稍扭曲的纵皱纹及侧根痕，并有明显横长突起的皮孔。质韧，不易折断，断面浅黄色或棕黄色。气微，味甜。

药理作用 ① 对子宫的作用：本品的流浸膏能使豚鼠已孕及未孕子宫和猫的未孕子宫弛缓，使家兔已孕及未孕子宫和猫的已孕子宫收缩。② 利胆作用：蜕皮甾酮 5 毫克／千克每日灌胃 1 次，连用 7 天，均能促进大鼠胆汁分泌，并能改变胆汁的成分，使胆酸及胆红素含量增加、胆固醇含量降低。

药用功效 活血祛淤、祛风利湿，主治血淤经闭、难产、胞衣不下、产后淤血腹痛、热淋、石淋、痛经、风湿腰膝疼痛、跌打损伤。

用法用量 内服：煎汤，6 ～ 10 克；研末入丸、散；泡酒饮。

方剂选用 ① 治不孕症：当归 15 克，制香附 15 克，菟丝子 15 克，益母草 30 克，丹参 30 克，葛根 30 克，牡丹皮 12 克，红花 10 克，川牛膝 10 克，沉香 10 克（分吞），炒杜仲 24 克，川断 24 克，水煎服，日服 1 剂。② 治黄疸型肝炎：茵陈、大伸筋、小伸筋、凉伞子根、五加皮各 20 克，川牛膝 15 克，牡丹皮 10 克，猪蹄 1 只，煎汤服。

注意事项 孕妇及月经过多者禁服。

祛风湿药

祛风湿强筋骨药

扶芳藤

性味 微温，辛、苦。
拉丁文 Euonymus fortunei (Turcz.) Hand.–Mazz.
英文 Stem or Leaf of Fortune Euonymus

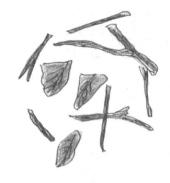

别名 滂藤、岩青藤、万年青、千斤藤、山百足、对叶肾、土杜仲、藤卫矛、尖叶爬行卫矛、过墙风、攀缘丝棉木、坐转藤、小藤仲、爬墙虎、换骨筋。
来源 卫矛科卫矛属植物扶芳藤的带叶茎枝。
成分 含卫矛醇，种子含前番茄红素和前 –r– 胡萝卜素。

植物形态 常绿灌木，匍匐或攀缘，高约1.5米，茎枝常有多数细根及小瘤状突起。单叶对生；具短柄；叶片薄革质，椭圆形、椭圆状卵形至长椭圆状倒卵形。聚伞花序腋生，花瓣4，绿白色，近圆形。蒴果黄红色，近球形。种子被橙红色假种皮。花期6～7月，果期9～10月。

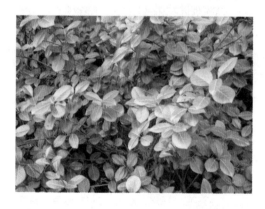

生长特性 生于林缘或攀缘于树上或墙壁上。分布于山西、江苏、浙江、安徽、江西、山东、河南、湖北、湖南、广西、贵州、云南、陕西。

采集方法 2～11月采收茎、叶，切碎，晒干。

药材性状 茎枝呈圆柱形。表面灰绿色，多生细根，并具小瘤状突起。质脆易折，断面黄白色，中空。叶对生，椭圆形，先端尖或短锐尖，基部宽楔形，边缘有细锯齿，质较厚或稍带革质，上面叶脉稍突起。气微弱，味辛。

药理作用 ① 抗凝血作用：扶芳藤水提液、95%醇提液灌胃1小时后，按毛细管法测定凝血时间，结果均能使小鼠凝血时间和出血时间缩短，提示有止血作用。② 对免疫功能的影响：扶芳藤水提液、95%醇提液灌胃后，可使小鼠胸腺和脾脏重量明显增加，说明可能提高机体非特异性免疫功能。③ 对心血管的作用：扶芳藤水煎醇沉液可延长小鼠心肌缺氧的存活时间，抑制血栓形成，改善去甲肾上腺素所致的肠系膜微循环障碍，并可扩张耳廓微血管。

药用功效 行气活血、止血消淤、利湿止泻，主治腰膝酸痛、风湿痹痛、咯血、吐血、血崩、月经不调、子宫脱垂、水肿、久泻、跌打骨折、创伤出血。

用法用量 内服：煎汤，15～30克；泡酒饮；研末入丸、散。外用：研粉调敷或捣敷，煎水熏洗。

方剂选用 ① 治跌打损伤：扶芳藤茎100克，泡酒服。② 治腰肌劳损、关节酸痛：扶芳藤50克，大血藤25克，梵天花根25克，水煎，冲红糖、黄酒服。③ 治慢性腹泻：扶芳藤50克，白扁豆适量，大枣10颗，水煎服。④ 治风湿关节疼痛：扶芳藤泡酒，每日服2次。⑤ 治骨折（复位后以小夹板固定时服用）：扶芳藤鲜叶捣敷患处，1～2天换药1次。

注意事项 孕妇忌服。

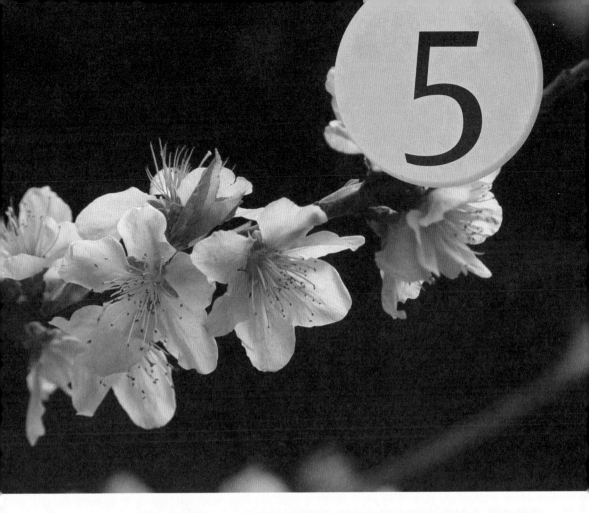

化湿类

凡气味芳香、性偏温燥、具有化湿运脾作用的药物，称为化湿药。

脾恶湿喜燥，"土爱暖而喜芳香"。若湿浊内阻中焦，则脾胃运化水谷之功能受阻而致病。本类药物多辛香温燥，善芳化燥除湿浊，舒畅气机而健运脾胃，具有健脾化湿、和中开胃之功效。适用于脾胃失困、运化失常所致的脘腹痞满、呕吐泛酸、大便溏薄、食少体倦、舌苔白腻或湿热困脾之口甘多涎等。此外，本类药物通过化湿又能解暑，暑温、阴寒闭暑、湿温等证亦可选用。

本类药物多属辛温香燥之品，易耗气伤阴，故阴虚血燥及气虚者应慎用。又因其芳香，大多含挥发油，为其有效成分，故入汤剂不宜久煎，以免药效降低。

藿香

性味 微温，辛。
拉丁文 Herba Agastaches
英文 Wrinkles Gianthyssop Herb

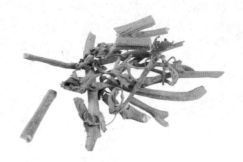

别名 土藿香、排香草、大叶薄荷。
来源 唇形科藿香属植物的地上部分。
成分 含挥发油，油中主要为甲基胡椒酚、柠檬烯、α-蒎烯、β-蒎烯、对伞花烃、芳樟醇、L-丁香烯等。

植物形态 多年生草本，高达1米，有香气。茎方形，略带红色，上部微被柔毛。叶对生，心状卵形或长圆状披针形，长2.5~11厘米，宽1.5~6.5厘米，边缘有不整齐钝锯齿，下面有短柔毛和腺点。轮伞花序组成顶生的假穗状花序；苞片披针形；花萼筒状，具15条纵脉，5齿裂，有缘毛和腺点；花冠淡紫色或红色，2唇形，下唇中部裂片有波状细齿；雄蕊4，二强，伸出花冠外。小坚果顶端有毛。花期6~7月，果期10~11月。

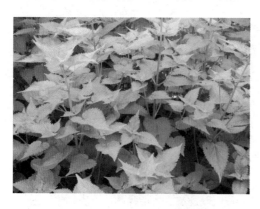

生长特性 生于路边、田野，主产于四川、江苏、浙江、湖南。有人工栽培。

采集方法 夏、秋二季枝叶茂盛时或花初开时采割，趁鲜切段阴干。

药材性状 地上部分长30~90厘米，常对折或切断扎成束。茎方柱形，多分枝，四角有棱脊，四面平坦或凹入成宽沟状；表面暗绿色，有纵皱纹，稀有毛茸；节明显，常有叶柄脱落的瘢痕，节间长3~10厘米；老茎坚硬、质脆，易折断，断面白色，髓部中空。叶对生；叶片深绿色，多皱缩或破碎，完整者展平后呈卵形，长2~8厘米，宽1~6厘米，先端尖或短渐尖，基部圆形或心形，边缘有钝锯齿，上表面深绿色，下表面浅绿色，两面微具毛茸。茎顶端有时有穗状轮伞花序，呈土棕色。气芳香，味淡而微凉。

药理作用 鲜汁能抑制金黄色葡萄球菌、白色葡萄球菌及枯草杆菌的生长；浸出物对常见致病性皮肤癣菌有较强的抑制作用。此外，还有防腐、拮抗钙离子、助消化、解痉、镇痛等作用。

药用功效 祛暑解表、化湿和胃，主治夏令感冒、寒热头痛、胸脘痞闷、呕吐泄泻、妊娠呕吐、鼻炎、手足癣。

用法用量 内服：煎汤，6~10克；入丸、散。外用：煎水洗；研末擦。

方剂选用 ① 预防伤暑：藿香、佩兰各等份，煎水饮用。② 治急性肠炎：藿香9~30克，水煎（不可久煎）；另用大蒜头4~6瓣，捣烂，和红糖15克拌匀，冲服，每日1~3次。③ 治脘腹冷痛：藿香6克，肉桂6克，共研细末，每次服用3克，以白酒送下，每日服2次。④ 治胃寒呕吐、脘腹胀痛：藿香、丁香、陈皮、制半夏、生姜各9克，水煎服。⑤ 治妊娠呕吐：藿香梗、竹茹各9克，砂仁4.5克，水煎服。

注意事项 不宜久煎。阴虚火旺者禁服。

佩兰

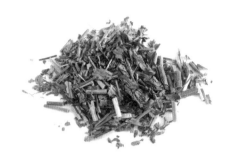

性味 平，辛。
拉丁文 Herba Eupatorii
英文 Fortutle Eupatorium Herb

别名 大泽兰、小泽兰、鸡骨香、香草。
来源 菊科泽兰属植物佩兰的地上部分。
成分 全草含挥发油，主成分为对伞花烃、麝香草甲醚、橙醇乙酯，另含宁德洛非碱；叶含香豆精、邻 – 香豆酸；叶、花尚含蒲公英甾醇棕榈酸酯等。

植物形态 多年生草本，高 30～100 厘米。根茎横走。茎圆柱形，带紫绿色，无毛或有短柔毛。叶互生；下部叶常枯萎；中部叶较大，常 3 全裂或深裂，中裂片长椭圆形或长椭圆状披针形，长 5～12 厘米，宽 2.5～4.5 厘米，先端渐尖，边缘有粗锯齿或不规则细齿，两面无毛或沿脉有疏毛，无腺点，叶柄长约 1 厘米；上部叶较小。头状花序排成复伞房状；总苞钟状，总苞片 2～3 层，紫红色；管状花 4～6，白色或带淡红色，两性。瘦果圆柱形，具 5 棱，无毛及腺点。花期 7～11 月，果期 9～12 月。

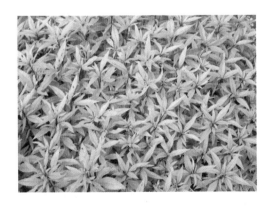

生长特性 喜温暖湿润气候，在高温高湿环境下生长得较快，主要分布于江苏、浙江、河北、山东等地。

采集方法 夏、秋二季分 2 次采割，除去杂质，晒干。

药材性状 茎呈圆柱形，长 30～100 厘米，直径 0.2～0.5 厘米；表面黄棕色或黄绿色，有的带紫色，有明显的节及纵棱线；质脆，断面髓部白色或中空。叶对生，有柄，叶片多皱缩、破碎，绿褐色；完整叶片 3 裂或不分裂，分裂者中间裂片较大，展平后呈披针形或长圆状披针形，基部狭窄，边缘有锯齿；不分裂者展平后呈卵圆形、卵状披针形或椭圆形。气芳香，味微苦。

药理作用 佩兰挥发油对流感病毒有抑制作用；口服佩兰提取物能引起小鼠动情周期暂时停止，排卵受到抑制；其水煎剂有抑菌作用。

药用功效 解暑化湿、醒脾和中，主治暑湿或湿温初起、发热头重、胸闷腹胀、脘痞不饥、恶心呕吐、口中甜腻、消渴。

用法用量 内服：煎汤，干品 6～10 克，鲜品 15～30 克。

方剂选用 ① 治中暑头痛：佩兰、青蒿、菊花各 9 克，绿豆衣 12 克，水煎服。② 治唇疮：用佩兰叶取汁洗之，每日 3 次。③ 治风齿疼痛颊肿及血出不止：佩兰草 250 克，加水 10 升，煮取 5 升，热含吐之，一日用完以上量。

注意事项 阴虚血燥、气虚者慎服。

苍术

性味 温，辛、苦。
拉丁文 Rhizoma Atractylodis
英文 Swordlike Atractylodes Rhizome

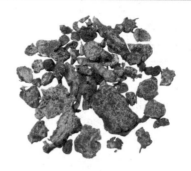

别名 山精、赤术、马蓟、青术、仙术。
来源 菊科苍术属植物茅苍术、北苍术、关苍术的根茎。
成分 南苍术根茎含挥发油5%～9%。油的主要成分为苍术醇、茅术醇等。北苍术根茎含挥发油1.5%，其主要成分为苍术醇、苍术酮、茅术醇及桉叶醇等。东苍术根茎含挥发油1.5%，其主要成分为苍术醇、茅术醇、苍术呋喃烃、苍术酮。

植物形态 ① 南苍术多为年生草本，高30～80厘米。根茎粗大不整齐。茎单一，圆而有纵棱，上部稍有分枝。叶互生，革质而厚。花期8～10月，果期9～10月。② 北苍术为多年生草本，高30～50厘米。叶无柄；茎下部叶匙形，先端钝，基部楔形而略抱茎；茎上部叶卵状披针形至椭圆形。花期7～8月，果期8～10月。

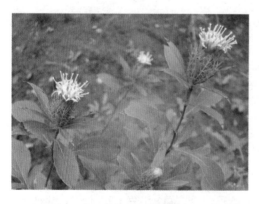

生长特性 多生于山坡较干燥处。分布江苏、浙江、安徽、江西、湖北、河北、山东等地。

采集方法 栽培2～3年后，9月上旬至11月上旬或翌年2～3月，挖掘根茎，除净残茎，晒干，去除根须或晒至九成干后用火燎掉须根，再晒至全干。

药材性状 表面灰褐色，有根痕及短小的须根，可见茎残痕。质坚实，折断面平坦，黄白色，有明显的棕红色油腺散在，习称朱砂点。断面暴露稍久，可析出白霉样的微细针状结晶，气芳香，味微甘而辛苦。以个大、坚实、无毛须、内有朱砂点、切开后断面起白霜者为佳。

药理作用 本品能抗实验性胃溃疡及胃炎，对胃肠运动有调节作用；能保肝、降血糖及显著增加尿中的钠钾排泄。苍术挥发油小剂量对蛙有镇静作用，同时能使脊髓反射亢进，较大剂量则呈抑制作用，可至呼吸麻痹而死亡。所含β-桉叶醇等在体外对食管癌细胞有抑制作用。

药用功效 健脾燥湿、祛风湿、明目，主治湿困脾胃、倦怠嗜卧、胸痞腹胀、食欲不振、呕吐泄泻、痰饮湿肿、表证夹湿、头身重痛、痹证湿胜、肢节酸痛、痿躄、夜盲。

用法用量 内服：煎汤，3～9克；入丸、散。

方剂选用 治脾胃不和、不思饮食、心腹胁肋胀满刺痛、口苦无味、呕吐恶心、常多自利：苍术2.5千克（去粗皮，用淘米水浸泡2日），厚朴（去粗皮，姜汁制，炒香）、陈皮（去白）各1600克，甘草1.5千克（炒），上药均研为细末，每次取10克，加适量水，再加生姜2片、干枣2颗，同煎，去姜、枣，热服，饭前服用。

注意事项 阴虚内热、气虚多汗者禁服。

厚朴

性味 温，苦、辛。
拉丁文 Cortex Magnoliae Officinalis
英文 Twolobed Official Magnolia Bark

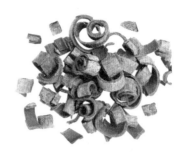

别名 厚皮、重皮、赤朴、烈朴、川朴、紫油厚朴。
来源 木兰科木兰属植物厚朴的树皮、根皮和枝皮。
成分 主要含有挥发油，并含有厚朴酚、和厚朴酚等木脂素类化合物及少量的木兰箭毒碱。

植物形态 落叶乔木，树皮淡褐色。叶互生，革质，狭倒卵形，顶端有凹缺或成2钝圆浅裂片，基部楔形，下面灰绿色，幼时有毛；叶柄有白色毛。花白色，芳香；聚合果圆柱状卵形，果木质，有短尖头。花期4～5月，果期9～10月。

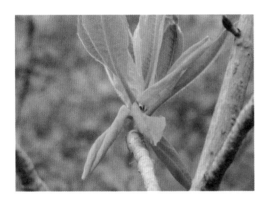

生长特性 喜生于温凉湿润气候和排水良好的酸性土壤。分布于浙江、江西、湖南、湖北、四川、贵州、陕西、甘肃等地，现在有些地区已人工栽培。

采集方法 定植20年以上即可采剥树皮，主要是砍树剥皮，宜在4～6月生长盛期进行。根皮和枝皮直接阴干或卷筒后干燥，称根朴和枝朴；干皮可环剥或条剥，卷筒置沸水中烫软后，埋置阴湿处发汗。待皮内侧或横断面都变成紫褐色或棕褐色，并现油润或光泽时，将每段树皮卷成双筒，用竹篾扎紧，削齐两端，曝晒干燥即成。

药材性状 ① 干皮：呈卷筒状或双卷筒状，习称"筒朴"；近根部的干皮一端展开如喇叭口，习称"靴筒朴"。外表面灰棕色或灰褐色，粗糙，栓皮呈鳞片状，较易剥落，有明显的椭圆形皮孔和纵皱纹，刮去栓皮者显黄棕色。内表面紫棕色或深紫褐色，较平滑，具细密纵纹，划之显油痕。质坚硬，不易折断。气香，味辛辣，微苦。② 根皮（根朴）：呈卷筒状、片块状、羊耳状等；细小根皮形弯曲似鸡肠，习称"鸡肠朴"。外表面灰黄色或灰褐色。质硬，较易折断，断面纤维性。③ 枝皮（枝朴）：呈单筒状，外表面灰褐色，内表面黄棕色。质脆，易折断，断面纤维性。

药理作用 煎剂用试管稀释法，对多种病原菌有抑制作用，醇提取物对结核杆菌也有一定抑制作用；对小鼠及豚鼠离体肠管，小剂量呈兴奋作用，大剂量呈抑制作用，对豚鼠支气管平滑肌有兴奋作用。此外还有降压、抑制心脏及中枢性肌肉松弛等作用。

药用功效 行气导滞、燥湿、降逆平喘，主治食积气滞、腹胀便秘、湿阻中焦、脘痞吐泻、痰壅气逆、胸满喘咳。

用法用量 内服：煎汤，3～10克；入丸、散。燥湿、泄满宜生用，止呕宜姜汁炒用。

方剂选用 治腹满而大便秘结：厚朴20克，大黄10克，枳实1枚，取水400毫升，先煮厚朴、枳实，取200毫升，再加入大黄煮取120毫升，温服40毫升，以利为度。

| 注意事项 | 气虚、津伤血枯者及孕妇慎服。 |

砂仁

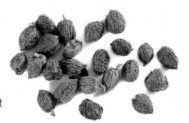

性味	温，辛。
拉丁文	Fructus Amomi
英文	Villous Amomrum Fruit / Cocklebur-like Amomum Fruit

别名 缩砂仁、缩沙蜜、缩砂蔤。

来源 姜科阳春砂或海南砂的成熟果实或种子。

成分 缩砂种子含挥发油，主要成分为d-樟脑、一种萜烯（似柠檬烯，但非柠檬烯）、d-龙脑、乙酸龙脑酯、芳樟醇、橙花叔醇。阳春砂叶的挥发油与种子的挥发油相似，含龙脑、乙酸龙脑酯、樟脑、柠檬烯等成分。

植物形态 ①阳春砂：多年生草本，高达1.5米。根茎圆柱形，横走，细小有节，节上有筒状的膜质鳞片，棕色。茎直立。叶片狭长圆形或线状披针形。种子多数，芳香。②海南砂：多年生草本，高1～1.5米；具匍匐根茎。叶片线状披针形。种子紫褐色，被淡棕色膜质假种皮。花期4～6月，果期6～9月。

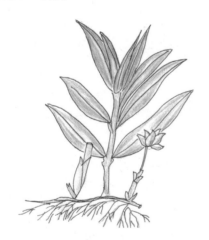

生长特性 生于山谷林下、阴湿地，或栽培。

采集方法 种植后2～3年开花结果。7～10月初果实由鲜红转为紫红色，种子呈黑褐色，破碎后有浓烈辛辣味即可采收。用剪刀剪断果序，晒干，也可用火焙法焙干。

药材性状 干燥果实，椭圆或卵圆球形，略呈三棱状。表面棕褐色，密生刺状突起。果皮薄，质轻脆，内含多数种子。种子为不规则的多面体，表面棕红色或暗褐色，有细皱纹。破开后，内部灰白色，油润。气芳香，味辛、微苦。

药理作用 本品有抗溃疡、抑制胃酸分泌、增进胃肠运动及抗血小板凝集的作用。低浓度煎剂对豚鼠离体肠管有兴奋作用，高浓度则转为抑制。

药用功效 化湿、行气、温脾、安胎，主治湿阻气滞、不思饮食、恶心呕吐、腹痛泄泻。

用法用量 内服：煎汤（不宜久煎），2.5～10克；或入丸、散。

方剂选用 ①破滞气、消宿食、开胃进食：木香、砂仁各25克，枳实50克（麸炒），白术100克（淘米水浸、炒），上药均研为末，用荷叶裹好，烧饭为丸，桐子大。每次服50丸，白开水调下。②治一切气疾、心腹胀满、胸膈噎塞、噫气吞酸、胃中痰逆呕吐及宿酒不解、不思饮食：砂仁400克，香附子1600克（炒，去毛），甘草（燂）200克。上药均研为细末，每次服5克，用盐开水送下。也可锉为粗末，入生姜同煎，名小降气汤。③治胸膈噎闷、心腹冷痛：砂仁50克，高良姜、天南星（汤洗7次，焙干）各200克。研为细末，生姜汁煮面糊为丸，如梧桐子大。每服50～70丸，生姜汤下，不拘时候。

| **注意事项** | 阴虚有热者忌服。 |

白豆蔻

性味 温, 辛。

拉丁文 Fructus Amomi Rotundus

英文 Round Cardamom Fruit

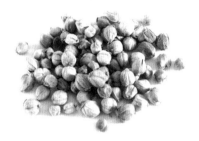

别名 圆豆蔻、原豆蔻、豆蔻、扣米。

来源 姜科植物白豆蔻的成熟果实。

成分 含挥发油, 油中主要成分为 D- 龙脑、D-樟脑、桉油精, 并含蒎烯、莰烯、伞花烃等。

植物形态 多年生草本。根茎匍匐, 粗大有节, 近木质。茎直立, 圆柱状, 高 2 ~ 3 米。叶 2 列, 无叶柄, 叶片线状披针形、披针形或倒披针形。蒴果扁球形。花期 5 月, 果期 6 ~ 8 月。

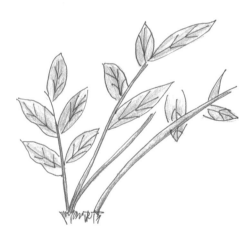

生长特性 多为野生, 具有容易生长、适应性强的特点。栽培于热带地区, 我国广东、广西、云南亦有栽培。

采集方法 秋季果实成熟时采收, 用时除去果皮, 取种子打碎。

药材性状 略呈圆球形, 具不显著的钝三棱, 直径 1.2 ~ 1.7 厘米。外皮黄白色, 光滑, 具隆起的纵纹 25 ~ 32 条, 一端有小突起, 一端有果柄痕; 两端的棱沟中常有黄色毛茸。果皮轻脆, 易纵向裂开, 内含种子 20 ~ 30 粒, 集结成团, 习称"蔻

球"。蔻球分为 3 瓣, 有白色隔膜, 每瓣种子 7 ~ 10 粒, 习称"白蔻仁"或"蔻米"。为不规则的多面体, 直径 3 ~ 4 毫米, 表面暗棕色或灰棕色, 有微细的波纹, 一端有圆形小凹点。质坚硬, 断面白色, 有油性。气芳香, 味辛凉。以果皮薄而完整、气味浓厚者为佳。

药理作用 能促进胃液分泌, 增进胃肠蠕动, 制止肠内异常发酵, 祛除胃肠积气, 故有良好的芳香健胃作用。其挥发油能增强小剂量链霉素对豚鼠实验性结核的作用。所含 α- 萜品醇与 4- 松油醇均有显著的平喘作用。果壳水煎剂对志贺氏痢疾杆菌有抑制作用。

药用功效 化湿行气、温中止呕, 主治湿滞中焦及脾胃气滞的脘腹胀满、不思饮食、呕吐。

用法用量 内服: 煎汤 (不宜久煎), 3 ~ 6 克; 入丸、散。

方剂选用 ① 治胃寒作吐及作痛者: 白豆蔻仁 15 克, 研为末, 以酒送下。② 治脾胃气不和, 止脾泄泻痢: 白豆蔻 100 克 (用仁, 一半生一半熟), 枳壳 250 克 (去瓤, 以浆水煮软, 麸炒令香止), 肉桂 100 克 (去皮), 橘皮 100 克 (去瓤, 炒, 切细), 诃子 100 克 (去核, 半生半熟), 当归 100 克 (洗), 上 6 味均杵为末, 每次取 5 克, 加水 75 ~ 150 毫升, 再加姜、枣同煎至七分, 稍温时服。如要做成丸, 则用好枣, 以浆水煮, 去皮核, 细研, 做成如梧桐子大小的丸。以姜擘破, 炒至黑色, 入水煎汤, 下丸子。

注意事项
1. 入汤剂宜在最后放入。
2. 阴虚血燥而无寒湿者、火升作呕者忌服。

化湿类

草豆蔻

性味 温，辛。
拉丁文 Semen Alpiniae Katsumadai
英文 Katsumade Galangal Seed

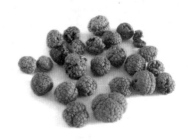

别名 豆蔻、漏蔻、草果、豆蔻子、草蔻、大草蔻、偶子、草蔻仁、飞雷子、弯子。

来源 姜科山姜属植物草豆蔻的成熟种子。

成分 本品主要含挥发油，油中主要成分为桂皮醛、金合欢醇、桉叶素、葎草烯等。此外，还含槲皮素、山柰酚等黄酮类化合物，以及二苯基庚烷类化合物。

植物形态 多年生丛生草本，株高 1.5 ～ 3 米。叶柄长 1.5 ～ 2 厘米；叶片狭椭圆形或线状披针形，长 50 ～ 65 厘米，宽 6 ～ 9 厘米，先端渐尖，基部渐狭，有缘毛，两面无毛或仅在下面被极疏的粗毛；叶舌卵形，外被粗毛。总状花序顶生，直立，花冠白色。蒴果近圆形，直径约 3 厘米，外被粗毛，熟时黄色。花期 4 ～ 6 月，果期 6 ～ 8 月。

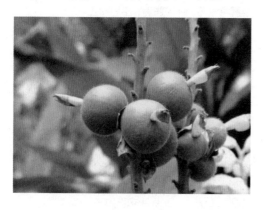

生长特性 生于山地、疏林、沟谷、河边及林缘湿处，分布于广东、海南、广西等地。

采集方法 8 ～ 10 月果实略变黄色时采收，采后晒至八九成干，剥去果皮，再晒至足干。或将果实用沸水略烫后晒至半干，去其果皮，再晒至足干。置阴凉干燥处。

药材性状 种子团类圆球形，表面褐色，中间有白色隔膜将种子团分成 3 瓣，每瓣有种子 22 ～ 100 粒，粘连紧密；略光滑，不易散落。种子呈卵圆状多面体，长 3 ～ 5 毫米，直径约 3 毫米，外被淡棕色膜质假种皮，种脊为 1 条纵沟，一端有种脐；质硬，将种子沿种脊纵剖两瓣，表面观呈斜心形；胚乳灰白色。气香，味辛、微苦。

药理作用 本品煎剂对金黄色葡萄球菌、痢疾杆菌及大肠杆菌有抑制作用，低浓度煎剂对豚鼠离体肠管呈兴奋作用，高浓度则转为抑制。

药用功效 温中燥湿、行气健脾，主治寒湿阻滞脾胃之脘腹冷痛、痞满作胀、呕吐、泄泻、食谷不化、痰饮、脚气、瘴疟、口臭。

用法用量 内服：煎汤，3 ～ 6 克；入丸、散。

方剂选用 ① 治脾胃虚弱、不思饮食、呕吐满闷、心腹痛：草豆蔻肉 400 克，生姜 1 片（连皮切作片），甘草 200 克（锉碎）。将上 3 味药和匀放入银器内，用水过药三指许，慢火熬令水尽，取出，焙干，杵为末。每次服 5 克，用白开水点服。② 治呕逆，腹中气逆：草豆蔻 7 枚（碎），生姜 250 克，人参 50 克，甘草 50 克（炙），上 4 味药均切碎，以水 4 升煮取 1 升，去渣，温时分 2 次服完。③ 治冷痰呕逆、胸膈不利：草豆蔻（去皮）、半夏各 25 克（汤洗去滑，切，焙），陈皮 1.5 克（汤浸去白，焙），上 3 味药粗捣筛，每次取 15 克，加水 150 ～ 300 毫升，放入 5 片生姜，煎至 3.5 克，去渣温服，不拘时候。

注意事项 1. 阴虚血少、津液不足者禁服；
2. 无寒湿者慎服。

草果

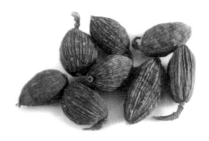

性味 温，辛。
拉丁文 Fructus Tsaoko
英文 Caoguo

别名 草果仁、草果子、老蔻。
来源 姜科豆蔻属植物草果的成熟果实。
成分 本品主要含挥发油，油中主要成分为 α - 蒎烯和 β - 蒎烯、1, 8- 桉叶素、对聚伞花素、壬醛、芳香醇、樟脑、α - 松油醇、橙花醛、香叶醇、草果酮、橙花椒醇等。

植物形态 多年生草本，丛生，高达 2.5 米，全株有辛香气。根茎横走，粗壮有节，直径约 2.5 厘米。茎圆柱状，直立或稍倾斜。叶 2 列；具短柄或无柄；叶片长椭圆形或狭长圆形，长约 55 厘米，宽达 20 厘米，先端渐尖，基部渐狭，全缘，边缘干膜质，叶两面均光滑无毛；叶鞘开放，包茎，叶舌长 0.8 ~ 1.2 厘米。穗状花序从根茎生出，长约 13 厘米，直径约 5 厘米。蒴果密集，长圆形或卵状椭圆形，长 2.5 ~ 4.5 厘米，直径约 2 厘米，顶端具宿存的花柱，呈短圆状突起，熟时红色，外表面呈不规则的纵皱纹，小果梗长 2 ~ 5 毫米，基部具宿存苞片。花期 4 ~ 6 月，果期 9 ~ 12 月。

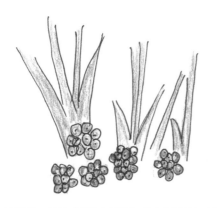

生长特性 栽培或野生于林下，分布于云南、广西、贵州等地。

采集方法 当果实红褐色时采收，晒干或烘干，或用沸水烫 2 ~ 3 分钟后再晒干或烘干。

药材性状 本品呈长椭圆形，具三钝棱，长 2 ~ 4 厘米，直径 1 ~ 2.5 厘米。表面灰棕色至红棕色，具纵沟及棱线，顶端有圆形突起的柱基，基部有果梗或果梗痕。果皮质坚韧，易纵向撕裂。剥去外皮，中间有黄棕色隔膜，将种子团分成 3 瓣，每瓣有种子多为 8 ~ 11 粒。种子呈圆锥状多面体，直径约 5 毫米；表面红棕色，外被灰白色膜质的假种皮，种脊为一条纵沟，尖端有凹状的种脐；质硬，胚乳灰白色。有特异香气，味辛、微苦。

药理作用 能提高离体家兔十二指肠自发活动的紧张性，使之振幅加大；拮抗肾上腺素对回肠活动的抑制作用。所含 α - 蒎烯和 β - 蒎烯有镇咳祛痰作用，而 β - 蒎烯有较强的抗炎、抗真菌作用，1, 8- 桉叶素有镇痛、解热、平喘作用。香叶醇有抗细菌、真菌及驱豚鼠蛔虫作用。

药用功效 温中燥湿、祛痰截疟，主治脘腹冷痛、恶心呕吐、胸膈痞满、泄泻、下痢、疟疾。

用法用量 内服：煎汤，3 ~ 6 克；入丸、散。

方剂选用 ① 治脾胃虚寒，反胃呕吐：草果 4.5 克，熟附子、生姜各 6 克，大枣肉 12 克，水煎服。② 治赤白带下：连皮草果 1 枚，乳香 1 小块，以面粉裹好，煨至焦黄，研细，每次用米汤调下 10 克，日服 2 次。③ 治心脾痛：草果、延胡索、五灵脂、没药，4 味药各等份，研为末，每次服用 15 克，不拘时候，温酒调服。

注意事项 阴虚血少者禁服。

化湿类

桃花

性味 平，苦。
拉丁文 Prunus persica
英文 Peach blossom

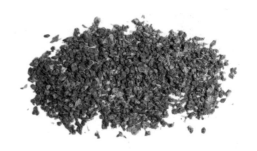

别名 碧桃、花桃。

来源 蔷薇科桃属植物桃的花。

成分 含黄酮类化合物：山柰素 -3- 鼠李糖苷、槲皮苷、蔷薇苷 A、蔷薇苷 B、野蔷薇苷 A、紫云英苷、蜡梅苷、山柰素 -3- 双葡萄糖苷、桃皮素、柚皮素、香橙素、橙皮素、桃皮素 -5-β-D- 吡喃葡萄糖苷、柚皮素 -5-β-D 吡喃葡萄糖苷等。

植物形态 落叶小乔木，高 3 ~ 8 米，小枝绿色或半边红褐色，无毛。叶互生，在短枝上呈簇生状；叶柄长 1 ~ 2 厘米，通常有一枚至数枚腺体；叶片椭圆状披针形至倒卵状披针形，边缘具细锯齿，两面无毛。花通常单生，先于叶开放；萼片 5，基部合生成短萼筒，外被绒毛；花瓣 5，倒卵形，粉红色，罕为白色；雄蕊多数；子房 1 室，花柱细长，柱头小，圆头状。核果近球形，表面有短绒毛，果肉白色或黄色，离核或黏核。种子 1 枚，扁卵状心形。花期 3 ~ 4 月，果熟期 6 ~ 7 月。

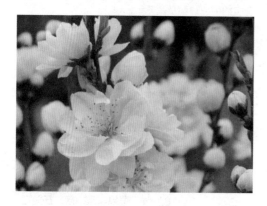

生长特性 全国各地均有栽培。

采集方法 3 ~ 4 月桃花将开放时采摘，阴干，放干燥处。

药理作用 对高血压、高脂血症具有良好的药理作用。

药用功效 利水通便、活血化淤，主治小便不利、水肿、痰饮、脚气、石淋、便秘、癥瘕、闭经、癫狂、疮疹、面黑干。

用法用量 内服：煎汤，3 ~ 6 克；研末，1.5 克。外用：捣敷；研末调敷。

方剂选用 ① 治脚气、腰肾膀胱宿水及痰饮：桃花 1000 克，阴干，捣为细末，以温清酒调和，一次服尽，通利为度；空腹服之，一会儿就会觉得有所好转，腹内宿便会被排净；如果觉得饥饿可少量食用一些软饭或粥。② 治产后大小便秘涩：桃花、葵子、滑石、槟榔各 50 克，上药均捣为细末。每餐饭前服，以葱白汤调下 10 克。③ 治妇人无子：桃花、杏花，阴干研为末，和井华水，每次服 5 ~ 6 克。④ 治白秃：取桃花适量，研成细末，和猪油，敷于患处。

注意事项 不宜久服，孕妇忌服。

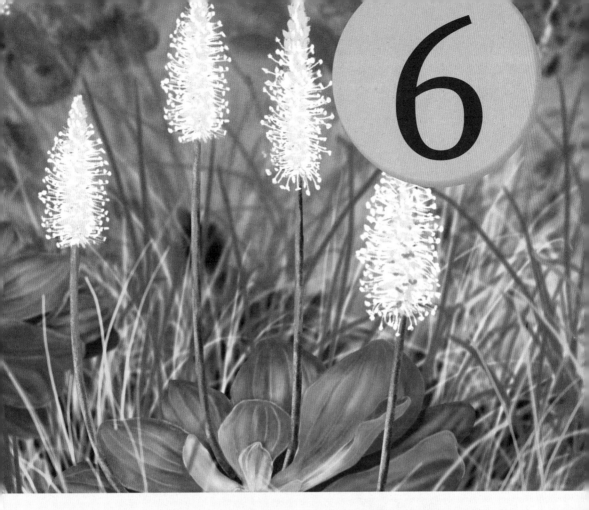

利水渗湿类

　　凡能通利水道、渗泄水湿，以治疗水湿内停病症为主的药物，称为利水渗湿药。

　　湿有两种含意，一是有形的水分在体内潴留，形成水肿，尤指下肢水肿明显者，宜用利水渗湿药消除水肿。二是痰饮，即黏稠的液体，如慢性支气管炎就有大量痰液积留，胃炎等会引起水分或分泌物在胃内积留，以及体腔内的异常液体（胸水、腹水等）都属于痰饮，可适当配合利水渗湿药治疗。湿与热所致的各种湿热证，如淋浊、湿热发黄、疮疡等，也可用利水渗湿药治疗。

　　本类药物味多甘淡，淡能渗泄，具有利水消肿、利尿通淋、利湿退黄等功效。主要用于水肿、小便不利、淋证、黄疸、湿疮、湿疹、泄泻、带下、湿温、湿痹等水湿内停所致的各种病症。本类药物根据其性能特点及临床应用的不同，一般可分为利水消肿药、利尿通淋药和利湿退黄药三类。

利水消肿药

本节药物能利水渗湿，服药后能使小便通畅，尿量增多。具有利水消肿的作用。

茯苓

性味	平，甘、淡。
拉丁文	Poria
英文	Indian Bread

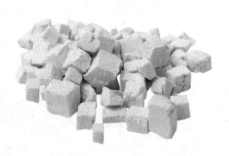

别名 茯菟、松腴、不死面、松薯、松苓、松木薯。

来源 多孔菌科茯苓属真菌茯苓的菌核。

成分 本品主要含 β- 茯苓聚糖，约占干重的 93% 和三萜类化合物乙酰茯苓酸、茯苓酸、3β- 羟基羊毛甾三烯酸。

植物形态 菌核球形、卵形、椭圆形至不规则形，长 10 ~ 30 厘米或者更长，重量也不等，一般重 500 ~ 5000 克。外面有厚而多皱褶的皮壳，深褐色，新鲜时软，干后变硬；内部白色或淡粉红色，粉粒状。子实体生于菌核表面，全平伏，白色，肉质，老后或干后变为浅褐色。

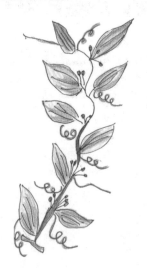

生长特性 生于松树根上，分布于吉林、浙江、安徽、福建、河南、湖北、广西、四川等地。

采集方法 待成熟后选晴天挖出，去泥沙，堆在室内盖稻草发汗，苓皮起皱后削去外皮，干燥。

药材性状 完整的茯苓呈类圆形、椭圆形、扁圆形或不规则团块，大小不一。外皮薄，棕褐色或黑棕色，粗糙，具皱纹和缢缩。质坚实，破碎面颗粒状，近边缘淡红色，有细小蜂窝样孔洞，内部白色，少数淡红色。气微，味淡，嚼之粘牙。

药理作用 本品煎剂有镇静、抗溃疡、保肝、增加心肌组织钾含量、减轻卡那霉素中毒性耳损害的作用，另外，还有抗肿瘤作用。

药用功效 利水渗湿、健脾和胃、宁心安神，主治小便不利、水肿胀满、痰饮咳逆、呕吐、脾虚食少、泄泻、心悸不安、失眠健忘、遗精白浊。

用法用量 内服：煎汤，10 ~ 15 克；入丸、散。宁心安神用朱砂拌。

方剂选用 ① 治小便多、滑数不禁：茯苓（去黑皮）、干山药（去皮，放入白矾水内浸泡，慢火焙干）各等份，均研为细末，以稀米汤调服之。② 治孕妇转胞：赤茯苓、白茯苓各 25 克，升麻 6.5 克，当归 10 克，川芎 5 克，苎根 15 克，以急流水煎服之。调琥珀末 10 克服更佳。③ 治皮水，四肢肿，水气在皮肤中，四肢聂聂动：防己、黄芪、桂枝各 150 克，茯苓 300 克，甘草 100 克，上 5 味药以水 6 升煎取 2 升，分 3 次服。

注意事项	阴虚而无湿热、虚寒滑精、气虚下陷者慎服。

泽泻

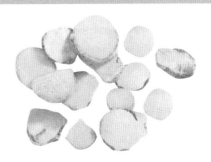

性味 寒，甘、淡。
拉丁文 Rhizoma Alismatis
英文 Oriental Waterplantain Rhizome

别名 水泻、芒芋、鹄泻、泽芝、及泻、禹孙、天鹅蛋、天秃。
来源 泽泻科泽泻属植物泽泻的块茎。
成分 含多种四环三萜酮醇衍生物泽泻醇 A、泽泻醇 B、泽泻醇 C、乙酸酯、表泽泻醇 A、环氧泽泻烯以及磷脂酰碱、胆碱、糠醛。

植物形态 多年生沼生植物，高 50～100 厘米。地下有块茎，球形，外皮褐色，密生多数须根。叶根生；叶片宽椭圆形至卵形，先端急尖或短尖，基部广楔形、圆形或稍心形，全缘，两面光滑。花茎由叶丛中抽出，花序通常有 3～5 轮分枝，分枝下有披针形或线形苞片，轮生的分枝常再分枝，组成圆锥状复伞形花序。瘦果多数，扁平，倒卵形，背部有两浅沟，褐色。花期 6～8 月，果期 7～9 月。

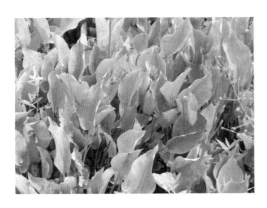

生长特性 生于沼泽边缘或栽培，分布于东北、华东、西南，以及河北、河南、新疆等地。

采集方法 于移栽当年 12 月下旬、大部分叶片枯黄时收获，挖出块茎，留下中心小叶，以免干燥时流出黑汁液，用无烟煤火烘干，趁热放在筐内，撞掉须根和粗皮。

药材性状 块茎类球形、椭圆形或卵圆形。表面黄白色或淡黄棕色，有不规则的横向环状浅沟纹及多数细小突起的须根痕。质坚实，断面黄白色，粉性，有多数细孔。气微，味微苦。

药理作用 本品煎剂有显著的利尿作用，尤对肾炎患者；还有抗血小板凝集的作用。泽泻的脂溶性部分有降血脂、降胆固醇和抗动脉粥样硬化作用。此外，泽泻有降血压、降血糖、抗脂肪肝、减肥和抗炎作用，对金黄色葡萄球菌、肺炎双球菌、结核杆菌有抑制作用。

药用功效 利水渗湿、泄热通淋，主治小便不利、热淋涩痛、水肿胀满、泄泻、痰饮眩晕、遗精。

用法用量 内服：煎汤，6～12 克；入丸、散。

方剂选用 ① 治臌胀水肿：白术、泽泻各 25 克，均研为细末，每次煎服 15 克，以茯苓汤调下。做成丸亦可，每次服 30 丸。② 治妊娠气壅、身体腹胁水肿、喘息促、大便难、小便涩：泽泻 50 克，桑根白皮 50 克（锉），木通 50 克（锉），枳壳 50 克（麸炒微黄，去瓤），赤茯苓 50 克，槟榔 50 克，上药均捣粗罗为散，每次取 20 克，以水 200 毫升，入生姜 0.25 克，煎至水剩一大半；去渣，于每餐饭前温服，以稍利为效。

注意事项	肾虚精滑无湿热者禁服。
特别附注	泽泻叶有益肾、止咳、通脉、下乳的功效，主治虚劳、咳喘、乳汁不下、疮肿。泽泻果实有除风痹、消渴、益肾气、引阴、补不足、除邪实的功效，久服令人颜面生光，但也会令人无子，所以宜慎用。

薏苡仁

性味 微寒，甘、淡。
拉丁文 Semen Coicis
英文 Jobstears Seed

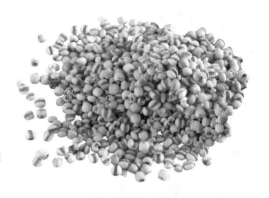

别名 起实、感米、薏珠子、回回米、草珠儿、赣珠、薏米、米仁、薏仁、苡仁。

来源 禾本科薏苡属植物薏苡的成熟种仁。

成分 本品主要含薏苡仁油、薏苡仁脂、蛋白质、脂肪油、碳水化合物、维生素 B_1、薏苡素、甾醇、薏苡仁多糖 A、薏苡仁多糖 B、薏苡仁多糖 C 等。

植物形态 1年或多年生草本，高1～1.5米。须根较粗，直径可达3毫米。秆直立，约具10节。叶片线状披针形，边缘粗糙，中脉粗厚，于背面凸起；叶鞘光滑，上部者短于节间；叶舌质硬，长约1毫米。总状花序腋生成束；雌小穗位于花序之下部，外面包以骨质念珠状的总苞，总苞约与小穗等长。颖果外包坚硬的总苞，卵形或卵状球形。花期7～9月，果期9～10月。

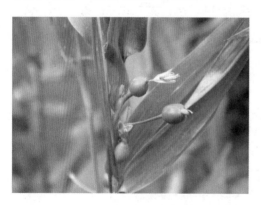

生长特性 多生于屋旁、荒野、河边、溪涧或阴湿山谷中。全国大部地区均有分布，一般多为栽培种。

采集方法 9～10月茎叶枯黄，果实呈褐色，大部分成熟（约85%成熟）时，割下植株，集中立放3～4天后脱粒，筛去茎叶杂物，晒干或烤干，用脱壳机械脱去总苞和种皮，即得薏苡仁。

药材性状 种仁宽卵形或长椭圆形，长4～8毫米，宽3～6毫米。表面乳白色，光滑，偶有残存的黄褐色种皮。一端钝圆，另端较宽而微凹，有一淡棕色点状种脐。背面圆凸，腹面有1条较宽而深的纵沟。质坚实，断面白色，粉质。气微，味微甜。

药理作用 本品醇提物有抗癌、抗菌作用。薏苡仁油能阻止或减轻骨骼肌挛缩作用，对子宫呈兴奋作用。此外，其脂肪油有降血糖、解热、镇静、镇痛作用。

药用功效 利湿健脾、舒筋除痹、清热排脓，主治水肿、脚气、小便淋沥、湿温病、泄泻、带下、风湿痹痛、筋脉拘挛、肺痈、肠痈、扁平疣等。

用法用量 内服：煎汤，10～30克；入丸、散，浸酒，煮粥，作羹。健脾益胃，宜炒用；利水渗湿、清热排脓、舒筋除痹，均宜生用。本品力缓，宜多服久服。

方剂选用 ① 治水肿喘急：郁李仁100克，研成末，以水滤汁，以汁煮薏苡仁饭，每日食用2次。② 治筋脉拘挛、久风湿痹，下气，除肾中邪气，利肠胃，消水肿，久服轻身益气力：薏苡仁1升，捣为末，每次以水2升煮2匙末作粥，空腹食之。

注意事项 脾虚无湿、大便燥结者及孕妇慎服。

赤小豆

性味 微寒，甘、酸。
拉丁文 Semen Phaseoli
英文 Adsuki Bean

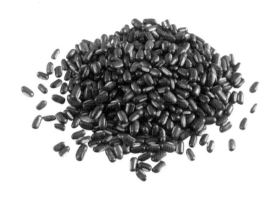

别名 小豆、赤豆、红豆、红小豆、猪肝赤、杜赤豆。

来源 豆科豇豆属植物赤小豆的种子。

成分 含蛋白质、脂肪、碳水化合物、粗纤维、灰分、钙、磷、铁、维生素 B_1、维生素 B_2、烟酸。

植物形态 1年生半攀缘草本。茎长可达1.8米，密被倒毛。3出复叶，叶柄长8～16厘米；托叶披针形或卵状披针形；小叶3枚，披针形、矩圆状披针形至卵状披针形，长6～10厘米，宽2～6厘米，先端渐尖，基部阔三角形或近圆形，全缘或具3浅裂，两面均无毛，仅叶脉上有疏毛，纸质，脉3出，具柄。总状花序腋生，小花多枚，小花柄极短；小苞2枚，披针状线形，长约5毫米，具毛；花萼短钟状，萼齿5个；花冠蝶形，黄色，旗瓣肾形，顶面中央微凹，基部心形，翼瓣斜卵形，基部具渐狭的爪，龙骨瓣狭长，有角状突起；雄蕊10个，两体，花药小；子房上位，密被短硬毛，花柱线形。荚果线状扁圆柱形；种子6～10枚，暗紫色，长圆形，两端圆，有直而凹陷的种脐。花期5～8月，果期8～9月。

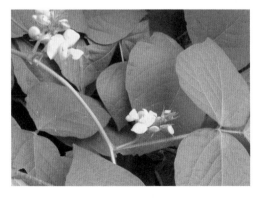

生长特性 栽培或野生。分布广东、广西、江西及上海郊区。

采集方法 8～9月荚果成熟而未开裂时拔取全株，晒干并打下种子，再晒干。

药材性状 干燥种子略呈圆柱形而稍扁，长5～7毫米，直径约3毫米，种皮赤褐色或紫褐色，平滑，微有光泽，种脐线形，白色，约为全长的2/3，中间凹陷成一纵沟，偏向一端，背面有一条不明显的棱脊。质坚硬，不易破碎，除去种皮，可见两瓣乳白色于仁。气微，嚼之有豆腥味。

药理作用 本品煎剂对金黄色葡萄球菌、福氏痢疾杆菌及伤寒杆菌等有抑制作用。所含蛋白酶抑制剂能抑制胰蛋白酶和人体精子顶体酶的活性。

药用功效 利水、消肿、退黄、清热、解毒、消痈，主治水肿、脚气、黄疸、淋病、便血、肿毒疮疡、癣疹。

用法用量 内服：煎汤，10～30克；入散剂。外用：生研调敷；煎水洗。

方剂选用 ① 治热淋、血淋：赤小豆300克，慢火炒熟，研为末；煨葱一茎（细锉），暖酒，每次调服5克。② 治卒大腹水病：白茅根一大把，赤小豆300克，煮取干，去白茅根、食豆。③ 治小儿重舌：赤小豆研末，和醋涂舌上。④ 治疖初作：赤小豆末和醋敷之，亦消。

注意事项 阴虚津伤者慎用，过剂可渗利伤津。

冬瓜皮

性味 微寒，甘。

拉丁文 Exocarpium Benincasae

英文 Chinese Waxgourd Peel

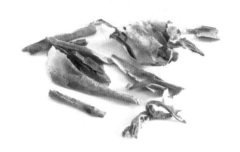

别名 白瓜皮、白东瓜皮。

来源 葫芦科冬瓜属植物冬瓜的外层果皮。

成分 含蜡类及树脂类物质。

植物形态 1年生草本，蔓生或架生，全株被有黄褐色硬毛、长柔毛。茎有棱沟，长约6米。单叶互生；叶柄粗壮，长5～20厘米；叶片肾状近圆形，宽15～30厘米，5～7浅裂或有时中裂，裂片宽卵形，先端急尖，边缘有小齿，基部深心形，叶脉网状。卷须生于叶腋，2～3歧。花单性，雌雄同株；花单生于叶腋；花萼管状，裂片三角卵形，边缘有锯齿，反折；花冠黄色，5裂至基部，外展；雄花有雄蕊3，花丝分生，花药卵形；雌花子房长圆筒形，柱头3，扭曲。瓠瓜大，肉质，长圆柱状或近球形，表面有硬毛和蜡质白粉。种子多数，卵形，白色或淡黄色，压扁。花期5～6月，果期6～8月。

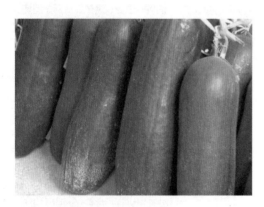

生长特性 全国各地均有栽培。

采集方法 食用冬瓜时，收集削下的外果皮，晒干。

药材性状 果皮为不规则的碎片，常向内卷曲，大小不一。外表面灰绿色或黄白色，被有白霜，有的较光滑不被白霜；内表面较粗糙，有的可见筋脉状维管束。体轻，质脆。无臭，味淡。

药理作用 非肾性水肿恢复期患者内服冬瓜皮煎剂100毫升，并饮水1000毫升，在服药后2小时内排出尿量较对照组显著增加，2～4小时之间，则较对照组减少。

药用功效 清热利水、消肿，主治水肿、小便不利、泄泻、疮肿。

用法用量 内服：煎汤，15～30克。外用：煎水洗。

方剂选用 ① 治水肿：冬瓜皮30克，五加皮9克，生姜皮12克，水煎服。② 治体虚浮肿：冬瓜皮30克，赤小豆60克，红糖适量，煮烂，食豆服汤。③ 治咳嗽：冬瓜皮25克（经霜者），蜂蜜少许，水煎服。④ 治夏日暑热口渴、小便短赤：冬瓜皮、西瓜皮各等量，煎水代茶饮。⑤ 治消渴不止、小便多：冬瓜皮、麦门冬各30～60克，黄连10克，水煎服，每日2～3次分服。

注意事项	因营养不良而致虚肿者慎用。
特别附注	冬瓜、冬瓜子、冬瓜叶、冬瓜藤、冬瓜瓤亦供药用。冬瓜有利尿、清热、化痰、生津、解毒的功效，主治水肿胀满、淋证、脚气、暑热烦闷、消渴、痈肿痔瘘，并解丹石毒、鱼毒、酒毒。冬瓜子有清肺化痰、消痈排脓、利湿的功效，主治痰热咳嗽、水肿。

玉米须

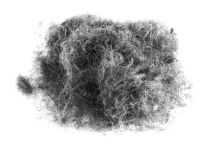

性味	平，甘、淡。
拉丁文	Stylus Et Stigma Zeae Maydis
英文	Corn Stigma

别名 玉麦须、玉蜀黍蕊、包谷须、棒子毛。

来源 禾本科玉蜀黍属植物玉蜀黍的花柱及柱头。

成分 含脂肪油、挥发油、树胶样物质、树脂、苦味糖苷、皂苷、生物碱；还含隐黄素、抗坏血酸、泛酸、肌醇、维生素 K、谷甾醇、豆甾醇、苹果酸、柠檬酸、酒石酸、草酸等。

植物形态 高大的1年生栽培植物。秆粗壮，直立，高1～4米，节间有髓，基部各节具气生根。叶片长大，扁平，剑形或披针形，先端渐尖，边缘呈波状皱折，具强壮之中脉。颖果略成球形，成熟后超出颖片和稃片之外。花期、果期7～9月。

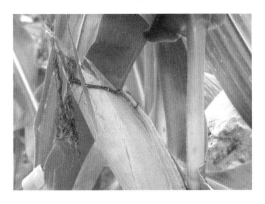

生长特性 全国各地均有栽培。

采集方法 于玉米成熟时采收，摘取花柱，晒干。

药材性状 本品常集结成疏松团簇，花柱线状或须状，淡绿色、黄绿色至棕红色，有光泽，略透明，柱头2裂，叉开，长至3毫米，质柔软。气微，味淡。

药理作用 本品煎剂有明显利尿作用，还能抑制蛋白质排泄。水浸液、乙醇－水浸液、乙醇浸液、水煎剂均有降血压作用。能促进胆汁分泌和排泄，降低胆汁黏稠性及胆红素含量。本品还有降血糖、增加血中凝血酶原和加速血液凝固的作用。

药用功效 利尿消肿、清肝利胆，主治水肿、淋证、白浊、消渴、黄疸、胆囊炎、胆石症、高血压、乳痈、乳汁不通。

用法用量 内服：煎汤，15～30克，大剂量可用至60～90克；烧存性研末。外用：烧烟吸入。

方剂选用 ① 治血吸虫病、肝硬化腹水：玉米须30～60克，冬瓜子15克，赤豆30克，水煎服，每日1剂，15剂为1个疗程。② 治尿路感染：玉米须15克，金钱草45克，萆薢30克，水煎服。③ 治肾炎、初期肾结石：玉米须分量不拘，煎浓汤，频服。④ 治尿血：玉米须30克，荠菜花15克，白茅根18克，水煎去渣，每日两次分服。

注意事项	孕妇慎用。
特别附注	玉米的根（玉米根）、叶（玉米叶）、穗轴（玉米轴）、种子榨取的脂肪油（玉米油）、鞘状苞片（玉米苞片）、雄花穗（玉米花）均供药用。玉米根有清热利尿、祛淤止血的功效，主治小便不利、臌胀、石淋、胃痛、吐血。玉米叶有调中开胃、通淋除湿的功效，主治食欲减少、尿路结石、小便淋沥灼痛。玉米轴有健脾利湿的功效，主治泻痢、小便不利、水肿、脚气、小儿夏季热、消化不良、口舌糜烂。玉米油有降压、降血脂的功效，主治高血压症、高脂血症、冠心病。

葫芦

性味	平，甘、淡。
拉丁文	Pericarpium Lagenariae Depressae
英文	Semen Lagenariae Sicerariae

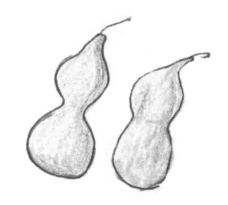

别名 匏瓜、腰舟、瓠匏、藤姑、葫芦瓜、葫芦。

来源 葫芦科 1 年生攀缘草本瓢瓜的干燥果皮。

成分 本品主要含葡萄糖、戊聚糖等。

植物形态 1 年生攀缘草本，有软毛；卷须 2 裂。叶片心状卵形至肾状卵形，长 10 ~ 40 厘米，宽与长近相等，稍有角裂或 3 浅裂，顶端尖锐，边缘有腺点，基部心形；叶柄长 5 ~ 30 厘米，顶端有 2 腺点。花 1 ~ 2 果生于叶腋，雄花的花梗较叶柄长，雌花的花梗与叶柄等长或稍短；花萼长 2 ~ 3 厘米，落齿锥形；花冠白色，裂片广卵形或倒卵形，长 3 ~ 4 厘米，宽 2 ~ 3 厘米，边缘皱曲，顶端稍凹陷或有细尖，有 5 脉；子房椭圆形，有绒毛。果实光滑，初绿色，后变白色或黄色，长约 10 厘米，中间缢细，下部大于上部；种子白色，倒卵状椭圆形，顶端平截或有 2 角。花期 6 ~ 7 月，果期 7 ~ 8 月。

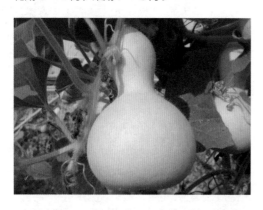

生长特性 全国大部分地区均有栽培。

采集方法 秋季采收，晒干，生用。

药材性状 本品扁长方形或卵圆形，长 1.2 ~ 1.8 厘米，宽约 0.6 厘米，表面浅棕色或淡白色，较光滑，并有两面对称的四条深色花纹，花纹上密被淡黄色绒毛，一端平截或心形凹入，一端渐尖或钝尖。对种皮质硬而脆，子叶 2 片，乳白色，富含油性。气微，味微甜。

药理作用 本品煎剂内服有显著的利尿作用。

药用功效 利水消肿、散结，主治水肿、腹水、颈淋巴结结核。

用法用量 内服：煎汤，15 ~ 30 克。

| 注意事项 | 中寒者忌服。 |

香加皮

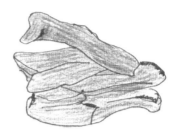

性味 微温，辛、苦。有毒。

拉丁文 Cortex Periplocae Radicis

英文 Chinese Silkvine Root-bark

别名 北五加皮、杠柳皮、臭五加、山五加皮、香五加皮。

来源 萝摩科杠柳属植物杠柳的根皮。

成分 本品主要含多种苷类化合物，其中最主要的是强心苷杠柳毒苷和皂杠柳苷。此外，还含有4-甲氧基水杨醛、葡萄糖苷、香树脂醇、β-香树脂醇、α-香树脂醇、乙酸酯、β-香树醇乙酸酯、β-谷甾醇等。

植物形态 落叶蔓性灌木，长达1.5米。具乳汁，除花外全株无毛。叶对生；叶柄长约3毫米；叶片膜质，卵状长圆形，长5～9厘米，宽1.5～2.5厘米，先端渐尖，基部楔形；侧脉多数。聚伞花序腋生，有花数朵；花萼5深裂，裂片先端钝，花萼内面基部有10个小腺体；花冠紫红色，裂片5，中间加厚呈纺锤形，反折，内面被长柔毛；副花冠环状，10裂，其中5裂片丝状伸长，被柔毛；雄花着生于副花冠内面，花药包围着柱头；心皮离生；花粉颗粒状，藏在直立匙形的载粉器内。蓇葖果双生，圆柱状，具纵条纹。种子长圆形，先端具白色绢质种毛。花期5～6月，果期7～9月。

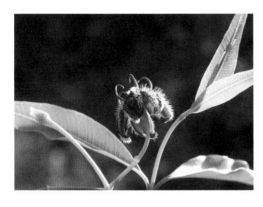

生长特性 生于平原及低山丘的林缘、沟坡、河边沙质地或地埂等处，分布于河北、山西、内蒙古、辽宁、吉林、江苏、江西、山东、河南、四川、贵州、陕西、甘肃等地。

采集方法 栽后4～5年采收，但10年以上的质量较好。夏、秋季挖取全根，除去须根，洗净，用木棒轻轻敲打，剥下根皮，晒干或烘干。

药材性状 根皮呈卷筒状或槽状，少数呈不规则块片状，长3～10厘米，直径1～2厘米，厚2～4毫米。外表面灰棕色至黄棕色，粗糙，有横向皮孔，栓皮松软常呈鳞片状，易剥落，露出灰白色皮部；内表面淡黄色至灰黄色，稍平滑，有细纵纹。体轻，质脆，易折断，断面黄白色，不整齐。有特异香气，味苦。

药理作用 本品醇提取物有强心、升压作用。此外，尚有抗炎、兴奋神经系统、抗肿瘤的作用。

药用功效 祛风湿、利水、强心，主治风湿痹痛、水肿、小便不利、心力衰竭、皮肤和阴部湿痒。

用法用量 内服：煎汤，4.5～9克；浸酒或入丸、散。外用：煎水洗。

方剂选用 ① 治风湿性关节炎，关节拘挛疼痛：五加皮、穿山龙、白鲜皮各15克，用白酒泡24小时。每天服10毫升。② 治筋骨软弱、脚痿行迟：五加皮、木瓜、牛膝各等份，均研为末，每次服5克，每日服3次。③ 治阴囊水肿、小便不利：五加皮、陈皮、生姜皮、茯苓皮、大腹皮各15克，水煎服。

注意事项 本品有毒，不可作五加科植物五加皮的代用品，亦不宜过量或持续长期服用。

利水渗湿类 ---- 利水消肿药

泽漆

性味 微寒，辛、苦。有毒。
拉丁文 Herba Euphorbiae Helioscopiae
英文 Sun Euphorbia Herb

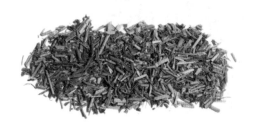

别名 漆茎、猫儿眼睛草、五凤灵枝、五凤草、绿叶绿花草、凉伞草、五盏灯、五朵云。

来源 大戟科大戟属植物泽漆的全草。

成分 本品主要含槲皮素 -5，3- 二 -D 半乳糖皂苷、泽漆皂苷、三萜、丁酸、泽漆醇、间羟基苯基甘氨酸、琥珀酸、葡萄糖、麦芽糖、树脂等。

植物形态 1年或2年生草本。全株含白色乳汁。茎丛生，基部斜升，紫红色，上部淡绿色。叶互生；无柄或因突然狭窄而具短柄；叶片倒卵形或匙形，先端钝圆，有缺刻或细锯齿，基部楔形，两面深绿色或灰绿色，被疏长毛，下部叶小，开花后渐脱落。杯状聚伞花序顶生，蒴果球形，光滑。花期 4 ～ 5 月，果期 5 ～ 8 月。

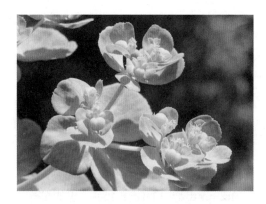

生长特性 生于山沟、路边、荒野、湿地，全国大部分地区均有分布。

采集方法 4 ～ 5 月开花时采收地上部分，晒干。

药材性状 全草长约30厘米，茎光滑无毛，多分枝，表面黄绿色，基部呈紫红色，具纵纹，质脆。叶互生，无柄，倒卵形或匙形，先端钝圆或微凹，基部广楔形或突然狭窄，边缘在中部以上具锯齿；茎顶部具 5 片轮生叶状苞，与下部叶相似。多歧聚伞花序顶生，有伞梗；杯状花序钟形，黄绿色。蒴果无毛。种子卵形，表面有凸起网纹。气酸而特异，味淡。

药理作用 本品对结核杆菌、金黄色葡萄球菌、绿脓杆菌、伤寒杆菌有抑制作用。泽漆浸膏有祛痰作用。

药用功效 利水消肿、化痰止咳、解毒杀虫，主治水气肿满、痰饮咳喘、疟疾、细菌性痢疾、瘰疬、结核性瘘管、骨髓炎。

用法用量 内服：煎汤，3 ～ 9 克；熬膏或入丸、散。外用：煎水洗、熬膏涂或研末调敷。

方剂选用 ① 治水气通身红肿、四肢无力、喘息不安、腹中响响胀满、眼不得视：泽漆根 50 克，鲤鱼 250 克，赤小豆 200 克，生姜 40 克，茯苓 15 克，人参、麦门冬、甘草各 10 克，上 8 味药均细切，以水 3.4 升，先煮鱼及赤小豆，煎煮至 1.4 升，去渣，放入其他药煮取 0.9 升。每次服 60 毫升，日服 3 次；身体弱者每次服 40 毫升，服两次后则气下喘止，这时每次可服 80 毫升，一会儿则小便利、肿减或大便溏下。② 治心下有物大如杯、不得食者：葶苈 100 克（熬），大黄 100 克，泽漆 200 克，捣筛，加蜂蜜做成如梧桐子大小的丸，每次服 2 丸，日服 3 次。③ 治肺源性心脏病：鲜泽漆茎叶 60 克，洗净切碎，加水 500 毫升，放鸡蛋 2 个煮熟，去壳刺孔，再熬煮数分钟。先吃鸡蛋后喝汤，每日 1 剂。

注意事项 气血虚弱和脾胃虚者慎用。

蝼蛄

性味 寒，咸。有小毒。
拉丁文 Gryllotalpa
英文 Mole Cricket

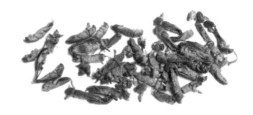

别名 蝼蝈、蝥、天蝼、蟪蛄、蝼窒、蟓蛉、杜狗等。
来源 蝼蛄科昆虫蝼蛄的成虫全体。
成分 本品主要含游离氨基酸13种，其中丙氨酸、组氨酸、缬氨酸含量较高。

动物形态 蝼蛄体长圆形，淡黄褐色或暗褐色，全身密被短小软毛。雌虫体长约3厘米，雄虫略小。头圆锥形，前尖后钝，头的大部分被前胸板盖住。触角丝状，长度可达前胸的后缘。口器发达，咀嚼式。前胸背板坚硬膨大，呈卵形，背中央有1条下陷的纵沟。翅2对，前翅革质，较短，黄褐色，仅达腹部中央，略呈三角形；后翅大，膜质透明，淡黄色，翅脉网状，静止时蜷缩折叠如尾状，超出腹部。足3对，前足特别发达，基节大，腿节强大而略扁，胫节扁阔而坚硬，尖端有锐利的扁齿4枚，上面2个齿较大，且可活动，因而形成开掘足，用于挖掘洞穴隧道之用。后足腿节大，腹部纺锤形，背面棕褐色，腹面色较淡。

生长特性 全国大部地区有分布。药材主产江苏、

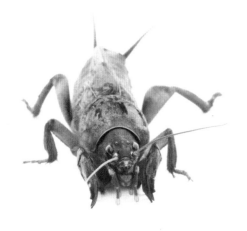

浙江、山东、河北、安徽、辽宁等地。

采集方法 夏、秋季捕捉，在夜晚用灯光诱捕，或翻地时捕捉。捕后用沸水烫死，晒干或烘干。

药材性状 干燥的虫体多已碎断而少完整。完整者长约3厘米，头胸部呈茶棕色，杂有黑棕色；复眼黑色而有光泽；翅膜质，多碎落，足亦多折损不全，腹皱缩，浅黄色，有的呈黑棕色。疏生短绒毛，或无毛，质软，易碎。有特异的腥臭气。

药理作用 本品有利尿作用。

药用功效 利水通淋、消肿解毒，主治小便不利、水肿、石淋、瘰疬、恶疮。

用法用量 内服：煎汤，3~4.5克；研末入散剂，1~2克。外用：研末调敷。

方剂选用 ① 治小便不通,诸药无效: 蝼蛄1只(活的)，生研，加入少许麝香，以新汲水调下，立通。② 治尿闭不通或有尿中毒危险: 干蟋蟀20~30只(去翅、足)，生甘草20克，上药共研为细末，每次服1克，日服2~3次，温水送服。③ 治水病肿满，喘促，不得眠卧: 蝼蛄5只，晒干，研为末，每餐前以暖水调下2.5~5克，以小便通利为效。

注意事项 体虚者慎服，孕妇禁服。

黄花稔

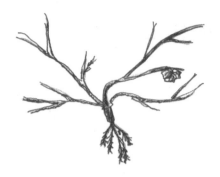

性味 凉，微辛。
拉丁文 Sida acuta Burm.f.
英文 Root of Acute Sida

别名 四吻草、索血草、山鸡、拔毒散、脓见消、单鞭救主、梅肉草、柑仔蜜、蛇总管、四米草、尖叶嗽血草、白索子。

来源 锦葵科黄花稔属植物黄花稔的叶或根。

成分 根含生物碱类：白叶藤碱、麻黄碱、β- 苯乙胺、φ- 麻黄碱、鸭嘴花酚碱、鸭嘴花酮碱、鸭嘴花碱、下箴刺酮碱、胆碱、甜菜碱。地上部分含生物碱：β- 苯乙胺、麻黄碱、φ- 麻黄碱、鸭嘴花酚碱、鸭嘴花酮碱、鸭嘴花碱、胆碱、甜菜碱等。带根全草含白芷属脑、丁香苷及胡萝卜苷。

植物形态 亚灌木状草本，高1～2米。多分枝，小枝被柔毛至近无毛。叶互生；有叶柄，长4～6毫米，疏被柔毛；托叶线形；叶披针形，先端短尖或渐尖，基部圆或钝，具锯齿。花单朵或成对生于叶腋，被柔毛，中部具节；萼浅杯状，裂片5，尾状渐尖；花黄色，花瓣倒卵形，先端圆，基部狭，被纤毛；雄蕊柱长约4毫米，疏被硬毛。蒴果近圆球形，分果爿4～9，先端具2短芒，果皮具网状皱纹。花期冬、春季。

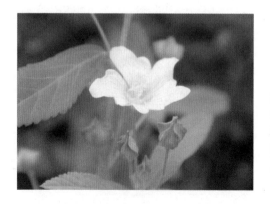

生长特性 喜温暖和向阳的环境，适应性强，较耐旱，忌积水，对土壤要求不严，在疏松肥沃的土壤中生长较好。分布于福建、广东、广西、海南、云南、台湾等地，常生于山坡灌丛间，路旁或荒坡。

采集方法 7～10月采叶，鲜用或晾干或晒干。早春植株萌芽前挖根，切片，晒干。

药理作用 ① 对心血管系统的作用：黄花稔煎剂对离体蛙心低浓度（0.78%）有抑制作用，高浓度（6.25%）则使心跳停止于收缩状态，最小中毒浓度为1.56%。② 对肠管平滑肌的作用：家兔静脉注射5%～10%的黄花稔1毫升/千克，使在位肠管紧张性明显增加，基线显著上升，蠕动变慢，振幅增大。1%浓度，使离体家兔肠管振幅缩小，但紧张性增高，基线上升；2.5%使肠管运动抑制，运动频率显著变慢，波幅显著缩小，紧张性显著增高。

药用功效 有固气、通气、利水、清凉解毒、固肠胃之功，主治肝脏肿大、黄疸、肿毒、疮疡、小儿慢性消化不良、外痔等。

用法用量 内服：煎汤，15～30克。外用：煎水洗或鲜草捣烂敷患处。

方剂选用 ① 治创伤：取黄花稔叶与五爪龙共捣，敷患处。② 治外痔肿痛：黄花稔全草30克，金针菜根、山芙蓉根各20克，水煎服。③ 治小儿热结肿毒：取鲜黄花稔适量，调糯米饭捣烂，加热外敷。④ 治腰痛：取黄花稔根30～45克，乌贼干2只，酌加酒、水各半，炖服。

注意事项 孕妇慎用。

利尿通淋药

本类药物尤善清利下焦湿热，长于利尿通淋，多用于治疗小便短赤、热淋、血淋、小便混浊等。

车前草

性味	寒，甘。
拉丁文	Plantago asiatica L.
英文	Plantain Herb

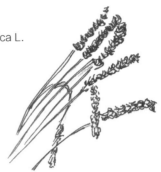

别名 牛舌草、虾蟆衣、牛遗、车轮草、蛤蟆草、钱贯草、地胆头。

来源 车前科车前属植物车前的全草。

成分 全草含苯乙醇苷类：车前草苷A、车前草苷B、车前草苷C、去鼠李糖异洋丁香酚苷、洋丁香酚苷、天人草苷A、异毛蕊花苷、异角胡麻苷、角胡麻苷等；甾醇类：β-谷甾醇、豆甾醇、β-谷甾醇棕榈酸酯、豆甾醇棕榈酸酯；还含熊果酸、正三十一烷、桃叶珊瑚苷。地上部分含车前黄酮苷。苯丙苷类：大车前苷、7-羟基大车前苷、蒲包花苷、海力可苷。叶含桃叶珊瑚苷、车前黄酮苷、高车前苷、6-羟基木樨草素。

植物形态 多年生草本，连花茎可高达50厘米。具须根。基生叶；叶片卵形或椭圆形，先端尖或钝，基部狭窄成长柄，全缘或呈不规则的波状浅齿，通常有5~7条弧形脉。花茎数个，具棱角，有疏毛；花淡绿色。花期6~9月，果期10月。

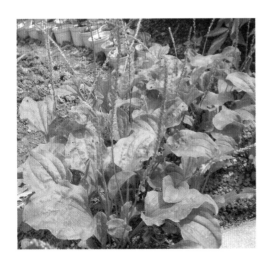

生长特性 生于山野、路旁、花圃或菜园、河边湿地，分布于全国各地。

采集方法 播种第2年秋季采收，挖起全株，晒干或鲜用。

药材性状 根丛生，须状。叶片皱缩，展平后呈卵状椭圆形或宽卵形，表面灰绿色或污绿色，具明显弧形脉5~7条；先端钝或短尖。穗状花序数条。蒴果盖裂，萼宿存。气微香，味微苦。

药理作用 ① 对泌尿系统的影响：车前草水提醇沉液给犬静注可使其输尿管蠕动频率增强，输尿管上段腔内压力升高。② 镇咳、平喘、祛痰作用：车前草水煎剂灌胃，可抑制猫电刺激引起的咳嗽。

药用功效 清热利尿、明目、解毒。

用法用量 内服：煎汤，15~25克；或捣汁。外用：捣敷。

方剂选用 ① 明目：车前草自然汁调朴硝末，卧时涂眼胞上，明早用水洗去。② 治泄泻：车前草12克、铁马鞭6克，共捣烂，冲凉水服。③ 治头面肿：车前草水煎服，大便秘者，加蜂蜜1勺。

注意事项 精气不固者禁用。

滑石

性味 寒，甘、淡。
拉丁文 Talcum
英文 Talc

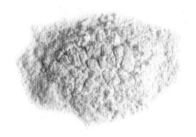

别名 液石、共石、脱石、番石、夕冷、脆石、留石、活石。

来源 硅酸盐类滑石族矿物滑石。

成分 主要含硅酸镁，其中含氧化镁、氧化硅、水。通常一部分氧化镁为氧化亚铁所替换。此外还含氧化铝等杂质。

矿物形态 晶体结构属单斜晶系。通常为鳞片状和粒状的致密块体。全体呈白色、蛋青色、淡黄色而均匀，半透明至不透明，具珍珠样光泽，性柔，硬度1，断面显层状。相对密度2.7～2.8。手摸之有光滑感，用指甲即可刮下粉末，粉末为鳞片状。口尝之有微凉感。系由热水溶液和岩石中的镁和硅化合而成。

生长特性 产于变质的超基性、含铁、镁很高的硅酸盐岩石和白云质石灰岩中，分布于山西、辽宁、江苏、浙江、江西、山东、陕西等地。

采集方法 开采后，去净泥土、杂石即可。

药材性状 ① 滑石：为致密块状、鳞片状集合体，呈不规则块状或扁块状。白色、黄白色或淡灰色至淡蓝色。半透明或不透明。具蜡样光泽，有的呈珍珠光泽。质软细腻，可于硬纸上书写，手摸之有滑润感。无吸湿性，置水中不崩散。气无、味无，具微凉感。② 滑石粉：为微细、无砂性的粉末，白色或类白色。手摸具滑腻感。无臭，无味。

药理作用 抑菌作用：在体外，10%滑石粉对伤寒杆菌、甲型副伤寒杆菌有抑制作用。

药用功效 利尿通淋、清热解暑，主治膀胱湿热、小便不利、尿淋涩痛、水肿、暑热烦渴、泄泻、湿疹、湿疮、痱子。

用法用量 内服：煎汤（布包），9～24克；入丸、散。外用：研末撒或调敷。

方剂选用 ① 治感受暑湿、身热烦渴、小便不利、呕吐泄泻、下痢赤白：滑石30克，甘草5克，共研为细末，每次服15克，温水调下，日服3次；想喝冷的，可用新打上来的井水调服。亦可加少许蜂蜜调服。伤寒发汗，煎葱白、豆豉汤调下；难产，煎紫苏汤调下。② 治热淋，小便赤涩热痛：滑石200克，捣罗为散，每次服10克，煎木通汤调下，不拘时候。③ 治膏淋如油：甘草15克，滑石100克，海金沙40克，均研为末，每次服10克，麦门冬汤调下。④ 治小便不利：滑石100克，甜葶苈50克（隔纸炒，令紫色），均捣细罗为散，服用不计时候，每次以温水调下10克，频服，以通为度。

注意事项 脾虚气弱、肾虚精滑、热病津伤者忌服。孕妇慎服。

关木通

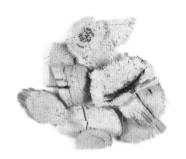

性味 寒，苦。
拉丁文 Aristolochia manshuriensis Kom.
英文 Manshurian Dutchmanspipe Stem

别名 马木通、苦木通、木通、东北木通。
来源 马兜铃科马兜铃属植物木通马兜铃的藤茎。
成分 茎含马兜铃酸 A、马兜铃酸 B、马兜铃酸 D、马兜铃苷、马兜铃酸 D 甲醚、木兰花碱、β- 谷甾醇和右旋异双环大牻牛儿烯醛、马兜铃内酰胺、10- 去硝基马兜铃酸。

植物形态 木质藤本。茎具灰色栓皮，有纵皱纹。叶互生；叶柄长 10 ～ 13 厘米；叶片圆心脏形，长 10 ～ 20 厘米，宽 15 ～ 23 厘米，先端稍钝或尖，基部心形，全缘或微波状，下面有稀疏的短毛，基出脉 5 条，侧脉每边 3 ～ 5 条。花腋生；花梗基部具 1 ～ 2 片淡褐色的鳞片，并密生茸毛；花被筒呈马蹄形弯曲，上部膨大，外面淡绿色，内面于合蕊柱处有毛，管部褐色或淡黄绿色，3 深裂，裂片广三角形；雄蕊 6，成对贴附于柱头的外面；合蕊柱三棱形，柱头 3 浅裂；子房圆筒状。蒴果六面状圆筒形，淡黄绿色，后变暗褐色，由先端胞间裂开为 6 瓣。种子心状三角形，淡灰褐色。花期 5 月，果熟期 8 ～ 9 月。

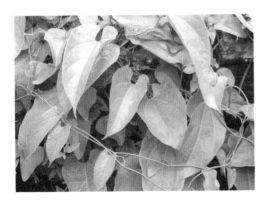

生长特性 生于阴湿林中或林缘，分布于东北及山西、四川、陕西、甘肃等地。

采集方法 2 ～ 3 月、11 ～ 12 月采收，切段，刮去外皮，晒干。

药材性状 茎呈长圆柱形，稍扭曲，长 1 ～ 2 米，直径 1 ～ 6 厘米。表面灰黄色或棕黄色，有浅纵沟及棕褐色残余粗皮的斑点。节部稍膨大，有 1 枝痕。体轻，质硬，不易折断，断面黄色或淡黄色，皮部薄，木部宽广，有多层整齐环状排列的导管，射线放射状，髓部不明显。摩擦残余粗皮，有樟脑样臭。气微，味苦。

药理作用 本品煎剂有利尿、强心作用，对痢疾杆菌及皮肤真菌均有抑制作用。马兜铃酸有抑制肿瘤细胞生长和增强免疫的作用。

药用功效 有清热、利水、通淋、通经下乳的功效，主治肾炎性水肿、尿道炎、膀胱炎、小便不利、口舌生疮、心烦不眠、妇女闭经、乳汁不通。

用法用量 内服：煎汤，3 ～ 6 克。

方剂选用 ① 治尿路感染，小便赤涩：关木通 6 克，马齿苋 50 克，水煎服。② 治目赤（结膜炎）：关木通适量，开水泡，熏洗。

注意事项
1. 内无湿热者及孕妇慎服。
2. 本品用量过大或长期服用可引起急性肾功能衰竭，甚至死亡。
3. 中毒症状表现为上腹不适，继而呕吐、头痛、胸闷、腹胀隐痛、腹泻或面部浮肿、尿频、尿急、尿量减少，渐起周身浮肿、神志不清等。

通草

性味 微寒，甘、淡。
拉丁文 Medulla Tetrapanacis
英文 Rice Paperlant Pith

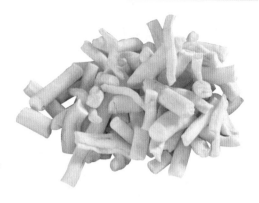

别名 寇脱、离南、倚商、通脱木、葱草、白通草、通花、大通草、通大海、泡通、五加风。
来源 五加科通脱木属植物通脱木的茎髓。
成分 本品主要含糖醛酸、脂肪、蛋白质及多糖等。

植物形态 常绿灌木或小乔木，高1～3.5米。茎粗壮，不分枝，幼时表面密被黄色星状毛或稍具脱落的灰黄色柔毛。茎髓大，白色，纸质；树皮深棕色，略有皱裂；新枝淡棕色或淡黄棕色，有明显的叶痕和大型皮孔。叶大，互生，聚生于茎顶；叶柄粗壮，圆筒形，长30～50厘米；托叶膜质，锥形，基部与叶柄合生，有星状厚绒毛；叶片纸质或薄革质。果球形，直径约4毫米，熟时紫黑色。花期10～12月，果期翌年1～2月。

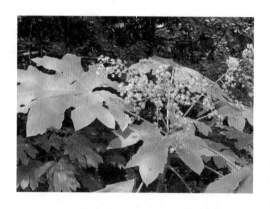

生长特性 生于海拔10～2800米的向阳肥厚的土壤中，或栽培于庭园中。分布于我国西南地区及江苏、浙江、安徽、福建、江西、湖北、湖南、广东、广西、陕西、台湾等地。

采集方法 9～11月选择生长3年以上的植株，割取地上茎，切段，捅出髓心，理直，晒干。

药材性状 茎髓呈圆柱形，长20～40厘米，直径1～2.5厘米。表面白色或淡黄色，有浅纵沟纹。体轻，质松软，稍有弹性，易折断，断面平坦，显银白色光泽，中央有直径0.3～1.5厘米的空心或半透明的薄膜，纵剖面呈梯状排列，实心者（仅在细小茎髓中的某小段）少见。无臭，无味。

药理作用 本品有利尿及促进乳汁分泌的作用。

药用功效 清热利水、通乳，主治淋证涩痛、小便不利、水肿、黄疸、湿温病、小便赤短、癃闭、黄疸、湿温尿赤、产后乳少、闭经、带下。

用法用量 内服：煎汤，2～5克。

方剂选用 ① 治气热淋疾、小便数急痛、小腹虚满：通草煎汤，并葱食之。② 治热气淋涩、小便赤如红花汁者：通草15克，葵子100克，滑石20克（碎）、石韦10克，上药均切碎，以水1200毫升煎取400毫升，去渣，温时分3次服完。忌食五腥、热面、炙物。③ 治膀胱积热，尿闭：通草9克，车前草9克，龙胆草9克，瞿麦9克，水煎服。④ 治急性肾炎：通草6克，茯苓皮12克，大腹皮9克，水煎服。

注意事项 气阴两虚、内无湿热者及孕妇慎服。

瞿麦

性味 寒，苦。
拉丁文 Herba Dianthi superbi
英文 Lilac Pink Herb

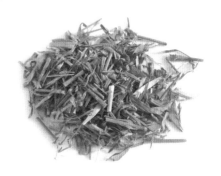

别名 巨句麦、大兰、山瞿麦、瞿麦穗、南天竺草、麦句姜、剪绒花。

来源 石竹科石竹属植物瞿麦或石竹的地上部分。

成分 主要含有多种黄酮化合物，经水解后得到异红草素、石竹皂苷元、生物碱、磷酸、维生素 A 类物质等。

植物形态 ① 瞿麦：多年生草本，高达 1 米。茎丛生，直立，无毛，上部 2 歧分枝，节明显。叶互生，线形或线状披针形，先端渐尖。花单生或数朵集成稀疏式分枝的圆锥花序。蒴果长圆形，包在宿存的萼内。② 石竹：外形与上种相似，主要区别为苞片卵形，叶状，开张，长为萼筒的 1/2，先端尾状渐尖；萼筒长 2～2.5 厘米，裂片阔披针形；花瓣通常紫红色，先端浅裂成锯齿状。花期 4～6 月，果期 6～8 月。

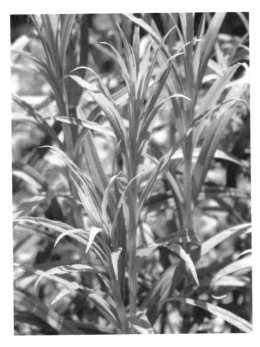

生长特性 生于山坡或林下。全国大部分地区有分布。

采集方法 夏、秋季花未开放前采收。每年可收割 2～3 次。割取全株，除去杂草、泥土，晒干。

药材性状 为植物瞿麦的干燥全草，茎直立，淡绿至黄绿色，光滑无毛，节部稍膨大。叶多数完整，对生，线形或线状披针形。茎中空，质脆。

药理作用 本品煎剂有利尿作用，能促进尿中氯化钠的排出；还有兴奋肠管与子宫平滑肌、抑制心脏、降低血压、杀死血吸虫等作用。此外，对金黄色葡萄球菌、大肠杆菌、伤寒杆菌、福氏痢疾杆菌、绿脓杆菌均有抑制作用。

药用功效 利小便、清湿热、活血通经，主治小便不通、热淋、闭经、目赤肿痛、湿疹瘙痒。

用法用量 内服：煎汤，3～10 克；入丸、散。外用：煎汤洗或研末调敷。

方剂选用 治大人、小儿心经邪热，一切蕴毒，咽干口燥，大渴引饮，心忪面热，烦躁不宁，目赤睛疼，唇焦鼻衄，口舌生疮，咽喉肿痛；又治小便赤涩、癃闭不通及热淋、血淋：车前子、瞿麦、萹蓄、滑石、山栀子仁、甘草（炙）、木通、大黄（面裹煨，去面，切，焙）各 500 克。上药均研为散，每次取 10 克，加水 200 毫升，加入灯心做药引，煎至七分，去渣，饭后、晚睡前温服。小儿酌量减少。

注意事项 下焦虚寒、小便不利以及妊娠、新产者禁服。

利水渗湿类——利尿通淋药

地肤子

性味 寒，苦。
拉丁文 Fructus Kochiae
英文 Belvedere Fruit

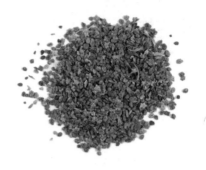

别名 地葵、地麦、益明、落帚子、独扫子、竹帚子、千头子、帚菜子、铁扫把子、扫帚子。
来源 藜科地肤属植物地肤的成熟果实。
成分 本品主要含三萜皂苷、黄酮类化合物、脂肪油、维生素A类物质等。

植物形态 1年生草本，高0.5～1.5厘米。茎直立，多分枝，秋天常变为红紫色，幼时具白色柔毛，后变光滑。单叶互生，稠密；几无柄，叶片狭长圆形或长圆状披针形。花小，杂性，黄绿色，无梗，1朵或数朵生于叶腋。胞果扁球形，基部有5枚带翅的宿存花被。种子1枚，棕色。花期7～9月，果期9～10月。

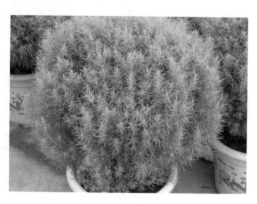

生长特性 生长于山野荒地、路旁，栽培于庭园。分布于黑龙江、吉林、辽宁、河北、山东、山西、陕西、河南、安徽、江苏、甘肃等地。

采集方法 9～10月割取全草，晒干，打下果实，备用。

药材性状 胞果呈扁球状五角星形，直径1～3毫米，外被宿存花被。表面灰绿色或淡棕色，周围具三角形膜质小翅5枚，背面中心有微突起的

点状果梗痕及放射状脉纹5～10条，剥离花被，可见膜质果皮，半透明。种子扁卵形，长约1毫米，黑色。无臭，味微苦。

药理作用 本品水浸剂（1∶3）对多种皮肤真菌均有不同程度的抑制作用。地肤子煎剂有利尿、抑制单核吞噬系统的功能以及抗炎的作用。

药用功效 清热利湿，祛风止痒，主治小便不利、淋浊、带下、血痢、风疹、湿疹、疥癣、皮肤瘙痒、疮毒。

用法用量 内服：煎汤，6～15克；入丸、散。外用：煎水洗。

方剂选用 ① 治下焦结热，致患淋证，小便赤黄不利，数起出少，经痛或血出：地肤子15克，知母、黄芩、猪苓、瞿麦、枳实、升麻、通草、葵子、海藻各10克，以水2升煎取600毫升，温时分3次服完。大小便皆闭者加大黄15克。② 治肾炎水肿：地肤子10克，浮萍8克，木贼草6克，桑白皮10克，水煎去渣，每日3次分服。③ 治阳虚气弱、小便不利：野台参20克，威灵仙2.5克，寸麦冬30克（带心），地肤子5克，煎服。④ 治阴虚血亏、小便不利：怀熟地50克，生龟板25克（捣碎），生杭芍25克，地肤子5克，煎服。⑤ 治久血痢，日夜不止：地肤子50克，地榆1.5克（锉），黄芩1.5克，上药均捣细，不计时候，每次以粥饮调下10克。

注意事项 内无湿热、小便过多者忌服。反螵蛸。地肤子的嫩茎叶地肤苗亦供药用，有清热解毒、利尿通淋的功效，主治赤白痢、泄泻、小便淋痛、痹证、小儿疳积、目赤涩痛、雀盲、皮肤风热赤肿、恶疮疥癣。

海金沙

性味 寒，甘、淡。
拉丁文 Spora Lygodii
英文 Japanese Climbing Fern Spore

别名 左转藤灰、海金砂。
来源 海金沙科海金沙属植物海金沙的孢子。
成分 本品主要含水溶性成分海金沙素，并含脂肪油、氨基酸、黄酮等。其中的利胆成分为反式对香豆酸和咖啡酸。

植物形态 多年生攀缘草质藤本，高1～5米。根须状，黑褐色，被毛；根状茎近褐色，细长而横走。叶二型，多数，草质，对生于叶轴的短枝两侧，短枝顶端有被茸的休眠芽；营养叶尖三角形，二回羽状；一回羽片2～4对，互生，卵圆形，长4～8厘米，宽3～6厘米，有具狭翅的短柄；二回羽片2～3对，卵状三角形，掌状3裂，裂片短而阔，顶生的长2～3厘米，宽6～8毫米，边缘有不规则的浅圆齿。孢子叶卵状三角形，长宽近相等，为10～20厘米；一回羽片4～5对，互生，长圆状披针形，长5～10厘米，宽4～6厘米；二回羽片3～4对，卵状三角形，多收缩成撕裂状。羽片下面边缘生流苏状孢子囊穗，黑褐色；孢子表面有小疣。

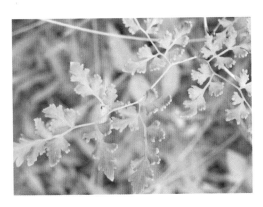

生长特性 生于阴湿山坡灌丛中或路边林缘，分布于华东、中南、西南地区，以及陕西、甘肃。

采集方法 9～10月孢子未脱落时采割藤叶，晒干，搓揉或打下孢子，筛去藤叶。

药材性状 孢子粉状，棕黄色或黄褐色。体轻，手捻有光滑感，置手中易由指缝滑落。撒入水中浮于水面，加热后则逐渐下沉；燃烧时发出轻微爆鸣及明亮的火焰，无灰渣残留。气微，味淡。

药理作用 本品制剂静脉注射有利尿排石作用。所含对香豆酸有利胆作用。海金沙煎剂对金黄色葡萄球菌、绿脓杆菌、福氏痢疾杆菌、伤寒杆菌均有抑制作用。

药用功效 利水通淋、清热解毒，主治热淋血淋、石淋白浊、带下、水湿肿满、湿热泻痢、湿热黄疸，兼治吐血衄血、外伤出血。

用法用量 内服：煎汤，5～9克，包煎；研末服，每次2～3克。

方剂选用 ① 治诸淋急痛：海金沙37.5克，滑石25克，研为细末，每次取12.5克，加入灯芯草、木通、麦门冬草各适量，以新水煎，入蜜调下。② 治尿路结石：海金沙、金钱草、车前草各30克，煎服。③ 治膏淋：海金沙、滑石粉各50克，甘草末0.5克，研为细末，每次取5～6克，用麦门冬汤调下；用灯芯草汤调下亦可。④ 治膀胱炎：海金沙、车前草、积雪草、一点红、白茅根各30克，煎水服。⑤ 治肾炎性水肿：海金沙、马蹄金、白茅根各30克，玉米须12克，水煎服。

注意事项 肾阴亏虚者慎服。

利水渗湿类

利尿通淋药

石韦

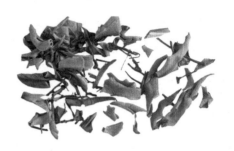

性味 寒，苦、甘。
拉丁文 Folium Pyrrosiae Linguae
英文 Japanese Felt Fern Leaf

别名 石皮、石苇、金星草、石兰、生扯拢、石剑、虹霓剑草、金汤匙、肺心草。
来源 水龙骨科石韦属植物庐山石韦的全草。
成分 本品主要含芒果苷、异芒果苷、绿原酸、蒽酚类、黄酮类、β-谷甾醇等。

植物形态 植株高20～60厘米。根状茎横生，密被披针形鳞片，边缘有锯齿。叶簇生；叶柄粗壮，长10～30厘米，以关节着生于根状茎上；叶片坚革质，阔披针形，长20～40厘米，宽3～5厘米，向顶渐狭，锐尖头，基部稍变宽，为不等圆耳形或心形，不下延；侧脉两面略下凹。孢子囊群小，在侧脉间排成多行；无囊群盖。

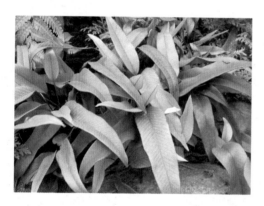

生长特性 生于海拔500～2200米的林中树干或石上，分布于西南及浙江、安徽、福建、江西、湖北、湖南、广东、广西、台湾。

采集方法 8～11月采收，晒干。

药材性状 叶片略皱缩，展平后呈披针形，长10～25厘米，宽3～5厘米。先端渐尖，基部耳状偏斜，全缘，边缘常向内卷曲；上表面黄绿色或灰绿色，散布有黑色圆形小凹点；下表面密生红棕色星状毛，有的侧脉间布满棕色圆点状的孢子囊群。叶柄具四棱，长10～20厘米，直径1.5～3毫米，略扭曲，有纵槽。叶片革质。气微，味微涩苦。

药理作用 本品煎剂有一定利尿作用。所含异芒果苷有镇咳祛痰作用；芒果苷有抑菌和抗单纯疱疹病毒作用；绿原酸有兴奋中枢神经系统作用。石韦对放疗和化疗引起的白细胞下降有升高作用。

药用功效 利水通淋、清肺化痰、凉血止血，主治淋证、水肿、小便不利、痰热咳喘、咯血、吐血、衄血、崩漏及外伤出血。

用法用量 内服：煎汤，9～15克；研末入散剂。外用：研末涂敷。

方剂选用 ①治热淋、小便不利：石韦、车前子各等份，研为粗末，每次取25克，煎水，去渣温服。②治血淋：石韦、当归、蒲黄、芍药各等份，研为末，酒下。③治咳嗽：石韦（去毛）、槟榔（锉）各等份，研为细散，每次以生姜汤调下10克。④治崩漏、崩中血凝：取适量石韦，研为末，每次取15克，以酒调服。⑤治发背：在2月和7月时采石韦叶，阴干研为末，以冷酒调服。

注意事项 阴虚及无湿热者忌服。

冬葵子

性味 寒，甘。
拉丁文 Fructus malvae
英文 Chingma Abutilon Seed

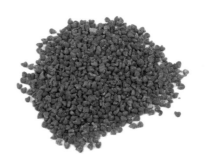

别名 葵子、葵菜子。

来源 锦葵科锦葵属植物冬葵的果实或种子。

成分 种子含中性多糖：MVS-I、MVS-ⅡA、MVS-ⅡG；酸性多糖：MVS-ⅢA、MVS-ⅣA，MVS-Ⅵ及肽聚糖：MVS-V。

植物形态 2年生草本，高40～90厘米。茎直立，圆柱形，多分枝，被星状长毛或近无毛。叶互生，叶柄长2～7厘米；托叶被星状柔毛；叶肾形或近圆形，掌状5～7浅裂，长5～7厘米，裂片卵状三角形，基部心形，边缘有钝齿，两面疏被糙伏毛或近无毛，掌状脉5～7条。花小，常簇生于叶腋；小苞片3，被细毛；花萼杯状，萼齿5，广三角形，副萼3裂；花瓣5，倒卵形，淡红色或白色，先端凹入；雄蕊多数，合生成花丝管；子房10～12室，每室有1胚珠。蒴果扁球形，生于宿萼内，由10～12心皮组成，成熟时心皮彼此分离，并与中轴脱离形成分果，淡棕色。种子小，近肾形，黑色。花期4～5月，果期7月。

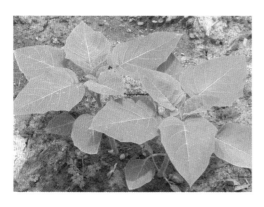

生长特性 生于平原旷地、村落附近、路旁、田埂、山脚或山坡向阳较湿润处，分布于全国各地。

采集方法 7～11月采收，晒干。

药材性状 果实呈扁球状盘形，直径4～7毫米。外被膜质宿萼，宿萼钟状，黄绿色或黄棕色，有的微带紫色，先端5齿裂，裂片内卷，其外有条状披针形的小苞片3片。果梗细短。果实由分果瓣10～12枚组成，在圆锥形中轴周围排成1轮，分果类扁圆形，直径1.4～2.5毫米。表面黄白色或黄棕色，具隆起的环向细脉纹。种子肾形，棕黄色或黑褐色。气微，味涩。

药理作用 体外实验有抑制肿瘤细胞生长的作用。

药用功效 利水通淋、滑肠通便，主治淋病、水肿、大便不通、乳汁不行。

用法用量 内服：煎汤，6～15克；入散剂。

方剂选用 ① 治妊娠有水气、身重、小便不利、洒淅恶寒、起即头眩：冬葵子500克，茯苓150克，均杵为散，每次饮服方5～6克，每日服3次，小便利则愈。② 治大便不通10日至1个月：冬葵子末、人乳汁各等份，和服。③ 治胎死腹中，若母病欲下：牛膝15克，冬葵子45克，上2味以水1.4升煮取600毫升，分3次服完。④ 治血痢、产痢：冬葵子研为末，每次取10克，加入腊茶5克，以开水调服，日服3次。

注意事项 气虚下陷、脾虚肠滑者忌服。

灯芯草

性味 微寒，甘、淡。
拉丁文 Medulla Junci
英文 Rush

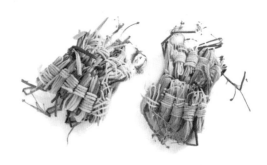

别名 虎须草、赤须、灯心、灯草、碧玉草、水灯心、铁灯心、虎酒草、曲屎草、秧草。
来源 灯芯草科灯芯草属植物灯心草的茎髓或全草。
成分 本品主要含纤维、脂肪油、蛋白质等；尚含有多聚糖。

植物形态 多年生草本，高 40 ~ 100 厘米。根茎横走，密生须根。茎簇生，直立，细柱形，直径 1.5 ~ 4 毫米，内充满乳白色髓，占茎的大部分。叶鞘红褐色或淡黄色，长者达 15 厘米；叶片退化呈刺芒状。花序假侧生，聚伞状，多花，密集或疏散；与茎贯连的苞片长 5 ~ 20 厘米；花淡绿色，具短柄；花被片 6，条状披针形，排列为 2 轮，外轮稍长，边缘膜质，背面被柔毛；雄蕊 3，或极少为 6，长约为花被的 2/3，花药稍短于花丝；雌蕊 1，子房上位，3 室，花柱很短，柱头 3。蒴果长圆状，先端钝或微凹，内有 3 个完整的隔膜。种子多数，卵状长圆形，褐色。花期 6 ~ 7 月，果期 7 ~ 10 月。

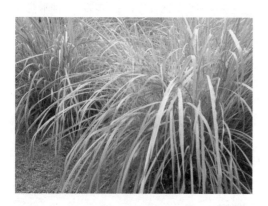

生长特性 生于水旁、田边等潮湿处，分布于长江下游及福建、四川、贵州、陕西等地。江苏及四川有栽培。

采集方法 9 ~ 10 月采割下茎秆，顺茎划开皮部，剥出髓心，捆把晒干。8 ~ 10 月采割全草，晒干。

药材性状 本品呈细圆柱形，长达 90 厘米，直径 1 ~ 3 毫米，表面白色或淡黄白色。置放大镜下观察，有隆起的细纵纹及海绵样的细小孔隙，微有光泽。质轻柔软，有弹性，易拉断，断面不平坦，白色。无臭无味。

药理作用 本品提取物在试管内对人癌细胞有抑制作用。

药用功效 清心降火、利尿通淋，主治热淋、水肿、小便不利、湿热黄疸、心烦不寐、小儿夜啼、喉痹、口舌生疮。

用法用量 内服：煎汤，1 ~ 3 克，鲜品 15 ~ 30 克；入丸、散。治心烦不眠，朱砂拌用。外用：适量，烧存性，研末撒；或用鲜品捣烂敷，扎把外擦。

方剂选用 ① 治五淋癃闭：灯芯草 50 克，麦门冬、甘草各 25 克，煎浓汁饮。② 治热淋：鲜灯芯草、车前草、凤尾草各 50 克，用淘米水煎服。③ 治黄疸：灯芯草、天胡荽各 50 克，水煎，加少许甜酒调服。④ 治失眠、心烦：灯芯草 18 克，煎汤代茶常服。⑤ 治小儿夜啼：将灯芯草烧成灰，涂于乳上，给小儿吃。

注意事项 下焦虚寒、小便失禁者禁服。灯芯草的根及根茎（灯芯草根）亦供药用，有利水通淋、清心安神的功效，主治淋病、小便不利、湿热黄疸、心悸不安。

磨盘草

性味 凉，甘、淡。
拉丁文 Abutilon indicum (Linn.) Sweet
英文 India Abutilon

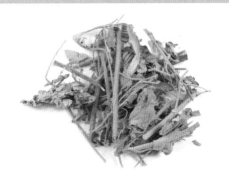

别名 金花草、磨挡草、耳响草、帽笼子、磨笼子、木磨子、磨盆草。

来源 锦葵科苘麻属植物磨盘草的全草。

成分 全草含内酯类：土木香内酯和异土木香内酯。有机酸类：没食子酸。挥发油：β- 蒎烯、丁香烯、丁香烯氧化物、桉叶素、牻牛儿醇、乙酸酯、榄香烯、金合欢醇、龙脑及桉叶醇等。地上部分含有机酸类：香草酸、对香豆酸、对羟基苯甲酸、咖啡酸、延胡索酸，对 $-\beta$ -D- 葡萄糖氧基苯甲酸。花含黄酮类：棉花皮素 -8- 葡萄糖苷即棉花皮苷、棉花皮异苷、矢车菊素 -3- 芦丁苷。

植物形态 1年生或多年生直立的亚灌木状草本，高1～2.5米。分枝多，全株均被灰色短柔毛或星状柔毛。叶互生；叶柄长2～4厘米；托叶钻形，外弯；叶卵圆形或近圆形，长3～9厘米，宽2.5～7厘米，先端短尖或渐尖，基部心形；边缘具不规则锯齿。花单生于叶腋，花梗长达4厘米，近顶端具节；花萼盘状，绿色，直径6～10毫米，裂片5，宽卵形，先端短尖；花黄色，直径2～2.5厘米，花瓣5，长7～8毫米；雄蕊柱被星状硬毛；心皮15～20，成轮状，花柱5，柱头头状。果为倒圆形似磨盘，直径约1.5厘米，黑色，分果爿15～20，先端截形，具短芒，被星状长硬毛。种子肾形。花期7～10月，果期10～12月。

生长特性 生于海拔800米以下的地带，如平原、海边、砂地、旷野、山坡、河谷，分布于广东、广西、海南、贵州、云南、台湾等地。

采集方法 夏秋季割取全草，晒干。

药材性状 全草主干粗约2厘米，有分枝，外皮有网格状皱纹，淡灰褐色如被粉状，触之有柔滑感。叶皱缩，浅发绿色，背面色淡，少数呈浅黄棕色，被短柔毛，手捻之较柔韧而不易碎，有时叶腋有花或果。气微。

药用功效 疏风清热、化痰止咳、消肿解毒，主治感冒、发热、咳嗽、泄泻、中耳炎、耳聋、咽炎、腮腺炎、尿路感染、疮痈肿毒、跌打损伤。

用法用量 内服：煎汤，30～60克；炖肉食。外用：捣敷或煎水熏洗。

方剂选用 ① 治耳痛、耳聋：磨盘草60克，加猪瘦肉适量煎汤服。② 治中耳炎：磨盘草30～60克、苍耳根15克、墨鱼干1个，水炖服。③ 治过敏性荨麻疹：磨盘草30克，猪瘦肉适量，水炖服。

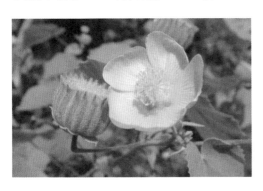

注意事项 孕妇忌服。本植物的根（磨盘草根）、种子（磨盘草子）亦供药用。磨盘根有清热利湿、通窍活血的功效，主治肺燥咳嗽、胃痛、腹痛、泄泻、淋证、疝气、跌打损伤、耳鸣耳聋。磨盘草子有清热利水、清热解毒的功效，主治耳聋、乳汁不通、水肿、便秘、痢疾、痈疽肿毒。

利水渗湿类

利尿通淋药

金丝梅

性味 寒，苦、辛。

拉丁文 Hypericum patulum Thunb.

英文 Golen-cup st.john swort

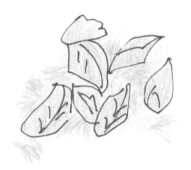

别名 猪拇柳、土连翘、芒种花、黄花香、大叶黄、大田边黄、金香、端午花。

来源 藤黄科金丝桃属植物金丝梅的全株。

成分 含有金丝梅蒽酮。甲醇提取物经反复硅胶柱层析得 5 个化合物，分别为 β- 谷甾醇（Ⅰ）、槲皮黄素（Ⅱ）、槲皮黄素 -3-O-α-L- 鼠李糖苷（Ⅲ）、金丝桃内酯丙（Ⅳ）和二氢杨梅黄素（Ⅴ），其中化合物Ⅰ、化合物Ⅱ、化合物Ⅲ、化合物Ⅴ系该植物中首次分得。

植物形态 灌木，高 0.3 ~ 1.5 米。枝条具 2 或 4 纵线棱，褐色或红褐色。单叶对生；叶柄短；叶片卵圆形、卵状长圆形或披针状长圆形，长 1.5 ~ 6 厘米，宽 0.5 ~ 3 厘米，上面绿色，下面粉绿色，网脉隐约可见，全面散布透明腺点。花序聚伞状或为单生，具 1 ~ 15 花；萼片宽卵圆形至圆形，先端圆或微凹，通常具小突尖，边缘干膜质，具细齿或缘毛；花瓣黄色或金黄色，宽卵形至长圆状倒卵形或宽倒卵形；雄蕊 5 束，每束 50 ~ 70 枚，花药淡黄色；子房卵球形，5 室。花柱与子房近等长或略短于子房，自基部分离，近先端向下弯曲。蒴果卵球形。种子圆柱形，黑褐色，一侧具细长膜质的狭翅，表面有不明显的细蜂窝纹。花期 5 ~ 6 月，果期 7 ~ 8 月。

生长特性 生于海拔 2700 米以下的山坡、草地、林下、灌木丛中或空旷处。分布于江苏、浙江、安徽、福建、江西、湖北、湖南、广西、四川、贵州、陕西、甘肃、台湾等地。

采集方法 6 ~ 7 月采集，切碎，晒干。

药理作用 金丝梅蒽酮对动物具有毒性。

药用功效 清热利尿、疏肝活络，主治热淋、肝炎、感冒、扁桃体炎、疝气偏坠、筋骨疼痛、跌打损伤。

用法用量 内服：煎汤，6 ~ 15 克。外用：捣敷或炒研末撒。

方剂选用 ① 治扁桃体炎：金丝梅、板蓝根各 15 克，水煎服。② 治咳嗽：金丝梅全草 9 克，生姜 1 片，捣烂兑开水冲服。③ 治跌打损伤：金丝梅、苎麻根各适量，捣烂外包。④ 治烧伤、烫伤：金丝梅花或叶、地榆叶各等份，炒炭研末，溃者撒患处，未溃者用清油调搽。

注意事项 孕妇慎服。

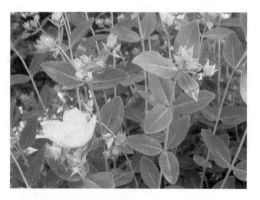

肾蕨

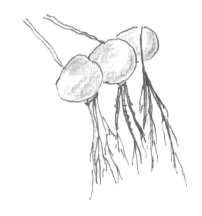

性味 凉，甘、淡。
拉丁文 Nephrolepis auriculata
英文 Tuberous Sword Fern Rhizome

别名 蜈蚣草、圆羊齿、天鹅抱蛋、蕨薯、凤凰蛋、落地珍珠、马骝卵、凤凰草、圆蕨、凉水果、麻雀蛋、蜈蚣蕨、水槟榔、冰果草。

来源 肾蕨科肾蕨属植物肾蕨的块茎、叶或全草。

成分 块根中含有羊齿-9(11)-烯[fern-9(11)-ene]、β-谷甾醇、里白烯、β-谷甾醇-β-D葡萄糖苷、β-谷甾醇棕榈酸酯和环鸦片甾烯醇；地上部分含红杉醇。全草还含有甾体成分：24-乙基胆甾醇、24-甲基胆甾醇、24-乙基胆甾-5、22-二烯醇和胆甾醇及痕量24-甲基22-二烯醇。黄酮类：山柰酚-3-O-β-葡萄糖苷、槲皮素-3-O-β-鼠李糖苷。

植物形态 植株高达70厘米。根茎近直立，有直立的主轴及从主轴向四面生长的长匍匐茎，并从匍匐茎的短枝上生出圆形肉质块茎，主轴与根茎上密被钻状披针形鳞片，匍匐茎、叶柄和叶轴疏生钻形鳞片。叶簇生；叶柄长5～10厘米；叶片革质，光滑无毛，披针形。

生长特性 土生或附生于海拔300米左右的林下、溪边、树干或石缝中。常栽培作观赏。分布于华南、西南地区，以及浙江、福建、江西、湖南、台湾等地。

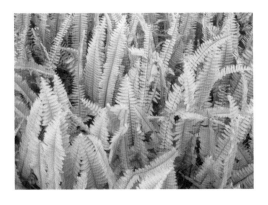

采集方法 全年均可挖取块茎，刮去鳞片，鲜用或晒干。或6～9月采取叶或全草，鲜用或晒干。

药材性状 块茎球形或扁圆形，表面密生黄棕色绒毛状鳞片，可见自根茎脱落后的圆形瘢痕，除去鳞片后表面显亮黄色，有明显的不规则皱纹；质坚硬。叶簇生；叶柄略扭曲，下部有亮棕色鳞片；叶轴棕黄色，叶片常皱缩，展平后呈线状披针形，一回羽状分裂；羽片无柄，披针形，边缘有疏浅钝齿；两边的侧脉先端各有1行孢子囊群。气微，味苦。

药用功效 清热利湿、止咳、解毒，主治感冒发热、肺热咳嗽、黄疸、淋浊、泄泻、痢疾、带下、乳痈、瘰疬。

用法用量 内服：煎汤，干品6～15克，鲜品30～60克。外用：鲜全草或根茎捣敷。

方剂选用 ① 治淋浊：肾蕨15克（干），杉树尖21个，夏枯草15克，野萝卜菜12克，煎水兑白糖服。② 治痢疾：肾蕨块茎浸醋，每日服2次，每次服10个。③ 治淋巴结炎：肾蕨60克，黄糖少许，捣烂敷患处。④ 治中耳炎：鲜肾蕨块茎适量，捣烂绞汁，取汁滴耳内。⑤ 治睾丸炎：肾蕨鲜块茎30克，广木香、南五味子根各9克，水煎服；或用肾蕨块茎、薜荔果各15克，水煎服。

注意事项 服用期间，忌吃酸、辣食物和萝卜。

利水渗湿类 ---- 利尿通淋药

石楠

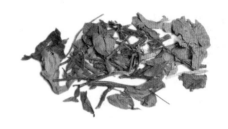

性味 平，辛、苦。有小毒。
拉丁文 Folium Photiniae
英文 Chinese Photinia Leaf

别名 风药、栾茶。
来源 蔷薇科石楠属植物石楠的叶或带叶嫩枝。
成分 叶含叶绿素 a、叶绿素 b 及类胡萝卜素，鞣质、樱花苷、山梨醇、齐墩果酸、熊果酸、正烷烃、氢氰酸及苯甲醛等。

植物形态 常绿灌木或小乔木，高 4 ~ 6 米，有时可达 12 米。小枝褐灰色，无毛。叶互生；叶柄粗壮，长 2 ~ 4 厘米，老时无毛；叶片革质，长椭圆形、长倒卵形、倒卵状椭圆形。复伞房花序多而密；花序梗和花柄无皮孔；花白色，花瓣近圆形。梨果近球形，红色，后变紫褐色。花期 4 ~ 5 月，果期 10 月。

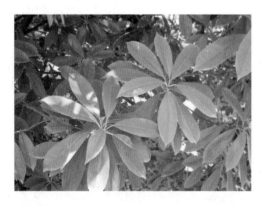

生长特性 生于海拔 1000 ~ 2500 米以下的杂木林中。各地庭院均有栽培。分布于华东、中南地区，以及四川、贵州、云南、陕西、甘肃、台湾等地。

采集方法 7 ~ 11 月采收，晒干。

药材性状 茎呈圆柱形，有分枝；表面暗灰棕色，有纵皱纹，皮孔呈细点状；质坚脆，易折断，断面皮部薄，暗棕色，木部黄白色。叶互生，具柄，上面有一纵槽；叶片长椭圆形或倒卵状椭圆形；先端尖或突尖，基部近圆形或楔形，边缘具细密的锯齿，齿端棕色，但在幼时及萌芽枝上的叶缘具芒状锯齿；上面棕色或棕绿色，无毛，羽状脉，中脉凹入。下面中脉明显突出。叶片革质而脆。气微，茎微苦，叶微涩。

药理作用 ① 对心血管的作用：煎剂对离体蛙心、煎剂经淋巴囊给药对在体蛙心或煎剂静脉注射对在体兔心均有兴奋作用。叶乙醇浸出液能抑制离体蛙心、收缩离体兔耳血管、降低麻醉犬血压。② 其他作用：叶浸剂在试管内可杀死日本血吸虫尾蚴，也能杀灭丁螺。

药用功效 祛风湿、止痒、强筋骨、益肝肾，主治风湿痹痛、头风头痛、风疹、脚膝痿弱、肾虚腰痛、阳痿、遗精。

用法用量 内服：煎汤，3 ~ 10 克；入丸、散。外用：研末撒或吹鼻。

方剂选用 ① 治头风头痛：石楠叶、川芎、白芷各 4.5 克，水煎服。② 治小儿风瘙瘾疹、皮肤瘙痒：石楠叶 100 克，川椒 25 克，以水 300 毫升，煎至五分，去渣，入硝石末 25 克，白矾末 25 克，搅匀，以绵浸涂肿处，干即再涂。③ 治鼠瘘：石楠、生地黄、茯苓、黄连、雌黄各 100 克，研为末，敷疮上，每日 2 次。④ 治咳嗽痰喘：石楠叶研末，装烟斗内点燃当烟吸。

注意事项	1. 阴虚火旺者忌服。 2. 反小蓟。
特别附注	本植物的根或根皮（石楠根）、果实（石楠实）亦供药用。石楠根有祛风湿、舒筋通络的功效，主治类风湿关节炎、风湿性关节痛、乳腺炎。石楠实有祛风湿、消积聚的功效，主治风痹、积聚。

白屈菜

性味 凉，苦。有毒。
拉丁文 Herba Chelidonii
英文 Greater Celandine Herb

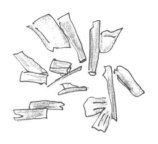

别名 地黄连、牛金花、土黄连、八步紧、断肠草、雄黄草、山黄连、假黄连、小野人血草、黄汤子、胡黄连、小黄连。

来源 罂粟科白屈菜属植物白屈菜的全草。

成分 地上部分含生物碱：白屈菜碱、原阿片碱、消旋金罂粟碱、左旋金罂粟碱等。茎叶含胆碱、甲胺、组胺、酪胺、皂苷及游离黄酮醇。

植物形态 多年生草本，高30～100厘米，含橘黄色乳汁。主根粗壮，圆锥形，土黄色或暗褐色，密生须根。茎直立，多分枝，有白粉，具白色细长柔毛。叶互生，一至二回奇数羽状分裂；花数朵，排列成伞形聚伞花序，花梗长短不一。蒴果长角形，直立，灰绿色。种子多数细小，卵球形，褐色，有光泽。花期5～8月，果期6～9月。

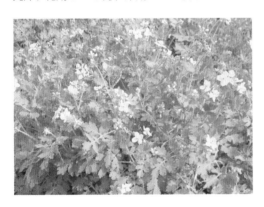

生长特性 生于山谷湿润地、水沟边、绿林草地或草丛中、住宅附近。分布于华北、东北、西北地区，以及江苏、江西、四川等地。

采集方法 5～8月盛花期采收，割取地上部分，晒干，贮放于通风干燥处。亦可鲜用。

药材性状 根圆锥状，密生须根。茎圆柱形，中空；表面黄绿色，有白粉；质轻易折断。叶互生，多皱缩破碎；叶片完整者羽状分裂，裂片先端钝，边缘具不整齐的缺刻，上面黄绿色，下面灰绿色，具白色柔毛，尤以叶脉为多。花瓣4片，卵圆形，黄色，常已脱落。蒴果细圆柱形，有众多细小、黑色具光泽的卵形种子。气微，味微苦。

药理作用 ① 对中枢神经系统的作用：白屈菜和白屈菜碱均具有类似吗啡的镇痛作用，明显提高痛阈，镇痛作用可维持4～48小时。白屈菜提取物有较弱的镇静及催眠作用。② 利胆作用：向大鼠离体灌注肝脏模型中加入白屈菜总提取物，可使胆汁流量明显增加，停止加入则胆汁流量立即减少。

药用功效 镇痛止咳、利尿解毒，主治胃痛腹痛、肠炎痢疾、久咳、黄疸、水肿腹水、疥癣疮肿、蛇虫咬伤。

用法用量 内服：煎汤，3～6克。外用：捣敷、捣汁涂或研粉调涂。

方剂选用 ① 治慢性胃炎、胃肠道痉挛性疼痛：白屈菜、橙皮按2∶1的比例配好，用50%乙醇浸泡，制成酊剂（每1毫升含生药200毫升），每次饮5毫升，每日3次。② 治肠炎，痢疾：白屈菜12克，叶下珠30克，水煎服。③ 治黄疸：白屈菜9克，蒲公英30克，茵陈30克，臭草根12克，水煎服。④ 治肝硬化腹水：蒲公英15克，茵陈30克，白屈菜3克，水煎，分2次服。⑤ 治顽癣：用50%的乙醇浸泡适量白屈菜，擦患处。

注意事项 本品有毒，用量不宜过大。中毒后会出现烦躁不安、意识障碍、谵语、血压升高等类似莨菪类药物中毒的表现。

石蒜

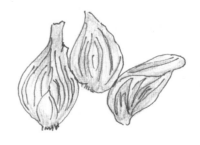

性味 温，辛、甘。有毒。
拉丁文 Bulbus Lycoridis Radiatae
英文 Shorttube Lycoris Blub

别名 老鸦蒜、乌蒜、银锁匙、独蒜、红花石蒜、龙爪草头、野蒜、山乌毒。

来源 石蒜科石蒜属植物石蒜的鳞茎。

成分 鳞茎含糖类：果糖、葡萄糖、蔗糖。生物碱类：伪石蒜碱、石蒜碱、高石蒜碱、石蒜伦碱、多花水仙碱、石蒜胺碱、雪花莲胺碱、雨石蒜碱、去甲雨石蒜碱、去甲高石蒜碱、小星蒜碱、表雪花莲胺碱、条纹碱、网球花定碱、石蒜西定醇、石蒜西定、石蒜胺。

植物形态 多年生草本。鳞茎宽椭圆形或近球形，直径 2 ~ 4 厘米，外皮紫褐色。秋季出叶，叶片狭带状，长 15 ~ 40 厘米，宽 0.4 ~ 1 厘米，先端钝，全缘；中脉明显，深绿色，被粉。花葶在叶前抽出，实心，高 25 ~ 60 厘米；总苞片 2，披针形，干膜质；伞形花序，有花 4 ~ 7 朵；花被裂片 6，红色，狭倒披针形，广展而强度反卷，边缘皱波状；花被管绿色；雌雄蕊显著伸出于花被外；雄蕊 6，子房下位，3 室，花柱纤弱，柱头极小。花期 8 ~ 10 月。

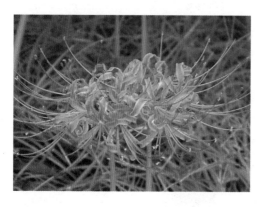

生长特性 生长于山地阴湿处或林缘、溪边、路旁，庭园亦有栽培。分布于华东、中南、西南地区及陕西等地。

采集方法 9 ~ 10 月将鳞茎挖出，选大者洗净，晒干入药；小者做种。野生者四季均可采挖，鲜用或晒干。

药材性状 石蒜鳞茎呈广椭圆形、类球形或卵球形，顶端残留叶基，基部生多数白色须根。表面有 2 ~ 3 层暗棕色干枯膜质鳞片包被，内有 10 ~ 20 层白色富黏性的肉质鳞片，生于短缩的鳞茎盘上，中央有黄白色的芽。气特异而微带刺激性，味极苦。

药理作用 ① 镇静、解热、镇痛作用：小鼠腹腔注射石蒜碱或家兔肌内注射，均可出现镇静作用。大鼠皮下或静脉注射石蒜碱可降低体温。小鼠腹腔注射石蒜碱，增强吗啡或延胡索的镇痛作用。② 抗胆碱酯酶作用：体外试验证明，雪花莲胺碱和石蒜胺对兔全血、肌肉和脑匀浆中胆碱酯酶的活性均有抑制作用。

药用功效 祛痰催吐、解毒散结，主治喉风、乳蛾、痰喘、食物中毒、胸腹积水、疔疮肿毒、痰核瘰疬。

用法用量 内服：煎汤，1.5 ~ 3 克；捣汁用。外用：捣敷、绞汁涂或煎水熏洗。

方剂选用 ① 治双单蛾：石蒜捣汁，以白酒调服，呕吐而愈。② 治食物中毒，痰涎壅塞：鲜石蒜 1.5 ~ 3 克，煎服。③ 治水肿：鲜石蒜 8 个，蓖麻子 80 粒（去皮），共捣烂敷涌泉穴 1 昼夜，如未愈再敷 1 次。④ 治黄疸：鲜石蒜鳞茎 1 个，蓖麻子 7 个（去皮），捣烂敷足心，每日 1 次。

注意事项 1. 皮肤破损后不能敷。
2. 小孩忌用。

金针菜

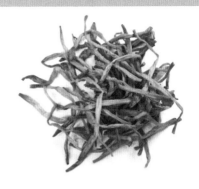

性味	凉，甘。
拉丁文	Hemerocallis citrina Baroni
英文	Dried Daylily

别名 萱草花、川草花、鹿葱花、萱萼。

来源 百合科萱草属植物黄花菜的花蕾。

成分 金针菜根含大黄酸、大黄酚、钝叶决明素及钝叶决明素甲醚；还含萱草根素，为黄色粉末，如用甲酰二甲胺重结晶得橘红色结晶，其毒性和疗效则大为降低。含有γ-羟基谷氨酸、琥珀酸、β-谷甾醇、天门冬素、秋水仙碱、海藻糖酶等成分。

植物形态 多年生草本，具短的根茎和肉质、肥大的纺锤状块根。叶基生，排成两列；叶片条形，长 50～130 厘米，宽 6～25 毫米，背面呈龙骨状突起。花葶长短不一，一般稍长于叶，基部三棱形，上部圆柱形，有分枝；蝎尾状聚伞花序组成圆锥形，多花，有时可达 100 朵；花序下部的苞片披针形，自下向上渐短；花柠檬黄色，具淡的清香味；花被管长 3～5 厘米，花被裂片 6，长 6～12 厘米，具平行脉，外轮倒披针形，内轮长圆形；雄蕊 6，伸出，上弯；雌蕊 1，子房 3 室。蒴果钝三棱状椭圆形，长 3～5 厘米，种子约 20 颗，黑色，有棱。花期、果期 5～9 月。

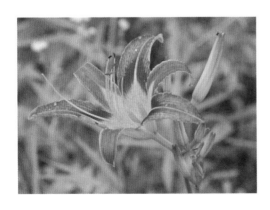

生长特性 生于海拔 2000 米以下的山坡、山谷、荒地或林缘，分布于河北、山东、河南、湖北、湖南、四川、陕西、甘肃等地。

采集方法 5～8 月花将要开放时采收，蒸后晒干。

药材性状 花呈弯曲的条状，表面黄棕色或淡棕色，湿润展开后花呈喇叭状，花被管较长，先端 5 瓣裂，雄蕊 6。质韧。气微香，味鲜，微甜。有的花基部具细而硬的花梗。

药理作用 花浸膏及提取物给小鼠灌胃，可使其自发活动显著减少，提示金针花有明显的镇静作用。

药用功效 利湿热、解郁、凉血，主治小便短赤、黄疸、胸膈烦热、夜少安寐、痔疮出血、疮痈。

用法用量 内服：煎汤，15～30 克；煮汤、炒菜。外用：捣敷或研末调蜜涂敷。

方剂选用 ① 治咯血、吐血、衄血，发热口渴：鲜金针菜或全草15克，茅根15克，水煎服。② 治痔疮出血：金针菜30克，红糖适量，煮熟，早饭前1小时服，连服3～4天。③ 治乳痈：金针菜、皂荚子、射干各15克，共炙、研末，分3次服，以砂仁汤调下。

注意事项 患有皮肤瘙痒症者忌食。

利水渗湿类 ---- 利尿通淋药

酢浆草

性味 寒，酸。
拉丁文 Oxalis corniculata L.
英文 Creeping Woodsorrel Herb

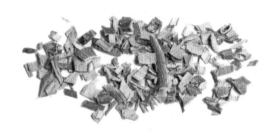

别名 酸箕、三叶酸草、酸母草、鸠酸草、酸浆、赤孙施、酸啾啾、田字草、酸浆草、酸母草、酸饺草、小酸苗、酸草、三叶酸、三角酸、雀儿酸、酸味草、酸迷迷草、三叶酸浆。

来源 酢浆草科酢浆草属植物酢浆草的全草。

成分 茎叶含多量草酸盐。另叶含柠檬酸及大量酒石酸，茎含苹果酸。全草含大量酒石酸、少量枸橼酸、苹果酸及草酸盐。

植物形态 多年生草本。根茎长，茎匍匐或斜生，褐色，多分枝，被柔毛。托叶明显；小叶 3 片，倒心形，上面无毛，叶背疏生平伏毛，脉上毛较密，边缘具贴伏缘毛。花单生或数朵组成腋生伞形花序；花黄色，萼片长卵状披针形，先端钝；花瓣 5，倒卵形；雄蕊 10，5 长 5 短，花丝基部合生成筒；花柱 5。蒴果近圆柱形，略具 5 棱，有喙，熟时弹裂；种子深褐色，近卵形而扁，有纵槽纹。花期 5 ～ 8 月，果期 6 ～ 9 月。

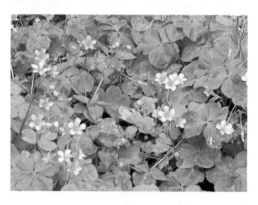

生长特性 生于荒地、田野、道旁，分布于全国大部分地区。

采集方法 7 ～ 9 月采收，鲜用或晒干。

药材性状 为段片状。茎、枝被疏长毛。叶纸质，皱缩或破碎，棕绿色。花黄色，萼片、花瓣均 5 枚。蒴果近圆柱形，有 5 条棱，被柔毛，种子小，扁卵形，褐色。具酸气。味咸而酸涩。

药理作用 抗菌作用：酢浆草煎剂在平板挖沟法中对金黄色葡萄球菌、福氏痢疾杆菌、伤寒杆菌、绿脓杆菌、大肠杆菌均有抑制作用。

药用功效 清热利湿、凉血散淤、解毒消肿，主治湿热泄泻、痢疾、黄疸、淋证、带下、吐血、衄血、尿血、月经不调、跌打损伤、咽喉肿痛、痈肿疔疮、丹毒、湿疹、疥癣、痔疮、麻疹、水火烫伤、蛇虫咬伤。

用法用量 内服：煎汤，干品 9 ～ 15 克，鲜品 30 ～ 60 克；研末或鲜品绞汁饮。外用：煎水洗、捣烂敷、捣汁涂或煎水漱口。

方剂选用 ①治急性腹泻：酢浆草（鲜）60 克，洗净，取冷开水半碗，擂汁，1 次服。② 治痢疾：酢浆草研末，每服15 克，开水送服。③ 治湿热发黄：酢浆草 15 克，土大黄 15 克，泡开水当茶喝。④ 治小便赤涩疼痛：采嫩的酢浆草，洗净绞汁，每次取100 毫升，以酒75 ～ 150 毫升和匀，空腹服，未通再服。⑤ 治妇人赤白带下：酢浆草阴干为末，空腹以酒服。

注意事项 孕妇及体虚者慎用。

紫杉

性味 平，甘、酸。
拉丁文 Taxus chinensis (Pilger) Rehd
英文 Maire Yew

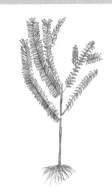

别名 南方红豆杉、紫杉、赤柏松。

来源 红豆杉科红豆杉属植物东北红豆杉的枝叶。

成分 叶含紫杉素 A、紫杉素 H、紫杉素 K、紫杉素 L、尖叶土杉甾醇 A、蜕皮甾醇、金松双黄酮。枝含紫杉碱、罗汉松甾酮 A。茎皮含紫杉醇。心材含紫杉新素、异紫杉树脂醇和异落叶松脂醇。

植物形态 常绿乔木，高达 20 米。树皮有浅裂纹，红褐色。小枝互生，枝平展或斜展，密生，小枝基部宿存芽鳞；一年生小枝绿色，秋后淡红褐色，2～3 年生枝红褐色或黄褐色。叶螺旋状着生，排列成不规则 2 列，"V"形斜展。花期 5～6 月，种子 9～10 月成熟。

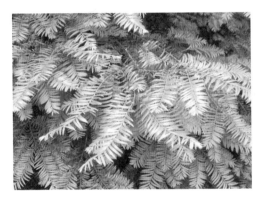

生长特性 为耐阴树种，抗寒性强，散生于海拔 500～1000 米的山地林中，分布于辽宁、吉林、黑龙江等地。

采集方法 7～9 月采收，晒干。

药材性状 枝皮红褐色，有浅裂；小枝密，互生，棕色或绿黄色，有稍突起的叶柄残基。枝的横切面灰白色至淡棕色，周围有较薄的栓皮，木质部细密，占绝大部分，年轮和放射状木部射线可见，髓部细小，棕色，常枯朽。叶易脱落，螺旋状着生，排成不规则 2 列，与小枝约成 45°角斜展；叶片条形，先端急尖，边缘反卷，基部狭窄，有短柄，上表面微皱缩，暗绿色或淡棕绿色，略有光泽，下表面棕色，中脉微隆起。气特异，味先微甜而后苦。

药理作用 ① 抗癌作用：紫杉植物体提取的紫杉醇是目前所发现的最有效且最安全的抗癌药物，对卵巢癌、乳腺癌、白血病、肺癌及结肠癌等疗效显著。② 降血糖作用：紫杉碱对正常家兔皮下或静脉注射作用不显著，但对高血糖者（肾上腺素性或食物性的）皮下或静脉注射 1～5 毫克/千克，有降血糖作用。③ 其他作用：对蛙、小鼠、兔的中枢神经系统有麻痹作用；对兔的最小致死量为 4.5 毫克/千克；少量对离体兔肠管有兴奋作用，0.002% 以上浓度则有显抑制作用。对未孕小鼠、兔离体子宫为麻痹作用（0.01%），但对已孕子宫则呈兴奋作用。

药用功效 利水消肿，主治肾炎性水肿、小便不利、糖尿病。

用法用量 内服：煎汤，叶 5～18 克，小枝 9～15 克（去皮）。

方剂选用 ① 治肾炎性水肿、小便不利：紫杉叶 6 克，木通 9 克、玉米须 9 克，水煎，日服 2 次。② 治糖尿病：紫杉叶 6 克，水煎，日服 2 次，连续用。如有恶心呕吐副作用，则停药；无副作用，可逐渐加量至 15 克。

注意事项 用量不宜过大，不宜久服。

利湿退黄药

本类药物以清利湿热、利胆退黄为主要功效，主要用于湿热黄疸，亦可用于湿疮、湿疹等症。

茵陈

性味 寒，苦。
拉丁文 Herba Artemisiae Capillariae
英文 Capillary Wormwood Herb

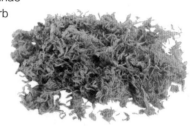

别名 因尘、马先、茵蒿、茵陈蒿、因陈蒿、石茵、绵茵陈、绒蒿、臭蒿、安吕草、婆婆蒿、野兰蒿。
来源 菊科植物茵陈蒿的干燥地上部分。
成分 本品主要含挥发油，油中主要成分有茵陈二炔、β-石竹萜烯、β-香叶烯、d-柠檬烯和少量单萜烯类化合物，并含绿原酸、茵陈素、茵陈色原酮、甲基茵陈色原酮、茵陈黄酮、蓟黄素等。

植物形态 多年生草本或半灌木状。茎直立，高 0.5 ~ 1 米，基部木质化，表面黄棕色，具纵条纹，多分枝；幼时全体有褐色丝状毛，成长后近无毛。头状花序小而多，密集成复总状；花黄色，管状。瘦果长圆形，无毛。花期 9 ~ 10 月，果期 10 ~ 12 月。

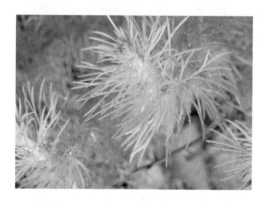

生长特性 生于山坡、路边。全国各地均有分布。

采集方法 栽后翌年 3 ~ 4 月即可采收嫩梢，连续收获 3 ~ 4 年。

药材性状 多卷曲成团状，灰白色或灰绿色，全体密被白色茸毛，绵软如绒。茎细小，气清香，味微苦。茎呈圆柱形，多分枝，表面淡紫色或紫色，有纵条纹；体轻，质脆，气芳香，味微苦。

药理作用 本品水煎剂有显著的利胆、保肝作用。茵陈蒿水浸剂有降血脂、降血压作用，并有一定的抗动脉粥样硬化作用。茵陈蒿具有明显的镇痛消炎作用；体外实验有抗病原微生物作用，对多数杆菌和某些皮肤真菌、ECHO、流感病毒有一定的抑制作用，并能 100% 地抑制黄曲霉菌丝体的生长，抑制杂色曲霉毒素的产生。并能促进白细胞分裂，提高 T 细胞的免疫活性，提高本体免疫力。茵陈蒿水提物有抗肿瘤作用。

药用功效 清热利湿、退黄，主治黄疸、小便不利、湿疮瘙痒。

用法用量 内服：煎汤，10 ~ 15 克；入丸、散。外用：适量，煎水洗。

方剂选用 治阳明病，症见汗齐颈而还，头出汗、身无汗，小便不利，渴饮水浆，淤热在里，身发黄：茵陈 300 克，栀子 14 枚（擘），大黄 100 克（去皮），先以水 12 升煮茵陈，待水减至 6 升时，再放入其他 2 味药，煮取 1 升，去渣分 3 次服完。小便当利，尿如皂角汁状。

注意事项
1. 因脾虚血亏而致的虚黄、萎黄者一般不宜使用。
2. 蓄血发黄者禁用。

金钱草

性味 凉、甘、微苦。

拉丁文 Herba Lysimachiae

英文 Christina Loosestrife Herb

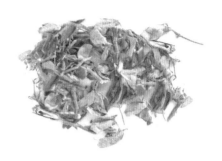

别名 神仙对坐草、地蜈蚣、蜈蚣草、铜钱草、大金钱草、对坐草、一串钱。

来源 报春花科珍珠菜属植物过路黄的全草。

成分 本品主要含槲皮素、查耳酮、谷甾醇、氨基酸、鞣质、挥发油、胆碱、钾盐等。

植物形态 多年生蔓生草本。茎柔弱，平卧延伸，长 20 ~ 60 厘米，表面灰绿色或带红紫色，幼嫩部分密被褐色无柄腺体，下部节间较短，常发出不定根。叶对生；叶柄长 1 ~ 3 厘米，无毛；叶片卵圆形、近圆形以至肾圆形。蒴果球形，有稀疏黑色腺条，瓣裂。花期 5 ~ 7 月，果期 7 ~ 10 月。

生长特性 生于土坡路边、沟边及林缘较阴湿处，垂直分布可达海拔 2300 米处，分布于中南、西南地区，以及山西、江苏、浙江、安徽、福建等地。

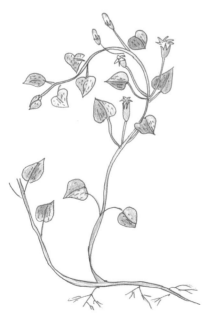

采集方法 栽种当年 9 ~ 10 月收获。以后每年收获 2 次，第 1 次在 6 月，第 2 次在 9 月。用镰刀割取，留茬 10 厘米左右，以利萌发，晒干或烘干。

药材性状 全草多皱缩成团，无毛或被疏柔毛。茎扭曲，表面棕色或暗棕红色，有纵纹，断面实心。叶对生，多皱缩，展平后呈宽卵形或心形，上表面灰绿色或棕褐色，下表面色较浅，主脉明显突起，用水浸后，对光透视可见黑色或褐色条纹。蒴果球形。气微，味淡。

药理作用 本品煎剂有显著利尿作用，能促进胆汁分泌和排泄，并有排石、镇痛、抑菌、抗炎作用。

药用功效 清热利湿、通淋排石、解毒，主治湿热黄疸，热淋，肾炎性水肿，肝、胆及泌尿系统结石，热毒痈肿，毒蛇咬伤。

用法用量 内服：煎汤，干品 15 ~ 60 克，鲜品加倍；捣汁饮。外用：鲜品捣敷。

方剂选用 ① 治急性黄疸型肝炎：金钱草 90 克，茵陈 45 克，板蓝根 15 克，水煎，加糖适量，每日服用 3 次，连服 10 ~ 15 剂。② 治胆囊炎：金钱草 45 克，虎杖根 15 克，水煎服。如有疼痛则加郁金 15 克。③ 治胆石症：金钱草 60 克，鸡内金 18 克，共研细粉，分 3 次以开水冲服。④ 治石淋：金钱草、车前草各 9 ~ 15 克，煎水服。⑤ 治肾盂肾炎：金钱草 60 克，海金沙 30 克，青鱼胆草 15 克，每日 1 剂，水煎，分 3 次服完。

注意事项 风湿性关节炎、肩周炎患者用鲜品煎水熏洗，可引起接触性皮炎。

利水渗湿类 — 利湿退黄药

虎杖

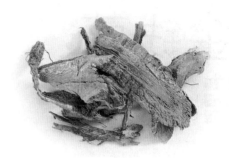

性味 微寒，苦。
拉丁文 Rhizoma Polygoni Cuspidati
英文 Giant Knotweed Rhizome

别名 大虫杖、苦杖、酸杖、斑杖、苦杖根、杜牛膝、酸桶笋、斑庄根、酸杆、斑根、黄药子。
来源 蓼科蓼属植物虎杖的根茎及根。
成分 本品主要含蒽醌类化合物（大黄素、大黄酚、大黄酸、大黄素甲醚等）和酚性成分（6- 羟基芦荟 - 大黄素、大黄素 -8- 单甲醚等）等。

植物形态 多年生灌木状草本，高达 1 米以上。根茎横卧地下，木质，黄褐色，节明显。茎直立，圆柱形，表面无毛，散生着多数红色或带紫色斑点，中空。单叶互生，阔卵形至近圆形，花小而密，白色，花期 7 ~ 9 月，果期 9 ~ 10 月。

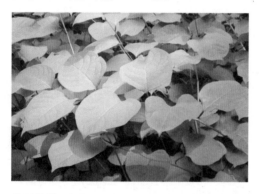

生长特性 多生于山谷、溪旁或岸边，分布于江苏、浙江、江西、福建、山东、河南、陕西、湖北、云南、四川、贵州等地。

采集方法 4 ~ 9 月均可采收，鲜用或晒干。

药材性状 根的形状不一，多数呈圆锥形弯曲，或块状，外表棕褐色，有明显的纵皱纹、紫色斑块及散在的须根疤痕；质坚硬不易折断，断面棕红色，纤维性。根茎圆柱形，节明显，通常着生卷曲的须根，折断面中央有空隙，根茎顶部有残存的茎基。气微，味微苦、涩。

药理作用 本品煎剂体外有抗菌作用，对多种病毒均有抑制作用。所含蒽醌有明显降压作用和减慢心率作用。白藜芦醇苷有降血脂、护肝和扩张毛细血管作用；并能增加心搏出量和脉压差，对防治休克有重要意义；又可抗血小板聚集和 TXB_2 的产生。白藜芦醇对导致顽癣、汗疱状癣的深红色发癣菌、趾间发癣菌有很强的抑制作用。此外，还有抗肿瘤、降血糖、镇静、止血、利尿、升高白细胞等作用。

药用功效 活血祛瘀、利湿退黄、清热解毒，主治妇女经闭、痛经、产后恶露不下、癥瘕积聚、风湿痹痛、湿热黄疸、淋浊带下、跌仆损伤、疮疡肿毒、水火烫伤。

用法用量 内服：煎汤，15 ~ 50 克；浸酒或入丸、散。外用：研末调敷；煎浓汁湿敷；熬膏涂擦。

方剂选用 ① 治月经闭不通，症见结瘕、腹大如瓮、短气欲死：虎杖根 50 克（去头去土，曝干，切），土瓜根、牛膝各取汁 80 毫升。先以水 200 毫升浸虎杖根一宿，第二日煎取 80 毫升，再放入土瓜根、牛膝汁，搅匀，煎成膏状。每次用酒调服 20 毫升，白天服用两次，晚上服用 1 次。宿血当下，若病去，止服。② 治腹内积聚，症见腹虚胀雷鸣、四肢沉重、月经不通：虎杖根 100 克（切细），加水 5 升，煮取一大半，去渣，澄滤令净，取好淳酒 1 升和煎，煎成膏状止。每次服用 20 毫升，以通为度，不通则酌加之。

注意事项 孕妇禁服。

垂盆草

性味 凉，甘、淡、微酸。
拉丁文 Herba Sedi
英文 Stringy Stonecrop Herb

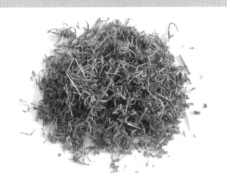

别名 山护花、鼠牙半支、半枝莲、狗牙草、佛指甲、瓜子草、三叶佛甲草、白蜈蚣、地蜈蚣草、太阳花、柱开口、石指甲、狗牙瓣。

来源 景天科景天属植物垂盆草的全草。

成分 本品主要含甲基异石榴皮碱等生物碱、垂盆草苷、糖类、氨基酸、黄酮、三萜类及植物甾醇等。

植物形态 多年生肉质草本。全株无毛。根纤维状，不育茎匍匐，长10～25厘米，接近地面的节处易生根。叶常为3片轮生；叶片倒披针形至长圆形。聚伞花序，顶生，花小，无梗；花瓣5，黄色，披针形至长圆形。蓇葖果，内有多数细小的种子。种子卵圆形，表面有细小的乳头状突起。花期5～7月，果期7～8月。

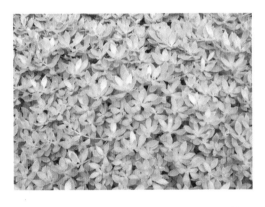

生长特性 生于海拔1600米以下的向阳山坡、石隙、沟边及路旁湿润处，分布于河北、山西、辽宁、吉林、江苏、浙江、安徽、福建、江西、山东、河南、湖北、湖南、四川、贵州、陕西、甘肃等地。

采集方法 6～9月采收，晒干。

药材性状 干燥全草稍卷缩。根细短，茎纤细，长可达20厘米以上，部分节上可见纤细的不定根。3叶轮生，叶片倒披针形至矩圆形，绿色，肉质，长1.5～2.8厘米，宽0.3～0.7厘米，先端近急尖，基部急狭，有距。气微，味微苦。

药理作用 本品有抗菌作用，对白色葡萄球菌抑制作用较强，对金黄色葡萄球菌次之，对大肠杆菌、伤寒杆菌、绿脓杆菌、链球菌、白色念珠菌、福氏痢疾杆菌均有一定抑制作用；并有保肝、降酶作用。

药用功效 清热解毒、利湿，主治湿热黄疸、咽喉肿痛、痈疖肿毒、痢疾、淋证、水火烫伤、湿疹。

用法用量 内服：煎汤，干品15～30克，鲜品50～100克；捣汁。外用：捣敷，研末调擦，取汁外涂，煎水湿敷。

方剂选用 ①治急性黄疸型肝炎：垂盆草30克，茵陈30克，板蓝根15克，水煎服；治慢性迁延型肝炎：鲜垂盆草30克，紫金牛9克，水煎去渣，加适量糖，分2次服。②治肠炎、痢疾：垂盆草30克，马齿苋30克，水煎服，每日1剂。③治咽喉肿痛：垂盆草15克，山豆根9克，水煎服。④治毒蛇咬伤：鲜垂盆草捣汁1杯，加雄黄、白酒各少量，内服，每日1～2次。

注意事项 脾胃虚寒者慎服。

利水渗湿类 ---- 利湿退黄药

积雪草

性味 寒，苦、辛。
拉丁文 Herba Centellae
英文 Asiatic Pennywort Herb

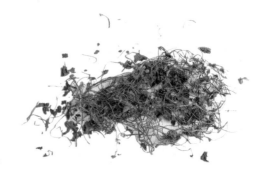

别名 连钱草、地钱草、马蹄草、老公根、葵蓬菜、崩口碗、落得打、地棠草、大马蹄草、土细辛、崩大碗、雷公根。

来源 伞形科积雪草属植物积雪草的全草。

成分 本品主要含多种 α- 香树脂醇型的三萜成分，其中有积雪草苷、参枯尼苷、异参枯尼苷、羟基积雪草苷等。此外，尚含内消旋肌醇、积雪草糖、胡萝卜烃类、叶绿素以及山柰酚、槲皮素和葡萄糖、鼠李糖等。

植物形态 多年生草本，茎匍匐，细长，节上生根，无毛或稍有毛。单叶互生；叶柄长2～15厘米，基部鞘状；叶片肾形或近圆形，长1～3厘米，宽1.5～5厘米，基部阔心形，边缘有钝锯齿，两面无毛或在背面脉上疏生柔毛；掌状脉5～7。单伞形花序单生，或2～4个聚生叶腋；花瓣卵形，紫红色或乳白色。花期、果期4～10月。

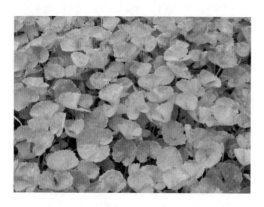

生长特性 生于海拔200～1990米的阴湿草地、田边、沟边，分布于我国西南地区及江苏、浙江、安徽、福建、江西、湖北、湖南、广东、广西、陕西、台湾等地。

采集方法 7～11月采收，晒干。

药材性状 干燥全草常蜷缩成团状。根圆柱形，长2～4厘米，直径1～1.5毫米，表面浅黄色或灰黄色。茎细长弯曲，黄棕色，有细纵皱纹，节上常着生须状根。叶片多皱缩、破碎，完整者展平后呈近圆形或肾形，直径1～4厘米，灰绿色，边缘有粗钝锯齿；叶柄长3～6厘米，扭曲，基部具膜质叶鞘。伞形花序腋生，短小。双悬果扁圆形，有明显隆起的纵棱及细网纹，果梗甚短。气特异，味淡微辛。

药理作用 本品有镇静、安神作用，积雪草煎剂有抗溃疡作用，其醇提物有镇痛作用。所含积雪草苷能促进皮肤生长，可治疗皮肤溃疡；体外实验有抗菌作用。

药用功效 清热利湿、活血止血、解毒消肿，主治发热、咳喘、咽喉肿痛、肠炎、痢疾、湿热黄疸、水肿、淋证、尿血、衄血、痛经、崩漏、丹毒、瘰疬、疔疮肿毒、带状疱疹、跌打肿痛、外伤出血、蛇虫咬伤。

用法用量 内服：煎汤，干品9～15克，鲜品量加倍；捣汁用。

方剂选用 ① 治感冒头痛：积雪草30克，生姜9克，捣烂，敷额上。② 治外感发热，烦渴谵语：积雪草60克，白颈蚯蚓4条，共捣烂，用水煲2小时后取汁服。③ 治哮喘：干积雪草30克，马蹄金、薜荔藤各15克，水煎服。④ 治痢疾：鲜积雪草60克，凤尾草、紫花地丁鲜全草各30克，水煎，调适量冰糖、蜂蜜服。

注意事项 脾胃虚寒者不宜服用。

溪黄草

性味 寒，苦。
拉丁文 Herba Rabdosiae Serrae
英文 Linearstripe Rabdosia Herb

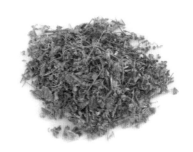

别名 熊胆草、血风草、溪沟草、山羊面、土黄连、香茶菜、山熊胆、黄汁草。
来源 唇形科香茶菜属植物溪黄草的全草。
成分 本品主要含黄酮苷、酚类、氨基酸、有机酸等。

植物形态 多年生草本，高1.5～2米。根茎呈疙瘩状，向下密生须根。茎四棱，带紫色，密被微柔毛，上部多分枝。叶对生；柄长0.5～3.5厘米；叶片卵圆形或卵状披针形。小坚果阔倒卵形，先端具腺点及髯毛。花、果期8～10月。

生长特性 常成丛生于山坡、路旁、田边、溪旁、河岸及草灌木丛中，分布于东北地区及山西、江苏、浙江、安徽、福建、江西、河南、湖南、广东、广西、四川、贵州、陕西、甘肃、台湾等地。

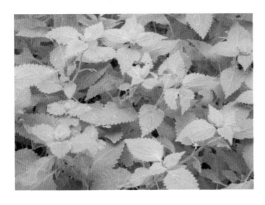

采集方法 每年可采收2～3次，第一次约在栽后3个月收割，第二次在第一次收割后约75天进行，第三次在冬前收割，割后晒干即可。

药材性状 茎枝方柱形，密被倒向微柔毛。叶对生，常破碎，完整叶多皱缩，展开后呈卵形或卵状披针形，长4～12厘米，两面沿脉被微柔毛，叶柄

长1～1.5厘米。聚伞花序具梗，由5至多数花组成顶生圆锥花序；苞片及小苞片狭卵形至条形，密被柔毛；花冠紫色，长约5.5毫米。

药理作用 ① 抗肿瘤作用：溪黄草有效成分溪黄草素A和尾叶香茶菜素A，具有抗癌活性，对人宫颈癌HeLa细胞有显著的抑制作用。② 消炎利肝：溪黄草的水提取物能抑制二甲苯致小鼠耳部炎症反应，降低CCl_4引起小鼠肝损伤后ALT升高的作用，能对抗醋酸所致小鼠腹腔毛细管通透性升高，说明具有消炎利肝的作用。③ 清除自由基：溪黄草中黄酮类物质对羟自由基和氧自由基具有清除作用。

药用功效 清热解毒、利湿退黄、散淤消肿，主治湿热黄疸、胆囊炎、泄泻、痢疾、疮肿、跌打伤痛。

用法用量 内服：煎汤，15～30克。外用：捣敷或研末擦。

方剂选用 ① 治急性黄疸型肝炎：溪黄草、马蹄金、鸡骨草、车前草各30克，水煎。② 治痢疾、肠炎：溪黄草鲜叶捣汁，每次取5毫升，开水冲服；取9～15克，水煎服；研粉装胶囊内，每次服1～2丸。③ 治癃闭：鲜溪黄草60克，鲜石韦、鲜车前草各30克，水煎服。④ 治跌打肿痛：鲜溪黄草15～30克，猪殃殃30～60克，煎水兑酒服，渣捣烂敷。⑤ 治风火赤眼：鲜溪黄草30克，水煎，去渣过滤后以药汤洗眼。

注意事项 脾胃虚寒者慎服。

利水渗湿类 ---- 利湿退黄药

乌蔹莓

性味 寒，苦、酸。
拉丁文 Herba Cayratiae Japonicae
英文 Japanese Cayratia Herb

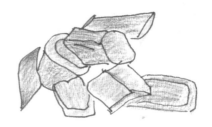

别名 拔、茇葛、龙尾、虎葛、五叶莓、笼草、乌蔹草、五叶藤、五爪龙草。

来源 葡萄科乌蔹莓属植物乌蔹莓的全草或根。

成分 全草含挥发油：樟脑、香桧烯、β-波旁烯、别香橙烯、β-榄香烯等。

植物形态 多年生草质藤本。茎带紫红色，有纵棱；卷须二歧分叉，与叶对生。鸟趾状复叶互生；小叶5，膜质，椭圆形、椭圆状卵形至狭卵形。聚伞花序呈伞房状，通常腋生或假腋生，具长梗；花小，黄绿色。浆果卵圆形，成熟时黑色。花期5~6月，果期8~10月。

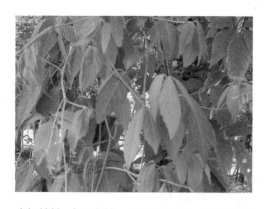

生长特性 生于山坡、路旁灌木林中，常攀缘于它物上，分布于江苏、浙江、安徽、福建、江西、山东、河南、湖北、广东、广西、四川、陕西、甘肃、台湾等地。

采集方法 夏、秋季割取藤茎或挖出根部，切段，晒干或鲜用。

药材性状 茎圆柱形，扭曲，有纵棱，多分枝，带紫红色；卷须二歧分叉，与叶对生。叶皱缩；展平后为鸟足状复叶，小叶5，椭圆形、椭圆状卵形至狭卵形，边缘具疏锯齿，两面中脉有毛茸或近无毛，中间小叶较大，有长柄，侧生小叶较小；叶柄长可达4厘米以上。浆果卵圆形，成熟时黑色。气微，味苦、涩。

药理作用 ① 抑菌试验：本品对溶血性葡萄球菌、溶血性链球菌、痢疾杆菌、大肠杆菌均有抑制作用。其水煎剂对钩端螺旋体有抑制作用。② 乌蔹莓水煎酒沉液及醇沉液对不同的炎症模型均有不同程度的对抗作用，对以渗出和肉芽组织增生为主的炎症过程均有抑制作用，其抗炎作用与垂体－肾上腺系统无明显关系。③ 乌蔹莓能明显抗体外血栓形成和血小板黏附，显著抑制 ADP、胶原诱导大鼠血小板聚集。④ 对细胞免疫有增强作用，亦能增强腹腔巨噬细胞吞噬功能。⑤ 乌蔹莓对由于皮下注射肺炎双球菌和流感杆菌引起的家兔体温升高有解热作用。

药用功效 清热利湿、解毒消肿，主治热毒痈肿、疔疮、丹毒、咽喉肿痛、蛇虫咬伤、水火烫伤、风湿痹痛、黄疸、泻痢、白浊、尿血。

用法用量 内服：煎汤，15~30克；浸酒或捣汁饮。外用：捣敷。

方剂选用 ① 治带状疱疹：乌蔹莓根捣烂、混合烧酒与雄黄，抹患处。② 治风湿瘫痪，行走不便：乌蔹莓45克，臭山羊30克，大风藤30克，泡酒500毫升，每次服15~30毫升，日服2次，经常服用。③ 治毒蛇咬伤，视物不清：鲜乌蔹莓全草捣烂，绞取汁60毫升，米酒冲服。外用鲜全草捣烂敷伤处。

注意事项 孕妇慎服。

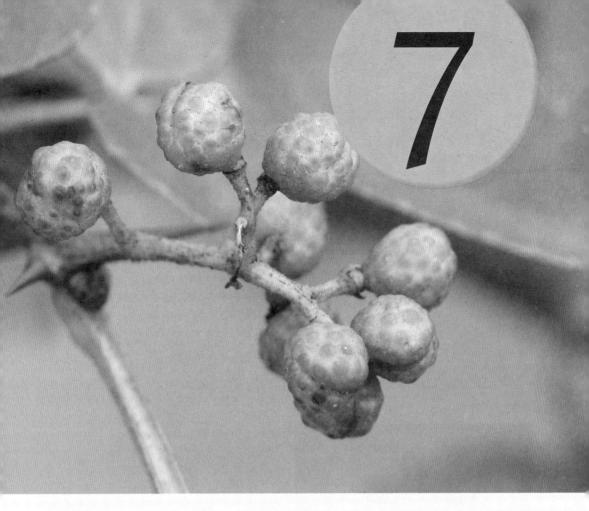

温里类

凡能温里祛寒、治疗里寒证的药物，称为温里药，又称祛寒药。

本类药物多味辛而性温热，因其辛散温通、偏走脏腑而能温里散寒、温经止痛，有的药物还能助阳、回阳，故可用于治疗里寒证。即《皇帝内经》所谓"寒者热之"、《神农本草经》所谓"疗寒以热药"之意。

使用本类药物应根据不同证候作适当配伍。外寒内侵、表邪未解者，须配辛温解表药用；寒凝经脉、气滞血淤者，须配理气活血药用；寒湿内阻者，宜配芳香化湿或温燥祛湿药用；脾肾阳虚者，宜配温补脾肾药用；气虚欲脱者，宜配大补元气药用。

本类药物性多辛热燥烈，易助火耗阴，凡属实热证、阴虚火旺、津血亏虚者忌用；孕妇慎用，气候炎热时慎用。

附子

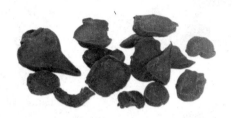

性味 热，辛、甘。有毒。
拉丁文 Radix Aconiti Lateralis Preparata
英文 Prepared Common Monkshood Daughter Root

别名 五毒棍、川乌、刀附、天雄等。
来源 毛茛科乌头属植物乌头的子根的加工品。
成分 附子含乌头碱、乌头原碱、中乌头碱、次乌头碱、异飞燕草碱、苯甲酰中乌头碱等。

植物形态 多年生草本，高60～150厘米。块根倒圆锥形，栽培品的侧根甚肥大，直径达5厘米，外皮黑褐色。叶互生；茎下部叶在开花时枯萎，中部叶片五角形，革质或纸质。总状花序顶生。蓇葖果。花期8～9月，果期9～10月。

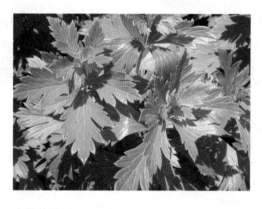

生长特性 生于山地草坡或灌木丛中。喜温暖湿润气候。在土层深厚、疏松、肥沃、排水良好的沙壤上栽培。主要栽培于四川、陕西。野生种分布于辽宁、河南、山东、陕西等地。

采集方法 6月下旬至8月上旬挖出全株，摘取子根，即泥附子，须立即加工。选择个大、均匀的泥附子，洗净，浸入食用胆巴的水溶液中，过夜，再加食盐，继续浸泡，每日取出晒晾，并逐渐延长晒晾时间，直到表面出现大量结晶盐粒、质地变硬为止，习称"盐附子"。

药材性状 盐附子：呈圆锥形，表面灰黑色，被盐霜，顶端有凹陷的芽痕，周围有瘤状突起的支根或支根痕。体重。横切面灰褐色，可见充满盐霜的小空隙及多角形的形成层环纹，环纹内侧筋脉排列不整齐。气微，味咸而麻，刺舌。

药理作用 本品水煎剂有抗休克、抗凝、抗血栓形成、抗炎、抗溃疡作用。附子注射液可提高体液免疫功能、细胞免疫功能及血清补体的含量，对垂体、肾上腺皮质系统有兴奋作用。附子所含消旋去甲基乌药碱有明显的强心、扩张血管、抗心肌缺血、抗缓慢型心律失常作用；乌头碱与乌头原碱有镇痛、镇静、局麻作用。

药用功效 回阳救逆、散寒除湿，主治阴盛格阳、大汗亡阳、吐泻厥逆、心腹冷痛、冷痢、脚气水肿、风寒湿痹、阴疽疮漏及一切沉寒痼冷之疾。

用法用量 内服：煎汤，3～9克，回阳救逆可用18～30克；入丸、散。外用：研末调敷，或切成薄片盖在患处或穴位上，用艾炷灸之。内服宜制用，宜久煎；外用多用生品。

方剂选用 治吐利汗出、发热恶寒、四肢拘急、手足厥冷：甘草100克（炙），干姜75克，附子1枚（去皮，破8片），以水600毫升煮取240毫升，去滓，温时两次服完。身体强壮的人可用大附子1枚、干姜150克。

注意事项 1. 阴虚阳盛、真热假寒者及孕妇均禁服。
2. 服药时不宜饮酒，不宜以白酒为引。

肉桂

性味 热，辛、甘。

拉丁文 Cortex Cinnamomi Cassiae

英文 Cassia Bark

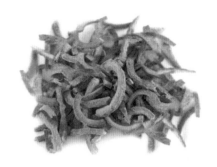

别名 菌桂、牡桂、桂、大桂、筒桂、辣桂、玉桂。

来源 樟科樟属植物肉桂的干树皮。

成分 本品主要含挥发油（即桂皮油），油中主要化学成分为桂皮醛，其他化学成分包括肉桂醇、肉桂醇醋酸酯、肉桂酸、醋酸苯内酯、桂皮苷、阿拉伯木聚糖等。本品尚含黏液、鞣质等。

植物形态 常绿乔木，高 12 ～ 17 米，芳香，树皮灰褐色。叶互生或近对生；叶片长椭圆形，或近披针形。圆锥花序腋生或近顶生，长 8 ～ 16 厘米，被黄色绒毛，花序分枝末端具 3 朵花作聚伞状排列。花两性，白色。花期 6 ～ 8 月，果期 10 ～ 12 月。

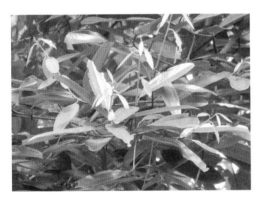

生长特性 生于常绿阔叶林中，多为栽培。在福建、广东、广西、海南、云南、台湾等地的热带及亚热带地区均有栽培。

采集方法 当树龄 10 年以上，韧皮部已积成油层时可采剥，春、秋季节均可剥皮，以秋季 8 ～ 9 月采剥的品质为优。

药材性状 本品呈槽状（企边桂）或卷筒状（油筒桂）。外表面灰棕色，稍粗糙，有不规则的细皱纹及横向突起的皮孔，有的可见灰白色的斑纹；内表面红棕色，有细纵纹，划之显油痕。质硬而脆，易折断。气香浓烈，味甜、辣。

药理作用 本品水煎剂对外周血管有扩张作用，还能促进血液循环、抗心肌缺血、抑制血小板聚集、抗凝血酶、保护肾上腺皮质功能。肉桂水提物和醚提物有保护胃黏膜和抗溃疡作用，能缓解胃肠痉挛疼痛。桂皮油、桂皮醛、肉桂酸钠具有镇静、镇痛、解热和抗惊厥作用。桂皮油还有强大的杀菌作用，对革兰阳性菌的作用比阴性菌好。肉桂的乙醇或乙醚浸出液对多种致病性皮肤真菌有抑制作用。此外，本品还有降血压、促进胆汁分泌的作用。

药用功效 补火助阳、引火归源、散寒止痛、活血通经、温经通脉，主治肾阳不足、命门火衰之畏寒肢冷、腰膝酸软、阳痿遗精、短气喘促、浮肿尿少诸证等。

用法用量 内服：煎汤，2 ～ 5 克，不宜久煎；研末，0.5 ～ 1.5 克；入丸剂。外用：研末调敷或浸酒涂擦。

方剂选用 ① 治卒心痛，亦治久心病发作有时节者：桂心、当归各 50 克，栀子 14 枚，均捣为散，每次以酒调服 5 ～ 6 克，每日服 3 ～ 5 次。② 治脑头痛：肉桂（去粗皮）、荜茇、细辛（去苗叶）各等份，捣罗为散，每次取 0.5 克，先满含温水一口，即蓄药于鼻中；偏头痛，随痛左右用之。

注意事项	1. 阴虚火旺、里有实热、血热妄行出血者及孕妇均禁服。
	2. 畏赤石脂。

干姜

性味 热，辛。
拉丁文 Rhizoma Zingiberis
英文 Dried Ginger

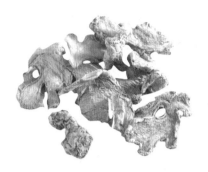

别名 白姜、均姜、干生姜。

来源 本品为姜科植物姜的干燥根茎。

成分 根茎含挥发油，油中主要成分为姜醇、姜烯、没药烯、α-姜黄烯、芳樟醇、桉油素及α-龙脑。另含辛辣成分姜辣素及其分解产物姜酮，尚含多种氨基酸等。

植物形态 多年生草本，高40～100厘米。根茎肉质，扁圆横走，分枝，具芳香和辛辣气味。叶互生，2列，无柄，有长鞘，抱茎；叶片线状披针形，长15～20厘米，宽约2厘米，先端渐尖，基部狭，光滑无毛；叶舌长1～3毫米，膜质。花茎自根茎抽出，长约20厘米；穗状花序椭圆形，稠密，长约5厘米，宽约2.5厘米；苞片卵圆形，长约2.5厘米，先端具硬尖，绿白色，背面边缘黄色；花萼管状，长约1厘米，具3短齿；花冠绿黄色，管长约2厘米，裂片3，披针形，略等长，唇瓣长圆状倒卵形，较花冠裂片短，稍为紫色，有黄白色斑点；雄蕊微紫色，与唇瓣等长；子房无毛，3室，花柱单生，为花药所抱持。蒴果3瓣裂，种子黑色。花期7～8月，果期12月至翌年1月。

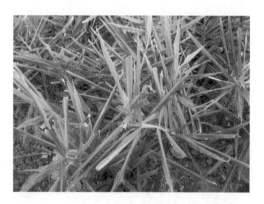

生长特性 全国大部分地区有产，主产于四川、贵州等地。

采集方法 冬季茎叶枯萎时挖取，去净茎叶、须根、泥沙，晒干或微火烘干。

药材性状 根茎呈扁平块状，具指状分枝，长3～7厘米，厚1～2厘米。表面灰棕色或浅黄棕色，粗糙，具纵皱纹及明显的环节。分枝处常有鳞叶残存，分枝顶端有茎痕或芽。质坚实，断面黄白色或灰白色，粉性或颗粒性，内皮层环纹明显，维管束及黄色油点散在。气香、特异，味辛辣。

药理作用 对大鼠胃黏膜细胞有保护作用；对肝损害有保护作用；有暂时性升血压作用；能显著抑制大鼠自发活动；能对抗中枢兴奋药致惊厥的作用。此外，还有利胆、镇痛、抗血小板凝集、抗炎、抗菌、抗原虫等作用。

药用功效 温中散寒、回阳通脉、温肺化饮，主治脘腹冷痛、呕吐、泄泻、亡阳厥逆、寒湿痹痛、寒饮喘咳。

用法用量 内服：煎汤，3～10克；入丸、散。外用：煎汤洗或研末调敷。

方剂选用 ① 治卒心痛：干姜末适量，以温酒调服，每天服用6～7次。② 治一切寒冷、气郁心痛、胸腹胀满：大米400克，干姜、高良姜各50克，煮食。③ 治饭后吐酸水：干姜、食茱萸各100克，研为末，筛净，每次以酒调服5～6克，每日两次，胃冷服之，立验。

注意事项 1. 阴虚内热、血热妄行者忌服。
2. 孕妇慎服。

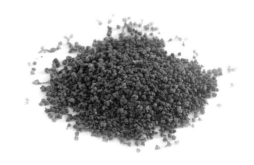

吴茱萸

性味 热，辛、苦。有小毒。
拉丁文 Fructus Evodiae
英文 Medicinal Evodia Fruit

别名 食茱萸、榄子、吴萸。

来源 芸香科吴茱萸属植物吴茱萸的未成熟果实。

成分 吴茱萸果实含挥发油，油中主要成分为吴茱萸烯、吴茱萸内酯醇、柠檬苦素。果实中还含天冬氨酸、色氨酸、苏氨酸、丝氨酸及胱氨酸等 18 种氨基酸。

植物形态 常绿灌木或小乔木，高 3 ～ 10 米。树皮青灰褐色，幼枝紫褐色，有细小圆形的皮孔；幼枝、叶轴及花轴均被锈色绒毛。奇数羽状复叶对生，小叶椭圆形至卵形，厚纸质或纸质。雌雄异株，聚伞圆锥花序，顶生；花瓣 5，白色，长圆形。果实扁球形，成熟时裂开成 5 个果瓣，紫红色。花期 6 ～ 8 月，果期 9 ～ 10 月。

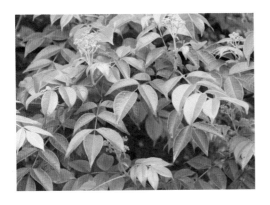

生长特性 生于低海拔向阳的疏林下或林缘旷地，分布于浙江、安徽、福建、湖北、湖南、广东、广西、四川、贵州、云南、陕西、甘肃、台湾。

采集方法 栽后 3 年，早熟品种 7 月上旬，晚熟品种 8 月上旬，待果实呈茶绿色而心皮未分离时采收，在露水未干前采摘整串果穗（切勿摘断果枝），晒干，用手揉搓，使果柄脱落，扬净。如遇雨天，用微火烤干。

药材性状 呈果实类球形或略呈五角状扁球形，直径 2 ～ 5 毫米。表面暗绿黄色至褐色，粗糙，有多数点状突起或凹下油点。顶端有五角星状的裂隙，基部残留被有黄色茸毛的果梗。质硬而脆，横切面可见子房室，每室有淡黄色种子 1 粒。气芳香浓郁，味辛辣而苦。

药理作用 对猪蛔虫有较显著的驱除作用；对霍乱弧菌、絮状表皮癣菌及奥杜盎小芽孢癣菌等皮肤真菌有不同程度的抑制作用；大量吴茱萸对中枢神经有兴奋作用，并可引起视力障碍、错觉等。此外，还有镇痛、升高体温、轻度影响呼吸与血压等作用。

药用功效 温中散寒、解郁、燥湿，主治脘腹冷痛、厥阴头痛、疝气痛、痛经、脚气肿痛、呕吐吞酸、寒湿泄泻。

用法用量 内服：煎汤，1.5 ～ 5 克；入丸、散。外用：研末调敷或煎水洗。止呕，以黄连水炒；治疝，以盐水炒。

方剂选用 ① 治肾气上哕、肾气自腹中起上筑于咽喉、逆气连属而不能吐，或至数十声上下不得喘息：吴茱萸（醋炒）、陈皮、附子（去皮）各 50 克，均研为末，做成如梧桐子大小的丸，每次以生姜汤调下 70 丸。② 治食已吞酸、胃气虚冷：吴茱萸（汤泡 7 次，焙）、干姜（炮）各等份，均研为末，每次以白开水调服 5 克。

注意事项 不宜多服久服，无寒湿气滞及阴虚火旺者禁服。

丁香

性味 温，辛。
拉丁文 Flos Caryophylli
英文 Clove

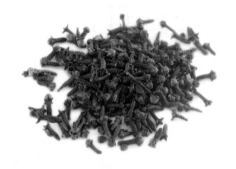

别名 丁子香、支解香、雄丁香、公丁香。

来源 桃金娘科丁香属植物丁香的花蕾。

成分 花蕾含挥发油（即丁香油），油中主要含有丁香油酚、乙酰丁香油酚、β-石竹烯。此外，花蕾尚含甲基正戊基甲酮、水杨酸甲酯、香草醛、苯甲醛、苯甲醇等。

植物形态 常绿乔木，高达 10 米。叶对生；叶柄明显；叶片长方卵形或长方倒卵形，长 5 ~ 10 厘米，宽 2.5 ~ 5 厘米，先端渐尖或急尖，基部狭窄常下展成柄，全缘。花芳香，聚伞圆锥花序顶生，花径约 6 毫米；花萼肥厚，绿色后转紫色，长管状，先端 4 裂，裂片三角形；花冠白色，稍带淡紫，短管状，4 裂；雄蕊多数，花药纵裂；子房下位，与萼管合生，花柱粗厚，柱头不明显。浆果红棕色，长方椭圆形，长 1 ~ 1.6 厘米，直径 6 ~ 8 毫米，先端宿存萼片。种子长方形。

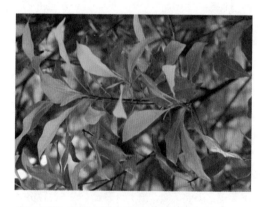

生长特性 丁香花性喜阳光，稍耐阴，耐寒性强，抗逆性强，我国广东、广西等地有栽培。

采集方法 定植后 5 ~ 6 年开花，花蕾开始时呈白色，渐次变绿色，最后呈鲜红色时采集，除去花梗，晒干。

药材性状 花蕾略呈研棒状，长 1 ~ 2 厘米。花冠圆球形，花瓣 4，覆瓦状抱合，棕褐色或黄褐色，花瓣内为雄蕊和花柱，搓碎后可见众多黄色细粒状的花药。质坚实，富油性。气芳香浓烈，味辛辣，有麻舌感。

药理作用 本品内服能促进胃液分泌、增强消化力、减轻恶心呕吐、缓解腹部气胀；所含丁香酚有局部麻醉止痛作用；水提取物或醇提取物对猪蛔虫有麻醉和杀灭作用，对细菌及致病性真菌均有抑制作用；在体外，丁香对流感病毒 PR8 株有抑制作用。

药用功效 温中、降逆、暖肾，主治胃寒呃逆、呕吐、反胃、泻痢、脘腹冷痛、疝癖、疝气、奔豚气、癣症。

用法用量 内服：煎汤，2 ~ 5 克；入丸、散。外用：研末撒或调敷。

方剂选用 ① 治伤寒咳噫不止及哕逆不定：丁香 50 克，干柿蒂 50 克，焙干，捣罗为散，每次服 5 克，煎人参汤调下，不拘时。② 治小儿吐逆：丁香、半夏（生用）各 50 克，同研为细末，加生姜汁和成绿豆大小的丸，每次以生姜汤调下 3 ~ 20 丸。③ 治朝食暮吐：丁香 15 个（研末），加甘蔗汁、生姜汁和成莲子大小的丸，噙咽之。④ 治霍乱、止吐：丁香 14 枚，以酒煮，1 次服完。用水煮之亦佳。⑤ 治心痛久不止：丁香 25 克，桂心 50 克，捣罗为散，每餐饭前以热酒调下 5 克。

注意事项 阳热诸证及阴虚内热者禁服。

小茴香

性味 温，辛。
拉丁文 Fructus Foeniculi
英文 Fennel

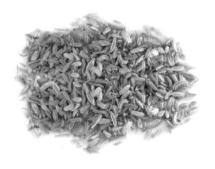

别名 穰香、穰香子、茴香子、土茴香、野茴香、大茴香、谷茴香、谷香、香子。

来源 伞形科茴香属植物茴香的成熟果实。

成分 果实含挥发油，包括反式茴香脑、柠檬烯、小茴香酮、爱草脑等；还含亚油酸、油酸、棕榈酸、花生酸，并含豆甾醇、谷甾醇、7-羟基香豆精、6，7-二羟基香豆素等。

植物形态 多年生草本，高 0.4 ~ 2 米。具强烈香气。茎直立，光滑无毛，灰绿色或苍白色，上部分枝开展，表面有细纵沟纹。茎生叶互生；较下部的茎生叶叶柄长 5 ~ 15 厘米，中部或上部叶的叶柄部或全部成鞘状，叶鞘边缘膜质；叶片轮廓为阔三角形。复伞形花序顶生或侧生，花瓣黄色，倒卵形或近倒卵形，果期 7 ~ 9 月。

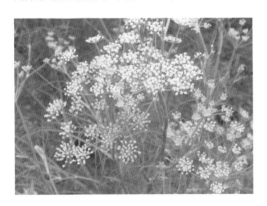

生长特性 我国各地普遍栽培。

采集方法 8 ~ 10 月果实呈黄绿色，并有淡黑色纵线时，选晴天割取地上部分，脱粒，扬净；亦可采摘成熟果实，晒干。

药材性状 双悬果呈圆柱形，有时略弯曲。表面黄绿色至淡黄色，两端略尖，顶端残留有黄棕色突起的柱基，基部有时有小果柄，分果长椭圆形，背面隆起，有纵棱 5 条，接合面平坦而较宽。横切面近五边形，背面的四边约等长。气特异而芳香，味微甜、辛。

药理作用 所含挥发油能促进胃肠蠕动和分泌，能排除肠内气体，有健胃作用；有祛痰镇痛作用；能抑制黄曲霉毒素的产生；挥发油中的茴香脑作为升白细胞药治疗癌症及长期接触放射线、药物所致或原因不明的低白细胞症，已获得较好的疗效。

药用功效 温肾暖肝、行气止痛、和胃，主治寒疝腹痛、睾丸偏坠、脘腹冷痛、食少吐泻、胁痛、肾虚腰痛、痛经。

用法用量 内服：煎汤，3 ~ 6克；入丸、散。外用：研末调敷或炒热温熨。

方剂选用 ① 治小肠气痛不可忍：杏仁 50 克，葱白（和根捣，焙干）25 克，小茴香 50 克，研为末，每次服 15 克，空腹时以温胡桃酒调下。② 治小肠气腹痛：小茴香、胡椒各等份，研为末，加酒做成如梧桐子大小的丸，每次服 50 丸，空腹时以温酒调下。③ 治寒疝疼痛：川楝子 20 克，木香 15 克，小茴香 10 克，吴茱萸 5 克（汤泡），水煎服。④ 治肾虚腰痛、转侧不能、嗜卧疲弱：小茴香（炒）研末，猪腰破开，切成薄片，不令断，层层掺药末，以水纸裹，煨熟，细嚼，酒咽。⑤ 治胁下疼痛：小茴香 50 克（炒），枳壳 25 克（麸炒），研为末，每次服 10 克，以盐汤调下。

注意事项 阴虚火旺者慎服。

花椒

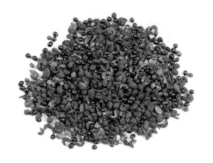

性味 温，辛。有小毒。
拉丁文 Pericarpium Zanthoxyli
英文 Bunge Pricklyash Peel

别名 檓、大椒、秦椒、蜀椒、南椒、巴椒、蘑藔、陆拨、汉椒、点椒。

来源 芸香科花椒属植物花椒的果皮。

成分 本品主要含挥发油、生物碱、木脂素、香豆素和脂肪酸等，青花椒中含香柑内酯、伞形花内酯、青花椒碱；另含三萜、甾醇和酮苷类等。

植物形态 落叶灌木或小乔木，高 3 ~ 7 米。具香气。茎干通常有增大的皮刺，当年生枝具短柔毛。奇数羽状复叶互生；叶轴腹面两侧有狭小的叶翼，背面散生向上弯的小皮刺；叶柄两侧常有一对扁平基部特宽的皮刺；小叶无柄；叶片 5 ~ 11，卵形或卵状长圆形。花期 4 ~ 6 月，果期 9 ~ 10 月。

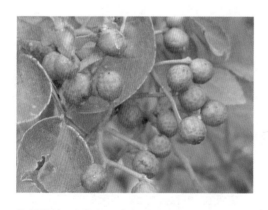

生长特性 喜生于阳光充足、温暖肥沃处，也有栽培，分布于中南、西南地区及河北、辽宁、江苏、浙江、安徽、江西、山东、西藏、陕西、甘肃等地。

采集方法 培育 2 ~ 3 年，9 ~ 10 月果实成熟，选晴天，剪下果穗，摊开晾晒，待果实开裂，果皮与种子分开后，晒干。

药材性状 青花椒多为 2 ~ 3 个上部离生的小蓇

葖果，集生于小果梗上，蓇葖果形，沿腹线缝开裂，直径 3 ~ 4 毫米。外表面灰绿色或暗绿色，散有多数油点及细密的网状隆起皱纹；内表面类白色，光滑。内果皮常由基部与外果皮分离。残存种子呈卵形，长 3 ~ 4 毫米，直径 2 ~ 3 毫米，表面黑色，有光泽。气香，味微甜而辛。

药理作用 有抗实验性胃溃疡的作用，并对肠平滑肌运动有双向作用；给大鼠分别灌服花椒水提取物 10 克/千克、20 克/千克或醚提取物 3.0 毫升/千克，都能预防电刺激颈动脉引起的血栓形成。此外还有抗腹泻、保肝、镇痛、抗炎、局部麻醉、抑菌和杀疥螨的作用。

药用功效 温中止痛、除湿止泻、杀虫止痒，主治脾胃虚寒型脘腹冷痛、蛔虫腹痛、呕吐泄泻、肺寒咳喘、龋齿痛、阴痒带下、湿疹皮肤瘙痒。

用法用量 内服：煎汤，3 ~ 6 克；入丸、散。外用：煎水洗或含漱，也可研末调敷。

方剂选用 ① 治心胸中大寒痛、呕不能饮食、腹中寒、上冲皮起、出现有头足、上下痛而不可触近：花椒 3 克，干姜 20 克，人参 10 克，以水 800 毫升煮取 400 毫升，去滓，再加胶饴 200 毫升，微火煮取 300 毫升，温时分 2 次服完。② 治冷虫心痛：花椒 200 克，炒出汗，以酒 1 碗淋之，服酒。③ 治呃逆不止：花椒 200 克，炒后研末，做成如梧桐子大小的丸，每次服 10 丸，以醋汤调下。

注意事项 阴虚火旺者忌服。孕妇慎服。

高良姜

性味 热，辛。
拉丁文 Rhizoma Alpiniae Officinarum
英文 Lesser Galangal Rhizome

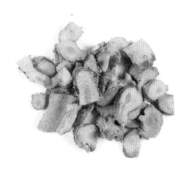

别名 高凉姜、良姜、蛮姜、小良姜、海良姜。

来源 姜科山姜属植物高良姜的干燥根茎。

成分 本品主要含挥发油，油中主要成分为1，8-桉叶素、桂皮酸甲酯、丁香油酚、蒎烯、荜澄茄烯等；尚含高良姜酚、高良姜素、山奈素、山奈酚、槲皮素、异鼠李素、高良姜素-3-甲醚、槲皮素-3-甲醚等。

植物形态 多年生草本，高30～110厘米。根茎圆柱形，横生，棕红色，直径1～1.5厘米，具节，节上有环形膜质鳞片，节上生根。茎丛生，直立。叶无柄或近无柄；叶片线状披针形，先端渐尖或尾尖，基部渐窄，全缘，两面无毛。总状花序顶生，直立。蒴果球形，不开裂，直径约1.2厘米，被绒毛，熟时橙红色。种子具假种皮，有钝棱角，棕色。花期4～9月，果期8～11月。

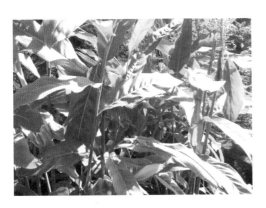

生长特性 生于荒坡灌丛或疏林中，或栽培，分布于广东（雷州半岛）、广西、海南、云南、台湾等地。

采集方法 8～10月采挖生长4～6年的根茎，除去地上茎、须根及残留鳞片，切段、晒干。

药材性状 根茎呈圆柱形，多弯曲，有分枝，长4～9厘米，直径1～1.5厘米。表面棕红色至暗褐色，有细密的纵皱纹及从棕色的波状环节，节间长0.5～1厘米，下面有圆形的根痕。质坚韧，不易折断，断面灰棕色或红棕色，纤维，中柱约占1/3，内皮层环较明显，散有维管束点痕。气香，味辛辣。

药理作用 本品煎剂能促进胃液分泌，有止泻、镇痛作用。高良姜水提物有抗血栓形成、抗凝血、抗血小板聚集作用。高良姜醚提取物有抗缺氧作用。100%煎剂对炭疽杆菌、α-溶血性链球菌及β-溶血性链球菌、白喉及类白喉杆菌、肺炎球菌、金黄色葡萄球菌、白色葡萄球菌等均有不同程度的抑制作用。

药用功效 温中散寒、理气止痛，主治脘腹冷痛、呕吐、噫气。

用法用量 内服：煎汤，3～6克；入丸、散。

方剂选用 ① 治霍乱吐泻：用高良姜（炙令焦香）25克，加酒200毫升，煮沸，1次服完。② 治脚气欲吐（患脚气病的人容易发吐，日常生活中注意早餐多食、午餐少食、晚餐不食，或喝一点豉粥，有发吐感觉时立即服药）：用高良姜50克，加水600毫升煮成200毫升，1次服完。如急切间找不到高良姜，可以母姜50克代替，清水煎服，疗效较差，然亦有效。

注意事项 阴虚有热者忌服。

胡椒

性味 热，辛。
拉丁文 Fructus Piperis
英文 Pepper

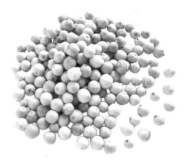

别名 昧履支、浮椒、玉椒。

来源 胡椒科胡椒属植物胡椒的干燥近成熟或成熟果实。

成分 本品主要含挥发油,油中主要成分为胡椒碱、胡椒醛、胡椒新碱、氧化石竹烯等。

植物形态 攀缘状藤本,长达5米。节显著膨大,常生须根。叶互生;叶柄长1～2厘米;叶片厚革质,阔卵形或卵状长圆形,长9～15厘米,宽5～9厘米,先端短尖,基部圆,常稍偏斜,叶脉5～7条,最上1对离基1.5～3.5厘米从中脉发出,其余为基出。花通常单性,雌雄同株,少有杂性,无花被;穗状花序与叶对生,比叶短或近等长;总花梗与叶柄近等长;苞片匙状长圆形,下部贴生于花序轴上,上部呈浅杯状;雄蕊2,花药肾形,花丝粗短;子房球形,柱头3～4。浆果球形,直径3～6毫米,成熟时红色,花期6～10月。

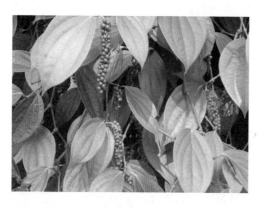

生长特性 生长于荫蔽的树林中,分布于热带、亚热带地区,我国华南及西南地区有引种。

采集方法 一般定植后2～3年封顶放花,3～4年收获。果穗先晒,后去皮,充分晒干,即为黑胡椒。

果穗用流水浸至果皮腐烂去皮,晒干即为白胡椒。

药材性状 黑胡椒呈球形,表面黑褐色,具隆起网状皱纹,顶端有细小花柱残迹,基部有自果轴脱落的瘢痕;质硬,外果皮可剥离,内果皮灰白色或淡黄色;断面黄白色,粉性,中有小空隙;气芳香,味辛辣。白胡椒表面灰白色或淡黄白色,平滑,顶端与基部有多数浅色线状色纹。

药理作用 本品内服可使皮肤血管扩张,产生温热感,并有健胃作用。所含胡椒碱有抗惊厥、镇静作用。

药用功效 温中散寒、下气止痛、止泻、开胃、解毒,主治胃寒疼痛、呕吐、受寒泄泻、食欲不振、中鱼蟹毒。

用法用量 内服:煎汤,1～3克;入丸、散。外用:研末调敷或置膏药内外贴。

方剂选用 ① 治五脏风冷、冷气心腹痛、吐清水:用胡椒泡酒服之,亦可煮汤服。② 治胃痛:大枣(去核)7个,每个内放入白胡椒7粒,以线扎好,饭锅上蒸7次,共捣成如绿豆大小的丸,每次服7丸,以温开水调下,壮实者可用10丸。服后痛止,而胃中作热作饥,以粥饭压之即安。③ 治反胃:半夏(汤洗10遍)、胡椒各等份,研为细末,以生姜汁和成如梧桐子大小的丸,每次服30～50丸,以姜汤调下。

注意事项 热病及阴虚有火者禁服。孕妇慎服。

荜茇

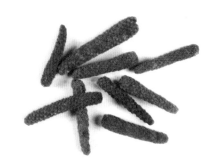

性味 热，辛。
拉丁文 Fructus Piperis Longi
英文 Long Pepper

别名 荜拨、毕勃、荜拨梨、阿梨诃啦、椹圣、蛤蒌、鼠尾。

来源 胡椒科胡椒属植物荜茇的近成熟或成熟的果穗。

成分 本品主要含胡椒碱、棕榈酸、四氢胡椒碱、荜茇酰胺、荜茇宁酰胺及芝麻素。另含挥发油及脂肪油等。

植物形态 多年生草质藤本。根状茎直立，多分枝。茎下部匍匐，枝横卧，质柔软，有纵棱和沟槽，幼时被粉状短柔毛。叶互生；下部的叶卵圆形，具较长的柄，向上的叶渐成为卵状长圆形，柄较短，顶端叶无柄，基部抱茎，下面脉上被短柔毛。花期春季，果期 7 ~ 10 月。

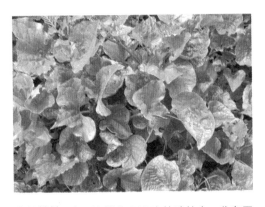

生长特性 生于海拔约 600 米的疏林中，分布于云南东南、西南部，福建、广东和广西也有栽培。

采集方法 9 月果穗由绿变黑时采收，晒干。包装后放阴凉干燥处，注意防止霉变或虫蛀。

药材性状 果穗圆柱形，稍弯曲，由多数小浆果集合而成，长 1.5 ~ 3.5 厘米，直径 0.3 ~ 0.5 厘米。表面黑褐色或棕色，有斜向排列整齐的小突起，

基部有果穗梗残余或脱落痕；质硬而脆，易折断，断面不整齐，颗粒状。小浆果球形，直径约 1 毫米。有特异香气，味辛辣。

药理作用 本品乙醇提取物有抗溃疡、增加心肌营养性血流量、抗心肌缺血作用。从荜茇中提取的精油有抗心律失常、抗缺氧、抗菌、抗病毒作用。荜茇油有降血脂作用。荜茇碱有降血压作用。

药用功效 温中散寒、下气止痛，主治脘腹冷痛、呕吐、泄泻、头痛、牙痛、鼻炎、冠心病、心绞痛。

用法用量 内服：煎汤，1 ~ 3 克；入丸、散。外用：研末吹鼻；做成丸放入龋齿孔中或浸酒擦患处。

方剂选用 ① 治伤寒积冷、脏腑虚弱、心腹痛、胁肋胀满、肠鸣泄泻、自利自汗、米谷不化：荜茇 2 千克，高良姜、干姜（炮）各 3 千克，肉桂（去粗皮）2 千克，均研为细末，水煮药末成糊，和成如梧桐子大小的丸，每次服 20 丸，以米汤调下，饭前服。② 治气痢：牛乳 250 毫升，荜茇 15 克，同煎减半，空腹时 1 次服完。③ 治脾虚呕逆、心腹痛、面色青黄、腰脐冷痛：荜茇、木香、附子（炮裂，去皮脐）、胡椒、肉桂（去粗皮）、干姜（炮）、诃黎勒皮（焙）各 25 克，厚朴（去粗皮、生姜汁炙）75 克，上药均捣罗为末，加蜂蜜和成如梧桐子大小的丸，每次以粥调下 15 丸，每日 3 次，空腹服。

注意事项	实热郁火、阴虚火旺者均忌服。

荜澄茄

性味 温，辛。
拉丁文 Fructus Litseae
英文 Mountail Spicy Tree Fruit

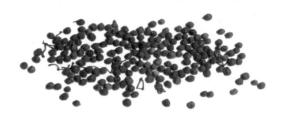

别名 澄茄、毗陵茄子、毕茄。

来源 胡椒科胡椒属植物荜澄茄的果实。

成分 荜澄茄果实含多种木脂素类，如荜澄茄脂素、荜澄茄酸、荜澄茄内酯、左旋扁柏内酯、左旋克氏胡椒脂素、左旋二氢荜澄茄脂素、左旋二氢克氏胡椒脂素、左旋荜澄茄脂素灵等。荜澄茄果实还含挥发油，油中主要成分包括荜澄茄脑、荜澄茄烯等。

植物形态 常绿攀缘藤本，长约 6 米。叶互生，椭圆状卵形或长卵形，先端渐尖，基部圆形或斜心形，全缘，两面均光滑无毛。花单性，雌雄异株，成单生的穗状花序，长约 10 厘米；花小、白色，无花被。核果球形，直径约 5 毫米，黑褐色。果期 8～9 月。

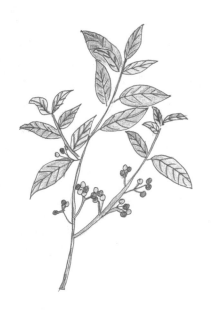

生长特性 生于灌丛、疏林或林中路旁、水边，分布于长江以南各地。

采集方法 在果实充分成长而未成熟仍呈青色时采收，连果枝摘下，晒干，干燥后摘下果实。

药材性状 果实上部近圆球形，直径 3～6 毫米。表面暗棕色至黑棕色，有网状皱纹，先端有一不甚明显的小突起柱头残迹；基部果皮延长，形成细直的假果柄，长 3～7 毫米，直径约 1 毫米，表面有纵皱纹。外果皮和中果皮稍柔软，内果皮薄而坚脆，内含未成熟种子 1 粒，黄棕色，富油质，有的皱缩干瘪。气强烈芳香，味苦。

药理作用 体外直接观察及体外培养观察发现荜澄茄对日本血吸虫有抑制作用。

药用功效 温中散寒、行气止痛、暖肾，主治胃寒呕逆、脘腹胀满冷痛、肠鸣泄泻、寒疝腹痛、寒湿所致小便淋沥浑浊。

用法用量 内服：煎汤，1～5 克；研末入丸、散。外用：研末擦或搐鼻。

方剂选用 ① 治脾胃虚满、寒气上攻于心、心腹刺痛、两肋作胀、头昏、四肢困倦、吐逆、发热、泄泻、饱闷：荜澄茄、高良姜、肉桂、丁香、厚朴（姜汁炒）、桔梗（去芦）、陈皮、三棱（泡醋炒）、甘草各 75 克，香附（制）150 克，上药均研为细末，每次取 20 克，加姜 3 片，水煎，和渣服。② 治脾胃虚弱、胸膈不快、不进饮食：荜澄茄不拘多少，研为细末，加姜汁煮成糊，做成如梧桐子大小的丸，每餐饭后服 70 丸，以淡姜汤调下。

注意事项	阴虚火旺及实热火盛者禁服。

山奈

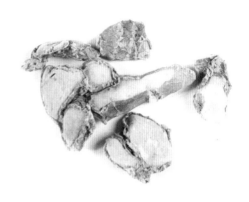

性味 温，辛。
拉丁文 Rhizoma Kaempferiae
英文 Galanga Resurrectionlily Rhizome

别名 三奈子、三赖、三奈、山辣、沙姜。

来源 本品为姜科山奈属植物山奈的干燥根茎。

成分 本品主要含挥发油，油中主要成分为对甲氧基桂皮酸乙酯、桂皮酸乙酯、莰烯、对甲氧基苏合香烯、山奈素等。另含蛋白质、淀粉、黏液质等。

植物形态 多年生草本。根茎块状，单个或数个相连，绿白色，芳香。叶 2 ~ 4，贴地生长，近无柄；叶片近圆形或宽卵形，先端急尖或近钝形，基部宽楔形或圆形，上面绿色，有时叶缘及先端紫色，幼叶被短柔毛，后变无毛或背面被长柔毛；叶基部具苞状退化叶，膜质，长圆形。穗状花序自叶鞘中抽出，花 5 ~ 12，每花晨开午谢。蒴果。花期 8 ~ 9 月。

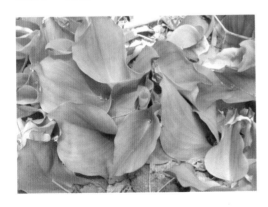

生长特性 生于山坡、林下、草丛中，现多为栽培，分布于福建、广东、广西、海南、云南、台湾等地。

采集方法 12 月至翌年 3 月收获，挖取二年生根茎，洗去泥沙，剪去须根，切成 1 厘米厚的薄片，铺在竹席上晒干。切忌火烤，否则易变成黑色，香气减弱。

药材性状 根茎横切片成圆形或近圆形，直径 1 ~ 2 厘米，厚 2 ~ 5 毫米。外皮浅褐色或黄褐色，皱缩，有的有根痕及残存须根；切面类白色，粉性，常略凸起，习称"缩皮凸肉"。质脆，易折断。气芳香特异，味辛辣。

药理作用 本品煎剂对许兰毛癣菌及其蒙古变种共心性毛癣菌等有不同程度的抑制作用。山奈 95% 乙醇提取物 1 : 100 浓度能对抗组胺所致的离体气管痉挛。山奈粉有消炎的作用。

药用功效 温中辟秽、消食止痛，主治瘴疠、脘腹冷痛、霍乱吐泻、食积、牙痛、骨鲠喉、跌打肿痛。

用法用量 内服：煎汤，6 ~ 9 克；研末入丸、散。外用：捣敷；研末调敷；搐鼻；含漱。

方剂选用 ① 治心腹冷痛：山奈、丁香、当归、甘草各等份，均研为末，加醋做成如梧桐子大小的丸，每次服 30 丸，以酒调下。② 治一切牙痛：山奈子 10 克（用面裹煨热），麝香 2.5 克，均研为细末，每次取 1.5 克，口含温水，随牙痛处一边揾内搐之，漱水吐去，便可。③ 治面上雀斑：山奈、鹰粪、密陀僧、蓖麻子各等份，研为末，拌匀，以乳汁调之，晚上睡之前涂上，早上洗去。

注意事项 阴虚血亏、胃有郁火者禁服。

红豆蔻

性味 温，辛。
拉丁文 Fructus Galangae
英文 Galanga Galangal Fruit

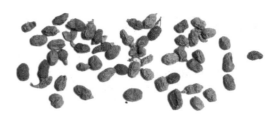

别名 红蔻、良姜子、红扣。

来源 双子叶植物姜科山姜属植物大高良姜的果实。

成分 种子含挥发油、黄酮、皂苷和脂肪酸等。挥发油中含有 1′－乙酰氧基胡椒酚乙酸酯、1′－乙酰氧基丁香油酚乙酸酯、丁香烯环氧物及丁香醇Ⅰ、丁香醇Ⅱ等。

植物形态 多年生丛生草本，高 1.5～2.5 米。根茎粗壮，圆形，有节，棕红色并略有辛辣味。叶 2 列，无叶柄或极短；叶片长圆形或宽披针形，长 30～50 厘米，宽 6～10 厘米，先端急尖，基部楔形，边缘钝，常棕白色，两面无毛或背面有长柔毛；叶舌长 5～10 毫米，先端钝。圆锥花序顶生，直立，多花，花序轴上密生柔毛；总苞片线形；小苞片披针形或狭长圆形；花绿白色，清香；花萼管状，顶端不等的 3 浅裂，有缘毛；花冠管与萼管略等长，裂片 3，长圆形，唇瓣倒卵形至长圆形，基部成爪状，有红色条纹；雄蕊 1，与唇瓣等长，花药长圆形，退化雄蕊 2，披针形，着生于唇瓣基部；子房下位，花柱细长，柱头略膨大。蒴果长圆形，不开裂，中部稍收缩，熟时橙红色。种子多角形，棕黑色。花期 6～7 月，果期 7～10 月。

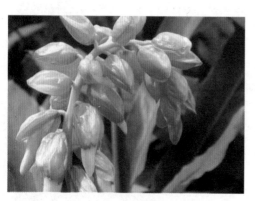

生长特性 生于山坡、旷野的草地或灌木丛中，分布于广东、广西、海南、云南。

采集方法 秋季果实变红时采摘，晒干或阴干。

药材性状 果实呈长球形，中部略细。表面红棕色或暗红色，略皱缩，顶端有黄白色管状宿萼，基部有果梗痕。果皮薄，易破碎。种子 6，扁圆形或三角状多面形，黑棕色或红棕色，外被黄白色膜质假种皮。胚乳灰白色。气香，味辛辣。

药理作用 本品有祛风、健胃的作用，常用于治疗消化系统疾病。其挥发油所含成分有抗溃疡、抑制黄嘌呤氧化酶活性、抗肿瘤活性及抗病毒作用。此外，实验表明其有解痉作用。

药用功效 温中燥湿、醒脾消食，主治脘腹冷痛、食积腹胀、呕吐泄泻、噎膈反胃、痢疾。

用法用量 内服：煎汤，3～6 克；研末服。外用：研末搐鼻或调擦。

方剂选用 ① 治脘腹疼痛（包括慢性胃炎、神经性胃痛）：红豆蔻 3 克，研末，每次服 1 克，以红糖汤送服，每日 3 次。也可用红豆蔻、香附、生姜各 9 克，每日 1 剂，水煎，分 2 次服完。② 治风寒牙痛：红豆蔻适量，研为末，随左右以少许搐鼻中，并掺牙取涎；或加麝香。③ 治慢性气管炎、咯痰不爽：红豆蔻 3 克，莱菔子、苏子各 6 克，水煎，白天分 2 次服完。

注意事项 阴虚有热者禁服。

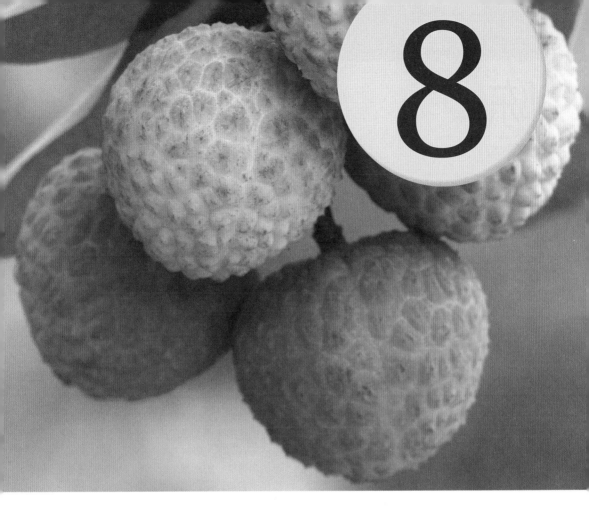

8

理气类

　　凡以疏理气机、消除气滞或气逆为主要作用的药物，称理气药，又谓行气药。其中行气力强者，又称破气药。理气药多性温，味辛、苦，主归脾、肝、肺经。因其辛香行散，苦能降泄，温能通行，故有疏机理气的作用，包括理气健脾、疏肝解郁、理气宽胸和行气止痛等。主要适用于气机不畅所致的气滞、气逆等症。此外，部分药物还有燥湿化痰、破气散结、降逆止呕等作用。

　　使用理气药必须根据具体病症选择相应的药物，并针对病因进行必要的配伍。如脾胃气滞因饮食积滞者，配消食药；湿浊中阻者，配化湿药；脾胃气虚者，与补中益气药同用；兼寒兼热者，又当配合温里药或清热药；肝气郁滞因肝血不足者，多配养血柔肝药；兼淤血阻滞者，则与活血化淤药同用。

陈皮

性味 温，苦、辛。

拉丁文 Pericarpium Citri Reticulatae

英文 Tangerine Peel

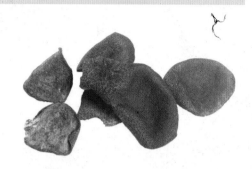

别名 橘皮、贵老、黄橘皮、红皮、橘子皮、广橘皮。

来源 芸香科柑橘属植物橘及其栽培变种的成熟果皮。

成分 本品主要含挥发油，油中主要成分为右旋柠檬烯、枸橼醛等；尚含橙皮苷、新橙皮苷、川陈皮素、黄酮类，以及肌醇、对羟福林等。

植物形态 常绿小乔木或灌木，高3～4米。枝细，多刺。叶互生，叶柄长0.5～1.5厘米，有窄翼，顶端有关节；叶片披针形或椭圆形。花单生或数朵丛生于枝端或叶腋；花瓣5，白色或带淡红色，开时向上反卷。柑果近圆形或扁圆形，横径4～7厘米，果皮薄而宽，容易剥离，囊瓣7～12，汁胞柔软多汁。种子卵圆形，白色，一端尖，数粒至数十粒或无。花期3～4月，果期10～12月。

生长特性 栽培于丘陵、低山地带、江河湖泊沿

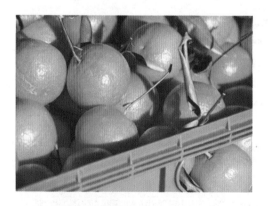

岸或平原。在江苏、浙江、安徽、江西、湖北、湖南、广东、广西、海南等地均有栽培。

采集方法 9～12月果实成熟时摘下果实，剥取果皮，阴干或晒干。

药材性状 常剥成数瓣，基部相连，有的呈不规则的片状，厚1～4毫米。外表面橙红色或红棕色，有细皱纹及凹下的点状油室；内表面浅黄白色，粗糙，附黄白色或黄棕色筋络状维管束。质稍硬而脆。气香，味辛、苦。

药理作用 本品煎剂对家兔、小鼠、犬离体肠管、离体子宫均有抑制作用。煎剂小剂量可增强心脏收缩力，使心输出量增加；大剂量则有抑制作用。鲜橘皮煎剂有扩张气管及祛痰作用。甲基橙皮苷具有抗溃疡作用。陈皮挥发油有利胆溶石作用。橙皮苷有与维生素P相同的作用，可降低毛细血管的通透性、防止微血管出血、抗血栓形成。磷酰橙皮苷有降低血清胆固醇的作用，可改善主动脉粥样硬化病变。此外，本品还有抗菌、抗病毒、抗氧化及抗细胞突变等作用。

药用功效 理气调中、降逆止呕、燥湿化痰，主治胸膈满闷、脘腹胀痛、不思饮食、呕吐、哕逆、咳嗽痰多、乳痈初起。

用法用量 内服：煎汤，3～10克；入丸、散。

方剂选用 ① 治大便秘结：陈皮（不去白，酒浸）煮至软，焙干研为末，每次以温酒调服10克。② 治卒食噎：陈皮50克（汤浸去瓤），焙干研为末，以水300毫升煎取150毫升，热服。③ 治小儿脾疳泄泻：陈皮50克，青皮、诃子肉、甘草（炙）各25克，研为粗末，每次取10克，以水200毫升煎至六分，饭前温服。

注意事项 气虚、阴虚者慎服。

青皮

性味 温，苦、辛。
拉丁文 Pericarpium citri reticulatae viride
英文 Green Tangerine Peel

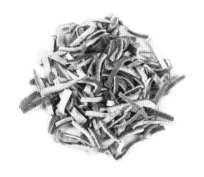

别名 青橘皮、青柑皮。

来源 芸香科柑橘属植物橘及其栽培变种的幼果或未成熟果实的果皮。

成分 本品主要成分与陈皮相似，但对羟福林含量比陈皮高。

植物形态 常绿小乔木或灌木，高3～4米。枝细，多刺。叶互生，叶柄长0.5～1.5厘米，有窄翼，顶端有关节；叶片披针形或椭圆形。花单生或数朵丛生于枝端或叶腋；花瓣5，白色或带淡红色，开时向上反卷；柑果近圆形或扁圆形，横径4～7厘米，果皮薄而宽，容易剥离，囊瓣7～12，汁胞柔软多汁。种子卵圆形，白色，一端尖，数粒至数十粒或无。花期3～4月，果期10～12月。

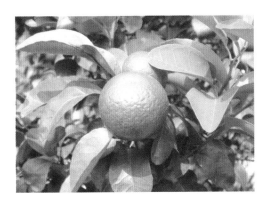

生长特性 栽培于丘陵、低山地带、江河湖泊沿岸或平原。在江苏、浙江、安徽、江西、湖北、湖南、广东、广西、云南、台湾等地均有栽培。

采集方法 5～6月收集自落的幼果，晒干，习称"个青皮"；7～8月采收未成熟的果实，在果皮上纵剖成四瓣至基部，除尽瓤瓣，晒干，习称"四花青皮"。

药材性状 四花青皮：果皮剖成4裂片，裂片长椭圆形。外表面灰绿色或黑绿色，密生多数油室；内表面类白色或黄白色，粗糙，附黄白色或黄棕色小筋络。质稍硬，易折断。气香，味苦、辛。个青皮：呈类球形。表面灰绿色或黑绿色，微粗糙，有细密凹下的油点，顶端有稍突起的柱基，基部有圆形果梗痕。质硬，断面果皮黄白色或淡黄棕色。气清香，味酸、苦、辛。

药理作用 本品煎剂能抑制肠管及胆囊平滑肌，并有利胆作用。青皮水煎醇沉液有显著的升压作用，且能兴奋呼吸中枢。青皮注射液对心肌兴奋性、收缩性、传导性及自律性均有明显正性作用。所含挥发油对胃肠道有温和的刺激作用，能促进消化液的分泌和消除肠内积气。挥发油中柠檬烯有祛痰平喘作用。此外，本品对失血、创伤、输血等不同原因造成的实验性休克也有一定的保护和治疗作用。

药用功效 疏肝破气、消积化滞，主治胁肋、乳房、胃脘胀痛及乳核、乳痈、疝气、食积、癥瘕积聚、久疟癖块。

用法用量 内服：煎汤，3～10克；入丸、散。

方剂选用 ① 治乳痈初发：青皮（去瓤）、穿山甲（炒）、白芷、甘草、贝母各4克，上药均研为细末，以温酒调服。② 治疝气：青皮（炒黄色）、小茴香（炒黄），均研为末，空腹时以酒调服。

注意事项 气虚者慎服。

枳实

性味 微寒，苦、辛。
拉丁文 Fructus Aurantii Immaturus
英文 Immature Bitter Orange

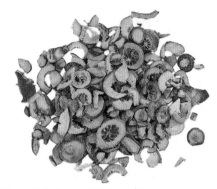

别名 鹅眼枳实。

来源 为芸香科柑橘属植物酸橙及其栽培变种或甜橙的幼果。

成分 本品主要含挥发油，尚含橙皮苷、新橙皮苷、柚皮苷、黄酮苷、N-甲基酪胺、对羟福林等。

植物形态 常绿灌木或小乔木，高 5 ~ 7 米。茎枝具粗大腋生的棘刺，刺长 3 ~ 4 厘米，基部扁平；幼枝光滑无毛，青绿色，扁而具棱；老枝浑圆。顶生小叶片椭圆形至倒卵形，花瓣 5 片，白色，长椭圆状倒卵形。柑果圆球形，直径 2 ~ 4 厘米，熟时黄色，芳香。花期 4 ~ 5 月，果期 9 ~ 10 月。

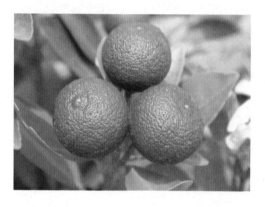

生长特性 各地多栽培作绿篱。全国大部分地区有分布。

采集方法 种子在栽后 8 ~ 10 年开花结果，嫁接苗栽后 4 ~ 5 年结果。于 5 ~ 6 月间采摘幼果或待其自然脱落后拾其幼果，大者横切成两半，晒干。

药材性状 果实呈半球形，少数为球形，直径 0.5 ~ 2.5 厘米。外果皮黑绿色或暗棕绿色，具颗粒突起和皱纹，有明显的花柱残基或果梗痕。切面中果皮略隆起，黄白色或黄褐色，厚 0.3 ~ 1.2 厘米，边缘有 1 ~ 2 列油室，瓤囊棕褐色。质坚硬。气清香，味苦、微酸。

药理作用 本品有抗溃疡、镇痛、镇静、抗过敏、抗休克、抗血栓形成的作用。能缓解乙酰胆碱或氯化钡所致的小肠痉挛；可使胃、肠造瘘实验动物的胃肠收缩节律增加；能使胆囊收缩，奥狄括约肌张力增强。枳实注射液静脉注射能增加冠脉、脑、肾血流量，降低脑、肾血管阻力。此外，本品对已孕、未孕小鼠离体子宫均有抑制作用。

药用功效 破气消积、化痰除痞，主治积滞内停、痞满胀痛、大便秘结、泻痢后重、结胸、胸痹、胃下垂、子宫脱垂、脱肛。

用法用量 内服：水煎，3 ~ 10 克；入丸、散。外用：研末调涂或炒热熨。

方剂选用 ① 治痞，消食，强胃：白术 100 克、枳实（麸炒黄色，去瓤）50 克，均研为极细的末，以荷叶炒裹，加饭做成如梧桐子大小的丸，每次服 50 丸，以白开水调下，不拘时。② 治胸痹、心中痞气、气结在胸、胸满胁下逆抢心：枳实 4 枚，厚朴 20 克，薤白 5 克，桂枝 5 克，栝楼实 1 枚（捣），取水 1 升，先煮枳实、厚朴，煮取 400 毫升，去滓，再放入其他药，煮数沸，温分 3 次服完。③ 治两胁疼痛：枳实 50 克，白芍（炒）、川芎、人参各 25 克，研为末，空腹以生姜枣汤调服 10 克，以酒调服亦可。④ 治大便不通：枳实、皂荚各等份，研为末，和饭做成丸，以米汤调下。

注意事项 脾胃虚弱者及孕妇慎服。

木香

性味 温，辛、苦。
拉丁文 Radix Aucklandiae
英文 Costus Root

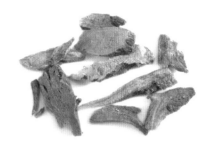

别名 蜜香、青木香、五香、五木香、南木香、广木香。
来源 菊科云木香属植物木香的根。
成分 本品主要含挥发油，油中主要成分为木香醇、木香烯内酯等；尚含木香内酯等多种内酯、白桦酯醇等甾醇类、木香碱、有机酸等。

植物形态 多年生高大草本，高 1.5 ～ 2 米。主根粗壮，圆柱形，直径可达 5 厘米，表面黄褐色，有稀疏侧根。茎直立，被有稀疏短柔毛。基生叶大型，具长柄；叶片三角状卵形或长三角形，基部心形或阔楔形。花期 5 ～ 8 月，果期 9 ～ 10 月。

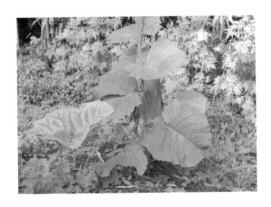

生长特性 栽培于海拔 2500 ～ 4000 米的高山地区，在凉爽的平原和丘陵地区也可生长。原产于印度。我国湖北、湖南、广东、广西、四川、云南、西藏、陕西、甘肃等地有引种栽培，以云南西北部种植较多、产量较大。

采集方法 培育 3 年，于 9 月下旬至 10 月下旬收获，选晴天，挖掘根部，去除泥土、茎秆和叶柄，粗大者切成 2 ～ 4 段，50 ～ 60℃ 低温下烘干。不宜久烘。

药材性状 根呈圆柱形、半圆柱形。表面黄棕色、灰褐色或棕褐色，有明显的皱纹、纵沟及侧根痕。质坚，不易折断，断面稍平坦，灰褐色或暗褐色，周边灰黄色或浅棕黄色，形成层环棕色，有放射状纹理及散在的褐色油室小点。气芳香浓烈而特异，味先甜后苦，稍刺舌。

药理作用 本品煎剂有促进胃液分泌、促进胃肠蠕动、促进胆囊收缩、抗消化性溃疡作用。木香提取液可使离体兔肠蠕动幅度和肠肌张力明显增强，能对抗肠肌痉挛、支气管痉挛。小剂量的水提取液与醇提取液能兴奋离体蛙心与犬心，大剂量则有抑制作用。此外，本品尚有镇痛、抗菌、利尿、降血糖以及促进纤维蛋白溶解等作用。

药用功效 行气止痛、调中导滞，主治胸胁胀满、脘腹胀痛、呕吐泄泻、里急后重。

用法用量 内服：煎汤，3 ～ 10 克；入丸、散。生用专行气滞，煨用可实肠止泻。

方剂选用 ① 治一切走注、气痛不和：木香温水磨浓汁，入热酒调服。② 治中钓腹痛：木香、乳香、没药各 2.5 克，水煎服之。③ 治疝气胃冷、不入饮食：木香、蜀椒（去闭口及目，炒令汗出）、干姜（炮裂）各 50 克，上 3 味均捣罗为散，熔蜡和成如梧桐子大小的丸，空腹时以温酒调下 7 丸。

注意事项 脏腑燥热、阴虚津亏者禁服。

香附

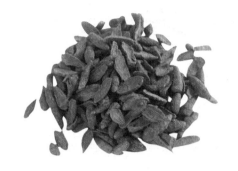

性味 平,辛、微苦、甘。
拉丁文 Rhizoma Cyperi
英文 Nutgrass Galingale Rhizome

别名 雀头香、莎草根、香附子、雷公头、香附米、三棱草根、苦羌头。

来源 莎草科莎草属植物莎草的根茎。

成分 本品主要含挥发油,油中主要成分为β-蒎烯、香附子烯、α-香附酮、β-香附酮。尚含有生物碱、强心苷、黄酮类等。

植物形态 多年生草本,高15~95厘米。茎直立,锐三棱形;根状茎匍匐延长,先端具肥大纺锤形的块茎,外皮紫褐色,有棕毛或黑褐色的毛状物,有时数个相连。叶丛生于茎基部,叶鞘闭合包于茎上;叶片窄线形,短于秆,先端尖,全缘,具平行脉,主脉于背面隆起。花序复穗状,小坚果长圆状倒卵形,三棱状。花期5~8月,果期7~11月。

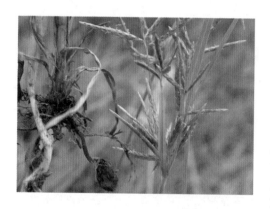

生长特性 生于山坡草地、耕地、路旁水边潮湿处。分布于华东、中南、西南地区及河北等地。

采集方法 春、秋季采挖根茎,用火燎去须根,晒干。

药材性状 根茎多呈纺锤形,有的略弯曲。表面棕褐色或黑褐色,有纵皱纹,并有6~10个略隆起的环节,节上有未除净的棕色毛须及须根断痕;去净毛须者较光滑,环节不明显。质硬,经蒸煮者断面黄棕色或红棕色;生晒者断面色白而显粉性,内皮层环纹明显。气香,味微苦。

药理作用 本品对动物离体子宫、回肠平滑肌均有抑制作用。香附醇提取物有抗炎、镇痛、抑制中枢及解热作用。其水煎剂能降低肠管紧张性和拮抗乙酰胆碱,促进胆汁分泌。所含挥发油有轻度类雌激素作用。本品尚有强心、降压、抑菌等作用。

药用功效 理气解郁、调经、安胎,主治胁肋胀痛、乳房胀痛、疝气疼痛、月经不调、脘腹痞满疼痛、呕恶、经行腹痛、崩漏带下、胎动不安。

用法用量 内服:煎汤,5~10克;入丸、散。外用:研末撒或调敷。

方剂选用 ① 治一切气疾、心腹胀满、胸膈噎塞、噫气吞酸、胃中痰逆呕吐及宿酒不解、不思饮食:香附(炒去毛)1600克,砂仁400克,甘草(炙)200克,研为细末,每次取5克,用盐水调下。② 治脾胃不和、消食健脾、化痰顺气:香附500克(酒浸炒),山楂500克(饭上蒸),半夏曲200克(炒),莱菔子100克(炒),研为细末,加水做成丸,以白开水、姜汤随意服。③ 治一切抑郁烦恼、七情所伤、不思饮食、面黄形瘦、胸膈痞闷:香附750克(用瓦器炒令黄色,取净末500克),茯神(去皮木,研为末)200克,加蜂蜜做成弹子般大小的丸,每次服1丸,空腹时细嚼,以白开水或降气汤调下。

注意事项 气虚无滞、阴虚、血热者慎服。

乌药

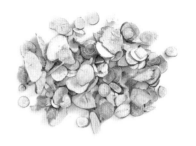

性味 温，辛。
拉丁文 Radix Linderae
英文 Combined Spicebush Root

别名 旁其、天台乌药、鲭纸、矮樟、矮樟根。

来源 樟科山胡椒属植物乌药的根。

成分 本品主要含挥发油,油中主要成分为乌药烷、乌药烃、乌药醇、乌药醇酯等;尚含癸酸等直链脂肪酸、新木姜子碱等。

植物形态 常绿灌木,高达4~5米。根木质,膨大粗壮,略成连珠状。树皮灰绿色。幼枝密生锈色毛,老时几无毛。叶互生,革质;叶片椭圆形或卵形,核果椭圆形或圆形,熟时紫黑色。花期3~4月,果期9~10月。

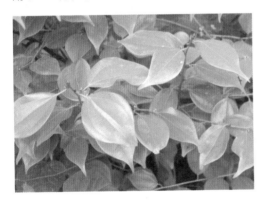

生长特性 生于向阳山坡灌木林中或林缘,以及山麓、旷野等地。分布于浙江、安徽、福建、江西、湖北、湖南、广东、广西、四川、陕西、台湾等地。

采集方法 冬春季采挖根,除去细根,洗净晒干,称"乌药个"。趁鲜刮去棕色外皮,切片干燥,称"乌药片"。

药材性状 乌药个:多呈纺锤状,略弯曲,有的中部收缩成连珠状,习称"乌药珠"。表面黄棕色或黄褐色,有纵皱纹及稀疏的细根痕。质坚硬,不易折断,断面黄白色。气香,味微苦、辛,有清凉感。乌药片:为横切圆形薄片,厚0.2~2毫米,切面黄白色或淡黄棕色,射线放射状排列,可见年轮环纹,中心颜色较深。质脆。质老、不呈纺锤状的直根,不可供药用。

药理作用 本品对胃肠平滑肌有兴奋和抑制双向调节作用,能促进消化液的分泌。其挥发油内服能兴奋大脑皮质、促进呼吸、兴奋心肌、加速血液循环、升高血压;外涂能使局部血管扩张、血液循环加速。此外,本品尚有保肝、镇痛、抗炎、抗菌、止血、抗凝、抗组胺、抗肿瘤等作用。

药用功效 行气止痛、温肾散寒,主治胸胁满闷、脘腹胀痛、头痛、寒疝疼痛、痛经及产后腹痛、尿频、遗尿。

用法用量 内服:煎汤,5~10克;入丸、散。外用:研末调敷。

方剂选用 ① 治心腹刺痛,调中快气:乌药(去心)500克,甘草50克,香附(沙盆内断去皮、毛,焙干)1千克,研为细末,每次取5克,加少许盐(也可不放盐),以白开水调服,不拘时。② 治气喘:乌药末、麻黄末各100克,韭菜汁1碗,以韭菜汁冲药末服,至喘止停服,不止再服。

注意事项 1. 气虚及内热证患者禁服。
2. 孕妇及体虚者慎服。

沉香

性味 温，辛、苦。
拉丁文 Lignum Aquilariae Sinensis
英文 Chinese Eaglewood Wood

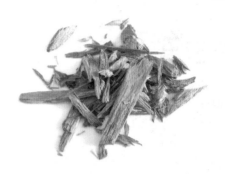

别名 蜜香、栈香、沉水香、奇南香、琪璃、伽倆香。
来源 瑞香科沉香属植物白木香含树脂木材。
成分 本品主要含挥发油，其主要成分为沉香醇、苄基丙酮、对甲氧基苄基丙酮等；尚含氢化桂皮酸、对甲氧基氢化桂皮酸及色原酮衍生物等。

植物形态 常绿乔木，高达15米。树皮灰褐色，小枝叶柄及花序均被柔毛或夹白色绒毛。叶互生，叶柄长约5毫米；叶片革质，长卵形、倒卵形或椭圆形，长5～14厘米，宽2～6厘米，先端渐尖，基部楔形，全缘。伞形花序顶生和腋生；花黄绿色，被绒毛；花被钟形，5裂，矩圆形，先端钝圆，花被管喉部有鳞片10枚，密被白色绒毛，长约5毫米，基部连合成一环；雄蕊10枚，花丝粗壮；子房卵形，密被绒毛。蒴果倒卵形，木质，扁压状，密被灰白色毛，基部具稍带木质的宿存花被。种子黑棕色，卵形，长约1厘米，先端渐尖，种子基部延长为角状附属物，红棕色。花期4～5月，果期7～8月。

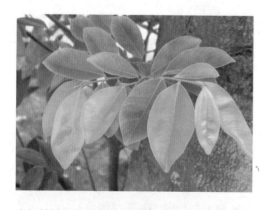

生长特性 生于平地、丘陵土岭的疏林酸性黄壤土或荒山中，并有栽培，分布于广东、广西、海南、台湾等地。

采集方法 7～10月采收，种植10年以上，树高10米、胸径15厘米以上者取香质量较好。

药材性状 本品呈不规则块状、片状及小碎块状，大小不一。表面凹凸不平，淡黄白色，有黑褐色树脂与黄白色木部相间的斑纹，并有加工刀痕，偶见孔洞，孔洞及凹窝表面多呈朽木状。质较坚硬，不易折断，断面呈刺状，棕色，有特殊香气，味苦。燃烧时有油渗出，冒浓烟。

药理作用 本品对家兔离体小肠蠕动有抑制作用。沉香煎剂能抑制人型结核杆菌，对伤寒杆菌及福氏痢疾杆菌有较强的抑制作用。所含挥发油有促进消化液分泌及胆汁分泌等作用。

药用功效 温中降逆、温肾纳气，主治脘腹冷痛、呕吐呃逆、气逆喘息、腰膝虚冷、大肠虚秘、小便气淋、精冷早泄。

用法用量 内服：煎汤，2～5克，不宜久煎，宜后下；研末，每次服0.5～1克；磨汁服。

方剂选用 ① 治腹胀气喘、坐卧不安：沉香、枳壳各25克，莱菔子（炒）50克，加姜3片，水煎服。② 治长久心痛：沉香（锉）、鸡舌香各50克，熏陆香（研末）25克，麝香（研，去筋膜）0.5克，均捣为细末，每次取15克，加水200毫升，煎至七分，去滓，饭后温服。③ 治一切哮症：沉香100克，莱菔子（淘净，蒸熟，晒干）250克，均研为细末，加生姜汁和为细丸，每次服4克，白开水送下。

注意事项 阴虚火旺、气虚下陷者慎服。

檀香

性味 温，辛。
拉丁文 Lignum Santali Albi
英文 Sandalwood

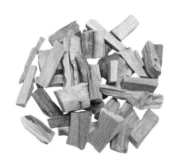

别名 旃檀、白檀、檀香木、真檀。
来源 檀香科檀香属植物檀香树干的心材。
成分 本品主要含挥发油，油中主要成分为 α-檀香萜醇、β-檀香萜醇，并含檀萜烯、檀萜烯酮等。

植物形态 常绿小乔木，高约10米。枝具条纹，有多数皮孔和半圆形的叶痕；小枝细长，节间稍肿大。叶片椭圆状卵形，膜质，长4～8厘米，宽2～4厘米，先端锐尖，基部楔形或阔楔形，多少下延，边缘波状，稍外折，背面有白粉；叶柄长1～1.5厘米。三枝聚伞式圆锥花序腋生或顶生，长2.5～4厘米；苞片2枚，钻状披针形，早落；总花梗长2～5厘米；花梗长2～4毫米；花长4～4.5毫米，直径5.6毫米；花被管钟状，淡绿色；花被4裂，裂片卵状三角形，内部初时绿黄色，后呈深棕红色；雄蕊4，外伸；花盘裂片卵圆形；花柱深红色，柱头浅3～4裂。核果长1～1.2厘米，外果皮肉质多汁，成熟时深紫红色至紫黑色，宿存花柱基多少隆起，内果皮具纵棱3～4条。花期5～6月，果期7～9月。

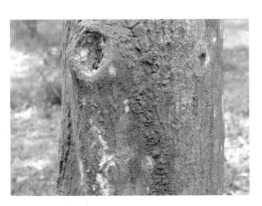

生长特性 野生或栽培。分布于澳大利亚、印度尼西亚和南亚等地。

采集方法 全年可采。采得后切小段，除去边材（制造檀香器具时，剩下的碎材亦可利用）。

药材性状 本品为长短不一的圆柱形木段，有的略弯曲，一般长约1米，直径10～30厘米。外表面灰黄色或黄褐色，光滑细腻，有的具疤节或纵裂，横截面呈棕黄色，显油迹；棕色年轮明显或不明显，纵向劈开纹理顺直。质坚实，不易折断。气清香，燃烧时香气更浓；味淡，嚼之微有辛辣感。

药理作用 本品对离体蛙心呈负性肌力作用，对四逆汤、五加皮中毒所致的心律不齐有拮抗作用。所含 α-檀香萜醇、β-檀香萜醇有较强的抗菌作用。

药用功效 行气、散寒、止痛，主治胸腹胀痛、霍乱吐泻、噎膈吐食、寒疝腹痛及肿毒。

用法用量 内服：煎汤，1.5～3克，不宜久煎，宜后下；入丸、散。外用：磨汁涂。

方剂选用 ① 治心腹冷痛：檀香15克（研为极细的末），干姜25克，以泡汤调下。② 治阴寒霍乱：檀香、藿香梗、木香、肉桂各7.5克，研为极细的末，每次取5克，加炒姜25克，以泡汤调下。③ 治头面风、头目昏眩、肩背疼痛、头皮肿痒、颈项拘急：檀香（锉）25克，甘菊花（择）150克，川芎100克，甘草（生用）50克，均捣罗为散，每次服5克，以温薄荷汤调下，以茶汤或白开水调下亦可。

注意事项 阴虚火盛者禁服。

川楝子

性味 寒，苦。有小毒。
拉丁文 Fructus Toosendan
英文 Szechwan Chinaberry Fruit

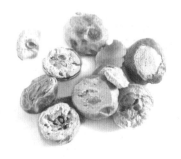

别名 楝实、练实、金铃子、仁枣、楝子、苦楝子、石茱萸、楝树果。

来源 楝科楝属植物川楝的果实。

成分 本品主要含川楝素、异川楝素等多种三萜类成分，尚含川楝紫罗兰酮苷甲、乙及楝树碱、山奈醇及脂肪油等。

植物形态 乔木，高达10米。树皮灰褐色；幼嫩部分密被星状鳞片。2～3回奇数羽状复叶，长约35厘米；羽片4～5对；小叶卵形或窄卵形，全缘或少有疏锯齿。圆锥花序腋生；花瓣5～6，淡紫色。核果大，椭圆形或近球形，黄色或栗棕色，内果皮为坚硬木质，有棱。种子长椭圆形，扁平。花期3～4月，果期9～11月。

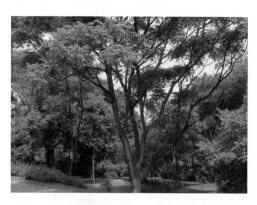

生长特性 生于海拔500～2100米的杂木林和疏林内或平坝、丘陵地带湿润处，常栽培于村旁或公路边。分布于河南、湖北、湖南、广西、四川、贵州、云南、甘肃等地。

采集方法 11～12月果皮呈浅黄色时采摘，晒或烘干。

药材性状 核果呈类圆形，直径2～3.2厘米。

表面金黄色至棕黄色，微有光泽，少数凹陷或皱缩，具深棕色小点。顶端有花柱残痕，基部凹陷，有果梗痕。外果皮革质，与果肉间常有空隙，果肉松软，淡黄色，遇水润湿显黏性。果核球形或卵圆形，质坚硬。气特异，味酸、苦。

药理作用 本品能兴奋肠管平滑肌，有利胆作用。所含川楝素对猪蛔虫、水蛭等有明显的杀灭作用。川楝子油具有体外杀菌作用。此外，本品尚有抑菌、抗炎、抗肿瘤等作用。

药用功效 疏肝泄热、行气止痛、杀虫，主治脘腹胁肋疼痛、疝气疼痛、虫积腹痛、头癣。

用法用量 内服：煎汤，3～10克；入丸、散。外用：研末调涂。行气止痛炒用，杀虫生用。

方剂选用 ① 治热厥心痛，或发或止，久治不愈者：川楝子、延胡索各50克，均研为细末，每次服15克，以酒调下。② 治肋间神经痛：川楝子9克，橘络6克，水煎服。

注意事项 　　脾胃虚寒者禁服。内服不宜用量过大及久服，以免引起恶心、呕吐，甚至死亡等毒副作用。本植物的叶（川楝叶）、花（川楝花）、树皮及根皮（川楝皮）亦供药用。川楝叶有燥湿、行气、止痛、杀虫的功效，主治湿疹瘙痒、疮癣疥癞、疝气疼痛、跌打肿痛、蛇虫咬伤；川楝花有清热、利水、通淋的功效，主治水肿腹胀、黄疸、热淋；川楝皮有杀虫、清热、燥湿的功效，主治蛔虫病、钩虫病、蛲虫病、阴道滴虫病、疥疮、头癣、风疹瘙痒、湿疮。

荔枝核

性味 温，甘、微苦。
拉丁文 Semen Litchi
英文 Lychee Seed

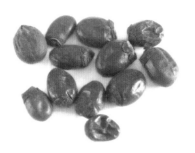

别名 荔核、荔仁、枝核、大荔核。
来源 无患子科荔枝属植物荔枝的种子。
成分 本品主要含脂肪油，其中主要成分为油酸、棕榈酸等；尚含蛋白质、还原糖、皂苷、鞣质、氨基酸等。

植物形态 常绿乔木，高 10 ~ 15 米。偶数羽状复叶，互生，叶连柄长 10 ~ 25 厘米，或过之；小叶 2 或 3 对，小叶柄长 7 ~ 8 毫米，叶片披针形或卵状披针形，先端骤尖或尾状短渐尖，全缘，无毛，薄革质或革质。圆锥花序顶生，阔大，多分枝；花单性，雌雄同株。果卵圆形至近球形，成熟时通常暗红色至鲜红色。种子全部被肉质假种皮包裹。花期春季，果期夏季。

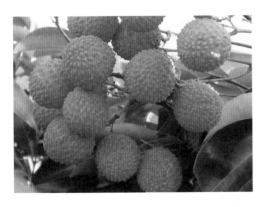

生长特性 分布于华南和西南等地，尤以广东、福建、台湾栽培最盛。

采集方法 6 ~ 7 月果实成熟时采摘，食荔枝肉（假种皮）后收集种子，晒干。

药材性状 种子呈长圆形或卵圆形，略扁，长 1.5 ~ 2.2 厘米，直径 1 ~ 1.5 厘米。表面棕红色或紫棕色，平滑，有光泽，略有凹陷及细波纹，一端有类圆形黄棕色的种脐，直径约 7 毫米。质硬，子叶 2 枚，棕黄色。气微，味微甘、苦、涩。

药理作用 本品干浸膏或水和醇两种提取物能降低实验性糖尿病动物的血糖，类似双胍类降糖药的作用。能调节内源性、外源性血脂代谢紊乱，并具有抗氧化作用，还有护肝、抗乙肝病毒的作用。

药用功效 理气止痛、祛寒散滞，主治疝气痛、睾丸肿痛、胃脘痛、痛经及产后腹痛。

用法用量 内服：煎汤，6 ~ 10 克；研末，1.5 ~ 3 克；入丸、散。外用：研末调敷。

方剂选用 ① 治心痛及小肠胀气：以荔枝核慢火中烧存性，为末，新酒调 1 枚末服。② 治疝气痛极，凡在气分者最宜用之，并治小腹气痛等证：荔枝核（炮微焦）、大茴香（炒）各等份，研为末，每次用好酒调服 15 克；如寒甚者，加制吴茱萸减半用之。③ 治心腹胃脘久痛，屡触屡发者（唯妇人多有之）：荔枝核 5 克，木香 4 克，研为末，每次服用 5 克，以清汤调服。④ 治疝气上冲、筑塞心脏欲死、手足厥冷：荔枝核、陈皮、硫黄各等份，研为末，加饭做成如梧桐子大小的丸，每次以酒调下 14 丸，其痛立止，如自觉痛甚不能支持，则加用 6 丸，再不可多。

注意事项 无寒湿滞气者勿服。荔枝的叶（荔枝叶）、果皮（荔枝壳）、根（荔枝根）亦供药用。荔枝叶浸水数日，可治烂脚；荔枝壳有除湿止痢、止血的功效，主治痢疾、血崩、湿疹。

佛手柑

性味 温，辛、苦。
拉丁文 Fructus Citri Sarcodactylis
英文 Finger Citron

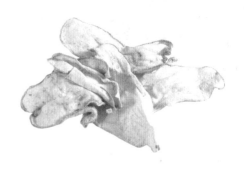

别名 佛手、佛手香橼、蜜筒柑、蜜罗柑、五指柑、福寿柑。

来源 芸香科柑橘属植物佛手的果实。

成分 本品主要含柠檬油素等香豆精类，尚含香叶木苷及橙皮苷等黄酮苷、柠檬苷素等二萜类、有机酸、挥发油等。

植物形态 常绿小乔木或灌木。老枝灰绿色，幼枝略带紫红色，有短而硬的刺。单叶互生；叶柄短，长3～6毫米，无翼叶，无关节；叶片革质，长椭圆形或倒卵状长圆形，长5～16厘米，宽2.5～7厘米，先端钝，有时微凹，基部近圆形或楔形，边缘有浅波状钝锯齿。花单生，簇生或为总状花序；花萼杯状，5浅裂，裂片三角形；花瓣5，内面白色，外面紫色；雄蕊多数；子房椭圆形，上部窄尖。柑果卵形或长圆形，先端分裂如拳状，或张开似指尖，其裂数代表心皮数，表面橙黄色，粗糙，果肉淡黄色。种子数颗，卵形，先端尖，有时不完全发育。花期4～5月，果期10～12月。

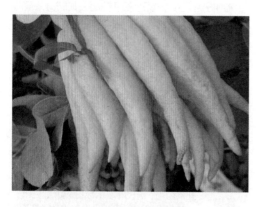

生长特性 生于热带、亚热带，我国浙江、福建、江西、广东、广西、四川、云南等地有栽培。

采集方法 栽培4～5年开花结果，分批采收，多于晚秋果皮由绿变浅黄绿色时，用剪刀剪下，选晴天，将果实顺切成4～7毫米的薄片，晒干或烘干。

药材性状 果实卵形或长圆形，先端裂瓣如拳或指状，常皱缩或卷曲。外表面橙黄色、黄绿色或棕绿色，密布凹陷的窝点，有时可见细皱纹。内表面类白色，散有黄色点状或纵横交错的维管束。质硬而脆，受潮后柔软。气芳香，果皮外部味辛、微辣，内部味甘而后苦。

药理作用 本品煎剂有祛痰、平喘、抗过敏作用。其醇提取物对肠管有明显抑制作用，并能显著增加冠脉流量和提高耐缺氧能力，改善心肌缺血，预防心律失常，尚有催眠、镇痛、抗惊厥作用。

药用功效 疏肝理气、和胃化痰，主治肝气郁结之胁痛、胸闷、肝胃不和、脾胃气滞之脘腹胀痛、嗳气、恶心、久咳痰多。

用法用量 内服：煎汤，3～10克；泡茶饮。

方剂选用 ① 治食欲不振：佛手柑、枳壳、生姜各3克，黄连0.9克，水煎服，每日1剂。② 治肝胃气痛 鲜佛手柑12～15克，开水冲泡，代茶饮。或佛手柑、延胡索各6克，水煎服。③ 治膨胀发肿：佛手柑（去瓤）20克，人中白15克，共研为末，空腹时以白开水调下。

注意事项 阴虚有火、无气滞者慎服。

香橼

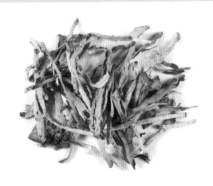

性味 温，辛、苦、酸。
拉丁文 Fructus Citri
英文 Citron Fruit

别名 陈香圆。

来源 芸香科柑橘属植物香圆的成熟果实。

成分 本品主要含挥发油，油中主要成分为 α - 柠檬烯、二戊烯、柠檬醛等；尚含柠檬苷素等二萜内酯、柠檬酸等有机酸、橙皮苷等黄酮类、鞣质、蛋白质等。

植物形态 常绿乔木，高 9 ~ 11 米。分枝较密，有短刺。单身复叶互生；叶柄有倒心形宽翅，长为叶片的 1／3 ~ 1／4；叶片革质，椭圆形或长圆形，长 5 ~ 12 厘米，宽 2 ~ 5 厘米，先端短而钝或渐尖，微凹头，基部钝圆，全缘或有波状锯齿，两面无毛，有半透明油腺点。花单生或簇生，也有成总状花序，白花；雄蕊 25 ~ 36；子房 10 ~ 11 室。柑果长圆形、圆形或扁圆形，先端有乳头状突起，果皮通常粗糙而有皱纹或平滑，成熟时橙黄色，有香气。种子多数。花期 4 ~ 5 月，果期 10 ~ 11 月。

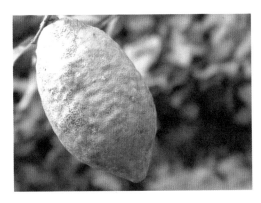

生长特性 江苏、浙江、安徽、江西、湖北、四川、陕西等地有栽培。

采集方法 定植后 4 ~ 5 年结果，9 ~ 10 月果实变黄成熟时采摘，用糠壳堆 1 星期，待皮变金黄色后，切成 1 厘米厚，摊开曝晒（遇雨天可烘干）。

药材性状 类球形，半球形或圆片，直径 4 ~ 7 厘米，表面黑绿色或黄棕色，密被凹陷的小油点及网状隆起的粗皱纹，顶端有花柱残痕及隆起的环圈，基部有果梗残基。质坚硬。剖面或横切薄片，边缘油点明显；中果皮厚约 0.5 厘米；瓤囊 9 ~ 11 室，棕色或淡红棕色，间或有黄白色种子。气香，味酸而苦。

药理作用 本品能促进胃肠蠕动，还有祛痰、抑制血栓形成的作用。

药用功效 理气降逆、宽胸化痰，主治胸腹满闷、胁肋胀痛、咳嗽痰多。

用法用量 内服：煎汤，3 ~ 6 克；入丸、散。

方剂选用 ① 治鼓胀：香橼 1 枚（连瓤），大核桃仁 2 枚（连皮），缩砂仁 10 克（去膜），各煅存性，研为散，以白糖拌调，空腹时 1 次服完。② 治咳嗽：香橼 1 枚，去核，切成细片，与适量酒同放入砂锅内，煮至熟烂，一般是从头天黄昏煮至第二天早上 3 ~ 5 点，用蜂蜜调匀，早上起床时用匙挑服。③ 治三日疟：香橼 1 枚，去顶皮，拌入研细的明雄黄，一起放入火中煅之，取出研成极细的末，每次服 0.7 克，干咽下，不用水。

注意事项	阴虚血燥者、孕妇、气虚者慎服。
特别附注	香橼叶、香橼根和果实之蒸馏液（香橼露）亦供药用。香橼叶性微寒，味苦、辛，主治伤寒咳嗽。

理气类

玫瑰花

性味 温，甘、微苦。
拉丁文 Flos Rosae Rugosae
英文 Rose

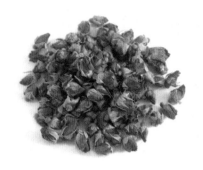

别名 徘徊花、笔头花、湖花、刺玫花、刺玫菊。
来源 蔷薇科蔷薇属植物玫瑰的干燥花蕾。
成分 本品主要含挥发油，油中主要成分为香茅醇、牻牛儿醇、橙花醇、丁香油酚、苯乙醇等。尚含槲皮苷、苦味素、鞣质、脂肪油、有机酸等。

植物形态 直立灌木，高约 2 米。枝干粗壮，有皮刺和刺毛，小枝密生绒毛。羽状复叶；叶柄及叶轴上有绒毛及疏生小皮刺和刺毛；托叶大部附着于叶柄上；小叶 5 ~ 9，椭圆形或椭圆状倒卵形，长 2 ~ 5 厘米，宽 1 ~ 2 厘米，边缘有钝锯齿，质厚，上面光亮，多皱，无毛，下面苍白色，有柔毛及腺体，网脉显著。花单生或 3 ~ 6 朵聚生；花梗有绒毛和刺毛；花瓣 5 或多数；紫红色或白色，芳香；花柱离生，被柔毛，柱头稍突出。果扁球形，红色，平滑，萼片宿存。花期 5 ~ 6 月，果期 8 ~ 9 月。

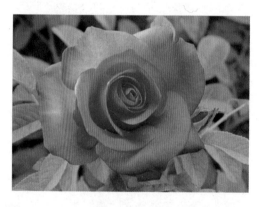

生长特性 原产于中国北部，现全国各地均有栽培，以山东、江苏、浙江及广东最多。

采集方法 5 ~ 6 月盛花期前，采摘已充分膨大但未开放的花蕾，文火烘干或阴干。或采后装入纸袋，贮石灰缸内，封盖，每年梅雨期更换为新石灰。

药材性状 花蕾略呈半球形或不规则团块，直径 1 ~ 2.5 厘米。花托半球形，与花萼基部合生；萼片 5，披针形，黄绿色或棕绿色，被有细柔毛；花瓣多皱缩，展平后宽卵形，呈覆瓦状排列，紫红色，有的黄棕色；雄蕊多数，黄褐色。体轻，质脆。气芳香浓郁，味微苦涩。

药理作用 本品对人免疫缺陷病病毒、白血病病毒和 T 细胞白血病病毒均有抑制作用。所含挥发油能促进大鼠胆汁分泌。

药用功效 理气解郁、和血调经，主治肝气郁结、脘胁胀痛、乳房作胀、月经不调、痢疾、泄泻、带下、跌打损伤、痈肿。

用法用量 内服：煎汤，3 ~ 10 克；浸酒或泡茶饮。

方剂选用 ① 治肝胃气痛：玫瑰花阴干，泡茶饮。② 治肝风头痛：玫瑰花 4 ~ 5 朵，合蚕豆花 9 ~ 12 克，泡开水，代茶频饮。③ 治肺病咳嗽、吐血：鲜玫瑰花捣汁，炖冰糖服。④ 治上部食管痉挛、咽中有异物感：玫瑰花、白梅花各 3 克，沏水代茶饮。⑤ 治痢疾：玫瑰花、黄连各 6 克，莲子 9 克，水煎服。

注意事项 阴虚有火者勿用。

薤白

性味 温，辛、苦。
拉丁文 Bulbus allii macrostemi
英文 Longstamen Onion Bulb

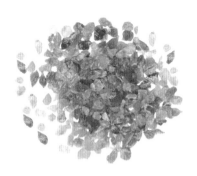

别名 薤根、蓝子、野蒜、小独蒜、薤白头。
来源 百合科植物小根蒜的干燥鳞茎。
成分 本品主要含挥发油，油中主要成分是二甲基二硫、二甲基三硫等；尚含薤白苷甲等多种甾体皂苷及前列腺素、有机酸、大蒜氨酸、大蒜糖等。

植物形态 多年生草本，高达 70 厘米。鳞茎近球形，外被白色膜质鳞皮。叶基生；叶片线形，长 20 ~ 40 厘米，宽 3 ~ 4 毫米，先端渐尖，基部鞘状，抱茎。花茎由叶丛中抽出，单一，直立，平滑无毛；伞形花序密而多花，近球形，顶生；花梗细，长约 2 厘米；花被 6，长圆状披针形，淡紫粉红色或淡紫色；雄蕊 6，长于花被，花丝细长；雌蕊 1，子房上位，3 室，有 2 棱，花柱线形，细长。果为蒴果。花期 6 ~ 8 月，果期 7 ~ 9 月。

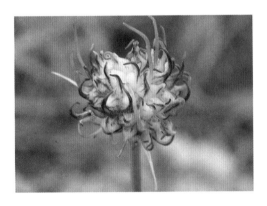

生长特性 生于耕地杂草中或山地阴湿处。分布于黑龙江、吉林、辽宁、河北、山东、湖北、贵州、云南、甘肃、江苏等地。

采集方法 栽后第二年 5 ~ 6 月采收，将鳞茎挖起，除去叶苗和须根，洗去泥土，鲜用或略蒸一下，晒干或烤干。

药材性状 呈不规则卵圆形。表面黄白色或淡黄棕色，皱缩，半透明，有类白色膜质鳞片包被。质硬，角质样。有蒜臭，味微辣。

药理作用 本品能促进纤维蛋白溶解，降低血脂及血清过氧化脂质（LPO），抑制血小板聚集和释放，抑制动脉平滑肌细胞增生等。薤白水煎剂对痢疾杆菌、金黄色葡萄球菌、肺炎球菌均有抑制作用。以薤白原汁灌胃，能显著增强大鼠血清过氧化物歧化酶、过氧化氢酶和 T 淋巴细胞的活性，并能抑制血清过氧化脂质的形成。

药用功效 理气宽胸、通阳散结，主治胸痹心痛彻背、胸脘痞闷、咳喘痰多、脘腹疼痛、泻痢后重、白带异常、疮疖痈肿。

用法用量 内服：煎汤，干品 5 ~ 10 克，鲜品 30 ~ 60 克；入丸、散；亦可煮粥食。外用：捣敷或捣汁涂。

方剂选用 ① 治胸痹之病、喘息咳嗽、胸背痛、短气、寸口脉沉而迟、关上小紧数：瓜蒌实（捣）1 枚，薤白 500 克、白酒 7 升，同煮取 2 升，温时分 2 次服完。② 治胸痹不得卧、心痛彻背者：瓜蒌实（捣）1 枚，薤白 150 克，半夏 500 克，白酒 10 升，同煮，取 4 升，温时每次服 1 升，每日服 3 次。③ 治天行干呕若哕、手足逆冷 薤白（切）1 升，香豉 1 升，白米 400 克，先以水 1 升煮香豉，沸腾 1 次即滤去滓，再下薤白及白米，煮为稀粥，每次进食 2 碗。

注意事项 阴虚及发热者慎服。

青木香

性味 寒，辛、苦。有小毒。
拉丁文 Radix aristolochiae
英文 Slender Dutchmanspipe Root

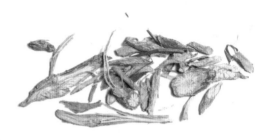

别名 马兜铃根、兜铃根、土青木香、独行根、云南根、土木香、青藤香、蛇参根、铁扁担、痧药、野木香根、水木香根、白青木香。

来源 马兜铃科马兜铃属植物马兜铃的根。

成分 本品主要含挥发油，其主要成分为马兜铃酮；尚含马兜铃酸、青木香酸、木兰花酸、木兰花碱、土青木香甲素及丙素等。

植物形态 形态与北马兜铃相似，其主要特点是：叶柄长 1 ～ 2 厘米；叶片卵状三角形、长圆状卵形或戟形。花单生或 2 朵聚生于叶腋。蒴果近球形，较小。种子扁平，钝三角形。花期 7 ～ 8 月，果期 9 ～ 10 月。

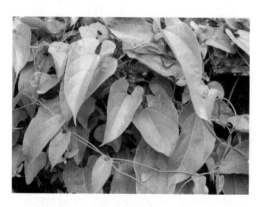

生长特性 生于山谷、沟边阴湿处或山坡灌丛中。分布于山东、河南及长江以南各地。

采集方法 10 ～ 12 月采收，切片晒干。

药材性状 根呈圆柱形或扁圆柱形，表面黄褐色或灰棕色，粗糙不平，有纵皱纹及须根痕。质脆，易折断，断面不平坦，皮部淡黄色，木部宽广，射线乳白色，木质部束淡黄色，呈放射状，导管孔明显，形成层环明显。香气特异，味苦。

药理作用 本品煎剂有降低由多种原因引起的高血压的作用。所含木兰花碱对肾性高血压的降低作用明显。青木香总生物碱有抑菌作用，并能增强腹腔巨噬细胞的吞噬活性。此外，本品尚有抗癌、镇静、催化、驱蛔等作用。

药用功效 行气、解毒、消肿，主治脘腹胀痛、疝气、泄泻、痢疾、咳喘、高血压、蛇虫咬伤、痈肿疔疮、秃疮、湿疹、皮肤瘙痒。

用法用量 内服：煎汤，3 ～ 9 克；研末，1.5 ～ 2 克，每日 2 ～ 3 次。外用：研末调敷或磨汁涂。

方剂选用 ① 治肠炎、腹痛下痢：青木香9克，槟榔、黄连各4.5克，共研为细末，以温开水冲服。② 治中暑腹痛：青木香（鲜）9 ～ 15克，捣汁，温开水送服。亦可用青木香根 3 ～ 6 克，研末，以温开水送服。③ 治上气喘急：青木香50克，木香、川楝子（微炮）各1.5克，均捣罗为散，每次服10克，以浓煎乌梅蜜汤调下，晚饭后临卧服。④ 治疗疮、蛇伤、犬咬、鼠咬 青木香（土者，根、梗均可用），研为末，每次服5克，以蜂蜜水调下。

注意事项 脾胃虚寒者慎服。植物马兜铃的果实（马兜铃）、茎叶（天仙藤）亦供药用。马兜铃有清肺降气、止咳平喘、清泄大肠的功效，主治肺热咳嗽、痰壅气促、肺虚久咳、肠热痔血、痔疮肿痛、水肿；天仙藤有行气活血、利水消肿、解毒的功效，主治疝气痛、胃痛、产后血气腹痛、风湿痹痛、妊娠水肿、蛇虫咬伤。

柿蒂

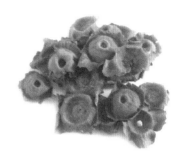

性味	平，苦、涩。
拉丁文	Calyx Kaki
英文	Persimmon Calyx

别名 柿钱、柿丁、柿子把、柿萼。

来源 柿科柿树属植物柿的宿存花萼。

成分 本品主要含鞣质、糖类、羟基三萜酸、金丝桃苷等黄酮苷及有机酸。

植物形态 落叶大乔木，高达 14 米。树皮深灰色至灰黑色，长方块状开裂；枝开展，有深棕色皮孔，落叶大乔木，高达 14 米。单叶互生；叶片卵状椭圆形至倒卵形或近圆形，先端渐尖或钝，基部阔楔形，全缘，上面深绿色，下面淡绿色，有短柔毛。花杂性，雄花成聚伞花序，花冠黄白色，钟形。浆果形状种种，多为卵圆球形，橙黄色或鲜黄色，基部有宿存萼片。种子褐色，椭圆形。花期 5 月，果期 9 ~ 10 月。

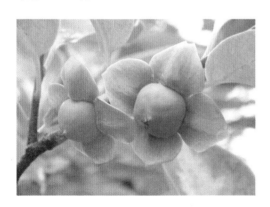

生长特性 多为栽培。分布于华东、中南，以及河北、山西、辽宁、陕西、甘肃、台湾等地。

采集方法 9 ~ 12 月收集成熟柿子的果蒂（带宿存花萼），去柄，晒干。

药材性状 宿萼近盘状，先端 4 裂，裂片宽三角形，多向外反卷或破碎不完整，具纵脉纹，萼筒增厚，平展，近方形，直径 1.5 ~ 2.5 厘米，表面红棕色，被稀疏短毛，中央有短果柄或圆形凹陷的果柄痕；内面黄棕色，密被锈色短绒毛，放射状排列，具光泽，中心有果实脱落后圆形隆起的瘢痕。裂片质脆，易碎，萼筒坚硬木质。质轻，气微，味涩。

药理作用 本品提取物能对抗氯仿诱发的小鼠室颤以及乌头碱、氯化钡所致的大鼠心律失常，并有镇静、催眠、抗家兔生育的作用。

药用功效 降逆下气，主治呃逆、呕哕、噫气、反胃。

用法用量 内服：煎汤，5 ~ 10 克；入散剂。外用：研末撒。

方剂选用 ① 治呃逆：柿蒂、丁香、人参各等份，研为细末，水煎，饭后服。② 治伤寒呕哕不止：干柿蒂 7 枚，白梅 3 枚，粗捣筛，只作 1 剂，加水 200 毫升，煎至 100 毫升，去滓温服，不拘时。③ 治胸满咳逆不止：柿蒂、丁香各 50 克，切细，每次取 20 克，加水 300 毫升、生姜 5 片，煎至七分，去滓热服，不拘时。

注意事项 风寒咳嗽者禁服。柿叶有止咳定喘、生津止血的功效，主治咳嗽、消渴及各种内出血、臁疮；柿花可滋润五脏，治一切呕吐；柿子可清热润肺、生津解毒，主治咳嗽、吐血、热渴、口疮、热痢、便血；柿皮主治疔疮、无名肿毒；柿饼有润肺止血、健脾涩肠的功效，主治喉干音哑、咯血、脾虚消化不良、反胃、泄泻。

刀豆

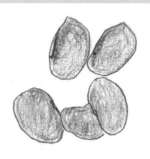

性味 温，甘。

拉丁文 Semen Canavaliae

英文 Swork Bean

别名 挟剑豆、刀豆子、大戈豆、大刀豆、刀鞘豆、白凤豆、刀板仁豆。

来源 豆科刀豆属植物刀豆的种子。

成分 本品主要含尿素酶、血细胞凝集素、刀豆氨酸、淀粉、蛋白质、脂肪等。

植物形态 1年生缠绕草质藤本，长达3米。三出复叶；叶柄长7～15厘米；顶生小叶宽卵形，长8～20厘米，宽5～16厘米，先端渐尖或急尖，基部阔楔形，侧生小叶偏斜，基部圆形；托叶细小。总状花序腋生，花疏；苞片卵形，早落；花萼钟状，二唇形，上萼2裂片大而长，下萼3裂片小而不明显；花冠蝶形，淡红色或淡紫色，旗瓣圆形，翼瓣较短，龙骨瓣弯曲；雄蕊10，连合为单体；子房具短柄，被毛。荚果大而扁，长10～30厘米，直径3～5厘米，被伏生短细毛，边缘有隆脊，先端弯曲成钩状；种子10～14颗，种皮粉红色或红色，种脐约占种子全长的3/4，扁平而光滑。花期6～7月，果期8～10月。

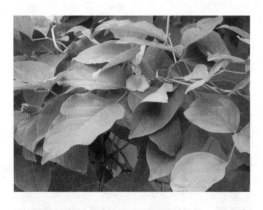

生长特性 北京及长江以南地区有栽培。原产美洲热带地区。

采集方法 在播种当年8～11月分批采摘成熟果实，剥出种子，晒干。

药材性状 种子扁卵形或扁肾形，长2～3.5厘米，宽1～2厘米，厚0.5～1.5厘米。表面淡红色至红紫色，微皱缩，略有光泽。边缘具眉状黑色种脐，长约2厘米，上有白色细纹3条。质硬，难破碎。种皮革质，内表面棕绿色而光亮；子叶2，黄白色，油润。无臭，味淡，嚼之有豆腥气。

药理作用 本品具有抗肿瘤作用，有助于肿瘤细胞重新恢复到正常细胞的生长状态。可选择性地激活抑制性T细胞（Ts细胞），对调节机体反应有重要作用。

药用功效 温中下气、益肾补元，主治虚寒呃逆、腹胀、久痢、肾虚腰痛、鼻渊、小儿疝气。

用法用量 内服：煎汤，9～15克；烧存性研末。

方剂选用 ① 治冷呃：刀豆适量，炙存性，每次以酒调服5克左右。② 治久痢：取刀豆适量，蒸熟，以白糖蘸食。③ 治肾虚腰痛：大刀豆1对，小茴香6克，吴茱萸3克，补骨脂3克，青盐6克，打成粉，蒸猪腰吃。④ 治鼻渊：老刀豆适量，以文火焙干，研为末，每次以酒调服15克。⑤ 治经闭、腹胁胀痛、血痞：取刀豆子适量，焙干，研为末，以好酒调服，加麝香尤佳。

注意事项 胃火盛者忌用。本植物的果壳（刀豆壳）、根（刀豆根）亦供药用。刀豆壳有下气活血的功效，主治反胃、呃逆、久痢、闭经、喉痹、喉癣。

九香虫

性味 温，辛、咸。
拉丁文 Aspongopus
英文 Jiuxiang Bug

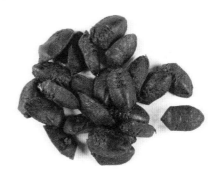

别名 黑兜虫、瓜黑蝽、屁板虫。
来源 蝽科九香虫属动物九香虫的干燥全虫。
成分 本品主要含脂肪、蛋白质及甲壳质。脂肪中含有硬脂酸、棕榈酸、油酸等。

动物形态 全虫椭圆形，多为紫黑色，带铜色光泽。头部狭尖，略呈三角形；复眼突出，卵圆形；单眼1对。喙较短，触角5节。前胸背板及小盾片均具不规则横皱纹。翅2对，前翅为半鞘翅，棕红色，翅末1/3为膜质。足3对，后足最长。腹面密布细刻及皱纹，后胸腹板近前缘区有2个臭孔，由此放出臭气。

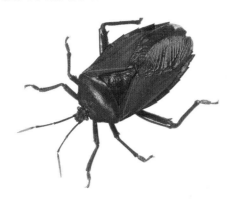

生长特性 常在土块、石块下及石缝中越冬，每年3月飞出。除东北、西北地区外，全国大部分地区均有分布。

采集方法 春、秋季捕捉，捕后用沸水烫死，晒干或烘干。

药材性状 本品略呈六角状扁椭圆形，长1.6～2厘米，宽约1厘米。表面棕褐色或棕黑色，略有光泽。头部小，与胸部略呈三角形，复眼突出，

卵圆状，单眼1对，触角1对各5节，多已脱落。背部有翅两对，外面的1对基部较硬，内部的1对为膜质，透明；腹部有足3对，多脱落。腹部棕红色至棕黑色，每节近边缘处有突起的小点。质脆，折断后腹面有浅棕色的内含物。气特异，味微咸。

药理作用 本品经体外实验证明有较强的抗菌作用。

药用功效 行气止痛、温肾壮阳，主治肝胃不和、寒郁中焦所致的胸胁胃脘胀痛以及肾阳不足所致的腰痛、阳痿。

用法用量 内服：煎汤，3～9克；入丸、散，0.6～1.2克。

方剂选用 ① 治慢性肝炎之胁痛：九香虫150克，参三七200克，炙全蝎100克，研成极细的末，加水和成如苏子大小的丸，每次服1.5克，早晚各1次，以白开水调下。②治喘息型慢性气管炎：将九香虫用火焙焦，研成粉，与鸡蛋搅匀，再用芝麻油煎鸡蛋（不要用其他油），每日1次，每次用鸡蛋、九香虫各1个。服药期间忌食猪油和吸烟。③治血管瘤：成活九香虫若干只，取镊子2把，一把夹住九香虫前半部，另一把夹破虫体尾部，挤出其腹腔内容物，涂在血管瘤上，视血管瘤面积的大小，以涂抹均匀为度，每日3～4次，连用数日，无毒副作用。

注意事项 凡肝胆火旺、阴虚内热者禁服。

梅花

性味 凉，苦、微甘、微酸。
拉丁文 Prunus mume
英文 Mumeplant Japanese Apricot

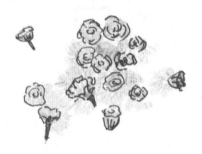

别名 白梅花、绿萼梅、绿梅花。
来源 蔷薇科杏属植物绿萼梅的花蕾。
成分 梅花含挥发油，其主要成分为苯甲醛、苯甲醇、4-松油烯醇、棕榈酸、苯甲酸、异丁香油酚等。

植物形态 落叶乔木，高达10米。树皮灰棕色，小枝细长，先端刺状。单叶互生；叶柄长1.5厘米，被短柔毛；托叶早落；叶片椭圆状宽卵形。春季先叶开花，有香气，1~3朵簇生于2年生侧枝叶腋。花梗短；花萼为绿色；花瓣5，白色，宽倒卵形；雄蕊多数。果实近球形，黄色或绿白色，被柔毛；核椭圆形，先端有小突尖，腹面和背棱上有沟槽，表面具蜂窝状孔穴。花期冬春季，果期5~6月。

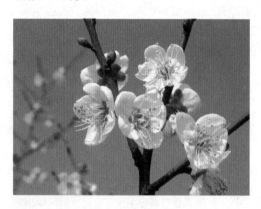

生长特性 我国各地有栽培，以长江以南各地最多。

采集方法 1月花未开放时采摘花蕾，及时低温干燥。

药材性状 干燥花蕾呈类球形，直径3~6毫米，有极短花梗。苞片数层，鳞片状，暗棕色，有短毛。萼片5，广卵形，灰绿色或棕色，有毛。花瓣5或多数，阔卵圆形，黄白色。雄蕊多数，雌蕊1，子房着生于凹陷的花托上，表面密被细柔毛。体轻，气清香，味微苦、涩。

药用功效 疏肝解郁、开胃生津、化痰，主治肝胃气痛、胸闷、梅核气、暑热烦渴、食欲不振、妊娠呕吐、瘰疬结核、痘疹。

用法用量 内服: 煎汤，2~6克；入丸、散。外用: 鲜品敷贴。

方剂选用 ① 治咽喉异物感、上部食管痉挛：梅花、玫瑰花各3克，开水冲泡，代茶常饮。② 治妊娠呕吐：梅花6克，开水冲泡，代茶饮。③ 治瘰疬：将鲜鸡蛋开一孔，放入7朵将开的梅花，封口，放饭上蒸熟，去梅花食蛋，每日1次，7日痊愈。④ 治痘疹：每年腊月清晨，摘带露梅花100朵，加上白糖，捣成小饼，食之即可。⑤ 治唇上生疮：以梅花花瓣贴之，开裂、出血即止。

注意事项 置阴凉干燥处，防霉，防蛀。

橘络

性味 平，甘、苦。

拉丁文 Citrus tangerina Hort.et Tanaka
C.erythrosa Tanaka

英文 Retinervus Fructus Citri Reticulatae

别名 橘瓣上筋膜、橘瓣上丝、橘丝、橘筋。
来源 芸香科柑橘属植物橘及其栽培变种的果皮内层筋络。
成分 含挥发油、柠檬烯、香桧烯、辛醛等。

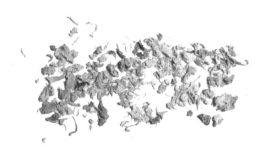

植物形态 常绿小乔木或灌木，高3～4米。枝细，多有刺。叶互生；叶柄长0.5～1.5厘米，有窄翼，顶端有关节；叶片披针形或椭圆形，长4～11厘米，宽1.5～4厘米，先端渐尖微凹，基部楔形，全缘或为波状，具不明显的钝锯齿，有半透明油点。花单生或数朵丛生于枝端或叶腋；花萼杯状，5裂；花瓣5，白色或带淡红色，开时向上反卷；雄蕊15～30，长短不一，花丝常3～5个连合成组；雌蕊1，子房圆形，柱头头状，柑果近圆形或扁圆形，横径4～7厘米，果皮薄而宽，容易剥离，瓣瓣7～12，汁胞柔软多汁。种子卵圆形，白色，一端尖，籽粒数十粒或无。花期3～4月，果期10～12月。

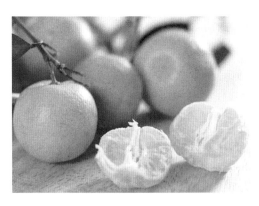

生长特性 栽培于丘陵、低山地带、江河湖泊沿岸或平原。在江苏、浙江、安徽、江西、湖北、湖南、广东、广西、海南、四川、贵州、云南、台湾等地均有栽培。

采集方法 12月至翌年1月采集果实，将橘皮剥下，自皮内或橘瓣外表撕下白色筋络，晒干或微火烘干。比较完整而理顺成束者，称为"凤尾橘络"（又名"顺筋"）；多数断裂，散乱不整者，称为"金丝橘络"（又名"乱络""散丝橘络"）；如用刀自橘皮内铲下者，称为"铲络"。

药材性状 ① 凤尾橘络：呈长条形而松散的网络状，上端与蒂相连，其下则筋络交叉而顺直。蒂呈圆形帽状。多为淡黄白色，陈久则变成棕黄色。每束长6～10厘米，宽0.5～1厘米。10余束或更多压紧为长方形块状。质轻而软，干后质脆易断。气香，味微苦。② 金丝橘络：呈不整齐的松散状，又如乱丝，长短不一，与蒂相混连。铲络：筋络多疏散碎断，并连带少量橘白、呈白色片状小块，有时夹带橘蒂及少量肉瓣碎片。

药用功效 通络理气、化痰止咳，主治经络气滞、久咳胸痛、痰中带血、伤酒口渴。

用法用量 内服：煎汤，2.5～4.5克。

方剂选用 治胸闷胁痛、肋间神经痛：橘络、当归、红花各3克，黄酒与水合煎，每日2次分服。

注意事项 虚寒者忌用。

龙眼核

性味 平，微苦、涩。
拉丁文 Euphoria longan (Lour.)Steud.
英文 Longan Flower

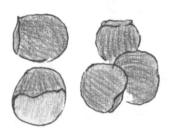

别名 圆眼核、桂圆核仁。
来源 无患子科龙眼属植物龙眼的种子。
成分 种子含3种氨基炔酸：2-氨基-4-甲基-5-己炔酸、2-氨基-4-羟甲基-5-己炔酸和2-氨基-4-羟基-6-庚炔酸。种子油中含二氢苹婆酸。

植物形态 常绿乔木，高通常10米左右。具板根。小枝粗壮，被微柔毛，散生苍白色皮孔。偶数羽状复叶，互生；叶连柄长15～30厘米，或更长；小叶4～5对，很少3或6对，小叶柄长通常不超过5毫米；叶片薄革质，长圆状椭圆形至长圆状披针形，两侧常不对称，长6～15厘米，宽2.5～5厘米，先端渐尖，有时稍钝头，上面深绿色，有光泽，下面粉绿色，两面无毛。花序大型，多分枝，顶生和近枝腋生，密被星状毛；花梗短；萼片近革质，三角状卵形，长约2.5毫米，两面均被黄褐色绒毛和成束的星状毛；萼片、花瓣各5，花瓣乳白色，披针形，与萼片近等长，仅外面被微柔毛；雄蕊8，花丝被短硬毛。果近球形，核果状，不开裂，直径1.2～2.5厘米，通常黄褐色或有时灰黄色，外面稍粗糙，或少有微凸的小瘤体；种子茶褐色，光亮，全部被肉质的假种皮包裹。花期3～4月，果期7～9月。

生长特性 我国西南部至东南部栽培很广，以福建、台湾最盛，广东次之，多栽培于堤岸和园圃，广东、广西、云南亦见野生于疏林中。

采集方法 7～9月果实成熟后，剥除果皮、假种皮，留取种仁，鲜用或晒干备用。

药材性状 干燥种子呈圆形，长1～1.5厘米，直径0.8～1.2厘米。表面棕红色或紫棕色，有光泽。质坚硬。气微，味淡而涩。以干燥、粒大、饱满者为佳。

药用功效 行气散结、止血、化湿，主治疝气、瘰疬、创伤出血、腋臭、疥癣、湿疮。

用法用量 内服：煎汤，3～9克；研末用。外用：煅存性研末撒或调敷。

方剂选用 ① 治疝气偏坠、小肠气痛：荔枝核（炒）、龙眼核（炒）、小茴香（炒）各等份，研为细末；取升麻5克，以水、酒煮汤；取药末5克，空腹时以升麻汤调下。② 治一切疮疥：龙眼核煅存性，麻油调敷。③ 治癣：龙眼核去外黑壳，用内核磨米醋擦。④ 治腋气：龙眼核6枚，胡椒14粒，共研匀，频擦之。⑤ 治腿面臁疮：龙眼核（或荔枝核）去净核外之皮，研细，用麻油调敷。

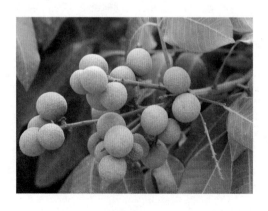

注意事项 内有痰火者忌服。

腰果

性味 平，甘。
拉丁文 Anacardium occidentale L.
英文 Cashew Nut

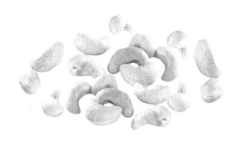

别名 鸡腰果、介寿果、槚如树。
来源 漆树科鸡腰果，以树皮入药。
成分 含腰果酸、腰果酚、腰果二酚、鞣质等酚类化合物。

植物形态 常绿乔木，树干直立，高达 10 米。单叶革质、互生，椭圆形或倒卵形。圆锥花序，花枝总状排序。果实由膨大的肉质花托（果梨，即假果）和着生在花托上的坚果（种子，即真果）组成。

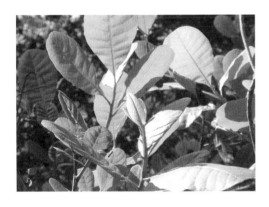

生长特性 不耐低温，喜光，根系生长喜通气良好的土壤。福建、台湾、广东、广西、云南都有栽培。原产美洲热带地区。

药理作用 核仁可食，果核之皮则有刺激性。树皮的水提取物（在 0～5℃黑暗的环境中浸提，加热后无效）有降低血压的作用。树皮的酊剂或提取物给正常人口服，有降血糖作用，于口服后 15～20 分钟开始，60～90 分钟时最显著，效果可持续 3 小时。树皮（内皮）煎剂对动物也有降血糖作用。降血糖成分对离体大鼠睾丸脂肪组织产生 CO_2 有促进作用。

药用功效 可治咳逆、心烦、口渴。

用法用量 树皮 10～15 克，水煎服，每日 1 剂。

柚核

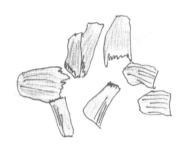

性味 平，苦。
拉丁文 Citrus grandis(L.) Osbeck
英文 Pummelo Seed

别名 柚子核。

来源 芸香科柑橘属植物柚的种子。

成分 含黄柏酮、黄柏内酯、去乙酰闹米林。种子含脂肪油 40.74%、灰分 2.85%、蛋白质 23.87%、非氮物质 11.51%、粗纤维 3.09%。

植物形态 常绿乔木，高 5 ～ 10 米。小枝扁，幼枝及新叶被短柔毛，有刺或有时无刺。单身复叶，互生；叶柄有倒心形宽叶翼，长 1 ～ 4 厘米，宽 0.4 ～ 2 厘米；叶片长椭圆形或阔卵形，长 6.5 ～ 16.5 厘米，宽 4.5 ～ 8 厘米，先端钝圆或微凹，基部圆钝，边缘浅波状或有锯齿，有疏柔毛或无毛，有半透明油腺点。花单生或为总状花序，腋生，白色；花萼杯状，4 ～ 5 浅裂；花瓣 4 ～ 5，长圆形，肥厚；雄蕊 25 ～ 45，花丝下部连合成 4 ～ 10 组；雌蕊 1，子房长圆形，柱头扁头状。柑果梨形、倒卵形或扁圆形，直径 10 ～ 15 厘米，柠檬黄色。种子扁圆形或扁楔形，白色或带黄色。花期 4 ～ 5 月，果熟期 9 ～ 11 月。

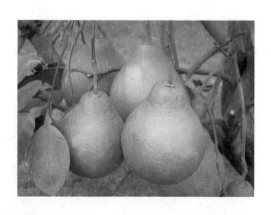

生长特性 栽培于丘陵或低山地带。浙江、江西、福建、台湾、湖北、湖南、广东、广西、四川、贵州、云南等地均有栽培。

采集方法 9 ～ 11 月将成熟的果实剥开果皮，取出种子，晒干备用。

药材性状 种子呈扁长条形，长 1.4 ～ 1.7 厘米，宽 6 ～ 10 毫米，厚 2 ～ 5 毫米。表面淡黄色或黄色，尖端较宽而薄，基部较窄而厚，具棱线数条，有的伸向尖端。质较硬，破开后内有一种仁，子叶乳白色，有油质。气微，味微苦。

药用功效 止痛，治小肠疝气。

用法用量 内服：煎汤，6 ～ 9 克。外用：开水浸泡，涂擦。

方剂选用 ① 治疝：金橘 2 个，柑核 30 克，柚核 15 克，白糖 30 克，先将前 3 味药放入锅中，加清水 2 碗煮至 1 碗，去渣，以白糖调服。② 治寒咳：柚核 20 余颗，加适量冰糖、1 大茶杯水煎服，每日 2 ～ 3 次。③ 治发黄、发落（包括斑秃）：柚核 15 克，开水浸泡，每日擦拭患部 2 ～ 3 次。

注意事项 孕妇慎用。

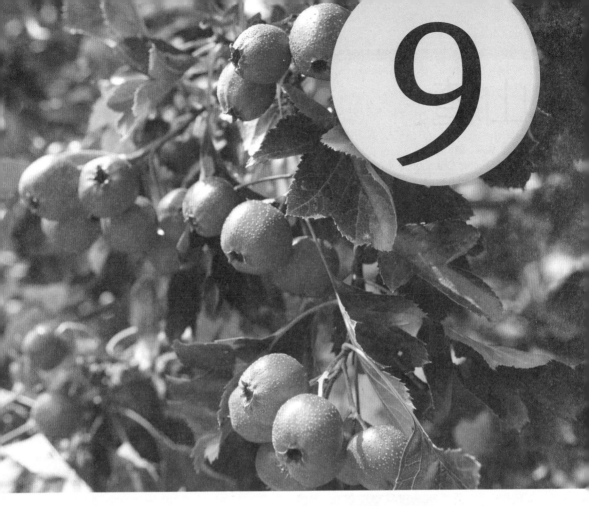

消食类

　　凡以消积导滞、促进消化、治疗饮食积滞证主要作用的药物，称为消食药，又谓消导药。本类药物性味多甘平，主归脾、胃二经，具有消食导滞、健运脾胃作用。主要用于因饮食积滞所引起的脘腹胀闷、嗳腐吞酸、恶心呕吐、不思饮食、大便失常，以及脾胃虚弱之消化不良。

　　本类药物多属渐消缓散之品，适用于病情较缓、积滞不甚者。朱震亨云："凡积病不可用下药，徒损真气，病亦不去，当用消积药使之融化，则根除免。"可见，食积之证，除病势急重，不可轻投攻下之品者，当以消食药治之。

　　使用本类药物，应根据不同的病情作适当选择，并与相应的药物配伍。若宿食停滞、脾胃气滞，须配以理气药，以行气导滞；若脾胃素虚、运化无力，则应配伍健脾益胃药，以标本兼顾、消补并用；若中焦虚寒，当配以温中健脾药，以散寒消食；若湿浊中阻，当配以芳香化湿药，以化湿醒脾；若积滞化热，则当配以苦寒清热药，以泄热化积。

山楂

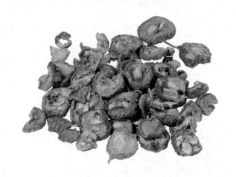

性味	微温，酸、甘。
拉丁文	Fructus Crataegi
英文	Hawthorn Fruit

别名 朹、梁梅、朹子、鼠查、羊梂、赤爪实。

来源 蔷薇科山楂属植物山楂的成熟果实。

成分 山楂主要含黄酮类，其主要成分为槲皮素、牡荆素、金丝桃苷、芦丁等；尚含齐墩果酸等有机酸、亚油酸等脂肪酸、鞣质、糖类、蛋白质及维生素 C 等。

植物形态 果实呈球形或梨形，直径 1.5 ~ 2 厘米，表面深红色，有光泽，满布灰白色斑点，顶端有宿存花萼，基部有果柄残痕。切片者，常为 0.3 ~ 0.4 厘米厚的顶头片，多卷缩不平，果肉深黄色至浅棕色，切面可见 5 ~ 6 粒淡黄色种子，皮肉紧包着种子，皮肉厚而核小，气清香，味酸微甜。以个儿大、片形匀，皮红棕色、肉质厚者为佳。

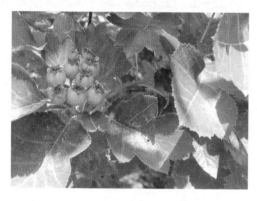

生长特性 生于河岸的沙土或干燥多沙石的山坡上。

采集方法 9 ~ 10 月果实成熟后采收，采下后趁鲜横切或纵切成两瓣，晒干。或采用切片机切成薄片，在 60 ~ 65℃环境下烘干。

药材性状 果实较小，类球形，直径 0.8 ~ 1.4 厘米，有的压成饼状。表面棕色至棕红色，并有细密皱纹，顶端凹陷，有花萼残迹，基部有果梗或已脱落。质硬，果肉薄，味微酸涩。

药理作用 本品可增加胃中的酶类及胃液分泌量，促进消化。山楂提取物有强心、降压、增加冠脉流量及抗心律失常作用。山楂总黄酮和三萜酸类均有降压、降血脂和抗动脉粥样硬化作用，可增加家兔血清溶菌酶含量及血 T 淋巴细胞转化率等。此外，本品尚有收缩子宫、抗氧化、抗肿瘤、抗菌及利尿等作用。

药用功效 消食健胃、行气散淤，主治饮食积滞、脘腹胀痛、泄泻痢疾、血淤痛经、闭经、产后腹痛、恶露不尽、疝气或睾丸肿痛，高脂血症。

用法用量 内服：煎汤，3 ~ 10 克；入丸、散。外用：煎水洗或捣敷。

方剂选用 ① 治一切食积：山楂 200 克，白术 200 克，神曲 100 克，上药均研为末，蒸饼捏成如梧桐子大小的丸，每次服 70 丸，以白开水送下。② 治食肉不消：山楂肉 200 克，水煮，食山楂饮汁。③ 治诸滞腹痛：取山楂适量，煎浓汤饮。④ 治肠风：山楂肉、山楂核烧灰，以米汤调下。⑤ 治痢疾（症见赤白相兼）：山楂肉不拘多少，炒后研为末，每次取 10 克，红痢则以蜜拌，白痢则以红糖、白糖拌；红白相兼则蜂蜜、白糖各半，拌匀，空腹时以白开水调下。⑥ 治寒湿气小腹痛、外肾偏大肿痛：小茴香、山楂各等份，均研为细末，每次取 10 克，加适量盐、酒调匀，空腹时热服。

| 注意事项 | 脾胃虚弱者及孕妇慎服。 |

麦芽

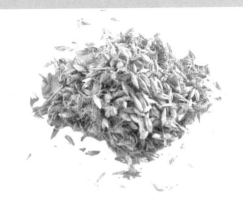

性味 平，甘。
拉丁文 Fructus Hordei Germinatus
英文 Malt

别名 大麦毛、大麦芽。
来源 禾本科大麦属植物大麦的发芽颖果。
成分 本品主要含酶类，其主要成分为淀粉酶、转化糖酶等；尚含大麦芽碱等多种生物碱、卵磷脂、α-生育三烯酚、大麦胚苷等。

植物形态 越年生草本。秆粗壮，光滑无毛，直立，高 50 ~ 100 厘米。叶鞘松弛抱茎；两侧有较大的叶耳；叶舌膜质，长 1 ~ 2 毫米；叶片扁平，长 9 ~ 20 厘米，宽 6 ~ 20 毫米。穗状花序长 3 ~ 8 厘米（芒除外），直径约 1.5 厘米，小穗稠密，每节着生 3 枚发育的小穗，小穗通常无柄，长 1 ~ 1.5 厘米（除芒外）；颖线状披针形，微具短柔毛，先端延伸成 8 ~ 14 毫米的芒；外稃背部无毛，有 5 脉，顶端延伸成芒，芒长 8 ~ 15 厘米，边棱具细刺，内稃与外稃等长。颖果腹面有纵沟或内陷，先端有短柔毛，面熟时与外稃粘着，不易分离，但某些栽培品种容易分离。花期 3 ~ 4 月，果期 4 ~ 5 月。

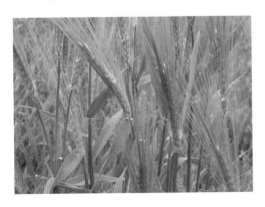

生长特性 全国各地均有栽培。

采集方法 麦芽生产全年皆可进行，但以冬春两季为好。取净大麦，用清水浸泡 3 ~ 4 小时，捞出，置能排水的容器内，盖好，每日淋水 2 ~ 3 次，保持湿润，至芽长 2 ~ 3 毫米时，取出，晒干。

药材性状 颖果呈梭形，长 8 ~ 12 厘米，直径 3 ~ 4 毫米。表面淡黄色，背面为外稃包围，具 5 脉，腹面为内稃包围。除去内外稃后，腹面有 1 条纵沟；基部胚根处生出幼芽及须根，幼芽长披针状条形，长约 0.5 厘米。须根数条，纤细而弯曲。质硬，断面白色，粉性。无臭，味微甘。

药理作用 本品有助消化、降血糖作用，对乳汁分泌有双向调节作用（小剂量催乳、大剂量回乳）。大麦碱具有类似麻黄碱的作用，并有抗真菌作用。此外，本品还有降血脂和护肝作用。

药用功效 消食化积、回乳，主治食积、腹满泄泻、恶心呕吐、食欲不振、乳汁郁积、乳房胀痛。

用法用量 内服：煎汤，10 ~ 15 克，大剂量可用至 30 ~ 120 克；入丸、散。

方剂选用 ① 快膈进食：麦芽 200 克，神曲 100 克，白术、陈皮各 50 克，上药均研为末，蒸饼做成如梧桐子大小的丸，每人以参汤调下 30 ~ 50 丸。② 治产后五七日不大便：麦芽不拘多少，炒黄研为末，每次取 15 克，以白开水调下，与粥间服。③ 治产后腹中臌胀不通转、气急、坐卧不安：麦芽末 1000 克，和酒服食，良久通转。

注意事项 1. 麦芽有回奶的作用，妇女哺乳期需慎用。
2. 孕妇、无积滞者慎服。

谷芽

性味 平，甘。
拉丁文 Fructus setariae germinatus
英文 Rice-grain Sprout

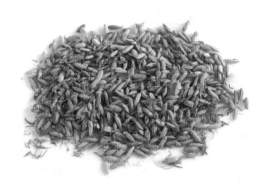

别名 蘖米、谷蘖、稻蘖、稻芽。
来源 禾本科稻属植物稻的颖果发芽而成。
成分 本品主要含淀粉酶、B族维生素、淀粉、蛋白质、脂肪油、麦芽糖、腺嘌呤、胆碱、聚胺氧化酶等。

植物形态 1年生栽培植物。秆直立，丛生，高约1米。叶鞘无毛，下部者长于节间；叶舌膜质而较硬，披针形，基部两侧下延与叶鞘边缘相结合，长5～25毫米，幼时具明显的叶耳；叶片扁平，披针形至条状披针形，长30～60厘米，宽6～15毫米。圆锥花序疏松，成熟时向下弯曲，分枝具角棱，常粗糙；小穗长圆形，两侧压扁，长6～8毫米，含3小花，下方2小花退化仅存极小的外稃而位于1两性小花之下；颖极退化，在小穗柄之顶端呈半月形的痕迹；退化外稃长3～4毫米，两性小花外稃有5脉，常具细毛，有芒或无芒，内稃3脉，亦被细毛；鳞被2，卵圆形；雄蕊6；花柱2枚，柱头帚刷状。颖果平滑。花期、果期均为6～10月。

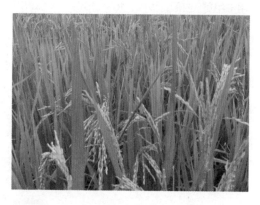

生长特性 水生或陆生，全国各地均有栽培。

采集方法 秋季颖果成熟时采收，脱下果实，晒干，除去稻壳即可。

药材性状 本品呈类圆球形，直径约2毫米，顶端钝圆，基部略尖。外壳为革质的稃片，淡黄色，具点状皱纹，下端有初生的细须根，长3～6毫米，剥去稃片，内含淡黄色或黄白色颖果（小米）1粒。无臭，味微甘。

药理作用 本品能增加消化液分泌，有助于消化，其所含淀粉酶能将糖、淀粉完全水解成麦芽糖。

药用功效 消食化积、健脾开胃，主治食积停滞、胀满泄泻、脾虚少食、脚气浮肿。

用法用量 内服：煎汤，10～15克，大剂量可用至30克；研末用。

方剂选用 ① 启脾进食：谷芽200克，研为末，加少许姜汁、盐，和匀做成饼，焙干。入炙甘草、砂仁、白术（麸炒）各50克，研为末，以白开水点服之，或丸服。② 治小儿消化不良、面黄肌瘦：谷芽9克，甘草3克，砂仁3克，白术6克，水煎服。③ 治饮食停滞、胸闷胀痛：谷芽12克，山楂6克，陈皮9克，红曲6克，水煎服。

注意事项 胃下垂者忌用。

莱菔子

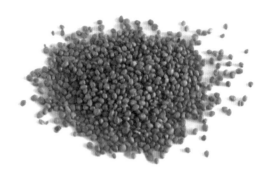

性味 平，辛、甘。
拉丁文 Semen Raphani
英文 Radish Seed

别名 萝卜子、芦菔子。

来源 十字花科莱菔属植物莱菔的成熟种子。

成分 本品主要含脂肪油，其主要成分为芥子酸、亚油酸、亚麻酸、硬脂酸等；尚含芥子碱及挥发油等。

植物形态 1年生或2年生直立草本，高30～100厘米。直根，肉质，长圆形、球形或圆锥形，外皮绿色、白色或红色。茎有分枝，无毛，稍具粉霜。基生叶和下部茎生叶大头羽状半裂，顶裂片卵形，侧裂片4～6对，长圆形，有钝齿，疏生粗毛；上部叶长圆形，有锯齿或近全缘。总状花序顶生或腋生；花瓣4，白色、紫色或粉红色。花期4～5月，果期5～6月。

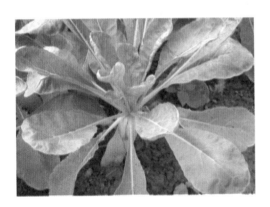

生长特性 全国各地均有栽培。

采集方法 栽种翌年5～8月，角果充分成熟时采收晒干，打下种子，放干燥处贮藏。

药材性状 种子类圆形或椭圆形，略扁，长2～4毫米，宽2～3毫米。表面红棕色、黄棕色或深灰棕色，放大镜下观察有细密网纹，一端有深棕色圆形种脐，一端有数条纵沟。种皮薄而脆，子叶2片，乳黄色，肥厚，有油性，纵摺。气微，味略辛。

药理作用 本品能增强兔离体回肠的节律性收缩，抑制胃排空，提高胃幽门部环行肌紧张性和降低胃底纵行肌紧张性。其提取液有明显的降血压作用，还有一定的镇咳、祛痰作用，并能降低血清胆固醇水平，防止冠状动脉粥样硬化。水提物尚有抑菌作用。

药用功效 消食导滞、降气化痰，主治食积气滞、脘腹胀满、腹泻、下痢后重、咳嗽多痰、气逆喘满。

用法用量 内服：煎汤，5～10克；入丸、散，宜炒用。外用：研末调敷。

方剂选用 ① 治小儿伤食腹胀：莱菔子（炒）、蓬莪术各50克，胡椒25克，均研为末，做成如黄米大小的丸，每次服15～20丸，不拘时，以萝卜汤送下。② 治小儿腹胀如鼓、气急满闷：莱菔子25克（取巴豆0.5克，拍破，同炒至黑色，去巴豆不用），木香0.5克，研为细末，蒸饼为丸，如麻子大，每次服5～7丸，陈皮汤调下，饭后服，每日3次。③ 治小儿盘肠气痛：莱菔子炒黄，研末，每次以乳香汤服2.5克。④ 治痢疾有积、后重不通：莱菔子25克，白芍15克，大黄5克，木香2.5克，水煎服。

注意事项 气虚及无食积、痰滞者慎用。正服人参制品者忌服。生用长于吐风痰，炒用长于消食、下气、化痰。

鸡内金

性味 平，甘、涩。
拉丁文 Endothelium Corneum Gigeriae Galli
英文 Chicken Gizzard Membrane

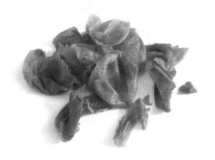

别名 鸡肫内黄皮、鸡肫皮、鸡黄皮、鸡食皮、鸡合子、鸡中金、化石胆、化骨胆。
来源 雉科雉属动物家鸡的砂囊内膜。
成分 本品主要含胃激素、淀粉酶、少量蛋白酶、角蛋白及多种氨基酸等。

动物形态 家禽。嘴短而坚，略呈圆锥状，上嘴稍弯曲。鼻孔裂状，被有鳞状瓣。眼有瞬膜。头上有肉冠，喉部两侧有肉垂，通常呈褐红色；肉冠以雄者为高大，雌者低小；肉垂也以雄者为大。翼短；羽色雌、雄不同，雄者羽色较美，有长而鲜丽的尾羽；雌者尾羽甚短。足健壮，跗、跖及趾均被有鳞板；趾4，前3趾，后1趾，后趾短小，位略高。雄者跗跖部后方有距。家鸡因饲养杂交的关系，品种繁多，形体大小及毛色不一。食物主要为植物的种子、果实及昆虫等。

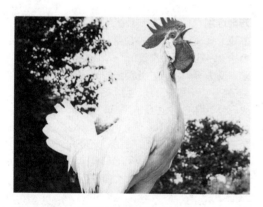

生长特性 全国各地均有饲养。

采集方法 宰杀时取出砂囊，立即剥下内壁，洗净，晒干。

药材性状 本品为不规则卷片，厚约2毫米。表面黄色、黄绿色或黄褐色，薄而半透明，具明显的条状皱纹。质脆，易碎，断面角质样，有光泽。气微腥，味微苦。

药理作用 本品能使胃液分泌量增加、酸度升高、胃运动加强、排空加快。水煎剂或酸提取液能加速从尿中排除放射性锶。

药用功效 健脾胃、消食积、化石，主治食积、泄泻、小儿疳积、胆石症、石淋、癥瘕经闭、喉痹乳蛾、牙疳口疮。

用法用量 内服：煎汤，3～10克；研末，1.5～3克；入丸、散。外用：研末调敷或生贴。

方剂选用 ① 治食积腹满：鸡内金适量，研末，以牛奶调服。② 治反胃、食即吐出，上气：鸡内金适量，烧成灰，以酒调服。③ 治小儿疳病：鸡内金20个（勿落水，瓦焙干，研末），车前子200克（炒，研末），和匀，以米汤拌食。忌油腻、面食、煎炒。④ 消导酒积：鸡内金、干葛（为末）各等份，研末，做成如梧桐子大小的丸，每次服50丸，以酒调下。⑤ 治夜梦遗精：公鸡内金7个，焙干为末，每次服5克，空腹时以酒调下。

注意事项 有积消积，无积消人元气、堕胎，所以无积者慎服。孕妇禁用。

鸡矢藤

性味 平，甘、微苦。
拉丁文 Herba Paederiae
英文 Chinese Fevervine Herb

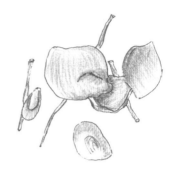

别名 女青、鸡屎藤、牛皮冻、解暑藤、狗屁藤、臭屎藤。

来源 茜草科鸡矢藤属植物鸡矢藤的全草或根。

成分 本品主要含鸡矢藤苷、鸡矢藤次苷、γ－谷甾醇、熊果苷、齐墩果酸、挥发油及不饱和脂肪酸等。

植物形态 多年生草质藤本，长3～5米。基部木质，多分枝。叶对生；叶柄长1.5～7厘米；托叶三角形，长2～3毫米，早落；叶片卵形、椭圆形、长圆形至披针形，长5～15厘米，宽1～6厘米，先端急尖至渐尖，基部宽楔形，两面无毛或下面稍被短柔毛；叶纸质，新鲜揉之有臭气。聚伞花序排成顶生的带叶的大圆锥花序或腋生而疏散少花；花紫色，几无梗；萼狭钟状；花冠筒长7～10毫米，先端5裂，镊合状排列，内面红紫色，被粉状柔毛；雄蕊5；子房下位，2室。浆果球形，成熟时光亮，草黄色。花期7～8月，果期9～10月。

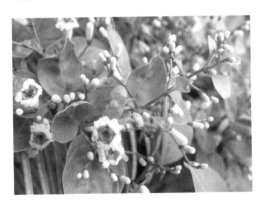

生长特性 生于溪边、河边、路边及灌木林中，常攀缘于其他植物或岩石上。广布于长江流域及其以南各地。

采集方法 9～10月割取地上部分，晒干或晾干。挖根，切片，晒干。

药材性状 茎呈扁圆柱形，稍扭曲，无毛或近无毛，老茎灰棕色，栓皮常脱落，有纵皱纹及叶柄断痕，易折断，断面平坦，灰黄色；嫩茎黑褐色，质韧，不易折断，灰白色或浅绿色。叶对生，多皱缩或破碎，完整者展平后呈宽卵形或披针形。聚伞花序顶生或腋生，前者多带叶，后者疏散少花，花淡紫色。气特异，味微苦、涩。

药理作用 本品总生物碱能抑制离体肠肌收缩，并可拮抗乙酰胆碱所致的肠肌痉挛。注射液能拮抗组织胺所致的肠肌收缩，并有良好的镇痛、镇静作用。此外，本品尚有降压、抑菌、祛痰等作用。

药用功效 祛暑利湿、解毒、消积，主治中暑、风湿痹痛、食积、小儿疳积、痢疾、黄疸、肝脾肿大、瘰疬、肠痈、脚气、烫伤、湿疹、皮炎、跌打损伤、蛇咬蝎螫。

用法用量 内服：煎汤，10～15克，大剂量可用至30～60克；泡酒饮。外用：捣敷或煎水洗。

方剂选用 ① 治风湿性关节痛：鸡矢藤、络石藤各30克，水煎服。② 治慢性气管炎：鸡矢藤30克，百部15克，枇杷叶10克，水煎，加少许盐内服。③ 治带状疱疹、热疖肿毒、跌打肿痛、毒蛇咬伤：鲜鸡矢藤嫩叶捣烂，敷患处。④ 治阑尾炎：鲜鸡矢藤根和茎叶30～60克，水煎服。

注意事项 孕妇慎用。

消食类

南酸枣

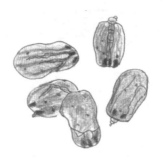

性味	平，酸、甘。
拉丁文	Choerospondias axillaries
英文	Axillary Southern Wildjujube

别名 五眼果、山枣子、人面子、冬东子、广枣、酸枣。

来源 漆树科南酸枣属植物南酸枣的果实（鲜）或果核。

成分 南酸枣含黄酮。

植物形态 落叶乔木，高8～20米，树皮灰褐色，纵裂呈片状剥落，枝紫褐色。单数羽状复叶互生，长25～40厘米；小叶7～15枚，对生，膜质到纸质，长圆形至长圆状椭圆形，长4～12厘米，宽2～5厘米，先端尾状长渐尖，基部不等而偏斜，全缘；侧脉8～10对。花杂性，异株；雄花和假两性花淡紫红色，成顶生或腋生的聚伞状圆锥花序。浆果椭圆形或倒卵形，成熟时黄色，先端具5小孔。花期4月，果期8～10月。

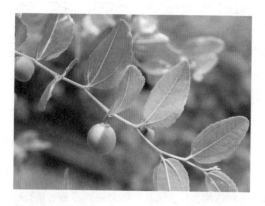

生长特性 生于海拔300～2000米的山坡、丘陵或沟谷林中，喜光，速生，适应性强。分布于浙江、安徽、福建、江西、湖北、湖南、广东、广西、海南、贵州、云南、西藏等地。

采集方法 9～10月果熟时采收，鲜用或取果核晒干。

药材性状 果实呈椭圆形或卵圆形，长2～3厘米，直径1.4～2厘米。表面黑褐色或棕褐色，稍有光泽，具不规则的皱褶；基部有果梗痕。果肉棕褐色。核近卵形，红棕色或黄棕色，顶端有5个（偶有4个或6个）明显的小孔。质坚硬。种子5颗，长圆形。无臭，味酸。

药理作用 ① 对心血管系统的作用：从南酸枣果实中提取的总黄酮能明显降低小鼠耗氧速度和耗氧量，显著提高小鼠耐缺氧的能力。② 抑制血小板聚集作用：南酸枣果实中酚酸类化合物均具有抑制ADP诱导的血小板聚集作用。③ 增强免疫功能：南酸枣能显著促进小鼠腹腔巨噬细胞的吞噬功能，增强小鼠细胞免疫和体液免疫功能。

药用功效 行气活血、养心安神、消积、解毒，主治气滞血淤、胸痛、心悸气短、神经衰弱、失眠、支气管炎、食滞腹满、腹泻、疝气、水火烫伤。

用法用量 内服：煎汤，30～60克；鲜果2～3枚，嚼食；果核煎汤，15～24克。外用：果核煅炭研末，调敷。

方剂选用 ① 治慢性支气管炎：南酸枣250克，炖肉吃。② 治疝气：南酸枣种仁适量，磨水内服。③ 治食滞腹痛：南酸枣鲜果2～3枚，嚼食。④ 治烫伤：南酸枣果核适量，烧灰存性，研末，以茶油调涂患处。

注意事项	南酸枣树皮不可内服。

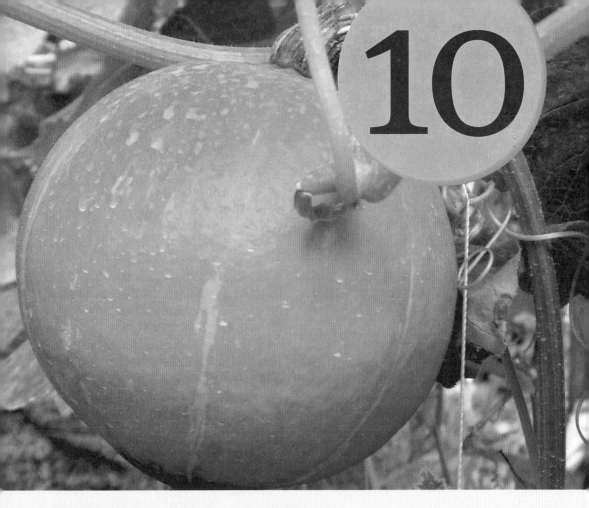

驱虫类

　　凡以驱除或杀灭人体寄生虫为主要作用、用于治疗虫证的药物，称为驱虫药。

　　本类药物多具毒性，主要入脾、胃、大肠经。对人体寄生虫特别是肠道寄生虫，有毒杀、麻痹作用，能促使其排出体外。因此，驱虫药主要用于治疗肠道寄生虫病，如蛔虫病、绦虫病、钩虫病、蛲虫病、姜片虫病等。

　　肠道寄生虫多由饮食不洁、食入虫卵或蚴虫侵入人体所致。虫居肠道，壅滞气机，久则伤及气血，损伤脾胃。因此，虫证患者多表现为绕脐腹痛、不思饮食或多食善饥、嗜食异物，迁延日久则可见面色萎黄、形体消瘦、浮肿乏力，或腹大胀满、青筋暴露等症状。

　　应用驱虫药，须根据寄生虫的种类、患者体质的强弱、病势的缓急以及不同兼证，而选择适宜的药物，并根据患者的不同兼证进行适当配伍。如大便秘结者，当配伍泻下药物；兼有积滞者，可与消积导滞药同用；脾胃虚弱者，又当配伍健脾和胃之品；体质虚弱者，须先补后攻或攻补兼施。部分驱虫药既可驱虫，又能健脾和胃、消积化滞。应用无泻下作用的驱虫药，常配伍泻下药物以促进虫体排出。

使君子

性味 温，甘。有小毒。
拉丁文 Fructus Quisqualis
英文 Rangooncreeper Fruit

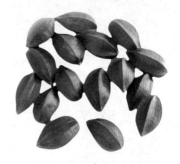

别名 留求子、史君子、五棱子、索子果、山羊屎。
来源 使君子科使君子属植物使君子的成熟果实。
成分 种子含使君子酸钾，并含脂肪油，油中含油酸、棕树酸、硬脂酸、亚油酸、肉豆蔻酸、花生酸、甾醇。种子尚含蔗糖、葡萄糖、果糖、戊聚糖、苹果酸、柠檬酸等。

植物形态 落叶攀缘状灌木，高 2～8 米。幼枝被棕黄色短柔毛。叶对生或近对生；叶柄无关节，在落叶后宿存；叶片膜质，卵形或椭圆形，先端短渐尖，基部钝圆，表面无毛，背面有时疏被棕色柔毛。顶生穗状花序组成伞房状花序；花瓣 5，先端钝圆，初为白色，后转淡红色。成熟时外果皮脆薄，呈青黑色或栗色。种子 1 颗，白色，圆柱状纺锤形。花期 5～9 月，果期秋末。

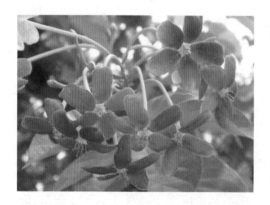

生长特性 生于山坡、路旁向阳灌木丛中，分布于福建、江西、湖南、广东、广西等地。

采集方法 栽后 3 年开始结果。8 月以后，当果壳由绿变棕褐或黑褐色时采收，用竹竿击干或烘干。

药材性状 本品呈椭圆形或卵圆形。表面黑褐色至紫黑色，平滑，微具光泽。顶端狭尖，基部钝圆，有明显圆形的果梗痕。质坚硬，横切面多呈五角星形，棱角处壳较厚，中间呈类圆形空腔。种子长椭圆形或纺锤形；表面棕褐色或黑褐色，有多数纵皱纹；种皮薄，易剥离。气微香，味微甜。

药理作用 本品有较强的驱除猪蛔虫作用，所含使君子酸钾及脂肪油是驱蛔虫的有效成分，还有一定的驱蛲虫作用。本品水浸剂在体外对某些皮肤真菌有一定作用。使君子酸钾对麻醉大鼠有升压作用。

药用功效 杀虫、消积、健脾，主治虫积腹痛、小儿疳积、乳食停滞、泻痢。

用法用量 内服：煎汤，6～15 克，捣碎煎；入丸、散；去壳炒香嚼服，小儿每岁每日 1 粒至 1 粒半，总量不超过 20 粒。

方剂选用 ① 治小儿腹中蛔虫攻痛、口吐清沫：使君子去壳，研为极细的末，用米汤调饮，五更时空腹服。② 治小儿痞块、腹大、面黄肌瘦、渐成疳疾：使君子仁 15 克，木鳖子仁 25 克，研为末，加水和成如龙眼大小的丸，每次取 1 丸，再取 1 个鸡蛋，在鸡蛋顶上开一小口，放入药丸，将鸡蛋放饭上蒸熟，空腹吃下。③ 治钩虫病：使君子 4 克，槟榔 8 克，加水 100 毫升，煎成 30 毫升。成人全量为 90 毫升，儿童 11～15 岁 60 毫升、9～10 岁 45 毫升、7～8 岁 30 毫升；分 3 次口服，每日早晨空腹服，连续服 3 次。

注意事项	服量过大或与热茶同服可引起呃逆、眩晕、呕吐等反应。

苦楝皮

性味 苦，寒。
拉丁文 Cortex Meliae
英文 Chinaberry-Tree Bark

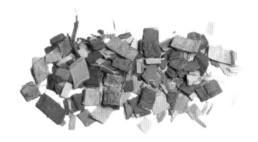

别名 楝木皮、楝树枝皮、苦楝树白皮、东行楝根白皮、楝皮、楝根皮、楝根木皮、苦楝树皮、苦楝根皮。

来源 楝科楝属植物楝的树皮及根皮。

成分 本品主要含三萜类化合物，其主要成分为苦楝素、苦内酯等；尚含鞣质、树脂、山柰酚、苦楝碱、糖类等。

植物形态 落叶乔木，高15～20米。树皮暗褐色，纵裂，老枝紫色，有多数细小皮孔。二至三回奇数羽状复叶互生；小叶卵形至椭圆形，先端长尖，基部宽楔形或圆形，边缘有钝尖锯齿，上面深绿色，下面淡绿色，幼时有星状毛，稍后除叶脉上有白毛外，余均无毛。圆锥花序腋生或顶生；花淡紫色。花期4～5月，果熟期10～11月。

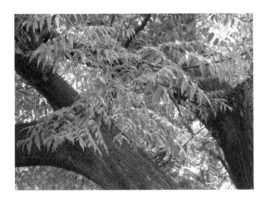

生长特性 生于旷野或路旁，常栽培于屋前房后。北至河北，南至广西，西至四川等地，均有分布。

采集方法 4～5月剥取茎皮，全年可采收根皮，切段晒干。

药材性状 干皮呈不规则块片状、槽状或半卷筒状，长宽不一。外表面灰棕色或灰褐色，粗糙，

有交织的纵皱纹及点状灰棕色皮孔。除去粗皮者淡黄色；内表面类白色或淡黄色。质韧，不易折断，断面纤维性，呈层片状，易剥离成薄片，层层黄白相间，每层薄片均可见极细的网纹。无臭，味苦。根皮呈不规则片状或卷曲。外表面灰棕色或棕紫色，微有光泽，粗糙，多裂纹。

药理作用 本品酒精浸膏在体外对猪蛔虫有麻痹作用，苦楝素为驱蛔有效成分。本品还具有麻痹蛲虫、抗血吸虫、抑制多种致病性真菌等作用。苦楝素能增强骨骼肌及平滑肌的收缩，大剂量能引起大鼠呼吸衰竭。其醇提物有抗溃疡、止泻、利胆、镇痛、抗炎和抗血栓形成的作用。

药用功效 杀虫、清热、燥湿，主治蛔虫病、钩虫病、蛲虫病、阴道滴虫病、疥疮、头癣、风疹瘙痒、湿疮。

用法用量 内服：煎汤，干品6～15克，鲜品15～30克；入丸、散。外用：煎水洗或研末调敷。

方剂选用 ① 治小儿蛔虫病：苦楝皮1千克，去粗皮，切细，加水10升，煮取3升，以砂锅熬成膏，五更初以温酒调服1匙，以虫下为度。② 治钩虫病：苦楝皮（去粗皮）5千克，加水25升，熬成5升；另用石榴皮24克，加水2.5升，熬成1千克；再把两种药水混合搅匀，成人每次服30毫升。③ 杀蛲虫：苦楝皮10克，苦参10克，蛇床子5克，皂角2.5克，共研为末，以蜜炼成丸，如枣大，塞入肛门或阴道内。

注意事项
1. 体弱者、肝肾功能障碍者、孕妇及脾胃虚寒者均慎服。
2. 不宜持续和过量服用。过量服用轻者出现头痛等症状，重者可出现昏迷死亡。

槟榔

性味 温，苦、辛。
拉丁文 Semen Arecae
英文 Areca Seed

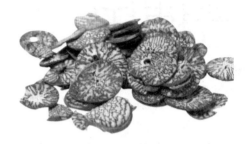

别名 仁频、宾门、宾门药饯、白槟榔、橄榄子、洗瘴丹、大腹槟榔、槟榔子、青仔、槟榔玉、榔玉。
来源 棕榈科槟榔属植物槟榔的种子。
成分 本品主要含生物碱，其主要成分为槟榔碱、槟榔次碱、去甲基槟榔次碱、去甲基槟榔碱、槟榔副碱、高槟榔碱等。尚富含脂肪油，另含儿茶素、无色花青素及皂苷等。

植物形态 乔木，高 10 ~ 18 米。不分枝，叶脱落后形成明显的环纹。羽状复叶，丛生于茎顶端，光滑，叶轴三棱形；小叶片披针状线形或线形。坚果卵圆形或长圆形，花萼和花瓣宿存，熟时红色。每年开花 2 次，花期 3 ~ 8 月，冬花不结果；果期 12 月至翌年 6 月。

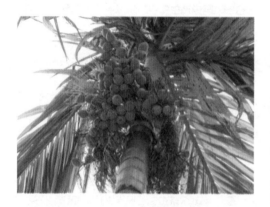

生长特性 原产于马来西亚。我国福建、广东、广西、海南、云南、台湾等地有栽培。

采集方法 11 ~ 12 月将采下的青果煮沸 4 小时，烘 12 小时即得榔干。3 ~ 6 月采收成熟果实，晒 3 ~ 4 天，捶破或用刀剖开取出种子，晒干。亦有经水煮，熏烘 7 ~ 10 天，待干后剥去果皮，取出种子，烘干，称为"榔玉"。

药材性状 种子扁球形或圆锥形，顶端钝圆，基部平宽。表面淡黄棕色或淡红棕色，具稍凹下的网状沟纹，底部中心有圆形凹陷的珠孔，其旁有 1 明显瘢痕状种脐。质坚硬，不易破碎，断面可见红棕色的种皮及外胚乳向内错入于类白色的内胚乳而成的大理石样花纹。气微，味涩、微苦。

药理作用 本品对猪绦虫有较强的作用，可使全虫体麻痹，对牛绦虫则只能麻痹头部及未成熟节片；对蛲虫、蛔虫、钩虫、鞭毛虫、姜片虫等亦有驱杀作用；对血吸虫病有一定预防作用。水浸液对皮肤真菌、流感病毒有抑制作用。槟榔可影响精子发育过程，引起妊娠期子宫痉挛。

药用功效 驱虫消积、下气行水、截疟，主治虫积、食滞、脘腹胀痛、脚气、水肿、疟疾。

用法用量 内服：煎汤，6 ~ 15 克，单用杀虫，可用至 60 ~ 120 克；入丸、散。

方剂选用 ① 治食积满闷成痰涎呕吐者：槟榔、半夏、砂仁、莱菔子、麦芽、干姜、白术各 10 克，水煎服。② 治脾胃两虚、水谷不化、腹中胀满痛者：槟榔 100 克，白术 150 克，麦芽 100 克，砂仁 50 克，上药均炒燥，研为末，每天早上服 15 克，白开水调服。

注意事项 气虚下陷者禁服。槟榔的雄花蕾（槟榔花）、果皮（大腹皮）、未成熟果实（枣槟榔）可供药用。

南瓜子

性味 平，甘。
拉丁文 Semen Cucurbitae
英文 Cushaw Seed

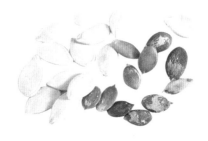

别名 南瓜仁、白瓜子、金瓜米、窝瓜子、倭瓜子。
来源 葫芦科南瓜属植物南瓜的种子。
成分 本品主要含南瓜子氨酸（南氨酸），为驱虫的主要成分。并含有丰富的脂肪油、蛋白质及维生素 A、维生素 B_1、维生素 B_2、维生素 C，又含胡萝卜素。脂肪油中的主要成分为亚麻仁油酸、油酸、硬脂酸等甘油酯。

植物形态 1 年生蔓生草本，茎长达 2 ~ 5 米。常节部生根，密被白色刚毛。单叶互生；叶柄粗长，长 8 ~ 19 厘米，被刚毛。叶片阔卵形，近圆形或心脏形，有时浅裂成五角形，先端尖，基部深心形，叶缘略呈波状，有不规则的小齿状，上面绿色，下面淡绿色；两面均被茸毛。花冠黄色，钟状，果梗粗壮，有棱槽。

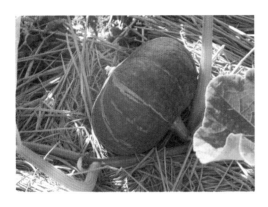

生长特性 全国各地均有栽培。

采集方法 食用南瓜时，收集成熟种子，除去瓤膜，晒干。

药材性状 种子扁圆形，长 1.2 ~ 1.8 厘米，宽 0.7 ~ 1 厘米。表面淡黄白色至淡黄色，两面平坦而微隆起，边缘稍有棱，一端略尖，先端有珠孔，种脐稍突起或不明显。除去种皮，有黄绿色薄膜状胚乳。子叶 2 枚，黄色，肥厚，有油性。气微香，味微甘。

药理作用 本品对绦虫、蛔虫有明显驱除作用，对血吸虫幼虫有抑制和杀灭作用，能使虫体萎缩、生殖器官退化和子宫内虫卵减少；并能遏制日本血吸虫在动物体内向肝脏移动。另外，家兔注射 150 ~ 250 毫克/千克南氨酸，可出现血压升高、呼吸加深加快。

药用功效 杀虫、下乳、利水消肿，主治绦虫病、蛔虫病、血吸虫病、钩虫病、蛲虫病、产后缺乳、手足浮肿、百日咳、痔疮。

用法用量 内服：煎汤，30 ~ 60 克；研末或制成乳剂。外用：煎水熏洗。

方剂选用 ① 治绦虫病：南瓜子 60 ~ 120 克，去皮生食。或炒熟研粉，早晨空腹服下，30 分钟后再用槟榔 60 ~ 120 克，石榴皮 30 克，水煎服；2 小时后如不大便，再用芒硝 6 ~ 9 克，开水冲服。② 治小儿蛔虫病：南瓜子 30 克，韭菜叶 30 克，水竹沥 60 克，开水冲服。③ 治血吸虫病：南瓜子适量，炒黄，碾成细末，每日服 60 克，分 2 次，加白糖，开水冲服。15 天为 1 个疗程。④ 治钩虫病：南瓜子榨油，每次 1 茶匙，内服，4 小时后服泻下剂。⑤ 治产后缺乳：南瓜子 60 克，研末，加红糖适量，以开水冲服。

注意事项 多食易使壅气滞膈。

鹤虱

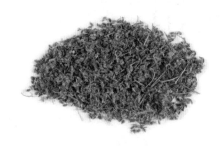

性味 平，苦、辛。有小毒。
拉丁文 Fructus Carpesii
英文 Common Carpesium Fruit

别名 鹄虱、鬼虱、北鹤虱。
来源 菊科天名精属植物天名精的果实。
成分 本品主要含挥发油,其主要成分为鹤虱内酯、天名精内酯酮、天名精内酯、天名精酮、正己酸、缬草酸、油酸、三十一烷、豆甾醇等。

植物形态 多年生草本,高50～100厘米。茎直立,上部多分枝,密生短柔毛。叶互生;下部叶片宽椭圆形或长圆形,长10～15厘米,宽5～8厘米,先端尖或钝,基部狭成具翅的叶柄,边缘有不规则的锯齿或全缘,上面有贴生短毛,下面有短柔毛和腺点,上部叶片渐小,无柄。头状花序多数,沿茎枝腋生,平立或梢下垂;总苞钟状球形;总苞片3层,外层极短,卵形,中层和内层长圆形,先端圆钝,无毛;花黄色,外围的雌花花冠丝状,3～5齿裂,中央的两性花花冠筒状,先端5齿裂。瘦果条形,先端有短喙,有腺点,无冠毛。花期6～8月,果期9～10月。

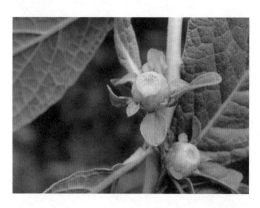

生长特性 生长于山坡、路旁或草坪上。我国各地普遍有生长。

采集方法 9～10月果实成熟时割取地上部分,晒干,打下果实,扬净。

药材性状 果实呈圆柱状,细小,长3～4毫米,直径不及1毫米。表面黄褐色或暗褐色,具多数纵棱。顶端收缩呈细喙状,先端扩展成灰白色圆环;基部稍尖,有着生痕迹。果皮薄,纤维性,种皮菲薄透明,子叶2,类白色,稍有油性。气特异,味微苦。

药理作用 本品酊剂及流浸膏可驱杀绦虫、蛔虫。所含天名精内酯对家兔有降温、降压作用。天名精液对多种革兰阴性菌、大肠杆菌、葡萄球菌、变形杆菌等有杀灭或抑制作用。鹤虱内酯对动物中枢神经系统有显著抑制作用,表现为四肢肌肉松弛并呈麻醉状态,可对抗可拉明和士的宁引起的惊厥,与巴比妥类药物有协同作用。

药用功效 杀虫消积,主治蛔虫病、绦虫病、蛲虫病、钩虫病、小儿疳积。

用法用量 内服:多入丸、散;煎汤,5～10克。

方剂选用 ① 治蛔咬心痛:鹤虱500克,捣筛,加蜜和成如梧桐子大小的丸,每次以蜂蜜水空腹吞40丸,隔日增至50丸。服药期间慎食酒肉。② 治小儿蛔虫病、啮心腹痛:鹤虱研细,以肥猪肉汁调服下,5岁的小儿每次服1克,虫出便止。③ 治大肠虫出不断,断之复生,行坐不得:鹤虱研末,每次以白开水调服25克。④ 治虫蛀齿病:鹤虱1枚,塞齿中,又以鹤虱煎醋漱口,其痛可定。

注意事项 孕妇慎服。

榧子

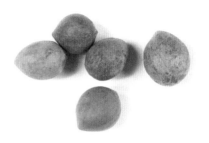

性味	平，甘、涩。
拉丁文	Semen Torreyae
英文	Grand Torreya Seed

别名 彼子、榧实、柀子、赤果、玉榧、香榧、野杉子。

来源 红豆杉科榧树属植物榧的成熟种子。

成分 本品主要含脂肪油，其主要成分为棕榈酸、硬脂酸、油酸、亚油酸等；尚含 α-松油烯等挥发油及多糖、鞣质、甾醇等。

植物形态 常绿乔木，高达 25 米，树皮淡灰黄色、深灰色或灰褐色，不规则纵裂。小枝近对生或轮生，叶条形，先端凸尖或具刺状短尖头，基部圆，上面光绿色，有 2 条稍明显的纵槽，下面淡绿色。种子椭圆形、卵圆形、倒卵形或长椭圆形。花期 4 月，种子翌年 10 月成熟。

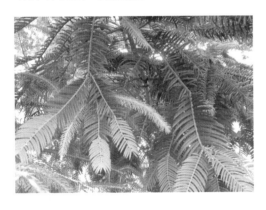

生长特性 生于温暖湿润的黄壤、红壤及黄褐壤土中，混生于森林中。分布于江苏、浙江、安徽、福建、江西、湖南及贵州等地的海拔 1400 米以下的山地。浙江西天目山海拔 1000 米以下地带有野生大树。

采集方法 10～11 月种子成熟时采摘，除去肉质外皮，取出种子，晒干。

药材性状 种子椭圆形或长卵圆形，长 2～4 厘米，直径 1.3～2.5 厘米。外表面灰黄色至淡黄棕色，微具纵棱，一端钝圆，具一椭圆形种脐，色稍淡，较平滑，另端略尖。种皮坚而脆，破开后可见种仁 1 枚，卵圆形，外胚乳膜质，灰褐色，极皱缩，内胚乳肥大，黄白色，质坚实，富油性。气微，味微甜涩。

药理作用 本品能抑制和杀灭钩虫，能驱猫绦虫。日本产榧子所含生物碱可使子宫收缩。

药用功效 杀虫消积、润燥止咳，主治肠道寄生虫病、小儿疳积、肺燥咳嗽、肠燥便秘、痔疮。

用法用量 内服：煎汤，15～50 克，连壳生用，打碎，入水煎；10～40 枚，炒熟去壳，取种仁嚼服；入丸、散。驱虫宜用较大剂量，顿服；治便秘、痔疮宜小量常服。

方剂选用 ① 治寸白虫：每天吃榧子 7 颗，满 7 日则止。② 治好食茶叶面黄者：每天吃榧子 7 颗，以愈为度。③ 治十二指肠钩虫、蛔虫、蛲虫等：榧子（切碎）、使君子仁（切细）、大蒜瓣（切细）各 30 克，水煎去滓，每日 3 次，饭前空腹时服。④ 治卒吐血出：先食蒸饼 3 个，以榧子为末，白汤服 15 克，日服 3 次。

| 注意事项 | 脾虚泄泻及肠滑、大便不实者慎服。 |
| 特别附注 | 榧子的球花（榧花）、枝叶（榧枝叶）、根皮（榧根皮）亦供药用。榧花治水气，去赤虫；榧枝叶治手足风湿疮毒；榧根皮主治风湿肿痛。 |

云实

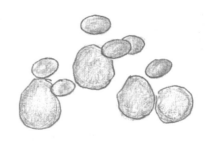

性味 温，辛。
拉丁文 Caesalpinia decapetala (Roth) Alston
英文 Decapetalous Caesalpinia

别名 员实、天豆、马豆、朝天子。
来源 豆科云实属植物云实的种子。
成分 含有单宁、萜类、黄酮类、氨基酸、生物碱类等多种化学成分。

植物形态 攀缘灌木，具散生钩刺。2回羽状复时，长 20 ~ 30 厘米，羽片 3 ~ 10 对，有柄；每羽片有小叶 12 ~ 24 片，膜质，长圆形，长 10 ~ 25 毫米，宽 6 ~ 10 毫米，基部钝，先端近圆形，两边均被短柔毛，老时毛脱落；托叶阔，半边箭头状，早落或缺。总状花序，长 15 ~ 30 厘米；花左右对称，亮黄色；花梗长 2 ~ 4 厘米，劲直，萼下具关节，花易脱落；萼片 5，被短柔毛；花瓣 5，膜质，圆形或倒卵形；雄蕊 10 个，分离，花丝中部以下密生茸毛；子房上位，有胚珠数颗。荚果近木质，短舌状，偏斜，长 6 ~ 12 厘米，宽 2 ~ 3 厘米，稍膨胀，先端延伸成 1 刺尖，沿腹缝线膨胀成狭翅，并沿腹缝线开裂，栗色，无毛。种子 6 ~ 9 颗，长圆形，褐色。花、果期均为 4 ~ 10 月。

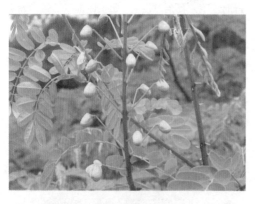

生长特性 生于平原、丘陵地、山谷及河边，分布于华东、中南、西南地区，以及河北、陕西、甘肃。

采集方法 8 ~ 10 月果实成熟时采收，剥取种子，晒干。

药材性状 种子长圆形，长约 1 厘米，宽约 6 毫米。外皮棕黑色，有纵向灰黄色纹理及横向裂缝状环圈。种皮坚硬，剥开后，内有棕黄色子叶 2 枚。气微，味苦。

药理作用 ① 止咳祛痰作用：小鼠腹腔注射水煎剂（台州产）可延长咳嗽潜伏期，增加酚红排出量。② 抑菌作用：水煎剂对金黄色葡萄球菌、大肠杆菌等有抑制作用。

药用功效 止痢、祛痰、杀虫，主治痢疾、疟疾、慢性气管炎、小儿疳积、虫积。

用法用量 内服：煎汤，9 ~ 15 克；入丸、散。

方剂选用 ① 治赤白痢不瘥、羸困：云实 200 克，附子 50 克（炮裂，去皮、脐），龙骨 50 克（研末），女萎 50 克，上药均捣罗为末，煮枣肉和丸如梧桐子大；不拘时服用，每次以粥调下 10 丸。② 治慢性气管炎：云实子 30 克，水煎，每日 2 次分服。

注意事项 孕妇慎用。云实的叶（四时青）、根或根皮（云实根）、茎及根中寄生的天牛及其近缘昆虫的幼虫（云实蛀虫）亦供药用。四时青有除湿解毒、活血消肿的功效，主治皮肤瘙痒、口疮、痢疾、跌打损伤、产后恶露不尽。云实根有祛风除湿、解毒消肿的功效，主治感冒发热、咳嗽、咽喉肿痛。云实蛀虫有补益、透疹、消疳的功效，主治劳伤、疹毒内陷、疳积。

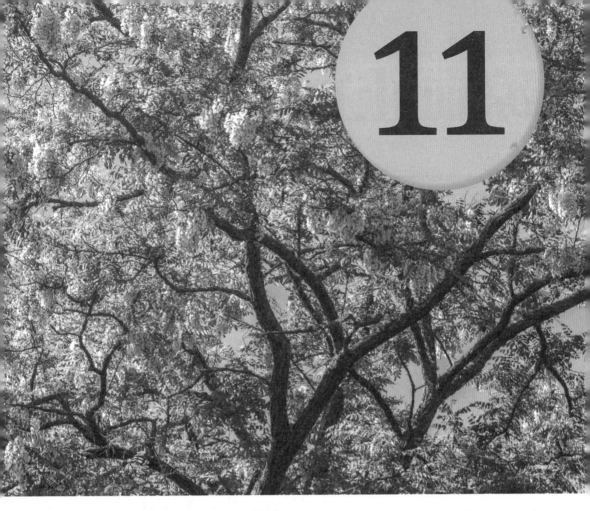

止血类

　　凡以制止体内外出血为主要作用、常用于治疗出血证的药物，称为止血药。

　　止血药主要适用于各种出血类疾病，如咯血、咳血、吐血、衄血、便血、尿血、崩漏、紫癜及创伤出血等。部分药物尚可用于血热、血淤及中焦虚寒等证。

　　本类药物以归心、肝、脾经为主，根据其药性寒、温、敛、散之不同，其作用亦有凉血止血、化淤止血、收敛止血、温经止血之异，因而止血药分为凉血止血药、化淤止血药、收敛止血药和温经止血药四类。

　　血液为人体精微物质，环周不止，荣养全身。若血液溢出脉外，轻则引起机体衰弱，重则导致气随血脱，危及生命，所以出血症是临床急症，必须尽快治疗。止血药不论是对于治疗一般性出血，还是对于急诊抢救及战伤救护，均有重要意义。

凉血止血药

出血之证，血热出血占大多数，故在止血药中，凉血止血药数量多，应用较广。

大蓟

性味	凉，甘、微苦。
拉丁文	Herba Cirsii Japonici
英文	Japanese Thistle Herb

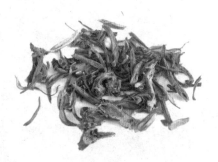

别名 马蓟、虎蓟、刺蓟、山牛蒡、鸡项草。

来源 菊科蓟属植物大蓟的地上部分或根。

成分 本品主要含挥发油，其主要成分为单紫杉烯、香附子烯等；尚含黄酮、α-香树脂等三萜、甾醇及多糖等。

植物形态 多年生草本。块根纺锤状或萝卜状，直径达7毫米。茎直立，高30～80厘米，茎枝有条棱，被长毛。基生叶有柄，叶片倒披针形或倒卵状椭圆形。头状花序直立，单一或数个生于枝端集成圆锥状；花两性，全部为管状花，花冠紫色或紫红色。瘦果长椭圆形，稍扁；冠毛羽状，暗灰色。花期5～8月，果期6～8月。

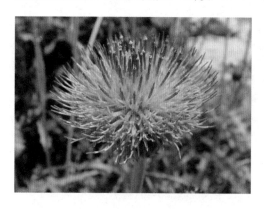

生长特性 生于山坡、草地、路旁。分布于河北、山东、江苏、浙江、福建等地。

采集方法 栽种第3年9～10月挖根，晒干。6～9月盛花时割取地上部分，鲜用或晒干。

药材性状 ① 大蓟草：茎呈圆柱形；表面绿褐色或棕褐色，有纵棱，被丝状毛；断面灰白色，髓部疏松或中空。头状花序顶生，球形或椭圆形。气微，味淡。② 大蓟根：根长纺锤形，常簇生而扭曲。表面暗褐色，有不规则的纵皱纹。质硬而脆，易折断，断面粗糙。气微，味甘、微苦。

药理作用 本品水煎液灌胃能显著缩短小鼠凝血时间；水煎剂或醇浸剂对家兔子宫有兴奋作用，但对离体大白鼠及在体猫子宫有抑制作用；对离体兔十二指肠有抑制作用；对人型结核杆菌、白喉杆菌、P型链球菌、福氏痢疾杆菌及单纯疱疹病毒均有抑制作用。

药用功效 凉血止血、消肿行淤，主治吐血、咯血、衄血、便血、尿血、妇女崩漏、外伤出血、疮疡肿痛、瘰疬、湿疹、肝炎、肾炎。

用法用量 内服：煎汤，干品5～10克，鲜品可用至30～60克。外用：捣敷。

方剂选用 ① 治呕吐、咯血：大蓟、小蓟、荷叶、扁柏叶、茅根、茜草、山栀、大黄、牡丹皮、棕榈皮各等份，烧灰存性，研成极细的末，用纸包好，放在泥地上，上面用碗盖住，保持此状态一晚上，以出火毒，用时先研磨白藕汁或萝卜汁半碗，每次饭后调服25克。② 治外伤出血：大蓟根适量，研成极细的末，敷患处。

注意事项	虚寒出血、脾胃虚寒者禁服。

小蓟

性味 凉，甘，微苦。
拉丁文 Herba Cirsii
英文 Common Cephalanoplos Herb

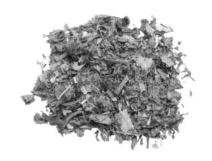

别名 猫蓟、青刺蓟、千针草、刺蓟菜、刺儿菜、青青菜、萋萋菜。
来源 菊科蓟属植物刺儿菜的地上部分或根。
成分 本品主要含芦丁等黄酮、蒲公英甾醇等三萜、生物碱、绿原酸等有机酸、甾醇、氯化钾等。

植物形态 多年生草本。根状茎长。茎直立，高30～80厘米，茎无毛或被蛛丝状毛。基生叶花期枯萎；下部叶和中部叶椭圆形或椭圆状披针形，长7～15厘米，宽1.5～10厘米，先端钝或圆形，基部楔形，通常无叶柄，上部茎叶渐小，叶缘有细密的针刺或刺齿，全部茎叶两面同色，无毛。头状花序单生于茎端，雌雄异株；花冠紫红色。瘦果椭圆形或长卵形，冠毛羽状。花期5～6月，果期5～7月。

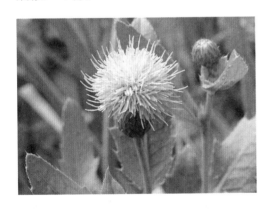

生长特性 生于山坡、河旁或荒地、田间，分布于全国各地。

采集方法 5～6月盛花期，割取全草晒干或鲜用。可连续收获3～4年。

药材性状 茎呈圆柱形，有的上部分枝；表面灰绿色或带紫色，具纵棱和白色柔毛；质脆，易折断，断面中空。叶互生，无柄或有短柄；叶片皱缩或破碎，完整者展平后呈长椭圆形或长圆形披针形；全缘或微齿裂至羽状深裂，齿尖具针刺；上表面绿褐色，下表面灰绿色，两面均有白色蛛丝状毛。头状花序单个或数个顶生；总苞钟状，黄绿色；花紫红色。气微，味微苦。

药理作用 本品水煎剂可明显缩短小鼠出血时间，促进血液凝固，并可代替凝血酶做血浆纤维蛋白平板试验，炒炭后其止血作用增强；对溶血性链球菌、肺炎球菌、金黄色葡萄球菌及白喉杆菌、伤寒杆菌、绿脓杆菌、结核杆菌等也有抑制作用。水煎剂和酊剂对离体动物心脏有兴奋作用，能增强心肌收缩力，对肾上腺素能受体有激动作用。本品还有降低胆固醇、利胆、兴奋子宫及抗炎的作用。

药用功效 凉血止血、解毒消肿，主治尿血、血淋、咳血、吐血、衄血、便血、血痢、崩中漏下、外伤出血、痈疽肿毒。

用法用量 内服：煎汤，干品5～10克，鲜品可用至30～60克，或捣汁用。外用：捣敷。

方剂选用 ① 治崩中下血：小蓟茎叶（洗，切）研汁200毫升，入地黄汁200毫升、白术25克，煎减半，温服。② 治下焦结热、尿血成淋：生地黄、小蓟根、通草、滑石、山栀仁、蒲黄（炒）、淡竹叶、当归、藕节、甘草各等份，每次取25克，水煎，空腹服。

注意事项 虚寒出血及脾胃虚寒者禁服。

止血类 ---- 凉血止血药

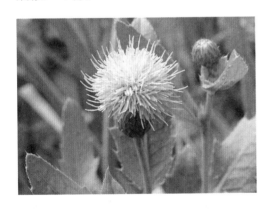

地榆

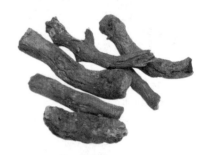

性味	微寒，苦、酸。
拉丁文	Ridix Sanguisobae
英文	Garden Burnet Root

别名 酸赭、豚榆系、白地榆、鼠尾地榆、西地榆、地芽。

来源 蔷薇科地榆属植物地榆或长叶地榆的根。

成分 本品主要含鞣质，其主要成分为没食子儿茶精、地榆素等；尚含地榆皂苷等三萜皂苷、没食子酸等酚酸。

植物形态 多年生草本。根茎粗壮，着生多数暗棕色肥厚的根。茎直立，有细棱。单数羽状复叶，基生叶具长柄，小叶通常4～9对，小叶片卵圆形或长圆状卵形，边缘有具芒尖的粗锯齿，两面均无毛。瘦果暗棕色，被细毛。花期及果期6～9月。长叶地榆与上种的区别为：根富纤维性，折断面呈细毛状，基生小叶线状长圆形至线状披针形，茎生叶与基生叶相似，但较细长；穗状花序圆柱形；花期、果期8～11月。

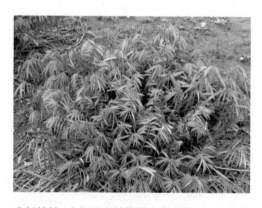

生长特性 生长于山地的灌木丛、草原、山坡或田岸边。全国大部地区均有分布。

采集方法 第2、第3年于春季发芽前，秋季枯萎前后挖出，晒干；或趁鲜切片干燥。

药材性状 根呈不规则纺锤形或圆柱形，稍弯曲或扭曲。表面灰褐色、棕褐色或暗紫色，粗糙，有纵皱纹、横裂纹及支根痕。质硬，断面较平坦或皮部有众多的黄白色至黄棕色绵状纤维，木部黄色或黄褐色。切片呈不规则圆形或椭圆形；切面紫红色或棕褐色。无臭，味微苦、涩。

药理作用 本品煎剂可明显收缩血管、缩短出凝血时间，并有较强抗炎作用。水提物涂抹伤口，可促进愈合。外用炒地榆粉可使犬或家兔皮肤烫伤渗出减少，组织水肿减轻，感染与死亡率降低。对大肠杆菌、宋氏痢疾杆菌、变形杆菌、伤寒杆菌、副伤寒杆菌、金黄色葡萄球菌、绿脓杆菌、结核杆菌、霍乱弧菌等均有抑制作用。此外，本品还有镇吐、止泻、抗溃疡、抗氧化等作用。

药用功效 凉血止血，清热解毒，主治吐血、咯血、衄血、尿血、便血、痔血、血痢、崩漏、赤白带下、疮痈肿痛、湿疹、阴痒、水火烫伤、蛇虫咬伤。

用法用量 内服：煎汤，干品6～15克，鲜品30～120克；入丸、散；亦可绞汁内服。外用：煎水或捣汁外涂，也可研末外擦或捣烂外敷。

方剂选用 ①治血痢不止：地榆100克，甘草（炙、锉）25克，粗捣筛，每次取25克，加适量水煎，去渣，温服，白天两次，晚上1次。②治红白痢、噤口痢：地榆10克，炒乌梅5枚，山楂5克，水煎服。红痢以红糖为引，白痢以白糖为引。③治急性细菌性痢疾：地榆根适量，研粉，成人每次服1～2克，每天3次，儿童减半。

注意事项	脾胃虚寒、中气下陷、冷痢泄泻、崩漏带下、血虚有淤者均应慎服。

槐花

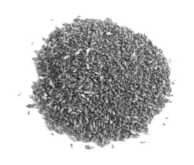

性味 微寒，苦。
拉丁文 Flos Sophorae
英文 Japanese Pagodatree Flower-bud

别名 槐蕊。
来源 豆科槐属植物槐的花及花蕾。
成分 本品主要含黄酮，其主要成分为芸香苷、槲皮素等；尚含槐花皂苷 I 等多种皂苷以及白桦脂醇、植物凝集素等。

植物形态 落叶乔木，高 8 ~ 20 米。树皮灰棕色，具不规则纵裂，内皮鲜黄色，具臭味；嫩枝暗绿褐色，近光滑或有短细毛，皮孔明显。奇数羽状复叶，互生，小叶片卵状长圆形，先端渐尖具细突尖，基部宽楔形，全缘，上面绿色，微亮，背面伏生白色短毛。圆锥花序顶生，花冠蝶形，乳白色。荚果肉质，串珠状，黄绿色，无毛，不开裂，种子间极细缩。种子 1 ~ 6 颗，肾形，深棕色。花期 7 ~ 8 月，果期 10 ~ 11 月。

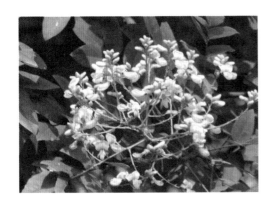

生长特性 生于山坡、平原，或植于庭园、路边。全国各地普遍栽培。

采集方法 夏季花蕾形成时采收，及时干燥。亦可在花开放时，在树下铺布、席等，将花打落，收集晒干。

药材性状 开放的花朵习称"槐花"，花蕾习称"槐米"。① 槐花：本品皱缩而卷曲，花瓣多散落。完整者花萼钟状，黄绿色，花瓣 5，黄色或黄白色，1 片较大，近圆形，其余 4 片长圆形。体轻，无臭，味微苦。② 槐米：呈卵形或椭圆形，长 2 ~ 6 毫米，直径约 2 毫米。花萼下部有数条纵纹。萼的上方为黄白色未开放的花瓣。花梗细小。体轻，手捻即碎。无臭，味微苦涩。

药理作用 本品能缩短凝血时间，炒炭后作用增强；所含芸香苷及槲皮素能降低毛细血管通透性，增强毛细血管抵抗力；还可扩张冠状动脉，增强心肌收缩力，减慢心率，降低血压，预防动脉硬化。水浸剂对堇色毛癣菌、许兰黄癣菌等皮肤真菌有不同程度的抑制作用。

药用功效 凉血止血、清肝明目，主治肠风便血、痔疮下血、赤白痢、血淋、崩漏、吐血、衄血、疮疡肿毒，并可预防中风。

用法用量 内服：煎汤，5 ~ 10 克；入丸、散。外用：煎水熏洗或研末撒。止血宜炒用，清热降火宜生用。

方剂选用 ① 治大肠下血：槐花、荆芥穗等份，研为末，每次以酒调服 2 克。② 治诸痔出血：槐花 100 克，地榆、苍术各 75 克，甘草 50 克，上药均微炒，研为细末，每天早晚饭前各服 10 克。气痔以人参汤调服，酒痔以陈皮、干葛汤调服，虫痔以乌梅汤调服，脉痔以阿胶汤调服。③ 治赤白痢疾：槐花（微炒）15 克，白芍（炒）10 克，枳壳（麸炒）5 克，甘草 2.5 克，水煎服。

注意事项 脾胃虚寒及阴虚发热而无实火者慎服。

侧柏叶

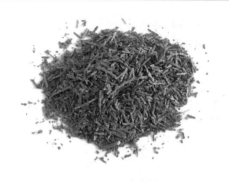

性味 微寒，苦、涩。
拉丁文 Cacumen Platycladi Orientalis
英文 Oriental Arborvitae Leafytwigs

别名 柏叶、扁柏叶、丛柏叶。
来源 柏科侧柏属植物侧柏的枝梢及叶。
成分 本品主要含挥发油，其主要成分为 α-侧柏酮、侧柏烯、小茴香酮等；尚含侧柏双黄酮类、脂肪酸等。

植物形态 常绿乔木，高达20米，胸径可达1米。树皮薄，浅灰褐色，纵裂成条片。小枝扁平，直展，排成一平面。叶鳞形，交互对生，长1～3毫米，先端微钝，位于小枝上下两面之叶的露出部分倒卵状菱形或斜方形，两侧的叶折覆着上下之叶的基部两侧，呈龙骨状，叶背中部均有腺槽。花期3～4月，球果9～10月成熟。

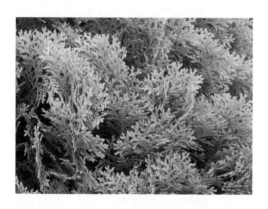

生长特性 生于湿润肥沃地，石灰岩山地也有生长。分布于我国东北的南部，经华北向南达广东、广西北部，西至陕西、甘肃，西南至四川、云南、贵州等地。

采集方法 全年均可采收，以6～9月采收者为佳。剪下大枝，干燥后取其小枝叶，扎成小把，置通风处风干。不宜暴晒。

药材性状 枝长短不一，多分枝，小枝扁平。叶细小鳞片状，交互对生，贴伏于枝上，深绿色或黄绿色。质脆，易折断。气清香，味苦涩、微辛。

药理作用 本品煎剂可显著缩短凝血时间；对金黄色葡萄球菌、卡他球菌、痢疾杆菌、乙型链球菌等均有抑制作用，对人型结核杆菌及流感、疱疹病毒也有抑制作用。侧柏叶煎剂、醇提液及提取物黄酮均有镇咳、祛痰、平喘作用。水提醇沉剂可使猫血压下降。

药用功效 凉血止血、祛痰止咳、祛风解毒，主治吐血、衄血、尿血、血痢、肠风、崩漏、咳嗽痰多、风湿痹痛、脱发、丹毒、痄腮、烫伤。

用法用量 内服：煎汤，6～15克；入丸、散。外用：煎水洗，捣敷或研末调敷。

方剂选用 ① 治吐血不止：侧柏叶、干姜各150克，艾草3把，加水5升、马通汁1升合煎，取1升，分两次温服。② 治血淋：侧柏叶、藕节、车前草各等份，同捣取其汁，调益元散，神效。③ 治肠风、脏毒酒痢、下血不止：侧柏叶（九蒸九晒）100克，陈槐花50克（炒半黑色），均研为末，炼蜜丸，如梧桐子大小，每次服40～50丸，空腹时以温酒调下。

注意事项	久服、多服易致胃脘不适及食欲减退。侧柏的枝条（柏枝节）、去掉栓皮的根皮（柏根白皮）、树干或树枝经燃烧后分泌的树脂（柏脂）、种仁（柏子仁）亦供药用。

白茅根

性味 寒，甘。
拉丁文 Rhizoma Imperatae
英文 Lalang Grass Rhizome

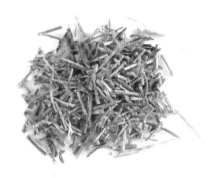

别名 茅根、兰根、茹根、地菅、地筋、兼杜、白茅菅、白花茅根、丝茅、万根草、茅草根、地节根、坚草根、甜草根、丝毛草根、寒草根。
来源 禾本科白茅属植物白茅的根茎。
成分 本品主要含淀粉及糖类，糖类主要成分为葡萄糖、蔗糖等；尚含柠檬酸等有机酸、白茅素等三萜及白头翁素等。

植物形态 多年生草本，高20~100厘米。根茎白色，匍匐横走，密被鳞片。秆丛生，直立，圆柱形，光滑无毛，基部被多数老叶及残留的叶鞘。叶线形或线状披针形；根出叶长几与植株相等；茎生叶较短；叶鞘褐色，无毛，或上部及边缘和鞘口具纤毛，具短叶舌。圆锥花序紧缩呈穗状，顶生，圆筒状。颖果椭圆形，暗褐色，成熟的果序被白色长柔毛。花期5~6月，果期6~7月。

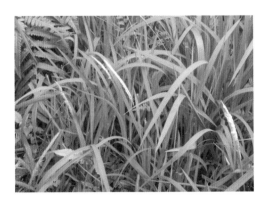

生长特性 生于路旁向阳的草地或山坡上。分布于华北、东北、华东、中南、西南地区，以及陕西、甘肃等地。

采集方法 春、秋季采挖，除去地上部分和鳞片状的叶鞘，鲜用或扎把晒干。

药材性状 根茎呈长圆柱形。表面黄白色或淡黄色，微有光泽，具纵皱纹，节明显，稍突起，节间长短不等，通常长1.5~3厘米。体轻，质略脆，断面皮部白色，多有裂隙，放射状排列，中柱淡黄色，易与皮部剥离。无臭，味微甜。

药理作用 本品可显著缩短出凝血时间，根粉可缩短兔血浆复钙时间。水煎剂灌胃，具有镇痛和抗炎作用；对小鼠醋酸扭体反应及醋酸引起的毛细血管通透性增高有明显抑制作用；对结核杆菌、肺炎球菌、卡他球菌、宋内痢疾杆菌及乙型肝炎病毒等也有抑制作用。

药用功效 清热生津、凉血止血、利尿通淋，主治热病烦渴、肺热喘咳、胃热呕逆、血热出血、小便淋沥涩痛、水肿、黄疸。

用法用量 内服：煎汤，干品10~30克，鲜品30~60克；捣汁用。外用：鲜品捣汁涂。

方剂选用 ① 治热渴、头痛、壮热、妇人血气上冲闷不堪：白茅根（切）200克，捣3次，取尽其汁，渴即服之。② 治虚劳证、痰中带血：鲜白茅根（切碎）、鲜藕（切片）各200克，煮汁常常饮之。若大便滑者，白茅根宜减半，再取生山药末50克左右调入药汁中，煮成茶汤服之。③ 治胃反、食即吐出及上气：芦根、白茅根各10克，细切，以水800毫升煮取400毫升，1次饮尽，服后会有腹泻现象，腹泻完则病愈。④ 治胃火上冲、牙龈出血：鲜白茅根60克，生石膏60克，白糖30克，药水煎，冲白糖服。

注意事项 虚寒出血、呕吐、溲多不渴者禁服。

止血类 ---- 凉血止血药

苎麻根

性味 寒，甘。
拉丁文 Radix Boehmeriae
英文 Ramie Root

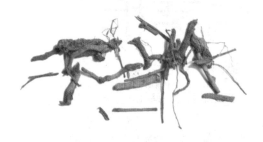

别名 苎根、野苎根、苎麻茹。
来源 荨麻科苎麻属植物苎麻的根和根茎。
成分 本品主要含酚类、三萜（或甾醇）、绿原酸、咖啡酸等。

植物形态 多年生半灌木，高1～2米。茎直立，圆柱形，多分枝，青褐色，密生粗长毛。叶互生；叶柄长2～11厘米；叶片宽卵形或卵形，先端渐尖或近尾状，基部宽楔形或截形，边缘密生齿牙，上面绿色，粗糙，并散生疏毛，下面密生交织的白色柔毛。瘦果小，椭圆形，密生短毛，为宿存花被包裹，内有种子1颗。花期9月，果期10月。

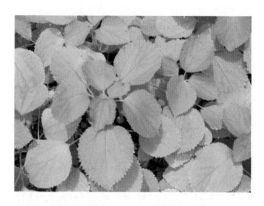

生长特性 在我国山东、河南及陕西等地广为栽培，也有野生品种。

采集方法 冬、春季采挖，晒干。一般选择小指粗细的根，太粗者不易切片，药效亦不佳。

药材性状 根茎呈不规则圆柱形，稍弯曲，表面灰棕色，有纵纹及多数皮孔，并有多数疣状突起及残留须根；质坚硬，不易折断，折断面纤维性，皮部棕色，木部淡棕色，有的中间有数个同心环纹，中央有髓或中空。根略呈纺锤形，表面灰棕色，有纵皱纹及横长皮孔；断面粉性。气微，味淡，有黏性。

药理作用 本品口服、静脉或腹腔注射，均可显著缩短出血时间。用野苎麻提取物浸泡鼠尾人工创面，可使出血减少、出血时间缩短。所含咖啡酸也有止血作用。此外，本品还具有安胎、抗辐射作用。

药用功效 凉血止血、清热安胎、利尿、解毒，主治血热妄行所致的咯血、吐血、衄血、血淋、便血、崩漏、紫癜、胎动不安、胎漏下血、小便淋沥、痈疮肿毒、虫蛇咬伤。

用法用量 内服：煎汤，5～30克；捣汁用。外用：鲜品捣敷或煎汤熏洗。

方剂选用 ①治吐血不止：苎麻根、人参、白垩、蛤粉各0.5克，上4味均捣罗为散，每次取2克，以糯米汤调下，不拘时服用。②治淋证尿血、小便不利：苎麻根、小蓟各9～15克，生蒲黄4.5～9克，水煎服。③治习惯性流产或早产：鲜苎麻根、干莲子（去心）、糯米各30克，加清水煮成粥，去苎麻根服，每日3次，服足1个月。④治痢疾：苎麻根60克，野麻草30克，冰糖或红糖15克，水煎服。⑤治痰哮咳嗽：苎麻根煅存性，研为末，以生豆腐蘸15～25克，食用即生效。未痊愈者可以肥猪肉2～3片蘸食，效果甚妙。

注意事项 胃弱泄泻者勿服，诸病不由血热者亦不宜用。

荠菜

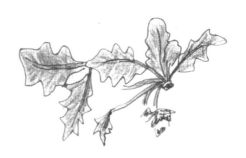

性味 凉，甘、淡。
拉丁文 Herba Capsellae
英文 Shepherdspurse Herb

别名 荠、靡草、护生草、芊菜、鸡心菜、净肠草。
来源 十字花科荠属植物荠菜的带根全草。
成分 本品主要含有机酸，其主要成分为草酸、酒石酸、对氨基苯磺酸等；尚含芦丁等黄酮、皂苷、苹果酸、丙酮酸、氨基酸、糖类、胆碱等。

植物形态 1年或2年生草本，高20～50厘米。茎直立，有分枝，稍有分枝毛或单毛。基生叶丛生，呈莲座状，叶片大头羽状分裂，顶生裂片较大，卵形至长卵形。总状花序顶生或腋生，花瓣白色，匙形或卵形，种子2行，呈椭圆形，浅褐色。花期、果期4～6月。

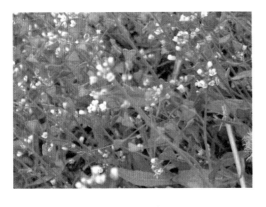

生长特性 全国各地均有分布或栽培。

采集方法 3～5月采收，晒干。

药材性状 主根圆柱形或圆锥形，有的有分枝，长4～10厘米；表面类白色或淡褐色，有许多须状侧根。茎纤细，黄绿色，易折断。根出叶羽状分裂，多卷缩，展平后披针形，顶端裂片较大，边缘有粗齿；表面灰绿色或枯黄色，有的棕褐色，质地易碎；茎生叶长圆形或线状披针形，基部耳状抱茎。果实倒三角形，扁平，顶端微凹，具残存短花柱。种子细小，倒卵圆形，着生在假隔膜上，成2行排列。搓之有清香气，味淡。

药理作用 本品流浸膏和煎液对小鼠腹腔注射或灌胃，可缩短出血时间，但大量给药时反会使出血时间延长。醇提物静脉给药可使实验动物产生一过性降压作用。荠菜煎剂与流浸膏对动物子宫有明显兴奋作用，可加强子宫收缩。此外，本品尚有抗炎、抗溃疡、利尿、扩张冠状动脉及退热作用。

药用功效 凉肝止血、平肝明目、清热利湿，主治吐血、衄血、咯血、尿血、崩漏、目赤疼痛、眼底出血、高血压、赤白痢疾、肾炎性水肿、乳糜尿。

用法用量 内服：煎汤，干品15～30克，鲜品60～120克；入丸、散。外用：捣汁点眼。

方剂选用 ① 治内伤吐血：荠菜、蜜枣各30克，水煎服。② 治崩漏及月经过多：荠菜、龙芽草各30克，水煎服。③ 治尿血：鲜荠菜125克，水煎，调冬蜜服，或加陈棕炭3克，冲服。④ 治肺热咳嗽：荠菜全草和鸡蛋一起煮吃。⑤ 治高血压：荠菜、夏枯草各60克，水煎服。

注意事项 孕妇禁用。荠菜的种子（荠菜子）、花序（荠菜花）亦供药用。荠菜子有祛风明目的功效，主治目痛、青盲翳障。荠菜花有凉血止血、清热利湿的功效，主治崩漏、尿血、吐血、咯血、衄血、痢疾、赤白带下。

景天三七

性味 平，甘、微酸。
拉丁文 Herba Sedi Aizoon
英文 Aizoon Stonecrop Herb

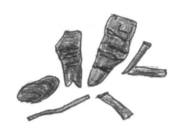

别名 费菜、土三七、八仙草、血山草、白三七、胡椒七、吐血草、见血散、活血丹、墙头三七。
来源 为景天科景天属植物景天三七或横根费菜，以根或全草入药。
成分 本品主要含生物碱。根尚含有熊果酸、齐墩果酸及谷甾醇。全草尚含没食子酸、葡萄糖、果糖、蔗糖和 2 种七碳糖等。

植物形态 ① 景天三七：多年生肉质草本，无毛，高可达 80 厘米。根状茎粗厚，近木质化，地上茎直立，不分枝。叶互生，或近乎对生；广卵形至倒披针形，先端钝或稍尖，边缘具细齿，或近全缘，基部渐狭，光滑或略带乳头状粗糙。伞房状聚伞花序顶生；蓇葖果 5 枚成星芒状排列。花期 6 ～ 8 月，果期 7 ～ 9 月。② 横根费菜：多年生肉质草本。根状茎粗而木质。茎直立，高 15 ～ 40 厘米，圆柱形，无毛。叶互生，倒卵形或长椭圆形，中部以上最广，先端稍圆，基部楔形，边缘近先端处有齿牙，几无柄。聚伞花序顶生，蓇葖果星状开展，带红色或棕色。种子倒卵形，褐色。花期夏季。

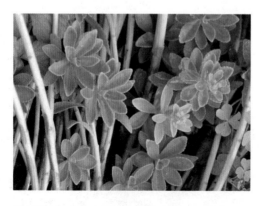

生长特性 生于山地岩上或河沟坡上。分布于江苏、浙江、江西、安徽、辽宁、黑龙江、河北、山东、山西、陕西、福建、贵州等地。

采集方法 9 ～ 11 月挖根，6 ～ 7 月采收全草，鲜用或晒干。

药材性状 干燥全草，茎呈青绿色，易折断，中间空心，叶皱缩，上面、下面均呈灰绿色，但大多已脱落。气无，味微涩。亦有带根者。以色绿、身干、无杂质者为佳。

药理作用 本品水提物可缩短实验动物出血、凝血时间，其止血作用主要是提高血小板功能；另外还可增强毛细血管抵抗力；体外实验证明对金黄色葡萄球菌有抑制作用。此外，本品尚有镇静、降压、扩张冠状动脉作用。

药用功效 散淤止血、安神、解毒，主治吐血、衄血、咯血、便血、尿血、崩漏、紫斑、外伤出血、跌打损伤、心悸、失眠、疮疖痈肿、水火烫伤、毒虫螫伤。

用法用量 内服：煎汤，干品 15 ～ 30 克；绞汁，鲜品 30 ～ 60 克。外用：鲜品捣敷或研末撒敷。

方剂选用 ① 治吐血、咳血、鼻衄、牙龈出血、内伤出血：景天三七 60 ～ 90 克，水煎或捣汁服，连服数日。② 治血小板减少性紫癜：景天三七 30 ～ 60 克，水煎服。也可制成糖浆剂。③ 治白带异常、崩漏：景天三七 60 ～ 90 克，水煎服。④ 治创伤出血：景天三七适量，研成极细的末，外敷伤处。

注意事项 脾胃虚寒者禁服。

蓍草

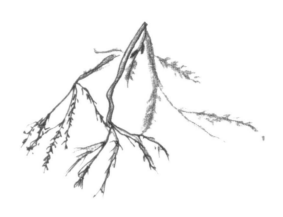

性味	微温，辛、苦。有毒。
拉丁文	Herba Achilleae
英文	Alpine Yarrow Herb

别名 蓍、蜈蚣草、飞天蜈蚣、土一枝蒿、千条蜈蚣、锯草、一枝蒿。

来源 菊科蓍属植物高山蓍的全草。

成分 全草含有机酸，包括琥珀酸、延胡索酸、α-呋喃甲酸国、乌头酸等。

植物形态 多年生草本，高 50 ～ 100 厘米，具短根状茎。茎直立，有棱条，上部有分枝。叶互生；叶片长线状披针形，长 6 ～ 10 厘米，宽 7 ～ 15 毫米，栉齿状羽状深裂或浅裂，裂片线形，排列稀疏，半抱茎，两面生长柔毛，下面毛密生，下部叶花期常枯萎，上部叶渐小。瘦果扁平，宽倒披针形，有淡色边肋。花期 7 ～ 9 月，果期 9 ～ 10 月。

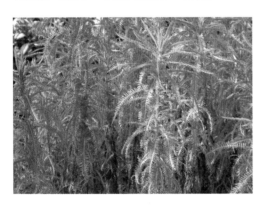

生长特性 生于向阳山坡草地、林缘、路旁及灌丛间。分布于华北、东北地区，以及河南、甘肃、宁夏等地。各地广泛栽培。

采集方法 7 ～ 9 月采收，晒干。

药材性状 茎呈圆柱形；表面深灰绿色至浅棕绿色，被白色柔毛，具纵棱。叶互生，无柄；叶片多破碎，完整者展平后呈条状披针形；暗绿色，两面均被柔毛。气微，味微辛。

药理作用 ① 抗炎作用：蓍草总酸流浸膏 3.75 克/千克给大鼠口服，可显著抑制蛋清性足肿胀。② 解热、镇痛、镇静作用：琥珀酸 1 克/千克、延胡索酸 0.5 克/千克和乌头酸 1 克/千克分别给家兔皮下注射，在注射伤寒、副伤寒甲菌、乙菌苗后 2 小时或 3 小时，有明显的退热作用。③ 抗菌作用：10% 鲜草醇溶性部分用平板纸片法，可见对金黄色葡萄球菌、肺炎链球菌、大肠杆菌及福氏痢疾杆菌有抑制作用。

药用功效 祛风止痛、活血、解毒，主治感冒发热、头风痛、牙痛、风湿痹痛、闭经腹痛、腹部痞块、跌打损伤、破伤出血、痈肿疮毒、毒蛇咬伤。

用法用量 内服：煎汤，10 ～ 15 克；研末，每次 1 ～ 3 克。外用：煎水洗、捣敷或研末调敷。

方剂选用 ① 治头风、年久头风痛：蓍草捣烂绞汁，滴耳内。② 治风火牙痛：蓍草捣烂，揉擦两太阳穴。如痛不止，再取叶塞于痛处。③ 治风湿疼痛：蓍草 30 ～ 60 克，煎水熏洗。④ 治腹中痞块：蓍草、独蒜、穿山甲末、食盐放一起调匀，以好醋捣成饼，量痞大小贴之；约 2 炷香的时间，其痞化为脓血，从大便出。⑤ 治跌打损伤：蓍草 30 克，泡酒涂擦。

| 注意事项 | 体虚及孕妇忌服。蓍草的果实（蓍实）亦供药用，有益气、明目的功效，主治气虚体弱、视物昏花。 |

睡莲

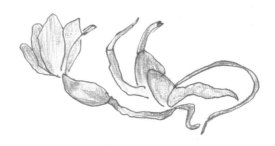

性味 平，甘、苦。
拉丁文 Nymphaea tetragona Georgi
英文 Water lily

别名 瑞莲、子午莲、茈碧花。
来源 睡莲科睡莲属植物睡莲的花。
成分 含氨基酸及生物碱。

植物形态 状卵形或卵状椭圆形，长5～12厘米，宽3.5～9厘米，先端圆钝，基部深弯呈耳状裂片，急尖或钝圆，稍展开或几重合，全缘，上面绿色，光亮，下面带红色或暗紫色，具小点；叶柄细长，约60厘米。花梗细长，花浮出水面，直径3～5厘米；花萼基部四棱形，萼片4，革质，宽披针形，长2～3.5厘米，宿存；花瓣8～17，白色宽披针形或倒卵形，长2～2.5厘米，排成多层；雄蕊多数，短于花瓣，花药条形，黄色；柱头具5～8条辐射线，广卵形，呈匙状。浆果球形，包藏于宿存花萼中，松软。种子椭圆形，长2～3毫米，黑色。花期6～8月，果期8～10月。

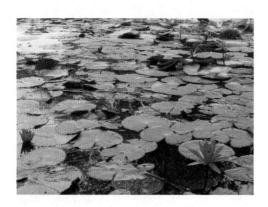

生长特性 生于池沼湖泊中。全国广布。

采集方法 6～8月采收，晒干。

药材性状 花较大，直径4～5厘米，白色。萼片4片，基部呈四方形；花瓣8～17；雄蕊多数，花药黄色；花柱4～8裂，柱头广卵形，呈茶匙状，放射状排列。

药理作用 全植物的水提取物对垂体后叶素所致实验性高血压的犬和兔，有明显的降压作用。

药用功效 消暑、解酒、定惊，主治中暑、醉酒、小儿惊风。

用法用量 内服：煎汤，25～50克。

方剂选用 ① 梦遗、盗汗、醉酒、心烦不眠或夏季感受暑热；用睡莲花水煎服或开水冲泡代茶饮。② 治小儿急慢惊风：用睡莲7～14朵，煎汤服。

注意事项 孕妇慎用。

木槿花

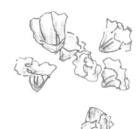

性味 凉，甘、苦。
拉丁文 Flos Hibisci
英文 Shrubalthea Flower

别名 里梅花、朝开暮落花、疟子花、篱障花、喇叭花、白槿花、白玉花、藩篱花、猪油花、荍树花、大碗花、灯盏花、木荆花、芭壁花、木红花。

来源 锦葵科木槿属植物木槿的花。

成分 花含类胡萝卜素类色素：叶黄素 -5，6- 环氧化物、隐黄质、菊黄素、花药黄质。花瓣含黄酮苷：花旗松素 -3-O-β-D- 吡喃葡萄糖苷、蜀葵苷元 -7-β-D- 吡喃葡萄糖苷、山柰酚 -3-α-L- 阿拉伯糖苷 -7-α-L- 鼠李糖苷等。花蕾含类胡萝卜素 β- 胡萝卜素、叶黄素、隐黄质、菊黄质、花药黄质、木槿黏液质。

植物形态 落叶灌木，高 3 ～ 4 米。小枝密被黄色星状绒毛。叶互生；叶柄长 5 ～ 25 毫米，被星状柔毛；托叶线形；叶片菱形至三角状卵形，长 3 ～ 10 厘米，宽 2 ～ 4 厘米，具深浅不同的 3 裂或不裂，先端钝，基部楔形，边缘具不整齐齿缺。花单生于枝端叶腋间，花钟形，淡紫色。蒴果卵圆形，密被黄色星状绒毛。种子肾形，背部被黄色长柔毛。花期 7 ～ 10 月。

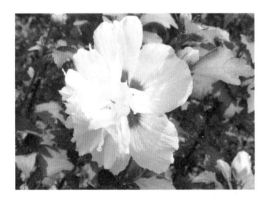

生长特性 原产于我国中部各地，现华东、中南、西南地区，以及河北、陕西、台湾等地均有栽培。

采集方法 7 月中下旬选晴天早晨，花半开时采摘，晒干。

药材性状 本品多皱缩成团或呈不规则形，全体被毛。花萼钟形，黄绿色或黄色，先端 5 裂，裂片三角形，萼筒外方有苞片 6 ～ 7，条形，萼筒下常带花梗，长 3 ～ 7 毫米，花萼、苞片、花梗表面均密被细毛及星状毛；花瓣 5 片或重瓣，黄白色至黄棕色，基部与雄蕊合生，并密生白色长柔毛；雄蕊多数，花丝下部连合成筒状，包围花柱，柱头 5 分枝，伸出花丝筒外。质轻脆，气微香，味淡。

药理作用 对致病大肠杆菌及痢疾杆菌均无明显作用；可以杀虫止痒，用其洗头能够治疗头皮瘙痒；动物试验证明其花粉有致敏作用。

药用功效 清热凉血、解毒消肿，主治肠风泻血、赤白痢疾、肺热咳嗽、咳血、白带异常、疮疖痈肿、水火烫伤。

用法用量 内服：煎汤，干品 3 ～ 9 克，鲜品 30 ～ 60 克。外用：研末或鲜品捣烂调敷。

方剂选用 ① 治下痢噤口：木槿花去蒂，阴干研为末，先煎面饼 2 个，蘸药末食之。② 治吐血、下血、赤白痢疾：木槿花 9 ～ 13 朵，酌加开水和冰糖炖半小时，饭前服，每日服 2 次。③ 治痔疮出血：木槿花、槐花炭各 15 克，地榆炭 9 克，煎服。④ 治白带异常：木槿花、败酱草、白鸡冠花各 15 克，每日 1 剂，水煎，分 2 次服用。

注意事项 孕妇慎用。

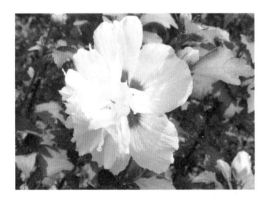

问荆

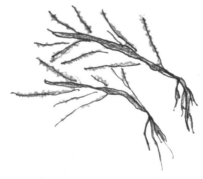

性味 凉，甘、苦。
拉丁文 Equisetum arvense Linn.
英文 Bottle Brush Herb

别名 接续草、公母草、搂接草、空心草、马蜂草、猪鬃草。

来源 木贼科木贼属植物问荆的全草。

成分 全草含问荆皂苷、问荆酸、木贼苷、异槲皮苷、木樨草苷、硅酸、有机酸、脂肪、$\beta-$谷甾醇、犬问荆碱、二甲砜、胸嘧啶、3-甲氧基吡啶、多种氨基酸。

植物形态 多年生草本，根茎横走，匍匐生根，黑色或暗黑色，节和根密生黄棕色长毛。地上茎直立，营养茎在孢子茎枯萎后生出。孢子茎早春自根茎生出，常为紫褐色，肉质，不分枝，有12～14条不明显的棱脊；鞘筒漏斗状，鞘齿棕褐色，先端生有长圆形的孢子囊穗，成熟时柄伸长；孢子叶六角形，盾状着生，螺旋排列，边缘着生6～7个长圆形孢子囊。

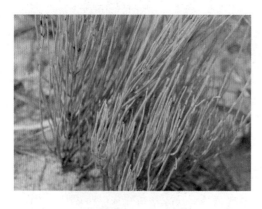

生长特性 生于潮湿的草地、沟渠旁、沙土地、耕地、山坡及草甸等处。分布于华北、东北、以及江苏、安徽、江西、山东、湖北、湖南、四川、贵州、西藏、陕西、新疆等地。

采集方法 6～9月采收，割取全草，置通风处阴干。也可鲜用。

药材性状 全草长约30厘米，多干缩或枝节脱落。茎略扁圆形或圆形，淡绿色，有细纵沟，节间长，每节有退化的鳞片叶。小枝轮生，梢部渐细。气微，味稍苦涩。

药理作用 ① 保肝作用：问荆硅化物150毫克/千克、310毫克/千克及500毫克/千克分别给大鼠腹腔注射，每日1次，连续7天，能明显降低正常大鼠的血清丙氨酸氨基转移酶（ALT）及四氯化碳（CCl_4）中毒大鼠升高的血清ALT。② 降血脂作用：问荆煎剂每日10克/千克灌胃，连续14天，对实验性大鼠高甘油三酯血症有预防和治疗作用。③ 利尿作用：问荆皂苷、问荆酸及氯化钾等都有利尿作用。④ 降压作用：水煎剂（1：2）静脉注射于犬，可引起血压下降及反射性呼吸兴奋。⑤ 对中枢神经系统的抑制作用：问荆总生物碱（TAEP）对中枢神经系统有抑制作用。

药用功效 止血、止咳、利尿、明目，主治鼻衄、吐血、咯血、便血、崩漏、外伤出血、咳嗽气喘、淋证、目赤翳膜。

用法用量 内服：煎汤，3～15克。外用：鲜品捣敷或干品研末撒。

方剂选用 ① 治鼻衄：问荆、旱莲草各30克，水煎服。② 治崩漏：问荆、马齿苋各30克，水煎服。③ 治热淋、小便不利：问荆、大石韦、海金沙藤各12克，水煎服。④ 治咳嗽气急：问荆6克，地骷髅21克，水煎服。

注意事项 孕妇禁用。

化淤止血药

本类药物既能止血，又能化淤，能消散淤血而止血，适用于因淤血内阻而血不循经之出血证。

三七

性味 温，甘、微苦。
拉丁文 Radix Notoginseng
英文 Sanchi

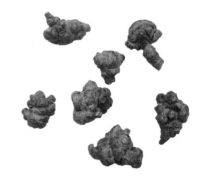

别名 山漆、金不换、血参、人参三七、参三七、田漆、田三七、田七、滇三七。

来源 五加科人参属植物三七的根。

成分 本品主要含四环三萜皂苷活性成分，其主要成分为三七皂苷；尚含有止血有效成分田七氨酸（三七素）、挥发油、甾醇及糖类等。

植物形态 多年生草本，高30～60厘米。主根粗壮，肉质，纺锤形、倒圆锥形。掌状复叶，3～4片轮生茎顶；小叶长圆形至倒卵状长圆形，先端长渐尖，基部近圆形。伞形花序单个顶生；花小，花瓣5，黄绿色，长圆状卵形。核果，浆果状，近肾形，熟时鲜红色。花期6～8月，果期8～10月。

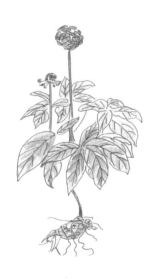

生长特性 野生于山坡丛林下。分布于江西、湖北、广东、广西、四川、贵州等地。

采集方法 栽种3～7年后于夏末秋初开花前或冬季种子成熟后采收。挖取根部，去净泥土，剪下须根、支根及茎基，留主根，晒至半干时，反复搓揉或放入转筒中滚动，然后晒干或烘干。再置容器内，加入蜡块，反复振荡，使表面光亮呈棕黑色，外表皮光洁而色泽油润即为成品。

药材性状 主根呈类圆锥形或圆柱形。表面灰褐色或灰黄色，有断续的纵皱纹及支根痕。体重，质坚实。气微，味苦回甜。

药理作用 本品有显著的止血作用，能缩短动物出、凝血时间及凝血酶原时间；又有显著抗凝血作用，能抑制血小板聚集，促进纤溶，使血液粘稠度下降。

药用功效 止血散淤、消肿止痛。

用法用量 内服：煎汤3～9克；研末，1～3克；入丸、散。外用：磨汁涂或研末撒。

方剂选用 ① 治吐血：鸡蛋1个（打散），和三七末5克、藕汁1小杯、陈酒半小杯，隔汤炖熟食之。② 治胃及十二指肠溃疡：三七粉12克，白及9克，乌贼骨3克，共研为细末，日服3次，每次3克，以白开水送服。

注意事项 孕妇慎服。

茜草

性味 寒，苦。
拉丁文 Radix Et Rhizom Rubiae
英文 India Madder Root

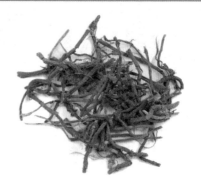

别名 茹卢本、茅蒐、蒐、茜根、蒨草、地血、牛蔓、芦茹、血见愁、过山龙、地苏木、活血丹、红龙须根、沙茜秧根、五爪龙、满江红、九龙根。
来源 茜草科茜草属植物茜草的根及根茎。
成分 本品主要含蒽醌，其主要成分为茜草素、茜草色素、黑茜素等；尚含萘醌类、萘氢醌类、环己肽类、三萜类物质及多糖类。

植物形态 多年生攀缘草本。根数条至数十条丛生，外皮紫红色或橙红色。茎四棱形，棱上生多数倒生的小刺。叶四片轮生，具长柄；叶片形状变化较大，卵形、三角状卵形、宽卵形至窄卵形。聚伞花序圆锥状，腋生及顶生；花小，黄白色。浆果球形，直径 5 ~ 6 毫米，红色后转为黑色。花期 6 ~ 9 月，果期 8 ~ 10 月。

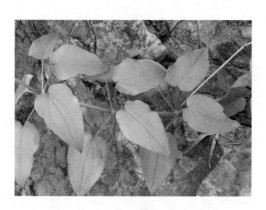

生长特性 生于山坡路旁、沟沿、田边、灌丛及林缘。分布于全国大部分地区。

采集方法 栽后 2 ~ 3 年，于 11 月挖取根部，晒干。

药材性状 本品根茎呈结节状，丛生粗细不等的根。根呈圆柱形，略弯曲；表面红棕色或暗棕色，具细纵皱纹及少数细根痕；皮部脱落处呈黄红色。质脆，易折断。无臭，味微苦，久嚼刺舌。

药理作用 本品能缩短实验动物出血时间，对凝血过程的三阶段均有促进作用。茜草素对家兔血小板聚集有抑制作用；茜草素同血液内钙离子结合，有轻度抗凝作用。茜草提取物有升高白细胞及兴奋子宫作用。此外，本品尚有抗实验性心肌梗死、抗肿瘤、抑制细菌和皮肤真菌的作用。

药用功效 凉血止血、活血化淤，主治血热咯血、吐血、衄血、尿血、便血、崩漏、闭经、产后淤阻腹痛、跌打损伤、疮痈、痔肿。

用法用量 内服：煎汤，10 ~ 15 克；入丸、散；泡酒饮。

方剂选用 ① 治吐血后虚热燥渴及解毒：茜草（锉）、雄黑豆（去皮）、甘草（炙、锉）各等份均捣罗为细末，以井水和丸如弹子大，每次服1丸，以温开水化下，不拘时。② 治衄血无时：茜草根、艾叶各 50 克，乌梅肉（焙干）25 克，研为细末，炼蜜丸如梧子大，每次以乌梅汤调下30丸。③ 治咯血、尿血：茜草9克，白茅根30克，水煎服。

注意事项	脾胃虚寒及无淤滞者慎服。
特别附注	茜草的地上部分（茜草藤）亦供药用，有止血、行淤的功效，主治吐血、血崩、跌打损伤、风痹、腰痛、痈毒、疔肿。

蒲黄

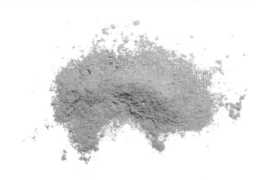

性味 平，甘、微辛。
拉丁文 Pollen Typhae
英文 Cattail Pollen

别名 蒲厘花粉、蒲花、蒲棒花粉、蒲草黄。
来源 香蒲科植物狭叶香蒲或其同属多种植物的花粉。
成分 本品主要含黄酮，其主要成分为香蒲新苷、异鼠李素、柚皮素、槲皮素等；尚含琥珀酸等有机酸、棕榈酸脂肪酸酯、蛋白质、氨基酸及多糖等。

植物形态 沼泽多年生草本，高1~2米。根茎匍匐，有多数须根。叶扁平，线形，宽4~10毫米，质稍厚而柔，下部鞘状，穗状花序圆柱形，雌雄花序间有间隔1~15厘米；雄花序在上，雄花有早落的佛焰状苞片，花被鳞片状或茸毛状，雄蕊2~3个。雌花序长10~30厘米，雌花小苞片较柱头短，匙形，花被茸毛状与小苞片等长，柱头线状圆柱形，小坚果无沟。花期6~7月，果期7~8月。

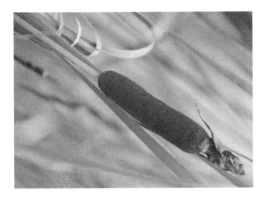

生长特性 生于河流两岸、池沼等地水边，以及沙漠地区的浅水滩中。分布于黑龙江、辽宁、吉林、河北、河南、山西、陕西、内蒙古等地。

采集方法 栽后第2年即可收获。6~7月为花期，待雄花花粉成熟，选择晴天，用手把雄花勒下，晒干搓碎，用细筛筛去杂质即成。

药材性状 本品为黄色粉末。体轻，放水中则飘浮水面。手捻有滑腻感，易附着于手指上。气微，味淡。

药理作用 本品对凝血过程有抑制作用，还有抗血小板聚集作用。蒲黄花粉提取物能增加兔冠脉流量，并有降压、扩张大血管、改善微循环的作用，有显著降血脂、兴奋子宫及肠道平滑肌的作用。蒲黄对免疫系统的作用，小剂量无明显影响，中剂量抑制免疫功能，大剂量则增强免疫功能。本品还有抗炎、镇痛、利胆、抑菌等作用。

药用功效 止血、祛淤、利尿，主治吐血、咯血、衄血、血痢、便血、崩漏、外伤出血、心腹疼痛、闭经腹痛、产后淤血腹痛、痛经、跌仆肿痛、血淋涩痛、带下、重舌、口疮、阴下湿痒。

用法用量 内服：煎汤，5~10克，须包煎；入丸、散。外用：研末撒或调敷。散淤止痛多生用，止血炒用，血淤出血生、熟各半。

方剂选用 ① 治妇人月经过多、血伤漏下不止：蒲黄150克（微炒），龙骨125克，艾叶50克，均捣罗为散，炼蜜和丸梧桐子大，每次服20丸，以米汤调下，以艾草汤调下也可以，每日2次。② 治血崩：蒲黄、黄芩各50克，荷叶灰25克，共研为末，每次服15克，空腹时以酒调下。3. 治（产妇）经日不产，催生：蒲黄、地龙（洗去土，于新瓦上焙令微黄）、陈皮各等份，分别研为末，每次每种药末取2克，以新汲水调服。

注意事项 孕妇慎服。

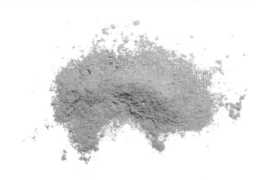

止血类 ---- 化淤止血药

五灵脂

性味 温，苦、甘。
拉丁文 Faeces Trogopterori
英文 Trogopterus Dung

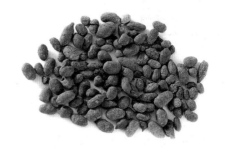

别名 药本、寒号虫粪、寒雀粪。
来源 鼯鼠科复齿鼯鼠属动物复齿鼯鼠的干燥粪便。
成分 本品主要含三萜类，其主要成分为五灵脂三萜酸Ⅰ、五灵脂三萜酸Ⅱ、五灵脂三萜酸Ⅲ等。尚含苯甲酚、原儿茶酸等酚酸、五灵脂二萜酸、尿嘧啶、尿酸、尿囊素等。

动物形态 形如松鼠，但较松鼠略大，为中等的一种鼯鼠。头宽，吻较短。眼圆而大，耳壳显著，耳基部前后方生有黑色细长的簇毛。前后肢间有皮膜相连。尾呈扁平状，略短于体长，尾毛长而蓬松。全身背毛为灰黄褐色，毛基部黑灰色，上部黄色，尖端黑褐色。颜部较淡，为灰色，耳同身色。腹部毛色较浅。皮膜上下与背腹面色相同，唯侧缘呈鲜橙黄色。四足色较深，为棕黄色。尾为灰黄色，尾尖有黑褐色长毛。

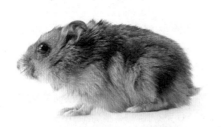

生长特性 本种为我国特有，分布于河北、山西、四川、云南、西藏等地。

采集方法 全年可采收，但在春秋季为多，春季采者品质较佳，采得后，拣尽硝砂石、泥土等杂质，晒干。按其形状的不同常分为"灵脂块"及"灵脂米"。

药材性状 灵脂块：又名"糖灵脂"。呈不规则块状，大小不一。表面黑棕色、红棕色或灰棕色，凹凸不平，有油润性光泽，黏附的颗粒呈长椭圆形，表面常裂碎，显纤维性。质硬，断面黄棕色或棕褐色，不平坦，有的可见颗粒，间或有黄棕色树脂状物质。气腥臭，带有柏树叶样气味，味苦、辛。灵脂米：为长椭圆形颗粒，两端钝圆，长 5～15 毫米，直径 3～6 毫米。表面黑褐色，较平滑或微粗糙，可见淡黄色的纤维残痕，有的略具光泽。具柏树叶样气味，味微苦。

药理作用 本品水提物能显著抑制 ADP 胶原所诱导的家兔血小板聚集，其抑制作用与剂量相关。五灵脂煎剂可增加麻醉犬冠脉流量，降低冠脉阻力，并降低左心室和外周阻力，对心肌耗氧量、氧利用率则影响不大。此外，本品尚有抗应激性损伤、抗炎、抗菌及增强免疫功能等作用。

药用功效 活血止痛、化淤止血、消积解毒，主治心腹血气诸痛、妇女闭经、产后淤滞腹痛、崩漏下血、小儿疳积及蛇、蝎、蜈蚣咬伤。

用法用量 内服：煎汤，5～10 克；入丸、散。外用：研末撒或调敷。

方剂选用 ① 治吐血、呕血：五灵脂 50 克，芦荟 10 克，同捣为末，加水和成如鸡头大小的丸，再捏成饼子。每次服用 2 饼，以龙脑浆水化下，不拘时。② 治消渴：五灵脂、黑豆（去皮、脐）各等份，均研为末，每次取 15 克，以冬瓜汤调下。无冬瓜时，以冬瓜苗叶熬汤也可。每日服 2 次，小渴服 2～3 次则有效，止渴后不可再服热性药。

注意事项 血虚无淤者及孕妇慎用。不能与人参同服。

降香

性味 温，辛。
拉丁文 Lignum Dalbergiae Odoriferae
英文 Rosewood

别名 降真香、紫藤香、降真、花梨母。
来源 豆科植物降香檀树干和根的干燥心材。
成分 本品主要含挥发油和异黄酮，挥发油主要成分为苦橙油醇等，异黄酮主要成分为刺芝柄花素、降香黄酮等。本品尚含黄酮、异黄酮双聚体衍生物、苯并呋喃衍生物等。

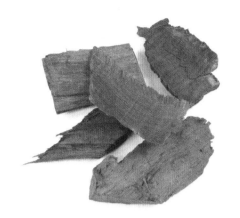

植物形态 乔木，高 10 ～ 15 米。树皮褐色，小枝有密集白色的小皮孔。叶互生，单数羽状复叶，小叶 9 ～ 13 片，近革质，卵形或椭圆形，长 4 ～ 7 厘米，宽 2 ～ 3 厘米，顶端急尖，钝头，基部圆或阔楔形；小叶柄长 4 ～ 5 毫米，圆锥花序腋生，由多数聚伞花序组成，花冠淡黄色或乳白色。荚果舌状，长椭圆形，薄而扁平，不裂，长 4.5 ～ 8 厘米，宽 1.5 ～ 2 厘米，基部窄缩，与纤细的子房柄相接。通常有种子 1 颗，稀 2 颗。花期 4 ～ 6 月，果期 6 月至第二年春。

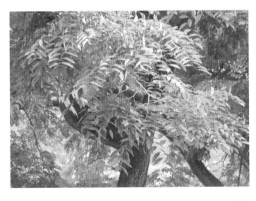

生长特性 生于中海拔地区的山坡疏林中、林边或村旁。产于海南。

采集方法 全年均可采收。将树干削去外皮和白色木部，锯成段；将根部挖出，削去外皮，锯成段。晒干。

药材性状 本品呈类圆柱形或不规则块状。表面紫红色或红褐色，切面有致密的纹理。质硬，有油性。气微香，味微苦。

药理作用 本品能使血瘀证动物模型的全血黏度降低，还可降低血浆粘稠度，抑制血小板聚集；可促进小鼠试验性微循环障碍血流的恢复，其抗肾上腺素所致的微动脉收缩作用较强。此外，本品还有镇静、抗惊厥、镇痛及抑制胆囊收缩作用。

药用功效 活血散瘀、止血定痛、降气、辟秽，主治胸胁疼痛、跌打损伤、创伤出血、寒疝疼痛、呕吐腹痛。

用法用量 内服：煎汤，3 ～ 6 克；研末吞服，1 ～ 2 克；入丸、散。外用：研末敷。

方剂选用 ① 治金刃伤或打仆伤损、血出不止：降香末、五倍子末、铜末（削下镜面上的铜，于乳钵内研细）各等份（也可随意加减用之），拌匀，散用。② 治外伤性吐血：紫降香 3 克，花蕊石 3 克，没药 1.5 克，乳香 1.5 克，共研成极细的末，每次取 0.3 克，以童便（新尿出者）或 1 杯黄酒送服。

注意事项 阴虚火旺、血热妄行者禁服。

花蕊石

性味 平，酸、涩。
拉丁文 Ophicalcitum
英文 Ophicslcite

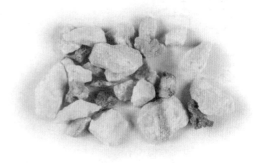

别名 花乳石、白云石。
来源 变质岩类岩石蛇纹石。
成分 本品主要含碳酸钙、碳酸镁等，尚含少量铁盐、铝盐、锌、铜、钴、镍、铬、镉、铅等，以及少量酸不溶物。

矿物形态 晶体结构属单斜晶系。单个晶体呈片状、针状，但罕见。常呈板状、鳞片状或为显微粒状集合体。以纤维状纹理或斑点状团块分散于方解石晶粒中。一般呈绿色，深浅不等，也有呈白色、浅黄色、灰色、蓝绿色或褐黑色者，作为药用者以黄色为佳。透明至半透明。油脂状或蜡状光泽，纤维状或鳞片状者呈丝绢光泽。硬度2.5～3.5，相对密度2.5～3.6，抚摸之有滑感。系由石灰岩经变质作用形成。产于河北、山西、江苏、浙江、河南、湖南、四川、陕西等地。

采集方法 采挖后，敲去杂石，选取有淡黄色或黄绿色彩晕的小块作药用。

药材性状 本品为粒状和致密块状的集合体，呈不规则的块状，具棱角，但不锋利。白色或浅灰白色，其中夹有点状或条状的蛇纹石，呈浅绿色或淡黄色，习称"彩晕"，对光观察有闪星状光泽。体重，质硬，不易破碎。无臭，味淡。

药理作用 20%花蕊石混悬液灌胃，能缩短正常小鼠的凝血时间，并有明显的抗惊厥作用，作用优于龙骨、龙齿。

药用功效 化淤、止血，主治吐血、衄血、便血、崩漏、产妇血晕、胞衣不下、金疮出血。

用法用量 内服：研末，3～6克。外用：研末擦。

方剂选用 ① 治被金刃、箭镞伤，打扑伤损，猫狗咬伤，内损血入脏腑，妇人产后败血不尽，血迷血晕，恶血奔心，胎死腹中，胎衣不下：花蕊石（捣为粗末）50克，硫黄（上色明净者，捣为粗末）200克，拌均匀，固济，瓦罐内煅，取出细研，瓷盒内盛。外伤擦伤处，内损用童便或酒每次调服5克。② 治诸疮出血不止，并久不生肌：花蕊石、龙骨、黄丹、没药各25克，黄药子37.5克，寒水石（煅）75克，均研为末，和匀。被金刃所伤时，以药敷之，绢帛扎定，则可止痛不化脓；干贴可生肌定痛。③ 治多年障翳：花蕊石（水飞、焙）、防风、川芎、甘菊花、白附子、牛蒡子各50克，甘草（炙）25克，均研为末，每次服2.5克，以腊茶调下。④ 治脚缝出水：黄丹入花蕊石末，擦之。⑤ 治气心风，即痰迷心窍，发狂乱作：花蕊石（煅），黄酒淬1次，研为末。每次取5克，黄酒调下。

注意事项 凡无淤滞者及孕妇忌服。

韩信草

性味 寒，辛、苦。
拉丁文 Scutellaria indica Linn
英文 Indian Skullcap Herb

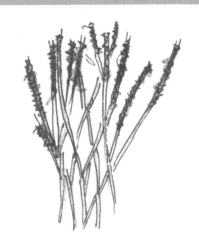

别名 大力草、耳挖草、金茶匙、印度黄芩、大叶半枝莲、笑花草、半枝莲、铁灯盏。

来源 唇形科黄芩属植物韩信草的带根全草。

成分 根含黄酮类成分，如高山黄芩苷、半枝莲种素、半枝莲素、汉黄芩素、山姜素、小豆蔻查耳酮等，还含酚性成分、氨基酸、有机酸等。

植物形态 多年生草本，高 10 ～ 37 厘米，全株被毛。叶对生；有叶柄；叶片草质至坚纸质，心状卵圆形至椭圆形，两面密生细毛。花轮有花 2 朵，集成偏侧的顶生总状花序；苞片卵圆形；小梗基部有 1 对刚毛状小苞片；花萼钟状，具 2 唇，全缘，萼筒背生 1 囊状盾鳞；花冠蓝紫色，2 唇形，上唇先端微凹，下唇有 3 裂片，中裂片圆状卵圆形；雄蕊 2 对；花柱细长，子房光滑，4 裂。小坚果横生，卵形，有小瘤状突起。花期 4 ～ 5 月，果期 6 ～ 9 月。

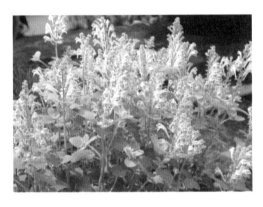

生长特性 生于海拔 1500 米以下的山地、丘陵地、疏林下及路旁空地、草地上。分布于江苏、浙江、安徽、福建、江西、河南、湖南、广东、广西、四川、贵州、云南、陕西、台湾等地。

采集方法 5 ～ 7 月采收，鲜用或晒干。

药材性状 全体被毛，根纤细。茎方柱形，灰绿色。叶片较厚，皱缩，灰绿色或暗紫色。花偏向一侧。果实淡棕色，卵圆形。气微，味微苦。

药理作用 韩信草水提取物可抑制人呼吸道合胞体病毒。韩信草中的化合物体外对白血病细胞株 L1210、HL-60 和 K562 细胞等均有细胞毒性。

药用功效 清热解毒、活血止血，主治痈肿疔毒、肺痈、肠痈、瘰疬、毒蛇咬伤、肺热咳喘、牙痛、喉痹、筋骨疼痛、吐血、便血、跌打损伤、皮肤瘙痒。

用法用量 内服：煎汤，10 ～ 15 克；捣汁，鲜品 30 ～ 60 克；泡酒饮。外用：捣敷或煎汤洗。

方剂选用 ① 治痈疽、无名肿毒：韩信草和白糖捣烂外敷，另用六棱菊根 30 克，水煎服。② 治蝮蛇、蕲蛇咬伤：韩信草全草捣烂取汁 60 克，加热黄酒 200 毫升冲服，盖被发汗为效。药渣捣烂敷伤处。③ 治瘰疬：韩信草 15 克，加水煮汁，以药汁煮 2 个鸡蛋，服药汁、吃鸡蛋。④ 治小儿高热抽搐：韩信草 30 ～ 60 克，以灯心为引，水煎服。⑤ 治肺热咳嗽：鲜韩信草 60 克，煎汤代茶，频服。

注意事项 孕妇慎服。

止血类 ---- 化淤止血药

莲花

性味 平，苦、甘。
拉丁文 Nelumbo nucifera Gaertn.
英文 Hindu Lotus

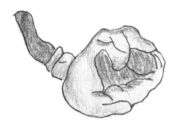

别名 菡萏、荷花、水花、芙蓉。

来源 睡莲科莲属植物莲的花蕾。

成分 含黄酮类成分，包括槲皮素、木樨草素、异槲皮苷、木樨草素葡萄糖苷、山奈酚、山奈酚-3-半乳糖葡萄糖苷及山奈酚-3-二葡萄糖苷等。

植物形态 多年生水生草本。根茎肥厚横走，外皮黄白色，节部缢缩，生有鳞叶与不定根，节间膨大，内白色，中空而有许多条纵行的管。叶片圆盾形，高出水面，直径30～90厘米，全缘，稍呈波状，上面暗绿色，光滑，具白粉，下面淡绿色；叶柄着生于叶背中央，圆柱形，中空，高达1～2米，表面散生刺毛。花梗与叶柄等高或略高；花大，单一，顶生，粉红色或白色，芳香；花瓣多数，长圆状椭圆形至倒卵形，先端钝，由外向内逐渐变小；雄蕊多数，早落，花药线形，黄色，药隔先端成一棒状附属物，花丝细长，着生于花托下；心皮多数，埋藏于花托内，花托倒圆锥形，顶部平，有小孔20～30个，每个小孔内有1椭圆形子房，花柱很短，果期时花托逐渐增大，内堡海绵状，俗称"莲蓬"，长宽均5～10厘米。坚果椭圆形或卵形，长1.5～2.5厘米，果皮坚硬、革质，内有种子1枚，俗称"莲子"。花期7～8月，果期9～10月。

生长特性 生于水泽、池塘、湖沼或水田内，野生或栽培。广布于我国南北各地。

采集方法 6～7月采收含苞未放的大花蕾或开放的花，阴干。

药材性状 花蕾圆锥形，长2.5～5厘米，直径2～3厘米。表面灰棕色，花瓣多层。散落的花瓣呈卵形或椭圆形，皱缩或折皱，表面具多数细脉，光滑柔软。去掉花瓣，中心有幼小的莲蓬，顶端平坦，上面有小孔十余个，基部渐窄，周围着生多数雄蕊。气香，味微涩。

药理作用 本品有降低胆固醇的作用。有人用荷叶煎剂治疗高脂血症，以20天为1个疗程，结果绝大多数人都有效果。据药理研究，莲子心中所含的莲子碱、异莲心碱有显著的强心作用，并有降压作用，对治疗高血压有一定效果。

药用功效 散淤止血、祛湿消风，主治跌伤呕血、血淋、崩漏下血、天疱湿疮、疥癣瘙痒。

用法用量 内服：研末，1～1.5克；煎汤，6～9克。外用：以鲜者贴敷患处。

方剂选用 ① 治坠损呕血、坠跌积血、心胃呕血不止：干莲花研为末，每次以酒调服1克左右。② 治天疱湿疮：以莲花瓣贴之。③ 治唇上生疮：以白荷花瓣贴之。

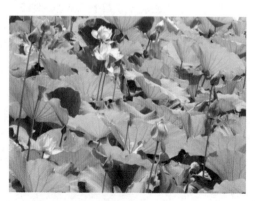

注意事项 本品忌地黄、葱、蒜。

薯莨

性味 凉，苦。有小毒。
拉丁文 Kerria japonica
英文 Kerria

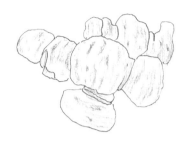

别名 赭魁、薯良、鸡血莲、血母、朱砂莲。

来源 薯蓣科薯蓣属植物薯莨的块茎。

成分 主要含酚性糖苷：3，4- 二羟基苯乙醇葡萄糖苷、根皮酚葡萄糖苷等；鞣质：右旋儿茶素、左旋表儿茶素等。

植物形态 藤本，粗壮，长可达 20 米左右。块茎一般生长在表土层，为卵形、球形、长圆形或葫芦状，外皮黑褐色，凹凸不平，断面新鲜时红色，干后紫黑色。茎绿色，无毛，右旋，有分枝，下部有刺。单叶，在茎下部的互生，中部以上的对生；叶柄长 2～6 厘米；叶片革质或近革质，长椭圆形至卵形，或为卵状披针形至狭披针形。花期 4～6 月，果期 7 月至翌年 1 月。

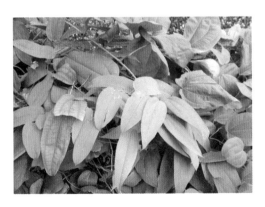

生长特性 生于海拔 350～1500 米的山坡、路旁、河谷边的杂木林、阔叶林、灌木丛中或林边。分布于浙江、福建、江西、湖南、广东、广西、贵州、台湾。

采集方法 5～8 月采挖，捣碎鲜用或切片晒干。

药材性状 块茎呈长圆形、卵圆形、球形或结节块状。表面深褐色，粗裂，有瘤状突起和凹纹，有时具须根或点状须根痕。纵切或斜切成块片，多数呈长卵形。外皮皱缩，切面暗红色或红黄色。质硬而实，断面颗粒状，有明显的或隐约可见的红黄相间花纹。气微，味涩、苦。

药理作用 ① 止血作用：薯莨煎剂 1.5 克／千克灌胃能显著缩短家兔出血时间与凝血时间。薯莨提取液有类似血小板的促凝作用。② 对子宫平滑肌的作用：薯莨酊剂或煎剂对小鼠离体子宫有明显的兴奋作用，可增强子宫平滑肌的张力、收缩振幅和频率。③ 抑菌作用：薯莨酊剂或煎剂体外对金黄色葡萄球菌有中等程度抑制作用，对甲型副伤寒杆菌与宋内痢疾杆菌有较弱的抑制作用。抑菌作用可能与薯莨中所含鞣质有关。

药用功效 活血止血、理气止痛、清热解毒，主治咳血、咯血、呕血、衄血、尿血、便血、崩漏、月经不调、痛经、闭经、产后腹痛、脘腹胀痛、瘀胀腹痛、热毒血痢、水泻、关节痛、跌打肿痛、疮疖、带状疱疹、外伤出血。

用法用量 内服：煎汤，3～9 克；绞汁或研末服。外用：研末敷或磨汁涂。

方剂选用 ① 治咳血：薯莨、藕节各 9 克，茅草根 6 克，共炒焦后，煎水服。② 治内痔出血：薯莨、旱莲草、海蚌含珠各 15 克，水煎服。③ 治崩漏：薯莨、红鸡冠花各 9 克，百草霜 3 克，共研成末，以米酒调服。④ 治月经不调：薯莨、月月红各 10 克，水煎服。⑤ 治妇女血气痛：薯莨根磨 1.2～1.5 克，开水冲服。

注意事项 孕妇慎服。

地菍

性味 凉，甘、涩。
拉丁文 Melastoma dodecandrum Lour.
英文 Twelvestamen Melastoma Harb

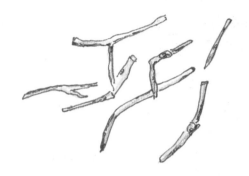

别名 山地菍、地茄、铺地锦、地吉桃、地葡萄等。
来源 野牡丹科野牡丹属植物地菍的地上部分。
成分 叶含鞣质 7.4%，果实含鞣质 2.02%。

植物形态 矮小灌木，高 10 ~ 30 厘米。茎匍匐上升，逐节上升，分枝多，披散，地上各部被糙伏毛。叶对生，叶柄第 2 ~ 6 毫米；叶片坚纸质，卵形或椭圆形。聚伞花序顶生，花瓣淡紫色至紫红色，菱状倒卵形。花期 5 ~ 7 月，果期 7 ~ 9 月。

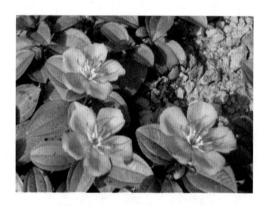

生长特性 生于海拔 1250 米以下的山坡矮草丛中，为酸性土壤中常见的植物。分布于浙江、江西、福建、湖南、广东、广西、贵州等地。

采集方法 5 ~ 6 月采收，晒干或烘干。

药材性状 茎四棱形，多分枝，长 10 ~ 25 厘米，直径 1 ~ 2 毫米，表面灰褐色或棕褐色，扭曲，有纵条纹，节处有细须根。叶对生，深绿色，多皱缩破碎，展开后呈卵形或椭圆形，长 1 ~ 4 厘米，宽 0.8 ~ 3 厘米，仅上面边缘和下面脉上生极疏的糙伏毛。花棕褐色，萼筒 5 裂，花瓣 5。气微，味微酸涩。

药理作用 鞣质具有抑菌、抗脂质氧化、抗病毒、抗肿瘤等多种药理作用。

药用功效 清热解毒、活血止血，主治肺痈、白喉、咽肿、牙痛、口疮牙疳、赤白痢疾、黄疸、水肿、疝母、风湿痹痛、胃痛、吐衄、崩漏、痛经、带下、产后腹痛、子宫脱垂、疝气、瘰疬、疔疮、毒蛇咬伤、水火烫伤。

用法用量 内服：煎汤，干品 15 ~ 30 克（鲜品用量加倍）；鲜品捣汁。外用：煎水洗或捣敷。

方剂选用 ① 治胃出血、大便下血：地菍 50 克，煎汤分 4 次服，每隔 4 小时服 1 次。若大便带血则加雉鸡尾、粗糠材各等份，炖白酒服。② 治外伤出血：地菍叶捣烂外敷。③ 治痢疾：鲜地菍 150 克，水煎服。④ 治红肿痛毒：地菍鲜叶切碎，同酒糟杵烂敷患处，每日 1 换。也可取茎叶阴干，研成细末，以蜂蜜或鸡蛋白调和敷患处，能消肿止痛。⑤ 治疔疮：地菍全草捣烂敷。⑥ 治风火齿痛：地菍 50 克，洗净，水煎服。⑦ 治咽喉肿痛：地菍 50 克，洗净，水 1 碗半，煎服。

注意事项 孕妇忌用。不宜与麦门冬、硫黄、雄黄同用。地菍的果实（地菍果）与根（地菍根）亦供药用。地菍果有补肾养血、止血安胎的功效，主治肾虚精亏、腰膝酸软、血虚萎黄、气虚乏力、崩漏、胎动不安、阴挺、脱肛。地菍根有活血、止血、利湿、解毒的功效，主治痛经、难产、产后腹痛、胞衣不下、崩漏、白带异常、子宫脱垂、咳嗽、吐血、痢疾、黄疸、血淋、久疟、风湿痛、牙痛、跌打损伤、毒蛇咬伤。

小连翘

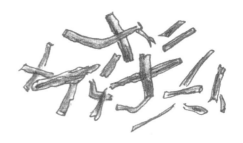

性味 平，苦。

拉丁文 Hypericum erectum Thunb. ex Murray

英文 Erect St . John's wort Herb

别名 小翘、七层兰、瑞香草、大田基、小瞿麦、排草、排香草、小对叶草、小对月草、小元宝草、金石榴、麝香草、黄草。

来源 藤黄科金丝桃属植物小连翘的全草。

成分 小连翘含鞣质、精油、金丝桃属素、伪金丝桃属素、蟛蜞菊内酯和去甲基蟛蜞菊内酯等。

植物形态 多年生草本，高20～60厘米。全株无毛。茎圆柱形，绿色或略带红色，有2条隆起线。单叶对生；无柄；叶片长椭圆形、倒卵形或卵状长椭圆形，长1.5～4.5厘米，宽0.5～2.2厘米，先端钝，基部抱茎，全缘，叶面散布黑色腺点，无透明点。聚伞花序呈圆锥花序状，顶生或腋生；花径1.5～2厘米；萼片5；花瓣5，黄色，萼片及花瓣均有黑色条线及黑点；雄蕊多数，合生成3束；子房上位，3室，花柱3，分离。蒴果圆锥形，具宿存萼。种子细小，多数。花期7月，果期9月。

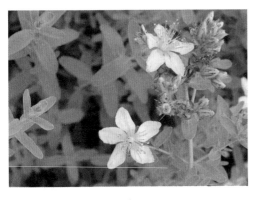

生长特性 生于山坡路边草丛中或山野较湿润处。分布于江苏、浙江、安徽、福建、江西、湖北、湖南、四川、贵州、云南、台湾等地。

采集方法 7～9月采收，晒干或鲜用。

药理作用 ① 止血作用：小鼠尾静脉切断法实验证明本品提取物1克／千克腹腔注射有缩短出血时间的作用；其有效成分蟛蜞菊内酯和去甲基蟛蜞菊内酯0.5毫克／千克静脉注射能分别使出血时间缩短3.9分钟和4.2分钟。② 抗过敏作用：由小连翘根中提取的欧妥吉素（Ⅰ）和花中提取的欧妥吉酮（Ⅱ）均为具抗菌作用的间苯三酚衍生物，尚能显著抑制血栓烷A2（TXA2）和白三烯D4所致豚鼠气管平滑肌的收缩，提示有抗过敏作用。

药用功效 止血、活血、解毒、消肿，主治吐血、咯血、衄血、便血、崩漏、创伤出血、月经不调、产妇乳汁不下、跌打损伤、风湿性关节痛、疮疖肿毒、毒蛇咬伤。

用法用量 内服：煎汤，10～30克。外用：鲜品捣烂敷或研末敷患处。

方剂选用 ① 治咯血、鼻出血、便血：小连翘30～60克，水煎服。也可加龙芽草、鳢肠各30克，水煎服。② 治吐血、咯血、衄血、子宫出血：小连翘、地榆炭、白茅根各12克，煎服。③ 治疮毒：小连翘（鲜）60克，犁头草30克，酒糟适量，捣烂外敷或煎水外洗。

注意事项 孕妇禁用。

止血类----化淤止血药

收敛止血药

本类药长于收敛止血，且其性多平，或凉而不寒，无论热性出血或虚寒性出血均可用之。

白及

性味 微寒，苦、甘、涩。
拉丁文 Rhizoma Bletillae
英文 Common Bletilla Tuber

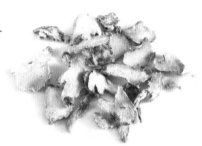

别名 甘根、连及草、臼根、白给、冰球子、白鸟儿头、地螺丝、羊角七、千年棕、君求子、一兜棕、白鸡儿、皲口药、利知子。

来源 兰科白及属植物白及的根茎。

成分 本品主要含黏液质，其主要成分为白及甘露聚糖；尚含挥发油、淀粉、蒽醌类等。

植物形态 多年生草本，高15～70厘米。块茎肉质，肥厚，富黏性，三角状扁球形或不规则菱形，常数个相连。茎直立。叶片3～5，披针形或宽披针形。总状花序顶生，花紫色或淡红色。蒴果圆柱形，两端稍尖。花期4～5月，果期7～9月。

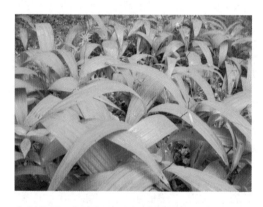

生长特性 生于山野、山谷较潮湿处，分布于华东、中南、西南地区，以及河北、山西等地。

采集方法 栽种3～4年后于9～10月采挖，将块茎浸水中约1小时，经蒸煮至内面无白心时取出，晒或烤至表面干硬、不黏结时，用硫黄熏一夜，然后晒干或烤干，最后去残须，使表面成光洁淡黄白色，筛去杂质。

药材性状 根茎呈不规则扁圆形，多有2～3个爪状分枝。表面灰白色或黄白色，有数圈同心环节和棕色点状须根痕。质坚硬，不易折断。无臭，味苦，嚼之有黏性。

药理作用 本品能显著缩短凝血时间和凝血酶原时间。1%白及液注入蛙下腔静脉，可使血细胞凝集，形成人工血栓，其止血成分与其所含胶状成分有关。还有减轻盐酸对大鼠胃黏膜损伤、保护胃黏膜的作用。本品尚有抗肿瘤及抗菌作用。

药用功效 主治咯血、吐血、衄血、便血、外伤出血、痈疮肿毒、烫灼伤、手足皲裂、肛裂。

用法用量 内服：煎汤，3～10克；研末，每次1.5～3克。外用：研末撒或调涂。

方剂选用 ① 治咯血：白及50克，枇杷叶（去毛，蜜炙）、藕节各25克，均研为细末；另以阿胶25克，锉成如豆粒大小，用蛤粉炒成珠，生地黄自然汁调之，放火上炖化，入前面研好的药末，做成如龙眼大小的丸。每次服1丸，嚼化。② 治肺叶痿败、咳痰夹红者：嫩白及20克（研末），陈阿胶10克，以白开水调服。③ 治胃肠出血：白及、地榆各等份，炒焦，研末，每次服3克，以温开水送服，每日2～3次。

注意事项 1. 白及恶理石，畏李核、杏仁，反乌头。
2. 紫石英肺痈初起、肺胃有实热者忌用。

仙鹤草

性味 平，苦、涩。
拉丁文 Herba Agrimoniae
英文 Hairyvein Agrimonia Herb

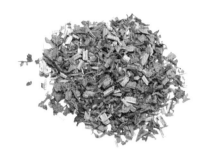

别名 狼牙草、龙牙草、瓜香草、石打穿、铁胡蜂、地蜈蚣、金顶龙芽、子母草。
来源 蔷薇科龙芽草属植物龙芽草的地上部分。
成分 本品主要含仙鹤草素等止血成分，其主要成分为鹤草甲素、鹤草乙素等6种。

植物形态 多年生草本，高30～120厘米。根茎短，基部常有1或数个地下芽。茎被疏柔毛及短柔毛。奇数羽状复叶互生；托叶镰形；小叶有大小2种，相间生于叶轴上，倒卵形至倒卵状披针形。总状花序单一或2～3个生于茎顶，花瓣5，长圆形，黄色。瘦果倒卵圆锥形。花期、果期5～12月。

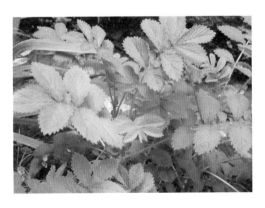

生长特性 生于溪边、路旁、草地、灌丛、林缘及疏林下，我国南北各地均有分布。

采集方法 栽种当年或第2年开花前枝叶茂盛时采收，割取地上部分切段，晒干或鲜用。

药材性状 本品长50～100厘米，全体褐白色柔毛。茎下部圆柱形，直径4～6毫米，红棕色，上部方柱形，四面略凹陷，绿褐色，有纵沟及棱线，有节；体轻，质硬，易折断，断面中空。单数羽状复叶互生，暗绿色，皱缩卷曲；质脆，易碎；

叶片有大小2种，相间生于叶轴上，顶端小叶较大，完整小叶片展平后呈卵形或长椭圆形，先端尖，基部楔形，边缘有锯齿；托叶2，抱茎，斜卵形。总状花序细长，花萼下部呈筒状，萼筒上部有钩刺，先端5裂，花瓣黄色。气微，味微苦。

药理作用 本品具有抗凝血和抗血栓形成的作用。水提物腹腔注射能延长大鼠出血时间、血浆凝血活酶时间，还可抑制富血小板血浆ADP和胶原的聚集作用。此外，本品尚有抗肿瘤、抗寄生虫及抗菌作用。

药用功效 收敛止血、消积止痢、解毒消肿，主治咯血、吐血、衄血、尿血、便血、崩漏及外伤出血、腹泻、痢疾、脱力劳伤、疟疾、疔疮痈肿、滴虫性阴道炎。

用法用量 内服：煎汤，10～15克，大剂量可用至30～60克；入散剂。外用：捣敷或熬膏涂敷。

方剂选用 ①治虚损、唾血、咯血：仙鹤草30克，红枣5枚，水煎服。②治鼻衄、齿龈出血：仙鹤草、白茅根各15克，焦山栀9克，水煎服。③治尿血：仙鹤草、大蓟、木通各9克，白茅根30克，水煎服。④治便血：仙鹤草（焙干，入蚌粉炒）、槐花、百药煎各适量，研为末，每次取15克，以淘米水调下，空腹服。

注意事项 外感初起、泄泻发热者忌用。
本植物的根（龙芽草根）、带短小根茎的冬芽（鹤草芽）亦供药用。龙芽草根主治痢疾、肿毒、疟疾、绦虫病、闭经。鹤草芽有驱虫、解毒消肿的功效。

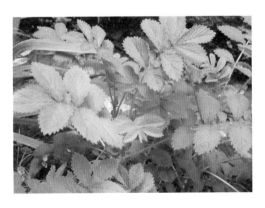止血类 —— 收敛止血药

紫珠

性味 凉，苦、涩。
拉丁文 Follum Callicarpae
英文 Taiwan Beautyberry Leaf

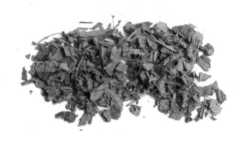

别名 紫荆、紫珠草。
来源 马鞭草科紫珠属植物杜虹花、白棠子树、华紫珠、老鸦糊的叶。
成分 本品主要含黄酮类、三萜类等，尚含植物甾醇类及其葡萄糖苷、缩合鞣质、中性树脂、糖类等。

植物形态 ① 杜虹花：落叶灌木，高达3米，小枝被黄褐色星毛。叶对生；卵状椭圆形或椭圆形，基部钝圆形或阔楔形，上面有细小粗毛，下面有黄褐色星毛，边缘有齿牙及细锯齿；叶柄长8～15毫米，密被黄褐色星毛。复聚伞花序腋生，花冠短筒状，4裂，紫色。小核果，紫红色。花期夏秋间。② 紫珠：为马鞭草科紫珠属落叶灌木，株高1.2～2米，小枝光滑，略带紫红色，有少量的星状毛，单叶对生，叶片倒卵形至椭圆形，长7～15厘米，先端渐尖，边缘疏生细锯齿。聚伞花序腋生，具总梗，花多数，花蕾紫色或粉红色，花朵有白、粉红、淡紫等色，6～7月开放。果实球形，9～10月成熟后呈紫色，有光泽，经冬不落。

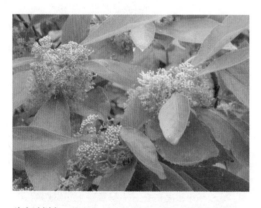

生长特性 生于山地、林间。分布于我国南部。江苏、江西、广东、广西等地所产华紫珠亦同等入药。

采集方法 7～8月采收，晒干。

药材性状 叶多卷曲、皱缩，有的破碎。完整者展平后，长椭圆形至椭圆状披针形，长15～30厘米，宽5～11厘米，先端渐尖，边缘有锯齿，上面有短柔毛，下面密被灰白色茸毛。气微，味微苦。

药理作用 本品注射液对人、兔均有使血小板增加的作用，可使出血时间、血块收缩时间和凝血酶原时间均缩短，对纤溶系统也有显著的抑制作用。紫珠花、叶、根、皮及茎均有抑菌作用，以叶效果最好。

药用功效 收敛止血、清热解毒，主治咯血、呕血、衄血、牙龈出血、尿血、便血、崩漏、皮肤紫癜、外伤出血、痈疽肿毒、毒蛇咬伤、烧伤。

用法用量 内服：煎汤，干品10～15克，鲜品30～60克；研末，1.5～3克，每日1～3次。外用：鲜品捣敷或研末撒。

方剂选用 ① 治肺结核咳血、胃及十二指肠出血：紫珠叶、白及各等量，共研成细末，每次服6克，每日3次。② 治衄血：干紫珠叶6克，以1个鸡蛋清调服；外用消毒棉花蘸叶末塞鼻。③ 治创伤出血：鲜紫珠叶用冷开水洗净，捣匀后敷创口；或用干紫珠叶研末撒敷，外用消毒纱布包扎之。④ 治赤眼：鲜紫珠草头30克，洗净切细，以水2碗煎1碗服。⑤ 治痈肿、喉痹和蛇虫、狂犬等毒：紫珠适量，煮汁服之，亦可洗。

注意事项 孕妇慎用。

棕榈皮

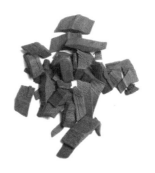

性味 平，苦、涩。
拉丁文 Trachycarpus fortunei
英文 Fortunes Windmill Plam

别名 拼榈木皮、棕毛、棕树皮毛、棕皮。
来源 棕榈科棕榈属植物棕榈的叶柄及叶鞘纤维。
成分 本品含鞣质和大量纤维等。

植物形态 常绿乔木，高达10米以上。茎杆直立，粗壮，褐色纤维状老叶鞘包被于茎杆上，脱落后呈环状节。叶簇生于茎顶；叶柄坚硬；叶片近圆扇状，具多数皱褶，掌状分裂至中部，革质。肉穗花序，淡黄色，具柔毛。核果球形或近肾形。花期4~5月，果期10~12月。

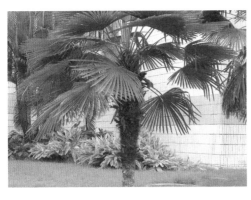

生长特性 栽培或野生，生于村边、庭园、田边、丘陵或山地。长江以南各地多有分布。

采集方法 9~10月采收其剥下的纤维状鞘片，除去残皮，晒干。

药材性状 棕榈皮的陈久者，名"陈棕皮"。商品中有用叶柄部分或废棕绳。将叶柄削去外面纤维，晒干，名为"棕骨"；废棕绳多取自破旧的棕床，名为"陈棕"。陈棕皮：为粗长的纤维，成束状或片状。色棕褐，质韧，不易撕断。气微，味淡。棕骨：呈长条板状，长短不一，红棕色，基部较宽而扁平，或略向内弯曲，向上则渐窄而

厚，背面中央隆起，成三角形。撕去表皮后，可见坚韧的纤维。质坚韧，不能折断。气无，味淡。
陈棕：呈碎网状或绳索状，深棕色至黑棕色，粗糙，质坚韧，不易断。气微，味淡。

药理作用 棕榈水煎剂、棕榈碳水煎液及混悬液等，均可缩短小鼠出、凝血时间。棕榈皮水煎液无止血作用，但其碳的水煎液及混悬液有明显止血作用，临床以煅碳入药为宜。

药用功效 收敛止血，主治吐血、衄血、便血、尿血、血崩、外伤出血。

用法用量 内服：煎汤，10~15克。外用：研末，外敷。

方剂选用 治诸窍出血：隔年莲蓬、棕榈皮、头发（烧存性）各等份，均研为末，每次取10克，以煎南木香汤调下。只用棕榈皮烧灰，以米汤调下，也可。

藕节

性味 平，甘、涩。
拉丁文 Nodus Nelumbinis Rhizomatis
英文 Lotus Rhizome Node

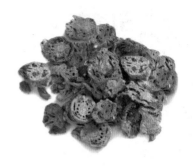

别名 光藕节、藕节疤。
来源 睡莲科莲属植物莲的根茎的节部。
成分 本品主要含鞣质、氨基酸、淀粉等。

植物形态 多年生水生草本。根茎横生，肥厚，节间膨大，内有多数纵行通气孔洞，外生须状不定根。节上生叶，露出水面；叶柄着生于叶背中央，粗壮，圆柱形，多刺；叶片圆形，直径25～90厘米，全缘或稍呈波状，上面粉绿色，下面叶脉从中央射出，有1～2次叉状分枝。花单生于花梗顶端，花梗与叶柄等长或稍长；花直径10～20厘米，芳香，红色、粉红色或白色；花瓣椭圆形或倒卵形。花后结"莲蓬"，倒锥形，有小孔20～30个，每孔内含果实1枚；坚果椭圆形或卵形，果皮革质，坚硬，熟时黑褐色。种子卵形或椭圆形，种皮红色或白色。花期6～8月，果期8～10月。

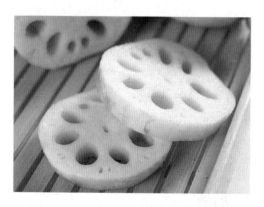

生长特性 生于水泽、池塘、湖沼或水田内，野生或栽培。广布于我国南北各地。

采集方法 秋、冬或春初挖取根茎（藕），洗净泥土，切下节部，除去须根，晒干。

药材性状 本品呈短圆柱形，中部稍膨大，长2～4厘米，直径约2厘米。表面灰黄色至灰棕色，有残存的须根及须根痕，偶见暗红棕色的鳞叶残基。两端有残留的藕，表面皱缩有纵纹。质硬，断面有多数类圆形的孔。气微，味微甘、涩。

药理作用 本品能缩短出凝血时间。

药用功效 散淤止血，主治吐血、咯血、尿血、便血、血痢、血崩。

用法用量 内服：煎汤，10～30克；鲜用捣汁，用60克左右取汁冲服；入散剂。

方剂选用 ① 治落马后心胸有积血、唾吐不止：干藕节250克，捣细为散，每次以温酒调下15克，每日服3～4次。② 治大便下血：藕节晒干，每次取7个，和白蜜7茶匙，加水2碗，煎至1碗服。

注意事项 中满痞胀及大便燥结者忌服。

本植物的叶（荷叶）、花蕾（莲花）、花托（莲房）、种皮（莲衣）、肥大根茎（藕）、成熟种子（莲子）和成熟种子中的幼叶及胚根（莲子心）亦供药用。荷叶有清热解暑、升阳、止血的功效，主治暑热烦渴、头痛眩晕、脾虚腹胀、大便泄泻等。莲花有散淤止血、祛湿消风的功效，主治跌伤呕血、血淋、崩漏下血、疥疮瘙痒。莲房有散淤止血的功效，主治崩漏、月经过多、便血、尿血。莲衣有收涩止血的功效，主治吐血、衄血、下血。藕有清热生津、凉血、散淤、止血的功效，主治热病烦渴、吐衄、下血。

鸡冠花

性味 凉，甘、涩。
拉丁文 Flos Celosiae Cristatae
英文 Cockscomb Flower

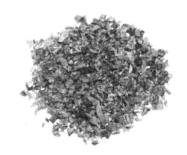

别名 鸡髻花、鸡公花、鸡角枪、鸡冠头、鸡骨子花、老来少。
来源 苋科青葙属植物鸡冠花的花序。
成分 本品主要含山柰苷、苋菜红苷、松醇及多量硝酸钾等。

植物形态 1年生直立草本，高 30 ~ 80 厘米。全株无毛，粗壮，分枝少，近上部扁平，绿色或带红色，有棱纹凸起。单叶互生，具柄；叶片长椭圆形至卵状披针形，长 5 ~ 13 厘米，宽 2 ~ 6 厘米，先端渐尖或长尖，基部渐窄成柄，全缘。穗状花序顶生，成扁平肉质鸡冠状、卷冠状或羽毛状，中部以下多花；花被片淡红色至紫红色、黄白或黄色；苞片、小苞片和花被片干膜质，宿存；花被片 5，椭圆状卵形，端尖；雄蕊 5，花丝下部合生成杯状。胞果卵形，熟时盖裂，包于宿存花被内。种子肾形，黑色，有光泽。花期 5 ~ 8 月，果期 8 ~ 11 月。

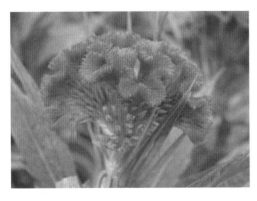

生长特性 原产于亚洲热带地区。我国南北各地区均有栽培，广布于温暖地区。

采集方法 当年 8 ~ 9 月采收。把花序连一部分茎秆割下，捆成小把晒或晾干后，剪去茎秆即成。

药材性状 穗状花序多扁平而肥厚，似鸡冠状。长 8 ~ 25 厘米，宽 5 ~ 20 厘米。上缘宽，具皱褶，密生线状鳞片，下端渐狭小，常残留扁平的茎。表面红色、紫红色或黄白色。中部以下密生多数小花，各小花宿存的苞片及花被片均呈膜质。果实盖裂，种子圆肾形，黑色，有光泽。体轻，质柔韧。气无，味淡。

药理作用 10% 鸡冠花注射液宫腔内给药，对已孕动物有中期引产作用；鸡冠花煎剂对人阴道毛滴虫有良好杀灭作用，20% 煎液可使虫体在 5 ~ 10 分钟内消失。

药用功效 凉血、止血、止带、止泻，主治诸出血症、带下、泄泻、痢疾。

用法用量 内服：煎汤，9 ~ 15 克；入丸、散。外用：煎汤熏洗或研末调敷。

方剂选用 ① 治小儿痔疮下血不止及肠风下血：鸡冠花（焙令香）50 克，棕榈（烧灰）100 克，羌活 50 克，均捣罗为散，每次以粥调下 2.5 克，每日 3 ~ 4 次。② 治赤白带下：鸡冠花、椿根皮各 15 克，水煎服。③ 治肠炎、痢疾：鸡冠花 15 克，石榴果皮 9 克，刺黄柏 6 克，水煎服。

注意事项 本品忌鱼腥、猪肉。本植物的种子（鸡冠子）、茎叶（鸡冠苗）亦供药用。鸡冠子有凉血止血、清肝明目的功效，主治便血、崩漏、赤白痢、目赤肿痛。鸡冠苗有清热凉血、解毒的功效，主治吐血、衄血、妇人阴疮、崩漏、痔疮、痢疾、荨麻疹。

止血类 ---- 收敛止血药

花生衣

性味 平，甘、微苦、涩。
拉丁文 Testa Arachidis Hypogaeae
英文 Semino-dermis Arachidis

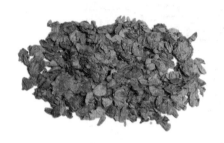

别名 花生皮。
来源 豆科落花生属植物落花生的种皮。
成分 本品主要含花生素，为二聚原花生色苷无－A类型化合物。尚含止血活性成分D-（＋）－儿茶素、脂质、甾醇、焦性儿茶酚型鞣质、花生苷、无色矢车菊素和无色飞燕草素等。

植物形态 1年生草本。根部有很多根瘤。茎高30～70厘米，匍匐或直立；茎、枝有棱，被棕黄色长毛。双数羽状复叶互生，小叶4片，长圆形至倒卵圆形，先端钝或有突细尖，基部渐狭，全缘；叶柄长2～5厘米，被棕色长毛；托叶大，基部与叶柄基部连生，成披针形，脉纹明显。花黄色，单生或簇生于叶腋，花冠蝶形。荚果长椭圆形，种子间常隘缩，果皮厚，革质，具突起网脉，内含种子1～4颗。花期6～7月，果期9～10月。

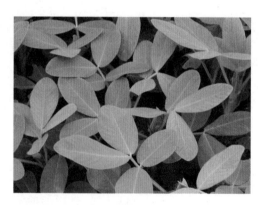

生长特性 全国各地均有栽培。

采集方法 在加工油料或制作食品时收集红色种皮，晒干。

药材性状 红色或褐红色种子外皮，质轻、易碎，不规则外形。

药理作用 本品能使血友病患者凝血时间恢复至正常，优球蛋白溶解时间延长，血浆再钙化时间缩短，血浆凝血致活酶活性增强，血栓弹性增加。服用花生衣可使人、家兔纤维蛋白溶解活性明显降低。此外，花生衣中分离得到的花生素对大鼠有短暂降压作用，还能降低离体兔肠张力。

药用功效 止血、散瘀、消肿，主治血友病、类血友病、原发性和继发性血小板减少性紫癜、肝病出血、术后出血、癌肿出血及胃、肠、肺、子宫出血。

用法用量 内服：煎汤，10～30克。

方剂选用 ① 治疗血小板减少性紫癜：花生衣60克、冰糖适量，水炖服；或花生衣30克，大蓟、小蓟各60克，水煎服。② 治血小板减少性紫癜、鼻衄、齿龈出血等症：宁血糖浆（生花生衣500克，制成100毫升），每次服用10～20毫升（每1毫升含生药0.5克），每日服用3次；或服花生衣片，每片0.3克，每次服4～6片，每日3次。饭后服用，儿童酌减。

注意事项 花生皮易得、取材方便，宜长期服用。
本植物的根（落花生根）、茎叶（落花生枝叶）、果皮（花生壳）及种子榨出之脂肪油（花生油）亦供药用。落花生根有祛风除湿的功效，主治关节痛。落花生枝叶有清热宁神的功效，主治跌打损伤、痈肿疮毒、失眠。花生壳有敛肺止咳、消积行滞的功效，主治久咳气喘、咳痰带血、高胆固醇血症、高血压。花生油有润燥、滑肠、消积的功效，主治蛔虫性肠梗阻、胎衣不下、烫伤。

檵花

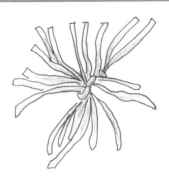

性味 平，涩、微苦。
拉丁文 Radix Folium Seu Flos Loropetali
英文 China Loropetal

别名 纸末花、白清明花。
来源 金缕梅科檵木属植物檵木的花。
成分 本品主要含槲皮素和异槲皮苷；其叶主要含黄酮类、鞣质和没食子酸等；枝条主要含鞣质，种子含脂肪油等。

植物形态 常绿灌木或小乔木，高1~4米。嫩枝、新叶、花序、花萼和蒴果被有黄色星状毛。树皮深灰色；叶互生；叶柄长2~3毫米；托叶早落；叶片革质，卵形或卵状椭圆形，先端短尖头，基部钝，不对称，全缘。花6~8朵簇生小枝端，无柄；花萼短，4裂；花瓣4，条形，淡黄白色；雄蕊4，花丝极短，花药裂瓣内卷，药隔伸出成刺状；子房半下位，2室，花柱2。蒴果球形，褐色，先端2裂。种子2，长卵形。花期4~5月，果期10月。

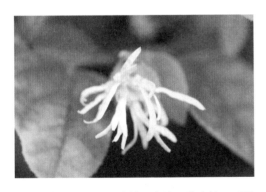

生长特性 生于向阳山坡、路边、灌木林、丘陵地及郊野溪沟边，分布于我国中部、南部及西南各地。

采集方法 4~5月采收，晒干。

药材性状 花常3~8朵簇生，基部有短花梗。脱落的单个花朵常皱缩呈条带状，淡黄色或浅棕色；湿润展平后，花萼筒杯状，花瓣4片，带状或倒卵状匙形，淡黄色，有明显的棕色羽状脉纹。质柔韧。气微清香，味淡微苦。

药理作用 本品所含黄酮能增加猫冠脉流量，并有强心、降低心肌耗氧量及扩张外周血管的作用。檵木根煎剂对子宫有兴奋作用，可使子宫张力增加。20%檵木花、叶煎剂对伤寒杆菌等多种细菌有抑制作用。

药用功效 清热止咳、收敛止血，主治肺热咳嗽、咯血、鼻衄、便血、痢疾、泄泻、崩漏。

用法用量 内服：煎汤，6~10克。外用：研末撒或鲜品揉团塞鼻。

方剂选用 ①治鼻衄：檵花12克，紫珠草15克，水煎服；或用鲜花揉团塞鼻中。②治痢疾：檵花、骨碎补各3克，荆芥4.5克，青木香6克，水煎服。③治血崩：檵花12克，炖猪肉，1日服用数次。④治遗精、白带异常：檵花12克，猪瘦肉120克，共煨熟，汤肉同食。⑤治烧伤：檵花炒存性，研成细粉，用已煮沸过的麻油调涂。

注意事项 孕妇慎服。
本植物的叶（木叶）、根（木根）亦供药用。木叶有收敛止血、清热解毒的功效，主治吐血、便血、崩漏、产后恶露不净、紫癜、痢疾、跌打损伤、目赤、喉痛。木根有止血活血、收敛固涩的功效，主治咳血、吐血、便血、外伤出血、崩漏、产后恶露不尽、风湿性关节疼痛、跌打损伤、泄泻、痢疾、白带异常、脱肛。

止血类----收敛止血药

大叶紫珠

性味 平，微辛、苦。

拉丁文 Folium Callicarpae Macrophyllae

英文 Bigleaf Beautyberry Leaf

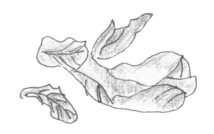

别名 白背木、细朴木、白狗肠、假大艾、白骨风、大风叶。

来源 马鞭草科紫珠属植物大叶紫珠的根及叶。

成分 叶含黄酮类，包括木樨草素、芹菜素、木樨草素 -7-O- 葡萄糖醛酸苷、芹菜素 -7-O- 葡萄糖醛酸苷等。根、叶中均含有 2 种四环双萜：大叶紫珠萜酮和大叶紫珠萜酮单乙酸酯。

植物形态 灌木，高 3 ~ 5 米。全株密生灰白色分枝茸毛或短毛。小枝近方形。单叶对生；叶柄粗壮，长 1 ~ 2 厘米；叶片长椭圆形、椭圆状披针形或卵状椭圆形，长 10 ~ 24 厘米，宽 5 ~ 10 厘米，先端短渐尖，基部钝圆或宽楔形，边缘有细锯齿，两面均有不明显的金黄色腺点。聚伞花序腋生，5 ~ 7 次分枝；苞片线形；花萼杯状，有黄色腺点，萼齿不明显或呈钝三角形；花冠紫红色，疏被星状毛；雄蕊 4；子房微被毛。果实球形，紫红色，有腺点及微毛。花期 4 ~ 7 月，果期 7 ~ 12 月。

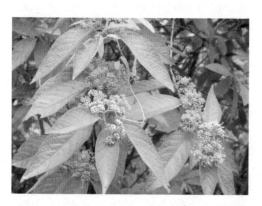

生长特性 生于海拔 110 ~ 2000 米的山坡路旁、疏林下或灌丛中。分布于广东、广西、贵州、云南。

采集方法 8 ~ 10 月采收，鲜用或晒干。

药材性状 叶多卷曲、皱缩，有的破碎，完整者展平后呈长椭圆形至椭圆状披针形，长 15 ~ 30 厘米，宽 5 ~ 11 厘米，先端渐尖，边缘有锯齿，上面有短柔毛，下面密被灰白色茸毛。气微，味微苦。

药理作用 本品有强烈收缩肠壁平滑肌、缩短出血时间的作用，并有不同程度的体外抑菌作用。本品还有镇痛作用。用昆明种小鼠，采用醋酸小鼠扭体法研究紫珠叶提取物及部分成分镇痛作用，发现紫珠叶粗提物以及部分三萜、黄酮类化合物能显著减少小鼠扭体次数。

药用功效 止血、止痛、散瘀消肿，主治消化道出血、咯血、衄血、创伤出血、拔牙出血、跌打肿痛、风湿骨痛。

用法用量 内服：煎汤，15 ~ 30 克。外用：研末撒或捣敷。

方剂选用 ① 治消化道出血：大叶紫珠叶 60 ~ 100 克，水煎服，每日 1 剂。② 治风湿性关节炎：大叶紫珠根、吊风根、血风根、钉地根、桑根、半枫荷、猪骨头各适量，以水、酒各一半煎服。③ 治肺痈：大叶紫珠根适量，水煎常服。④ 治外科痈毒：大叶紫珠根、水高丽、黄牛角根、山梅根各适量，水煎服。⑤ 治甲状腺肿大：大叶紫珠根 60 克，三桠苦 15 克，水煎服。

注意事项 孕妇慎用。

温经止血药

本类药物性多温热，能温内脏、益脾阳、固冲脉而统摄血液，从而达到温经止血之效。

艾叶

性味 温，辛、苦。
拉丁文 Folium Artemisiae Argyi
英文 Argy Wormwood Leaf

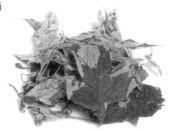

别名 冰台、艾蒿、医草、灸草、蕲艾、黄草、家艾、甜艾、草蓬、艾蓬、狼尾蒿子、香艾、野莲头。

来源 菊科蒿属植物艾的叶。

成分 本品主要含挥发油，其主要成分为柠檬烯、香叶烯、β- 蒎烯、龙脑等。尚含 α- 香树脂醇等三萜、倍半萜、黄酮醇、甾醇等。

植物形态 多年生草本，全株密被白色茸毛，中部以上或仅上部有开展及斜升的花序枝。叶互生，下部叶在花期枯萎；中部叶卵状三角形或椭圆形，基部急狭或渐狭成短或稍长的柄，或稍扩大而成托叶状。头状花序多数，排列成复总状，花后下倾；花带红色，多数，外层雌性，内层两性。瘦果长达 1 毫米，无毛。花期 7 ~ 10 月。

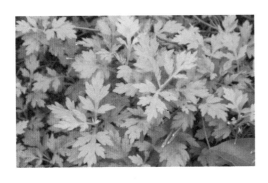

生长特性 生于荒地林缘。

采集方法 培育当年 9 月、第 2 年 6 月花未开时割取地上部分，摘取叶片嫩梢，晒干。

药材性状 叶多皱缩、破碎，有短柄。完整叶片展平后呈卵状椭圆形，羽状深裂，裂片椭圆状披针形，边缘有不规则粗锯齿；上表面灰绿色或深黄绿色。质柔软。气清香，味苦。

药理作用 本品煎剂能使兔血浆凝血活酶时间、凝血酶原时间及凝血酶时间明显延长，并有促纤维蛋白溶解作用，对兔离体子宫有兴奋作用。生艾叶煎剂对小鼠凝血时间无影响，艾叶制成炭则可缩短凝血时间。艾叶浸剂及提取物能抑制血小板聚集。艾叶油有明显的平喘、镇咳及祛痰作用，并有抗过敏作用。艾叶水浸剂及煎剂对多种致病菌及真菌、病毒有抑制作用。此外，本品尚有强心、镇静、利胆等作用。

药用功效 温经止血、安胎、逐寒湿、理气血，主治吐衄、下血、崩漏、月经不调、痛经、带下、胎动不安、心腹冷痛、泄泻久痢。

用法用量 内服：煎汤，3 ~ 10 克；入丸、散；捣汁。外用：捣茸作炷或制成艾条熏灸；捣敷；煎水熏洗；炒热温熨。

方剂选用 ① 治妇人经行后余血未尽、腹痛：熟艾（揉极细做饼，焙）200 克，香附（醋酒同煎，捣）300 克，同生姜汁和神曲做成丸，以砂仁汤调服。② 治产后泻血不止：干艾叶 25 克（炙熟），老姜 25 克，煎浓汤，1 剂便止。

注意事项 阴虚血热者慎服。

炮姜

性味 温，苦、辛。
拉丁文 Rhizoma Zingiberis Preparata.
英文 Common Ginger

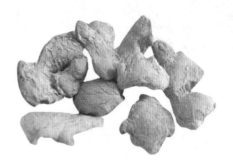

别名 黑姜。

来源 姜科姜属植物姜干燥根茎的炮制品。

成分 本品主要含挥发油，其主要成分为姜烯、姜烯酮、姜辣素、姜酮、龙脑、姜醇等；尚含树脂、淀粉等。

植物形态 多年生草本，高 40～100 厘米。根茎肉质，扁圆横走，分枝，具芳香和辛辣气味。叶互生，叶片线状披针形，先端渐尖，基部狭，光滑无毛。花冠绿黄色。蒴果 3 瓣裂，种子黑色。花期 7～8 月（栽培的很少开花），果期 12 月至翌年 1 月。

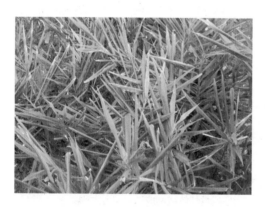

生长特性 我国中部、东南部、西南部各省均有栽培。

采集方法 以干姜砂烫至鼓起、表面呈棕褐色，或炒炭至外色黑、内呈棕褐色时入药。

药材性状 本品为不规则膨胀的块状，具指状分枝。表面棕黑色或棕褐色。质轻泡，断面边缘处显棕黑色，中心棕黄色，细颗粒性，维管束散在。气香特异，味微辛、辣。

药理作用 炮姜与姜炭醚提取物灌胃，能显著缩短小鼠凝血时间，而生姜、干姜的醚提取物则无此作用。炮姜的水煎剂、混悬剂灌胃，亦可缩短出、凝血时间。炮姜水煎剂灌胃，对应激性、幽门结扎型及醋酸诱发的小鼠胃溃疡均有抑制作用，而干姜无此作用。

药用功效 温中止泻、温经止血，主治虚寒性脘腹疼痛、呕吐、泻痢、吐血、便血、崩漏。

用法用量 内服：煎汤，3～6克；入丸、散。外用：研末调敷。

方剂选用 ① 治心脾疼痛，宽胸下气，疗一切冷物所伤，养脾温胃，去冷痰：炮姜、良姜（去芦头）各等份，均研为细末，加面糊和为丸，如梧桐子大，每次服 15～29 丸，饭后以陈皮汤调下。妊娠妇人不宜服。② 治肠胃虚寒、心腹冷痛、泄泻不止：炮姜、附子（炮，去皮、脐）、肉豆蔻（面裹，煨）各等份，研为细末，加米糊和成如梧桐子大小的丸，每次服 50 丸，空腹时以米汤调下。

注意事项
孕妇及阴虚有热者禁服。

本植物的茎叶（姜叶）、根茎外皮（生姜皮）、鲜根茎的蒸馏液（姜露）、干燥根茎（干姜）亦供药用。姜叶有活血散结的功效，主症积、仆损淤血。生姜皮有行水消肿的功效，主治水肿初起、小便不利。生姜露有辟寒的功效，可解中霜雾毒、驱瘴、消食化痰。干姜有温中散寒、回阳通脉、温肺化饮的功效，主治脘腹冷痛、呕吐、泄泻、亡阳厥逆、寒湿痹痛、寒饮喘咳。

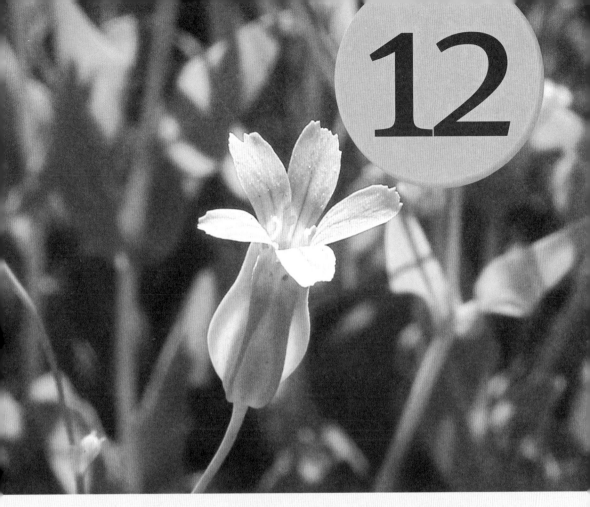

12

活血化淤类

　　凡能通畅血行、消散淤血，以治疗淤血证为主要作用的药物，称为活血化淤药，又称活血祛淤药，简称活血药或化淤药。

　　本类药物味多辛、苦，辛能行散，苦能疏泄，主归肝、心二经，入血分。善走散行通，而有活血化淤之功，并通过活血化淤而达到止痛、调经、疗伤等作用。根据其作用强弱之不同，有活血行血、活血化淤及破血逐淤之分。

　　应用本类药物，除根据各类药物的不同特点加以选择应用，尚需配伍相须为用。如寒凝血淤者，配温里散寒药；淤热互结者，配清热凉血药；风湿痹痛、经脉不通者，配祛风湿药；癥瘕积聚者，配软坚散结药；久淤体虚或因虚而淤者，配补益药。此外，根据"气行则血行"的理论，活血祛淤药应与理气药同用，以增强活血祛淤之效。

　　本类药物易耗血动血，凡妇女月经过多者及其他出血证无淤血现象者忌用；孕妇慎用或忌用。

活血止痛药

本节药物以活血止痛为主要功效，是常用以治疗多种淤滞疼痛症的药物。

川芎

性味 辛，温。
拉丁文 Rhizoma Chuanxiong
英文 Szechwan Lovage Rhizome

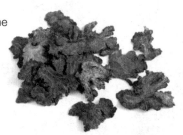

别名 山鞠穷、芎䓖、香果、胡䓖、马衔芎䓖、雀脑芎、京芎、贯芎、抚芎、台芎、西芎。

来源 伞形科藁本属植物川芎的根茎。

成分 本品主要含川芎嗪等多种生物碱、阿魏酸等酚性物质及藁本内酯、川芎内酯等多种挥发油；尚含香草醛、甾醇类及维生素等。

植物形态 多年生草本，高 40～70 厘米。全株有浓烈香气。根茎呈不规则的结节状拳形团块，下端有多数须根。茎直立，圆柱形，中空，表面有纵直沟纹，茎下部的节膨大成盘状（俗称"苓子"）。茎下部叶具柄，柄长 3～10 厘米，基部扩大成鞘；叶片轮廓卵状三角形。复伞形花序顶生或侧生，花瓣白色，倒卵形至椭圆形，先端有短尖状突起，内曲。花期 7～8 月，幼果期 9～10 月。

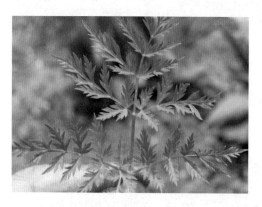

生长特性 为著名栽培中药材，未见野生。主要栽培于江苏、浙江、江西、湖北、湖南、广西、四川、贵州、云南、陕西、甘肃等地。

采集方法 栽后第 2 年 5 月下旬至 6 月上旬，挖出根茎，抖掉泥土，除去茎叶，烤干。

药材性状 根茎为不规则结节状拳形团块。表面黄褐色，粗糙皱缩，有多数平行隆起的轮节；顶端有类圆形凹窝状茎痕，下侧及轮节上有多数细小的瘤状根痕。质坚实，不易折断。香气浓郁而特殊，味苦、辛。稍有麻舌感，微回甜。

药理作用 本品提取物有扩张冠脉、增加冠脉血流量、降低心肌耗氧量、改善微循环、降低血小板表面活性、抑制血小板聚集等作用。川芎嗪能通过血脑屏障，在脑干分布较多，能对抗血栓形成，对缺血性脑血管疾病有显著预防作用。

药用功效 活血祛淤、行气开郁、祛风止痛，主治月经不调、闭经痛经、产后淤滞腹痛、癥瘕肿块、胸胁疼痛、头痛眩晕、风寒湿痹、跌打损伤、痈疽疮疡。

用法用量 内服：煎汤，3～10 克；研末，每次 1～1.5 克；入丸、散。外用：研末撒。

方剂选用 ① 治妊娠六七个月，忽胎动下血、腹痛不可忍：川芎 4 克，桑寄生 2 克，当归 6 克，以水 300 毫升煎取 160 毫升，加入清酒 100 毫升，同煎取 180 毫升，分 3 次服完，温服。② 治胎衣不下，因产母元气虚薄者：川芎、当归各 10 克，官桂 20 克，水煎服。

注意事项 阴虚火旺、月经过多者慎用。

延胡索

性味 温，辛、苦。
拉丁文 Bulbus Corydalis
英文 Corydalis Yanhusuo

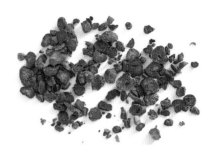

别名 延胡、玄胡索、元胡索。
来源 罂粟科紫堇属植物延胡索的块茎。
成分 本品主要含生物碱，其主要成分为延胡索甲素、延胡索乙素、延胡索丙素（原阿片碱）、延胡索丁素等；尚含淀粉、挥发油、树脂等。

植物形态 多年生草本，高9～20厘米，全株无毛。块茎扁球形，直径7～15毫米，上部略凹陷，下部生须根，有时纵裂成数瓣，断面深黄色。茎直立或倾斜，常单一，近基部具鳞片1枚，茎节处常膨大成小块茎，小块茎生新茎，新茎节处又成小块茎，常3～4个成串。叶片轮廓宽三角形。总状花序顶生，疏生花3～8朵；花冠淡紫红色，花瓣4。蒴果条形，栽培品常只开花，果不及成熟即凋落。花期3～4月，果期4～5月。

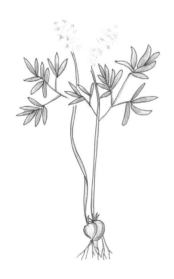

生长特性 生于低海拔旷野草地、丘陵林缘。分布于江苏、浙江、安徽、河南、湖北、陕西等地。浙江东阳、磐安、永康、缙云等地及江苏南通地区大量栽培。

采集方法 栽种第2年5月上旬至下旬，地上部分枯萎后，选晴天挖掘块茎，摊放于室内，除去须根，擦去老皮，过筛，分级，倒入沸水中煮烫，不断搅拌，煮至无白心为度，捞起，晾晒。宜勤翻晒，晒3～4天，反复2～3次即可干燥。

药材性状 块茎呈不规则的扁球形。表面黄色或黄褐色，有不规则网状皱纹。质硬而脆，断面黄色，角质样，有蜡样光泽。气微，味苦。

药理作用 本品各种制剂均有明显的止痛作用。醇提物能显著扩张冠状血管，降低冠脉阻力，增加血流量，对某些实验性心律不齐有效。延胡索乙素有镇静、催眠作用。本品还能降低实验性动物胃酸及胃蛋白酶含量、减少胃液分泌。

药用功效 活血散淤、行气止痛，主治胸痹心痛、脘腹疼痛、腰痛、疝气痛、痛经、闭经、癥瘕、产后淤滞腹痛、跌打损伤。

用法用量 内服：煎汤，3～10克；研末服，1.5～3克；入丸、散。

方剂选用 ① 治热厥心痛，或发或止，久不愈，身热足寒：延胡索、金铃子肉各等份，研为末，每次以温酒或白开水调下10克。② 治心腹冷痛、肠鸣气走、身寒自汗、大便滑泄：延胡索、附子各50克，木香25克，每次取20克，加生姜7片煎服。③ 治风淫血刺、身体疼痛、四肢拘挛：延胡索（炒）、辣桂（去粗皮）、当归各等份，研为末，每次以酒调下10克。

注意事项 孕妇禁服。体虚者慎服。

活血化淤类 ---- 活血止痛药

郁金

性味	寒，辛、苦。
拉丁文	Radix Curcumae
英文	Turmeric Root-tuber

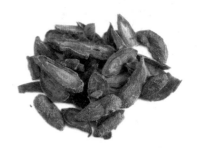

别名 马莶、帝足、黄郁、乌头。

来源 姜科温郁金的根茎。

成分 本品含挥发油，油中主要含莰烯、倍半萜烯、姜黄烯等；尚含姜黄素、去甲基姜黄素、淀粉、多糖、脂肪油、水芹烯等。

植物形态 郁金为多年生宿根草本。根粗壮，末端膨大成长卵形块根。块茎卵圆形，侧生，根茎圆柱状，断面黄色。叶基生，叶柄长约 5 厘米，基部的叶柄短，或近于无柄，具叶耳；叶片长圆形，先端尾尖，基部圆形或三角形。穗状花序，花期 4 ~ 6 月，极少秋季开花。

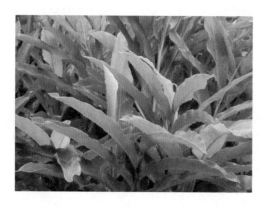

生长特性 野生于山间或村边林下草地。分布于福建、广东、广西、浙江、台湾、云南、四川等地。

采集方法 在栽种当年 12 月中下旬，茎叶逐渐枯萎，选晴天干燥时，将地上叶苗割去，挖出地下部分，摘下块根，蒸或煮约 15 分钟，晒干或烘干，去须根即成。

药材性状 黄郁金：为植物姜黄的干燥块根，呈卵圆形或长卵圆形，两端稍尖，中部微满，长 2 ~ 4 厘米。表面灰黄色或淡棕色，有灰白色细皱纹及凹下的小点，一端显折断的痕迹，呈鲜黄色，另一端稍尖。质坚实，横断面平坦光亮，呈角质状，杏黄色或橙黄色，中部有一颜色较浅的圆心。黑郁金：为植物郁金的干燥块根，呈长纺锤形，稍扁，多弯曲，两端钝尖，有折断痕而呈灰黑色，长 3 ~ 6 厘米，中部直径 1 ~ 1.5 厘米。表面灰褐色，外皮皱缩或有细皱纹。横断面暗灰色发亮，中部有 1 条颜色较浅的环纹，中心扁圆形。

药理作用 本品有轻度的镇痛作用，能减缓主动脉及冠状动脉内膜斑块的形成和脂质沉积。姜黄素对肝脏有保护作用，能促进胆汁分泌和排泄，减少尿中的尿胆元。郁金水浸液对多种致病真菌有抑制作用。

药用功效 活血止痛、行气解郁、清心凉血、利胆，主治胸腹胁肋诸痛、痛经、癥瘕、热病神昏、癫狂、吐血、衄血、血淋、砂淋、黄疸。

用法用量 内服：煎汤，3 ~ 10 克；入丸、散。

方剂选用 ① 治气郁血郁之胸痛：木香、郁金各适量（气郁为主，木香加倍；血郁为主，郁金加倍），均研为末，每次取 10 克，以老酒调下。② 治一切厥心（痛）、小肠膀胱痛不可忍：附子（炮）、郁金、干姜各等份，均研为细末，加醋煮成糊，和成如梧桐子大小的丸，朱砂为衣。每次取 30 丸，男子以温酒调下，妇人以醋汤调下，饭后 2 小时服。③ 治呕血：郁金（锉）、甘草（炙）各 50 克，均捣罗为散，每次服 4 克，以井华水调下，不拘时。

| 注意事项 | 1. 阴虚失血者及无气滞血淤者禁服。 |
| | 2. 孕妇慎服。 |

姜黄

性味 温，苦、辛。
拉丁文 Rhizoma Curcumae longae.
英文 Turmeric

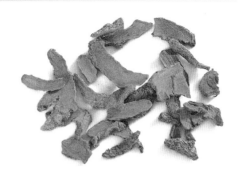

别名 宝鼎香、黄姜。
来源 姜科姜黄属植物姜黄的根茎。
成分 本品主要含挥发油，其主要成分为姜黄酮、姜烯、水芹烯、龙脑等。尚含姜黄素等。

植物形态 多年生草本，高1～1.5米。根茎发达，成丛，分枝呈椭圆形或圆柱状，橙黄色，极香；根粗壮，末端膨大成块根。叶基生，5～7片，2列；叶柄长20～45厘米；叶片长圆形或窄椭圆形，先端渐尖，基部楔形，下延至叶柄，上面黄绿色，下面浅绿色，无毛。花期8月。

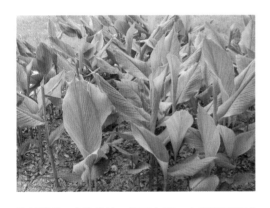

生长特性 多为栽培，植于向阳、土壤肥厚质松的田园中。偶有野生的。分布于福建、江西、广东、广西、四川、云南、台湾等地。

采集方法 12月下旬挖出地下部分，去掉泥土和茎秆，选出种根，摘下块根作黄郁金（参见"郁金"条）。将根茎水洗，放入开水中焯熟，烘干，撞去粗皮，即得干姜黄。也可将根茎切成0.7厘米厚的薄片，晒干。

药材性状 根茎呈不规则卵圆形、圆柱形或纺锤形，常弯曲，有的具短叉状分枝，长2～5厘米，直径1～3厘米。表面深黄色，粗糙，有皱缩纹理和明显环节，并有圆形分枝痕及须根痕。质坚实，不易折断，断面棕黄色至金黄色，角质样，有蜡样光泽，内皮层环纹明显，维管束呈点状散在。气香特异，味苦、辛。

药理作用 本品提取物有明显的降血脂、增加心肌营养性血流量、增强纤溶酶活性、抑制血小板聚集等作用；可增加胆汁分泌，加强胆囊收缩，其作用弱而持久。本品煎剂对子宫有兴奋作用，可使子宫阵发性收缩增强。

药用功效 破血行气、通经止痛，主治血瘀气滞诸症、胸腹胁痛、妇女痛经、闭经、产后淤滞腹痛、风湿痹痛、跌打损伤、痈肿。

用法用量 内服：煎汤，3～10克；入丸、散。外用：研末调敷。

方剂选用 ① 治右肋疼痛、胀满不食：姜黄片（洗）、枳壳（去瓤，麸炒）、桂心（去粗皮，不见火）各25克，甘草（炙）10克，上药均研为细末，每次服10克，以生姜汤调服，热酒调服亦可，不拘时。② 治心痛：姜黄50克、桂心（去粗皮）150克，均捣罗为细散，每次服4克，以醋汤调下。③ 治蛔虫心痛、喜吐水、冲刺痛不可忍，或不能食、面黄腹满：姜黄51.5克，瞿芦（锉）50克，鹤虱（微炒）50.5克，捣筛，每次取15克，以水200毫升煎至七分，加入酒20毫升，再煎沸，空腹服下。晚上吃热饭，虫下即下，1服未愈，就再服。

注意事项 血虚而无气滞血淤淤者及孕妇慎服。

活血化淤类 ---- 活血止痛药

乳香

性味 温，辛、苦。
拉丁文 Olibanum
英文 Frankincense

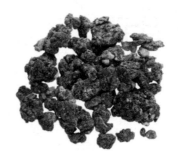

别名 乳头香、塌香、马思答吉、天泽香、摩勒香、杜噜香、多伽罗香、浴香。

来源 橄榄科乳香属植物乳香树皮部渗出的油胶树脂。

成分 本品主要含树脂、树胶、挥发油及苦味质。树脂的主要成分为游离 α - 乳香脂酸、β - 乳香脂酸及结合乳香脂酸、乳香树脂烃。挥发油主要成分为蒎烯、柠檬烯及 α - 水芹烯等。

植物形态 矮小灌木，高 4 ~ 5 米，罕达 6 米。树干粗壮，树皮光滑，淡棕黄色，纸状，粗枝的树皮鳞片状，逐渐剥落。叶互生，密集或于上部疏生，单数羽状复叶，长 15 ~ 25 厘米，叶柄被白毛；小叶 7 ~ 10 对，对生，无柄，基部者最小，向上渐大，小叶片长卵形，先端钝，基部圆形、近心形或截形，边缘有不规则的圆齿裂，或近全缘，两面均被白毛，或上面无毛。花小，排列成稀疏的总状花序；花瓣 5 片，淡黄色，卵形。花期 4 月。

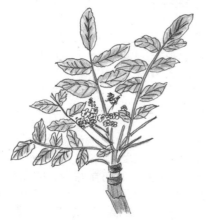

生长特性 生于热带沿海山地，分布于红海沿岸及利比亚、苏丹、土耳其等地。

采集方法 春、夏季均可采收，以春季为盛产期。

采收时，于树干的皮部由下向上顺序切伤，并开一狭沟，使树脂从伤口渗出，流入沟中，数日后汇成干硬的固体，即可采取。

药材性状 本品呈类球形或泪滴状颗粒，或不规则小块状，长 0.5 ~ 2 厘米，有的粘连成团块，淡黄色，微带蓝绿色或棕红色，半透明。质坚脆，断面蜡样。气芳香，味微苦，嚼之软化成胶块。

药理作用 本品有镇痛、消炎作用。口服本品能促进多核白细胞增加，加速炎症渗出的吸收，促进伤口愈合。本品还可降低幽门结扎性溃疡指数及胃液游离酸度，减轻阿司匹林、保泰松、利血平等药物所致胃黏膜损伤。

药用功效 活血、行气、止痛，主治心腹疼痛、经闭、痛经、产后淤滞腹痛、跌打淤痛、痈疽肿毒、疮溃不敛。

用法用量 内服：煎汤，3 ~ 10 克；入丸、散。外用：研末调敷。

方剂选用 ① 治急心痛：胡椒 49 粒、乳香 5 克，均研为末，男用生姜汤调下，女用当归汤调下。② 治气血凝滞、疧癖癥瘕、心腹疼痛、腿臂痛、内外疮疡、一切脏腑积聚、经络淤阻：当归、丹参、乳香、没药各 25 克，煎汤服。若为散，1 剂分 4 次服，以温酒送下。③ 治急性腰腿扭伤：取乳香、没药各等量，研末，用 30% 的乙醇调成糊状，用时将糊剂摊纱布上，敷于患处，用纱布固定，每日 1 ~ 2 次，一般 3 ~ 5 天即愈。

注意事项 胃弱者慎服。孕妇及无淤滞证者禁服。

没药

性味 平，苦。
拉丁文 Myrrha
英文 Myrrh

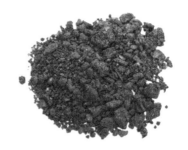

别名 末药。

来源 橄榄科没药属植物没药树及同属植物树干皮部渗出的油胶树脂。

成分 本品含树脂、挥发油、树胶等。树脂主要成分为树脂酸。挥发油主要成分为对位异丙基甲醛、蒎烯等。树胶水解产物主要为阿拉伯糖、半乳糖及木糖等。

植物形态 低矮灌木或乔木，高约3米。树干粗，具多数不规则尖刺状的粗枝；树皮薄，光滑，小片状剥落，淡橙棕色，后变灰色。叶散生或丛生，单叶或三出复叶；小叶倒长卵形或倒披针形，中央1片较大，长7～18毫米，宽4～8毫米，钝头，全缘或末端稍具锯齿；叶柄短。花小，丛生于短枝上；花冠白色，4瓣，长圆形或线状长圆形，直立。核果卵形，尖头，光滑，棕色，外果皮革质或肉质。种子1～3颗，仅1颗成熟，其余均萎缩。花期夏季。

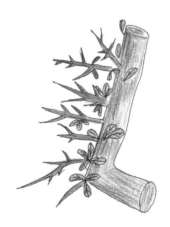

生长特性 生于海拔500～1500米的山坡地。分布于非洲和亚洲西部。

采集方法 11月至翌年2月采收。树脂可由树皮裂缝自然渗出；或将树皮割破，使油胶树脂从伤口渗出。初呈淡黄白色黏稠液体，遇空气逐渐凝固成红棕色硬块。采得后去净杂质，置干燥通风处保存。

药材性状 本品呈不规则颗粒状或黏结成团块。表面黄棕色至红棕色或黄棕色相间。质坚脆，破碎面颗粒状，有油样光泽，打碎后的薄片有亮光或半透明。气香而特异，味极苦，嚼时粘牙。

药理作用 本品水浸剂对多种致病真菌有不同程度的抑制作用。没药含的油脂部分能降低患高胆固醇血症雄兔的血胆固醇含量，防止动脉内膜粥样斑块形成。酊剂对黏膜有收敛作用，可用于口腔、咽部溃疡。

药用功效 祛瘀、消肿、定痛，主治胸腹痛、痛经、闭经、癥瘕、跌打肿痛、痈肿疮疡、目赤肿痛。

用法用量 内服：煎汤，3～10克；入丸、散。外用：研末调敷。

方剂选用 ① 治脓血杂痢，后重疼痛，日久不瘥：没药（研）、五灵脂（去砂石研）、乳香（研）各5克，巴豆霜（研）2.5克，同研细和匀，滴水和成如黄米大小的丸，每次服7丸，饭前煎生木瓜汤调下。小儿服3丸，随岁加减。② 治小儿盘肠气痛、腰曲、干啼：没药、乳香各等份，研为末；木香磨水煎沸，每次调5克服。③ 治筋骨损伤：米粉200克（炒黄），入没药、乳香末各25克，以酒调成膏，摊贴之。

注意事项 1. 胃弱者慎服，孕妇及虚证无瘀者禁服。
2. 部分患者服后可引起药疹或皮肤过敏。

活血化瘀类----活血止痛药

活血调经药

本节药物以活血调经为主要功效，常用以治疗妇科经产淤滞症，称为活血调经药。

丹参

性味 微寒，苦。
拉丁文 Radix Et Rhizoma Salviae Miltiorrhizae
英文 Dan-Shen Root

别名 郄蝉草、赤参、木羊乳、逐马、山参、紫丹参、山红萝卜、活血根、靠山红、红参、烧酒壶根、野苏子根、山苏子根、大红袍、蜜罐头、血参根、朵朵花根、蜂糖罐。

来源 唇形科鼠尾草属植物丹参的根。

成分 本品含丹参酮 I 及隐丹参酮等多种醌类等。尚含丹参素，丹参酸甲、丹参酸乙、丹参酸丙以及儿茶酸等。

植物形态 多年生草本，高 30 ～ 100 厘米。全株密被淡黄色柔毛及腺毛。茎四棱形，具槽，上部分枝。叶对生，奇数羽状复叶；叶柄长 1 ～ 7 厘米；顶端小叶最大，侧生小叶较小，小叶片卵圆形至宽卵圆形，先端急尖或渐尖，基部斜圆形或宽楔形，边缘具圆锯齿，两面密被白色柔毛。花期 5 ～ 9 月，果期 8 ～ 10 月。

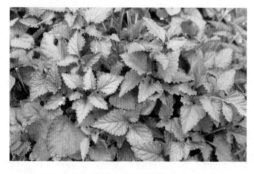

生长特性 生于林下草地或沟边。分布于河北、山西、辽宁、华东、河南、湖北等地。

采集方法 春栽春播于当年采收；秋栽秋播于第 2 年 10 ～ 11 月地上部枯萎或翌年春季萌发前将全株挖出，除去残茎叶，摊晒，使根软化，抖去泥沙（忌用水洗），晒至五六成干，再晒至八九

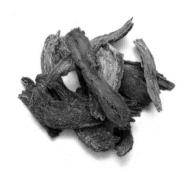

成干，最后捏 1 次，把须根全部捏断晒干。

药材性状 本品根茎短粗。表面棕红色或暗棕红色，粗糙，具纵皱纹。外皮疏松，多显紫棕色，常呈鳞片状剥落。质硬而脆，断面疏松，有裂隙或略平整而致密红色。气微，味微苦涩。

药理作用 本品能扩张冠状动脉和外周血管，增加冠脉血流量，减慢心率，减轻心肌缺血性损伤程度；能促进纤维蛋白溶解，并有抗凝作用；可减轻四氯化碳引起的肝组织损伤，促肝细胞再生；能调节体液免疫和细胞免疫。

药用功效 活血祛淤、调经止痛、除烦安神、凉血消痈，主治妇女月经不调、痛经、跌打损伤、烦躁不安、心烦失眠、痈疮肿毒。

用法用量 内服：煎汤，5 ～ 15 克，大剂量可用至 30 克。

方剂选用 治妇人经脉不调，或前或后，或多或少，产前胎不安，产后恶血不下；兼治冷热劳、腰脊痛、骨节烦痛：丹参洗净，切碎，晒干，研为末，每次服用 10 克，以温酒调下。

注意事项
1. 妇女月经过多及无淤血者禁服。
2. 孕妇慎服。
3. 反藜芦。

红花

性味 温，辛。
拉丁文 Flos Carthami
英文 Safflower

别名 红蓝花、刺红花、草红花。
来源 菊科红花属植物红花的花。
成分 本品含红花黄素及红花苷、新红花苷等苷类；尚含棕榈酸、花生酸、油酸等脂肪酸组成的甘油酸酯类。

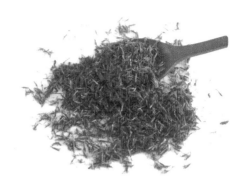

植物形态 越年生草本，高 50 ~ 100 厘米。茎直立，上部分枝。叶互生；无柄；中下部茎生叶披针形、卵状披针形或长椭圆形，长 7 ~ 15 厘米，宽 2.5 ~ 6 厘米，边缘具大锯齿、重锯齿、小锯齿或全缘，稀羽状深裂，齿顶有针刺，向上的叶渐小，披针形，边缘有锯齿，齿顶针刺较长；全部叶质坚硬，革质，有光泽。头状花序多数，在茎枝顶端排成伞房花序，为苞叶所围绕；苞片椭圆形或卵状披针形，小花红色、橘红色。瘦果倒卵形，乳白色，无冠毛。花期、果期 5 ~ 8 月。

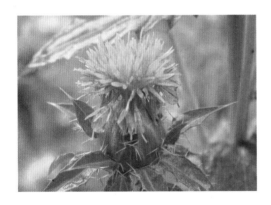

生长特性 我国华北、东北、西北，以及浙江、山东、四川、贵州、西藏等地广泛栽培。

采集方法 5 月底至 6 月中下旬盛花期，分批采摘。选晴天，每日早晨 6 ~ 8 时，待管状花充分展开呈金黄色时采摘，过迟则管状花发蔫并呈红黑色，收获困难，质量差，产量低。采回后放在白纸上在阳光下干燥，或在阴凉通风处阴干，或用 40 ~ 60℃的低温烘干。

药材性状 为不带子房的筒状花，长 1 ~ 2 厘米。表面红黄色或红色。花冠筒细长，先端 5 裂，裂片呈狭条形，长 5 ~ 8 毫米；雄蕊 5，花药聚合成筒状，黄白色；柱头长圆柱形，顶端微分叉。质柔软。气微香，味微苦。

药理作用 本品水煎剂对实验动物的子宫有明显兴奋作用，对妊娠动物的作用尤为明显，大剂量可使其子宫收缩达到痉挛的程度。本品还能轻度兴奋心脏，增加冠脉血流量及心肌营养性血流量，抑制血小板凝集，增强纤维蛋白溶解酶活性。

药用功效 活血通经、祛淤止痛，主治血淤经闭、痛经、产后淤阻腹痛、胸痹心痛、癥瘕积聚、跌打损伤、关节疼痛、中风偏瘫、斑疹。

用法用量 内服：煎汤，3 ~ 10 克。养血和血宜少用，活血祛淤宜多用。

方剂选用 ① 治痛经：红花 6 克，鸡血藤 24 克，水煎，调黄酒适量服。② 治逆经咳嗽气急：红花、黄芩、苏木各 4 克，天花粉 3 克，水煎，空腹服。③ 治堕胎恶血下泄、内逆奔心、闷绝不省人事：红花（焙）、陈墨、血竭、蒲黄各等份，研为末，每次取 10 ~ 15 克，以童便、酒调服。

注意事项 孕妇及月经过多者禁服。

桃仁

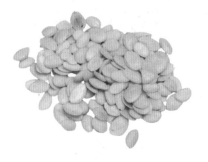

性味 平，苦、甘。有小毒。
拉丁文 Semen Persicae
英文 Peach Seed

别名 毛桃仁、扁桃仁。

来源 蔷薇科桃属植物桃或山桃的成熟种子。

成分 本品主要含脂质体、甾体、黄酮及糖类，脂质体主要成分为三脂酰基甘油醇等，甾体主要成分为 $\beta-$ 谷甾醇和菜油甾醇等，黄酮主要成分为洋李苷、柚皮素等。本品尚含苦杏仁苷、磷脂、蛋白质等。

植物形态 ① 桃：落叶小乔木，高达 8 米。小枝绿色或半边红褐色，无毛，冬芽有细柔毛。叶互生，在短枝上呈簇生状；叶片椭圆状披针形至倒卵状披针形，中部最阔。花通常单生，具短梗；花瓣 5，倒卵形，粉红色。核果近球形，直径 5 ~ 7 厘米，有短绒毛；果肉白色或黄色；核极硬，有不规则的凹点及深沟。种子 1 枚，扁卵状心形。花期 4 月，先叶开放，果期 6 ~ 7 月。② 山桃：落叶小乔木，高 5 ~ 9 米。叶互生；托叶早落；叶柄长 1.5 ~ 3 厘米；叶片卵状披针形，中部以上渐尖，近基部最宽。花单生；花瓣 5，阔倒卵形，粉红色至白色。核果近圆形；黄绿色，表面被黄褐色柔毛，果肉离核；核小坚硬，表面有网状的凹纹。种子 1 枚，棕红色。花期 3 ~ 4 月，果期 6 ~ 7 月。

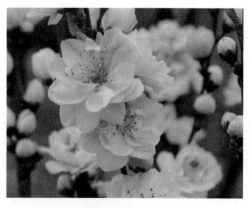

生长特性 全国各地普遍栽培。

采集方法 7 ~ 8 月采摘成熟果实，取出果核，除净果肉及核壳，取出种子，晒干。

药材性状 干燥种子呈扁平长卵形，外表红棕色或黄棕色，有纵皱。先端尖，中间膨大，基部钝圆而扁斜，自底部散出多数脉纹，脐点位于上部边缘上，深褐色，棱线状微突起。种皮薄，质脆；种仁乳白色，富含油脂，2 子叶之结合面有空隙。气微弱，味微苦。

药理作用 本品煎剂能促进初产妇的子宫收缩，有助于产后子宫复原和止血；对初期炎症有较强的抗渗出作用；能增加脑血流量，降低脑血管阻力。所含苦杏仁苷水解后产生氢氰酸和苯甲醛，可抑制组织内呼吸而减少其耗氧量，用于治咳嗽，使痰易于咳出。

药用功效 活血祛淤、润肠通便，主治痛经、血滞闭经、产后淤滞腹痛、癥瘕结块、跌打损伤、淤血肿痛、肺痈、肠痈、肠燥便秘。

用法用量 内服：煎汤，6 ~ 10 克，用时打碎；入丸、散。制霜用须包煎。

方剂选用 治妇人、室女血闭不通，五心烦热：红花、当归（洗，焙）、杜牛膝、桃仁（焙）各等份，均研为细末，每次取 15 克，温酒调下，空腹服。

注意事项 无淤滞者及孕妇禁服。

益母草

性味 微寒，辛、苦。
拉丁文 Herba Leonuri
英文 Motherwort Herb

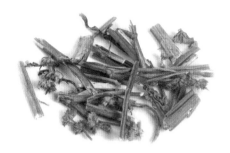

别名 蓷、萑、益母、茺蔚、益明、大札、臭秽、贞蔚、苦低草、郁臭草、土质汗、野天麻、火炊、负担、辣母藤、郁臭苗。

来源 唇形科益母草属植物益母草和细叶益母草的全草。

成分 本品含益母草碱、水苏碱、益母草定等生物碱，尚含苯甲酸、月桂酸等脂肪酸以及二萜类等。

植物形态 1年或2年生草本。茎直立，方形，单一或分枝，高60厘米至1米许，被微毛。叶对生；叶形多种，一年根生叶有长柄，叶片略呈圆形。花多数，生于叶腋，呈轮伞状；花冠唇形，淡红色或紫红色。小坚果褐色，三棱状，长约2毫米。花期6~8月，果期7~9月。

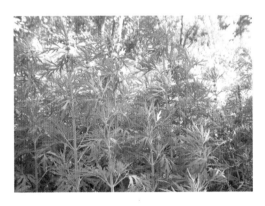

生长特性 生于山野荒地、田埂、草地、溪边等处。全国大部分地区均有分布。

采集方法 在每株开花2/3时收获，选晴天齐地割下，应即摊放，晒干后打成捆。

药材性状 鲜益母草：幼苗期无茎，基生叶圆心形，边缘5~9浅裂。花前期茎呈方柱形，上部多分枝，四面凹下成纵沟；表面青绿色；质鲜嫩，断面中部有髓。叶交互对生，有柄；叶片青绿色，质鲜嫩，揉之有汁。气微，味微苦。干益母草：茎表面灰绿色或黄绿色；体轻，质韧，断面中部有髓。叶片灰绿色，多皱缩、破碎，易脱落。轮伞花序腋生，小花淡紫色，花冠二唇形，花萼宿存，筒状，黄绿色，萼内有小坚果4。

药理作用 本品煎液及提取物对多种动物子宫有兴奋作用，可使子宫收缩的频率、幅度增加。其注射液可增加冠脉流量，减慢心率。煎剂能改善微循环障碍，对实验性血栓形成有抑制作用；能改善肾功能，使尿量明显增加。益母草素水浸剂有抑制皮肤真菌的作用。

药用功效 活血调经、利尿消肿、清热解毒，主治月经不调、闭经、胎漏难产、胞衣不下、产后血晕、淤血腹痛、跌打损伤、小便不利、水肿、痈肿疮疡。

用法用量 内服：煎汤，10~15克；熬膏或入丸、散。外用：煎水洗或鲜品捣敷。

方剂选用 ① 治痛经：益母草30克，香附9克，水煎，冲酒服。② 治产后淤血痛：益母草、泽兰各30克，红番苋120克，酒120毫升，水煎服。③ 治产后血晕、心闷乱、恍惚：生益母草汁60毫升（根亦得），地黄汁40毫升，童尿20毫升，鸡蛋3个（取蛋清），先将除蛋清外的药材煎沸3~4次，再放入鸡蛋清，勿搅，烧沸，放温后1次服下。

注意事项 阴虚血少、月经过多、瞳仁散大者均禁服。

泽兰

性味 微温，苦、辛。
拉丁文 Herba Lycopi
英文 Shiny Bugleweed Herb

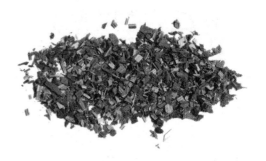

别名 虎兰、龙枣、小泽兰、虎蒲、地瓜儿苗、红梗草、风药、蛇王草。

来源 唇形科地笋属植物地笋及毛叶地笋的地上部分。

成分 本品主要含挥发油，其主要成分为己醛、苯甲醛、紫苏油烯、芳梓醇等；尚含黄酮苷、三萜、鞣质、皂苷、树脂、氨基酸等。

植物形态 泽兰为多年生草本，高40～100厘米。地下根茎横走，稍肥厚，白色。茎直立，方形，有四棱角，中空，表面绿色、紫红色或紫绿色，光滑无毛，仅在节处有毛丛。叶交互对生；披针形，狭披针形至广披针形，先端长锐尖或渐尖，基部楔形，边缘有粗锐锯齿，有时两齿之间尚有细锯齿；近革质，上面略有光泽，无毛，下面密被腺点，无毛或脉上疏生白柔毛；叶柄短或几无柄。轮伞花序腋生，花小；花冠白色，钟形，稍露出于花萼。小坚果扁平，长约1毫米，暗褐色。

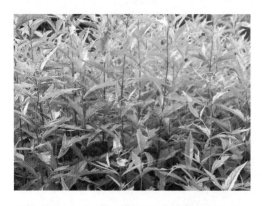

生长特性 生于山野的低洼地或溪流沿岸的灌木丛、草丛中。分布于黑龙江、吉林、辽宁、河北、陕西、贵州、云南、四川等地。

采集方法 根茎繁殖当年、种子繁殖第2年的6～10月，茎叶生长茂盛时采收。割取地上部切段，晒干。

药材性状 本品茎呈方柱形，少分枝，四面均有浅纵沟；表面黄绿色或带紫色，节处紫色明显，有白色茸毛；质脆，断面黄白色，髓部中空。叶对生，有短柄；叶片多皱缩，展平后呈披针形或长圆形，长5～10厘米；上表面黑绿色，下表面灰绿色，密具腺点，两面均有短毛；先端尖，边缘有锯齿。花簇生于叶腋成轮状，花冠多脱落，苞片及花萼宿存，黄褐色。无臭，味淡。

药理作用 本品提取物能改善实验动物的微循环障碍，扩张微血管，加快微血管内血流速度。其制剂有强心作用。

药用功效 活血化淤、利水消肿、解毒消痈，主治妇女经闭、痛经、产后淤滞腹痛、癥瘕、身面浮肿、跌打损伤、痈肿疮毒。

用法用量 内服：煎汤，6～12克；入丸、散。外用：鲜品捣敷或煎水熏洗。

方剂选用 ① 治产后恶露不尽、腹痛往来兼胸闷少气：泽兰（熬）、生干地黄、当归各0.9克，芍药、生姜各3克，甘草1.8克，大枣14个，上药均细切，加水9升，煮取3升，分3次服完。② 治产后血虚、风肿、水肿：泽兰叶、防己各等份，均研为末，每次取10克，以温酒调下。不能喝酒者，以醋汤调亦可。③ 治水肿：泽兰、积雪草各30克，一点红25克，水煎服。

注意事项 无血淤或血虚者慎服。

牛膝

性味 平，苦、酸。
拉丁文 Radix Achyranthis Bidentatae
英文 Twotooth Achyranthes Root

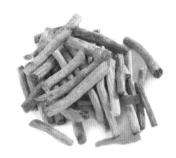

别名 牛倍、牛茎、铁牛膝、脚斯蹬、杜牛膝、怀牛膝、怀夕、真夕、怀膝。

来源 苋科牛膝属植物牛膝的根。

成分 本品含对动物子宫平滑肌有活性的三萜皂苷和有抗肿瘤活性的多糖。

植物形态 多年生草本，高 70 ～ 120 厘米。根圆柱形，直径 5 ～ 10 毫米，土黄色。茎直立，具棱，节膨大，节上分枝对生。单叶对生，叶柄长 5 ～ 30 毫米；叶片膜质，椭圆形或椭圆状披针形。穗状花序顶生及腋生，花多数，密生。胞果长圆形，黄褐色，光滑。种子长圆形，黄褐色。花期 7 ～ 9 月，果期 9 ～ 10 月。

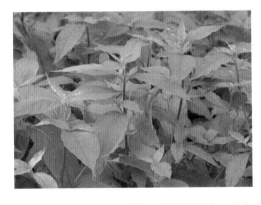

生长特性 生于屋旁、林缘、山坡草丛中，分布于除东北以外的全国广大地区，有些地区大量栽培，以河南产的怀牛膝为道地药材。

采集方法 南方在 11 月下旬至 12 月中旬，北方在 10 月中旬至 11 月上旬收获。先割去地上茎叶，依次将根挖出，剪除芦头，去净泥土和杂质。按根的粗细不同，晒至六七成干后集中于室内加盖草席，堆闷 2 ～ 3 天，分级，扎把，晒干。

药材性状 根呈细长圆柱形，稍弯曲，上端稍粗，下端较细。表面灰黄色或淡棕色，有略扭曲而细微的纵皱纹、横长皮孔及稀疏的细根痕。质硬而脆，易折断，受潮则变柔软，断面平坦，黄棕色。气微，味微甜而稍苦涩。

药理作用 ① 用本品的醇浸剂每日灌胃，连续 5 天，对大鼠甲醛性关节炎有较明显的抑制作用；其提取的皂苷灌胃对大鼠蛋清性关节炎也有促进炎肿消退的明显作用。② 流浸膏或煎剂能使离体家兔子宫不论已孕、未孕都发生收缩；可让收缩无力的小白鼠离体子宫收缩加强；对猫的未孕子宫呈弛缓作用，而对已孕子宫则发生强有力的收缩；对已孕或未孕豚鼠子宫多呈弛缓作用。

药用功效 补肝肾、强筋骨、活血通经、引血（火）下行、利尿通淋，主治腰膝酸痛、下肢痿软、血滞闭经、痛经、产后血淤腹痛、癥瘕、胞衣不下、热淋、血淋、跌打损伤、咽喉肿痛。

用法用量 内服：煎汤，5 ～ 15 克；浸酒或入丸、散。外用：捣敷，捣汁滴鼻，研末撒入牙缝。

方剂选用 ① 治小便不利、经中痛欲死，兼治妇人血结腹坚痛：牛膝 1 大把（并叶），不拘多少，酒煮饮之。② 治妇女月经不通、脐下坚结、大如杯升、发热往来、下痢羸瘦，此为血瘕：干漆（杵细，炒令烟尽）、牛膝（酒浸一宿）各 80 克，研为末；生地黄 200 克，慢火熬，煎取汁；将前面准备好的药末放入生地黄汁中，做成如梧桐子大小的丸，空腹时以米汤或温酒调下 2 丸。

> **注意事项** 孕妇及月经过多者忌用。

活血化淤类 ——— 活血调经药

鸡血藤

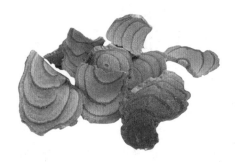

性味 温，苦、微甘。
拉丁文 Caulis Spatholobi
英文 Suberect Spatholobus Stem

别名 血风藤、马鹿藤、紫梗藤、猪血藤、九层风、红藤、活血藤。

来源 豆科密花豆属植物密花豆的藤茎。

成分 本品主要含甾体、异黄酮类等，甾体主要成分为鸡血藤醇、胡萝卜苷等，异黄酮主要成分为芒柄花苷、刺芒柄花素等；尚含三萜、查尔酮及表儿茶素等。

植物形态 木质藤本，长达数十米。老茎砍断时可见数圈偏心环，鸡血状汁液从环处渗出。三出复叶互生；顶生小叶阔椭圆形，先端锐尖，基部圆形或近心形，上面疏被短硬毛，背面脉间具黄色短髯毛，侧生小叶基部偏斜，小叶柄长约6毫米；小托叶针状。圆锥花序腋生，大型，花多而密，花冠白色，肉质。荚果舌形，有黄色柔毛；种子1颗，生荚果先端。花期6~7月，果期8~12月。

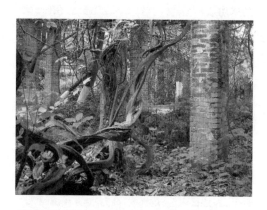

生长特性 生于山谷林间、溪边及灌丛中，分布于福建、广东、广西、云南。

采集方法 9~11月采收茎藤，锯成段，晒干；也可鲜时切片，晒干。

药材性状 茎藤呈扁圆柱形，稍弯曲，直径2~7

厘米。表面灰棕色，有时可见灰白色斑，栓皮脱落处显红棕色，有明显的纵沟及小形点状皮孔。质坚硬，难折断，折断面呈不整齐的裂片状。血藤片为椭圆形、长矩圆形或不规则的斜切片，厚3~10毫米。切面木部红棕色或棕色，导管孔多数，不规则排列，皮部有树脂状分泌物，呈红棕色至黑棕色，并与木部相间排列成3~10个偏心性半圆形或圆形环。髓小，偏于一侧。气微，味涩。

药理作用 本品水煎剂对动脉粥样硬化病变有明显的对抗作用；能使血红细胞增加，血红蛋白升高，对试验性家兔贫血有治疗作用；小剂量煎剂能增强子宫节律性收缩，较大剂量能使子宫收缩更显著，已孕子宫较未孕子宫敏感；制剂可增加实验动物股动脉血流量，降低血管阻力。

药用功效 活血舒筋、养血调经，主治手足麻木、肢体瘫痪、风湿痹痛、贫血、月经不调、痛经、闭经。

用法用量 内服：煎汤，10~15克，大剂量可用至30克；也可浸酒用。

方剂选用 ① 治风湿痹痛、月经不调：鸡血藤500克，蔗糖830克，苯甲酸钠3克。口服，每日3次，每次10毫升。② 治老年人血管硬化、腰背神经痛：鸡血藤20克，杜仲15克，五加皮10克，生地黄15克，加水500毫升，煎至200毫升，去渣，每日分3次服用。③ 治闭经：鸡血藤、穿破石各30克，水煎服，每日1剂。

注意事项 阴虚火亢者慎用。

王不留行

性味 平，苦。
拉丁文 Semen Vaccariae
英文 Cowherb Seed

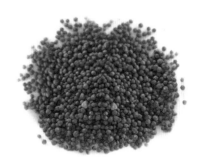

别名 不留行、留行子、麦兰子。
来源 石竹科麦蓝菜的干燥成熟种子。
成分 含王不留行皂苷、王不留行黄酮苷等。

植物形态 1年生或2年生草本。茎直立，高30～70厘米，圆柱形，节处略膨大，上部呈二叉状分枝。叶对生，无柄，卵状披针形或线状披针形，长4～9厘米，宽1.2～2.7厘米，先端渐尖，基部圆形或近心脏形，全缘。顶端聚伞花序疏生，花柄细长，下有鳞片状小苞2枚；萼筒有5条绿色棱翅，先端5裂，裂片短小三角形，花后萼筒中下部膨大呈棱状球形；花瓣5片，分离，淡红色，倒卵形，先端有不整齐的小齿牙，由萼筒口向外开展，下部渐狭呈爪状；雄蕊10个，不等长；雌蕊1个，子房椭圆形，花柱2，细长。蒴果广卵形，包在萼筒内。花期4～5月，果期6月。

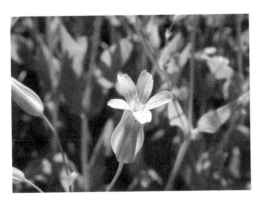

生长特性 生于田边或耕地附近的丘陵地，尤以麦田中最为普遍。除华南外，全国各地区都有分布。

采集方法 夏季果实成熟、果皮尚未开裂时采割植株，晒干，打下种子，除去杂质，再晒干。

药材性状 本品呈球形，直径约2毫米。表面黑色，少数红棕色，略有光泽，有细密颗粒状突起。质硬。无臭，味微涩苦。

药理作用 ① 对子宫有收缩作用：王不留行水煎剂对大白鼠子宫有收缩作用。② 镇痛作用：对小白鼠的外伤有镇痛作用。③ 消炎作用：对脓肿用王不留行鲜叶捣碎外敷有消炎散肿作用。

药用功效 活血通经、下乳消肿，用于治疗乳汁不下、闭经、痛经、乳痈肿痛。

用法用量 内服：煎汤，7.5～15克；入丸、散。外用：研末调敷。

方剂选用 ① 治妇人因气、奶汁绝少：瞿麦穗、麦冬（去心）、王不留行、紧龙骨、穿山甲（炮黄）各等份，研为末，每服5克，热酒调下；后食猪蹄羹少许，投药，用木梳左右乳上梳30来梳。1日3服，食前服，3次羹汤投，3次梳乳。② 治血淋不止：王不留行50克，当归身、续断、白芍药、丹参各10克，分作2剂，水煎服。③ 治诸淋及小便常不利、阴中痛，日数十度起，此皆劳损虚热所致：石韦（去毛）、滑石、瞿麦、王不留行、葵子各100克，捣筛为散，日服3次。④治痛肿：王不留行（成末）4千克、甘草250克、冶葛100克、桂心200克、当归200克，上药混合下筛，以酒服，日3夜1。⑤治乳痈初起：王不留行50克，蒲公英、瓜蒌仁各25克，当归梢15克，酒煎服。⑥治疗肿初起：王不留行子为末，蟾酥丸黍米大，每服1丸，酒下，汗出即愈。

注意事项 孕妇慎用。

月季花

性味 平，淡。无毒。
拉丁文 Flos Rosae chinensis
英文 China Rose Flower

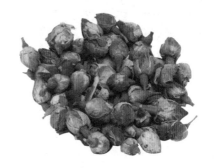

别名 四季花、月月红、胜春、斗雪红、月贵花、月记、月月开、长春花、月月花、艳雪红、绸春花、月季红、勒泡、月光花、铜棰子、四季春。

来源 蔷薇科月季的干燥花。

成分 月季花含挥发油，其成分与玫瑰油相似，多为萜醇类化合物，主要为牻牛儿醇、橙花醇、香茅醇及其葡萄糖。另含没食子酸、槲皮苷、鞣质、色素等。

植物形态 月季花为常绿直立灌木。枝圆柱形，有三棱形钩状皮刺。单数羽状复叶互生；小叶3～5，稀为7枚；小叶有柄，柄上有腺毛及刺；小叶片阔卵形至卵状长椭圆形，长2～7厘米，宽1～4厘米，先端渐尖或急尖，基部阔楔形或圆形，边缘有尖锯齿；总叶柄基部有托叶，边缘具腺毛。花通常数朵簇生，稀单生，红色或玫瑰色，重瓣；总苞2个，披针形，先端长尾状，表面有毛，边缘有腺毛；花萼向下反卷，有长尾状锐尖头，常羽状裂，外面光滑，内面密被白色绵毛；花瓣倒卵形，先端圆形，脉纹明显，呈覆瓦状排列；雄蕊多数，着生于花萼筒边缘的花盘上；雌蕊多数，包于壶状花托的底部，子房有毛。果实卵形或陀螺形。花期5～9月。

生长特性 生于山坡或路旁。我国各地普遍栽培。

采集方法 夏秋采收半开放的花朵，晾干或用微火烘干。

药材性状 干燥的花朵呈圆球形，杂有散碎的花瓣。花直径1.5～2厘米，呈紫色或粉红色。花瓣多数呈长圆形，有纹理，中央为黄色花蕊，花萼绿色，先端裂为5片，下端有膨大成长圆形的花托。质脆，易破碎。微有清香气，味淡微苦。以紫红色、半开放的花蕾、不散瓣、气味清香者为佳。

药理作用 月季花具有较强的抗真菌作用，在3%浓度时即对17种真菌有抑制作用。已分离出其抗真菌的有效成分是没食子酸。

药用功效 活血调经、消肿解毒，治月经不调、经行腹痛、跌打损伤、血淤肿痛、痈疽肿毒。

用法用量 内服：煎汤，5～10克；研末。外用：捣敷。

方剂选用 ① 治月经不调：鲜月季花30克，开水泡服，连服数次。② 治肺虚咳嗽咯血：月季花加冰糖炖服。③ 治筋骨疼痛、脚膝肿痛、跌打损伤：月季花瓣干研末，每服5克，酒冲服。④ 治产后阴挺：月季花50克，炖红酒服。

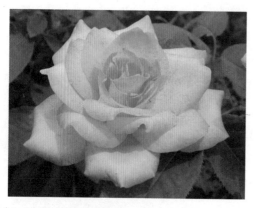

注意事项
1. 不宜久服。
2. 脾胃虚寒者及孕妇慎用。

凌霄花

性味 寒，酸。
拉丁文 Flos Campsis Grandiflorae
英文 Chinese Trumpetcreeper Flower

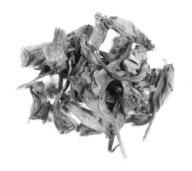

别名 紫葳花、上树蜈蚣花、倒挂金钟、女葳、苕华。

来源 紫葳科植物凌霄或美洲凌霄的干燥花。

成分 含芹菜素、β-谷甾醇、辣椒黄素、花青素-3-芸香糖苷等。

植物形态 ① 凌霄：落叶木质藤本，具气根。茎黄褐色，具棱状网裂。单数羽状复叶，对生；小叶7～9对，顶端小叶较大，卵形至卵状披针形，先端渐尖，基部不对称，边缘有锯齿，小叶柄着生处有淡黄褐色束毛。花成疏大顶生聚伞圆锥花序；花大，直径4～5厘米；花萼5裂，绿色，裂片披针形；花冠赤黄色，漏斗状钟形，先端5裂，裂片圆形，开展；雄蕊4个，2长2短；雌蕊1个，子房上位，2室，基部有花盘。蒴果细长，豆荚状，长达10厘米，具子房柄，室背开裂。种子多数，扁平，两端具翅。花期7～9月，果期8～10月。② 美洲凌霄：多年生木质藤本。羽状复叶对生；小叶7～11对，卵形至卵状披针形，先端长尖，基部不对称，边缘有锯齿，下面脉间有细柔毛。由三出聚伞花序集成顶生圆锥花丛；花萼钟形，肉质，5裂占上部1/3，萼齿三角形；花冠鲜红色，漏斗状。蒴果长如豆荚。种子多数。花期7～10月，果期11月。

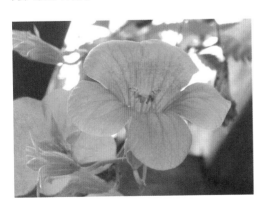

生长特性 性喜温暖，好阳而又稍耐阴，不耐寒。原产于我国中部和东部，各地有栽培。

采集方法 7～9月采收，择晴天摘下刚开放的花朵，晒干。

药材性状 多皱缩卷曲，黄褐色至棕褐色，完整花朵长4～5厘米。萼筒钟状，长2～2.5厘米，裂片5，裂至中部，萼筒基部至萼齿尖有5条纵棱。花冠先端5裂，裂片半圆形，下部联合呈漏斗状，表面可见细脉纹，内表面较明显。雄蕊4个，着生在花冠上，2长2短，花药个字形，花柱1个，柱头扁平。气清香，味微苦、酸。

药理作用 凌霄花水煎液12.5毫克/毫升对猪冠状动脉具有抑制收缩的作用。

药用功效 凉血、化淤、祛风，用于治疗月经不调、闭经、癥瘕、产后乳肿、风疹发红、皮肤瘙痒、痤疮。

用法用量 内服：煎汤，5～10克；为散。外用：研末调涂。

方剂选用 ① 治妇人、室女月候不通、脐腹疼痛：凌霄花100克，当归、蓬莪术各50克，研为细末，空腹冷酒调下，隔段时间用热酒调1服。② 治女经不行：凌霄花研为末，每服10克，食前温酒下。③ 治崩中漏下：凌霄花研末，温酒服，日服3次。④ 治通身痒：凌霄花为末，酒调服5克。

注意事项 气血虚弱者及孕妇忌服。

活血化淤类---活血调经药

凤仙花

性味 温，甘、微苦。
拉丁文 Semen Impatientis
英文 Garden Balsam

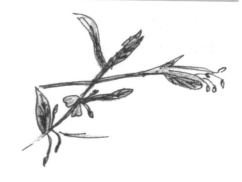

别名 金凤花、灯盏花、好女儿花、指甲花等。
来源 凤仙花科凤仙花的花。
成分 茎含山柰酚 -3- 葡萄糖苷、槲皮素 -3- 葡萄糖苷、缔纹天竺素 -3- 葡萄糖苷、矢车菊素 -3- 葡萄糖苷。种子含十八烷四烯酸、凤仙甾醇、α-菠甾醇、β- 谷甾醇、槲皮素二糖苷、槲皮素三糖苷等。

植物形态 凤仙花为 1 年生直立草本，高约 60 厘米。茎粗壮，肉质。叶互生；披针形，长 10 厘米左右，先端长尖，边缘有深锯齿，基部楔形；叶柄有腺体。花两性，腋生，粉红色、红色、紫色、白色或杂色，单瓣或重瓣；萼 3 枚，2 枚侧生，先端绿色，1 枚在下，形大，花瓣状，有距；花瓣 5 枚，上 1 瓣（旗瓣）圆形，先端凹入而有小锐尖，两侧 2 对花瓣（翼瓣）各在一侧合生而成 2 片；雄蕊 5 枚，合生而环绕子房；子房上位，5 室，柱头 5 裂。蒴果被柔毛，熟后弹裂而成 5 枚旋卷的果瓣。种子扁卵圆形，径约 2 毫米，褐色。花期 6 ~ 8 月，果期 9 月。

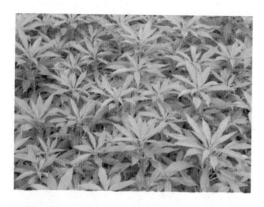

生长特性 全国大部地区均有分布。多栽植于庭院观赏用。

采集方法 开花期间，每日下午采收，拣去杂质，晾干。一般认为以红、白二色者入药较佳。

药材性状 种子呈椭圆形、扁圆形或卵圆形。表面棕褐色或灰褐色，粗糙，有稀疏的白色或浅黄棕色小点。质坚实，种皮薄，子叶灰白色，半透明，油质。无臭，味淡、微苦。

药理作用 现代药理研究发现，凤仙花还含各种花色苷，对许兰氏黄癣菌、绿脓杆菌、痢疾杆菌等各种致病菌都有不同程度的抑制作用。

药用功效 祛风、活血、消肿、止痛，治风湿偏废、腰胁疼痛、妇女经闭腹痛、产后淤血未尽、跌打损伤、痈疽、疔疮、鹅掌风、灰指甲。

用法用量 内服：煎汤，2.5 ~ 5 克（鲜者 5 ~ 15 克）；研末或浸酒。外用：捣汁滴耳、捣敷或煎水熏洗。

方剂选用 ① 治风湿卧床不起：凤仙花、柏子仁、朴硝、木瓜，煎汤洗浴，每日 2 ~ 3 次。内服独活寄生汤。② 治腰胁引痛不可忍者：凤仙花研饼，晒干，为末，空腹每酒服 15 克。③ 治跌扑伤损筋骨，血脉不行：凤仙花 5 克，当归尾 10 克，浸酒饮。④ 治骨折疼痛异常，不能动手术接骨可先服本药酒止痛：干凤仙花 5 克（鲜者 15 克），泡酒，内服 1 小时后，患处麻木，便可接骨。⑤ 治百日咳、咯血：鲜凤仙花 15 朵，水煎服，和冰糖少许炖服更佳。

注意事项 孕妇慎用。

卷柏

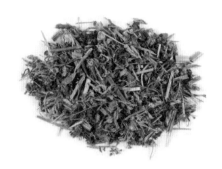

性味 平, 辛。
拉丁文 Herba Selaginellae
英文 Spikemoss

别名 九死还魂草、老虎拳头一把抓、老虎爪、长生草、万年松。

来源 本品为卷柏科植物卷柏或垫状卷柏的干燥全草。

成分 全草含黄酮类, 包括苏铁双黄酮、扁柏双黄酮、芹菜素、芦丁等。又含 3β-胆甾醇、海藻糖等。

植物形态 多年生草本, 高 5 ~ 15 厘米。主茎下着生须根。各枝丛生, 直立, 干后蜷卷, 密被覆瓦状叶, 各枝扁状分枝至 2 ~ 3 回羽状分枝。叶小, 交互排列, 侧叶披针状钻形, 中叶两行, 卵圆披针形。孢子囊穗生于枝顶, 四菱形。

生长特性 生于岩石上。分布于全国大部分地区。

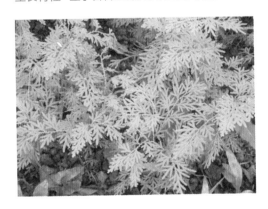

采集方法 除去须根及泥沙, 晒干。

药材性状 本品卷缩似拳状, 长 3 ~ 10 厘米。枝丛生, 扁而有分枝, 绿色或棕黄色, 向内卷曲, 枝上密生鳞片状小叶, 叶先端具长芒, 中叶 (腹叶) 两行, 卵状矩圆形, 斜向上排列, 叶缘膜质, 有不整齐的细锯齿。背叶 (侧叶) 背面的膜质边缘常呈棕黑色。基部残留棕色至棕褐色须根, 散生或聚生成短干状。质脆, 易折断。无臭, 味淡。

药理作用 ① 抗菌作用: 100% 卷柏煎剂在体外对金黄色葡萄球菌有抑制作用。② 对消化系统的作用: 卷柏注射液对离体兔小肠收缩有明显的抑制作用, 使张力明显降低, 并可拮抗氯化钡和乙酰胆碱对离体小肠的兴奋作用。③ 抗肿瘤作用: 卷柏全草的热水提取物对小鼠肉瘤 S_{180} 抑制率为 61.2%, 乙醇提取物的抑制率为 18.6%。体内实验对小癌有一定的抑制作用, 并能延长移植肿瘤动物的寿命。④ 免疫作用: 卷柏和环磷酰胺一样都能显著降低小鼠血清 IgG、IgM、IgA 含量; 并且环磷酰胺溶液和卷柏水煎液合用亦可显著降低正常小鼠血清 IgG、IgM、IgA 含量, 两者之间不存在抵制作用。⑤ 对血液系统的作用: 卷柏提取液小鼠灌胃给药, 卷柏及其炮制品均能显著缩短出血时间。其水溶性部分效果更佳。⑥ 其他作用: 卷柏水提取液对正常离体兔肠平滑肌的蠕动及张力有明显抑制作用, 对氯化钡和乙酰胆碱增强的肠肌张力也有对抗作用。

药用功效 活血通经, 用于经闭痛经、癥瘕、跌仆损伤。卷柏炭可化淤止血, 用于吐血、崩漏、便血、脱肛。

用法用量 煎服, 4.5 ~ 9 克。

方剂选用 治疗鼻咽癌: 元参、北沙参各 30 克, 卷柏、麦门冬、女贞子、苍耳子、辛夷、菟丝子各 15 克, 石斛、黄芪、白术、紫草各 25 克, 知母 12 克, 山豆根、淮山药、石菖蒲各 10 克, 白芷 5 克, 水煎服。

注意事项 孕妇慎用。

活血化淤类 ---- 活血调经药

活血疗伤药

本节药物可活血化淤、消肿止痛、续筋接骨、止血生肌敛疮，适用于跌打损伤等伤科疾患。

土鳖虫

性味 寒，咸。有小毒。
拉丁文 Eupolyphagaseu Steleophaga
英文 Ground Beetle

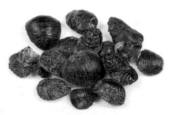

别名 地鳖虫、土元、地乌龟、蟅虫。

来源 鳖蠊科昆虫地鳖或冀地鳖的雌虫干燥体。

成分 含挥发油和氨基酸。挥发油主要成分为萘，还包括各种脂肪醛和芳香醛。还含有二氯苯和二甲基二硫醚等其他中药少见的成分。氨基酸总含量约 40%，人体必需的氨基酸占氨基酸总量的 30% 以上。另含 β- 谷甾醇，又从中分得二十八烷醇、十八烷基甘油醚、尿囊素、尿嘧啶、胆甾醇、棕榈酸 5，4- 二羟基 –7- 甲氧基黄酮。

动物形态 扁平卵形，长 1.3 ~ 3 厘米，宽 1.2 ~ 2.4 厘米。前端较窄，后端宽，背部紫褐色，具光泽，无翅。前胸背板较发达，盖住头部。腹背板 9 节，呈覆瓦状排列。腹面红棕色，头较小，有 1 对丝状触角，常脱落；胸部有 3 对足。腹部有横环节。以完整、光泽、无泥沙者为佳。

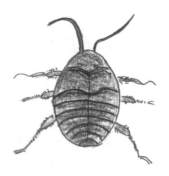

生长特性 全国大部分地区均有。

采集方法 捕捉后，置沸水中烫死，晒干或烘干。

药材性状 地鳖：呈扁平卵形，前端较窄，后端较宽，背部紫褐色，具光泽，无翅。前胸背板较发达

腹背板 9 节，呈覆瓦状排列。腹面红棕色，头部较小，有丝状触角 1 对，胸部有足 3 对。质松脆，易碎。气腥臭，味微咸。冀地鳖：背部黑棕色，通常在边缘带有淡黄褐色斑块及黑色小点。

药理作用 本品水提取物可提高心肌和脑对缺血的耐受力，并降低心脑组织的耗氧量；降低总胆固醇，延缓动脉粥样硬化的形成；还可抑制血小板聚集，有抗血栓作用。

药用功效 破淤血、续筋骨，用于治疗筋骨折伤、淤血经闭、癥瘕痞块。

用法用量 内服：研末服 1 ~ 1.5 克，以黄酒送服为佳。

方剂选用 ① 治产妇腹痛、腹中有干血着脐下，亦治经水不利：大黄 150 克、桃仁 20 枚、土鳖虫 20 个（熬，去足），研末，炼蜜和为 4 丸。以酒 1 升，煎 1 丸，顿服。② 治血鼓、腹皮上有青筋：桃仁 4 克、大黄 2.5 克、土鳖虫 3 个、甘遂 2.5 克，为末冲服或水煎服。③ 治跌打轻伤：土鳖虫净末 10 克（炙）、乳香 5 克（去油）、没药 4 克（去油）、骨碎补 5 克、大黄 5 克、血竭 5 克，共为细末，空腹用酒送下。

注意事项 孕妇禁用。

苏木

性味 平，甘、咸。

拉丁文 Ligum Sappan

英文 Sappan Wood

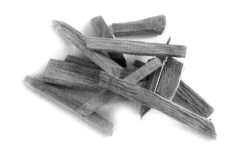

别名 苏枋、苏方、苏方木、宓木、棕木、赤木、红柴。

来源 豆科小乔木苏木的干燥心材。

成分 木部含无色的原色素——巴西苏木素，巴西苏木素遇空气即氧化为巴西苏木红素。另含苏木酚，可做有机试剂检查铝离子。又含挥发油，油的化学成分为水芹烯及罗勒烯，还含鞣质。

植物形态 苏木为常绿小乔木，高可达5～10米。树干有小刺，小枝灰绿色，具圆形凸出的皮孔，新枝被微柔毛，其后脱落。叶为2回双数羽状复叶，羽片对生，叶轴被柔毛；小叶长圆形，先端钝形微凹，全缘，上面绿色无毛，下面具细点，无柄；具锥刺状托叶。圆锥花序，顶生，宽大多花，与叶等长，被短柔毛；花黄色。花期5～6月，果期9～10月。

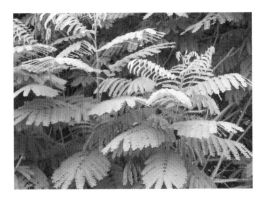

生长特性 生于热带、亚热带地区。多栽培于园边、地边、村前村后。分布于广西、广东、台湾、贵州、云南、四川等地。

采集方法 全年可采。除去外皮及边材，取心材，晒干。

药材性状 本品呈长圆柱形或对剖半圆柱形。表面黄红色至棕红色，具刀削痕，常见纵向裂缝。横断面略具光泽，年轮明显，有的可见暗棕色、质松、带亮星的髓部。质坚硬。无臭，味微涩。

药理作用 ① 对心血管的作用：在蟾蜍下肢灌流时，苏木水能使血管轻度收缩，以后用亚硝酸钠也不能使血管扩张。如先用亚硝酸钠，再用苏木水同样不能使血管收缩。在离体蛙心标本上，适量苏木水能使收缩力增强，并可使由枳壳煎剂减弱的心收缩力有所恢复。② 中枢抑制作用：适量苏木水用不同给药方法对小鼠、兔、豚鼠均有催眠作用，大量尚有麻醉作用，甚至可能造成死亡。能对抗士的宁与可卡因的中枢兴奋作用，但不能对抗吗啡的兴奋性。

药用功效 行血、破淤、消肿、止痛，治妇人血气心腹痛、闭经、产后淤血胀痛喘急、痢疾、破伤风、痈肿、损伤淤滞作痛。

用法用量 内服：煎汤，5～15克；研末或熬膏。外用：研末撒。

方剂选用 ① 治妇人月水不通、烦热疼痛：苏木100克（锉）、硇砂25克（研）、川大黄（末）50克，上药，先以水900毫升，煎苏木至450毫升，去滓，入硇砂、大黄末，同熬成膏。每日空腹，以温酒调下半大匙。② 治血晕：苏木25克，煎水，加童尿1杯，顿服。③ 治被打伤损、因疮中风：苏木（槌令烂，研）100克，用酒2升，煎取1升，分3服，空腹午时、夜卧各1服。

注意事项
1. 血虚无淤者不宜服。
2. 孕妇忌服。

活血化淤类 —— 活血疗伤药

骨碎补

性味 温，苦。
拉丁文 Rhizoma Drynariae
英文 Fortune's Drynaria Rhizome

别名 毛姜、猴姜、石岩姜、申姜。
来源 水龙骨科骨碎补的干燥根茎。
成分 含橙皮苷、柑橘素等。

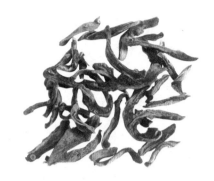

植物形态 多年生草本，高20～40厘米。叶二型，营养叶枯黄色，革质，卵圆形，羽状浅裂，下面有短毛，无柄，覆瓦状叠生在孢子叶柄的基部；孢子叶绿色；长椭圆形，羽状深裂，裂片7～13对，宽2～3厘米，基部裂片短缩成耳状 叶柄短，有翅。孢子囊群圆形，生于内藏小脉的交叉点，在中脉两侧各2～4列，无盖。孢子期夏季。

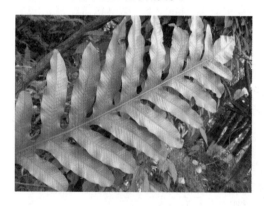

生长特性 附生于树干、岩石上。主产于湖北、浙江。

采集方法 全年可采挖，除去泥沙，干燥或再燎去茸毛。

药材性状 本品呈扁平长条状，多弯曲。表面密被深棕色至暗棕色的小鳞片，柔软如毛，经火燎者呈棕褐色或暗褐色，两侧及上表面均具凸起或凹下的圆形叶痕，少数有叶柄残基及须根残留。体轻，质脆，易折断，断面红棕色，维管束呈黄色点状，排列成环。无臭，味淡，微涩。

药理作用 骨碎补具有预防血脂升高及降低高血脂的作用，并能防止主动脉壁粥样硬化斑块的形成。实验还表明，骨碎补对骨关节软骨有刺激细胞代偿性增生的作用，并能部分改善由于力学应力线改变造成的关节软骨的退行性变，从而降低骨关节病的病变率。

药用功效 补肾强骨、续伤止痛，用于治疗肾虚腰痛、肾虚久泻、耳鸣耳聋、牙齿松动、跌扑闪挫、筋骨折伤、斑秃、白癜风。

用法用量 内服：煎汤，15～25克；浸酒或入丸、散。外用：捣敷。

方剂选用 ① 治腰脚疼痛不止：骨碎补50克、桂心75克、牛膝1.5克（去苗）、槟榔100克、补骨脂150克（微炒）、安息香100克（入胡桃仁捣熟），捣罗为末，炼蜜入安息香，和捣百余杵，做丸如梧桐子大。每于食前，以温酒下20丸。② 治耳鸣，亦能止诸杂痛：骨碎补去毛细切后，用生蜜拌，蒸，从巳至亥，晒干，捣末，用炮猪肾空腹吃。③ 治牙痛：鲜骨碎补100克（去毛），打碎，加水蒸服。勿用铁器打煮。④ 治跌扑伤损：骨碎补不以多少，生姜半之，同捣烂，以敷损处，用片帛包，干即易之。⑤ 接骨续筋：骨碎补200克，浸酒500毫升，分10次内服，每日2次；另晒干研末外敷。⑥ 治闪挫：骨碎补100克，杵烂，同生姜母、菜油、茹粉少许，炒敷患处。⑦ 治关节脱位、骨折：在关节复位或正骨手术后，取骨碎补（去毛）和榔榆皮捣烂，加面粉适量，捣成糊状，敷伤处，2～3日换药1次。

注意事项 阴虚及无淤血者慎服。

血竭

性味 平，甘、咸。
拉丁文 Resina Draconis
英文 Dragon's Blood

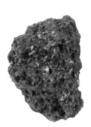
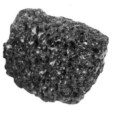

别名 麒麟竭、海蜡、麒麟血、木血竭。

来源 棕榈科植物麒麟竭果实渗出的树脂经加工制成。

成分 是一种树脂酯及血竭树脂鞣醇的混合物，含无定形的血竭白素、黄色血竭树脂烃、不溶性树脂、植物性渣滓、赭朴盼、灰分。

植物形态 多年生常绿藤本，长达 10 ～ 20 米，茎被叶鞘并遍生尖刺。羽状复叶在枝梢互生，在下部有时近对生；小叶互生，线状披针形，长 20 ～ 30 厘米，宽约 3 厘米，先端锐尖，基部狭，脉 3 出平行；叶柄及叶轴具锐刺。肉穗花序，开淡黄色的冠状花，单性，雌雄异株；花被 6，排成 2 轮；雄花雄蕊 6 个，花药长锥形；雌花有不育雄蕊 6 个，雌蕊 1 个，瓶状，子房略呈卵状，密被鳞片，花柱短，柱头 3 深裂。果实核果状，卵状球形，直径 2 ～ 3 厘米，赤褐色，具黄色鳞片，果实内含深赤色的液状树脂，常由鳞片下渗出，干后如血块样。种子 1 枚。

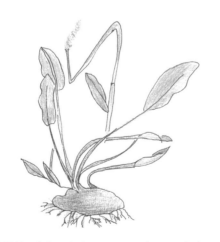

生长特性 分布于印度尼西亚、马来西亚、伊朗，我国广东、台湾亦有种植。

采集方法 摘取果实，置蒸笼内蒸煮，使树脂渗出（或取果实捣烂，置布袋内，榨取树脂），然后煎熬成糖浆状，冷却凝固成块状。

药材性状 干燥树脂呈不定型的块状物，大小不等，表面有沟纹及因布包而遗留的布纹，赤褐色或紫褐色。质硬而脆，断面紫褐色至黑褐色，有玻璃样光泽，有时有小孔。用火燃之，冒烟呛鼻。研成粉末则呈鲜艳的深红色。无香气，味甘而咸，嚼之沙样。以外表色黑如铁、研末红如血、燃之其烟呛鼻者佳。

药理作用 血竭水浸剂（1：2）在试管内对堇色毛癣菌、石膏样毛癣菌、许兰氏黄癣菌等多种致病真菌有不同程度的抑制作用。

药用功效 散瘀定痛、止血生肌，治跌打折损、内伤瘀痛、外伤出血不止、瘰疬、臁疮溃久不合。

用法用量 内服：研末，0.5 ～ 1.5 克；入丸剂。外用：研末撒或入膏药内敷贴。

方剂选用 ① 治损伤筋骨，疼痛不可忍：血竭、没药、赤芍、桂心、当归（锉，微炒）各 50 克，白芷 100 克，捣细为散，每服，以温酒调下 10 克，日服 3 ～ 4 次。② 治腹中血块：血竭、没药、滑石、牡丹皮（同煮过）各 50 克，研为末，醋糊丸如梧桐子大，服之。

注意事项 凡血病无瘀积者不必用。

刘寄奴

性味 温，苦。
拉丁文 Herba Artemisiae Anomalae
英文 Diverse Wormwood Herb

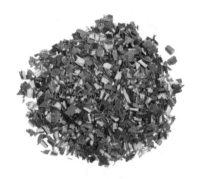

别名 金寄奴、乌藤菜、六月雪、九里光、白花尾、炭包包、千粒米、斑枣子、细白花草、九牛草、苦连婆。

来源 菊科植物奇蒿的全草。

成分 含挥发油，油显黄色。

植物形态 多年生直立草本，高60～100厘米。茎有明显纵肋，被细毛。叶互生；长椭圆形或披针形，长6～9厘米，宽2～4厘米，先端渐尖，基部狭窄成短柄，边缘具锐尖锯齿，上面绿色，下面灰绿色，有蛛丝毛，中脉显著；上部叶小，披针形，长约1.5厘米，下部叶花后凋落。头状花序，钟状，长约3毫米，密集成穗状圆锥花丛；总苞片4轮，淡黄色，无毛，覆瓦状排列；外层花雌性，管状，雌蕊1；中央花两性，管状，先端5裂，雄蕊5，聚药，花药先端有三角状附属物，基部有尾，雌蕊1，柱头2裂，呈画笔状。瘦果矩圆形。花期7～9月，果期8～10月。

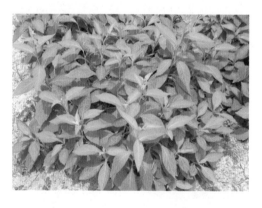

生长特性 野生于山坡、树林下。分布于江苏、浙江、江西、湖南、湖北、云南等地。

采集方法 于8月开花时，连根拔起，晒干，除去根及泥土，打成捆。

药材性状 干燥的带花全草，枝茎长60～90厘米，通常已弯折，直径2～4毫米，表面棕黄色至棕褐色，常被白色茸毛，茎质坚而硬，折断面呈纤维状，黄白色，中央白色而疏松。叶互生，通常干枯皱缩或脱落，表面暗绿色，背面灰绿色，密被白毛，质脆易破碎或脱落，枝梢带花穗，枯黄色。气芳香，味淡。以叶绿、花穗黄而多、无霉斑及杂质者为佳。

药理作用 有清热利湿之功效，民间用以治疗黄疸型肝炎。

药用功效 破血通经、敛疮消肿，治经闭癥瘕、胸腹胀痛、产后血淤、跌打损伤、金疮出血、痈毒焮肿。

用法用量 内服：煎汤，7.5～15克；入散剂。外用：捣敷或研末撒。

方剂选用 ① 治血气胀满：刘寄奴穗实为末，每服15克，煎酒服。② 治产后恶露不尽、脐腹疗痛、壮热憎寒、咽干烦渴：刘寄奴、知母（焙）各50克，当归（切，焙）、鬼箭羽各100克，桃仁（去皮、尖、双仁，炒）75克，上5味粗捣筛，每服200克，水225～450毫升，煎，去渣，温服。③ 治产后百病血运：刘寄奴、甘草各等份，锉如麻豆大。每服25克，先以水300～600毫升，入药煎至一半，再入酒150～300毫升，再煎至一半，去渣，温服。④ 敛金疮口、止疼痛：刘寄奴为末，掺金疮口，裹。

注意事项 气血虚弱、脾虚作泄者忌服。

接骨木

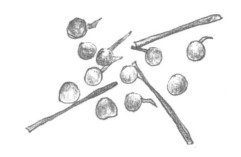

性味 平，甘、苦。
拉丁文 Sambucus williamsii Hance
英文 Williams Elder Twig

别名 毛接骨木、马尿梢、公道老儿、公道老、扦扦活、马尿骚、大接骨丹。

来源 忍冬科接骨木的全株。

成分 西洋接骨木含苷类，包括接骨木花色素苷、花色素葡萄糖苷、氰醇苷、三十烷酸等。

植物形态 忍冬科接骨木属灌木式小乔木植物，高达 6 米。茎髓心淡黄棕色。叶对生，奇数羽状复叶，小叶常 5～7 枚，椭圆形或长圆状披针形，长 5～12 厘米，急尖，基部常不对称，边缘具锯齿，揉碎后有臭味。6～7 月开花，圆锥花序顶生，长达 7 厘米；花小，白色至淡黄色；萼筒杯状，长 1 毫米，萼齿三角状披针形 花冠辐状，裂片 5 片，长 2 毫米。浆果状核果近球形，直径 3～5 毫米，红色或黑紫色。

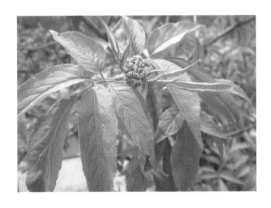

生长特性 生于海拔 800～2000 米的林下、灌丛中。分布于我国东北地区，西至甘肃、四川和云南。

采集方法 春采根皮，全年采枝，夏秋采叶，切碎，晒干备用。

药材性状 干燥茎枝多加工为斜向横切的薄片，呈长椭圆状，皮部完整或剥落，外表绿褐色，有纵行条纹及棕黑点状突起的皮孔；木部黄白色，年轮呈环状，极明显，且有细密的白色髓线，向外射出，质地细致。质轻，气、味均弱。以片完整、黄白色、无杂质者为佳。

药理作用 接骨木煎剂灌胃，对小鼠（热板法）有镇痛作用，作用强度次于吗啡、优于安乃近，服药后的小鼠呈安静状态。同属植物无梗接骨木的水或醇提取物对小鼠注射有利尿作用，此作用并非由其中所含的矿物质引起，利尿同时常导致小鼠下泻。接骨木油具有降血脂的作用，还有抗癌的作用。

药用功效 祛风利湿、活血止血，治风湿疼痛、痰饮、水肿、热痢、黄疸、跌打损伤、烫伤。

用法用量 内服：熬汤，鲜者 50～100 克；研末为丸或浸酒。外用：捣敷或研末调敷。

方剂选用 ① 治跌打损伤、骨折：接骨木鲜品 100 克，水煎服，并可用鲜品捣烂敷患处。② 治风湿性关节炎：鲜接骨木、鲜豆腐各 200 克，酌加水，黄酒炖服。③ 治急慢性肾炎及各种浮肿：接骨木叶 50 克，玉米须 15 克，决明子 25 克，水煎服。④ 治脚肿：接骨木根同甘草煎水洗。⑤ 治筋骨折伤：鲜接骨木根皮（或鲜叶）250 克、黄栀子 50 克，共捣烂，加黄酒适量，炒热，按伤处大小摊药于布上，骨折复位后即以上药敷患处，夹板固定。

注意事项
1. 孕妇忌服。
2. 多服令人吐。

破血消癥药

凡药性峻猛、以破血逐淤为主要功效的药物称破血消癥药。此类药来势峻猛，走而不守。

莪术

性味 温，苦、辛。
拉丁文 Rhizoma Curcumae Aeruginosae
英文 Aeruginous Turmeric Rhizome

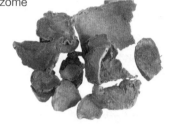

别名 蓬莪术、蒁药、蓬莪蒁、蓬术、莪蒁、蓬蒁、羌七、广术、黑心姜、文术。

来源 姜科莪术的根茎。

成分 根茎含挥发油。油中主要成分为倍半萜烯类。从根茎分得的倍半萜有蓬莪术环氧酮、蓬莪术酮、蓬莪术环二烯、蓬莪术烯、蓬莪术环二烯酮、异蓬莪术环二烯酮、蓬莪术烯酮、表蓬莪术烯酮、姜黄二酮、姜黄醇酮、姜黄环氧奥烯醇。本品还含姜黄素、去氢姜黄二酮。

植物形态 多年生宿根草本。根茎卵圆形块状，侧面有圆柱状的横走分枝，根系细长，末端膨大成长卵形块状。叶片长圆状椭圆形或狭卵形，长13～24厘米，宽7～11厘米，叶脉中部具紫色晕；叶柄长约为叶片的1/3，下延成鞘，叶耳形小。圆柱状穗状花序，长约14厘米，具总梗，花密；苞片卵圆形，顶端苞片扩展，亮红色，腋内无花；花萼白色，具3钝齿；花冠裂片3，上面1片较大，顶端略成兜状，唇瓣圆形，淡黄色，先端3浅圆裂，中间裂瓣先端微缺。蒴果卵状三角形，光滑。种子长圆形。具假种皮。花期3～5月。

生长特性 野生于山间或村边林下草地。分布于福建、广东、广西、浙江、台湾、云南、四川等地。

采集方法 秋冬季均可采挖，去净泥土，蒸熟后，晒干，除净毛须及杂质。

药材性状 干燥的根茎呈卵圆形或纺锤形。外皮灰黄色至棕黄色，略有皱纹，有环形的节，节上有须根痕迹。质坚实而重，极难折断，破开面灰褐色至黄绿色。稍有香气，味微苦而辛。

药理作用 口服及腹腔注射莪术注射液对小鼠肉瘤 S_{180} 有抑制作用。挥发油试管内抑制金黄色葡萄球菌、大肠杆菌、伤寒杆菌、霍乱弧菌。对消化道的作用与生姜相似，能直接兴奋胃肠道。

药用功效 行气、破血、消积、止痛，治心腹胀痛、积聚、妇女血淤经闭、跌打损伤作痛。

用法用量 内服：煎汤，7.5～15克；入丸、散。

方剂选用 ① 治一切冷气、抢心切痛、发即欲死、久患心腹痛时发者：莪术100克（醋煮）、木香50克（煨），为末，每服2.5克，淡醋汤下。② 治小肠脏气，非时痛不可忍：莪术研末，空腹用葱酒服5克。

注意事项 1. 气血两虚、脾胃薄弱而无积滞者慎服。 2. 孕妇忌服。

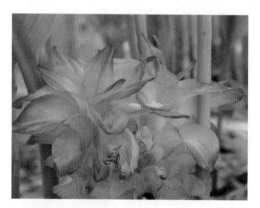

水蛭

性味 平，咸、苦。有毒。
拉丁文 Hirudo
英文 Leech

别名 蚂蟥、马鳖、肉钻子。
来源 环节动物水蛭科蚂蟥、水蛭或柳叶蚂蟥的全体。
成分 主要含蛋白质。新鲜水蛭唾腺中含有一种抗凝血物质——水蛭素。

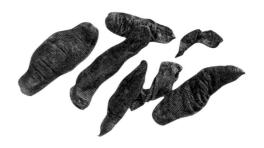

动物形态 ① 水蛭：体狭长稍扁，略呈圆柱形，体长 3 ~ 5 厘米，宽 4 ~ 5 毫米（固定）。背面绿中带黑，有黄色纵线 5 条。腹面平坦，灰绿色，无杂色斑纹。环带不显著，占 15 环。体前端腹面有一前吸盘。后端腹面有一后吸盘，碗状，朝向腹面，肛门在其背侧。② 蚂蟥：体长大，略呈纺锤形，扁平，长 6 ~ 13 厘米，宽 0.8 ~ 2 厘米。背面通常暗绿色，腹面淡黄色，杂有许多不规则的茶绿色斑点。环带明显，占 15 环。前吸盘小，颚齿不发达。

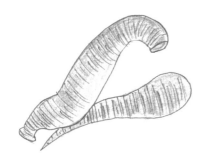

生长特性 生活在稻田、沟渠、浅水污秽坑塘等处，6 ~ 10 月均为其产卵期，再生力强，将其体切断饲养，能由断部再生成新体。分布于我国河北、山东、安徽、江苏、江西、湖南、湖北等地。

采集方法 夏、秋两季捕捉，用沸水烫死，晒干或低温干燥。

药材性状 呈扁平纺锤形，有多数环节。背部黑褐色或黑棕色，稍隆起，用水浸泡后，可见黑色斑点排成 5 条纵纹；腹面平坦，棕黄色。两侧棕黄色，前端略尖，后端钝圆，两端各具 1 吸盘。质脆，易折断，断面胶质状。气微腥。

药理作用 本品水煎剂能使血中胆固醇和甘油三酯含量降低，同时可使主动脉与冠状动脉斑块消退、胶原纤维增生、胆固醇结晶减少。水蛭素不仅能抑制纤维蛋白原转化为纤维蛋白，也能抑制凝血因子的活化及凝血酶诱导的血小板反应，抗凝作用极强大；能防止血栓形成，对已形成的血栓有溶解作用。水蛭注射液能促进脑血肿及皮下血肿吸收，减轻周围炎症反应及水肿，缓解颅内压升高，改善局部血液循环，保护脑组织及促进神经功能恢复。

药用功效 破血、逐淤、通经，用于治疗癥瘕痞块、血淤闭经、跌打损伤。

用法用量 内服：煎汤，3 ~ 9 克；入丸、散，每次 0.5 ~ 1.5 克，大剂量每次 3 克。

方剂选用 ① 治产后血晕（血结于胸中，或偏于少腹）：水蛭（炒）、虻虫（去翅、足，炒）、没药、麝香各 5 克，研为末，以四物汤调下。② 治跌打损伤（心腹胀痛、大小便不通）：用水蛭（石灰烽黄）25 克，大黄、牵牛头末各 100 克，共研为末。每服 10 克，热酒调下。当排出恶血，以尽为度。③ 治坠跌内伤：用水蛭、麝香各 50 克，锉碎，烧出烟，研为末，酒调服 5 克。

注意事项 非淤滞实证者及孕妇忌用。

活血化淤类 ---- 破血消癥药

虻虫

性味	凉，苦。有毒。
拉丁文	Tabanus
英文	Gadfly

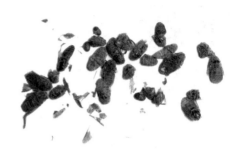

别名 蜚虻、牛虻、牛蚊子、绿头猛钻、牛苍蝇、瞎虻虫、瞎马蜂、瞎蠓、牛魔蚊。

来源 虻科虻属动物华虻的雌性全体。

成分 含蛋白质、脂肪。

动物形态 雌虫体长 16～18 毫米，灰黑色。前额黄灰色，基胂近卵圆形，黄棕色。触角第 1 环节基部棕红色，有明显锐角突起。翅透明，翅脉棕色。胸部背板灰色，有 5 条明显黑灰纵带。腹部圆钝形，有明显的白斑。雄虫与雌虫相似，较雌虫稍大，仅腹部呈圆锥形。

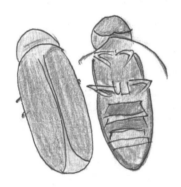

生长特性 我国大部分地区均有分布。

采集方法 7～8 月于清晨露水未干时捕捉，捕捉时宜戴手套及口罩，以免毒素刺激皮肤、黏膜。捕得后，置布袋中，用沸水烫死，然后取出晒干。

药材性状 干燥的虫体呈长椭圆形。头部呈黑褐色，复眼大多已经脱落；胸部黑褐色，背面呈壳状而光亮，翅长超过尾部；胸部下面突出，黑棕色，具足 3 对，多碎断。腹部棕黄色，有 6 个体节。质松而脆，易破碎。气臭，味苦咸。以个大、完整、无杂质者为佳。

药理作用 本品有较强的抗凝血作用，能活化纤溶系统；对家兔离体子宫有兴奋作用；对内毒素所致肝出血性坏死病灶的形成有显著抑制作用。

药用功效
逐淤、破积、通经，治癥瘕、积聚、少腹蓄血、血滞闭经、损伤淤血。

用法用量 内服：煎汤，2.5～5 克；研末，0.5～1 克；入丸、散。

方剂选用 ① 治太阳病、身黄、脉沉结、少腹、小便自利、其人如狂者：水蛭（熬）、虻虫（去翅、足）各 30 个，桃仁 20 个（去皮、尖），大黄 150 克（酒洗），以水 5 升，煮取 3 升，去滓。温服 1 升，不下，更服。② 治月经不行或产后恶露脐腹作痛：熟地黄 200 克，虻虫（去头、翅、炒）、水蛭（糯米同炒黄，去糯米）、桃仁（去皮、尖）各 50 枚，研为末，炼蜜丸桐子大。每服 7 丸，空腹，温酒下。

注意事项	孕妇忌服。

斑蝥

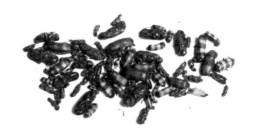

性味 寒，辛。有毒。
拉丁文 Mylabris
英文 Blister Beetle

别名 斑猫、龙尾、螌蝥、斑蚝、龙蚝、斑菌、晏青、龙苗、羊米虫、老虎斑毛、花斑毛、花壳虫、小豆虫、放屁虫、花罗虫、章瓦。

来源 为芫青科斑芫菁属动物南方大斑蝥或黄黑小斑蝥的干燥体。

成分 含斑蝥素、脂肪、树脂、蚁酸、色素等。

动物形态 ① 南方大斑蝥：体长 15 ~ 30 毫米，底色黑色，被黑绒毛。头部圆三角形，具粗密刻点，额中央有一条光滑纵纹。复眼大，略呈肾脏形。触角 1 对，鞘翅端部阔于基部，底色黑色，每翅基部各有 2 个大黄斑，个别个体中斑点缩小；翅中央前后各有一黄色波纹状横带；翅面黑色部分刻点密集，密生绒毛，黄色部分刻点及绒毛较疏。足 3 对，有黑色长绒毛，足关节处能分泌黄色毒液，接触皮肤，能起水疱。成虫 4 ~ 5 月开始为害，7 ~ 9 月为害最烈，多群集取食大豆之花、叶，花生、茄子叶片及棉花的芽、叶、花等。② 黄黑小斑蝥：外形与上种极相近，体小型，长 10 ~ 15 毫米。

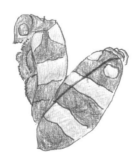

生长特性 我国大部分地区均有分布。

采集方法 7 ~ 8 月于清晨露水未干时捕捉，捕捉时宜戴手套及口罩，以免毒素刺激皮肤、黏膜。

捕得后，置布袋中，用沸水烫死，然后取出晒干。

药材性状 ① 南方大斑蝥：呈长圆形。头略呈三角形，黑色，有一对较大的复眼，触角鞭状。背部具革质鞘翅一对，黑色，有 3 条明显的淡棕色横纹，鞘翅下面有一对褐色透明的膜质内翅，胸腹部棕黑色，有光泽，胸部突起，有 3 对足，腹部呈环节状，有黑色绒毛。有特殊臭气，味初辛后苦，不宜尝。② 黄黑小斑蝥：形体与上种近似而较小，长 1 ~ 1.5 厘米，触角末节基部与前节等阔。

药理作用 斑蝥（主要是其所含的斑蝥素）对皮肤、黏膜有发赤、发疱作用，其刺激性颇强烈，但其组织穿透力却较小，因此其作用较缓慢。斑蝥素对小鼠肉瘤 S_{180} 略有抑制作用，能使瘤组织呈碎块及糜烂状。

药用功效 破血逐淤、攻毒蚀疮、发疱冷炙，用于癥瘕癌肿、积年顽癣、瘰疬、痈疽不溃。

用法用量 内服：炒炙研末，0.05 ~ 0.1 克；入丸、散。外用：研末敷贴或酒、醋浸涂。

方剂选用 ① 治痈疽、拔脓，痈疽不破或破而肿硬无脓：斑蝥为末，以蒜捣膏，和水成一豆大小贴之，少顷脓出，即去药。② 治疗肿：斑蝥 1 只，捻破，然后以针画疮上，作"米"字，以封上。③ 治牛皮癣：斑蝥 1 只，甘遂 5 克，共研细末，以醋调和，日擦数次。

注意事项	1. 本品有大毒，内服慎用。
	2. 孕妇禁用。

穿山甲

性味 凉，咸。
拉丁文 Squama manitis
英文 Pangolin Manitis

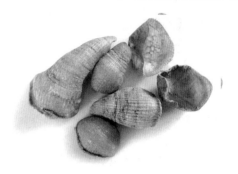

别名 山甲片、甲片。

来源 本品为鲮鲤科动物穿山甲的鳞甲。

成分 鳞片含大量的角蛋白，粗蛋白含量为85.35%，另含甾体皂苷元。

动物形态 地栖性哺乳动物。体形狭长，全身有鳞甲，四肢粗短，尾扁平而长，背面略隆起。不同个体的体重和身长差异极大。头呈圆锥状，眼小，吻尖，舌长，无齿。耳不发达。足具5趾，并有强爪；前足爪长，尤以中间第3爪特长，后足爪较短小。全身鳞甲如瓦状。两颊、眼、耳、颈腹部、四肢外侧、尾基都生有长的白色和棕黄色稀疏的硬毛。

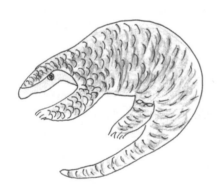

生长特性 生长于热带及亚热带地区。一般多栖息于山麓、丘陵或灌丛杂树林、小石混杂泥地等较潮湿的地方。穿山甲在我国仅有一属，分布于福建、台湾、广东、广西、云南、海南等地。

采集方法 全年均可捕捉，遇着时撒泥沙于其身上或利用狗至陵墓的洞穴去找。穿山甲见到狗或被撒上泥沙，身体即刻蜷缩成球状，静止不动，此时极易捕捉。捕获后杀死，去净骨肉，晒干，即为甲壳（亦称"甲张"）。将甲壳置沸水中，甲片自行脱落，晒干。

药材性状 甲片随生长部位不同而形状、大小不一。呈扇面形、菱形或盾形，一般长或宽1.5～5厘米，中央较厚，边缘较薄。背面青黑色，有纵线纹多条，底部边缘有数条横线纹。腹面色淡较滑润，中央有一条"弓"形的横向棱线。角质，微透明，坚韧有弹性，很难折断。气微腥，味咸。以片匀、色青黑、无腥气、不带皮肉者为佳。一般分大甲片与小甲片，大甲片灰黄色，习称"铜甲片"，品质较次；小甲片褐色，习称"铁甲片"，品质较优。

药理作用 穿山甲片的水煎液有明显延长大白鼠及小白鼠凝血时间和降低大白鼠血液黏度的作用；穿山甲片中的环二肽酸能提高小白鼠常压缺氧的耐受能力。

药用功效 消肿溃痈、搜风活络、通经下乳，治痈疽疮肿、风寒湿痹、月经停闭、乳汁不通。外用止血。

用法用量 内服：煎汤，7.5～15克；入散剂。外用：研末撒或调敷。

方剂选用 ① 治痈疽无头：穿山甲、猪牙皂角（去皮、弦）各50克，共炙焦黄，为末。每用5克，热酒调下。其疮破，以冬瓜藤为末敷，疮干即水调敷之，诸疖疮皆可用。② 治肿毒初起：穿山甲插入谷芒热灰中，炮焦为末100克，入麝香少许。每服12.5克，温酒下。

注意事项 气血不足、痈疽已溃者慎服。痘疮元气不足、不能起发者不宜服。

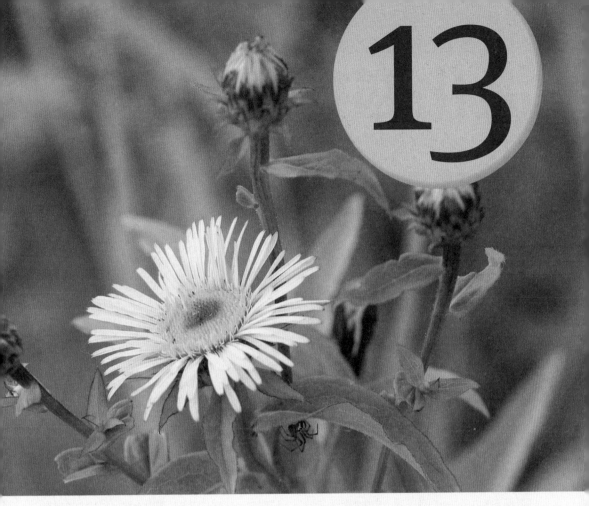

13

化痰止咳平喘类

　　止咳祛痰，即止住咳嗽，祛出痰浊。中药有专止咳而不祛痰的，也有只祛痰而不止咳的。这里所选的都是草药，多有既止咳又祛痰的双重作用，有的还兼有平喘之功效。

　　咳、痰、喘为呼吸系统疾病的三大症状，常常是由炎症引起或加重。前面的疏风解表类中草药能治疗上呼吸道感染，也有一定的止咳祛痰功效；清热解毒类中草药具有消炎作用，也可止咳、祛痰、平喘。这两类药主要用于呼吸道急性炎症，包括急性支气管炎、肺炎的咳嗽、痰喘。

　　中医认为"脾为生痰之源，肺为贮痰之器"，所以肺脾气虚也可能出现痰、咳、喘，多属于慢性呼吸道疾病，补气健脾类中草药对这种咳、痰、喘有一定疗效。

温化寒痰药

本类药物多性温，味辛、苦。温以祛寒，苦能燥湿，故以温肺祛寒、燥湿化痰为主要功效。

半夏

性味	温，辛。有毒。
拉丁文	Rhizoma Pinelliae
英文	Pinellia Tuber

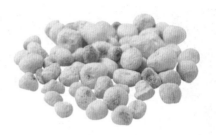

别名 水半夏、姜半夏、法半夏、青半夏、青盐半夏、竹沥半夏、仙半夏、珠半夏、野芋头。

来源 为天南星科半夏的干燥块茎。

成分 块茎含挥发油、少量脂肪（其脂肪酸中约34%为固体酸、66%为液体酸）、淀粉、烟碱、黏液质、天门冬氨酸、谷氨酸、精氨酸、β-氨基丁酸等氨基酸、β-谷甾醇、胆碱、β-谷甾醇-β-D-葡萄糖苷、3，4-二羟基苯甲醛，又含药理作用与毒芹碱及烟碱相似的生物碱、类似原白头翁素的刺激皮肤的物质。

植物形态 多年生小草本，高15～30厘米。块茎近球形。叶出自块茎顶端，叶柄长6～23厘米，在叶柄下部内侧生一白色珠芽；1年生的叶为单叶，卵状心形；2～3年后，叶为3小叶的复叶，小叶椭圆形至披针形，先端锐尖，基部楔形，全缘，两面光滑无毛。肉穗花序顶生，浆果卵状椭圆形，绿色。花期5～7月，果期8～9月。

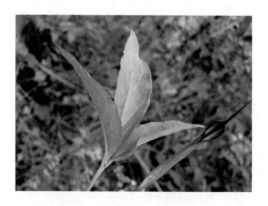

生长特性 野生于山坡、溪边阴湿的草丛中或林下。主产于四川、湖北、安徽等地。

采集方法 夏秋季采挖，洗净，除去外皮及须根，晒干。

药材性状 干燥块茎呈圆球形、半圆球形或偏斜状。表面白色，上端多圆平，中心有凹陷的黄棕色的茎痕，下面钝圆而光滑。质坚实，致密。粉末嗅之呛鼻，味辛辣，嚼之发黏，麻舌而刺喉。

药理作用 ① 镇咳作用：实验证明，煎剂静脉注射对轻度麻醉猫电刺激喉上神经所致的咳嗽有镇咳作用。② 镇吐作用：煎剂灌胃能抑制阿朴吗啡皮下注射对狗引起的呕吐。③ 抗癌作用：半夏的稀醇或水浸出液对动物实验性肿瘤小鼠肝癌HCA、小鼠肉瘤 S_{180} 和宫颈癌 Hela 细胞都具有明显的抑制作用。

药用功效 用于痰多咳喘、痰饮眩悸、风痰眩晕、痰厥头痛。

用法用量 内服：煎汤，7.5～15克；或入丸、散。外用：研末调敷。

方剂选用 治痰湿喘急、止心痛：半夏不拘多少，香油炒，研为末，制成梧桐子大小的丸，每服30～50丸，姜汤下。

注意事项	1. 阴虚燥咳、血证、燥痰者应慎用。 2. 忌与含草乌、川乌、附子制品同服。 3. 生用外治痈肿痰咳。

天南星

性味 温，苦、辛。有毒。
拉丁文 Rhizoma Arisaematis
英文 Jackinthepulpit Tuber

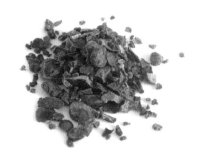

别名 虎掌、南星、胆星、胆南星、野芋头、蛇木芋。

来源 天南星科天南星、异叶天南星或东北天南星的块茎。

成分 块茎含三萜皂苷、安息香酸、黏液质、氨基酸、甘露醇、生物碱，还含 β- 谷甾醇 -D- 葡萄糖苷及氨基酸。

植物形态 多年生草本，高 40 ~ 90 厘米。块茎扁球形，外皮黄褐色。叶 1 片，基生；叶柄肉质，圆柱形，直立，下部成鞘，基部包有透明膜质长鞘，白绿色或散生污紫色斑点；叶片全裂成小叶片状，颇似掌状复叶，披针形至长披针形，先端渐尖，至末端成芒状，基部狭楔形，叶脉羽状，全缘，两面光滑无毛，上面绿色，下面淡绿色。浆果红色。

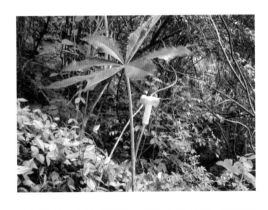

生长特性 生长于阴坡较阴湿的树林下。分布河北、河南、广西、陕西、湖北、四川、贵州、云南、山西、黑龙江等地。

采集方法 秋、冬二季茎叶枯萎时采挖，除去须根及外皮，干燥。

药材性状 干燥的块茎，呈扁圆形。表面乳白色或棕色，皱缩或较光滑，茎基处有凹入痕迹，周围有麻点状须根痕。质坚硬，不易破碎，断面不平坦，色白，粉性。微有辛气，味辣而麻。

药理作用 ① 平喘作用：气管炎防治小组用豚鼠（组织胺恒压喷雾致喘法）做平喘实验表明，白云花根水煮酒沉溶液有一定平喘作用。② 抑菌作用：100% 的水浸液及乙醇浸液对金黄色葡萄球菌、肠炎沙门氏菌、绿脓杆菌、伤寒杆菌及白喉杆菌等均有抑制作用。

药用功效 燥湿化痰、祛风止痉、散结消肿。用于顽痰咳嗽、风痰眩晕、中风痰壅、口眼歪斜、半身不遂、癫痫、惊风、破伤风；生用外治痈肿、蛇虫咬伤。

用法用量 内服：煎汤，4 ~ 7.5 克；或入丸、散。外用：研末撒或调敷。

方剂选用 ① 治卒中昏不知人、口眼歪斜、半身不遂、咽喉作声、痰气上壅、外感风寒、内伤喜怒，六脉沉伏、指下浮盛，并宜服之，兼治痰厥气逆及气虚眩晕：天南星 5 克（生用），木香 0.5 克，川乌（生，去皮）、附子（生，去皮）各 25 克，均细切，每次取 25 克，水适量，姜 15 片，煎，去滓，温服，不拘时候。② 治暴中风口眼歪斜：天南星研为细末，生姜自然汁调摊纸上贴之，左歪贴右，右歪贴左，才正便洗去。③ 治风痫：天南星（9 蒸 9 晒）研为末，姜汁糊丸，梧桐子大，煎人参，菖蒲汤或麦门冬汤下 20 丸。

注意事项 阴虚痰燥者及孕妇忌用。

白附子

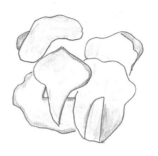

性味 温，辛。有毒。
拉丁文 Rhizoma Typhonii
英文 Giant Typhonium Rhizome

别名 禹白附、牛奶白附、红南星。
来源 天南星科植物独角莲的块茎。
成分 含黏液质、草酸钙、蔗糖、皂苷、β-谷甾醇、β-谷甾醇-D-葡萄糖苷、肌醇。块茎含β-谷甾醇及其葡萄糖苷、蔗糖，可能尚有皂苷。还含胆碱、尿嘧啶、琥珀酸、酪氨酸、缬氨酸、棕榈酸、亚油酸、油酸、三亚油酸甘油酯及二棕榈酸甘油酯。

植物形态 多年生草本。叶基生，1～2年生的有1叶，3～4年生的有3～4叶；叶戟形，先端渐尖，基部箭形；叶柄肥大，半圆形，基部扩大成鞘。花序柄从块茎生出，圆柱形，内侧稍扁平，绿色，带紫色纵条斑点；佛焰苞先端渐尖，下部管状；肉穗花序长约14厘米，雄花在上部，雌花在下部；附属器圆柱形，紫色，不伸出佛焰苞外。浆果红色。花期6～7月，果期8～9月。

生长特性 生于林下或山沟阴湿地。主产河南、

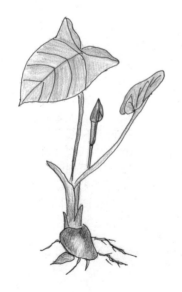

甘肃、湖北。

采集方法 秋季采挖，除去须根及外皮，用硫黄熏1～2次，晒干。

药材性状 块茎椭圆形或卵圆形。表面白色至黄白色，略粗糙，有环纹及须根痕。质坚硬，断面白色。粉性。无臭，味淡，麻辣刺舌。

药理作用 本品具有镇痛、镇静、抗惊厥、抗菌、抗破伤风毒素、抗癌作用，能止咳祛痰、抑制结核杆菌，还能降低血清胆固醇。

药用功效 祛风痰、定惊搐、解毒散结、止痛。用于治疗中风痰壅、痰厥头痛、偏正头痛、喉痹咽痛、破伤风，外治瘰疬痰核、毒蛇咬伤。

用法用量 内服：煎汤，5～15克；浸酒。外用：捣烂敷或研末调敷。

方剂选用 ① 中风、半身不遂：白附子、白僵蚕、全蝎等份，生研为末。每服10克，热酒调下。② 风痰眩晕（头痛，胸膈不利）：白附子250克（炮，去皮脐）、朱砂110克、龙脑5克，共研为末，加粟米饭做成丸子，如小豆大。每服30丸，饭后服，茶或酒送下。③ 喉痹肿痛：白附子、枯矾各等份，研细，涂舌上，有涎水吐出。④ 小儿慢惊风：白附子25克，天南星25克，黑附子5克，炮去皮，研为末。每服10克，加生姜5片，水煎服。

注意事项 1. 孕妇忌服。
2. 生者内服宜慎。

白芥子

性味	温，辛。
拉丁文	Semen Sinapis
英文	White Mustard Seed

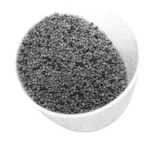

别名 胡芥、蜀芥。

来源 十字花科植物白芥的干燥成熟种子。

成分 白芥子含白芥子苷、芥子碱、芥子酶、脂肪、蛋白质及黏液质，尚含 4- 羟基苯甲酰胆碱及 4- 羟基苯甲胺。

植物形态 1 年或 2 年生草本。茎较粗壮，高达 1 米，全体被稀疏粗毛。叶互生；茎基部的叶具长柄，叶片宽大，倒卵形，琴状深裂或近全裂，裂片 5～7，先端大，向下渐小；茎上部的叶具短柄，叶片较小，裂片较细；近花序之叶常少裂。总状花序顶生；小花梗长 1 厘米左右；花萼 4 片，绿色，直立；花冠黄色，长方卵形，基部有直立长爪；雄蕊 6 个，4 强；子房长方形，密被白毛，花柱细长，柱头小。长角果广线形，长 2～3 厘米，密被粗白毛，着生种子部分常有浅度缢缩，先端有喙，喙部不生种子，光滑无毛。种子圆形，淡黄白色，直径 1.5～2 毫米。花期 4～6 月，果期 6～8 月。

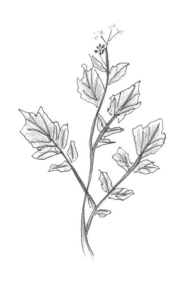

生长特性 全国各地多有栽培。

采集方法 夏末秋初果实成熟时割取全株，晒干后，打下种子，除去杂质。

药材性状 种子呈圆球形，较黄芥子大。表面类白色至淡黄色，光滑。种皮脆薄易压碎，剥去后有薄膜状的胚乳黏着于种皮内表面。胚黄白色，袖质，二子叶相叠，并于中脉处折起呈马鞍状，胚根亦折转而藏于其间。气无，味先觉油样而后微酸，继感辛辣。

药理作用 白芥子有刺激的作用：黄芥子苷遇水后经芥子酶的作用生成挥发油，主要成分为异硫氰酸烯丙酯，有刺鼻辛辣味及刺激作用。应用于皮肤，有温暖的感觉并使之发红，甚至引起水疱、脓疱。白芥子还有抗脂质过氧化、祛痰、调节血压作用。

药用功效 利气豁痰、温中散寒、通络止痛，主治寒痰喘咳、胸满胁痛、痰滞经络、关节麻木。

用法用量 内服：煎汤，5～15 克；入丸、散。外用：研末调敷。

方剂选用 ① 治风湿痰涎，结成痞块：白芥子研为末，醋调敷患处；白芥子研为末，神曲打糊，丸如梧桐子大；每服 15 克，清晨参枣汤下。② 治反胃、吐食上气及羸弱不欲动：白芥子适量，晒干，研为末，酒服。

| 注意事项 | 肺虚咳嗽、阴虚火旺者忌服。 |

皂荚

性味 温,辛。微毒。
拉丁文 Fructus Gleditsiae Abnormalias
英文 Chinese Honeylocust

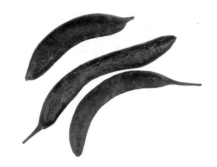

别名 鸡栖子、皂角、大皂荚、长皂荚、悬刀、长皂角、大皂角。
来源 豆科皂荚的干燥不育果实。
成分 荚果含三萜皂苷、鞣质。此外,还含蜡醇、廿九烷、豆甾醇、谷甾醇等。

植物形态 皂荚为落叶乔木,高达 15 米。棘刺粗壮,红褐色,常分枝。双数羽状复叶;小叶 4～7 对,小叶片卵形、卵状披针形或长椭圆状卵形,长 3～8 厘米,宽 1～3.5 厘米,先端钝,有时稍凸,基部斜圆形或斜楔形,边缘有细锯齿。花杂性,成腋生及顶生总状花序,花部均有细柔毛;花萼钟形,裂片 4 片,卵状披针形;花瓣 4 片,淡黄白色,卵形或长椭圆形;雄蕊 8 个,4 长 4 短;子房条形,扁平。果果直而扁平,有光泽,紫黑色,被白色粉霜,长 12～30 厘米,直径 2～4 厘米。种子多数,扁平,长椭圆形,长约 10 毫米,红褐色,有光泽。花期 5 月,果期 10 月。

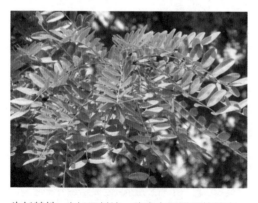

生长特性 生长于村边、路旁向阳温暖的地方。全国大部分地区有分布。

采集方法 秋季果实成熟时采摘,晒干。

药材性状 干燥荚果呈长条形而扁,或稍弯曲。表面不平,红褐色或紫红色,被灰白色粉霜,擦去后有光泽。两端略尖,基部有短果柄或果柄断痕,背缝线突起成棱脊状。质坚硬,摇之有响声。种子扁椭圆形,外皮黄棕色而光滑,质坚。气味辛辣,嗅其粉末则打喷嚏。

药理作用 ① 祛痰作用:含皂苷类的药物能刺激胃黏膜而反射性地促进呼吸道黏液的分泌,产生祛痰作用。② 抗菌作用:在试管中,皂荚对某些革兰阴性肠内致病菌有抑制作用。其水浸剂(1:3)在试管中对某些皮肤真菌也有抑制作用。

药用功效 祛风痰、除湿毒、杀虫,治中风口眼喎斜、头风头痛、咳嗽痰喘、肠风便血、下痢噤口、痈肿便毒、疮癣疥癞。

用法用量 内服:研末或入丸剂,1.5～2.5 克。外用:煎汤洗、捣烂或烧存性研末敷。

方剂选用 ① 治卒中风口喎:皂荚 50 克(去皮、子,研末下筛),以 3 年大醋和,左喎涂右,右喎涂左,干更涂之。② 治头风头痛,暴发欲死:皂荚适量(去皮、弦、子),切碎,蜜水拌微炒,研为极细末。每用 0.05 克吹入鼻内,取嚏 再用 0.5 克,以当归、川芎各 5 克,煎汤调下。③ 治大风诸癞:皂荚 12 条,炙,去皮、子,以酒煎稠,滤去渣,候冷,丸如梧桐子大,每次用酒调下 50 丸。④ 治乳痈:皂荚(烧存性,研细)、蛤粉等份,研末,温酒调下 2.5 克,未散则稍加服药,次仍以手揉之。

注意事项	孕妇忌服。

旋覆花

性味 微温，苦、辛、咸。
拉丁文 Flos Inulae
英文 Inula Flower

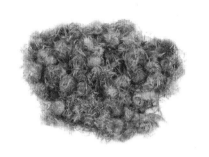

别名 金沸花、金钱花、全福花、旋复花、伏花、复花。

来源 菊科旋覆花或欧亚旋覆花的头状花序。

成分 含黄酮苷，旋覆花固醇B，旋覆花固醇C，蒲公英甾醇等多种甾醇、菊糖、槲皮素、咖啡酸、绿原酸、生物碱、挥发油及油脂。大花旋覆花地上部分含半萜内脂化合物、大花旋覆花素和旋复花素。

植物形态 多年生直立草本，茎高20～60厘米，不分枝，有平伏毛。基生叶及下部叶较小，中部叶披针形、长椭圆状披针形或长圆形，长5～10厘米，宽1～3厘米，先端锐尖，基部急狭，无柄或半抱茎，全缘，两面有疏毛。头状花序直径2.5～3厘米，多个排成伞房花序，总苞半球形，绿黄色；舌状花1层，黄色，管状花多数，密集。花期7～10月，果期8～11月。

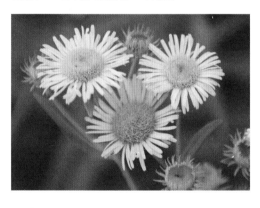

生长特性 生于山坡、沟边、路旁湿地。分布于东北、华北、西北地区，以及浙江、江苏、四川、广东。

采集方法 夏、秋二季花开放时采收，除去杂质，阴干或晒干。

药材性状 本品呈扁球形或类球形，直径1～2厘米。总苞由多数苞片组成，呈覆瓦状排列，苞片披针形或条形，灰黄色，长4～11毫米；总苞基部有时残留花梗，苞片及花梗表面被白色茸毛，舌状花1列，黄色，长约1厘米，多卷曲，常脱落，先端3齿裂；管状花多数，棕黄色，长约5毫米，先端5齿裂；子房顶端有多数白色冠毛，长5～6毫米。有的可见椭圆形小瘦果。体轻，易散碎。气微，味微苦。

药理作用 ① 抗菌作用：旋覆花煎剂对金黄色葡萄球菌、乙型溶血性链球菌、炭疽杆菌、白喉杆菌、肺炎球菌、白色葡萄球菌等有抑制作用。② 止咳平喘作用：旋覆花黄酮对组织胺引起的豚鼠支气管痉挛有缓解作用，其煎剂腹腔给药有止咳作用。

药用功效 降气、消痰、行水、止呕，用于风寒咳嗽、痰饮蓄结、胸膈痞满、喘咳痰多、心下痞硬。

用法用量 煎服，3～10克。

方剂选用 ① 胆囊炎：柴胡60克，黄芩10克，旋覆花10克，片姜黄6克，杏仁、苏子梗、焦山楂、神曲、麦芽、槟榔、鸡内金各10克，煎服。② 治伤寒发汗，若吐，若下解后，心下痞硬，噫气不除者：旋覆花150克、人参100克、生姜250克、代赭石50克、甘草150克（炙）、半夏半升（洗）、大枣12颗（擘），上7味，以水煮取6升，去渣，再煎取3升，温服1升，每日3次。

注意事项 入煎剂时宜包煎，阴虚咳嗽、津伤燥咳者忌用。

白前

性味 微温，辛、苦。
拉丁文 Rhizoma Et Radix Cynanchi Stauntonii
英文 Willowleaf Swallowwort Rhizome

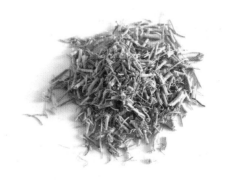

别名 鹅管白前、柳叶白前、浙白前、草白前。

来源 萝藦科柳叶白前的根茎。

成分 含三萜皂苷、海罂粟苷元 A、海罂粟苷元 B、海罂粟苷 A 及海罂粟苷元 C- 单 -D- 黄花夹竹桃糖苷等。

植物形态 多年生草本。高 30 ～ 60 厘米。根茎匍匐。茎直立，单一，下部木质化。单叶对生，具短柄；叶片披针形至线状披针形，长 3 ～ 8 厘米，宽 3 ～ 8 毫米，先端渐尖，基部渐狭，边缘反卷；下部的叶较短而宽；顶端的叶渐短而狭。聚伞花序腋生，总花梗长 8 ～ 15 毫米，中部以上着生多数小苞片；花萼绿色，5 深裂，裂片卵状披针形；花冠紫色，5 深裂，裂片线形，长约 5 毫米，基部短筒状；副花冠 5 个，上部围绕于蕊柱顶端，较蕊柱短；雄蕊 5 个，与雌蕊合成蕊柱，花药 2 室；雌蕊 1，子房上位，2 心皮几乎分离，花柱 2 个，在顶端连合成一平盘状的柱头。蓇葖角状，长约 7 厘米。种子多数，顶端具白色细绒毛。

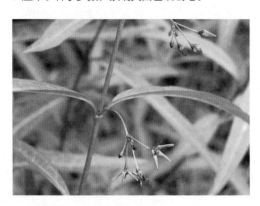

生长特性 生长于溪滩、江边沙碛之上或山谷中阴湿处。分布于浙江、江苏、安徽、江西、湖南、湖北、广西、广东、贵州、云南、四川等地。

采集方法 秋季采挖，洗净，晒干。

药材性状 根茎细长圆柱形，有分枝，稍弯曲，长 4 ～ 15 厘米，直径 1.5 ～ 4 毫米；表面黄白色或黄棕色，节间长 1.5 ～ 4.5 厘米，顶端有残茎；质脆，断面中空。节处簇生纤细弯曲的根，长可达 10 厘米，直径不及 1 毫米，有多次分枝呈毛须状，常盘曲成团。气微，味微甜。

药理作用 ① 对呼吸系统的影响：具有镇咳、祛痰、平喘作用。② 抗炎作用：芫花叶白前水提取物腹腔注射对巴豆油所致小鼠耳廓急性渗出性炎症有非常显著的抗炎作用。

药用功效 降气、消痰、止咳，主治肺气壅实之咳嗽痰多、胸满喘急。

用法用量 内服：煎汤，7.5 ～ 15 克。

方剂选用 ① 治久患暇呷咳嗽，喉中作声，不得眠：白前捣为末，温酒调 10 克，口服。② 治久嗽兼唾血：白前 150 克，桑白皮、桔梗各 100 克，甘草 50 克（炙），上 4 味切碎，以水 2 升煮取 0.5 升，空腹顿服。若重者，十数剂。忌猪肉、海藻、菘菜。③ 治胃脘痛、虚热痛：白前、重阳木根各 25 克，水煎服。④ 治疟母（脾肿大）：白前 15 克，水煎服。

注意事项 凡咳逆上气，咳嗽气逆，由于气虚气不归元，而不由于肺气因邪客壅实者禁用。

白兰花

性味 温，苦、辛。
拉丁文 Michelia alba DC
英文 White Champak

别名 白兰、白玉兰。
来源 木兰科植物白兰花的花。
成分 叶含生物碱、挥发油、酚类。鲜叶含油0.7%，油化学成分为芳樟醇、甲基丁香油酚和苯乙醇。根和茎皮含黄心树宁碱、氧化黄心树宁碱、柳叶木兰碱和白兰花碱。

植物形态 常绿乔木，高10～20米；树皮灰色，幼枝和芽被白色柔毛。叶薄革质，互生，卵状椭圆形或长圆形，长10～25厘米，宽4～9厘米，两端均渐狭，两面无毛或于下面被疏毛，小脉网状；叶柄长1.5～2厘米，上有短的托叶痕迹，约为柄全长的1/3或1/4。花白色，单花腋生，极香，长3～4厘米；萼片长圆形；花瓣线状，长3.2厘米；雄蕊多数，多列，花丝扁平；心皮多数，胚珠在每心皮内多于2个，螺旋状排列于延长有柄的花托上，子房被毛，柱头头状。果近球形，由多数开裂的心皮组成，多不结实。花期7月。

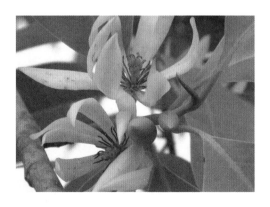

生长特性 原产喜马拉雅地区。喜光照充足、暖热湿润和通风良好的环境，不耐寒，不耐阴，也怕高温和强光，宜排水良好、疏松、肥沃的微酸性土壤，最忌烟气、台风和积水。福建、广东、广西、云南、四川、江苏、浙江等地均有栽培。

采集方法 夏末秋初花开时采收，鲜用或晒干。

药材性状 花呈狭钟形，长2～3厘米，红棕色至棕褐色。花被片多为12片，外轮狭披针形，内轮较小；雄蕊多数，花药条形，淡黄棕色，花丝短，易脱落；心皮多数，分离，柱头褐色，外弯，花柱密被灰黄色绒毛。花梗长2～6毫米，密被灰黄色细绒毛。质脆，易破碎。气芳香，味淡。

药理作用 用其蒸馏液（1：4）做动物实验，镇咳（氨水引咳法）、祛痰（酚红法）、平喘（组织胺致喘）的作用都不强；加入哥王及地龙等制成复方则可提高疗效。

药用功效 止咳、化浊，主治慢性支气管炎、前列腺炎、妇女白带异常。

用法用量 内服：煎汤，15～25克。

方剂选用 ① 治疗慢性气管炎：取白兰花叶500克，加水1升，经2次蒸馏，取回蒸馏液125毫升，即为玉兰露。玉兰露每日20毫升，顿服。2.治咳嗽：白兰花7朵，水煎调适量蜂蜜服，每日1剂。3.治脾虚湿热的白带异常：白兰花10克、薏苡仁30克、白扁豆30克、车前子5克，煎服。

注意事项 孕妇禁用。

清热化痰药

本类药物有清热化痰、润燥化痰的功效。主治由于热痰壅肺引起的咳嗽气喘、痰多黄稠。

前胡

性味 微寒，苦、辛。
拉丁文 Radix Peucedani
英文 Common Hogfennel Root

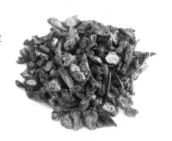

别名 土当归、野当归、独活。

来源 伞形科植物白花前胡或紫花前胡的根。

成分 含紫花前胡苷、紫花前胡素、紫花前胡次素、印枳素、3′-异戊酚-4′-0-当归酰-3′，4′-二氢花椒树皮素、伞形花内酯等。

植物形态 多年生草本，高 30～120 厘米。根圆锥形。茎直立，单一，上部分枝。基生叶和下部叶纸质，圆形至宽卵形。复伞形花序，顶生或腋生，花瓣白色，广卵形或近于圆形，先端有向内曲的舌片。双悬果椭圆形或卵圆形，光滑无毛。花期 8～10 月，果期 10～11 月。

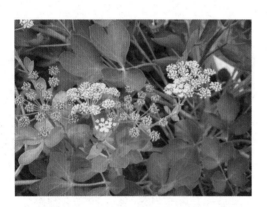

生长特性 生于山坡、林缘或灌丛、草地。分布于山东、河南、安徽、江苏、浙江等地。

采集方法 冬季至次春茎叶枯萎或未抽花茎时采挖，除去须根，晒干或低温干燥。

药材性状 主根形状不一，圆锥形或纺锤形，稍弯曲。表面黑褐色或灰黄色。根头部有茎痕及残留的粗毛（叶鞘）。根的上端密生环纹，多发黑，下部有纵沟及纵皱纹，并有横列皮孔和须根痕。质较柔软，易折断；有香气，味甘而后苦。

药理作用 ① 祛痰作用：用麻醉猫收集气管黏液分泌的方法证明，口服紫花前胡煎剂能显著增加呼吸道黏液的分泌。② 止咳作用：用 1% 碘液注入猫的胸膜腔引起咳嗽，服煎剂可止咳。

药用功效 散风清热、降气化痰。

用法用量 内服：煎汤，7.5～15 克；或入丸、散。

方剂选用 ① 治咳嗽、涕唾稠黏，心胸不利，时有烦热：前胡 50 克（去芦头）、麦门冬 75 克（去心）、贝母 50 克（煨微黄）、桑根白皮 50 克（锉）、杏仁 25 克（汤浸，去皮、尖，麸炒微黄）、甘草 0.5 克（炙微赤，锉），上药捣筛为散。每服 20 克，以水 200 毫升，加入生姜 0.25 克，煎煮，去滓，不计时候，温服。② 治肺热咳嗽、痰壅、气喘不安：前胡 75 克（去芦头），贝母（去心）、白前各 50 克，麦门冬 75 克（去心，焙），枳壳 50 克（去瓤、麸炒），赤芍、麻黄（去根节）各 75 克，大黄 50 克（蒸），上 8 味，细切，如麻豆。每服 15 克，以水煎取七分，去滓，食后温服，每日服 2 次。

注意事项 恶皂荚，畏藜芦。

桔梗

性味 平，苦。
拉丁文 Radix Platycodonis
英文 Balloonflower Root

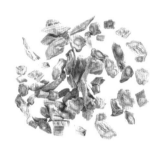

别名 铃当花、白药、土人参、符蔰、利如、梗草、卢如、房图、荠苨、苦梗、苦桔梗、大药。

来源 桔梗科植物桔梗的根。

成分 根含皂苷，已知其成分有远志酸、桔梗皂苷元及葡萄糖，又含菠菜甾醇、α-菠菜甾苷-β-D-葡萄糖苷、白桦脂醇，并含菊糖、桔梗聚糖。从桔梗得到 3 个三萜烯类物质：桔梗酸 A、桔梗酸 B、桔梗酸 C。

植物形态 多年生草本，有白色乳汁。茎上部稍分枝，微被白粉。茎中下部叶对生或轮生，上部叶互生，卵形或卵状披针形，边缘具不整齐锐锯齿，下面微被白粉。叶近于无柄，生于茎中、下部的叶对生或 3～4 片轮生，茎上部的叶有时为互生；叶片卵状披针形，长 3～6 厘米，宽 1～2.5 厘米，先端尖，基部楔形或近圆形，边缘有锯齿。花大，花萼钟状，花冠阔钟状，紫蓝色或蓝白色。蒴果倒卵形，具宿萼。花期 7～9 月，果期 8～10 月。

生长特性 野生于山坡草丛中。我国大部分地区

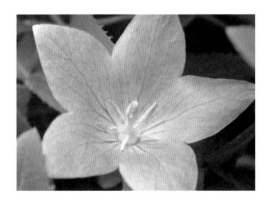

均有分布，主产于安徽、河南、湖北、辽宁、吉林、河北、内蒙古等地。

采集方法 春秋两季采收，而以秋采者质量较佳。挖取后去净苗叶，洗净泥土，浸水中，刮去外皮，晒干。

药材性状 干燥根呈长纺锤形或长圆柱形。下部渐细，有时分歧稍弯曲，顶端具根茎（芦头），上面有许多半月形茎痕（芦碗）。表面白色或淡棕色，皱缩，上部有横纹，通体有纵沟，下部尤多，并有类白色或淡棕色的皮孔样根痕，横向略延长。质坚脆，易折断。气无，味微甘而后苦。以粗细均匀、坚实、洁白、味苦者佳。

药理作用 ① 祛痰作用：麻醉犬口服煎剂后，呼吸道黏液分泌量显著增加，作用强度可与氯化铵相比。② 其他作用：家兔内服桔梗的水或酒精提取物均可使血糖下降，对四氧嘧啶引起的家兔糖尿病作用更加显著。

药用功效 宣肺、利咽、祛痰、排脓，用于咳嗽痰多、胸闷不畅、咽喉肿痛、支气管炎、肺脓肿、胸膜炎。

用法用量 内服：煎汤，5～10 克；入丸、散。

方剂选用 ① 治肺痈，咳而胸满、振寒脉数、咽干不渴、时出浊唾腥臭、久久吐脓如米粥者：桔梗 50 克、甘草 100 克，上 2 味，以水 3 升，煮取 1 升，温时再服，则吐脓血也。② 治咳嗽喘急不定：桔梗 75 克，捣罗为散，用童子小便 500 毫升升，煎取四合，去滓温服。

注意事项 阴虚久嗽、气逆及咳血者忌服。

川贝母

性味 凉，苦、甘。
拉丁文 Bulbus Fritillariae Unibracteatae
英文 Unibract Fritillary Bulb

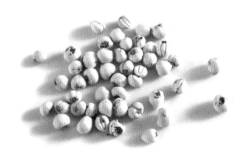

别名 黄虻、贝母、空草、贝父、药实、苦花、苦菜、勤母。

来源 百合科多年生草本植物川贝母、暗紫贝母、甘肃贝母或梭砂贝母的鳞茎。前三者按性状不同分别习称"松贝""青贝""炉贝"。

成分 川贝商品较复杂，从商品川贝中分出贝母丙素、川贝母碱、西贝母碱等。甘肃贝母含岷贝碱及岷贝分碱、青贝碱。芦贝中含芦贝碱。

植物形态 多年生草本，高 15～55 厘米。鳞茎圆锥形或近球形，直径 5～12 毫米。茎直立，绿色或微带褐紫色，具细小灰色斑点。叶片通常下端对生，上端 3 叶轮生，少为互生；叶片线形，先端卷曲呈卷须状。花单生于茎顶，少有 2 朵，下垂，钟状；花被 6 片，菱状椭圆形，外轮 3 片较狭，先端钝圆或梢尖，黄绿色，具紫色方块纹及脉纹；雄蕊 6 个，长 1～1.5 厘米；子房 3 室，花柱较粗。蒴果六角矩形。种子薄而扁平，半圆形，黄色。花期 6 月，果熟期 8 月。暗紫贝母形态与卷叶贝母相似，唯本种鳞茎圆锥形，叶下部的常对生，上部的互生或近对生，线形或线状披针形，先端不卷曲。花被片长 2～2.5 厘米，外轮长椭圆形，内轮矩状倒卵形，外面浓紫色，内面黄绿色并带不规则的紫色斑点及脉纹；花丝密被短毛。

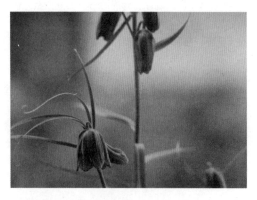

生长特性 生于高山草地或湿润的灌木丛中。分布于四川、西藏、云南、甘肃、青海等地。

采集方法 夏秋季或积雪融化时采挖，除去须根、粗皮及泥沙，晒干或低温干燥。

药材性状 呈类圆锥形或近球形，表面类白色。外层鳞叶 2 瓣，大小悬殊，大瓣紧抱小瓣，未抱部分呈新月形，习称"怀中抱月"；顶部闭合，内有类圆柱形、顶端稍尖的心芽和小鳞叶 1～2 枚。质硬而脆，断面白色，富粉性。气微，味微苦。

药理作用 本品所含生物碱有明显的镇咳祛痰作用。川贝母流浸膏也有祛痰作用。川贝母碱有降压作用。西贝母碱能使豚鼠离体子宫张力增加，有解痉作用；还能抑制大肠杆菌及金黄色葡萄球菌的生长繁殖。

药用功效 清热润肺、化痰止咳，用于治疗肺热燥咳、干咳少痰、阴虚劳嗽、咯痰带血。

用法用量 内服：煎汤，5～15 克；入丸、散。外用：研末撒或调敷。

方剂选用 ① 治肺热咳嗽多痰、咽喉中干：川贝母（去心）、杏仁（汤浸去皮、尖，炒）各 75 克，捣为末，炼蜜丸如弹子大，含化咽津。② 治百日咳：白花蛇舌草 5 克，川贝母 10 克，生甘草 10 克，上 3 味粉碎，过筛，混合均匀。口服，每次 1.5～3 克，1 日 3 次。

注意事项 脾胃虚寒及有湿痰者不宜。

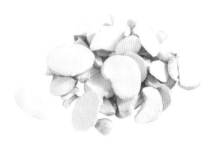

浙贝母

性味 寒，苦。

拉丁文 Bulbus Fritillariae Thunbergii

英文 Thunberg Fritillary Bulb

别名 大贝母、贝母、象贝母、珠贝母、元宝贝。

来源 百合科浙贝母的干燥鳞茎。

成分 鳞茎含浙贝母碱、去氢浙贝母碱、贝母醇。此外还有四种含量极少的生物碱：贝母丁碱、贝母芬碱、贝母辛碱和贝母替定碱。日本产的浙贝鳞茎中还分离出了浙贝母碱的葡萄糖苷。

植物形态 多年生草本。鳞茎半球形，直径1.5～6厘米，有2～3片肉质的鳞片。茎单一，直立，圆柱形，高50～80厘米。叶无柄；茎下部的叶对生，罕互生，狭披针形至线形，长6～17厘米，宽6～15毫米；中上部的叶常3～5片轮生，罕互生，叶片较短，先端卷须状。花单生于茎顶或叶腋，花梗长1～1.5厘米；花钟形，俯垂；花被6片，2轮排列，长椭圆形，先端短尖或钝，淡黄色或黄绿色，具细微平行脉，内面并有淡紫色方格状斑纹，基部具腺体；雄蕊6，花药基部着生，外向；雌蕊1，子房3室，每室有多数胚珠。蒴果卵圆形，直径约2.5厘米，有6条较宽的纵翅，成熟时室背开裂。种子扁平，近半圆形，边缘具翅。

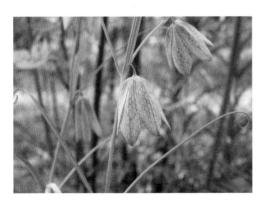

生长特性 生于湿润的山脊、山坡、沟边及村边草丛中。分布于浙江、江苏、安徽、湖南等地。

采集方法 初夏植株枯萎时采挖，洗净。

药材性状 为鳞茎外层的单瓣鳞片。一面凸出，一面凹入，呈元宝状，瓣长1.7～4厘米，厚7～17毫米。表面白色，或带淡黄色，被有白色粉末，质硬而脆，易折断，断面不齐，白色或淡黄色，富粉性。气微，味苦。

药理作用 ① 对平滑肌及腺体的作用：浙贝母碱在低浓度时对支气管平滑肌有明显扩张作用，高浓度则显著收缩。② 对循环系统及呼吸的作用：浙贝母生物碱大剂量可使狗、猫及兔血压降低，呼吸抑制，少量可使兔血压微升，离体蛙心或兔心灌流可使心脏搏动立即停止。

药用功效 清热化痰、开郁散结，用于风热、燥热、痰火咳嗽、肺痈、乳痈、瘰疬、疮毒、心胸郁闷。

用法用量 内服：煎汤，7.5～15克；入丸、散。外用：研末撒。

方剂选用 ① 治感冒咳嗽：浙贝母、知母、桑叶、杏仁各15克，紫苏10克，水煎服。② 治痈毒肿痛：浙贝母、连翘各15克，金银花30克，蒲公英40克，水煎服。③ 治咽喉肿痛：大黑枣每个去核，装入五倍子1个（去虫，研）、浙贝母1个（去心，研），用泥裹，煨存性，共研极细末，加薄荷叶末少许、冰片少许，贮瓷瓶内。临用吹患处，任其呕出痰涎。

注意事项 不能与草乌、川乌、附子同用。

化痰止咳平喘类 —— 清热化痰药

瓜蒌仁

性味 寒，甘、微苦。
拉丁文 Fructus Trichosanthis
英文 Snakegourd Seed

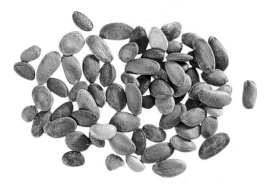

别名 蒌仁、栝楼仁、瓜蒌子、双边瓜蒌子。
来源 葫芦科瓜蒌或双边瓜蒌、大子瓜蒌的种子。
成分 瓜蒌仁含苷、皂苷、有机酸及其盐类（如草酸钙）、树胶、树脂、脂肪油及色素等。

植物形态 ① 瓜蒌为多年生草质藤本。茎有棱线，卷须2～3歧。叶互生，叶片宽卵状心形，长宽相近，浅裂至深裂，边缘常再分裂，小裂片较圆，两面稍被毛。花冠白色，裂片扇状倒三角形，先端流苏。果实椭圆形至球形，果瓤橙黄色。花期6～8月，果期9～10月。② 双边瓜蒌为多年生草质藤本。根粗壮。茎细长，具棱，幼时被褐色短柔毛；卷须腋生，先端2歧。叶互生；宽卵状浅心形，裂片披针形或狭倒卵形，锐尖，边缘具疏齿，两面无毛或基部稍被毛，有粗糙斑点。花冠白色，5裂，裂片细裂成流苏状；瓠果，宽椭圆形或球形，橙黄色，光亮。

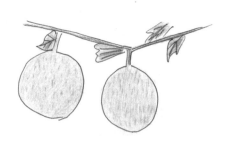

生长特性 ① 瓜蒌常生长于海拔200～1800米的山坡林下、灌丛中、草地和村旁田边。分布于华北、华东、中南，以及辽宁、四川、贵州、云南。② 双边瓜蒌分布于江西、湖北、四川、贵州、云南、陕西、甘肃。

采集方法 秋季果实成熟时，连果梗剪下，置通风处阴干。

药材性状 ① 瓜蒌子扁平椭圆状，外皮平滑，灰褐色，尖端有一白色凹点状的种脐，四周有宽约1毫米的边缘。种皮坚硬，内含种仁2瓣，类白色，富油性，外被绿色的外衣（内种皮）。气微弱。② 双边瓜蒌子为植物双边栝楼的种子，形状与栝楼子相类似，但较大，极扁平，一端平截成矩形，一端圆或略尖，表面略粗糙，暗棕色或紫棕色。

药理作用 ① 体外实验具抗癌活性：醇制剂对直肠癌、结肠癌、绒毛膜上皮癌等癌细胞均有抑制作用。醇制剂及20%水煎剂在动物体内对移植性小鼠肉瘤 S_{180}、艾氏腹水癌均有抑制其生长的作用。② 20%的全瓜蒌水煎剂和60%的醇提取物在体外对肝癌癌细胞有致死作用；分别实验则果皮的作用较种仁好。

药用功效 清热涤痰、宽胸散结、润燥滑肠，主治肺热咳嗽、痰浊黄稠、胸痹心痛、结胸痞满、乳痈、肺痈、肠痈肿痛、大便秘结。

用法用量 内服：煎汤，15～20克；入丸、散。外用：研末调敷。

方剂选用 ① 治咳痰不止：瓜蒌仁50克、文蛤3.5克，研为末，以浓姜汁调和，做成丸弹子大，含之。② 治热游丹肿：瓜蒌仁末100克，醋调涂。

注意事项 脾虚便溏及湿痰、寒痰者忌用，正在服含草乌、川乌、附子制品者禁用。

竹茹

性味 微寒，甘。
拉丁文 Caulis Bambusae in Taenia
英文 Bamboo Shavings

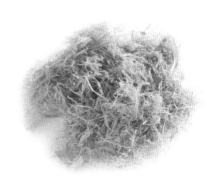

别名 竹皮、竹二皮、竹二青、青竹茹。
来源 禾本科莳竹属植物青竿竹、慈竹属植物大头典竹等的茎秆去外皮刮出的中间层。
成分 含酚性成分、氨基酸、有机酸、糖类，尚含涩味质等。

植物形态 多年生常绿乔木或灌木。秆高6～8米，直径3～4.5厘米。节间壁厚，长30～36厘米，幼时被白粉。节稍隆起。分枝常于秆基部第一节开始分出，数枝簇生节上。箨鞘背面无毛，干时肋纹稍缒起，先端呈不对称的拱形，外侧一边稍下斜至箨鞘全长的1/10～1/8。箨耳稍不等大，靠外侧1枚稍大，卵形，略波褶，边缘被波曲状刚毛，小的1枚椭圆形。箨舌高2.5～3.5毫米，边缘被短流苏毛，片直，呈不对称三角形或狭三角形，基部两侧与耳相连，连接部分宽约0.5厘米。叶披针形至狭披针形，背面密生短柔毛。

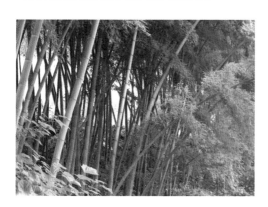

生长特性 生长于山坡、路旁或栽培。主产于广东、海南。

采集方法 全年均可采集，取新鲜茎，除去外皮，将稍带绿色的中间层刮成丝条，或削成薄片，捆扎成束，阴干。

药材性状 本品为不规则的丝条，卷曲成团或长条形薄片。宽窄厚薄不等，浅绿色或黄绿色。体轻松，质柔韧，有弹性。气微，味淡。

药理作用 竹茹含有竹茹粉，对白色葡萄球菌、枯草杆菌、大肠杆菌、伤寒杆菌均有较强的抑制作用。

药用功效 清热化痰、除烦止呕，主治由痰热所致的咳嗽或心烦不眠、胃热呕吐。

用法用量 煎服。6～10克。

方剂选用 ① 治百日咳：竹茹9克、蜂蜜100克，竹茹煎水，兑入蜂蜜中，煮沸服。每日1剂，连服3剂。② 治虚烦不可攻：竹茹2000克，以水4升，煎至3升，去滓，分温5服，徐徐服之。③ 治齿龈间血出不止：生竹茹100克，醋煮含之。

注意事项 寒痰咳喘、胃寒呕逆及脾虚泄泻者禁服。

竹沥

性味 寒，甘、苦。
拉丁文 Succus Bambusae
英文 fresh bamboo juice

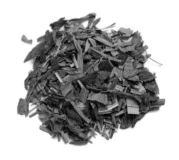

别名 竹汁、淡竹沥、竹油。
来源 禾本科植物淡竹的茎用火烤灼而流出的液汁。
成分 本品含愈创木酚等酚性成分、甲酸等酸性成分、谷氨酸及糖类等。

植物形态 植株木质化，呈乔木状。竿高6～18米，直径5～7厘米，成长后仍为绿色，或老时为灰绿色，竿环及箨环均甚隆起。箨鞘背面无毛或上部具微毛，黄绿至淡黄色具有灰黑色之斑点和条纹；箨及其蟹毛均极易脱落；箨叶长披针形，有皱褶，基部收缩；小枝具叶1～5片，叶鞘鞘口无毛；叶片深绿色，无毛，窄披针形，宽1～2厘米，次脉6～8对，质薄。穗状花序小枝排列成覆瓦状的圆锥花序；小穗含2～3花，顶端花退化，颖1或2片，披针形，具微毛；外稃锐尖，表面微毛；内稃先端有2齿，生微毛；鳞被3至1枚或缺如，披针形；花药在开花时，以具有甚长之花丝而垂悬于花外；子房呈尖卵形，顶生一长形之花柱，柱头3枚，呈扫帚状。笋期4～5月，花期10月至次年5月。

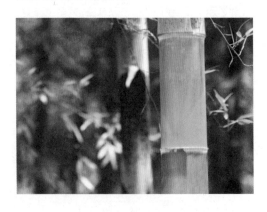

生长特性 生于山坡、路旁或栽培，主产于山东、河南及长江流域以南各地。

采集方法 取鲜竹竿，截成30～50厘米长，两端去节，劈开，架起，中部用火烤之，两端即有液汁流出，以器盛之。

药材性状 为青黄色或黄棕色液汁，透明，具焦香气。以色泽透明者为优。

药理作用 本品有明显的镇咳、祛痰作用。

药用功效 清热滑痰、镇惊利窍，治中风痰迷、肺热痰壅、惊风、癫痫、壮热烦渴、子烦、破伤风。

用法用量 内服：冲服，50～100克；入丸剂或熬膏。

方剂选用 ① 治中风口噤不知人：竹沥200毫升分次服。② 治风痱四肢不收，心神恍惚、不知人、不能言：竹沥200毫升、生葛汁100毫升、生姜汁25毫升，上3味相和温暖，分3次服用，早、中、晚各1服。③ 治产后身或强直，口噤面青、手足强反张：饮竹沥1升。④ 治妊娠常若烦闷，此名子烦：茯苓15克、竹沥200毫升、水800毫升，煎取400毫升，分3次服，不差重作，亦时时服竹沥。

注意事项 寒嗽及脾虚便溏者忌服。

天竹黄

性味 寒，甘。
拉丁文 Concretio Silicea Bambusae
英文 Tabasheer

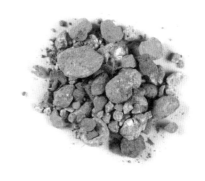

别名 天竺黄、竹黄、竹膏、竹糖。
来源 禾本科植物青皮竹或华思劳竹等秆内的分泌液干燥后的块状物。
成分 含氢氧化钾，硅质、二氧化硅，另含微量胆碱、甜菜碱、氰苷、核酸酶、尿素酶、解朊酶、糖化酶、乳化酶以及氧化酶、氧化铅、氢氧化钾、氧化铁、氧化钙等。

植物形态 青秆竹：植株密丛生；秆直立，高9～10米，先端弓形或稍下垂；节间圆柱形，极延长，秆材厚3～5厘米；节明显，秆箨脱落性，坚硬，光亮，幼时被紧贴的柔毛，很快变秃净；箨耳小，矩圆形，两面被小刚毛；枝丛生，主枝极纤细，余者3～4枝中等，其他的更短，近相等。华思劳竹：秆皮薄，节环不隆起，节间极细长，微具硅质，且贴生微毛；箨鞘口部的刚毛显著而发达，箨耳退化或近于退化。

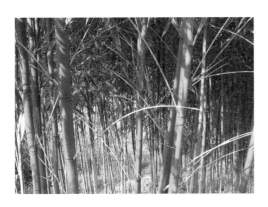

生长特性 生于山坡或丛林中。主要分布于云南等地。

采集方法 冬季采收，砍取竹秆，剖取竹黄，晾干。本品大多采用火烧竹林的方法，使竹受暴热后，竹沥溢在节间凝固而成，然后剖取晾干。

药材性状 本品呈不规则的颗粒状、块状或片状，大小不一。表面乳白色、黄白色、灰白色或灰蓝色。体轻。质脆，易碎，破断面洁白色，稍有光泽，用手触之有滑感。无臭，味淡。用舌舐之粘舌，嚼之有沙砾感。吸水性强，但不溶解于水。

药理作用 对常见化脓性球菌和肠道致病菌均有较强的抑制作用。

药用功效 清热豁痰、凉心定惊，治热病神昏谵妄、中风痰迷不语、小儿惊风抽搐、癫痫。

用法用量 内服：煎汤，5～15克；入丸、散。

方剂选用 ① 治伤风瘟疫、身热昏睡、气粗、风热痰塞壅嗽、惊风抽搐、中暑，亦治妇女白带：天竹黄50克，雄黄5克（水飞），辰砂、麝香25克（各别研），天南星200克（腊月酿牛胆中，阴干百日，如无，只将生者去皮脐，炒干用），研为细末，煮甘草水和丸，皂子大，温水化下服；百日小儿，每丸分3～4次服，五岁1～2丸，大人3～5丸。伏暑用盐少许，嚼1～2丸，新水送下；腊月中，雪水煮甘草和药尤佳。② 治小儿急惊风：青黛、轻粉各5克，牵牛末25克，天竹黄10克，研为末，白面糊丸，如小豆大，每20丸，薄荷汤下。③ 治鼻衄不止：天竹黄、川芎各0.5克，防己25克，以上3味捣研为散。每服5克，新汲水调下；肺损吐血，用药10克、生面5克，水调下，并食后服。

注意事项 脾胃虚弱者忌用。

海藻

性味 寒，苦、咸。
拉丁文 Sargassum
英文 kelp

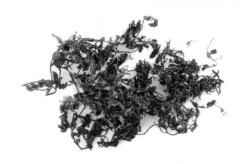

别名 落首、海萝、乌菜、海带花。

来源 马尾藻科植物海蒿子或羊栖菜的干燥藻体。

成分 羊栖菜含藻胶酸、粗蛋白、甘露醇、灰分、钾、碘。海蒿子含藻胶酸、粗蛋白、甘露醇、灰分、钾、碘，又含马尾藻多糖，其组成成分中含 D- 半乳糖、D- 甘露糖、D 木糖、L- 岩藻糖、D- 葡萄糖醛酸和多肽。

植物形态 羊栖菜：多年生褐藻，高 15 ~ 40 厘米，最高可达 2 米以上。藻体黄褐色，肥厚多汁，干后变黑；固着器由圆柱形假根组成。主干圆柱形，直立，四周互生侧枝和叶。叶棒状，全缘，先端常膨大中空。气囊腋生，纺锤形。生殖托腋生，雌雄异株。海蒿子：多年生褐藻，褐色。固着器盘状。主干圆柱形，直立，小枝互生，凋落后于主干上残留圆柱形迹。单叶，互生，叶形变化甚大，初生叶倒卵形、披针形，全缘，具中肋；次生叶较狭小，线形至披针形，中肋不明显。小枝末端常有气囊，圆球形。

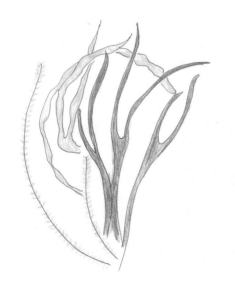

生长特性 生于低潮浅海水激荡处的岩石上。分布于辽宁、山东、福建、浙江、广东等沿海地区。

采集方法 夏、秋季从海中捞取或割取，去净杂质，用淡水洗净，晒干。

药材性状 全体卷曲皱缩成团块状。棕黑色或黑棕色，表面带一层白色盐霜，质脆易破碎。用水浸软后膨胀，黏滑柔韧。主干直立圆柱形，表面粗糙，主上有分枝，枝上生叶。叶呈线形或棍棒形，气囊球形、纺锤形或梨形。气腥，味咸。

药理作用 ① 降血脂作用：国外曾报道多种海藻（品种不明）能降低大鼠（高脂饮食）血清中胆固醇或脏器中胆固醇的含量，并认为其中所含之固醇，特别是 β- 谷甾醇作用最强。藻胶酸钠虽有降低血胆固醇作用，但不显著，而且能抑制大鼠的生长。② 血液扩容剂：其扩容效力与右旋糖酐相似，对肝、脾、肾、骨髓无伤害，一般无过敏，能增进造血功能。

药用功效 软坚散结、消痰、利水，用于治疗瘿瘤、瘰疬、睾丸肿痛、痰饮水肿。

用法用量 内服：煎汤，7.5 ~ 15 克；浸酒或入丸、散。

方剂选用 ① 治颌下瘰疬如梅李：海藻 50 克、酒 400 毫升，渍数日，稍稍饮之。② 治颈下卒结囊，渐大欲成瘿：昆布、海藻各等份，研末，蜜丸，如杏核大；含，稍稍咽汁，每日服 4 ~ 5 次。

注意事项 不宜与甘草同用。

昆布

性味 寒，咸。
拉丁文 Thallus Laminariae
英文 Kelp

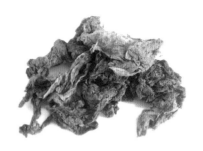

别名 纶布、海昆布。

来源 海带科植物海带或翅藻科植物昆布的干燥叶状体。

成分 海带富含多糖类成分藻胶酸和昆布素、甘露醇、无机盐。昆布含藻胶酸、粗蛋白、甘露醇、灰分、钾、碘。

植物形态 海带为大型褐藻，植物体为带状，长达6m以上。根状固着器粗纤维状，由数轮叉状分枝假根组成，假根末端有吸着盘。其上为圆柱状的短柄，长5～15厘米。柄的上端为叶状体，叶状体呈长带状，扁平、坚厚，鞘状，中部稍厚，两边较薄。生殖期在叶状体两面产生孢子囊。昆布与上种的主要区别为：植物体明显分为固着器、柄和带片散部分。带片为单条或羽状，边缘有粗锯齿。

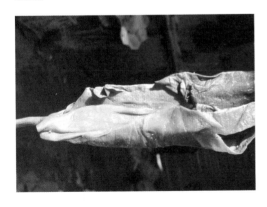

生长特性 ① 海带生于较冷的海洋中，多附生于大干潮线以下1～3米深处的岩礁上。分布于山东、辽宁一带沿海地区。目前已有人工养殖。② 昆布生于低潮线附近的岩礁上。分布于福建、浙江等沿海地区。

采集方法 夏、秋采收，从海中捞出，晒干。

药材性状 海带：叶状体多卷成不规则团块。全体绿黑色或黑褐色，少有棕黄色。表面被有白色盐霜，革质而脆硬或质薄而脆。叶片长带状，革质或质薄柔滑，半透明状，中部较厚，由中部向两侧渐薄，全缘或有波状皱褶。气腥，味咸。昆布：叶状体卷成不规则团块。全体黑褐色或深棕色，表面被有白色盐霜。革质而硬脆。叶片中央部分厚，自其两侧呈1～2回羽状深裂，裂片长舌状，革质柔滑。表面有细纵皱纹，叶缘有疏锯齿或全缘。气腥，味咸。

药理作用 ① 对甲状腺产生的作用：其作用是由所含的碘、碘化物引起的。昆布可用来纠正由缺碘而引起的甲状腺功能不足，同时也可以暂时抑制甲状腺功能亢进的新陈代谢率而减轻症状，但不能持久。② 降压作用：海带氨酸具有降压作用，海带氨酸单枸橼酸盐对麻醉兔静脉注射，可使血压短暂下降，此作用不被阿托品阻断。

药用功效 软坚散结、消痰、利水，用于治疗瘿瘤、瘰疬、睾丸肿痛、痰饮水肿。

用法用量 内服：煎汤，5～15克；入丸、散。

方剂选用 ① 治瘿气结核、瘤瘤肿硬：昆布50克（洗去咸味），捣罗为散。每用5克，以绵裹于好醋中浸过，含咽津，觉药味尽，即再含之。② 治瘿气初结、咽喉中壅闷，不治即渐渐肿大：槟榔150克、海藻100克（洗去咸）、昆布150克（洗去咸水），全部捣为末，炼蜜和丸，如小弹子大，常含1丸咽津。

注意事项 脾胃虚寒者忌服。

黄药子

性味 平，苦。
拉丁文 Rhizoma Dioscoreae Bulbiferae
英文 Air Potato Yam Rhizome

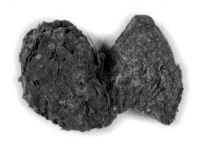

别名 黄药、黄药根、木药子、大苦。

来源 薯蓣科多年生草质藤本植物黄独的块茎。

成分 半干燥块茎含蔗糖、还原糖、淀粉、皂苷、鞣质，还含黄独素 B、黄独素 C 与薯蓣皂苷元。野生的含黄独素 A、黄独素 B、黄独素 C。

植物形态 多年生草质缠绕藤本。块茎单生，球形或圆锥形，直径 3 ~ 10 厘米，外皮暗黑色，密生须根。茎圆柱形，长可达数米，绿色或紫色，光滑无毛；叶腋内有紫棕色的球形或卵形的珠芽。叶互生；叶片广心状卵形，长 7 ~ 22 厘米，宽 7 ~ 8 厘米，先端尾状，基部宽心形，全缘，基出脉 7 ~ 9 条；叶柄扭曲，与叶等长成稍短。花单性，雌雄异株；小花多数，黄白色，呈穗状花序，腋生；花基部均有苞片 2，卵形，先端锐尖；雄花花被 6 片，披针形，雄蕊 6 个，花丝很短；雌花花被 6 片，披针形，先端钝尖，子房下位，3 室，花柱 3 裂。蒴果下垂，长椭圆形，有 3 个膜质的翅。花期 8 ~ 9 月，果期 9 ~ 10 月。

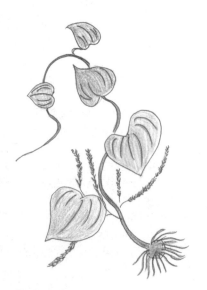

生长特性 生于山谷、河岸、路旁或杂林边缘。分布于安徽、江苏、浙江、福建、广东、广西、湖南、四川等地。河北、山东等地有栽培。

采集方法 夏末至冬初均可采挖，以 9 ~ 11 月产者为佳。将块茎挖出，去掉茎叶，洗净泥土，横切成厚 1 ~ 1.5 厘米的片，晒干。

药材性状 干燥的块茎为圆形或类圆形的片。表面棕黑色，有皱纹，密布短小的支根及黄白色圆形的支根痕。质坚脆，易折断，断面平坦或呈颗粒状。气微，味苦。

药理作用 能直接抑制心肌；对离体肠管有抑制作用，而对子宫则呈现强直性收缩和节律性收缩的作用。水煎剂有抑制金黄色葡萄球菌和多种皮肤真菌的作用。对肿瘤细胞有抑制作用。

药用功效 清热解毒、凉血清瘿，用于咽喉肿痛、痈肿疮毒、蛇虫咬伤、甲状腺肿、吐血、咯血。

用法用量 内服：煎汤，7.5 ~ 15 克。外用：捣敷或研末调敷。

方剂选用 ① 治吐血不止：黄药子 50 克，捣碎，用水煎，去滓温热服。② 治吐血：真蒲黄、黄药子各等份，用生麻油调，以舌舐之。③ 治鼻衄不止：黄药子 50 克，捣为散。每服 10 克，煎阿胶汤调下；良久，以新汲水调生面 1 匙投之。④ 治疮：黄药子 200 克，研为末，以冷水调敷疮上，干而旋敷之。

注意事项 痈疽已溃不宜服。

海蛤壳

性味	平，咸。
拉丁文	Concha Meretricis Seu Cyclinae
英文	Clam Shell

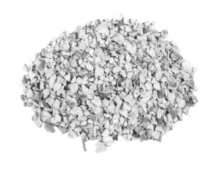

别名	海蛤、蛤壳。
来源	本品为帘蛤科动物文蛤或青蛤的贝壳。
成分	含碳酸钙、壳角质等。

动物形态 ① 文蛤：贝壳 2 片，坚厚，背缘略呈三角形，腹缘略呈圆形。壳顶突出，先端尖，微向腹面弯曲，位于贝壳背面中部略靠前方。小月面狭长，呈矛头状；面宽大，卵圆形。韧带黑褐色，粗短，凸出壳面。贝壳表面膨胀，光滑，被有一层光泽如漆的黄灰色壳皮。由壳顶开始，常有许多环形的褐色带。顶部具有齿状或波纹状褐色花纹。壳皮常磨损脱落，使壳面成为白色。贝壳内面白色，前后缘有时呈紫色。铰合部宽。② 青蛤：贝壳 2 片，近圆形。壳顶突出，位于背侧中央，尖端向前方弯曲。无小月面，面狭长，全部为韧带所占据，韧带黄褐色，不突出壳面。贝壳表面极凸出，生长线在顶部者细密，不甚显著，至腹面渐粗大，凸出壳面。壳面淡黄色或棕红色。壳内面为白色或淡肉色，边缘具有整齐的小齿。小齿愈近背缘愈大。铰合部狭长而平，左、右壳各具 3 个主齿。外套痕显明，外套窦深，自腹缘向上方斜伸至贝壳的中心部，后端宽，至前端渐狭，呈楔形。

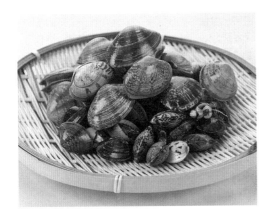

生长特性 生活于浅海泥沙或海底。我国沿海均有分布。

采集方法 夏秋季捕捞，去肉，洗净，晒干。

药材性状 ① 文蛤：扇形或类圆形，背缘略呈三角形，腹缘呈圆弧形。壳顶突出，位于背面，稍靠前方。壳外面光滑，黄褐色，同心生长纹清晰，通常在背部有锯齿状或微波状褐色花纹。壳内面白色，边缘无齿纹，前后壳缘有时略带紫色，铰合部较宽，右壳有主齿 3 个及前侧齿 2 个；左壳有主齿 3 个及前侧齿 1 个。质坚硬，断面有层纹。无臭，味淡。② 青蛤：类圆形，顶壳突出，位于背侧近中部。壳外面淡黄色或棕红色，同心生长纹凸出壳面略呈环肋状。壳内面白色或大胆红色，边缘常带紫色并有整齐的小齿纹，铰合部左右两壳均具主齿 3 个，无侧齿。

药理作用 本品有消炎、利尿、止血等作用。

药用功效 清热利水、化痰软坚，治热痰喘嗽、水肿、淋病、瘿瘤、积聚、血结胸痛、血痢、痔疮、崩漏、带下。

用法用量 内服：煎汤，10 ~ 20 克；入丸、散。

方剂选用 ① 治咳喘痰多：海蛤壳、半夏、桑皮、苏子、贝母各 15 克，瓜蒌 25 克，水煎服。② 治痰饮心痛：海蛤壳（烧为灰，研极细，过数日，火毒散，用之）、瓜蒌仁（蒂穰同研）各适量；上以海蛤入瓜蒌内，干湿得所为丸，每服 50 丸。

注意事项	畏狗胆、甘遂、芫花。

浮海石

性味 寒，咸。
拉丁文 Pumex
英文 Pumice

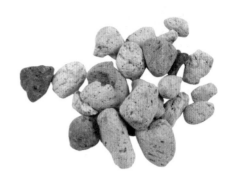

别名 石花、海石、水泡石、浮石、浮水石、羊肚石、海浮石。

来源 花为胞孔科脊突苔虫属动物脊突苔虫及分胞苔虫属动物瘤分胞苔虫等的骨骼。

成分 主要成分为碳酸钙，并含有少量镁、锌、铁、铝等元素。

矿物形态 ① 脊突苔虫：营固着生活的海生群体动物，雌雄同体。个虫很小，为囊状，前有口，口缘有马蹄状的突起，其上生有多数触手。消化管屈曲成"U"形，连接口与肛门，肛门亦在体的前端。体外分泌石灰质及胶状物质，形成树枝的群体骨髓，虫体死后，残留灰白色或灰黄色的珊瑚状骨髓。② 瘤分胞苔虫：群体瘤状、豌豆状或分叉状，淡黄色或黄褐色。个虫中等大小，排列不规则，口圆形或略方形，下缘具显著小腔，原生口位于群体外表，个体渐老，原生口渐向深处下陷，其表面逐渐由围口膜形成次生口，在口有两侧围口膜形成一对柱形物，其上具小的侧鸟头状，彼此斜着相对而生。在口的下缘围口膜又形成不同大小的长舌，伸向次生口内。围口膜的发达程度随年龄而不同。

生长特性 分布于山东、辽宁、广东、福建等沿海地区。

采集方法 全年可采，以夏季为多。自海中捞出，晒干。

药材性状 ① 脊突苔虫：为珊瑚样的不规则块状或略呈扁圆形或长圆形，直径 2 ~ 5 厘米。灰白色或淡黄色。上部表面多突起，呈叉状分枝，中部交织网状；叉状小枝长 2 ~ 5 毫米，直径约为 2 毫米，先端多折断，少数完整者呈钝圆形；底部表面较平坦。体轻，质硬而松脆，易砸碎，断面粗糙，密具细小孔道。气微腥，味微咸。入水中浮而不沉。② 瘤分胞苔虫：为不规则块状，直径 1.3 厘米。灰黄色或灰黑色。珊瑚状分枝短直径约 4 毫米，先端钝圆，极少折断。

药理作用 本品有消炎、利尿、止血等作用。

药用功效 清肺火、化痰、软坚、通淋，主治痰热喘嗽、老痰积块、瘿瘤、瘰疬、淋病、疝气等。

用法用量 内服：煎汤，15 ~ 25 克；入丸、散。外用：研末撒或水飞点眼。

方剂选用 ① 治卒咳嗽不止：浮海石 100 克，捣为末，炼蜜和丸如梧桐子大。每次以粥饮下 10 丸，日服 3 ~ 4 次。② 治小儿天哮、一切风湿燥热、咳嗽痰喘：浮海石、飞滑石、杏仁各 200 克，薄荷 10 克，研为极细末，每服 10 克，用百部煎汤调下。③ 治血淋、小便涩痛：浮海石为末，每服 10 克，生甘草煎汤调下。④ 治小肠气、茎缩囊肿：浮海石为末，每服 10 克，木通、灯芯草、赤茯苓、麦门冬煎汤调下。

注意事项 虚寒咳嗽者忌服。

瓦楞子

性味 平，甘、咸。
拉丁文 Concha Arcae
英文 Ark Shell

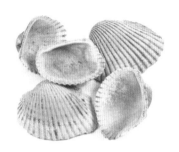

别名 蚶壳、瓦垄子、蚶子壳、魁蛤壳、花蚬壳、瓦垄蛤皮、血蛤皮。

来源 蚶科动物毛蚶、泥蚶或魁蚶的贝壳。

成分 泥蚶的贝壳中含碳酸钙、有机质，尚含少量镁、铁、硅酸盐、硫酸盐、磷酸盐和氯化物。煅烧后，碳酸钙分解，产生氧化钙等，有机质则被破坏。

动物形态 ① 泥蚶：海产贝类。壳高大于壳宽，壳表被有棕色壳皮，壳背面具放射肋纹18条，肋间沟较肋纹宽；放射纹仅后方数条光滑，其余均由粒状突起排列而成，顶端细密，至腹面粗糙；壳之前端钝圆，向后延伸，背面斜下，故后端尖瘦。② 毛蚶：壳高大于壳宽，壳顶突出，壳表被有棕褐色茸毛，顶部极易脱落，壳前端边缘均圆，左壳稍大于右壳，每壳具放射肋纹30～34条，肋纹与肋间沟宽度相等，壳的边缘亦有数目与肋纹及肋间沟相当的凹陷。③ 魁蚶：体形与毛蚶相似，但左右两壳相等，壳顶突并向内卷，位于背部前方，壳前端钝圆，向后渐瘦狭，背后方斜下，壳上具放射肋纹42～48条，光滑而整齐，肋纹与肋间沟宽度相等。

生长特性 分布于我国沿海地区。
采集方法 春秋季在浅海泥沙中采集。采得后洗

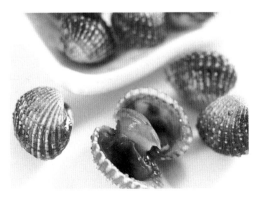

净泥沙，以沸水略煮，去肉取壳，晒干。

药材性状 ① 泥蚶：贝壳坚硬，卵圆形，两壳相等，壳背部两端略呈钝角，腹缘圆。壳表面白色，被褐色薄皮，有放射肋18～21条，肋上有显著的颗粒状结节。② 毛蚶：贝壳质坚厚，膨胀呈长卵圆形，两壳不等，右壳稍小，背侧两端略具棱角，腹缘前端圆，后端稍延长。壳表面白色，被褐色绒毛状表皮，放射肋突出较密，共35条左右，肋上方有方形小结节。③ 魁蚶：贝壳大，斜卵圆形，左右两壳稍不等，壳顶膨胀，稍接近，背部两侧略呈钝角，腹缘圆。

药理作用 本品所含碳酸钙有中和胃酸的作用。

药用功效 消痰化淤、软坚散结、制酸止痛，主治瘰疬、瘿瘤、癥瘕痞块、顽痰久咳、胃痛吐酸、牙疳、外伤出血、冻疮、汤火伤。

用法用量 内服：煎汤（宜久煎），15～25克；入丸、散。外用：研末调敷。

方剂选用 ① 治胃痛吐酸水、嗳气，甚则吐血：瓦楞子450克（醋煅7次）、乌贼骨300克、广皮150克（炒），研极细末，每日3次，每次服10克。② 治急性胃炎：瓦楞子9克（煅）、高良姜3克、香附6克、甘草6克，共研末，每次服6克，日服2次。③ 治烧烫伤：将煅瓦楞子研成细末，加冰片少许，用香油调匀，涂患处。

注意事项 使用前宜先煎。

牡荆叶

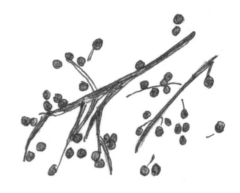

性味 温，辛、微苦。

拉丁文 Vitex negundo var.cannabifolia(Sieb. etZucc.)Hand.–Mazz.

英文 Chastetree

别名 荆叶。

来源 马鞭草科牡荆属植物牡荆的叶。

成分 鲜叶含挥发油，挥发油中主要成分为 β- 丁香烯，另含 α- 蒎烯、香桧烯、对聚伞花烃、桉油精、乙酸龙脑酯、环氧丁香烯等。

植物形态 落叶灌木或小乔木。高至 5 米，多分枝，有香味。新枝四方形，密被细毛。叶对生，间有三叶轮生；掌状 5 出复叶，枝端的间有 3 出复叶；中间 3 小叶披针形，长 6 ~ 10 厘米，宽 2 ~ 3 厘米，基部楔形，先端长尖，边具粗锯齿；两面绿色，并有细微油点，两面沿叶脉有短单毛，嫩叶背面毛较密；两侧小叶卵形；总叶柄长 3 ~ 6 厘米，密被黄色细毛。圆锥状花序顶生或侧生，长至 30 厘米，密被粉状细毛；小苞细小，线形，有毛，着生于花梗基部；花萼钟状，上端 5 裂；花冠淡紫色，长约 6 毫米或稍长，外面细毛密生，上端裂成 2 唇，上唇 2 裂，下唇 3 裂；雄蕊 4，2 强，伸出花管；子房球形，柱头 2 裂。浆果黑色，宿萼包蔽过半。花期 7 ~ 8 月。

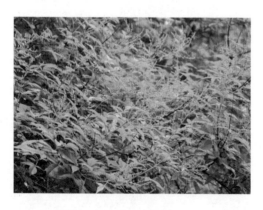

生长特性 多生于野外。主要分布于江苏、广西、浙江、湖南等地。

采集方法 8 ~ 9 月，当果实成熟时采收，晒干后，飏去灰屑杂质，藏干燥处。

药材性状 干燥的果实呈梨形或卵形，长 3 ~ 4 毫米，直径 2 ~ 3 毫米，棕色，基部呈短尖状，顶端截形，有花柱脱落的凹痕。表面光滑或有不明显的纵纹。多被有宿萼，萼筒顶端 5 齿裂，外面有 5 条明显的肋纹，并密枝灰白色短绒毛。果壳坚硬，内有黄白色种子数枚。气微弱，味淡。

药理作用 25% 煎液在体外有抑制金黄色葡萄球菌的作用，对大肠杆菌、绿脓杆菌抑制作用较弱。

药用功效 祛风化湿、祛痰平喘、解毒，主治伤风感冒、咳嗽哮喘、胃痛、腹痛、暑湿泻痢、脚气肿胀、风疹、瘙痒、脚癣。

用法用量 子: 煎汤，10 ~ 15 克，服用。根: 煎汤，15 ~ 25 克，内服。

方剂选用 ① 治风牙痛：牡荆茎同荆芥、荜茇各 25 克煎水漱。② 治脚气诸病：用牡荆茎于坛中烧烟，熏涌泉穴及痛处，汗出则愈。③ 治寒咳、哮咳：牡荆子 200 克，炒黄研末，每次 15 克，每日 3 次，开水送服。

橡皮木

性味 寒，甘、微苦。

拉丁文 Alstonia scholaris (Linn.) R. Br.

英文 Common Alstonia Leaf

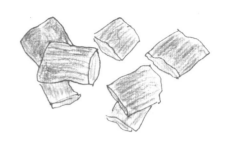

别名 凳板风、英台木、九度叶、金瓜南木皮、鸭脚树、大树将军、肥猪菜、灯台树。

来源 夹竹桃科鸡骨常山糖胶树的树皮及枝叶。

成分 皮部含狄他树皮米定、狄他树皮碱、鸭脚树叶碱、热嗪、氯化狄他树皮碱、狄他碱、狄他树皮低碱等生物碱，又含狄他树皮忒因、狄他树皮素、鸡骨常山酸、α-香树脂醇、α-香树脂醇乙酸酯、乙酸蛇麻脂醇酯、豆甾醇、β-谷甾醇、菜油甾醇或其异构体；叶含狄他树皮米定、狄他树皮碱、鸭脚树叶碱及匹克热里醛等生物碱；根含氧化狄他树皮碱、α-香树脂醇、α-香树脂醇乙酸酯、乙酸蛇麻脂醇酯、豆甾醇、菜油甾醇或其异构体。

植物形态 常绿乔木，高达 40 米，富含乳液。枝轮生。叶 4～7 轮生，窄圆形或倒卵状椭圆形，长 8～20 厘米，先端钝或钝圆，基部楔形，侧脉 40～50 对，脉距为 2～7 毫米，平行；叶柄长 1.2～2 厘米。聚伞花序顶生；萼短，5 裂；花冠白色，高脚碟状，喉部无鳞片，裂片在芽内左旋；雄蕊 5 个，花丝短；花柱 1 个，柱头与花药分离。蓇葖果线形，长 20～45 厘米，直径 3～7 毫米。

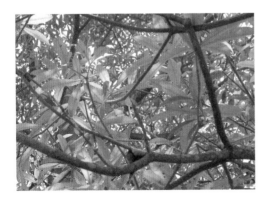

生长特性 喜生长在空气湿度大、土壤肥沃潮湿的环境，在水边、沟边生长良好。

采集方法 全年可采树皮或叶，晒干备用。

药材性状 块茎扁平，主块茎上周边着生数个突出的小侧芽，略似爪，直径 1～6 厘米，表面深棕色；质坚硬，角质。

药理作用 ① 祛痰、镇咳作用：家兔灌服橡皮木水溶液，有显著的祛痰作用（酚红法）。麻醉猫用电刺激喉上神经引咳法证明，腹腔注射橡皮木水溶液，对咳嗽频率略有降低。② 平喘作用：豚鼠腹腔注射橡皮木水溶液，能对抗乙酰胆碱喷雾引起的支气管痉挛，对组织胺喷雾者可延长其翻倒时间，但不能防止死亡。③ 对抗乙酰胆碱及组织胺的作用：在离体豚鼠回肠试验中，大剂量橡皮木水溶液能对抗高浓度乙酰胆碱对肠管的兴奋作用。④ 退热作用：家兔灌服橡皮木水溶液，对人工发热家兔有短时间的退热作用。

药用功效 清热解毒、止血消肿，治感冒、肺炎、百日咳、痧气胃痛、泄泻、妊娠呕吐、跌打创伤、溃疡出血。

用法用量 内服：煎汤，5～10 克。外用：研末撒。

方剂选用 ① 治百日咳、咳嗽、胃痛、腹泻、妊娠呕吐：橡皮木叶 15 克，炒毕，水煎服。② 治跌打损伤：橡皮木鲜叶，捣烂敷伤处。③ 治疟疾：橡皮木 5～15 克，水煎服。

注意事项 孕妇慎用。

鼠曲草

性味 凉，甘。
拉丁文 Herba Gnaphalii Affinis
英文 Cudweed Herb

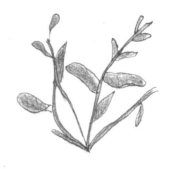

别名 清明菜、棉花菜、黄花曲草、天青地白。
来源 菊科植物鼠曲草的全草。
成分 全草含5%黄酮苷、0.05%挥发油、微量生物碱和甾醇、0.58%非皂化物、还含胡萝卜素、叶绿素、树脂、脂肪等。花含木樨草素 $4-\beta-D-$ 葡萄糖苷。茎叶富含维生素 B_2 和维生素C、挥发油、木樨草素、豆甾醇、氯化钾、花含鼠曲草素。

植物形态 鼠曲草为1年生或2年生草本，高10～50厘米。茎直立，密被白绵毛，通常自基部分枝。叶互生；下部叶匙形，上部叶匙形至线形，长2～6厘米，宽3～10毫米，先端圆钝具尖头，基部狭窄，抱茎，全缘，无柄，质柔软，两面均有白色绵毛，花后基部叶凋落。头状花序顶生，排列呈伞房状；总苞球状钟形，苞片多列，金黄色，干膜质；花全部管状，黄色，周围数层是雌花，花冠狭窄如线，花柱较花冠短；中央为两性花，花管细长，先端5齿裂，雄蕊5个，柱头2裂。瘦果椭圆形，长约0.5毫米，具乳头状毛，冠毛黄白色。花期4～6月，果期8～9月。

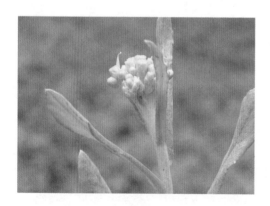

生长特性 野生于田边、山坡及路边。我国大部分地区有分布。

采集方法 春夏季花开时采收，除去杂质，晒干。

药材性状 干燥全草带有花序，茎灰白色，密被绵毛，质较柔软。叶片两面密被灰白色绵毛，皱缩卷曲，柔软不易脱落。花序顶生，苞片卵形，赤黄色，膜质，多数存在，花托扁平，花冠多数萎落。味微苦带涩。

药理作用 小鼠反复吸入浓氨水形成慢性咳嗽后，灌服鼠曲草煎剂，有一定的止咳作用。

药用功效 能疏风清热、止咳化痰、清热利湿。

用法用量 内服：煎汤，10～25克；研末或浸酒。外用：煎水洗或捣敷。

方剂选用 ① 风热感冒：鲜鼠曲草50克，金银花15克，水煎服。② 蚕豆病（胡豆黄）：鲜鼠曲草60克，车前草30克，茵陈15克，水煎当茶饮。③ 盆腔炎（妇女内生殖器炎症）：鼠曲草30克，灯芯草10克，水煎服。④ 肾盂肾炎：鼠曲草50克，车前草30克，灯芯草10克，水煎服。⑤ 口腔炎：鼠曲草60克，水煎，加蜂蜜当饮料饮用。⑥ 急性结膜炎（红眼病）：鼠曲草30克，野菊花15克，水煎服。

注意事项 过食损目。

望江南

性味 寒，苦。
拉丁文 Semen Cassiae Occidentalis
英文 Coffee Senna Seed

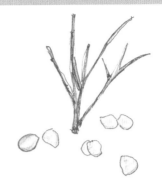

别名 金花豹子、金豆子、羊角豆、野扁豆、山绿豆、凤凰花草、黎茶。

来源 豆科望江南的种子。

成分 叶含二蒽酮葡萄糖苷；根含1，8-二羟基蒽醌、α-羟基蒽醌、大黄素、槲皮素以及由大黄素甲醚与大黄酚结合成的混二蒽酮等；嫩根含有大黄酚等。

植物形态 1年生灌木或半灌木状草本，高1～2米。茎直立，圆柱形，下部木质化，上部多分枝。双数羽状复叶，互生；叶柄长3～5厘米，柄上近基部有腺体1个；托叶卵状披针形；小叶3～5对，最下1对最小；小叶片卵形或卵状披针形，先端尖或渐尖，基部近于圆形，稍斜，边缘有细柔毛，小叶柄极短，上面密被细柔毛。伞房状总状花序腋生或顶生，花瓣5片，黄色，倒卵形或椭圆形。花期8～9月，果期10月。

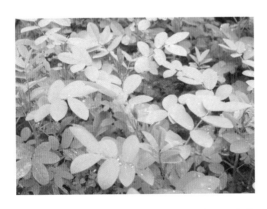

生长特性 生于沙质土壤的山坡或河边，现多栽培。分布于河北、山东、江苏、安徽、浙江、福建、台湾、广东、广西、云南等地。

采集方法 8月采收茎叶，晒干。

药材性状 干燥荚果呈圆柱形，微扁，两侧稍隆起，边沿棕黄色，中央有紫褐色长而宽的带，自尖端伸至他端，并有多列横凸纹；表面粗糙，具白色小点和稀疏的细毛。种子多数，卵形而扁。质地坚硬。味香，富黏液。

药理作用 叶、根、种子中所含的挥发油对多种细菌有抑制作用，也有报告无抗菌作用。水提取物对某些真菌有抑制作用。叶及茎的水煎剂及醇沉淀后的煎剂对豚鼠回肠和大鼠子宫有兴奋作用，使狗血压下降，前者对离体兔心有轻度兴奋作用，后者对大鼠后肢灌流的流量能显著减少之。非洲民间有用以治疗蛇咬伤，用其根治疗水肿，或作轻泻剂及解热药者。

药用功效 肃肺、清肝、和胃、消肿解毒，主治咳嗽、哮喘、脘腹痞痛、血淋、便秘、头痛、目赤、疔疮肿毒、虫蛇咬伤。

用法用量 内服：煎汤，10～15克；或捣汁。外用：捣敷。

方剂选用 ① 治肿毒：望江南叶适量，晒研，和醋敷；或酒下15克。② 治蛇头疔：鲜望江南叶50克，和白麻子捣烂敷贴患处。③ 治蛇伤：望江南叶50克，捣烂绞汁服，渣敷患处。④ 治血淋：望江南全草50克，水煎服。⑤ 治一般外科炎症：以望江南鲜叶适量捣烂外敷，用望江南全草100克或种子50克，水煎服。⑥ 治疗顽固性头痛：望江南叶50克，猪瘦肉250克，加盐适量，水煎服，每日1剂。

注意事项 孕妇慎服。

止咳平喘药

苦杏仁

性味	微温，苦。有小毒。
拉丁文	Semen Armeniacae Amarum
英文	Bitter Apricot Seed

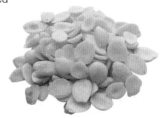

别名 杏仁。

来源 为蔷薇科植物山杏、西伯利亚杏、东北杏或杏的干燥成熟种子。

成分 含苦杏仁苷、脂肪油、蛋白质和各种游离氨基酸。苦杏仁苷受杏仁中的苦杏仁酶及樱叶酶等 $\beta-$ 葡萄糖苷酶水解，依次生成野樱皮苷和扁桃腈，再分解生成苯甲醛和氢氰酸。

植物形态 山杏：乔木，高达 10 米。叶互生，宽卵形或近圆形，先端渐尖，基部阔楔形或截形，叶缘有细锯齿；柄长，近叶基部有 2 腺体；先叶开花，花单生于短枝顶，无柄；萼筒钟形，带暗红色，5 裂，裂片比萼筒稍短，花后反折；花瓣 5，白色或淡粉红色。核果近球形，果肉薄，种子味苦。花期 3～4 月，果期 4～6 月。西伯利亚杏：小乔木或小灌木；叶卵形或近圆形，花小，直径 1.5～3 厘米；果肉薄，质较干，种子味苦。东北杏：乔木，叶椭圆形或卵形，先端尾尖，基部圆形，边缘具粗而深的重锯齿，锯齿狭而向上弯曲。杏与山杏基本相似，唯叶较大，基部近心形或圆形；果较山杏为大，果肉厚，种子味甜或苦。

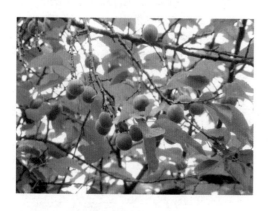

生长特性 多栽培于低山地或丘陵山地。主产于内蒙古、吉林、辽宁、河北、山西、陕西。

采集方法 夏季采收成熟果实，除去果肉及核壳，取种子晒干。

药材性状 种子呈扁心形。外皮黄棕色至棕色。顶端略尖，底部钝圆而厚。种皮薄，除去种皮后可见子叶两片，乳白色。无臭，味苦。

药理作用 本品所含的苦杏仁苷能轻度抑制呼吸中枢而起镇咳平喘作用；苦杏仁油对蛔虫、钩虫、蛲虫及伤寒杆菌、副伤寒杆菌有抑制作用，且有润滑性通便作用；此外，苦杏仁苷、苯甲醛和氢氰酸有微弱的抗癌作用；苦杏仁苷能增强免疫，过量则会引起中毒。

药用功效 降气、止咳平喘、润肠通便，用于治疗咳嗽气喘、胸满痰多、血虚津枯、肠燥便秘。

用法用量 内服：4.5～9 克，生品入煎剂。

方剂选用 治上气喘急：桃仁、苦杏仁（去皮、尖）各 25 克，上 2 味细研，水调生面少许，和丸如梧桐子大。每服 10 丸，生姜、蜜汤下，微利为度。

注意事项	阴虚咳嗽及大便溏泄者忌服。

苏子

性味 温，辛。
拉丁文 Fructus Perillae
英文 Perilla Fruit

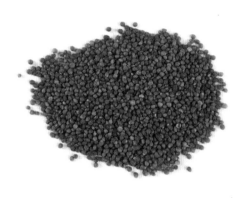

别名 黑苏子、野麻子、铁苏子。

来源 唇形科植物紫苏的干燥成熟果实。

成分 种子含脂肪油及维生素，还含挥发油，油中以油酸、亚油酸为主，其次为十六烷酸和少量异戊基-3-呋喃基甲酮、丁香酚及邻苯二甲酸二丁酯。

植物形态 1年生直立草本，高1米左右，茎方形，紫或绿紫色，上部被有紫或白色毛。叶对生，有长柄；叶片皱，卵形或卵圆形，长4～12厘米，宽2.5～10厘米，先端突出或渐尖，基部近圆形，边缘有粗锯齿，两面紫色或仅下面紫色，两面疏生柔毛，下面有细腺点，总状花序顶生或腋生，稍偏侧；苞片卵形，花萼钟形，外面下部密生柔毛；花冠二唇形，红色或淡红色；雄蕊4个，2强。小坚果倒卵形，灰棕色。花期6～7月，果期7～8月。

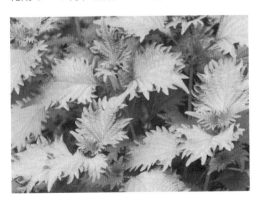

生长特性 产于湖北、江苏、河南、山东、江西、浙江、四川等地。

采集方法 秋季果实成熟时割取全株或果穗，打下果实，除去杂质，晒干。

药材性状 干燥的果实呈卵圆形或圆球形，长径0.6～3毫米，短径0.5～2.5毫米，野生者粒小，栽培者粒大。表面灰褐色至暗棕色或黄棕色，有隆起的网状花纹，较尖的一端有果柄痕迹。果皮薄，硬而脆，易压碎。种仁黄白色，富油质。气清香，味微辛。以颗粒饱满、均匀、灰棕色、无杂质者为佳。

药理作用 本品有抗癌及延长自发性高血压大鼠的存活率、提高大鼠生存能力等作用。

药用功效 下气、清痰、润肺、宽肠，治咳逆、痰喘、气滞、便秘。

用法用量 内服：煎汤，7.5～15克；捣汁饮或入丸、散。

方剂选用 ① 治小儿久咳嗽、喉内痰声如拉锯、老人咳嗽吼喘：苏子5克、八达杏仁50克（去皮、尖），老年人加白蜜10克，共研为末，大人每服15克，小儿服5克，白开水送下。② 治气喘咳嗽、食痞兼痰：苏子、白芥子、萝卜子各适量，洗净，微炒，击碎，看何证多，则以多者为主，余次之，每剂不超过15克。若大便素实者，临服加熟蜜少许，若冬寒，加生姜3片。

注意事项 气虚久嗽、阴虚喘逆、脾虚便滑者皆不可用。

百部

性味 微温，甘、苦。
拉丁文 Radix Stemonae
英文 Roor Of Sessile Stemona

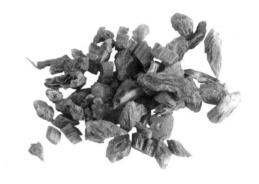

别名 百步、百部根、百条根、肥百部、咳药、穿扬、药虱药。

来源 为百部科直立百部、蔓生百部或对叶百部的干燥块根。

成分 块根含多种生物碱。蔓生百部：根含百部碱、百部定碱、异百部定碱、原百部碱、百部宁碱、华百部碱等。直立百部：根含百部碱、原百部碱、百部定碱、异百部定碱、对叶百部碱、霍多林碱、直立百部碱。对叶百部：根含百部碱、对叶百部碱、异对叶百部碱、斯替宁碱、次对叶百部碱、氧化对叶百部碱。

植物形态 多年生草本，高60～90厘米，全体平滑无毛。根肉质，通常作纺锤形，数个至数十个簇生。茎上部蔓状，具纵纹。叶通常4片轮生；卵形或卵状披针形，先端锐尖或渐尖。蒴果倒卵形而扁，花期5～6月。

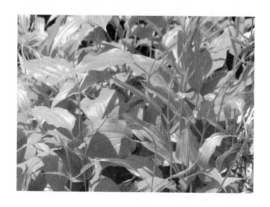

生长特性 生长于山地林下或竹林下。分布于山东、河南、安徽、江苏、浙江、福建、江西等地。

采集方法 春、秋二季采挖，除去须根，洗净，置沸水中略烫或蒸至无白心，取出，晒干。

药材性状 块根略呈纺锤形，平直或略弯曲，两端细，长4～18厘米，直径约1厘米。表面黄白色至土黄色，极皱缩，具不规则的深纵沟及纵皱。质硬，易折断。断面微带角质，淡黄白色至暗棕色，中心柱多扁缩。气微，味先甜而后苦。

药理作用 ① 抗菌作用：体外试验时，百部（品种未鉴定）煎剂及百部酒精浸液对多种致病菌如肺炎球菌、乙型溶血型链球菌、脑膜炎球菌、金黄色葡萄球菌、白色葡萄球菌与痢疾杆菌等有抑制作用。② 杀虫作用：蔓生百部与其他品种百部（品种未鉴定）的水浸液及乙醇浸液对蚊蝇幼虫、头虱、衣虱以及臭虫等皆有杀灭作用。

药用功效 润肺止咳，杀虫，主治百日咳、肺痨咳嗽、蛲虫病、阴道滴虫、头虱及疥癣。

用法用量 内服：煎汤，5～15克；浸酒或入丸、散。外用：煎水洗或研末调敷。

方剂选用 ① 治肺寒壅嗽、微有痰：百部150克（炒）、麻黄150克（去节）、杏仁40个，上研为末，炼蜜丸如芡实大，热水化下，加松子仁50粒，糖丸之，含化。② 治寒邪侵于皮毛，连及于肺，令人咳：桔梗7.5克，甘草2.5克（炙），白前7.5克，橘红5克，百部7.5克，紫菀7.5克，水煎服。③ 治暴嗽：百部藤根捣自然汁，和等份的蜜，沸汤煎成膏咽之。

注意事项 热嗽、水亏火炎者禁用。

紫菀

性味 温，苦。
拉丁文 Radix et Rhizoma Asteris
英文 Tatarian Aster Root

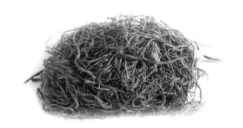

别名 紫菀、小辫儿、夹板菜、驴耳朵菜、软紫菀。
来源 为菊科植物紫菀的干燥根及根茎。
成分 根含紫菀酮、槲皮素、无羁萜、表无羁萜和挥发油，尚含紫菀皂苷，水解得常春藤皂苷元。

植物形态 多年生草本，高 1 ～ 1.5 米。根茎短，簇生多数细根，外皮灰褐色。茎直立，上部分枝，表面有沟槽。根生叶丛生，开花时脱落；叶片篦状长椭圆形至椭圆状披针形，先端钝，基部渐狭，延成长翼状的叶柄，边缘具锐齿，两面疏生小刚毛；茎生叶互生，几无柄，叶片狭长椭圆形或披针形，先端锐尖。花期 8 月，果期 9 ～ 10 月。

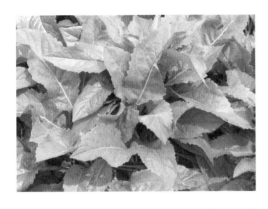

生长特性 生于低山阴坡湿地、山顶和低山草地及沼泽地。分布于黑龙江、吉林、辽宁、内蒙古、山西、河北、河南、陕西及甘肃等地。

采集方法 春、秋均可采挖，除去茎叶及泥土，晒干，或将须根编成小辫晒干，商品称为辫紫菀。

药材性状 根茎呈不规则块状。长短不一，直径 1.5 ～ 3.5 厘米。顶端有茎及叶柄残基，下端有时留有未除尽的直根，常具节，直或稍弯曲，淡黄棕色，质稍硬，根茎周围簇生多数细根，形如马尾，

长 3 ～ 15 厘米，直径 0.1 ～ 0.2 厘米，多辫结成辫状。表面紫红色或灰红色，有细条纹及细皱纹，质柔软，不易折断，断面灰白色，周边暗紫红色。气微香，味甜、微苦。

药理作用 ① 祛痰、镇咳作用：麻醉兔灌服煎剂，有显著祛痰作用（呼吸道分泌量测定法），作用可持续 4 小时以上；粗提取物口服对大鼠气管分泌物也有明显增加作用。② 抗菌作用：体外试验对大肠杆菌、痢疾杆菌（宋内氏）、变形杆菌、伤寒杆菌、副伤寒杆菌、绿脓杆菌及霍乱弧菌等有一定的抑制作用。

药用功效 润肺下气、消痰止咳，用于治疗痰多喘咳、新久咳嗽、劳嗽咳血。

用法用量 内服：煎汤，2.5 ～ 15 克；入丸、散。

方剂选用 ① 治久咳不瘥：紫菀（去芦头）、款冬花各 50 克，百部 25 克，3 物捣为散，每服 15 克，生姜 3 片，乌梅 1 个，同煎汤调下，食后、欲卧各 1 服。② 治伤寒后肺痿劳嗽，唾脓血腥臭，连连不止，渐将羸瘦：紫菀 50 克、桔梗 75 克（去芦头）、天门冬 50 克（去心）、贝母 50 克（煨令微黄）、百合 1.5 克、知母 1.5 克、生干地黄 75 克，捣筛为散，每服 200 克，以水煎，去滓，温服。③ 治小儿咳逆上气，喉中有声，不通利：紫菀 50 克，杏仁（去皮尖）、细辛、款冬花各 0.5 克，捣为散，2 ～ 3 岁小儿，每服 2.5 克，米饮调下，日服 3 次，量大小可依年龄加减。

注意事项 有实热者忌服。

款冬花

性味 温，辛、微苦。
拉丁文 Flos Farfarae
英文 Coltsfoot flower

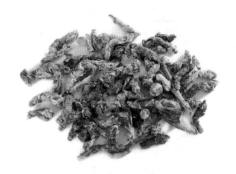

别名 冬花、款花、看灯花、艾冬花、九九花。
来源 为菊科款冬的花蕾。
成分 花含款冬二醇等甾醇类、芸香苷、金丝桃苷、三萜皂苷、鞣质、蜡、挥发油和蒲公英黄质；叶含苦味苷、没食子酸、弹性橡胶样物质等。

植物形态 多年生草本，高 10 ~ 25 厘米。基生叶广心脏形或卵形，先端钝，边缘呈波状疏锯齿，锯齿先端往往带红色。基部心形成圆形，质较厚，上面平滑，暗绿色，下面密生白色毛；掌状网脉，主脉 5 ~ 9 条；叶柄长 8 ~ 20 厘米，半圆形；近基部的叶脉和叶柄带红色，并有毛茸。花期 2 ~ 3 月。

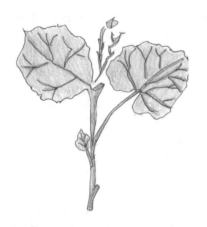

生长特性 栽培或野生于河边、沙地。分布于河北、河南、湖北、四川、山西、陕西、甘肃、内蒙古、新疆、青海、西藏等地。

采集方法 12 月或地冻前当花尚未出土时采挖，除去花梗及泥沙，阴干。

药材性状 干燥花蕾呈不整齐棍棒状，常 2 ~ 3 个花序连生在一起。上端较粗，中部稍丰满，下端渐细或带有短梗。花头外面被有多数鱼鳞状苞片，外表面呈紫红色或淡红色。苞片内表面布满白色絮状茸毛。气清香，味微苦而辛，嚼之显棉絮状。以朵大、色紫红、无花梗者为佳。

药理作用 ① 对呼吸系统的作用：具止咳、祛痰并略有平喘作用。口服款冬花煎剂有显著镇咳作用，但不持久。② 对循环系统的作用：麻醉猫静脉注射醇提取液对血压有先降后升的作用，据成分分离实验表明，款冬花醇溶醚可溶的部分呈升压作用，醇溶醚不溶的部分呈降压作用。

药用功效 润肺下气、止咳化痰，主治喘咳痰多、劳嗽咳血。

用法用量 内服：煎汤，2.5 ~ 15 克；熬膏或入丸、散。

方剂选用 ① 治暴发咳嗽：款冬花 100 克，桑根白皮（锉）、贝母（去心）、五味子、甘草（炙，锉）各 25 克，知母 0.5 克，杏仁 1.5 克（去皮尖，炒，研），上 7 味，粗捣筛，每服 15 克，水适量，煎后，去滓温服。② 治久嗽不止：紫菀 150 克、款冬花 150 克，上药粗捣罗为散，每服 15 克，生姜 0.5 克，以水煎，去滓温服，日服 3 ~ 4 次。③ 治肺痈嗽而胸满振寒，脉数，咽干，大渴，时出浊唾腥臭，臭久吐脓如粳米粥状：款冬花 50 克（去梗）、甘草 50 克（炙）、桔梗 100 克、薏苡仁 50 克，上作 10 剂，水煎服。

注意事项 外感暴咳宜生用，内伤久咳宜炙用。

马兜铃

性味 寒，苦。
拉丁文 Aristolochia debilis Sieb. et Zucc.
英文 Slender Dutchmanspipe

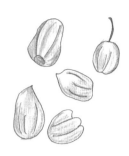

别名 马兜零、马兜苓、兜铃、水马香果、葫芦罐、臭铃铛、蛇参果。
来源 马兜铃科植物马兜铃的全草的干燥成熟果实。
成分 果实及种子含马兜铃酸、马兜铃次酸、木兰碱、青木香酸等。

植物形态 多年生缠绕、秃匍匐状细弱草本。叶互生，叶柄较细，长约 1 ~ 1.5 厘米；叶片三角状狭卵形，长 3 ~ 8 厘米，宽 1.8 ~ 4.5 厘米，中部以上渐狭，先端钝圆或微凹，基部心脏形，两侧圆耳形，老时质稍厚，基出脉 5 ~ 7 条，较明显。花较大，单生于叶腋间，花梗细，长 1 ~ 1.5 厘米；花被暗紫色，长 3 ~ 5 厘米，内被细柔毛，有 5 条纵脉直达花被顶端；雄蕊 6 个；子房下位，长柱形，花柱 6，肉质短厚，愈合成柱体，柱头短。蒴果近圆形或矩圆形，长 4 ~ 5 厘米，直径 3 ~ 4 厘米。花期 7 ~ 8 月，果期 9 月。

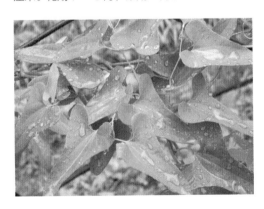

生长特性 野生路旁与山坡，分布于黄河以南至长江流域，南至广西。

采集方法 9 ~ 10 月果实由绿变黄时，连柄摘下，晒干。

药材性状 干燥的果实，卵圆形或长圆形，长 3 ~ 5 厘米，直径 2 ~ 3 厘米。外皮灰绿色或灰黄色，有 6 条凸起的波状纵棱，其间夹有 6 条顺纹及横向的细脉纹。一端较平，有小脐，一端有细柄。果皮轻脆，易裂为 6 瓣，果柄亦随着分裂为 6 条线。果内包有 6 排平叠的种子。种子扁平三角形或扇形片状，边缘淡棕色，中心棕色，一面附有薄膜。

药理作用 本品煎剂对麻醉兔有微弱的祛痰作用；对金黄色葡萄球菌、肺炎球菌、痢疾杆菌和皮肤真菌有抑制效果；此外还有避孕、抗肿瘤作用；有温和而持久的降压作用，适用于早期的高血压病。

药用功效 清肺降气、化痰止咳，用于肺热喘咳、痰中带血，咯血、失音、痔瘘肿痛。

用法用量 内服：煎汤，5 ~ 15 克。

方剂选用 ① 治肺气喘嗽：马兜铃 100 克（只用里面子，去壳，入碗内拌和匀，慢火炒干）、甘草 50 克（炙），2 味为末，每服 5 克，水 150 ~ 300 毫升，煎六分，温呷，或以药末含咽津亦得。② 治小儿肺虚、气粗喘促：阿胶 60 克（麸炒），鼠粘子（炒香）、甘草（炙）各 100 克，马兜铃 25 克（焙），杏仁 7 个（去皮、尖），糯米 50 克（炒），上研为末，每服 10 克，水煎，食后温服。③ 治久水，腹肚如大鼓者：水煮马兜铃服之。④ 治心痛：马兜铃 1 个，灯上烧存性，研为末，温酒服。

注意事项 虚寒咳喘及脾虚便泄者禁服。

枇杷叶

性味 微寒，苦。

拉丁文 Folium Eriobotryae

英文 Loquat Leaf

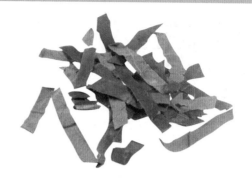

别名 巴叶。

来源 为蔷薇科植物枇杷的干燥叶。

成分 叶含挥发油，主要成分为橙花叔醇和金合欢醇，还有 α-蒎烯和 β-蒎烯、莰烯、月桂烯、对聚伞花素、芳樟醇、α-衣兰烯、α-金合欢烯和 β-金合欢烯、樟脑、橙花醇、牻牛儿醇、α-荜澄茄醇、榄香醇、顺 $-\beta$，γ-己烯醇和芳樟醇氧化物。

植物形态 常绿小乔木，高 3～8 米。小枝粗壮，被锈色绒毛。单叶互生；叶片革质；长椭圆形至倒卵状披针形，先端短尖，基部楔形，边缘有疏锯齿，上面深绿色有光泽，下面密被锈色绒毛；叶柄极短或无柄。花每数十朵聚合为顶生圆锥花序，花瓣 5，白色，倒卵形。果为浆果状梨果，圆形或近圆形，黄色或橙黄色。花期 9～11 月，果期翌年 4～5 月。

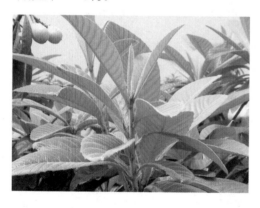

生长特性 常栽种于村边、平地或坡地。分布于陕西、甘肃、河南、江苏、浙江、安徽、福建、台湾、广东、广西、江西、湖南、湖北、四川、贵州、云南等地。

采集方法 全年均可采收，晒至七八成干时，扎成小把，再晒干。

药材性状 叶片长椭圆形，长 12～30 厘米，宽 3～9 厘米。上表面淡棕绿色、黄绿色或红棕色，有光泽。下表面灰绿色或棕黄色，密布灰棕色绒毛。叶脉呈羽毛状，两侧斜生，中间主脉呈棕黄或棕红色，显著突起。叶先端渐尖，周边有疏锯齿。叶柄极短，被黄棕色或棕黑色绒毛。叶厚革质，质脆易碎。微有清香气，味微苦。

药理作用 本品有止咳、平喘作用及轻度祛痰作用；煎剂在体外对金黄色葡萄球菌有抑制作用。此外，还有降血糖作用。枇杷叶中所含的苦杏仁苷有抗癌作用。

药用功效 清肺和胃、降气化痰，主治肺热痰嗽、咳血、衄血、胃热呕哕。

用法用量 内服：煎汤，7.5～15 克（鲜者 25～50 克）；熬膏或入丸、散。

方剂选用 ①治咳嗽，喉中有痰声：枇杷叶 25 克、川贝母 7.5 克、杏仁 10 克、广陈皮 10 克，共研为末，每服 10 克，开水送下。②治妇人患肺热久嗽，身如炙，肌瘦，将成肺痨：枇杷叶、木通、款冬花、紫菀、杏仁、桑白皮各等份，大黄减半，各如常制，同研为末，蜜丸如樱桃大。食后夜卧，含化 1 丸。③治声音嘶哑：鲜枇杷叶 50 克、淡竹叶 25 克，水煎服。④治哕逆不止，饮食不入：枇杷叶 200克（拭去毛，炙）、陈皮 250 克（汤浸去白，焙）、甘草 150 克（炙，锉），以上 3 味粗捣筛，加水适量，加生姜、大枣，切，同煎，去滓稍热服，每服 15 克。

注意事项 胃寒呕吐及肺感风寒咳嗽者忌食。

桑白皮

性味 寒，甘。
拉丁文 Cortex Mori
英文 White Mulberry Root-bark

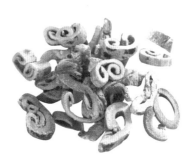

别名 桑根白皮、桑皮、白桑皮、桑根皮。
来源 为桑科桑属植物桑的干燥根皮。
成分 含伞形花内酯、东莨菪素和黄酮类成分桑根皮素、桑素、桑色烯、环桑素、环桑色烯等。

植物形态 落叶乔木，高3～7米或更高，通常灌木状，植物体含乳液。树皮黄褐色，枝灰白色或灰黄色，细长疏生，嫩时稍有柔毛。叶互生；卵形或椭圆形，先端锐尖，基部心脏形或不对称，边缘有不整齐的粗锯齿或圆齿。花单性，雌雄异株；花黄绿色，与叶同时开放。聚合果腋生，肉质，有柄，椭圆形，深紫色或黑色，少有白色。

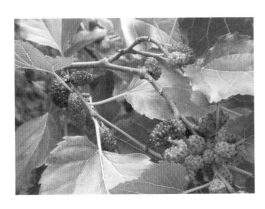

生长特性 适应性强，抗污染，抗风，耐盐碱。主要分布于安徽、河南、浙江、江苏、湖南。

采集方法 秋末叶落时至次春发芽前采挖根部，刮去黄棕色粗皮，纵向剖开，剥取根皮，晒干。

药材性状 干燥根皮多呈长而扭曲的板状，或两边向内卷曲成槽状。长短宽狭不一，厚1～5毫米。外表面淡黄白色或近白色，有少数棕黄色或红黄色斑点，较平坦，有纵向裂纹及稀疏的纤维。内表面黄白色或灰黄色，平滑，有细纵纹，或纵

向裂开，露出纤维。体轻，质韧，难折断，易纵裂，撕裂时有白色粉尘飞出。微有豆腥气，味甘、微苦。

药理作用 ① 降压作用：桑根或枝的皮煎剂口服有降压效果，桑白皮的醇提取液不仅对麻醉动物十二指肠给药有降压作用，而且对高血压的动物灌胃给药也能产生明显的降压效果。② 对心血管系统的作用：桑白皮提取物能抑制离体蛙心，对兔耳血管有扩张作用，对蛙下肢血管则为收缩作用，这些作用可被阿托品阻断。③ 利尿与导泻作用：桑白皮水提取物或正丁醇提取物给大鼠灌胃或腹腔注射、桑白皮煎剂给家兔口服均有利尿作用，尿量及 Na^+、K^+ 和氯化物排出量均增加。水提取物灌胃小鼠，可排出液状粪便，表明有导泻作用。

药用功效 泻肺平喘、利水消肿，主治肺热喘咳、水肿胀满、尿少、面目肌肤浮肿。

用法用量 内服：煎汤，10～25克；或入散剂。外用：捣汁涂或煎水洗。

方剂选用 ① 治小儿肺盛，气急喘嗽：地骨皮、桑白皮（炒）各50克，甘草（炙）5克。锉散，入粳米1撮，加水400毫升，煎七分，食前服。② 治水饮停肺、胀满喘急：桑白皮10克，麻黄、桂枝各5克，杏仁14粒（去皮），细辛、干姜各5克。水煎服。③ 治小便不利、面目浮肿：桑白皮20克、瓜蒌仁25克、葶苈子15克，煎汤服。

注意事项 泻肺利水、平肝清火宜生用，肺虚咳嗽宜蜜炙用。

葶苈子

性味 寒，辛、苦。
拉丁文 Semen Lepidii
英文 Pepperweed Seed

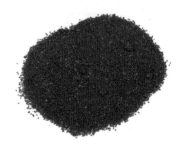

别名 大适、大室、丁历。
来源 为十字花科植物独行菜或播娘蒿的干燥成熟种子。
成分 独行菜种子含脂肪油、芥子苷、蛋白质、糖类。播娘蒿种子含挥发油，为异硫氰酸苄酯、异硫氰酸烯丙酯、二烯丙基二硫化物。

植物形态 播娘蒿为1年生或2年生直立草本，高 30 ~ 70 厘米。叶互生，二回羽状分裂，裂片线形，先端尖。总状花序顶生，果序延长；花小，花瓣黄色，匙形。长角果线形。花期 4 ~ 6 月，果期 5 ~ 7 月。药材习称"南葶苈子"。独行菜为 1 年生或 2 年生矮小草本，高 5 ~ 30 厘米。叶不分裂，基部有耳，边缘有稀疏齿状缺裂。总状花序长；花小；花瓣呈退化状。角果卵状椭圆形，扁平。花期 5 ~ 6 月，果期 6 ~ 7 月。药材习称"北葶苈子"。

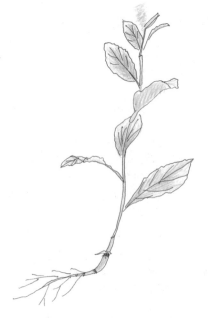

生长特性 生长于田野间。分布于黑龙江、吉林、辽宁、内蒙古、河北、安徽等地。

采集方法 夏季果实成熟时，割取全草，晒干，打下种子，筛净杂质。

药材性状 播娘蒿的种子呈椭圆形或矩圆形，略扁。表面黄棕色至红棕色。种子表面具细密网纹及两条纵列的浅槽。气无，嚼之味微辛，略带黏性。独行菜的种子呈卵圆形而扁。表面黄棕色。表面具细小密集的颗粒状突起及 1 ~ 2 条纵列的浅槽。气无，味淡，嚼之黏性较强。

药理作用 播娘蒿及独行菜的干燥种子之醇提取物，均表现强心作用，对在位蛙心可使之停止于收缩期；对在位兔、猫心、猫心肺装置、猫心电图等研究，均使心收缩加强、心率减慢、心传导阻滞。

药用功效 泻肺平喘、行水消肿，用于治疗痰涎壅肺、喘咳痰多、胸胁胀满、小便不利。

用法用量 内服：煎汤，7.5 ~ 15 克；入丸、散。外用：煎水洗或研末调敷。

方剂选用 ① 治肺壅咳嗽脓血、喘嗽不得睡卧：葶苈子125克（隔纸炒令紫），研为末，每服10克，水煎，不拘时温服。② 治咳嗽：葶苈子 50 克（纸衬熬令黑）、知母 50 克、贝母 50 克，同捣筛，以大枣肉 25 克，加白糖 75 克，同入药中为丸，大如弹丸，每服以新绵裹 1 丸含之，徐徐咽津，严重者只用 3 丸即可。

注意事项 肺虚喘咳、脾虚肿满者忌服。

白果

性味 平，甘、苦、涩，有毒。
拉丁文 Semen Gingko
英文 Ginkgo Seed

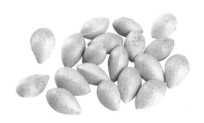

别名 灵眼、佛指甲、佛指柑。

来源 为银杏科银杏的干燥成熟种子。

成分 含蛋白质、脂肪、碳水化合物、钙、磷、铁、胡萝卜素、核黄素以及多种氨基酸。外种皮含有毒成分白果酸、氢化白果酸、氢化白果亚酸、白果酚和白果醇。

植物形态 银杏为落叶乔木，高可达 40 米。树干直立，树皮灰色。枝有长短两种，叶在短枝上簇生，在长枝上互生。叶片扇形，基部楔形，叶脉平行，叉形分歧。花单性，雌雄异株；雄花呈下垂的短柔荑花序。种子核果状，倒卵形或椭圆形，淡黄色，被白粉状蜡质；外种皮肉质，有臭气；内种皮灰白色，骨质，两侧有棱边。花期 4～5 月，果期 7～10 月。

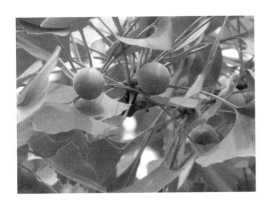

生长特性 银杏喜肥、喜湿并要求高度通气的环境，全国大部分地区有栽培。

采集方法 秋季种子成熟时采收，除去肉质外种皮，洗净，稍蒸或略煮后，烘干。

药材性状 干燥的种子呈倒卵形或椭圆形，略扁。外壳（种皮）白色或灰白色，平滑，坚硬。壳内有长而扁圆形的种仁，剥落时一端有淡棕色的薄膜。种仁淡黄色或黄绿色，内部白色，粉质，中心有空隙。靠近顶端有子叶 2 枚或更多。气微，味甘、微苦涩。

药理作用 白果种仁含有的无氮中性成分可使小鼠惊厥，延髓麻痹，随即呼吸、心跳停止而死。生白果有毒，多食可出现呕吐、腹痛、腹泻、抽搐、烦躁不安、呼吸困难等症状，解救时可洗胃、导泻，服蛋清和活性炭；并对症治疗，如服镇静剂、利尿剂、静脉注射高渗葡萄糖、给氧等。

药用功效 敛肺定喘、止带浊、缩小便，主治痰多喘咳、带下白浊、遗尿、尿频。

用法用量 内服：煎汤，5～15 克；捣汁或入丸、散。外用：捣敷。

方剂选用 ① 治齁喘：白果 21 枚（去壳砸碎，炒黄色）、麻黄 15 克、苏子 10 克、甘草 5 克、款冬花 15 克、杏仁 7.5 克（去皮尖）、桑皮 15 克（蜜炙）、黄芩 7.5 克（微炒）、制半夏 15 克（如无，用甘草汤泡 7 次，去脐用），用水煎煮。② 治梦遗：白果 3 个，酒煮食，连食 4～5 日。③ 治赤白带下、下元虚惫：白果、莲子肉、糯米各 25 克，研为末，用乌鸡 1 只，去肠盛药煮烂，空心食之。④ 治小儿腹泻：白果 2 个、鸡蛋 1 个，将白果去皮研末，鸡蛋打破一孔，装入白果末，烧熟食。⑤ 治诸般肠风脏毒：白果 49 个，去壳膜，研烂，入百药煎末，丸如弹子大。每服 3 丸，空心细嚼米饮下。

注意事项 本品有毒，不可多用，小儿尤当注意，入煎剂应捣碎。

洋金花

性味 温，辛。有毒。
拉丁文 Flos Daturae
英文 Upright Datura Flower

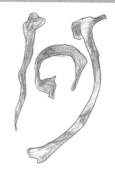

别名 曼陀罗、羊惊花、山茄花、风茄花、枫茄花、醉仙桃、大麻子花、广东闹羊花、大喇叭花、金盘托荔枝、假荔枝。

来源 为本品为茄科植物白曼陀罗的干燥花。

成分 白曼陀罗植物（其他曼陀罗属植物也一样）各部分都含生物碱，但以花中含有率为最高，达0.43%，生物碱中以天仙子碱为主，天仙子胺次之（叶中生物碱含量的主次恰与花中的相反）。

植物形态 1年生草本，全体近于无毛。茎直立，圆柱形，高25～60厘米，基部木质化，上部呈叉状分枝。叶互生，上部的叶近于对生；叶柄长2～6厘米，表面被疏短毛；叶片卵形、长卵形或心脏形，先端渐尖或锐尖。花期3～11月，果期4～11月。

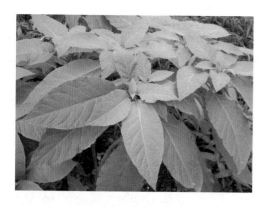

生长特性 生长于山坡草地或住宅附近。分布于江苏、浙江、湖北、四川等地。

采集方法 8～11月，将初开放的花朵采下，晒干、阴干或微火烘干；亦可捆把后再晒干。

药材性状 本品多皱缩成条状，完整者长9～15厘米。花萼呈筒状，长为花冠的2/5，灰绿色或灰黄色，先端5裂，基部具纵脉纹5条，表面微有茸毛；花冠呈喇叭状，淡黄色或黄棕色，先端5浅裂，裂片有短尖，短尖下有明显的纵脉纹3条，两裂片之间微凹。晒干品质脆，气微，味微苦。

药理作用 白洋金花的主要有效成分为东莨菪碱，有显著的镇静作用。一般剂量可使人感觉疲倦、进入无梦之睡眠；它还能解除情绪激动。个别患者可产生不安、激动、幻觉乃至谵妄等阿托品样兴奋症状。过去仅知其可作麻醉前给药，现与冬眠药物合用，产生强大的协同作用，广泛应用于中药麻醉。电生理方法证明，东莨菪碱对大脑皮层及中脑网状结构上行激活系统有抑制作用；东莨菪碱对呼吸中枢的兴奋作用、抗晕作用与治疗帕金森氏病的作用，都比阿托品强。

药用功效 定喘、祛风、麻醉止痛，主治哮喘、风湿痹痛、脚气。

用法用量 内服：煎汤，0.5～0.75克；煎酒或作卷烟吸。外用：煎水洗或研末调敷。

方剂选用 ① 治哮喘：洋金花250克、火硝5克、川贝50克、法夏40克，泽兰30克，冬花25克，上共研细末，用老姜500克，捣烂取汁，将药末和匀，以有盖茶盅1只盛贮封固，隔水蒸1小时，取出，以熟烟丝500克和匀，放通风处吹至八成干时贮于香烟罐中。每日以旱烟筒如寻常吸烟法吸之。② 治小儿慢惊风：洋金花7朵，天麻12.5克，全蝎10枚（炒），天南星（炮），朱砂、乳香各12.5克，研末，每服0.25克，薄荷汤调下。

注意事项 内服宜慎，体弱者禁用。

罗汉果

性味 凉，甘。
拉丁文 Fructus Momordicae
英文 Grosvenor Momordica Fruit

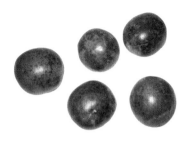

别名 拉汗果、假苦瓜。
来源 为葫芦科罗汉果的干燥果实。
成分 含蛋白质，又含丰富的葡萄糖、果糖及 D- 甘露糖、多种维生素，尤以维生素 C 含量最高。

植物形态 罗汉果为多年生攀缘藤本。嫩茎被白色柔毛和红色腺毛，茎暗紫色，具纵棱。叶互生，卵形或长卵形，先端急尖或渐尖，基部心形，全缘，上面绿色，被短柔毛，沿叶脉分布较密，下面暗绿色；嫩叶呈暗棕红色，密布红色腺毛，沿叶脉密被短柔毛；叶柄长 4～5 厘米，卷须侧生。花单性，雌雄异株；花瓣 5 个，淡黄色，微带红色，卵形。弧果圆形、长圆形或倒卵形，幼时深棕红色，成熟时青色，被茸毛。

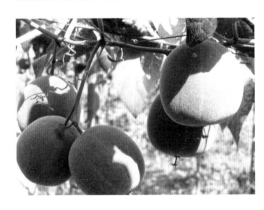

生长特性 喜温暖湿润的气候和肥沃的土壤，在半阴条件下生长良好。多为栽培品，广西有大量栽培。

采集方法 秋季果实由嫩绿变深绿色时采收，晾数天后，低温干燥。

药材性状 本品呈卵形、椭圆形或球形。表面褐色、黄褐色或绿褐色，有深色斑块及黄色柔毛，有的

有 6～11 条纵纹。顶端有花柱残痕，基部有果梗痕。体轻，质脆，果皮薄，易破。果瓤（中、内果皮）海绵状，浅棕色。种子扁圆形，多数；浅红色至棕红色，两面中间微凹陷，四周有放射状沟纹，边缘有槽。气微，味甜。

药理作用 ① 止咳作用：D- 甘露醇有止咳作用。又可用于脑水肿，能提高血液渗透压，降低颅内压，脱水作用强于尿素，且持续时间长。还可用于大面积烧伤和烫伤的水肿，防治急性肾功能衰竭病和降低眼球内压，治疗急性青光眼以及代替糖作糖尿病患者的甜味食品或调味剂。② 对肠管作用：罗汉果健身茶（含罗汉果 77.5%，含茶叶 15%，含 7.5% 罗汉果制剂）对小鼠离体小肠自发活动无明显影响，但可加强家兔和狗离体小肠自发活动；对乙酰胆碱或氯化钡引起的肠管强直性收缩均有拮抗作用，使肠管松弛而解痉；对肾上腺素引起的肠管松弛也有拮抗作用，使肠管恢复自发性活动。表明罗汉果健身茶对肠管运动功能有双向调节作用。

药用功效 清热润肺、滑肠通便，用于肺火燥咳、咽痛失音、肠燥便秘。

用法用量 内服：煎汤，15～25 克。

方剂选用 ① 治百日咳：罗汉果 1 个、柿饼 25 克，水煎服。② 治高血压、高脂血症：普洱茶、菊花和罗汉果各等份，研末，每 20 克包成 1 袋，沸水冲泡饮用。③ 治急慢性咽喉炎、咽喉部不适、声音嘶哑：罗汉果 15～30 克，开水泡，当茶饮。

注意事项 便溏者忌服。

千日红

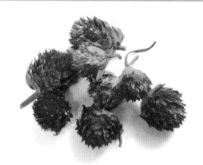

性味 平，甘。

拉丁文 Flos Gomphrenae

英文 Gomphrena globosa

别名 百日红、千金红、百日白、千日白、千年红、吕宋菊。

来源 为苋科植物千日红的花序。

成分 紫色花序冰水提取物中含有 $\beta-$ 花青苷类、千日红苷 I 和千日红苷 II 及五种为千日红苷 I 或千日红苷 II 的羟芳醌基衍生物，结构已确定的有千日红苷 III、千日红苷 V、千日红苷 IV。

植物形态 1 年生草本，茎粗壮，有毛，枝微有 4 棱，节部较膨大，略呈紫红色。叶对生，具短柄，椭圆形至倒卵形，先端尖或钝，基部楔形，全缘，上面粗糙具毛，下面有白软毛，边缘有纤毛。头状花序顶生，淡紫色、深红色或白色，球形。胞果圆形。种子扁豆形。花期 7～10 月。

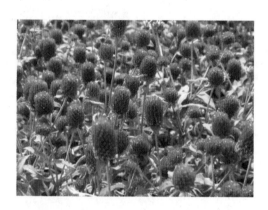

生长特性 喜光和温热，宜生长于肥沃疏松的土壤。原产于美洲热带，分布于江苏、福建、四川、广西等地。

采集方法 7～9 月采收，晒干。

药材性状 干燥花序呈球形或长圆球形，通常单生，长 2～2.5 厘米，直径 1.5～2 厘米，由多数花集合而成；花序基部具 2 枚叶状圈三角形的总苞片，绿色，总苞片的背面密被细长的白柔毛，腹面的毛短而稀；每花有膜质苞 2 片，带红色。气微弱，无味。以洁白鲜红或紫红色，花头大而均匀者为佳。

药理作用 ① 以千日红花序水溶液（25%）和乙醇冷浸提取物溶液进行动物试验，结果此二溶液对小白鼠酚红法祛痰试验及豚鼠组胺法平喘试验均有作用。② 复方千日红糖浆与片剂治疗慢性气管炎 1200 多例，对咳、痰、喘均有较好疗效，有效率为 83%～96%。③ 其皂苷和黄酮成分能祛痰，并有平喘作用。④ 动物试验证明，去花序全草所含的挥发油、总黄酮和含皂苷成分的提取物均有祛痰作用。

药用功效 清肝、散结、止咳定喘，主治头风、目痛、气喘咳嗽、痢疾、百日咳、小儿惊风、疮疡、慢性或喘息性支气管炎。

用法用量 内服：煎汤，花 5～15 克；全草 25～50 克。外用：捣敷或煎水洗。

方剂选用 ① 治头风痛：千日红花 15 克、马鞭草 35 克，水煎服。② 治气喘：千日红的花头 10 个，煎水，冲少量黄酒服，连服 3 次。③ 治白痢：千日红花序 10 个，水煎，冲入少量黄酒服。④ 治小便不利：千日红花序 15 克，煎服。⑤ 治小儿风痫：千日红花 10 朵，蚱蜢干 7 个，酌加开水炖服。⑥ 治小儿肝热：千日红鲜花序 14 朵，水煎服；或加冬瓜糖同炖服。

注意事项 千日红含有的千日红素会让没有哮喘病的人产生困顿感，所以应谨慎饮服。

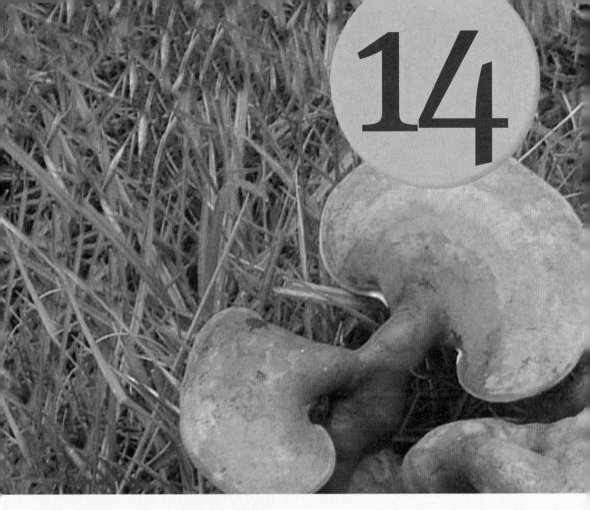

14

安神类

　　安神类是以镇定精神、安定神志为主要作用的一类中药，有补心养血、安神定志的功效。安神药广泛应用于神经衰弱、神经官能症、精神分裂症、癫痫、癔症等所致的失眠、健忘、心悸及惊厥抽搐等症，并可用于心律不齐、高血压等病的治疗。有些安神药有平肝潜阳、明目、收敛固涩的作用。

　　根据药物来源及应用特点不同，安神药可分为重镇安神和养心安神两类。

　　需根据不同的病因及病情变化来适当配伍用药。如心火亢盛者，当配清泻心火药；痰火扰心者，当配清热化痰药；痰迷心窍者，当配豁痰开窍药；阴虚阳亢者，当配平肝潜阳药；阴血不足者，当配养血滋阴药；心脾两虚者，当配补益心脾药；心气、肾气两虚不能相交者，当配益肾补气药；情志不遂、肝气郁滞者，当配疏肝解郁药。

重镇安神药

本节药物属于矿石药及介类药，重则能镇，重可去怯，可用于治疗心神不宁等症。

朱砂

性味 凉，甘。有毒。
拉丁文 Cinnabaris
英文 Cinnabar

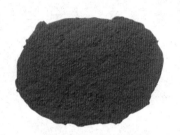

别名 丹粟、丹砂、赤丹、汞沙、辰砂。

来源 为硫化物类辰砂族矿物辰砂。

成分 朱砂主要成分为硫化汞，理论上含汞量为86.2%，但常夹杂多种杂质，其中最常见的为雄黄、磷灰、沥青等。

矿物形态 晶体结构属三方晶系。晶体成厚板状或菱面体，在自然界中单体少见，多呈粒状、致密状块体出现，也有呈粉末状被膜者。颜色为朱红色至黑红色，有时带铅灰色。条痕为红色。金刚光泽，半透明。有平行的完全解理。断口呈参贝壳状或参差状。性脆。常呈矿脉。产于石灰岩、板岩、砂岩中。主要分布于贵州、湖南、四川、广西、云南等地。

采集方法 劈开辰砂矿石，取出岩石中夹杂的少数朱砂。可利用浮选法，将凿碎的矿石放在直径约尺余的淘洗盘内，左右旋转，因其比重不同，故砂沉于底，石浮于上。除去石质后，再将朱砂劈成片、块状。其片状者称为"镜面砂"，块状者称"豆瓣砂"，碎末者称"朱宝砂"。

药材性状 为大小不一的片状、块状或细小颗粒状。鲜红色或暗红色，有光泽。体重，无臭，无味。商品有以下几种：朱宝砂呈细小片块状或颗粒状，色红明亮，触之不染手；镜面砂呈斜方形或长条形的片状，厚薄不一，边缘不齐，色红而鲜艳，光亮如镜面微透明，质较松脆，易破碎；豆瓣砂呈块状，较大，方圆形或多角形，颜色发暗或现灰黑，体重，质坚而不易碎。上述药材以色红鲜艳、有光泽、微透明、无杂质者为佳。

药理作用 本品能降低大脑中枢神经的兴奋性，有镇静、催眠、抗惊厥的作用；并能抗心律不齐。本品亦有解毒防腐作用，外用能抑制或杀灭皮肤细菌和寄生虫。朱砂为汞的化合物，汞与蛋白质中的巯基有特别的亲和力，高浓度时可抑制多种酶的活性。

药用功效 安神定惊、明目解毒，主治癫狂、惊悸、心烦、失眠、眩晕、目昏、肿毒、疮疡、疥癣。

用法用量 内服：研末，0.5～1.5克；入丸、散或拌染他药同煎。外用：和他药研末干撒。

方剂选用 ① 治风邪诸痫、狂言妄走、精神恍惚、思虑迷乱、乍歌乍哭、饮食失常、疾发扑地、口吐白沫、口噤戴眼、年岁深远者：朱砂50克（光明者，研），酸枣仁（微炒，研）、乳香（光莹者，研）各25克，以上3味合研令匀，先令患者尽量饮酒沉醉，次取药25克，酒150～300毫升，调下，于静室中安睡，勿令惊动。② 治喜怒无极、发狂：朱砂、白矾、郁金各适量，研为末，蜜丸，薄荷汤送下10丸。③ 治心神昏乱、惊悸怔忡、寝寐不安：朱砂、黄连各25克，当归10克，生地黄15克，甘草10克，上研为细末，酒泡蒸饼，丸如麻子大，朱砂为衣。每服30丸，卧时津液下。

注意事项 不宜久服、多服。

磁石

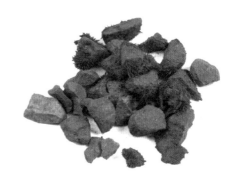

性味 寒，咸。
拉丁文 Magentitum
英文 Magnetite

别名 玄石、磁君、慈石、处石、元武石、吸铁石、吸针石、摄石、铁石、戏铁石。
来源 为氧化物类矿物磁铁矿的矿石。
成分 磁石主要含四氧化三铁，其中含氧化铁31%，三氧化二铁69%；此外有少数变种含氧化镁和氧化铝等。

矿物形态 晶体结构属等轴晶系。晶体往往为八面体，少数为菱形十二面体。晶面上常有平行条纹。通常成粒状或致密块状体出现。颜色呈铁黑色，晶体有时带有浅蓝靛色。条痕黑色。半金属光泽。不透明。无解理。断口呈贝壳状或参差状。硬度 5.5 ~ 6.5。比重 4.9 ~ 5.2。性脆。具强磁性。常产于岩浆岩、变质岩中，海滨沙中也常存在。分布于山东、河北、河南、辽宁、黑龙江、内蒙古、湖北、云南、广东、四川、山西、江苏、安徽。

采集方法 开采后，除去杂石，选择吸铁能力强者入药。磁石采集后放置日久，发生氧化，其磁性便会减退，乃至失去吸铁能力，影响药效，故应经常用铁屑或泥土包埋之，以保持其磁性。如已失去磁性，则可与活磁石放在一起，磁性可逐渐恢复。

药材性状 本品为块状集合体，呈不规则块状或略带方形，多具棱角。灰黑色或棕褐色。条痕黑色，具金属光泽。体重，质坚硬，断面不整齐。具磁性。有土腥气，无味。

药理作用 本品可抑制中枢神经系统，有镇静、抗惊厥作用，且炮制后作用明显增强。本品对缺铁性贫血有补血作用，还能抗炎、镇痛、促凝血。

药用功效 平肝潜阳、聪耳明目、镇惊安神、纳气平喘，用于治疗头晕目眩、视物昏花、耳鸣耳聋、惊悸失眠、肾虚气喘。

用法用量 内服：煎汤，15 ~ 50克；入丸、散。外用：研末敷。

方剂选用 ① 补暖肾脏、强益气力、明耳目、利腰脚：磁石500克（大火烧令赤，投于醋中淬之七度，细研，水飞过，以好酒1升，煎如饧）、肉苁蓉100克（酒浸一宿，刮去皱皮，炙干）、木香100克、补骨脂100克（微炒）、槟榔100克、肉豆蔻100克（去壳）、蛇床子100克，捣为末，与磁石煎相和，丸如梧桐子大。每日空心以温酒下20丸。② 补肝肾虚、止冷泪、散黑花：磁石50克（煅，醋炙），菖蒲、川乌（焙，去皮、尖）、巴戟、黄芪、苁蓉、玄参各等份，研为细末，炼蜜和丸，如梧桐子大。每服20丸，盐酒汤下，空腹服。③ 治肾藏风虚、眼生黑花：神曲200克、磁石100克、光明砂50克，以上3味，末之，炼蜜为丸，如梧桐子。饮服30丸，日服3次，不禁。④ 治久患耳聋、养肾脏、强骨气：磁石500克（捣研，水淘去赤汁，绵裹）、猪腰1对（去脂膜，细切），以水5升，煮磁石取2升，去磁石，投猪腰，调和以葱、豉、姜、椒作羹，空腹食之，作粥及入酒并得。

注意事项 恶牡丹、莽草，畏黄石脂。

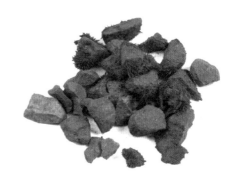

龙骨

性味 平，甘、涩。
拉丁文 Os Draconis
英文 Drgon's Bone

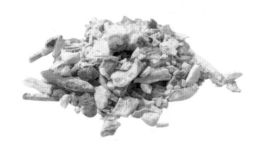

别名 五花龙骨。

来源 为古代哺乳动物如三趾马、犀类、鹿类、牛类、象类等的骨骼化石或象类门齿的化石。前者习称"龙骨"，后者习称"五花龙骨"。

成分 主要含碳酸钙、磷酸钙。

矿物形态 由磷灰石、方解石以及少量黏土矿物组成。1.磷灰石：又名磷钙石，六方晶系隐晶质，依古代生物骨骼产出。疏松集合体中或有呈晶形小棒状的磷灰石，灰白色。略带油脂状，土状光泽或瓷状光泽。②方解石：晶体结构属三方晶系。晶体为菱面体，也有呈柱状及板状者。常以钟乳状或致密粒状集合体产出。多为无色或乳白色，如有混入物，则呈灰、黄、玫瑰、红、褐等各种色彩。分布于四川、山西、山东、河北、内蒙古、河南、陕西、甘肃、青海。

采集方法 挖出后，除去泥土及杂质。五花龙骨质酥脆，出土后，露置空气中极易破碎，常用毛边纸粘贴。

药材性状 ① 龙骨：呈骨骼状或已破碎呈不规则块状，大小不一。表面白色、灰白色或浅棕色，多较光滑，有的具纵纹裂隙或棕色条纹和斑点。质硬、不易破碎、断面不平坦，色白或色黄，有的中空，摸之细腻如粉质，在关节处有多数蜂窝状小孔。吸湿性强，舐之黏舌。无臭、无味。②五花龙骨：呈不规则块状，大小不一，偶可见圆柱状或破开的圆柱状，长短不一，直径6～25厘米。全体呈淡灰白色或淡黄棕色，夹有红、白、黄、蓝、棕、黑或深浅粗细不同的纹理。表面光滑，略有光泽，有的有小裂隙。质硬，较酥脆，易片状剥落，吸湿性强，舐之吸舌。无臭、无味。

药理作用 本品所含钙盐被吸收后，有促进血液凝固、降低血管壁通透性、抑制骨骼肌兴奋等作用，还具有抗惊厥、镇静催眠的作用。

药用功效 镇静、敛汗涩精、生肌敛疮，用于治疗神经衰弱、心悸、失眠、多梦、自汗、盗汗、遗精、遗尿、崩漏、带下；外用治疮疡久溃不敛。

用法用量 内服：煎汤，15～25克；入丸、散。外用：研末撒或调敷。

方剂选用 ① 治大人或小儿一切癫狂、惊搐、风痫、神志不宁：龙骨50克（火煅，研极细末），犀角、丹砂、琥珀、天竺黄各25克（俱研极细末），钩藤、怀生地、茯苓各75克（俱微炒燥，为极细末），苏合香15克，牛黄10克（俱用酒溶化），共10味，总和一处，用胆星40克，研细末，竹沥1碗，打糊为丸，如梧桐子大。大人服10丸，小儿服2～3丸，俱用生姜汤调灌。② 治伤寒脉浮，医以火迫劫之，亡阳，必惊狂，卧起不安者：桂枝15克（去皮）、甘草10克（炙）、生姜15克（切）、大枣12枚、牡蛎25克（熬）、蜀漆15克（去腥）、龙骨20克，上7味，以水2.4升，先煮蜀漆，减到2升，纳诸药，煮取600毫升，去滓，温服200毫升。③ 治健忘：龙骨、虎骨、远志各等份，以上3味，治下筛。食后服方，日服2次。

注意事项 有湿热、实邪者忌服。

琥珀

性味 平，甘。
拉丁文 Succinum
英文 Amber

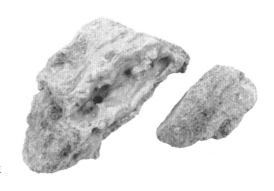

别名 育沛、虎珀、虎魄、江珠、兽魄、顿牟。
来源 为古代松科松属植物的树脂，埋藏地下经年久转化而成的化石样物质。从地下挖出称"琥珀"，从煤中选出的称"煤珀"。
成分 主要含树脂、挥发油。此外，含有琥珀氧松香酸、琥珀银松酸、琥珀脂醇、琥珀松香醇及琥珀酸等。

矿物形态 呈不规则的团块状、钟乳状及散粒状。有时内部包含着植物或昆虫的化石，散在煤或沙质黏土中。煤层中者，质较坚硬，称煤珀；黏土中者，质酥，体较轻，称琥珀。颜色为黄色、棕黄色及红黄色，条痕白色或淡黄色。具松脂光泽，透明至不透明。断口贝壳状极为显著。硬度 2 ~ 2.5，比重 1.05 ~ 1.09。性极脆。摩擦带电。分布于云南、河南、广西、福建、贵州、辽宁等地。

采集方法 从地层或煤层中挖出后，除去砂石、泥土等杂质。

药材性状 ① 琥珀：呈不规则块状、颗粒状或多角形，大小不一。表面淡黄色、血红色或深绿黄色，有光泽，近于透明。质硬而脆，断面平滑有玻璃样光泽。以火烧之有爆裂声，稍冒黑烟，熄灭时冒白烟。稍有松脂气，味淡，嚼之易碎，无砂石感。② 煤珀：呈不规则多角形或颗粒状，少数呈滴乳状，大小不一。表面淡黄色、黄棕色、红褐色，

以乌黑褐色者居多，略有光泽。质硬不易碎，断面黄棕色，有玻璃样光泽。以火烧之冒黑烟。有煤油气，味淡。嚼之质较硬，无砂石感。

药理作用 本品所含琥珀酸具有中枢抑制作用，能镇静催眠、降温及抗惊厥。

药用功效 安神镇惊、活血利尿，用于心悸失眠、惊风抽搐、癫痫、小便不利、尿血、尿痛。

用法用量 内服：研末，1 ~ 3 克；入丸、散。外用：研末点眼或撒。

方剂选用 ① 治小儿胎惊：琥珀、防风各 5 克，朱砂 2.5 克，研为末，猪乳调，入口中。② 治小便溺血：用琥珀为末，每服 10 克，灯芯草、薄荷煎汤调下。③ 治目中翳障：琥珀研为细末，点目中。

注意事项 阴虚内热及无淤滞者忌服。

珍珠

性味 寒，甘、咸。
拉丁文 Margarita
英文 Pearl

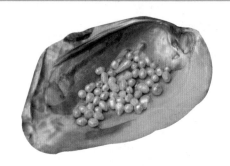

别名 真朱、真珠、蚌珠、珠子、濂珠。

来源 为珍珠贝科动物马氏珍珠贝、蚌科动物三角帆蚌或褶纹冠蚌等双壳类动物受刺激形成的珍珠。

成分 主含碳酸钙。珍珠贝的天然珍珠含碳酸钙、有机物、水。珍珠中的无机元素有铝、铜、铁、镁、锰、钠、锌、硅、钛、锶等。

动物形态 ① 珍珠贝：贝壳 2 片，大而坚厚，略呈圆形；左右两壳不等，左壳较大于右壳。壳内面珍珠层厚，有虹光色彩，边缘黄褐色。② 三角帆蚌：贝壳略呈四角形。左右两壳顶紧接在一起，后背缘长，并向上突起形成大的三角形帆状后翼，帆状部脆弱易断。③ 褶纹冠蚌：贝壳略似不等边三角形。前部短而低，前背缘冠突不明显。后部长而高，后背缘向上斜出，伸展成为大型的冠。壳面深黄绿色至黑褐色。

生长特性 珍珠贝生活于暖海中，利用足丝附着于岩石或珊瑚礁上。分布于海南、广西及广东沿海。

采集方法 天然珍珠全年可采，以 12 月为多。从海中捞起珠蚌，剖取珍珠，洗净即可。

药材性状 呈圆球形、矩圆形或不规则的球形，直径 1～6 毫米。表面现半透明状的银白色、黄白色、淡粉红色或浅蓝色，光滑圆润，具特有的色彩和光泽。质坚硬，破碎后断面呈同心层纹，有的中心见有少许异物存在。在紫外线灯下有浅蓝紫色或浅绿黄色荧光，外周呈半透明状。无臭，味微咸。以粒大、形圆、珠光闪耀、平滑细腻、断面有层纹者为佳。

药理作用 ① 延缓衰老作用：以珍珠粉药液浸泡的优质桑叶给家蚕食用，发现三角帆蚌珍珠粉使家蚕幼虫期显著缩短，同时使家蚕成虫期较大幅度地延长，低浓度组效果更为显著。5% 组珍珠粉延长家蚕总寿命 2.33%。② 抗氧化作用：从三角帆蚌珍珠中提取的总卟啉成分（PFC）以及其组分对超氧阴离子的半数抑制发光率（IC50 微克／毫升）分别为 PFC-70，PFC-A 140，PFC-B 124，PFC-C 151，PFC-D 706，表明 PFC 及其分离后的产物可抑制自由基反应，清除体内超氧阴离子的作用。③ 抗肿瘤作用：小鼠每日腹腔注射 PFC 40 毫克／千克，连续 9 天，对小鼠肉瘤 S_{180} 有明显抑制作用，抑制率达 34.8%。

药用功效 镇心安神、养阴息风、清热祛痰、去翳明目，主治惊悸、怔忡、癫痫、惊风搐搦、烦热消渴、喉痹口疮、目生翳障、疮疡久不收口。

用法用量 内服：研末，每次 0.3～1 克，多入丸、散，不入汤剂。外用：研末干撒、点眼或吹喉。

方剂选用 ① 治大人惊悸怔忡、癫狂恍惚、神志不宁及小儿气血未定、遇触即惊，或急慢惊风、痫瘛搐搦：珍珠 5 克（研极细末），茯苓、钩藤、半夏曲各 50 克，甘草、人参各 30 克（同炒黄，研极细末），总和匀，炼蜜丸如龙眼核大；每服 1 丸，生姜汤化下。② 治小儿惊啼及夜啼不止：珍珠末、伏龙肝、朱砂各 0.5 克，麝香 5 克，同研如粉，炼蜜和丸如绿豆大。候啼即温水下 1 丸，量大小以意加减。③ 治小儿中风、手足拘急：珍珠末 50 克（水飞）、石膏末 5 克，每服 5 克，水煎，温服，每日服 3 次。

注意事项 病不由火热者勿用。

养心安神药

本类药物具有养心益阴、安神定志等功效，常用于阴血不足所致的心悸、失眠等症。

酸枣仁

性味 平，甘、酸。
拉丁文 Semen Ziziphi Spinosae
英文 Spine Datne Seed

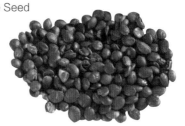

别名 枣仁、酸枣核。

来源 为鼠李科酸枣的干燥成熟种子。

成分 含多量脂肪油和蛋白质，并有两种甾醇。主要含两种三萜化合物：白桦脂醇、白桦脂酸。另含酸枣皂苷，苷元为酸枣苷元，水解所得到的厄北林内酯是皂苷的第二步产物，还含大量维生素C。

植物形态 酸枣为落叶灌木或小乔木，高1~3米。老枝褐色，幼枝绿色；枝上有两种刺，一为针形刺，长约2厘米，一为反曲刺，长约5毫米。叶互生；叶柄极短；叶片椭圆形至卵状披针形，先端短尖而钝，基部偏斜，边缘有细锯齿。花2~3朵簇生叶腋，小形，黄绿色。核果近球形，直径1~1.4厘米，先端钝，熟时暗红色，有酸味。花期4~5月，果期9~10月。

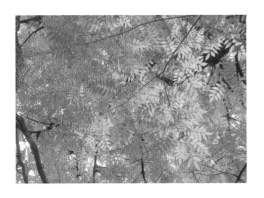

生长特性 生长于阳坡或干燥瘠土处，常形成灌木丛。分布于辽宁、内蒙古、河北等地。

采集方法 秋末冬初采收成熟果实，除去果肉及核壳，收集种子，晒干。

药材性状 干燥成熟的种子呈扁圆形或椭圆形，表面赤褐色至紫褐色，未成熟者色浅或发黄，光滑。气微弱，味淡。

药理作用 ① 镇静、催眠作用：酸枣仁煎剂给大白鼠口服或腹腔注射均表现镇静及嗜睡，无论白天或黑夜，正常状态或咖啡因引起的兴奋状态，酸枣仁均能表现上述作用。② 镇痛、抗惊厥、降温作用：用热板法证明，酸枣仁煎剂注射于小白鼠腹腔有镇痛作用，对小鼠无论注射或口服均有降温作用。③ 对心血管系统的影响：酸枣仁可引起血压持续下降。

药用功效 补肝、宁心、敛汗、生津，主治虚烦不眠、惊悸多梦、体虚多汗、津伤口渴。

用法用量 内服：煎汤，10~25克；入丸、散。

方剂选用 ① 治虚劳虚烦，不得眠：酸枣仁60克、甘草5克、知母10克、茯苓10克、芎劳10克，上5味，以水1600毫升，纳诸药煮取600毫升，分温3服。② 治胆虚睡卧不安、心多惊悸：酸枣仁50克，炒熟令香，捣细罗为散。每服10克，以竹叶汤调下，不计时候。

注意事项 凡有实邪及滑泄者慎服。

柏子仁

性味 甘，平。
拉丁文 Semen Platycladi
英文 Platycladi Seed

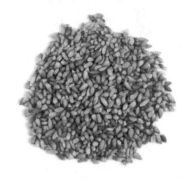

别名 柏实、柏子、柏仁、侧柏子。

来源 为柏科植物侧柏的干燥种仁。

成分 种子含脂肪油，并含少量挥发油、皂苷。种仁含脂肪油，另含皂苷及少量挥发油、植物甾醇、维生素 A 和蛋白质等。

植物形态 长绿小乔木，树皮薄，淡红褐色，常易条状剥落。树枝向上伸展，小枝扁平，排成一平面，直展。叶鳞形、质厚、紧贴在小枝上交互对生，正面的一对通常扁平。花单性，雌雄同株；雄花球长圆形，黄色，生于上年的枝顶上；雌花球长椭圆形，单生于短枝顶端，由6～8枚鳞片组成。球果卵状椭圆形，嫩时蓝绿色，肉质，被白粉；熟后深褐色，木质。种子褐色、卵形、无翅或有棱脊。花期 4～5 月，果期 10～11 月。

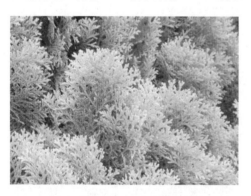

生长特性 主产于山东、河南、河北、陕西、湖北、甘肃、云南等地亦产。

采集方法 冬初种子成熟时收采，晒干。压碎种皮，簸净，阴干。

药材性状 种仁略呈卵形，长 4～7 毫米，直径 1.5～3 毫米。表面黄白色至淡黄棕色。外有膜质内种皮，顶端尖，有棕色小点，基部钝圆。质软，油润，含大量油质，平断面黄白色。微臭，味甘香。

药理作用 本品含大量脂肪油，有润肠通便作用。柏子仁的水及乙醇提取物有镇静作用。

药用功效 养心安神、润肠通便，主治惊悸、失眠、遗精、盗汗、便秘。

用法用量 内服：煎汤，5～15克；入丸、散。外用：炒研取油涂。

方剂选用 ①治劳欲过度、心血亏损、精神恍惚、夜多怪梦、怔忡惊悸、健忘遗泄、常服宁心定志、补肾滋阴：柏子仁 200 克（蒸晒去壳），枸杞子 150 克（酒洗晒），麦门冬（去心）、当归（酒浸）、石菖蒲（去毛洗净）、茯神（去皮心）各 50 克，玄参、熟地黄（酒蒸）各 100 克，甘草 25 克（去粗皮），先将柏子仁、熟地黄蒸过，石器内捣如泥，余药研末和匀，炼蜜为丸，如梧桐子大。每服 50 丸，早晚灯芯草汤或圆眼汤送下。②戢阳气、止盗汗、进饮食、退经络热：新柏子仁（研）、半夏曲各 100 克，牡蛎（甘锅子内火煅，用醋淬 7 次，焙）、人参（去芦）、白术、麻黄根（慢火炙，拭去汗）、五味子各 50 克，净麸 25 克（慢火炒），上 8 味研为末，大枣肉丸如梧子大。空心米饮下 50 丸，日服 2 次。③治老人虚秘：柏子仁、大麻子仁、松子仁各等份，同研，熔白蜡丸梧桐子大。饭前以少黄丹汤服 30 丸。

远志

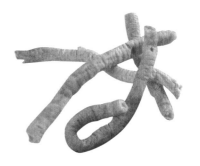

性味 温，苦，辛。
拉丁文 Radix Polygalae
英文 Thinleaf Milkwort Root-bark

别名 葽绕、棘菀、苦远志。
来源 为远志科远志属远志或卵叶远志的干燥根。
成分 根含皂苷，水解后可分得两种皂苷元结晶，远志皂苷元 A 和远志皂苷元 B。另含远志醇、N–乙酰氨基葡萄糖、生物碱细叶远志定碱、脂肪油、树脂等。

植物形态 远志为多年生草本，高 25～40 厘米。根圆柱形。茎丛生，径约 1 毫米，上部绿色。叶互生，线形或狭线形，先端渐尖，基部渐狭，全缘，中脉明显，无毛或稍被柔毛；无柄或近无柄。总状花序偏侧状，花淡蓝色。蒴果扁平，圆状倒心形，绿色，光滑，边缘狭翅状，种子卵形，微扁，棕黑色，密被白色绒毛。花期 5～7 月，果期 6～8 月。

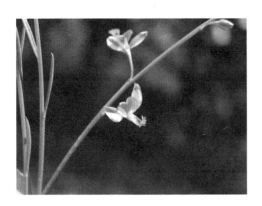

生长特性 生于向阳山坡或路旁。分布于东北、华北、西北地区，以及山东、安徽、江西、江苏等地。

采集方法 春季出苗前或秋季地上部分枯萎后挖取根部，除去残基及泥土，阴干或晒干。

药材性状 根呈圆柱形，中空，拘挛不直。表面灰色或灰黄色。全体有密而深陷的横皱纹，有些有细纵纹及细小的疙瘩状根痕。质脆易断，断面黄白色、较平坦，微有青草气，味苦微辛，有刺喉感。远志肉多已破碎。肉薄，横皱纹较少。

药理作用 ① 祛痰作用：远志含植物皂苷，能刺激胃黏膜，引起轻度恶心，因而反射地增加支气管的分泌而有祛痰作用。② 对子宫作用：我国西北之远志煎剂对离体豚鼠、家兔、猫、犬之未孕及已孕子宫均有兴奋作用，静脉注射 6.6% 煎剂 3～6 毫升对孕狗在位子宫也有明显的兴奋作用。③ 溶血作用：远志和桔梗相似，含有皂苷，亦有溶解红细胞的作用。

药用功效 安神益智、祛痰、解郁，主治惊悸、健忘、梦遗、失眠、咳嗽多痰、痈疽疮肿。

用法用量 内服: 煎汤,5～15克; 浸酒或入丸、散。
方剂选用 ① 治心气不足、五脏不足，甚者忧愁悲伤不乐、忽忽喜忘、朝瘥暮剧、暮瘥朝发、发则狂眩: 菖蒲、远志（去心）、茯苓各 10 克，人参 15 克。上 4 味，捣下筛，服食，每日 3 次，蜜和丸如梧桐子，服 6～7 丸。② 治神经衰弱、健忘心悸、多梦失眠: 远志（研粉），每服 5 克，每日两次，米汤冲服。③ 治心痛久不止: 远志（去心）、菖蒲（细切）各 50 克，上 2 味，粗捣筛，每服 15 克，水煎，去滓，不拘时温服。④ 治痈疽、发背、疖毒，恶候浸大，不问虚实寒热: 远志（汤洗去泥，捶去心）为末，酒适量，调末 15 克，澄清饮之，以滓敷病处。

注意事项 心肾有火、阴虚阳亢者忌服。

合欢皮

性味 平，甘。
拉丁文 Cortex Albiziae
英文 Silktree Siris

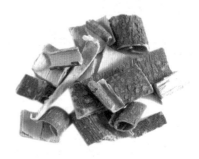

别名 合昏皮、夜合皮、合欢木皮。
来源 豆科植物合欢的树皮。
成分 树皮含皂苷、鞣质等。种子含合欢氨酸和S－
（2－羧乙基）－L－半胱氨酸等氨基酸。新鲜叶含
维生素C。同属植物楹树的皮含三萜皂苷，称作
合欢催产素。

植物形态 落叶乔木，高达10米以上。树干灰黑
色；小枝无毛，有棱角。2回双数羽状复叶，互生；
总叶柄长3～5厘米；叶长9～23厘米，羽片
5～15对；小叶11～30对，无柄；小叶片镰状
长方形，长5～12毫米，先端短尖，基部截形，
不对称，全缘，有缘毛，下面中脉具短柔毛，小
叶夜间闭合；托叶线状披针形。头状花序生于枝端，
总花梗被柔毛；花淡红色；花萼筒状，长约2毫米，
先端5齿裂，外被柔毛；花冠漏斗状，长约6毫
米，外被柔毛，先端5裂，裂片三角状卵形；雄
蕊多数，基部结合，花丝细长，上部淡红色，长
约为花冠管的3倍以上；子房上位，花柱几与花
丝等长，柱头圆柱状。荚果扁平，长8～15厘米，
宽1～2.5厘米，黄褐色，嫩时有柔毛，后渐脱落，
通常不开裂。种子椭圆形而扁，褐色。花期6～8
月，果期8～10月。

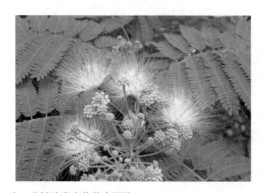

生长特性 生长于山坡、路旁，常栽培于庭园。

采集方法 夏秋季采，剥下树皮，晒干。

药材性状 干燥的树皮，呈筒状或半筒状。外表
面粗糙，灰绿色或灰褐色，散布横细裂纹，稍有
纵皱纹，皮孔圆形或长圆形，带棕红色。内表面
淡棕色或淡黄色，有细密纵纹。质硬而脆，断面
淡黄色，纤维状。气微香，味淡。

药理作用 在离体试验中，合欢催产素在豚鼠或
人的子宫处于安静时，可使其收缩；而在子宫有
自发活动时，则可增进其收缩力或频率；对豚鼠
离体小肠，则即使高浓度也不引起收缩。

药用功效 解郁、和血、宁心、消痈肿，主治心神
不安、忧郁失眠、肺痈、痈肿、瘰疬、筋骨折伤。

用法用量 内服：煎汤，7.5～15克；入散剂。
外用：研末调敷。

方剂选用 ① 治咳有微热，烦满，胸心甲错，是
为肺痈：合欢皮手掌大1片，细切，以水3升，
煮取1升，分3次服用。② 治肺痈久不敛口：合
欢皮、白蔹各适量，2味同煎服。③ 治跌伤损
筋骨：合欢皮200克（炒干，末之），麝香、乳
香各5克，每服15克，温酒调，不饥不饱时服。
④ 治损伤骨折：合欢皮200克（锉碎，炒令黄微
黑色），芥菜子50克（炒），上研为细末，酒调，
临夜敷；粗滓敷疮上，扎缚之。⑤ 治蜘蛛咬疮：
合欢皮，捣为末，和铛下墨，生油调涂。

**注意
事项** 孕妇慎用。

首乌藤

性味 平，甘、微苦。
拉丁文 Caulis Polygoni Multiflori
英文 Tuber Fleeceflower Stem

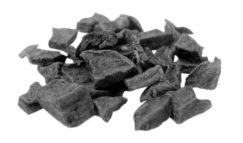

别名 棋藤、夜交藤。

来源 为蓼科植物何首乌的干燥藤茎。

成分 茎含蒽醌类，主要为大黄素、大黄酚或大黄素甲醚，均以结合型存在。茎叶含多种黄酮，亦含蒽醌类化合物，已分得大黄素、大黄素甲醚，并含 $\beta-$ 谷甾醇。

植物形态 多年生缠绕草本。根细长，末端成肥大的块根，外表红褐色至暗褐色。茎基部略呈木质，中空。叶互生，具长柄，叶片狭卵形或心形，长 4～8 厘米，宽 2.5～5 厘米，先端渐尖，基部心形或箭形，全缘或微带波状，上面深绿色，下面浅绿色，两面均光滑无毛。托叶膜质，鞘状，褐色，抱茎，长 5～7 毫米。花小，直径约 2 毫米，多数，密聚成大形圆锥花序，小花梗具节，基部具膜质苞片；花被绿白色，花瓣状，5 裂，裂片倒卵形，大小不等，外面 3 片的背部有翅；雄蕊 8 个，比花被短；雌蕊 1 个，子房三角形，花柱短，柱头 3 裂，头状。瘦果椭圆形，有 3 棱，长 2～3.5 毫米，黑色光亮，外包宿存花被，花被成明显的 3 翅，成熟时褐色。花期 10 月，果期 11 月。

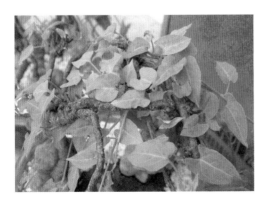

生长特性 生长于草坡、路边、山坡石隙及灌木丛中。分布于河南、山东、安徽、江苏、浙江、福建、广东、广西、江西、湖南、湖北、四川、贵州、云南等地。

采集方法 带叶的藤茎于夏秋采收。但商品大都用藤茎，于秋季叶落后割取，除去细枝、残叶，切成长约 70 厘米的段落，捆成把，晒干。

药材性状 藤茎呈长条圆柱形，下短较粗，稍扭曲，有分枝。长短不等。表面紫红色，粗糙，具扭曲的纵皱纹。节部略膨大，有侧枝痕。外皮菲薄，可剥离。质脆易折断，断面皮部紫红色，木部黄白色或淡棕色，导管孔多数明显，髓部疏松，类白色。无臭，味微苦涩。

药理作用 本品有镇静、催眠作用。

药用功效 养血安神、祛风通络，用于治疗失眠多梦、血虚身痛、风湿痹痛、皮肤瘙痒等症。

用法用量 内服：煎汤，10～20 克。外用：煎水洗或捣敷。

方剂选用 ① 治彻夜不寐，间日轻重，如发疟：首乌藤 20 克（切）、珍珠母 40 克、龙齿 10 克、柴胡 5 克（醋炒）、薄荷 5 克、生地黄 30 克、当归身 10 克、白芍 7.5 克（酒炒）、丹参 10 克、柏子仁 10 克、夜合花 10 克、沉香 2.5 克、大枣 10 枚，水煎服。② 治腋疽：首乌藤、鸡矢藤叶各适量，捣烂，敷患处。③ 治痔疮肿痛：首乌藤、假蒌叶、杉木叶各适量，煎水洗患处。

注意事项 躁狂属实火者慎服。

灵芝

性味 温，淡。
拉丁文 Ganoderma Lucidum
英文 Lucid Ganoderma

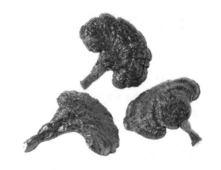

别名 赤芝、红芝、木灵芝、菌灵芝、万年蕈、灵芝草。

来源 多孔菌科赤芝或紫芝的干燥子实体。

成分 主要含氨基酸、多肽、蛋白质、真菌溶菌酶以及糖类、麦角甾醇、三萜类、香豆精苷、挥发油、硬脂酸、苯甲酸、生物碱、维生素 B_2 及维生素 C 等；孢子还含甘露醇、海藻糖等。

植物形态 菌盖木栓质，肾形、红褐、红紫或暗紫色，具漆样光泽，有环状棱纹和辐射状皱纹，大小及形态变化很大，大型个体的菌盖为 20 厘米 ×10 厘米，厚约 2 厘米，一般个体为 4 厘米 ×3 厘米，厚 0.5～1 厘米，下面有无数小孔，管口呈白色或淡褐色，每毫米内有 4～5 个，管口圆形，内壁为子实层，孢子产生于担子顶端。菌柄侧生，极少偏生，长于菌盖直径，紫褐色至黑色，有漆样光泽，坚硬。孢子卵圆形，壁两层，内壁褐色，表面有小疣，外壁透明无色。

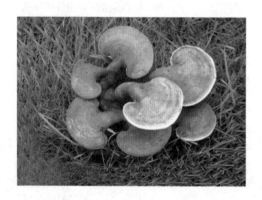

生长特性 夏秋季多生于林内阔叶树的木桩旁或木头、立木、倒木上，有时也生于针叶树上。可栽培。

采集方法 全年采收，除去杂质，剪除附有朽木、泥沙或培养基质的下端菌柄，阴干或以 40～50℃烘干。

药材性状 菌盖木栓质，肾形，红褐、红紫或暗紫色，具漆样光泽，有环状棱纹和辐射状皱纹。菌柄侧生，极少偏生，长于菌盖直径，紫褐色至黑色，有漆样光泽，坚硬。孢子卵圆形，壁两层，内壁褐色，表面有小疣，外壁透明无色。

药理作用 据动物试验，对小白鼠有镇静、镇痛作用。可提高小白鼠耐寒、耐缺氧能力，并推迟其死亡时间。以灵芝为主，配以白术、田七、川芎等中药，则能显著提高动物的存活率，并能帮助动物渡过放射病极期而使白细胞较早恢复。受照射动物服用灵芝后可增进食欲，改善精神状态。正常人口服灵芝 20 克，能降低心率。

药用功效 益精、补肾、祛风，主治虚劳、咳嗽、气喘、失眠、消化不良。

用法用量 内服：研末，2.5～5 克；浸酒服。

方剂选用 ① 治积年胃病：灵芝 2.5 克，切碎，用老酒浸泡服用。② 神经衰弱、高血压：灵芝 6～9 克，水煎服。③ 迁延性肝炎：灵芝 6 克、甘草 4.5 克，水煎服。④ 慢性气管炎：灵芝 9 克，南沙参、北沙参各 6 克，百合 9 克，水煎服。⑤ 过敏性哮喘：灵芝 16 克、半夏 3.5 克、苏叶 6 克、厚朴 3 克、茯苓 9 克，水煎冰糖，一日 2～3 次，分服。

注意事项 畏扁青、茵陈蒿。

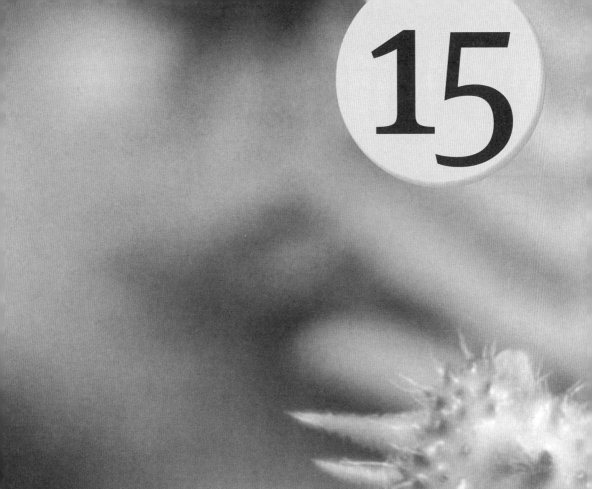

15

平肝息风类

　　以平肝降阳、息风止痉为主要作用的一类中药，称为平肝息风药。平肝息风药多属咸寒之品，有抑制肝阳上亢、缓解痉挛的功效，主治肝风内动、痉挛等。

　　应用平肝息风药时，须根据病因、病机及兼证的不同，进行相应的配伍。如用治肝阳上亢证，多配伍滋养肾阴的药物，益阴以制阳；用治肝阳化风之肝风内动，应将息风止痉药与平肝潜阳药物并用；热极生风之肝风内动，当配伍清热泻火药物；阴血亏虚之肝风内动，当配伍养阴补血药物；兼窍闭神昏者，当配伍开窍醒神药物；兼失眠多梦、心神不宁者，当配伍安神药物；兼痰邪者，当配伍祛痰药；肝火盛者，又当配伍清泻肝火药物等。

　　平肝息风药多属动物甲壳、金石矿物类，均应先煎。有些虫类药物有毒，用量不宜过大，孕妇应忌用或慎用。若脾虚慢惊者，不宜寒凉之品；阴虚血亏者，当忌温燥之品。

平抑肝阳药

本类药物主要用于治疗肝阳上亢之头晕目眩、耳鸣和肝火上攻之面红耳赤、头痛头昏、烦躁易怒等症。

石决明

性味	平，咸。
拉丁文	Concha Haliotidis
英文	Sea-ear Shell

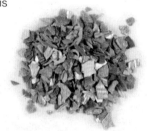

别名 珠母、鳆鱼甲、九孔螺、千里光、鲍鱼皮、金蛤蜊皮。

来源 为鲍科动物杂色鲍、皱纹盘鲍、羊鲍、澳洲鲍、耳鲍或白鲍的贝壳。

成分 盘大鲍的贝壳含碳酸钙、有机质，尚含少量镁、铁、硅酸盐、硫酸盐、磷酸盐、氯化物和极微量的碘；煅烧后碳酸盐分解产生氧化钙，有机质则被破坏。

动物形态 杂色鲍：贝壳坚硬，螺旋部小，体螺层极大。壳口大，外唇薄，内唇向内形成片状边缘。壳表面绿褐色，生长纹细密，生长纹与放射肋交错使壳面呈布纹状。壳内面银白色，具珍珠光泽。羊鲍：海产软体动物。贝壳大型、极坚厚，呈卵圆形。壳面粗糙，生长纹明显。贝壳内面呈美丽的彩色光泽；壳口呈卵圆形，外缘薄，呈刃状，内缘厚。

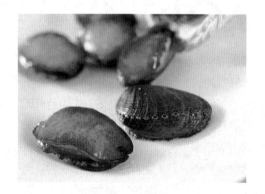

生长特性 我国东南沿海地区有分布，以海南及广东产量较多。

采集方法 5～9月为捕获季节。捕获时要迅速，趁其不备时捕捉或用铲将其自岩石上迅速铲下，剥除肉作副食品，洗净贝壳，除去壳外附着的杂质，晒干。

药材性状 杂色鲍：呈常卵圆形、内面观略呈耳形。表面暗红色。无臭，味微咸。皱纹盘鲍：呈长椭圆形。表面灰棕色，有多数粗糙而不规则的皱纹，常有苔藓类或石灰虫等附着物。羊鲍：近圆形。壳顶位于近中部而高于壳面，螺旋部与体螺部各占1/2。澳洲鲍：呈扁平卵圆形。表面砖红色，螺旋部约为壳面的1/2。耳鲍：狭长，略扭曲，呈耳状。具多种颜色形成的斑纹。

药理作用 本品含大量钙盐，能中和过多之胃酸；又有解热、镇静、解痉、消炎、止血等作用。

药用功效 属平肝潜阳、除热明目。

用法用量 内服：煎汤（宜久煎），15～50克；或入丸、散。外用：研末水飞点眼。

方剂选用 ① 治风毒气攻入头、头目不利：石决明、羌活（去芦头）、草决明、菊花各50克，甘草25克（炙锉），捣为散，每服10克，水煎，和滓，食后临卧温服。② 治眩晕：石决明40克、菊花20克、枸杞子20克、桑叶15克，水煎服。

注意事项	畏旋覆花，反云母。

珍珠母

性味 凉，咸。
拉丁文 Concha Margaritifera Usta
英文 Nacre

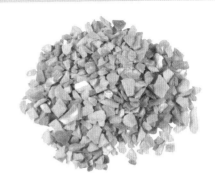

别名 真珠母、明珠母。

来源 本品为蚌科动物三角帆蚌、褶纹冠蚌的蚌壳，或珍珠贝科动物马氏珍珠贝除去角质层的贝壳经煅烧而成。

成分 射线裂脊蚌的贝壳中含碳酸钙90%以上，有机质约0.34%；尚含少量镁、铁、硅酸盐、硫酸盐、磷酸盐和氯化物。煅烧后，碳酸盐分解产生氧化钙等，有机质则被破坏。

动物形态 马氏珍珠贝：贝壳斜四方形，顶壳位于前方，背缘平直，腹缘圆，二壳不等，左壳较右壳稍突，壳面淡黄色至黄褐色。壳内面珍珠层厚，光泽强，边缘淡黄色。三角帆蚌：贝壳大而扁平，两壳相等。壳质坚硬，壳面部平滑，有呈同心环状排列的纹理。后背缘向上突起，形成大的三角形帆状后翼。壳内面平滑，珍珠层乳白色。褶纹冠蚌：贝壳厚大，略呈不等边三角形，后背缘向上伸展成大型的冠。腹缘长，近直线。壳面深黄绿色至黑褐色。壳内珍珠层有光泽。

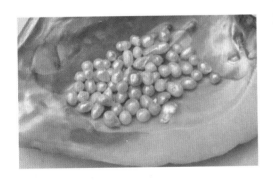

生长特性 主产于江苏、浙江、湖北、安徽等地。

采集方法 全年均可采集。将贝壳用碱水煮过，漂净，刮去外层黑皮，煅至松脆即成。

药材性状 三角帆蚌：略呈不等边四角形。壳面生长轮呈同心环状排列。后背缘向上突起，形成大的三角形帆状后翼。壳内面外套痕明显。质坚硬，气微腥，味淡。褶纹冠蚌：呈不等边三角形。后背缘向上伸展成大型的冠。壳内面外套痕略明显；前闭壳肌痕大呈楔形，后闭壳肌痕呈不规则卵圆形。马氏珍珠贝：呈斜四方形，后耳大，前耳小，背缘平直，腹缘圆，生长线极细密。闭壳肌痕大，长圆形。平滑。质脆，折断时成粉屑或小片状，半透明。臭微，味淡。

药理作用 以马氏珍珠贝的珍珠层粉末给家兔后，血中钙离子浓度与给碳酸钙后几无差别；其30%硫酸水解产物含有白氨酸、蛋氨酸、丙氨酸、甘氨酸、谷氨酸等氨基酸；对兔的耳壳血管及血压无作用，但能增大离体蟾蜍心跳振幅，降低离体兔肠张力，对兔有短暂的利尿作用。

药用功效 平肝、潜阳、定惊、止血，主治头眩、耳鸣、心悸、失眠、癫狂、惊痫、吐血、衄血、妇女血崩。

用法用量 内服：煎汤，15～50克；入丸、散。

方剂选用 ① 治肝阳上升、头晕头痛、眼花耳鸣、面颊燥热：珍珠母50克，制女贞子、旱莲草各15克，水煎服。② 治心悸失眠：珍珠母50克、远志5克、酸枣仁15克、炙甘草7.5克，水煎服。③ 治内眼疾患（晶体混浊）：珍珠母100克、苍术40克、人参5克，水煎，日服2次。

注意事项 胃寒者慎服。

牡蛎

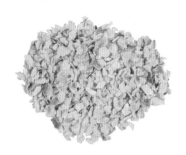

性味 微寒，咸。
拉丁文 Concha Ostreae
英文 Oyster Shell

别名 蛎蛤、左牡蛎、牡蛤、蛎房、蚝壳、海蛎子壳、海蛎子皮、左壳。
来源 本品为牡蛎科动物长牡蛎、大连湾牡蛎或近江牡蛎的贝壳。
成分 含80%～95%的碳酸钙、磷酸钙及硫酸钙，并含镁、铝、硅及氧化铁等。

动物形态 ① 近江牡蛎：贝壳2片，坚厚，呈圆形、卵圆形或三角形。左壳附着，较大而厚。壳面有灰、青、紫、棕等色彩，内面白色，边缘为灰紫色。韧带紫黑色，闭壳肌痕甚大，淡黄色，大多为卵圆形或肾脏形。② 长牡蛎：贝壳大型，坚厚，呈长条形，背腹几乎平行，一般壳长比壳高大3倍。左壳附着。右壳较平如盖，鳞片环生，呈波纹状。壳面淡紫色、灰白色或黄褐色。壳内面瓷白色。③ 大连湾牡蛎：贝壳大型，中等厚，前后延长，壳顶至后部渐扩张近似三角形。左壳附着。右壳壳表鳞片起伏成水波状，不如近江牡蛎平伏，放射肋不明显。壳面淡黄色；壳内面白色。闭壳肌痕白色或紫色，位于背后方。

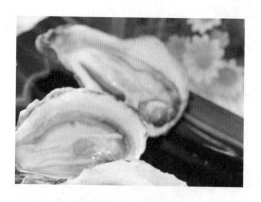

生长特性 近江牡蛎生活于江河流入海处。杂食性，以细小的浮游生物为食。

采集方法 全年可采集。取得后，去肉，取壳，洗净，晒干。

药材性状 ① 长牡蛎：长而厚，长条形或长卵形，背腹缘几平行。右壳较平如盖，鳞片坚厚，壳外面平坦或具数个凹陷，淡紫色、灰白色或黄褐色；内面瓷白色。质硬，断面层状，洁白。无臭，味微咸。② 大连湾牡蛎：呈类三角形，背腹缘呈"八"字形。右壳外面淡黄色，间有紫色条纹或斑点，具疏松的同心鳞片，鳞片起伏呈波浪状，内面白色。③ 近江牡蛎：呈圆形、卵圆形或三角形等。左壳较右壳坚硬、厚大。

药理作用 本品所含钙盐有抗酸、轻度镇痛、消炎、降低肌肉兴奋而抑制抽搐的作用。从牡蛎中提取的牡蛎多糖具有降血脂、抗凝血、抗血栓形成及促进机体免疫功能、抗白细胞下降等作用。

药用功效 敛阴潜阳、止汗涩精、化痰软坚，主治惊痫、眩晕、自汗、盗汗、遗精、淋浊、崩漏、带下、瘰疬、瘿瘤。

用法用量 内服：煎汤，15～50克；入丸、散。外用：研末干撒、调敷或作扑粉。

方剂选用 ① 治眩晕：牡蛎30克、龙骨30克、菊花15克、枸杞子20克、何首乌20克，水煎服。② 治百合病、渴不瘥者：瓜蒌根、牡蛎（熬），等份，研为细末，饮服，日服3次。③ 治一切渴：大牡蛎不计多少，黄泥裹煅通赤，放冷为末，用活鲫鱼煎汤调下5克，小儿服2.5克。

注意事项 凡病虚而多热者宜用，虚而有寒者忌用。

赭石

性味	平，苦、甘。
拉丁文	Haematitum
英文	Hematite

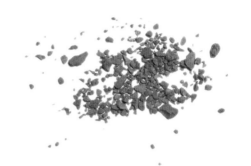

别名 须丸、赤土、代赭、血师、紫朱、土朱、铁朱、红石头、赤赭石。

来源 氧化物类矿物赤铁矿的矿石。

成分 主要含三氧化二铁，其中铁70%、氧30%，有时含杂质钛、镁、铝、硅和水分。本品除含大量铁质外，还含中等量硅酸及铝化物，小量镁、锰、钙。

矿物形态 赤铁矿三方晶系。晶体常呈薄片状、板状。一般以致密块状、肾状、葡萄状、豆状、鱼子状、土状等集合体最为多见。结晶者呈铁黑色或钢灰色；土状或粉末状者呈鲜红色。但条痕都呈樱桃红色。结晶者呈金属光泽，土状者呈土状光泽；硬度5.5～6，但土状粉末状者硬度很小，比重5～5.3。在还原焰中烧后有磁性。产于许多种矿床和岩石中。含铁岩石风化岩可形成残余的赤铁矿床；变质岩有时含赤铁矿很丰富，成为重要铁矿。产于山西、河北、广东、河南、山东、四川、湖南等地。

采集方法 挖出后，去净泥土杂质。

药材性状 为不规则的扁平块状，大小不一。全体棕红色或铁青色，用手抚摸，则有红棕色粉末沾手，表面有圆形乳头状的突起，习称钉头代赭，另一面与突起相对处有同样大小的凹窝。质坚硬，不易砸碎。无臭，无味。在砖上摩擦显红色。以色棕红、断面显层叠状、每层均有钉头者为佳。能溶于浓盐酸，其溶液显铁化合物的各种特殊反应。

药理作用 本品对中枢神经系统有镇静作用。所含铁质能促进红细胞及血红蛋白的新生。对离体蛙心有抑制作用。本品内服后能收敛胃、肠壁，保护黏膜并可兴奋肠管，使肠蠕动亢进。所含镁盐、镁离子有容积性泻下作用。

药用功效 平肝镇逆、凉血止血，主治噫气呕逆、噎膈反胃、哮喘、惊痫、吐血、鼻衄、肠风、痔瘘、崩漏带下。

用法用量 内服：煎汤，15～50克；入丸、散。

方剂选用 ① 治伤寒发汗，若吐、若下，解后，心下痞硬、噫气不除者：旋覆花150克、人参100克、生姜250克、赭石50克、甘草150克（炙）、半夏500克（洗）、大枣12颗（擘），以上7味，以水适量，煮后去滓，再煎煮，温服2升，日服3次。② 治宿食结于肠间，不能下行，大便多日不通。其症或因饮食过度，或因恣食生冷，或因寒火凝结，或因呕吐既久，胃气冲气皆上逆不下降：生赭石100克（轧细）、朴硝25克、干姜10克、甘遂7.5克（轧细，药汁冲服），热多者去干姜，寒多者酌加干姜数钱。呕多者，可先用赭石50克、干姜2.5克煎服，以止其呕吐。呕吐止后再按原方煎汤，送甘遂末服之。

注意事项	孕妇慎服。

平肝息风类 —— 平抑肝阳药

蒺藜

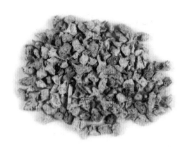

性味 微温，辛、苦。
拉丁文 Fructus Tribuli
英文 Puncturevine Caltrop Fruit

别名 硬蒺藜、蒺骨子、刺蒺藜。

来源 本品为蒺藜科植物蒺藜的干燥成熟果实。

成分 含甾体皂苷，其皂苷元为薯蓣皂苷元、鲁斯可皂苷元、海可皂苷元、吉托皂苷元等，另含蒺藜苷、山柰酚 -3- 芸香糖苷、紫云英苷、哈尔满碱等。

植物形态 1年生匍匐草本，多分枝，全株有柔毛。羽状复叶互生或对生；小叶5～7对，长椭圆形，基部常偏斜，有托叶。花单生于叶腋；萼片5片；花瓣5，黄色，早落；雄蕊10个，5长5短；子房上位，5室，柱头5裂。花期6～7月，果实8～9月。

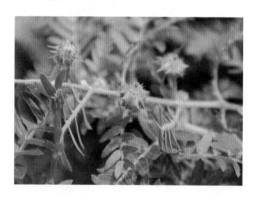

生长特性 生于田野、路旁及河边草丛，各地均产。主产于河南、河北、山东、安徽、江苏、四川、山西、陕西。

采集方法 秋季果实成熟时采割植株，晒干，打下果实，除去杂质。

药材性状 果实由5个小分果聚合而成，呈放射状五棱形。但商品多已脱开为单个小分果，呈斧

状或桔瓣状。新鲜时青绿色，干后黄白色或淡黄绿色。背面隆起，中间有无数小短刺，中部两侧有一对长刺，基部有一对短刺，呈八字形分开，或已残缺不全，只留下尖刺的断痕；两侧面有网纹。质坚，触之刺手。切开后内有种仁，白色或黄白色，有油性。气无，味苦、辛。

药理作用 本品水浸液及乙醇浸出液对麻醉动物有降压、利尿作用，生物碱及水溶液部分均能抑制金黄色葡萄球菌和大肠杆菌的繁殖。

药用功效 平肝解郁、活血祛风、明目止痒，用于治疗头痛眩晕、胸胁胀痛、乳闭乳痈、目赤翳障、风疹瘙痒。

用法用量 内服：煎服，6～15克。

方剂选用 ① 治腰脊痛：用蒺藜子捣成末，加蜜做成丸子，如胡豆大，每服2丸，酒送下，1天服3次。② 治通身浮肿：有杜蒺藜每日煎汤洗。③ 治大便风秘：用蒺藜子50克（炒），猪牙皂荚25克（去皮、酥炙），共研为末。每服5克，盐茶汤送下。④ 治月经不通：有杜蒺藜、当归，各等份为末，每服15克，米汤送下。⑤ 治难产（胎在腹中，胞衣亦不下，或者胎死）：用蒺藜子、贝母各200克，共研为末，米汤冲服15克，过一会如仍不下，可再次服药。⑥ 治蛔虫病：用初秋采集的蒺藜子，阴干收存。每服1匙，1天服3次。

注意事项 孕妇慎用。

罗布麻

性味 凉，甘、苦。
拉丁文 Folium Apocyni Veneti
英文 Dogbane

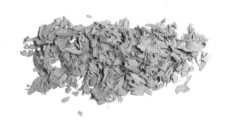

别名 吉吉麻、泽漆麻、缸花草、野茶。

来源 为夹竹桃科多年生草本植物罗布麻的全草。

成分 根含加拿大麻苷、毒毛花苷元及 K- 毒毛旋花子次苷 $-\beta$。叶含芸香苷、儿茶素、蒽醌、谷氨酸、丙氨酸、缬氨酸、氮化钾等，还含槲皮素和异槲皮苷。全草含新异芸香苷。

植物形态 多年生草本，高 1～2 米，全株含有乳汁。茎直立，无毛。叶对生，椭圆形或长圆状披针形，基部圆形或楔形，先端钝。具由中脉延长的刺尖。边缘稍反卷，平滑无毛；叶柄短。聚伞花序生于茎端或分枝上；花冠粉红色或浅紫色，钟形。蓇葖长角状，熟时黄褐色，带紫晕，长10～15 厘米，直径 3～4 毫米，成熟后沿粗脉开裂，散出种子。种子多数，黄褐色，近似枣核形，顶端簇生白色细长毛。花期 6～7 月，果期 8～9 月（西北、东北地区）。

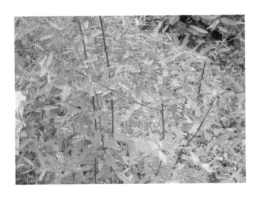

生长特性 生长于河岸、山沟、山坡的沙地。分布于辽宁、吉林、内蒙古、甘肃、新疆、陕西、山西、山东、河南、河北、江苏、安徽等地。

采集方法 夏秋两季采收，割全草或开花前摘叶。

药材性状 叶大多皱缩卷曲，有的破碎。完整的叶片平展后呈披针形或长椭圆形。叶端钝，有小尖芒；基部钝圆或楔形，边缘具细齿，常反卷，两面无毛。叶片深绿色或灰绿色。主脉上表面不明显，下表面稍突起。叶片薄，质脆。叶柄短而细。气微，味微苦。

药理作用 ① 降压作用：罗布麻叶煎剂对肾型高血压狗灌胃后 2 小时，血压从 25.9/18.9 千帕降至 20.3/13.3 千帕，并一直稳定在较低水平，3 天后才有回升。② 强心作用：罗布麻根中所含加拿大麻苷对离体及在位猫心均能使其收缩幅度增大，心率变慢，然后心律不齐，终于心跳停止于收缩期，其作用性质和速度与毒毛花苷相似，戊巴比妥钠等中枢抑制药能减弱它的强心作用。

药用功效 清火、降压、强心、利尿，主治心脏病、高血压、神经衰弱、肝炎腹胀、肾炎性浮肿。

用法用量 内服：煎汤，10～15 克；泡茶饮。

方剂选用 ① 治肝炎腹胀：罗布麻 10 克、甜瓜蒂 7.5 克、延胡索 10 克、公丁香 5 克、木香 15 克，共研末，每次 2.5 克，1 日 2 次，开水送服。② 治神经衰弱、眩晕、脑震荡后遗症、心悸、失眠、高血压、肝硬化腹水、浮肿：罗布麻 15 克，开水冲泡当茶喝，不可煎煮。

注意事项 脾虚慢惊者慎用。

平肝息风类-----平抑肝阳药

旱芹

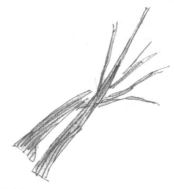

性味 凉，甘、苦。
拉丁文 Apium graveolens L.Var.Dulce DC
英文 Celery

别名 芹菜、香芹、蒲芹、药芹等。

来源 为伞形科植物旱芹的全草。

成分 茎叶含挥发油、芹菜苷、佛手柑内酯、有机酸、胡萝卜素、维生素C、糖类等。挥发油中有 α - 芹子烯以及使旱芹具有特殊气味的丁基苯酞、新蛇床酞内酯、瑟丹内酯等苯酞衍生物成分。

植物形态 1年或2年生草本，秃净，有强烈香气。茎圆柱形，高达0.7～1米，上部分枝有纵棱及节。根出叶丛生，单数羽状复叶，倒卵形至矩圆形，具柄，柄长36～45厘米，小叶2～3对，基部小叶柄最长，愈向上愈短，小叶长、阔约5厘米，3裂，裂片三角状圆形或五角状圆形，尖端有时再3裂，边缘有粗齿；茎生叶为全裂的3小叶。复伞形花序侧生或顶生；花小，两性；花瓣5片，白色，广卵形，先端内曲。双悬果近圆形至椭圆形，分果椭圆形。花期4月，果期6月。

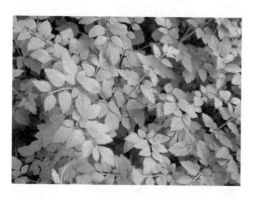

生长特性 喜温暖而凉爽的环境，生长发育适宜温度为5～35℃，全国各地均有栽培。

采集方法 春、夏季采收，洗净，多为鲜用。

药理作用 ① 降压作用：芹菜的粗提取物，对兔、犬静脉注射有明显降压作用；血管灌流，可引起血管扩张；用主动脉弓灌流法，它能对抗烟碱、山梗菜碱引起的升压反应，还可引起降压，故认为其降压原理主要是通过主动脉弓化学感受器所致。② 对中枢的作用：从芹菜子中分离出一种碱性成分，对动物有镇静作用，能加强戊巴比妥的麻醉作用；用条件性逃避反应及降低苯丙胺群居小鼠死亡率的实验，说明此生物碱具有安定作用；用最大电惊厥发作和五甲烯四氮唑惊厥阈试验，有抗惊厥作用，而且毒性较低。芹菜苷或芹菜素口服能对抗可卡因引起的小鼠的兴奋。③ 对子宫的作用：芹菜种子提取物对已孕及未孕子宫有收缩作用，可用于痛经，但效果可疑。新鲜叶的煎剂能促进面包酵母菌之发酵速度，后者曾被用来检定肝浸膏之抗贫血效力，故芹菜是否也有肝浸膏样作用需进一步研究。全草压榨之汁液经处理后的片剂对狗有利尿作用。

药用功效 平肝清热、祛风利湿，主治高血压、眩晕头痛、面红目赤、血淋、痈肿、肝风内动、头晕目眩、寒热头痛、无名肿毒。

用法用量 内服：煎汤，15～25克（鲜者50～100克）；捣汁或入丸剂。外用：捣敷。

方剂选用 ① 治早期原发性高血压：鲜芹菜200克，马兜铃150克，大蓟、小蓟各25克。制成流浸膏，每次10毫升，每日服3次。② 治痈肿：鲜芹菜100克，散血草、红泽兰、铧头草各适量，共捣烂，敷痈肿处。

注意事项 疥癞患者勿服。

息风止痉药

本类药物适用于温热病热极动风、肝阳化风及血虚生风等所致之眩晕欲倒、项强肢颤、痉挛等症。

羚羊角

性味 寒，咸。
拉丁文 Cornu Saigae Tataricae
英文 Antelope's Horn

别名 高鼻羚羊角。

来源 为牛科动物赛加羚羊的角。

成分 含磷酸钙、角蛋白及不溶性无机盐等，其中角蛋白含量最多。羚羊角的角蛋白含硫只有1.2%，是角蛋白中含硫最少者之一。

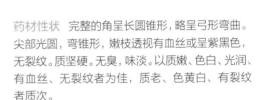

动物形态 赛加羚羊体形中等。身长1～1.4米。头大，鼻吻膨大，鼻孔亦大，且能灵活伸缩和左右摆动。额前部分较隆突。眼大。耳短。四肢细小，蹄低而长。尾细短，下垂。夏毛短而密，紧贴皮肤。全身呈棕黄色或栗色，颈下方、胸腹部及四肢内侧几呈白色。雄兽具角，长于眼眶之上，向后微倾。角基部为棕黄色，上部黄白色如蜡，表面约有20个轮脊，角上部至尖端处光滑无轮脊。

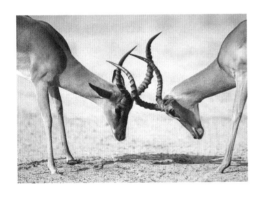

生长特性 主要栖于半沙漠地区。夏季大多居于空旷的荒漠地带，晚秋至冬季则在盐沼半荒漠地带。群栖。分布于新疆等地。

采集方法 全年均可捕捉，捕得后，将角从基部锯下。一般以8～10月猎取者色泽最好。

药材性状 完整的角呈长圆锥形，略呈弓形弯曲。尖部光圆，弯锥形，嫩枝透视有血丝或呈紫黑色，无裂纹。质坚硬。无臭，味淡。以质嫩、色白、光润、有血丝、无裂纹者为佳，质老、色黄白、有裂纹者质次。

药理作用 ① 对中枢的作用：羚羊角外皮浸出液（以50%醇做成100%流浸膏，实验前蒸去乙醇）能降低小鼠朝向性运动反应，对中枢神经系统有抑制作用。② 解热作用：羚羊角煎剂对伤寒、副伤寒甲乙三联菌苗引起发热的家兔有解热作用，灌胃后2小时体温开始下降，6小时后逐渐恢复。

药用功效 平肝息风、清肝明目、散血解毒，用于治疗高热惊痫、神昏惊厥、子痫抽搐、癫痫发狂、头痛眩晕、目赤翳障、痈肿疮毒。

用法用量 内服 磨汁，1.5～2.5克；煎汤，2.5～5克；入丸、散。

方剂选用 治伤寒时气，寒热伏热，汗、吐、下后余热不退，或心惊狂动、烦乱不宁，或谵语无伦、脉仍数急、迁延不愈：羚羊角磨汁75～150毫升，甘草、灯芯草各5克，煎汤服。

注意事项 肝经无热者不宜。

平肝息风类 —— 息风止痉药

牛黄

性味 凉，苦、甘。
拉丁文 Calculus Bovis
英文 Cow-Bezoar

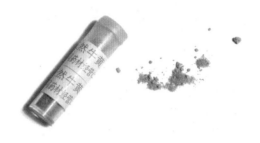

别名 犀黄、各一旺。

来源 牛科野牛属动物黄牛的胆囊、胆管、肝管中的结石，可人工培植或通过化学方法人工合成。

成分 本品主要含胆汁色素和胆汁酸，胆汁色素主要成分为胆红素等；胆汁酸主要成分为胆酸、去氧胆酸、石胆酸等。澳大利亚产牛黄含牛磺酸等。

动物形态 ① 黄牛：体长 1.5 ~ 2 米，体格强壮结实。头大，额广，鼻阔，口大。上唇上部有 2 个大鼻孔，其间皮肤硬而光滑，无毛。眼、耳都很大。头上有角 1 对，左右分开，角之长短、大小随品种而异，弯曲，无分枝，中空，内有骨质角髓。四肢匀称，4 趾，均有蹄甲，其后方 2 趾不着地，称悬蹄。尾较长，尾端具丛毛；毛色大部为黄色，无杂毛掺混。② 水牛：体比黄牛肥大，长达 2.5 米以上。角较长，大而扁，上有很多节纹。颈短，腰腹隆凸。四肢较短，蹄较大。皮厚无汗腺，毛粗而短，体前部较密，后背及胸腹各部较稀疏。体色大多灰黑色，但亦有黄褐色或白色的。

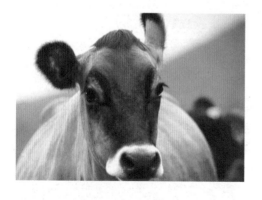

生长特性 全国各地均有饲养。

采集方法 全年均产。于宰牛时注意牛的胆囊、胆管及肝管中有无硬块，如有即为牛黄，应立即滤去胆汁，将牛黄取出（迟则为胆汁浸润而变黑）。除净外部薄膜，先裹以灯芯草或通草丝，外面再包以白布或毛边纸，置阴凉处阴干。干燥时，切忌风吹、日晒、火烘，以防破裂或变色。

药材性状 多呈卵形、不规则球形、四面体形或三角形，表面黄红色或棕黄色，细腻而稍有光泽。体轻，质松脆易碎，断面金黄色。气清香，味先苦而后微甜，入口有清凉感，嚼之不黏牙，其水液可使指甲染黄。

药理作用 本品有镇静、抗惊厥及解热作用；对离体蛙心心肌收缩力有明显增强作用；能扩张血管、使血压下降。所含胆酸有利胆作用。牛磺酸 N- 二硫代氨基甲酸钠对四氯化碳引起的大鼠肝损害有显著的保护作用。家兔口服牛黄能显著增加末梢血管内的红细胞，有解毒作用。牛黄有抗炎、抗感染作用。

药用功效 清心豁痰、开窍凉肝、息风解毒，用于治疗热病神昏、中风痰迷、惊痫抽搐、癫痫发狂、咽喉肿痛、口舌生疮、痈肿疔疮。

用法用量 内服：入丸、散，0.25 ~ 0.75 克。外用：研末撒或调敷。

方剂选用 治中风痰厥、不省人事，小儿急慢惊风：牛黄 0.5 克、朱砂 0.25 克、白牵牛（头末）1 克，共研为末，作 1 服，小儿减半。痰厥，温香油下；急慢惊风，黄酒入蜜少许送下。

注意事项 孕妇慎服。

钩藤

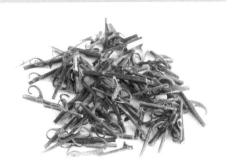

性味	凉，甘。
拉丁文	Ramulus Uncariace cum Uncis
英文	Gambir Vine,Uncaria Stem with Hooks

别名 钩藤、吊藤、钩藤钩子、钓钩藤等。

来源 为茜草科钩藤、大叶钩藤、毛钩藤、华钩藤或无柄果钩藤的干燥带钩茎枝。

成分 带钩茎枝叶含钩藤碱、异钩藤碱、柯诺辛因碱、异柯诺辛因碱、柯楠因碱、二氢柯楠因碱、硬毛帽柱木碱、硬毛帽柱木因碱。

植物形态 钩藤为木质藤本，常绿，高1～3米。小枝四方形，光滑，变态枝成钩状，成对或单生于叶腋，钩长1～2厘米，向下弯曲。叶对生；纸质，卵状披针形或椭圆形，先端渐尖，基部渐狭或圆形，全缘，上面无毛，下面脉腋有短毛。头状花序直径约2厘米；花冠黄色，管状。蒴果倒卵状椭圆形，疏被柔毛。种子数枚，细小，两端有翅。花期6～7月，果期10～11月。

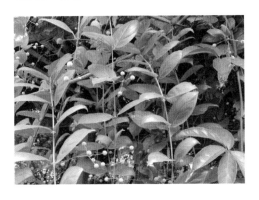

生长特性 生长于山谷、溪边的疏林下。分布于浙江、福建、广东、广西、江西、湖南、四川、贵州等地。

采集方法 春、秋季采收带钩的嫩枝，剪去无钩的藤茎，晒干，或置锅内蒸后再晒干。

药材性状 钩藤为干燥的带钩茎枝，茎枝略呈方柱形，表面红棕色或棕褐色，一端有一环状的茎节，稍突起，节上有对生的两个弯钩，形如船锚，尖端向内卷曲，亦有单钩的，钩大小不一，基部稍圆，直径2～3毫米，全体光滑，略可见纵纹理。质轻而坚，不易折断，断面外层呈棕红色，髓部呈淡黄色而疏松如海绵状。气无，味淡。华钩藤性状与钩藤大致相同。唯茎枝呈方柱形，径2～3毫米，表面灰棕色，钩基部稍阔。

药理作用 镇静作用：钩藤煎剂给小鼠腹腔注射，能产生明显的镇静作用，但无明显的催眠作用，剂量加大25倍也不加强戊巴比妥钠的催眠、麻醉作用，即使加大剂量50～100倍也不能使翻正反射消失，亦不引起运动障碍，与现有的催眠药、镇定药似有不同。

药用功效 清热平肝、息风定惊，治小儿惊痫瘛疭、血压偏高、头晕、目眩、妇人子痫。

用法用量 内服：煎汤（不宜久煎），7.5～15克；入散剂。

方剂选用 ① 治小儿惊热：钩藤50克、硝石25克、甘草0.5克（炙微赤，锉），上药捣细，罗为散。每次以温水调下2.5克，日服3次。量儿大小，加减服之。② 治小儿惊痫、仰目嚼舌、精神昏闷：钩藤25克、龙齿50克、石膏1.5克、栀子仁0.5克、子芩0.25克、大黄25克（锉碎，微炒）、麦门冬1.5克（去心，焙），上药粗捣，罗为散。每服5克，水煎，去滓，量儿大小分减，不计时候温服。

| 注意事项 | 最能盗气，虚者勿投。无火者勿服。 |

天麻

性味 平，甘。
拉丁文 Rhizoma Gastrodiae
英文 Tall Gastraodia Tuber

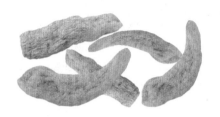

别名 明天麻、赤箭根、定风草、独采芝、水洋芋、鬼督邮、冬彭。

来源 为兰科寄生草本天麻的干燥块茎。

成分 块茎含香荚兰醇。并含对羟基苯甲醇、对羟基苯甲醛、琥珀酸及 β- 谷甾醇等。

植物形态 多年生寄生植物，其寄主为蜜环菌，以蜜环菌的菌丝或菌丝的分泌物为营养来源，借以生长发育。块茎椭圆形或卵圆形，横生，肉质。叶呈鳞片状，膜质，长 1～2 厘米，下部鞘状抱茎。总状花序顶生，苞片膜质，窄披针形或条状长椭圆形，花淡黄绿色或黄色。蒴果长圆形，有短梗。种子多数而细小，粉尘状。花期 6～7 月，果期 7～8 月。

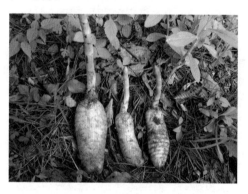

生长特性 生于湿润的林下及肥沃的土壤中。分布于吉林、辽宁、河南、安徽、江西、湖北、湖南、陕西、甘肃、四川、云南、贵州、西藏等地。现各地均有栽培。

采集方法 立冬后至次年清明前采挖，立即洗净，蒸透，敞开低温干燥。

药材性状 干燥根茎为长椭圆形，略扁，皱缩而弯曲，一端有残留茎基，红色或棕红色，俗称鹦哥嘴，另一端有圆形的根痕。表面黄白色或淡黄棕色，半透明，常有浅色片状的外皮残留，多纵皱，并可见数行不甚明显的须根痕排列成环。冬麻皱纹细而少，春麻皱纹粗大。质坚硬，不易折断。断面略平坦，角质，黄白色或淡棕色，有光泽。嚼之发脆，有黏性。气特异，味甘。

药理作用 对神经系统方面的作用：给小鼠腹腔注射天麻水剂，能延长戊巴比妥钠睡眠时间；能对抗戊四唑所引起的阵挛惊厥。据报道，天麻可防止剪毛所致的暴疹及对抗实验性癫痫。天麻及香荚兰素均可提高电击痉挛阈值，有效地制止癫痫样发作，同时控制脑部痫样放电的发展。

药用功效 平肝息风、止痉，主治头痛眩晕、肢体麻木、小儿惊风、癫痫抽搐、破伤风。

用法用量 内服：煎汤，7.5～15 克；入丸、散。

方剂选用 ① 治偏正头痛、眼目肿疼昏暗、头目旋晕、起坐不能：天麻 75 克、附子 50 克（炮制，去皮、脐）、半夏 50 克（汤洗 7 遍，去滑）、荆芥穗 25 克、木香 25 克、肉桂 0.5 克（去粗皮）、川芎 25 克，上 7 味，捣罗为末，入乳香匀和，滴水为丸如梧桐子大。每服 5 丸，渐加至 10 丸，茶清下，日 3 次。② 消风化痰、清利头目、宽胸利膈，治心胸烦闷、头晕欲倒、项急、肩背拘倦、神昏多睡、肢节烦痛、皮肤瘙痒、偏正头痛、鼻齆、面目虚浮：天麻 25 克、川芎 100 克，研为末，炼蜜丸如芡子大。每食后嚼 1 丸，茶酒任下。

注意事项 使御风草根，勿使天麻，二件若同用，即令人有肠结之患。

地龙

性味 寒，咸。
拉丁文 Lumbricus
英文 Ground Dragon

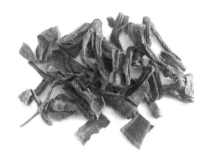

别名 土地龙、土龙、蚯蚓、曲蟮、蛐蟮、赤虫。

来源 为钜蚓科动物参环毛蚓的干燥全体。

成分 各种蚯蚓含蚯蚓解热碱、蚯蚓素、蚯蚓毒素。蚯蚓又含氮物质如丙氨酸、缬氨酸、亮氨酸、苯丙氨酸、酪氨酸、赖氨酸等氨基酸，以及黄嘌呤、腺嘌呤、胆碱、胍等。

动物形态 圆柱形，长 11 ~ 38 厘米，全体由多数环节组成。头部包括口前叶和围口节 2 部，围口节腹侧有口；眼及触手等感觉器全部退化。背部紫灰色、后部稍淡、刚毛圈稍白；14 ~ 16 节，为生殖环带，其上无背孔和刚毛，此环带以前各节，刚毛较为粗硬。

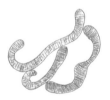

生长特性 生活于潮湿疏松之泥土中，行动迟缓。以富含有机物的腐殖土为食。分布于广东、湖南、广西、福建等地。

采集方法 广地龙春季至秋季捕捉，沪地龙夏季捕捉，剖开腹部，去内脏，洗净，晒干。

药材性状 ① 广地龙：呈长条薄片状，扭曲不直，头尾两端仍保持原形，前端稍尖，尾端钝圆。全体表具密集环节，靠前端第 14 ~ 16 环节有色较浅的环节，习称"白颈"；体背棕红色或灰红色，腹部浅黄棕色。体轻，壁较厚，质脆，易折断，断面白色。气腥，味微咸。② 土地龙：呈弯曲圆柱形，长 5 ~ 10 厘米。体表灰褐色，皱缩不平，"白颈"不明显。体轻质脆，易折断，断面间有泥土，肉薄。气腥，味微咸。

药理作用 ① 降压作用：广地龙酊剂、干粉混悬液、热浸液、煎剂等对麻醉犬、大鼠、猫及慢性肾性高血压大白鼠均表现缓慢而持久的降压作用。② 对平滑肌的作用：从广地龙中提得一种含氮的有效成分，对白鼠及家兔肺灌注具有显著的舒张支气管作用，并能拮抗组织胺及毛果芸香碱对支气管的收缩作用，静脉注射于豚鼠，50% 的动物可耐受致死量的组织胺。③ 解热作用：蚯蚓水浸剂及蚯蚓解热碱对大肠杆菌毒素、温刺引起的人工发热之家兔，均有良好的解热作用。

药用功效 清热定惊、通络、平喘、利尿，主治乙型脑炎、流行性脑脊髓膜炎、猩红热、类风湿性关节炎、支气管扩张、喘息型支气管炎、脑积水、肾积水、心肌炎、甲状腺功能亢进、神经性皮炎、小儿痰热抽搐、百日咳、输卵管阻塞性不孕症等。

用法用量 内服：煎汤，7.5 ~ 15 克；入丸，散。外用：捣烂、化水或研末调敷。

方剂选用 ① 治小儿急慢惊风：白颈蚯蚓，不拘多少，去泥焙干，研为末，加朱砂等份，糊为丸，金箔为衣，如绿豆大。每服 1 丸，白汤下。② 治小儿慢惊风、心神闷乱、筋脉拘急、胃虚虫动、反折啼叫：乳香 2.5 克（研）、胡粉 5 克，上 2 味，合研匀细，用白颈蚯蚓生捏去土，烂研和就为丸，如麻子大。每服 7 ~ 10 丸，煎葱白汤下，更量儿大小加减。

注意事项
1. 畏葱、盐。
2. 伤寒非阳明实热狂躁者不宜用，温病无壮热及脾胃虚弱者不宜用。

全蝎

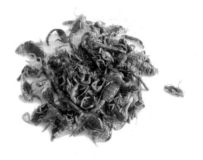

性味 平，辛。有毒。
拉丁文 Scorpio
英文 Scorpion

别名 全虫、蝎子。

来源 为钳蝎科东亚钳蝎的干燥全体。

成分 其主要成分为马氏钳蝎神经毒素Ⅰ、神经毒素Ⅱ等具有药理活性的肽类及蛋白质，还含甜菜碱、牛磺酸、胆固醇、卵磷脂等。

动物形态 钳蝎体长约6厘米，分为头胸部及腹部2部。头胸部较短，7节，分节不明显，背面覆有头胸甲，前端两侧各有1团单眼，头胸甲背部中央处另有1对，如复眼。头部有附肢2对，1对为钳角，甚小，1对为强大的脚须，形如蟹螯。胸部有步足4对，每足分为7节，末端各有钩爪2枚。腹部甚长，分前腹及后腹两部，前腹部宽广，共有7节，后腹部细长，分为5节和1节尾刺。尾刺呈钩状，上屈，内有毒腺。卵胎生。

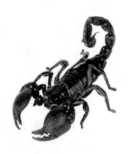

生长特性 多穴居，喜栖于石隙或枯叶下，昼伏夜出，捕食昆虫及蜘蛛等动物。全国各地均有分布，以长江以北地区为多。

采集方法 春末至秋初捕捉，除去泥沙，置沸水或沸盐水中，煮至全身僵硬，捞出，置通风处，阴干。

药材性状 本品头胸部与前腹部呈扁平长椭圆形，后腹部呈尾状，皱缩弯曲，完整者体长约6厘米。头胸部呈绿褐色，前面有1对短小的螯肢及1对较长大的钳状脚须，形似蟹螯，背面覆有梯形背甲，腹面有足4对，均为7节，末端各具2爪钩；前腹部由7节组成，第7节色深，背甲上有5条隆脊线。背面绿褐色，后腹部棕黄色，6节，节上均有纵沟，末节有锐钩状毒刺，毒刺下方无距。气微腥，味咸。

药理作用 ① 抗惊厥作用：小鼠口服止痉散（全蝎和蜈蚣干粉等量混合而成）每天1克，连服1、3、9天后对五甲烯四氮唑、士的宁及烟碱引起的惊厥均有对抗作用，对抗士的宁惊厥的效果最为显著，烟碱次之，五甲烯四氮唑更差，可卡因则无。② 对心血管系统的作用：静脉注射全蝎浸剂及煎剂均可使兔、犬血压一时性下降（少数可见暂时上升），但很快恢复，接着出现逐渐持久的血压下降，维持1～3小时以上。

药用功效 息风镇痉、攻毒散结，主治小儿惊风、痉挛、半身不遂、破伤风、风湿顽痹、偏正头痛、疮疡、瘰疬。

用法用量 内服：煎汤，全蝎4～7.5克，蝎尾1.5～2.5克；入丸、散。外用：研末调敷。

方剂选用 ① 治小儿惊风：全蝎1个，不去头尾，薄荷4叶裹合，火上炙令薄荷焦，同研为末，作4服，汤下。② 治天钓惊风、翻眼向上：干蝎1个（瓦炒好），朱砂3个（绿豆大），为末，饭丸，绿豆大，外以朱砂少许，同酒化下1丸。

注意事项 本品有毒，用量不宜过大。孕妇慎用。血虚生风者忌服。

蜈蚣

性味 温，辛。有毒。
拉丁文 Scolopendra
英文 Centipede

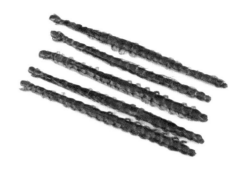

别名 蝍蛆、吴公、天龙、百脚、嗷高姆。

来源 为蜈蚣科动物少棘蜈蚣的干燥体。

成分 含二种类似蜂毒的有毒成分，即组胺样物质及溶血性蛋白质；尚含脂肪油、胆固醇、蚁酸等。

动物形态 体形扁平而长，全体由22个同型环节构成，长约6～16厘米，宽5～11毫米，头部红褐色；头板近圆形，前端较窄而突出。头板和第一背板为金黄色，生触角1对，17节。单眼4对；头部之腹面有颚肢1对，上有毒钩。身体自第2背板起为墨绿色，末板黄褐色。背板自2～19节各有2条不显著的纵沟；腹板及步肢均为淡黄色，步肢21对，足端黑色，尖端爪状；末对附肢基侧板端有2尖棘，同肢前腿节腹面外侧有2棘，内侧1棘，背面内侧1～3棘。

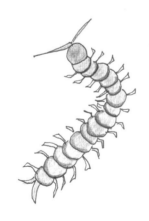

生长特性 栖居于潮湿阴暗处，食肉性。全国各地多有分布。

采集方法 4～6月捕捉，捕得后，用两端削尖的竹片插入头尾两部，绷直晒干；或先用沸水烫过，然后晒干或烘干。

药材性状 呈扁平长条形。全体由22个环节组成。最后一节略细小。头部两节暗红色，有触角及毒钩各1对；背部棕绿色或墨绿色，有光泽，并有纵棱2条；腹部淡黄色或棕黄色，皱缩；自第二节起每体节有脚1对，生于两侧，黄色或红褐色，弯作钩形。质脆，断面有裂隙。气微腥，并有特殊刺鼻的臭气，味腥而微咸。

药理作用 ① 注射液对移植性小鼠肉瘤 S_{180}、艾氏腹水癌、白血病 L_{160}、肝癌瘤体等的癌细胞均有抑制作用；对网状内皮细胞机能有增强作用。② 散剂给小鼠口服3～9天后，对戊四氮、士的宁、纯炳碱的半数惊厥量引起的惊厥有对抗作用。水浸剂（1：4）在试管内对结核杆菌及多种致病性皮肤真菌均有抑制作用。

药用功效 息风止痉、攻毒散结、通络止痛，用于治疗小儿惊风、痉挛、半身不遂、破伤风、风湿顽痹、偏正头痛、疮疡、瘰疬、毒蛇咬伤。

用法用量 内服：煎汤，0.25～0.75克，入丸、散。外用：研末调敷。

方剂选用 ① 治中风抽掣及破伤后受风抽掣者：生箭芪30克、当归20克、羌活10克、独活10克、全蝎10克、全蜈蚣大者2条，煎汤服。② 治口眼歪斜、口内麻木者：蜈蚣3条（1条蜜炙，1条酒浸，1条纸裹煨，并去失足）；天南星1个，切作4片（1蜜炙，1酒浸，1纸裹煨，1生用）；半夏、白芷各25克；通为末，入麝少许；每服5克，熟（酒）调下，日服1次。

注意事项 孕妇忌服。

僵蚕

性味 凉，苦、辛。
拉丁文 Bombyx Batryticatus
英文 Larva of a Silkworm with Batrytis

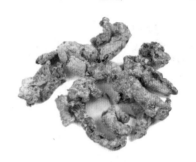

别名 白僵蚕。

来源 为蚕蛾科昆虫 4～5 龄的幼虫感染（或人工接种）白僵菌而致死的干燥体。

成分 白僵蚕体表的白粉中含草酸铵。白僵菌的培养能合成大量草酸、大量脂肪。脂肪中的脂肪酸组成主要是棕榈酸、油酸、亚油酸、少量硬脂酸、棕榈油酸和 α- 亚麻酸。白僵菌至少能分泌 3 种水解酶，即脂酶、蛋白酶和壳质酶，促进穿通受染幼虫表皮。并能利用谷氨酸、天门冬氨酸、草酸铵、柠檬酸铵、酒石酸铵作为氮源，但不能有效地利用无机氮化合物。

动物形态 家蚕幼虫呈圆柱形，头部单眼 12 个，分别于头两侧、头下方有吐丝孔。胸部 3 节，各节腹面生有胸足 1 对，足端有尖爪 1 枚。腹部 10 节，在第 3～6 腹节的腹面各有腹足 1 对，第 1～8 腹节的两侧各有黑色椭圆形气门 1 对。

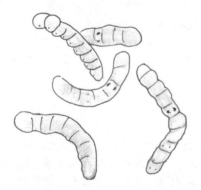

生长特性 主要产于浙江、江苏、四川等地。

采集方法 多于春秋季生产，将感染白僵菌病死的蚕干燥即得。

药材性状 本品略呈圆柱形，多弯曲皱缩。表面灰黄色，被有白色粉霜状的气生菌丝和分生孢子。头部较圆，足 8 对，体节明显，尾部略呈二分歧状。质硬而脆，易折断，断面平坦，外层白色，中间有亮棕色或亮黑色的丝腺环 4 个。气微腥，味微咸。

药理作用 本品醇、水浸出液有催眠与抗惊厥作用。本品提取液体有较强的抗凝作用。在试管内对金黄色葡萄球菌、大肠杆菌、绿脓杆菌等有轻度抑制作用。此外，本品还有降血糖和抑制肿瘤等作用。

药用功效 祛风定惊、化痰散结，用于治疗惊风抽搐、咽喉肿痛、颌下淋巴结炎、面神经麻痹、皮肤瘙痒。

用法用量 内服：煎汤，7.5～15 克；入丸、散。外用：研末撒或调敷。

方剂选用 ① 治小儿惊风：白僵蚕、蝎梢各等份，天雄尖、附子茶共 5 克（微炮过），为细末，每服 2.5 克，以生姜温水调灌之。② 治首风，每遇风时即发头痛：白僵蚕（炒）、菊花、石膏（研）各 200 克，上 3 味捣研为末，用葱白细研绞取汁一大盏，同拌和，少入面糊，丸如梧桐子大。每服 20 丸，荆芥茶或温酒下。

注意事项 女子崩中、产后余痛不宜用。

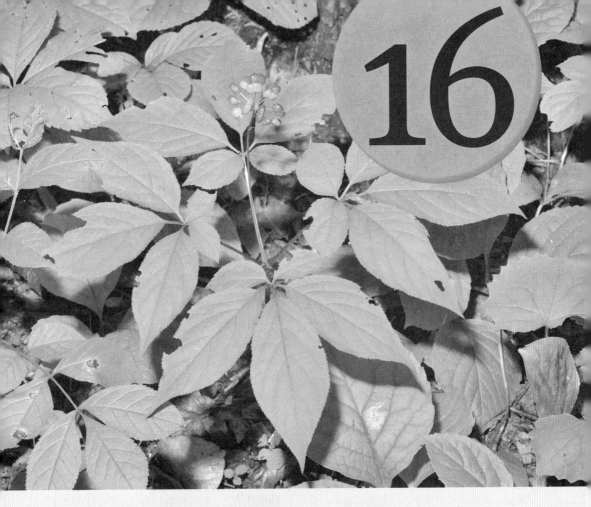

补虚类

　　以补充人体精微物质、增强功能，从而提高人体抗病能力、消除虚弱证候为主要功效的药物，称为补虚药。所谓虚证，不外乎气虚、血虚、阴虚、阳虚四种，与之相对应，补虚药则分为补气、补血、补阴、补阳四类。

　　补气药：主要用来治疗气虚的药物。使用本类药物，应注意补中有行，即补气之中酌加行气之品，避免呆补滞气。补阳药：主要用来治疗阳虚的药物。本类药物多偏温燥，阴虚火旺者应避免妄用。补血药：主要用来治疗血虚的药物。本类药物多偏于滋腻，使用时一定要注意避免妨碍胃气。补阴药：主要用来治疗阴虚的药物。本类药物多具滋腻之性，使用时仍应注意防止碍于脾胃运化，避免呆补。

　　总之，补虚药适用于确有所虚者，对于邪盛之实证，应避免轻用。即使扶正以驱邪，也应选准时机，避免滥补而造成"闭门留寇"。同时，一味补益，难免壅滞，应充分掌握"阳中求阴，阴中求阳"的原则，灵活补益。

补气药

本节药物主治气虚，用药时应注意补中有行，即补气之中酌加行气之品，避免呆补滞气。

人参

性味 温，甘、微苦。
拉丁文 Radix Ginseng
英文 Ginseng

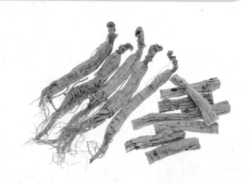

别名 鬼盖、人衔、神草、人微、土精、血参、地精、海腴、皱面还丹、金井玉阑、汤参、棒槌等。
来源 五加科草本人参的干燥根。
成分 主要含多种皂苷类，此外尚含有人参炔醇、β-榄香稀等挥发性成分，以及单糖（葡萄糖、果糖等）、双糖（蔗糖、麦芽糖等）、多种氨基酸等。

植物形态 多年生草本，高达 60 厘米。主根肥大，肉质，圆柱状，常分枝；须根长，有多数小疣状物；根茎上有茎痕，有时生数条不定根。茎直立，绿色，细圆柱形，光滑无毛。叶轮生于茎端，数目依生长年限而不同，初生时为 1 枚 3 出复叶，二年生者为 1 枚 5 出掌状复叶，三年生者为 2 枚 5 出掌状复叶，四年生者为 3 枚，以后逐年增多，最后增至 6 枚；叶具长柄；小叶卵形或倒卵形。顶生伞形花序，有十余朵或数十朵淡黄绿色的小花，通常在第四年开始开花。浆果状核果。花期 6～7 月，果期 7～9 月。

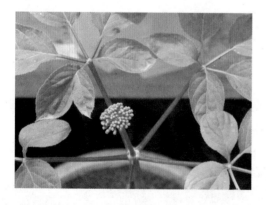

生长特性 生于茂密的林中。分布于黑龙江、吉林、辽宁和河北北部的深山中。

采集方法 5～9 月采挖。拨松泥土，将根及须根细心拔出，防止折断，去净泥土、茎叶。

药材性状 主根（参体）呈圆柱形，表面淡黄色，上部有断续的横纹。根茎（芦头）有稀疏的碗状茎痕（芦碗）及一条至数条不定根（参须）。支根 2～6 条，末端多分枝，有许多细长的须状根。断面平坦，透明角质状。气香，味苦。

药理作用 人参对人体功能和代谢具有双向调节作用，这种双向调节主要是向着有利于机体功能恢复和加强的方向进行。

药用功效 大补元气、固脱生津、安神。

用法用量 内服：煎汤，2.5～15 克，大剂 15～50 克；亦可熬膏或入丸、散。

方剂选用 ① 治营卫气虚、脏腑怯弱、心腹胀满、呕哕吐逆：人参（去芦）、白术、茯苓（去皮）、甘草（炙）各等份，为细末，每服 10 克，水煎，通口服，不拘时，入盐少许，白汤点亦得。常服温和脾胃，进益饮食，辟寒邪瘴雾气。② 治胃虚冷、中脘气满：人参末 10 克、生附子末 2.5 克、生姜 0.5 克（切碎），和匀，用水煎，以鸡蛋 1 枚取蛋清，打散，倒入煎汁内，空腹顿服。

注意事项 实证、热证患者忌服。

西洋参

性味	凉，甘、微苦。
拉丁文	Radix Panacis Quinquefolii
英文	American Ginseng

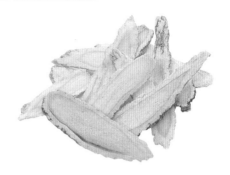

别名 西洋人参、洋参、西参、花旗参、广东人参。

来源 为五加科植物西洋参的干燥根。

成分 根茎含人参皂苷 Ro、Rb$_1$、Rb$_2$、Rc、Rd、Re、Rg$_1$ 以及假人参皂苷 F$_{11}$，尚含精氨酸、天冬氨酸等 18 种氨基酸，又含挥发油、树脂等。

植物形态 多年生草本，全体无毛。根肉质，纺锤形，有时呈分枝状。根茎短。茎圆柱形，长约 25 厘米，有纵条纹，或略具棱。掌状 5 出复叶，通常 3～4 枚，轮生于茎端；叶柄长 5～7 厘米；小叶片膜质，广卵形至倒卵形，先端突尖，边缘具粗锯齿，基部楔形，最下 2 小叶最小；小叶柄长约 1.5 厘米，最下 2 小叶柄较短或近于无柄。总花梗由茎端叶柄中央抽出，较叶柄稍长或近于等长；伞形花序，花多数，花梗细短，基部有卵形小苞片 1 枚；花瓣 5，绿白色，矩圆形。浆果扁圆形，成对状，熟时鲜红色，果柄伸长。花期 7 月，果期 9 月。

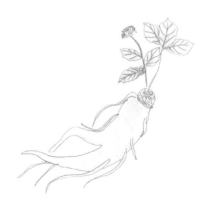

生长特性 原产于北美洲，我国亦有栽培。

采集方法 选取生长 3～6 年的根，于秋季采挖，除去分枝、须尾，晒干。喷水湿润，去外皮，再用硫黄熏之，晒干后，其色白起粉者，称为"粉光西洋参"。挖起后即晒干或烘干者，为"原皮西洋参"。

药材性状 干燥根略呈圆柱形而带纺锤状，长 2～6 厘米，直径 0.5～1 厘米，外表现细横纹及不规则的纵皱，顶端的细纹较密而呈环状。折断面平坦，淡黄色，有暗色形成层环，并散有多数红棕色树脂管及细管。由于加工不同，一般分为粉光西洋参及原皮西洋参，每类又因野生和栽培而有不同。1. 粉光西洋参：野生者形较小，或有分枝，色白而光，外表横纹细密。体轻，气香而浓，味微甜带苦。栽培者皮色白，细纹不及野生者紧密。体重质坚而味淡。② 原皮西洋参：野生者形粗如大拇指，或较小。外表土黄色，横纹色黑而细密，内部黄白色。体质轻松，气香味浓，品质优良。栽培者形与野生者相似，但外皮淡黄，皮细，横纹不黑而较疏。体质结实而沉重，味较淡。

药理作用 动物实验中对动物大脑有镇静作用，对生命中枢则有中度的兴奋作用。

药用功效 补肺阴、清火、养胃生津，用于治疗肺虚咳血、潮热、肺胃津亏、烦渴、气虚等症。

用法用量 内服：煎汤，4～10 克。

方剂选用 治肠红：西洋参蒸桂圆服之。

注意事项	中阳衰微、胃有寒湿者忌服。

党参

性味 平，甘。
拉丁文 Radix Codonopsis Pilosulae
英文 Pilose Asiabell Root, Tangshen

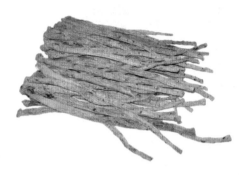

别名 川党参、西党参、东党参、汶元党、潞党参、上党人参、黄参、狮头参。

来源 桔梗科植物党参、素花党参或川党参的干燥根。

成分 含皂苷、菊糖、果糖、植物甾醇、微量生物碱、多种人体必需的氨基酸及多种人体需要的微量元素。

植物形态 多年生草本。根长圆柱形，直径1~1.7厘米，顶端有一膨大的根头，具多数瘤状的茎痕，外皮乳黄色至淡灰棕色，有纵横皱纹。茎缠绕，长而多分枝，下部疏生白色粗糙硬毛，上部光滑或近于光滑。叶对生、互生或假轮生：叶片卵形或广卵形，先端钝或尖，基部截形或浅心形，全缘或微波状，上面绿色，被粗伏毛，下面粉绿色，密被疏柔毛。蒴果圆锥形，种子小，褐色有光泽。花期8~9月，果期9~10月。

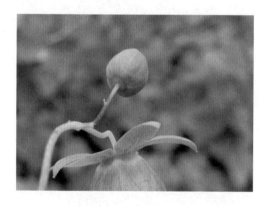

生长特性 生于山地灌木丛中及林缘，分布于东北及河北、河南、山西、陕西、甘肃、内蒙古、青海等地。

采集方法 秋季采挖，洗净，晒干。

药材性状 党参：呈长圆柱形，稍弯曲。表面黄棕色至灰棕色，根头部有多数疣状突起的茎痕及芽，每个茎痕的顶端呈凹下的圆点状；根头下有致密的环状横纹，向下渐稀疏；全体有纵皱纹及散在的横长皮孔。质稍硬或略带韧性。有特殊香气，味微甜。素花党参：表面黄白色至灰黄色，断面裂隙较多。川党参：表面灰黄色至黄棕色，有明显不规则的纵沟。

药理作用 党参能增强网状内皮系统，补血，影响肾上腺皮质的功能，抗疲劳，影响环磷酸腺苷，抗高温，影响心血管系统，调节胃肠道，促进凝血，升高血糖，促进细胞免疫作用。有实验证明，党参对脑膜炎球菌、白喉杆菌、大肠杆菌有不同程度的抑制作用；但又有人认为，党参对嗜盐菌、大肠杆菌等反而有加速其生长的作用。

药用功效 补中益气、健脾益肺，主治气血不足、劳倦乏力、血虚萎黄、便血、崩漏等症。

用法用量 内服：煎汤，15~25克，大剂50~100克；熬膏或入丸、散。

方剂选用 ① 清肺金，补元气，开声音，助筋力：党参500克、沙参250克、桂圆肉200克，水煎浓汁，滴水成珠，用瓷器盛贮，每用一酒杯，空腹滚水冲服。冲入煎药亦可。② 治泻痢与产育气虚脱肛：党参（去芦，米炒）10克，炙耆、白术（净炒）、肉蔻霜、茯苓各7.5克，怀山药（炒）10克，升麻（蜜炙）3克，炙甘草3.5克，加生姜2片煎服，或加制附子2.5克。

注意事项 不能与含藜芦制品同服。

太子参

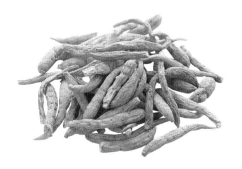

性味 平，甘、微苦。
拉丁文 Radix Pseudostellariae
英文 Heterophylly Falsestarwort Root

别名 孩儿参、童参。
来源 石竹科孩儿参的块根。
成分 主要含有太子参皂苷 A、棕榈酸、亚油酸、β-谷甾醇等。还含有糖、磷、脂、氨基酸、挥发油及微量元素锰、铁、铜、锌、钴、钼等。

植物形态 多年生草本，高 15～20 厘米。块根长纺锤形。茎下部紫色，近四方形，上部近圆形，绿色，有 2 列细毛，节略膨大。叶对生，略带肉质，下部叶匙形或倒披针形。先端尖，基部渐狭，上部叶卵状披针形至长卵形，茎端的叶常 4 枚相集较大，成十字形排列，边缘略呈波状。花腋生，二型：闭锁花生茎下部叶腋，小形，花梗细，被柔毛；萼片 4 个；无花瓣。普通花 1～3 朵顶生，白色；花梗长 1～4 厘米，紫色；萼片 5 片，披针形，背面有毛；花瓣 5 片，倒卵形，顶端 2 齿裂；雄蕊 10 个，花药紫色；雌蕊 1 个，花柱 3 个，柱头头状。蒴果近球形，熟时 5 瓣裂。种子扁圆形，有疣状突起。

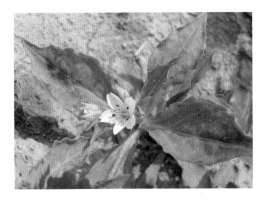

生长特性 生于林下富腐殖质的深厚土壤中。分布于华东、华中、华北、东北和西北等地。

采集方法 夏季茎叶大部分枯萎时采挖，洗净，

除去须根，置沸水中略烫后晒干或直接晒干。

药材性状 干燥块根呈细长条形或长纺锤形。表面黄白色，半透明，有细皱纹及凹下的须根痕，根头钝圆，其上常有残存的茎痕，下端渐细如鼠尾。质脆易折断，断面黄白色而亮，直接晒干的断面为白色，有粉性。气微，味微甘。

药理作用 现代药理研究证明本品有抗疲劳、抗应激作用，并有促进免疫及延长寿命的作用。所含太子参皂苷 A 有抗病毒作用。

药用功效 益气健脾、生津润肺，主治脾虚体倦、食欲不振、病后虚弱、气阴不足、自汗口渴、肺燥干咳。

用法用量 内服：煎汤，10～20 克。

方剂选用 ① 治结肠癌手术后便多、便溏、纳呆神疲、苔白腻、脉虚细：太子参、石斛、蟑螂、谷芽、麦芽各 12 克，焦白术、茯苓各 9 克，炙甘草、川连各 3 克，煨木香 4.5 克，白花蛇舌草 30 克，龙葵 18 克，佛手 6 克，水煎服，每日 1 剂。② 活血化瘀，行淤散结：太子参、黄芪、丹参、郁金、凌霄花、桃仁、八月札、制香附各 9 克，炙鳖甲 12 克，全虫 6 克，水煎服，每日 1 剂。③ 治虚证不寐：北五味子 6 克，麦门冬 12 克，太子参、茯苓、茯神各 9 克，桂圆肉、当归各 9 克，生龙骨 12 克，生牡蛎 18 克，炙远志 6 克，柏子仁、炒枣仁各 15 克，夜交藤 30 克，炙甘草 2.5 克，水煎服，每日 1 剂。益气养心，补血安神。

注意事项 痰阻湿滞者不宜用。

黄芪

性味 温，甘。

拉丁文 Radix Astragali

英文 Milkvetch Root

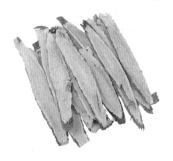

别名 大有芪、西芪、黑皮芪、正口芪、白皮芪、绵芪、大白芪、川芪、红芪、红兰芪。

来源 为豆科植物蒙古黄芪或膜荚黄芪的干燥根。

成分 含黄酮类成分，包括毛蕊异黄酮、3-羟基-9，10-二甲氧基紫檀烷，还含黄芪皂苷I、黄芪皂苷V、黄芪皂苷III。

植物形态 多年生草本。茎直立，上部有分枝。奇数羽状复叶互生，小叶12～18对；小叶片广椭圆形或椭圆形，下面被柔毛；托叶披针形。总状花序腋生；花萼钟状，密被短柔毛，具5萼齿；花冠黄色，旗瓣长圆状倒卵形，翼瓣及龙骨瓣均有长爪；雄蕊10个；子房有长柄。荚果膜质，半卵圆形，无毛。花期6～7月，果期7～9月。

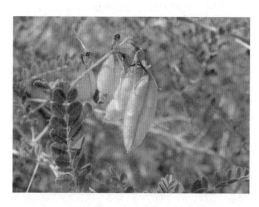

生长特性 生于向阳草地及山坡。原主产于内蒙古、山西及黑龙江，现广为栽培。

采集方法 春、秋季采挖，除去泥土、须根及根头，晒至六七成干，理直扎捆后晒干。

药材性状 根圆柱形，有的有分枝，上端较粗，略扭曲，长30～90厘米，直径0.7～3.5厘米。表面淡棕黄色至淡棕褐色，有不规则纵皱纹及横

长皮孔，栓皮易剥落而露出黄白色皮部，有的可见网状纤维束。质坚韧，断面强纤维性。气微，味微甜，有豆腥味。

药理作用 黄芪含有黄芪苷类和多糖类等化学成分，在脑血管方面具有多种药理作用。能抑制血小板聚集，降低血液黏稠度及凝固性，松弛平滑肌，扩张脑血管，降低血管阻力，改善血液循环，可以抑制动脉血栓的形成；能有效地降低脂质过氧化作用，有较强的清除自由基的作用，进而可减轻中风缺血引起的损伤。

药用功效 补气固表、利尿排毒、排脓、敛疮生肌，主治气血虚弱、自汗、久泻脱肛、子宫脱垂、肾炎性水肿、蛋白尿、糖尿病、慢性溃疡等症。

用法用量 煎服，9～30克。

方剂选用 ① 治小便不通：黄芪10克，加水2碗，煎成1碗，温服。小儿减半。② 治酒疸黄疾（醉后感寒，身上发赤、黑、黄斑）：黄芪30克、木兰50克，共研细，每服少许，1日服3次，酒送下。③ 治白浊：盐炒黄芪25克，茯苓50克，共研细，每服5克。④ 治血淋：黄芪、黄连各等份为末，加面糊做成丸子，如绿豆大。每服30丸。⑤ 治吐血：黄芪10克，紫背浮萍25克，共研为末。每服5克，姜蜜水送下。⑥ 治咳脓咳血、咽干：黄芪200克，甘草50克，共研为末。每服10克，热水送下。⑦ 治肺痈。黄芪10克研细，每取10克煎汤服，一天可服3～4次。

注意事项 内有积滞、疮疡者不宜用。

白术

性味 温，苦、甘。
拉丁文 Rhizoma Atractylodis Macrocephalae
英文 Largehead Atractylodes Rhizome

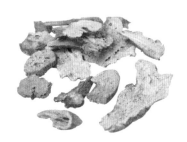

别名 术、山芥、山姜、山连。
来源 菊科植物白术的干燥根茎。
成分 含挥发油，油中化学成分为苍术醇、苍术酮等，并含有维生素 A。

植物形态 多年生草本，高 30 ~ 80 厘米。根茎粗大，略呈拳状。茎直立，上部分枝，基部木质化，具不明显纵槽。单叶互生。头状花序顶生，花多数，着生于平坦的花托上；花冠管状，下部细，淡黄色，上部梢膨大，紫色。瘦果长圆状椭圆形，微扁，被黄白色绒毛。花期 9 ~ 10 月，果期 10 ~ 11 月。

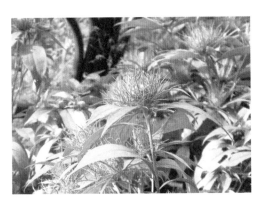

生长特性 原生于山区丘陵地带，野生种在原产地几乎已绝迹。现广为栽培。

采集方法 霜降至立冬期间采挖，除去茎叶和泥土，烘干或晒干，再除去须根即可。

药材性状 本品为不规则的肥厚团块。表面灰黄色或灰棕色，有瘤状突起及断续的纵皱和沟纹，并有须根痕，顶端有残留茎基和芽痕。质坚硬不易折断，断面不平坦，黄白色至淡棕色。气清香，味甘、微辛，嚼之略带黏性。

药理作用 ① 对胃肠运动的影响：大剂量白术水煎剂能促进小鼠的胃肠运动。较小剂量对离体豚鼠回肠平滑肌收缩有较轻度抑制作用，较大剂量则可加强回肠平滑肌的收缩。② 抑制子宫平滑肌的作用：白术的醇提取物与石油醚提取物对未孕小鼠离体子宫的自发性收缩及催产素、益母草引起的子宫兴奋性收缩均呈显著抑制作用，随药物浓度增加而增强。③ 延缓衰老作用：白术煎剂可提高小鼠全血谷胱甘肽过氧化物酶（GSH-Px）活力，并有一定的延缓衰老作用。

药用功效 补脾、益胃、燥湿、和中、安胎，主治脾胃气弱、不思饮食、倦怠少气、虚胀、泄泻、痰饮、水肿、黄疸、湿痹、小便不利。

用法用量 内服：煎汤，7.5 ~ 15 克；熬膏或入丸、散。

方剂选用 ① 治虚弱枯瘦，食而不化：白术（酒浸，九蒸九晒）、菟丝子（酒煮吐丝，晒干）各 500克，共为末，炼蜜丸如梧桐子大。每服 15 克。② 治脾虚胀满：白术 100 克、陈皮 200 克，为末，酒糊丸，梧桐子大。每食前木香汤送下 30 丸。③ 治痞胀、消食强胃：枳实（麸炒黄色）50 克、白术 100 克，为极细末，荷叶裹烧饭为丸，如绿豆一倍大。每服 50 丸，白汤下，不拘时，量所伤多少，加减服之。④ 服食滋补，止久泻痢：上好白术 500 克，切片，入瓦锅内，水淹过，文武火煎至一半，倾汁入器内，以渣再煎，如此 3 次，取前后汁同熬成膏，入器中一夜，倒去上面清水，收之。每服 2 ~ 3 匙，蜜汤调下。

注意事项 阴虚燥渴、气滞胀闷者忌服。

山药

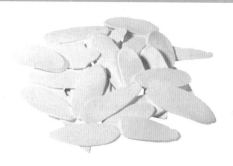

性味 平，甘。
拉丁文 Rhizoma Dioscoreae
英文 Common Yam Rhizome

别名 怀山药、淮山药、山菇。

来源 为薯蓣科薯蓣的根茎。

成分 含甘露聚糖、3，4- 二羟基苯乙胺、植酸、尿囊素、胆碱、多巴胺、山药碱，以及 10 余种氨基酸、糖蛋白、多酚氧化酶。

植物形态 缠绕草质藤本。茎通常带紫红色。单叶在茎下部互生，中部以上对生；叶片卵状三角形至宽卵状或戟状，变异大，基部深心形，边缘常 3 浅裂至 3 深裂。花单性，雌雄异株，成细长穗状花序；蒴果三棱状扁圆形或三棱状圆形，外面有白粉。花期 6 ~ 9 月，果期 7 ~ 11 月。

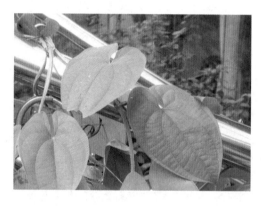

生长特性 生于山坡、山谷林下、溪边、路旁灌丛中或杂草中。主产于河南、河北、湖南、湖北、山西，云南亦产。

采集方法 11 ~ 12 月采挖，刮去外皮，用硫黄熏好后，晒干或风干成为"毛山药"；再经浸软，搓压成圆柱形，磨光，成为"光山药"。

药材性状 毛山药略呈圆柱形，弯曲而稍扁。表面黄白色或淡黄色，有纵沟、纵皱纹及须根痕，偶有浅棕色外皮残留。体重，质坚实，不易折断，断面白色，粉性。无臭，味淡、微酸，嚼之发黏。光山药呈圆柱形，白色或黄白色。

药理作用 ① 对消化系统的影响：山药水煎液具有刺激小肠运动、促进肠道内容物排空作用，对乙酰胆碱及氯化钡引起的离体回肠强直性收缩亦有明显的拮抗作用，能增强小肠吸收功能，抑制血清淀粉酶的分泌，对胆汁及胃液分泌均无明显影响。② 降血糖作用：山药水煎剂灌胃可降低正常小鼠的血糖，对四氧嘧啶引起的小鼠糖尿病模型有预防和治疗作用，可明显对抗外源葡萄糖及肾上腺素引起的小鼠血糖升高。③ 对免疫系统的影响：山药水煎液腹腔注射可显著增加小鼠的脾脏重量，而对胸腺无明显作用，还可显著增强小鼠碳粒廓清作用。山药多糖对小鼠腹腔注射能有效地对抗环磷酰胺的免疫抑制作用。

药用功效 健脾补肺、固肾益精、清虚热，主治脾虚泄泻、久痢、虚劳咳嗽、糖尿病、遗精、带下、小便频数、食欲不振、遗尿。

用法用量 内服：煎汤，干品 10 ~ 30 克。

方剂选用 ① 治子宫脱垂、遗精、脾虚泄泻、消渴：每晨煮食山药 120 克。② 治心腹虚胀、不思饮食等症：山药适量，生的及炒熟的各一半，共研细末，米汤送服，每次服 6 ~ 10 克，每日 2 次。③ 固肠止泻，适用于脾虚泄泻：山药 20 克、粳米 30 克，共研末煮成糊状食用。④ 治口渴、尿多、易饥的糖尿病：山药 15 克、黄连 6 克(或用天花粉 15 克)，水煎服用。

注意事项 感冒、温热、实邪及肠胃积滞者忌用。

红景天

性味 寒，甘、涩。
拉丁文 Herba Rhodiolae
英文 Rhodiola

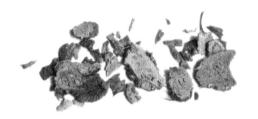

别名 扫罗玛尔布。

来源 为景天科红景天属植物红景天或宽果红景天等的干燥根茎，以全草入药。

成分 红景天属植物含有挥发油、果胶、谷甾醇、鞣质、苯三酚、间苯三酚、蒽醌、草酸、氢醌、对苯二酚、阿魏酸、儿茶素、儿茶酸、香豆素、黄酮类和苷类化合物。此外还含有淀粉、蛋白质、脂肪、鞣质、酚类化合物等。

植物形态 多年生草本，株高 15 ~ 35 厘米。根粗壮，直立或倾斜，幼根表面淡黄色，老根表面褐色至棕褐色，常具脱落栓皮，断面淡黄色。根茎主轴短粗，顶端分枝多，被多数棕褐色膜质鳞片状叶。花茎直立，丛生，不分枝。叶无柄，长圆状匙形、长圆状菱形或长圆状披针形，先端急尖至渐尖，边缘上部具粗锯齿，下部近全缘。聚伞花序，花密集。花瓣 4 片，少 5，淡黄色，线状倒披针形或长圆形，先端钝。菁葖果披针形，直立，向外弯曲。

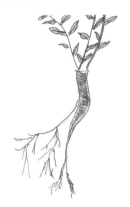

生长特性 生于高山岩石处。分布于西藏等地。

采集方法 在 7 ~ 9 月采收，拔起全株。

药材性状 根茎呈圆柱形，粗短，略弯曲，少数有分枝。表面棕色或褐色，粗糙有褶皱，剥开外表皮有一层膜质黄色表皮且具粉红色花纹；宿存部分老花茎，花茎基部被三角形或卵形膜质鳞片；节间不规则，断面粉红色至紫红色，有一环纹，质轻，疏松。主根呈圆柱形，粗短，长约 20 厘米；断面橙红色或紫红色，有时具裂隙。气芳香，味微苦涩，后甜。

药理作用 本品能增强脑干网状系统的兴奋性，增强对光、电刺激的应答反应，调整中枢神经系统介质的含量，使之趋于正常；能促进甲状腺、肾上腺、卵巢的分泌功能；提高肌肉总蛋白含量和 RNA 的水平，使血液中的血红蛋白质和红细胞数增加，促使负荷肌肉氧化代谢指数正常化；有抗疲劳、抗氧化、抗寒冷、抗微波辐射、提高工作效率等作用。所含红景天素有保肝、抗肿瘤作用。此外，本品尚有抗炎、舒张回肠平滑肌、对抗破伤风毒素等作用。

药用功效 滋补强壮、扶本固正、抗疲劳、抗衰老、耐缺氧、抗寒冷、抗微波辐射等。

用法用量 内服：煎汤，5 ~ 15 克。外用：捣敷或研末调敷。

方剂选用 ① 治咳嗽：每日切 25 克左右红景天根部，与茶叶一起冲水饮。② 治支气管炎：取 250 克左右红景天根部，加水用小火提取约 500 克浸膏，每日 1 匙，加入 1 匙蜂蜜，用开水冲服。

注意事项 儿童、孕妇慎用。

白扁豆

性味 微温、甘。
拉丁文 Semen Lablab Album
英文 White Hyacinth Bean

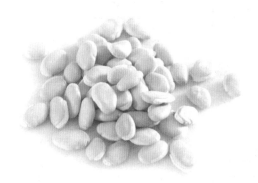

别名 火镰扁豆，峨眉豆，扁豆子，茶豆。

来源 为豆科植物扁豆的干燥成熟种子。

成分 种子含蛋白质、脂肪、碳水化合物、钙、磷、铁、植酸钙镁、泛酸、锌；尚含豆甾醇、磷脂（主要是磷脂酰乙醇胺）、蔗糖、棉子糖、水苏糖、葡萄糖、半乳糖、果糖、淀粉、氰苷、酪氨酸酶等。

植物形态 1年生缠绕草本。三出复叶，先生小叶菱状广卵形，侧生小叶斜菱状广卵形，长6～11厘米，宽4.5～10.5厘米，顶端短尖或渐尖，两面沿叶脉处有白色短柔毛。总状花序腋生，花2～4朵丛生于花序轴的节上。花冠白色或紫红色；子房有绢毛，基部有腺体，花柱近顶端有白色髯毛。荚果扁，镰刀形或半椭圆形，长5～7厘米，种子3～5颗，白色或紫黑色。花、果期7～10月。

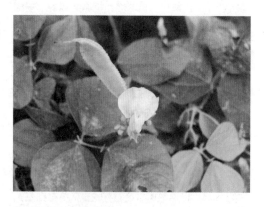

生长特性 各地有栽培。

采集方法 9～10月摘取成熟果实，晒干，收集种子；生用或微炒用。

药材性状 种子扁椭圆形或扁卵圆形。表面淡黄白色或淡黄色，平滑，略有光泽，一侧边缘有隆起的白色半月形种阜。质坚硬，种皮薄而脆，子叶2片，肥厚，黄白色。气微，味淡，嚼之会有豆腥气。

药理作用 本品所含植物凝集素B有抗胰蛋白酶活性的作用；所含植物凝集素A为毒性成分，可引起肝坏死。

药用功效 健脾化湿、和中消暑，用于治疗脾胃虚弱、食欲不振、大便溏泻、白带过多、暑湿吐泻、胸闷腹胀。

用法用量 内服：煎汤，15～30克；入丸、散。

方剂选用 ① 治伏暑引饮、口燥咽干，或吐或泻：白扁豆（微炒）、厚朴（去皮，姜汁炙）、香薷（去土）各10克，水适量，入酒少许，煎，沉冷。不拘时服。一方加黄连姜汁炒黄色，如有抽搐，加羌活。② 治慢性肾炎、贫血：白扁豆30克，大枣20粒，水煎服。

注意事项 患寒热病者、疟疾者忌用。

甘草

性味 平、甘。
拉丁文 Radix et Rhizoma Glycyrrhizae
英文 Liquorice,Licorice Root

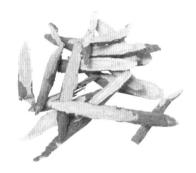

别名 蜜草，甜草，甜甘草，粉甘草，灵通，国老。

来源 豆科甘草、胀果甘草或光果甘草的干燥根及根茎。

成分 甘草根及根茎含甘草酸、甘草次酸，尚含甘草苷、甘草苷元、异甘草苷、异甘草元、新甘草苷、新异甘草苷等。

植物形态 多年生草本，高 30 ～ 70 厘米，罕达 1 米，根茎圆柱状；主根甚长，粗大，外皮红褐色至暗褐色。茎直立，稍带木质，被白色短毛及腺鳞或腺状毛。单数羽状复叶，托叶披针形，早落；小叶 4 ～ 8 对，小叶柄甚短，长 1 毫米许；小叶片卵圆形、卵状椭圆形或偶近于圆形，先端急尖或近钝状，基部通常圆形，两面被腺鳞及短毛。总状花序腋生，花密集，长 5 ～ 12 厘米；花冠淡紫蓝色，长 1.4 ～ 5 厘米，旗瓣大，长方椭圆形，先端圆或微缺。荚果线状长圆形，镰刀状或弯曲呈环状，通常宽 6 ～ 8 毫米，密被褐色的刺状腺毛。种子 2 ～ 8，扁圆形或肾形，黑色光滑。

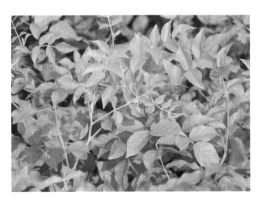

生长特性 生于向阳干燥的钙质草原、河岸沙质土。分布于东北、西北、华北等地。

采集方法 春、秋两季采挖，除去须根，晒干。

药材性状 根呈圆柱形，外皮松紧不一。表面红棕色或灰棕色，具显著的纵皱纹、沟纹、皮孔及稀疏的细根痕。质坚实，断面略显纤维性，黄白色，粉性，形成层环明显，射线放射状，有的有裂隙。根茎呈圆柱形，表面有芽痕，断面中部有髓。气微，味甜而特殊。

药理作用 甘草次酸对大白鼠移植的骨髓瘤有抑制作用。甘草酸单铵盐、甘草次酸钠及甘草次酸衍化物之混合物，对小白鼠艾氏腹水癌及肉瘤均有抑制作用，口服亦有效。

药用功效 补脾益气、清热解毒、祛痰止咳、缓急止痛、调和诸药，主治痈肿疮毒、咳嗽咽痛、脾胃虚弱、气虚血少、伤风、胃痛、肢体疼痛、黄疸病、牙周病等。

用法用量 内服：煎汤，2.5 ～ 15 克；入丸、散。外用：研末擦或煎水洗。

方剂选用 ① 治荣卫气虚、脏腑怯弱、心腹胀满、全不思食、肠鸣泄泻、呕哕吐逆：人参（去芦）、茯苓（去皮）、甘草（炙）、白术各等份，为细末，每服 10 克，水煎，通口服，不拘时。入盐少许，白汤点亦得。② 治肺痿吐涎沫而不咳者：甘草 200 克（炙）、干姜 100 克（炮），上药细切，以水 3 升，煮取 1.5 升，去滓，温服。③ 治热嗽：甘草 100 克，猪胆汁浸 5 宿，漉出炙香，捣罗为末，炼蜜和丸，如绿豆大，食后薄荷汤下 15 丸。

注意事项 不宜与大戟、芫花、甘遂同用。实证中满腹胀者忌服。

大枣

性味	温，甘。
拉丁文	Fructus Jujubae
英文	Jujubae,Chinese Date

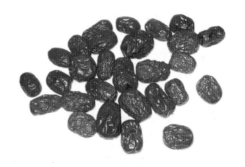

别名 红枣、小枣、枣子。

来源 鼠李科植物枣的果实。

成分 含大枣皂苷Ⅰ、大枣皂苷Ⅱ、大枣皂苷Ⅲ及酸枣仁皂苷B、光千金藤碱、葡萄糖、果糖、蔗糖、环磷腺苷、环磷乌苷山植酸等。

植物形态 落叶灌木或小乔木，高达10米。小叶有成对的针刺，嫩枝有微细毛。叶互生，椭圆状卵形或卵状披针形，长2.5～7厘米，宽1.2～3.5厘米，先端稍钝，基部偏斜，边缘有细锯齿，基出三脉。花较小，淡黄绿色，2～3朵集成腋生的聚伞花序；花萼5裂；花瓣5；雄蕊5；子房柱头2裂。核果卵形至长圆形，熟时深红色。花期4～5月，果期7～9月。

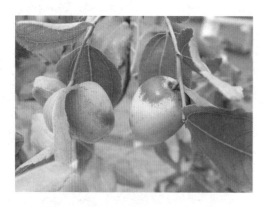

生长特性 全国各地均有栽培，主产于河南、河北、山东、山西、陕西、甘肃、内蒙古。

采集方法 秋季采摘成熟果实晒干或烘烤至皮软再晒干。

药材性状 果实椭圆形或圆形，长2～3.5厘米，直径1.5～2.5厘米。表面暗红色，略带光泽，有不规则皱纹，基部凹陷，有短果梗；外果皮薄，中果皮棕黄色或淡褐色，肉质糖性而油润；果核纺锤形，两端锐尖，质坚硬。气微香，味甜。

药理作用 本品煎剂有增强免疫、增加肌力、降低胆固醇、保肝、抗氧化、抑制癌细胞增值及抗突变等作用。大枣乙醇提取物具有抗变态反应等作用。大枣山植酸对 S_{180} 肉瘤具有明显的抑制作用，比 5- 氟尿嘧啶作用还强。

药用功效 补中益气、养血安神，用于脾虚食少、乏力便溏、妇人脏燥。

用法用量 内服：煎汤，10～30克；捣烂做丸。外用：煎水洗或烧存性研末调敷。

方剂选用 ① 治脾胃湿寒、饮食减少、长作泄泻、完谷不化：白术200克、干姜100克、鸡内金100克、熟枣肉250克，上药白术、鸡内金皆用生者，每味各自轧细、焙熟，再将干姜轧细，共和枣肉，同捣如泥，做小饼，木炭火上炙干，空腹时，当点心，细嚼咽之。② 治反胃吐食：大枣1枚（去核），斑蝥1枚（去头翅）入内煨热，去蝥，空腹食之，白汤下。3.补气：大枣10枚，蒸软去核，配人参5克，布包，藏饭锅内蒸烂，捣匀为丸，如弹子大，收贮用之。

| 注意事项 | 凡有湿痰、积滞、齿病、虫病者，均不宜服。 |

蜂蜜

性味 平，甘。
拉丁文 Mei
英文 Honey

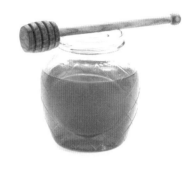

别名 石蜜、食蜜、蜜、白蜜、白沙蜜、蜜糖、沙蜜、蜂糖。

来源 蜜蜂科昆虫中华蜜蜂或意大利蜜蜂所酿成的蜜。

成分 蜜因蜂种、蜜源、环境等的不同，其化学组成差异甚大。最重要的成分是果糖和葡萄糖，尚含少量蔗糖（有时含量颇高）、麦芽糖、糊精、树胶，以及含氮化合物、有机酸、挥发油、色素、蜡、植物残片（特别是花粉粒）、酵母、酶类等。

动物形态 中华蜜蜂，有母蜂、工蜂和雄蜂三种。工蜂形小，体暗褐色，头、胸、背面密生灰黄色的细毛。头略呈三角形，口器发达，适于咀嚼及吮吸。胸部3节；翅2对，膜质透明。足9对，股节、胫节及跗节等处，均有采集花粉的构造。腹部末端尖锐，有毒腺和螫针；腹下有蜡板4对，内有蜡腺，分泌蜡质。母蜂俗称蜂王，体最大，翅短小，生殖器发达。雄蜂较工蜂稍大，尾端圆形，无毒腺和螫针。蜜蜂是一种群体生活的昆虫。每一蜂群，由1个母蜂、数百个雄蜂和上万个工蜂所组成。母蜂为群体中的核心，专司产卵；工蜂为生殖系统不发育的雌性蜂，专司采蜜、酿蜜、喂饲幼虫、筑巢及防御等职。

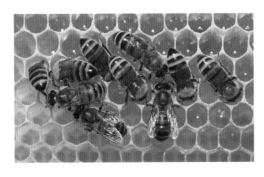

生长特性 全国各地均有出产。

采集方法 春至秋季采收，过滤。

药材性状 为稠厚的液体，白色至淡黄色（白蜜），或橘黄色至琥珀色（黄蜜）。夏季如清油状，半透明，有光泽；冬季则易变成不透明状，并有葡萄糖的结晶析出，状如鱼子。气芳香，味极甜。以水分小、有油性、稠如凝脂、用木棒挑起时蜜汁下流如丝状不断，且盘曲如折叠状、味甜不酸、气芳香、洁净无杂质者为佳。

药理作用 本品有增强体液免疫功能、通便、解毒、抗肿瘤、调节体内酸碱平衡、抑菌等作用。

药用功效 补中润燥、止痛解毒，治肺燥咳嗽、肠燥便秘、胃脘疼痛、鼻渊、口疮、水火烫伤。

用法用量 内服：冲调，15～50克；入丸剂、膏剂。外用：涂局部。

方剂选用 ① 治上气咳嗽、喘息、喉中有物：杏仁2000克、生姜汁2000毫升，糖、蜂蜜各1000克，猪膏30克，先以猪膏煎杏仁，出之，以纸拭令净，捣如膏，加姜汁、蜜、糖等合煎令可丸。服如杏核1枚，日夜6～7服，渐渐加之。② 治阳明病，自汗出，若发汗，小便自利者，此为津液内竭，虽硬不可攻之，当须自欲大便：蜂蜜100毫升，于铜器内微火煎，当如饴状，搅之勿令焦，欲可丸，并手捻作挺，令头锐，大如指，当热时急作，冷则硬。以纳谷道中，以手急抱，欲大便时乃去之。

注意事项 痰湿内蕴、中满痞胀及肠滑泄泻者忌服。

土人参

性味 平，甘。
拉丁文 Radix Talinipaniculati
英文 Panicled Fame flower Root

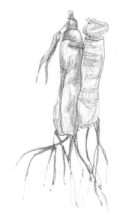

别名 水人参、参草、土高丽参、假人参。
来源 为马齿苋科土人参属植物栌兰的根。
成分 根含挥发油、磷脂、明党参多糖、较多量的 γ－氨基丁酸、高量的天门冬氨酸和精氨酸等20种氨基酸，以及人体必需或有益的微量元素18种等。

植物形态 1年生草本，高可达60厘米左右，肉质，全体无毛。主根粗壮有分枝，外表棕褐色。茎圆柱形，下部有分枝，基部稍木质化。叶互生；倒卵形，或倒卵状长椭圆形，长6～7厘米，宽2.5～3.5厘米，先端尖或钝圆，全缘，基部渐次狭窄而成短柄，两面绿色而光滑。茎顶分枝成长圆锥状的花丛，总花柄呈紫绿或暗绿色；花小多数，淡紫红色，直径约6毫米，花柄纤长；萼片2，卵圆形，头尖，早落；花瓣5，倒卵形或椭圆形；雄蕊10余枚，花丝细柔；雌蕊子房球形，花柱线形，柱头3深裂，先端向外展而微弯。蒴果，熟时灰褐色，直径约3毫米。种子细小，黑色，扁圆形。花期6～7月，果期9～10月。

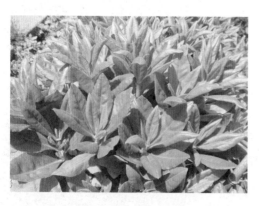

生长特性 常栽于村庄附近的阴湿地方。分布于浙江、江苏、安徽、福建、河南、广西、广东、四川、贵州、云南等地。

采集方法 8～9月采，挖出后，洗净，除去细根，刮去表皮，蒸熟晒干。

药材性状 干燥根呈圆锥形，直径1～3厘米，长短不等，有的微弯曲，下部旁生侧根，并有少数须根残留。肉质坚实。表面棕褐色，断面乳白色。

药理作用 本品有双向调节机体免疫功能，可抗脂质过氧化物，抗应激；土人参水煎液灌服，对正常小鼠的小肠蠕动显示出显著的促进作用。

药用功效 健脾润肺、止咳、调经，治脾虚劳倦、泄泻、肺痨咳痰带血、眩晕潮热、盗汗自汗、月经不调、带下。

用法用量 内服：煎汤，50～100克。外用：捣敷。

方剂选用 ① 治虚劳咳嗽：土人参、隔山撬、通花根、冰糖各适量，炖鸡服。② 治多尿症：土人参150克，金樱根100克，共煎服，日服2～3次。③ 治盗汗、自汗：土人参100克，猪肚1个，炖服。④ 治劳倦乏力：土人参50克、墨鱼干1只，酒水炖服。⑤ 治脾虚泄泻：土人参50克、大枣25克，水煎服。⑥ 治乳汁稀少：鲜土人参叶用油炒当菜食。⑦ 治痈疔：鲜土人参叶和红糖捣烂敷患处。

注意事项 孕妇慎服。

补阳药

主治阳虚的药物称为补阳药。肾阳为一身阳气之本，诸脏阳虚多本于肾阳不足，故补阳药多与肾脏关系密切。但本节药物多偏温燥，阴虚火旺者应避免妄用。

鹿茸

性味 温，甘、咸。
拉丁文 Cornu Cervi Pantotrichum
英文 Hairy Deerhorn

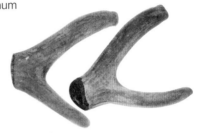

别名 斑龙珠。

来源 为鹿科动物梅花鹿或马鹿的雄鹿未骨化密生茸毛的幼角。前者习称"花鹿茸"，后者习称"马鹿茸"。

成分 含骨质，又含胶质及蛋白质，灰分中含钙、磷、锰等。此外含有极少量的女性卵胞激素。

动物形态 ① 梅花鹿为中型兽，长约 1.5 米。耳大直立，颈及四肢细长，尾短。雄鹿第二年开始生角，不分叉，密被黄色或白色细茸毛，以后每年早春脱换新角，增生一叉，至生四叉。雌鹿无角。冬毛厚密，呈棕灰色或棕黄色，四季均有白色斑点。② 马鹿体形高大，身长 2 米余，毛赤褐色，无白色斑点，角叉多至 6 叉以上。

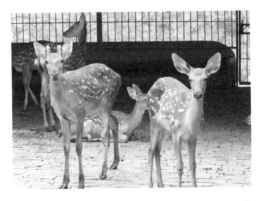

生长特性 栖息于针叶及阔叶的混交林、山地草原和森林边缘。

采集方法 雄鹿从第 3 年开始锯茸，每年可采收 1～2 次。锯下之茸，先洗去茸毛上不洁物，挤去一部分血液，固定于架上，烫去血水，然后晾干。次日再烫数次，风干或烤干。

药材性状 ① 花鹿茸：呈圆柱状分枝，外皮红棕色或棕色，多光润，表面密生红黄色或棕黄色细茸毛。锯口黄白色。体轻。气微腥。味微咸。② 马鹿茸：较花鹿茸粗大，分枝较多。表面有棱，多抽缩干瘪，茸毛粗长，灰色或黑灰色。锯口色较深，常见骨质。气腥臭，味咸。

药理作用 ① 对心血管的作用：从西伯利亚斑鹿的鹿茸中抽提出的鹿茸精，大剂量可使血压降低、心振幅变小、心率减慢，并使外周血管扩张。② 强壮作用：鹿茸精为良好的全身强壮剂，它能提高机体的工作能力，改善睡眠和食欲，并能减轻肌肉的疲劳。

药用功效 壮肾阳、益精血、强筋骨、调冲任、托疮毒，用于治疗阳痿滑精、宫冷不孕、羸瘦。

用法用量 内服：研末，1.5～4 克；入丸、散；亦可浸酒。

方剂选用 治精血耗竭、面色黧黑、耳聋目昏、口干多渴、腰痛脚弱、小便白浊、上燥下寒，不受峻补：鹿茸（酒浸）、当归（酒浸）等份，研为细末，煮乌梅膏子为丸，如梧桐子大。每服 50 丸，空腹米饮送下。

注意事项 阴虚阳盛者忌用。

巴戟天

性味 温，辛、甘。
拉丁文 Radix Morindae Officinalis
英文 Medicinal Indianmulberry Root

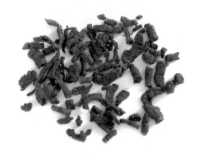

别名 巴戟、鸡肠风、兔子肠、鸡眼藤、三角藤。
来源 茜草科植物巴戟天的根。
成分 根含蒽醌、黄酮类化合物。

植物形态 缠绕或攀缘藤本。根茎肉质肥厚，圆柱形，支根多少呈念珠状，鲜时外皮白色，干时暗褐色。有蜿蜒状条纹，断面呈紫红色。茎圆柱状，有纵条棱，小枝幼时有褐色粗毛，老时毛脱落后表面粗糙。叶对生，长椭圆形，先端短渐尖，基部楔形或阔楔形，全缘，下面沿中脉上被短粗毛，叶缘常有稀疏的短毛；叶柄有褐色粗毛；托叶鞘状。花序头状，花2～10朵，生于小枝顶端，罕为腋生；花冠肉质白色。浆果近球形，成熟后红色。花期4～5月，果期9～10月。

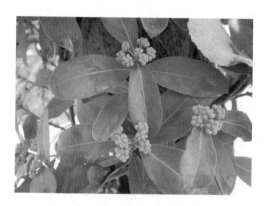

生长特性 野生于山谷、溪边或山林下，亦有栽培。分布于广东、广西、福建等地。

采集方法 冬、春季采挖，洗净泥土，除去须根，晒至六七成干，轻轻捶扁，晒干；或先蒸过，晒至半干后，捶扁，晒干。

药材性状 干燥的根呈弯曲扁圆柱形或圆柱形，长度不等，直径1～2厘米。表面灰黄色。有粗而不深的纵皱纹及深陷的横纹，甚至皮部断裂而露出木部，形成长1～3厘米的节，形如鸡肠，故土名"鸡肠风"。折断面不平，横切面多裂纹；皮部呈鲜明的淡紫色，木部黄棕色，皮部宽度为木部的2倍。气无，味甜而略涩。

药理作用 ① 补肾壮阳作用：巴戟天是重要的补肾壮阳中药之一。近年来有人对其补肾壮阳的机理进行现代的药理研究，研究者认为巴戟天的补肾壮阳作用主要是通过调节内分泌系统和微量元素含量而起作用的。② 对造血系统的影响：巴戟天中铁元素含量高达595.75微克/克，而铁参与血红蛋白、肌红蛋白细胞色素及多种酶系的合成和三羧酸循环，并在肝肾等脏器的细胞线粒内大量蓄积，具有较强的刺激生血作用。

药用功效 补肾阳、壮筋骨、祛风湿，治阳痿、少腹冷痛、小便不禁、子宫虚冷、风寒湿痹、腰膝酸痛。

用法用量 内服：熬汤，7.5～15克；入丸、散；浸酒或熬膏。

方剂选用 ① 治虚羸阳道不举、五劳七伤百病：巴戟天、生牛膝各1500克，以酒5升浸之，去滓温服，常令酒气相及，勿至醉吐。② 治妇人子宫久冷，月脉不调，或多或少，赤白带下：巴戟天150克，高良姜300克，紫金藤500克，盐100克，肉桂（去粗皮）、吴茱萸各200克，为末，酒糊为丸。每服20丸，暖盐酒送下，盐汤亦得。日午、夜卧各1服。

注意事项 阴虚火旺者忌服。

淫羊藿

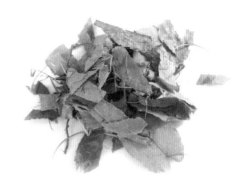

性味 温，辛、甘。
拉丁文 Herba Epimedii
英文 Shortorned Epimedium Herb

别名 仙灵脾、刚前。

来源 小檗科植物淫羊藿的干燥地上部分。

成分 淫羊藿茎叶含淫羊藿苷，叶尚含挥发油、蜡醇、三十一烷、植物甾醇、鞣质、油脂。脂肪油中的脂肪酸包括棕榈酸、硬脂酸、油酸、亚油酸。

植物形态 多年生草本，高 30 ～ 40 厘米。根茎长，横走，质硬，须根多数。叶为 2 回 3 出复叶，小叶 9 片，有长柄，小叶片薄革质，卵形至长卵圆形，长 4.5 ～ 9 厘米，宽 3.5 ～ 7.5 厘米，先端尖，边缘有细锯齿，锯齿先端成刺状毛，基部深心形，侧生小叶基部斜形，上面幼时有疏毛，开花后毛渐脱落，下面有长柔毛。花 4 ～ 6 朵成总状花序，花大，直径约 2 厘米，黄白色或乳白色；花瓣 4 片，近圆形。花期 5 ～ 6 月，果期 6 ～ 8 月。

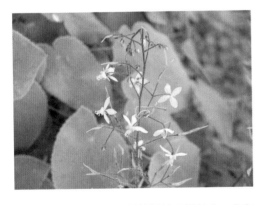

生长特性 生长于多荫蔽的树林及灌丛中。分布于黑龙江、吉林、辽宁、山东、江苏、江西、湖南、广西、四川、贵州、陕西、甘肃。

采集方法 夏秋季茎叶茂盛时采割，除去粗梗及杂质，晒干或阴干。

药材性状 干燥茎细长圆柱形，中空，长

20 ～ 30 厘米，棕色或黄色，具纵棱，无毛。叶生茎顶，多为一茎生三枝，一枝生三叶。叶片呈卵状心形，先端尖，基部心形。边缘有细刺状锯齿，上面黄绿色，光滑，下面灰绿色，中脉及细脉均突出。叶薄如纸而有弹性。有青草气，味苦。

药理作用 淫羊藿能增加精液分泌，刺激感觉神经。药理研究表明，淫羊藿提取物主要成分为淫羊藿苷，其他还有去氧甲基淫羊藿苷、葡萄糖、果糖，以及挥发油、生物碱、维生素 E、微量元素锰等。淫羊藿提取液具有增加雄性激素的作用，其效力甚至强于海马和蛤蚧，可使精液变浓、精量增加。淫羊藿除作为壮阳之品外，对人体心血管及内分泌系统均有良好的保健作用，对防止衰老也有一定效果。

药用功效 补肾阳、强筋骨、祛风湿，主治阳痿遗精、筋骨痿软、风湿痹痛、麻木痉挛、更年期高血压。

用法用量 煎服，亦可浸酒、熬膏，3 ～ 9 克。

方剂选用 ①治风走注疼痛、来往不定：淫羊藿、威灵仙、川芎、桂心、苍耳子各 50 克，捣细罗为散。每服，不拘时候，以温酒调下 5 克。②治目昏生翳：淫羊藿、生王瓜（即小瓜蒌红色者）等份，为末，每服 5 克，茶下，日服 2 次。③治牙痛：淫羊藿不拘多少，为粗末，煎汤漱牙齿。

注意事项 孕妇慎用。

仙茅

性味	热，辛。有毒。
拉丁文	Rhizoma Curculiginis
英文	Common Curculigo Rhizome

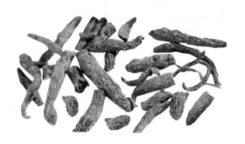

别名 仙茅根、仙茅参、地棕根、独茅根、冷饭草。

来源 石蒜科仙茅的干燥根茎。

成分 根状茎含仙茅苷、苔黑酚葡萄糖苷、仙茅素A、鞣质、树脂、脂肪及淀粉；此外，尚含由甘露糖、葡萄糖、葡萄糖醛酸组成的黏液质，并含生物碱。

植物形态 多年生草本。根茎延长，长可达30厘米，圆柱状，肉质，外皮褐色；根粗壮，肉质，地上茎不明显。叶3～6片根出，狭披针形，长10～25厘米，先端渐尖，蓄部下延成柄，再向下扩大呈鞘状，绿白色，边缘膜质；叶脉显明，有中脉；两面疏生长柔毛，后渐光滑。花腋生；花杂性。浆果椭圆形，稍肉质，先端有喙，被长柔毛。花期6～8月。

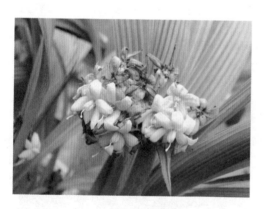

生长特性 野生于平原荒草地向阳处，或混生在山坡茅草及芒箕骨丛中。分布于江苏、浙江、福建、台湾、广东、广西、湖南、湖北、四川、贵州、云南等地。

采集方法 秋冬季采挖，除去根头和须根，洗净，干燥。

药材性状 干燥根茎为圆柱形，略弯曲。表面棕褐色或黑褐色，粗糙，皱缩不平，有细密而不连续的横纹，并散布有不甚明显的细小圆点状皮孔。未去须根者，在根茎的一端常丛生两端细、中间粗的须根，有极密的环状横纹，质轻而疏松，柔软而不易折断。根茎质坚脆，易折断，断面平坦，皮部浅灰棕色或因糊化而呈红棕色，靠近中心处色较深。微有辛香气，味微苦辛。

药理作用 本品醇浸剂对小鼠有明显的抗缺氧作用和抗高温作用；能明显延长戊巴比妥钠对小鼠的睡眠时间，能明显延迟印防己毒素所致小鼠惊厥的潜伏期；对巴豆油所致的小鼠耳廓肿胀性炎症有明显抑制作用。

药用功效 补肾阳、强筋骨、祛寒湿，主治阳痿精冷、筋骨痿软、腰膝冷痹、阳虚冷泻。

用法用量 内服：煎汤，7.5～15克；入丸、散。外用：捣敷。

方剂选用 ① 治阳痿、耳鸣：仙茅、金樱子根及果实各25克，炖肉吃。② 治老年遗尿：仙茅50克，泡酒服。③ 壮筋骨、益精神、明目：仙茅1000克（糯米泔浸5日，去赤水，夏月浸3日，铜刀刮锉，阴干，取500克），苍术1000克（米泔浸5日，刮皮，焙干，取500克），枸杞子、车前子各500克，白茯苓（去皮）、茴香（炒）、柏子仁（去壳）各400克，生地黄（焙）、熟地黄（焙）各200克，为末，酒煮糊丸，如梧桐子大。每服50丸，食前温酒下，日服2次。

| 注意事项 | 阴虚火旺者忌服。 |

补骨脂

性味 辛、苦，温。
拉丁文 Fructus Psoraleae
英文 Malaytea Scurfpea Fruit

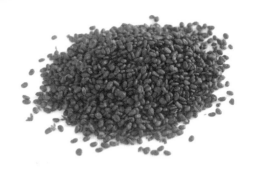

别名 破骨纸、破故纸、婆固脂、黑故子、胡韭子。
来源 豆科植物补骨脂的干燥成熟果实。
成分 果实含挥发油、有机酸、一种甲基糖苷、碱溶性树脂、不挥发性萜类油、皂苷补骨脂乙素等。花含脂肪油、挥发油、甾醇、生物碱等。本植物还含棉子糖。

植物形态 1年生草本，高40～90厘米，全体被黄白色毛及黑褐色腺点。茎直立，枝坚硬，具纵棱。叶互生，枝端常侧生小叶1片；叶阔卵形或三角状卵形，先端圆形或钝，基部心形、斜心形或圆形，边缘有粗阔齿，叶两面均有显著的黑色腺点。花多数，密集成穗状的总状花序；花冠蝶形，淡紫色或黄色。荚果椭圆形。

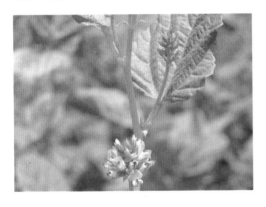

生长特性 栽培或野生。分布于河南、安徽、广东、陕西、山西、江西、四川、云南、贵州等地。

采集方法 秋季果实成熟时采收，晒干，搓出果实，除去杂质。

药材性状 本品呈肾形，略扁，表面黑色、黑褐色或灰褐色，具细微网状皱纹。顶端圆钝，有一小突起，凹侧有果梗痕。质硬。果皮薄，与种子不易分离；种子1枚，子叶2片，黄白色，有油性。气香，味辛、微苦。

药理作用 ① 对心血管系统的影响：补骨脂果实中的一种查耳酮（补骨脂乙素），可扩张豚鼠、兔、猫、大鼠离体心脏的冠状血管，并能对抗垂体后叶素对冠脉的收缩作用。② 抗菌作用：补骨脂种子提取液在试管内对葡萄球菌以及抗青霉素等抗生素的葡萄球菌均有抑制作用。③ 治疗白癜风、牛皮癣：补骨脂粗提取液能治疗白癜风、牛皮癣，可局部应用及内服，现已知其有效成分为补骨脂素，毒性很小，需大剂量才会形成畸胎（大鼠、豚鼠实验）。

药用功效 温肾助阳、纳气、止泻，主治阳痿遗精、遗尿尿频、腰膝冷痛、肾虚作喘、五更泄泻。外用治白癜风、斑秃。

用法用量 煎服，用量6～9克。外用20%～30%酊剂涂患处。

方剂选用 ① 治脾肾虚弱、全不进食：补骨脂200克（炒香）、肉豆蔻100克（生），为细末，用大枣49个、生姜200克（切片）同煮，枣烂去姜，取枣剥去皮核用肉，研为膏，入药和杵，丸如梧桐子大。每服30丸，盐汤下。② 治赤白痢及水泻：补骨脂50克（炒香熟）、罂粟壳200克（去瓤、顶蒂），为细末，炼蜜为丸如弹子大。每服1丸，以水化开，加生姜2片、大枣1个，煎，如小儿分作4服。③ 治小儿遗尿：补骨脂50克（炒），为末，每服5克，热汤调下。

注意事项 阴虚火旺者忌服。

益智

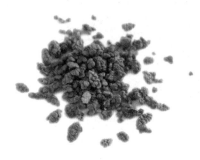

性味	温，辛。
拉丁文	Fructus Alpiniae Oxyphyllae
英文	Sharpleaf Galangal Fruit

别名 益智子。

来源 姜科益智的干燥成熟果实。

成分 含挥发油，油中含桉油精及姜烯、姜醇；并含丰富的 B 族维生素和维生素 C，以及微量元素锰、锌、钾、钠、钙、镁、磷、铁、铜等。

植物形态 多年生草本，高 1 ～ 3 米。根茎延长。茎直立，丛生。叶 2 列，具短柄；叶片披针形，先端尾尖，基部阔楔形，边缘具脱落性小刚毛，其残留的痕迹呈细锯齿状，上面深绿色，下面淡绿色，两面均无毛；叶舌膜质，长 1 ～ 1.5 厘米，被淡棕色疏柔毛。总状花序顶生，花序轴棕色，长 10 ～ 15 厘米，被短毛，下端具一环形苞片，包围花轴，小花梗长 1 ～ 2 毫米；小苞片极短，膜质，棕色；花萼筒状，长 1.2 厘米，一侧开裂至中部，先端 3 齿裂，外被短毛；花冠管长约 1 厘米，裂片 3，长圆形，长约 1.8 厘米，上面一片稍大，先端略呈兜状，外被疏短毛，唇瓣倒卵形，长约 2 厘米，粉白色，具红色条纹，先端钝 3 裂。蒴果椭圆形至纺锤形，长 1.5 ～ 2 厘米，被疏毛，表面有纤维束线条，果柄短。花期 3 ～ 5 月，果期 5 ～ 9 月。

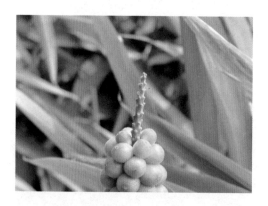

生长特性 生于阴湿林下，有栽培。产于海南、广东、广西。

采集方法 夏秋季间果实由绿变红时采收，晒干或低温干燥。

药材性状 干燥果实呈纺锤形或椭圆形，长 1.5 ～ 2 厘米，直径 1 ～ 1.2 厘米。外皮红棕色至灰棕色，有纵向断续状的隆起线 13 ～ 18 条。皮薄而稍韧，与种子紧贴。种子集结成团，分 3 瓣，中有薄膜相隔，每瓣有种子 6 ～ 11 粒。种子呈不规则扁圆形，略有钝棱，表面灰褐色或灰黄色；种脐位于腹面的中央，微凹陷，自种脐至背面的合点处，有一条沟状种脊；破开后里面为白色，粉性，臭特殊，味辛、微苦。

药理作用 ① 对心血管系统的作用：益智的甲醇提取物具强心作用，对兔主动脉具钙拮抗活性，还有抗胃损伤作用。② 其他作用：益智醇提取物有抑制前列腺素的作用，可升高小鼠外周血液白细胞计数。

药用功效 温脾止泻摄涎、暖肾固精缩尿，用于治疗脾寒泄泻、腹中冷痛、口多涎唾、肾遗尿、小便频数、遗精白浊。

用法用量 内服：煎汤，5 ～ 15 克；入丸、散。

方剂选用 治伤寒阴盛、心腹痞满、呕吐泄痢、手足厥冷及一切冷气奔冲、心胁脐腹胀满绞痛：川乌（炮，去皮、脐）200 克、益智（去皮）100 克、干姜（炮）25 克、青皮（去白）150 克，上药为散。每服 15 克，加生姜 5 片，大枣 2 个，同煎，去滓，食前温服。

| 注意事项 | 阴虚火旺或因热而患遗滑、崩带者忌服。 |

核桃仁

性味 温，甘。
拉丁文 Semen Juglansdis
英文 Walnut Seed

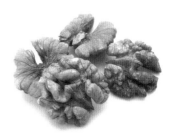

别名 胡桃仁。

来源 胡桃科植物核桃的成熟种子。

成分 含脂肪油，主成分为亚油酸、油酸、亚麻酸等；另含蛋白质、碳水化合物、维生素 B_2。

植物形态 落叶乔木。羽状复叶互生；小叶 5 ~ 9 片，对生，卵形、椭圆形或椭圆状卵形，长 6 ~ 15 厘米，宽 3 ~ 6 厘米，先端尖，全缘。花单性同株，与叶同时开放；雄花序下垂，花密生，雄蕊 6 ~ 30 个；雌花序簇生，直立，生于幼枝的顶端，子房下位，密被毛。核果近球形，外果皮肉质，绿色；内果皮骨质，坚硬，有不规则的浅沟。花期 5 月，果期 10 月。

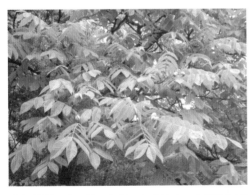

生长特性 生于较湿润的肥沃土壤中，多栽培于平地或丘陵地带。主产于河北、北京、山西、山东。

采集方法 9 ~ 10 月采收果实，除去肉质果皮，敲破果壳取出种子。

药材性状 完整种子类球表，由两片呈脑状的子叶构成，直径 1 ~ 3 厘米，凹凸不平，表面淡棕色或深棕色。种皮菲薄，有深色脉纹，一端有三角状突起的胚根，大多破碎成规则块状。乳白色或黄白色，富油质。仁味微香甜，种皮微涩。

药理作用 核桃仁对支气管平滑肌有抗组织胺致痉的作用。动物实验证明，核桃仁有镇咳作用。

药用功效 温补肺肾、定喘润肠、补气益血、润燥化痰，用于治疗肾虚腰痛、脚软、虚寒喘咳、大便燥结。

用法用量 内服：煎汤，9 ~ 15 克；单味嚼服，10 ~ 30 克；入丸、散。

方剂选用 ① 治神经衰弱、慢性咳嗽：鲜核桃 1000 克，去壳取仁捣碎，加蜂蜜 100 克，均匀倒入消毒瓷瓶，密封备用，每次服 1 汤匙，每日 2 ~ 3 次，用温开水送服。儿童减半。② 治泌尿系统结石：核桃仁 500 克，将麻油放入锅内，置火上，热至五成时，将核桃仁放入炸透，酥脆时捞出，沥油后嚼食，每日 50 克。③ 治感冒发热、头痛无汗：核桃仁、葱、生姜各 25 克，茶叶 15 克，将核桃仁、葱、姜共捣烂，同茶叶一同放入砂锅内，加水 1 碗半煎煮，去渣后 1 次服下，盖被卧床。

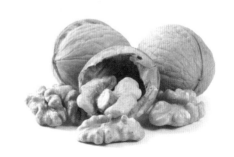

雄蚕蛾

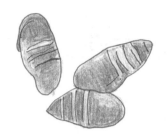

性味 温，咸。
拉丁文 Bombyx Masculus
英文 Silk Worm King

别名 原蚕蛾。
来源 蚕蛾科昆虫家蚕蛾的雄性全虫。
成分 蚕蛾含蛋白质及游离氨基酸，后者有 20 种之多，但无 α - 氨基异丁酸、脯氨酸及胱氨酸；只有雌蛾有鸟氨酸，又含脂肪油。

动物形态 家蚕蛾雄蛾全身密被白色鳞片。体长 1.6 ~ 2.3 厘米，翅展 3.9 ~ 4.3 厘米。头部较小。复眼 1 对，黑色，呈半圆形。口器退化，下唇须细小。触角 1 对，羽毛状，基部粗，末端渐细，雄蛾的触角灰色，较雌者长。前胸节和中胸节吻合，翅 2 对，均被有白色鳞片；前翅位于中胸部，呈三角形，较大，有 3 条淡暗色的横纹；后翅生于后胸，较小，略呈圆形，有 2 条较深色的平行线。足 3 对。跗节 5 节，具 1 对黑褐色的爪，有绵状毛。腹部狭窄，末端稍尖。

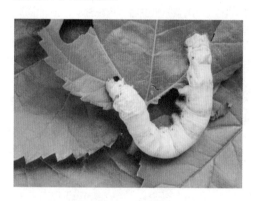

生长特性 我国大部地区均有饲养。

采集方法 于夏季，取雄性蚕蛾，以沸水烫死，晒干。

药材性状 全体呈白色，密被白色鳞片。体长约 2 厘米，翅展约 4 厘米，头部小。复眼 1 对，黑色，半圆形。口器退化，下唇须细小。触角 1 对，黑色。胸部有翅 2 对，前翅较大，近三角形，后翅较小，近圆形。腹部较狭窄，末端稍尖。其触角、翅等多已残缺。质脆，易碎。气微腥。

药理作用 从家蚕蛾成虫体液中分离出一种肽，能抑制人和家养动物血清 T 细胞中 DNA 的合成，可用于治疗自身免疫性疾病。

药用功效 补肝益肾、壮阳涩精，治阳痿、遗精、白浊、尿血、创伤、溃疡及烫伤。

用法用量 内服：入丸、散。外用：研末撒或捣烂敷。
方剂选用 ① 治阳痿：雄蚕蛾（未连者）200 克，阴干，去头、足、毛羽。研末，做蜜丸如梧桐子。夜卧服 1 丸。② 治遗精、白浊：雄蚕蛾焙干，去翅、足，为末，饭丸，绿豆大。每服 40 丸，淡盐汤下。③ 治血淋、脐腹及阴茎涩痛：雄蚕蛾研为末，每于食前，以热酒调下 10 克。④ 治刀斧伤及一切金疮，止血生肌：雄蚕蛾为末，掺匀，绢裹之。

注意事项 阴虚有火者忌之。

海马

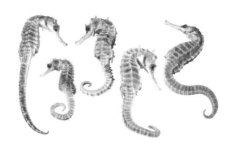

性味 温，甘。

拉丁文 Hippocampus

英文 Sea-horse

别名 大海马、刺海马、海蛆、马头鱼、水马。

来源 海龙科动物线纹海马、刺海马、大海马等的干燥体。

成分 海马含有大量的镁和钙，还含锌、铁、锶、锰等成分。

动物形态 ①大海马：体长20～24厘米。头冠较低，顶端具5个短钝粗棘。吻长恰等于眶后头长。头部及体环与尾环上的小棘均不甚明显。体呈黑褐色，头部及体侧有细小暗黑色斑点，且有弥散细小的银白色斑点，背鳍有黑色纵列斑纹，臀、胸鳍淡色。②线纹海马：体形侧扁，腹部稍凸出，躯干部呈七棱形，尾部四棱形，体长30～33厘米。头冠短小，尖端有5个短小的棘，略向后方弯曲。吻长，呈管状。眼较大，侧位而高。眼间隔小于眼径，微隆起。鼻孔很小，每侧2个，相距甚近，紧位于眼的前方。体无鳞，完全为骨质环所包；体上各环棱棘短钝呈瘤状。背鳍长，较发达。无腹鳍及尾鳍。尾端卷曲。全体淡黄色，体侧具白色线状斑点。

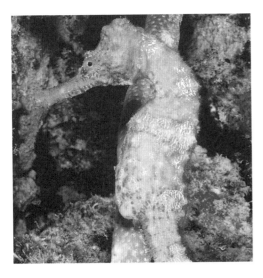

生长特性 主产于广东、福建、海南等地。

采集方法 夏、秋季捕捞，洗净，晒干；或除去皮膜及内脏，晒干。

药材性状 体呈长条形，略弯曲或卷曲，长10～25厘米，上部粗而扁方，直径2～3厘米，下部细而方，直径约1厘米，尾端略尖而弯曲。头似马头，具管状长嘴，有1对深陷的眼睛。表面黄白色或灰棕色，略有光泽，上部具6棱，下部有4棱，密生突起的横纹，边缘有齿，背部有鳍。骨质坚硬，不易折断。气微腥，味微咸。

药理作用 海马的乙醇提取物给小鼠注射，可延长正常雌小鼠的动情期，还可使去势鼠出现动情期，并使雌小鼠子宫及卵巢重量增加。

药用功效 温肾壮阳、散结消肿，用于治疗阳痿、遗尿、肾虚作喘、跌扑损伤；外治痈肿疔疮。

用法用量 内服：煎汤，5～15克；入散剂，1.5～5克。外用：研末撒。

方剂选用 治远年虚实积聚癥块：木香50克，海马1对（雌者黄色，雄者青色），大黄（炒、锉）、青橘皮（汤浸，去白，焙）、白牵牛（炒）各100克，巴豆49粒，以童子小便浸青橘皮软，裹巴豆，以线系定，入小便内再浸7日，取出，麸炒黄，去巴豆，只用青橘皮并余药粗捣筛。每服100克，水煎沸，去滓，临睡温服。

注意事项 孕妇及阴虚火旺者忌服。

肉苁蓉

性味 温，甘、咸。
拉丁文 Herba Cistanches
英文 Desertliving Cistanche

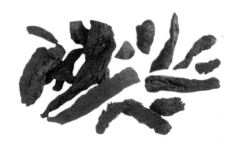

别名 大芸、苁蓉、肉松蓉、甜苁蓉、咸苁蓉、淡苁蓉、金笋。
来源 列当科肉苁蓉的带鳞片的肉质茎。
成分 肉苁蓉含有微量生物碱及结晶性中性物质。

植物形态 肉苁蓉为多年生寄生草本，高15～40厘米。茎肉质肥厚，圆柱形，黄色，不分枝或有时从基部分2～3枝。被多数肉质鳞片状叶，黄色至褐黄色，覆瓦状排列，卵形至长圆状披针形，在茎下部者较短且排列较紧密，上部者较长，排列较疏松。穗状花序圆柱形，花多数而密集；花冠管状钟形，5浅裂，裂片近圆形，紫色，管部白色。蒴果椭圆形。

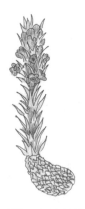

生长特性 生于盐碱地、干涸沟沙地、戈壁滩一带。寄生在红沙、盐爪爪等植物的根上。分布于内蒙古、陕西、甘肃、宁夏、新疆等地。

采集方法 多于春季苗未出土或刚出土时采挖，除去花序，切段，晒干。

药材性状 呈圆柱状而稍扁，一端略细，稍弯曲。表面灰棕色或褐色，密被肥厚的肉质鳞片，呈覆瓦状排列。质坚实，微有韧性，不易折断，断面棕色，有花白点或裂隙。气微弱，味微甜。

药理作用 肉苁蓉稀酒精浸出物加入饮水中饲养幼大鼠，其体重增长较对照组快。水浸剂、乙醇－水浸出液和乙醇浸出液试验于狗、猫及兔等麻醉动物，证明有降血压作用。肉苁蓉对小鼠有促进唾液分泌及呼吸麻痹的作用。

药用功效 补肾阳、益精血、润肠通便，用于治疗阳痿、不孕、腰膝酸软、筋骨无力、肠燥便秘。

用法用量 内服：煎汤，10～15克；入丸剂。

方剂选用 ① 治男子五劳七伤，阳痿不起，积有十年，痒湿，小便淋沥，溺时赤时黄：肉苁蓉、菟丝子、蛇床子、五味子、远志、续断、杜仲各2克，捣筛，蜜和为丸如梧桐子，平旦服5丸，日再。② 治下部虚损、腹内疼痛、不喜饮食：肉苁蓉1千克，酒浸3日，细切，焙干，捣罗为末，分一半，醇酒煮作膏，和一半入臼中，捣丸如梧桐子大。每服20丸，加至30丸，温酒或米饮下，空腹食前服。③ 强筋健髓：肉苁蓉、鳝鱼各适量，为末，黄精酒丸服之。④ 治虚损，暖下元，益精髓，利腰膝：肉苁蓉（酒浸1宿，刮去皱皮，炙干）、蛇床子、远志（去心）、五味子、防风（去芦头）、附子（炮裂，去皮、脐）、菟丝子（酒浸3日，晒干，别捣为末）、巴戟天、杜仲（去粗皮，炙微黄，锉）各50克，上药捣罗为末，炼蜜和丸如梧桐子大。每日空腹以温酒下20丸，盐汤下亦得，渐加至40丸为度。

注意事项 胃弱便溏、相火旺者忌服。

锁阳

性味 温，甘。
拉丁文 Herba Cynomorii
英文 Songaria Cynomorium Herb

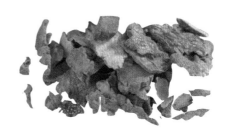

别名 不老药、锈铁棒、地毛球、黄骨狼、锁严子。
来源 锁阳科锁阳的干燥肉质茎。
成分 全株含鞣质，另含三萜皂苷、花色苷及脯氨酸等多种氨基酸和多糖类；并含有挥发性成分，其中主要为棕榈酸和油酸。

植物形态 多年生肉质寄生草本。地下茎粗短，具有多数瘤突吸收根。茎圆柱形，暗紫红色，大部埋于沙中，基部粗壮，具鳞片状叶。鳞片状叶卵圆形、三角形或三角状卵形，先端尖。穗状花序顶生，棒状矩圆形，生密集的花和鳞状苞片，花杂性，暗紫色，有香气。小坚果，球形，有深色硬壳状果皮。花期 6～7 月。

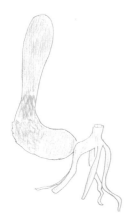

生长特性 生长于干燥多沙地带，多寄生于白刺的根上。分布于新疆、甘肃、青海、内蒙古、宁夏等地。

采集方法 春秋采收，以春季采者为佳。挖出后除去花序，置沙滩中半埋半露，晒干即成。少数地区趁鲜时切片晒干。

药材性状 呈扁圆柱形或一端略细，表面红棕色至深棕色，皱缩不平，形成粗大的纵沟或不规则的凹陷，有时可见三角形的鳞片，或有部分花序存在。质坚硬，不易折断，断面略显颗粒性，棕色而柔润。气微香，味微苦而涩。

药理作用 锁阳能促进造血功能，使小鼠粒系祖细胞的产生率明显增加；能促进免疫球蛋白的形成，增强免疫功能。

药用功效 补肾润肠，治阳痿、尿血、血枯便秘、腰膝痿弱。

用法用量 内服：煎汤，7.5～15 克；入丸、散或熬膏。

方剂选用 ① 治阳痿：黄柏 250 克（酒炒），龟板 200 克（酒炙），知母 100 克（酒炒），熟地黄、陈皮、白芍各 100 克，锁阳 75 克，虎骨 50 克（炙），干姜 25 克，上为末，酒糊丸或粥丸。② 治阳弱精虚、阴衰血竭、大肠燥涸、便秘不运：锁阳 1500 克、清水 10 升，煎浓汁 2 次，在砂锅内熬膏，炼蜜 400 克，入瓷瓶内收贮，每早、午、晚各食前服 10 余茶匙，热酒化服。③ 治肾虚遗精、阳痿：锁阳、龙骨、肉苁蓉、桑螵蛸、茯苓各等份，共研末，炼蜜为丸，每服 15 克，早晚各 1 次。④ 治阳痿、早泄：锁阳 25 克，党参、山药各 20 克，覆盆子 15 克，水煎服。⑤ 治老年气弱阴虚、大便燥结：锁阳、桑葚子各 25 克，水煎取浓汁，加白蜂蜜 50 毫升，分 2 次服。

注意事项
1. 泄泻及阳易举而精不固者忌之。
2. 大便滑、精不固、火盛便秘、阳道易举、心虚气胀者皆禁用。

冬虫夏草

性味 平，甘。
拉丁文 Cordyceps
英文 Chinese Caterpillar Fungus

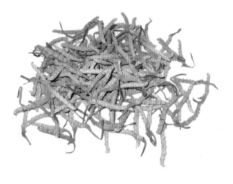

别名 冬虫草、菌虫草、虫草。

来源 麦角菌科冬虫夏草菌寄生在蝙蝠蛾科昆虫幼虫上的子座及幼虫尸体的复合体。

成分 含水分、脂肪、粗蛋白、粗纤维、碳水化合物、灰分。脂肪含饱和脂肪酸、不饱和脂肪酸。此外，还含虫草酸，是奎宁酸的异构物。又含冬虫夏草素，是一种淡黄色结晶粉末。

动物形态 冬虫夏草菌子囊菌之子座出自寄主幼虫的头部，单生，细长如棒球棍状，长4～11厘米；不育柄部长3～8厘米，直径1.5～4毫米；上部为子座头部，稍膨大，呈圆柱形，长1.5～4厘米，褐色，除先端小部外，密生多数子囊壳；子囊壳大部陷入子座中，先端凸出于子座之外，卵形或椭圆形，长250～500微米，直径80～200微米，每一子囊壳内有多数长条状线形的子囊；每一子囊内有8个具有隔膜的子囊孢子。寄主为鳞翅目、鞘翅目等昆虫的幼虫，冬季菌丝侵入蛰居于土中的幼虫体内，使虫体充满菌丝而死亡。夏季长出子座。

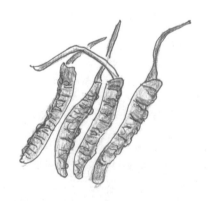

生长特性 主产于四川、西藏、青海、云南。

采集方法 夏初子座出土、孢子未发散时挖取，晒至六七成干，除去似纤维状的附着物及杂质，晒干或低温干燥。

药材性状 冬虫夏草为虫体与菌座相连而成，虫体如三眠老蚕。外表呈深黄色，粗糙，背部有多数横皱纹，腹面有足8对，位于虫体中部的4对明显易见。断面内心充实，白色，略发黄，周边显深黄色。菌座自虫体头部生出，呈棒状，弯曲，上部略膨大。表面灰褐色或黑褐色。折断时内心空虚，粉白色。气微，味淡。

药理作用 冬虫夏草有显著扩张支气管平滑肌的作用，且有平喘的作用，对肠管、子宫及心脏均有抑制作用，对血管的直接作用不显著；对血压仅静脉注射时表现降压作用，腹腔及肌肉注射均不表现任何作用；有镇静及催眠作用，毒性极低；对结核杆菌、葡萄球菌、链球菌、鼻疽杆菌、炭疽杆菌、出血性败血症杆菌、疮癣菌、絮状表皮癣菌、石膏样小芽孢癣菌、羊毛状小芽孢癣菌等真菌均有抑制作用。

药用功效 补肺益肾、止血、化痰，主治久咳虚喘、劳嗽咯血、阳痿遗精、腰膝酸痛。

用法用量 煎服或炖服，3～9克。

方剂选用 ① 治病后虚损：冬虫夏草5枚、老雄鸭1只，去鸭肚杂，将鸭头劈开，纳药于中，仍以线扎好，加酱油、酒如常蒸烂食之。② 治虚喘：冬虫夏草5克，配老雄鸭蒸服。③ 治贫血、阳痿、遗精：冬虫夏草5克，炖肉或炖鸡服。

注意事项 有表邪者慎用。

紫河车

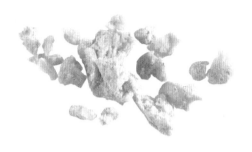

性味 温，甘、咸。
拉丁文 Placenta Hominis
英文 Human Placenta

别名 胞衣、混沌皮、混元丹、胎衣、混沌衣。
来源 本品为健康产妇的胎盘。
成分 胎盘球蛋白制品中含有多种抗体，人胎盘中还含有能抑制多种病毒侵入人细胞的干扰素，含有能抑制流感病毒的巨球蛋白，以及多种激素和酶。

形态 本品呈圆形或碟状椭圆形。黄色或黄棕色，常附有残余的脐带，其四周有细血管。质硬脆，有腥气。

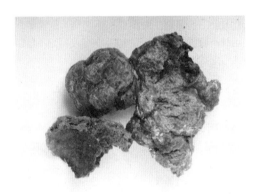

采集方法 收集健康产妇的新鲜胎盘，放入清水中漂洗，剔除筋膜并挑破脐带周围的血管，挤出血液，反复漂洗数次，并轻轻揉洗至洁净为止，然后用细铁丝圈在里面绷紧，四周用线缝住，放入开水锅中煮至胎盘浮起时取出，剪去边上的羊膜，再置无烟的煤火上烘至起泡、质酥松即成。

药材性状 干燥的胎盘为不规则的类圆形或椭圆形碟状，直径 9 ～ 16 厘米，厚薄不一。紫红色或棕红色，有的为黄色，一面凹凸不平，有多数沟纹；一面为羊膜包被，较光滑，在中央或一侧附有脐带的残余，四周散布细血管。质硬脆，有腥气。以整齐、黄色或紫红色、洁净者为佳。

药理作用 ① 抗感染作用：胎盘 γ-球蛋白含有麻疹、流感等抗体以及白喉抗毒素等，可用于预防或减轻麻疹等传染病。因系蛋白质，故口服无效，必须注射。胎盘 γ-球蛋白中还含有干扰素，临床上可用于预防或控制病毒感染。胎盘中还含有溶菌酶，可防止小鼠（腹腔注射）由肠炎引起的死亡；对于内毒素对大鼠的伤害也有一定的抑制作用。② 增强机体抵抗力：给小鼠口服胎盘粉，能减轻结核病变，而在试管中反能促进结核杆菌的生长，故认为其作用主要在于增加机体抵抗力。脱脂后胎盘的盐酸水解产物给大鼠腹腔注射，对四氯化碳及乙硫基丁氨酸引起的肝脂肪沉着有明显的抑制作用。

药用功效 温肾补精、益气养血，用于治疗虚劳羸瘦、骨蒸盗汗、咳嗽气喘、食少气短、阳痿遗精、不孕、少乳。

用法用量 内服：研末，4 ～ 7.5 克；入丸剂。

方剂选用 ① 治劳瘵虚损、骨蒸等症：紫河车 1 具（洗净，杵烂）、白茯苓 25 克、人参 50 克、干山药 100 克，全部研为末，面糊和入紫河车，加另 3 药，丸梧桐子大。每服 50 丸，空腹米饮下。嗽甚，五味子汤下。② 治五劳七伤、吐血虚瘦：初生紫河车 1 具，长流水洗去恶血，待清汁出乃止，以酒煮烂，捣如泥，入白茯神末，和丸如梧桐子大，每次饮下 100 丸，忌铁器。

注意事项 凡有表邪及实证者禁服。脾虚湿困纳呆者慎服。

蛤蚧

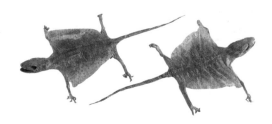

性味 平，咸。
拉丁文 Gecko
英文 Tokay

别名 蛤蚧壳。
来源 壁虎科动物蛤蚧去内脏的干燥体。
成分 蛤蚧含有蛋白质、脂肪和微量元素。

动物形态 蛤蚧形如壁虎大，全长 20 余厘米。头部较大，呈三角形；吻端凸圆；鼻孔近吻端；耳孔椭圆形；眼大，突出；口中有许多小齿。全身生密鳞，指、趾间具蹼；指、趾膨大，底部具有单行褶襞皮瓣。尾基部较粗，肛后囊孔明显。体背紫灰色，有砖红色及蓝灰色斑点；腹面近白色，散有粉红色斑点。尾易断，能再生。

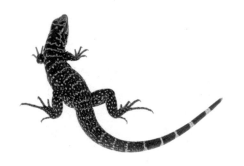

生长特性 多栖于山岩及树洞中，或居于墙壁上，昼伏夜出，动作敏捷。捕食昆虫，有时也捕食壁虎、小鸟及蝇类等动物。分布于广东、广西、云南、贵州等地。

采集方法 全年均可捕捉，去内脏，拭净，用竹片撑开，使全体扁平须直，低温干燥。

药材性状 干燥的全体固定于竹片上而呈扁片状。头大，扁长，眼大而凹陷成窟窿，眼间距下凹呈沟状。角质细齿密生于颚的边缘，无大牙。背呈灰黑色或银灰色，并有灰棕色或灰绿色的斑点，脊椎骨及两侧肋骨均呈峭状突起，全身密布圆形、多角形而微有光泽的细鳞。尾细长而结实，上粗下细，中部可见骨节，色与背部同。质坚韧，气腥，味微咸。

药理作用 蛤蚧的乙醇提取物给小鼠注射，可延长正常雌小鼠的动情期，也可使去卵巢鼠出现动情期，并使子宫及卵巢（正常小鼠）重量增加。以小鼠前列腺、精囊、提肛肌的重量为指标，蛤蚧（品种未注明）提取液可表现雄性激素样作用。

药用功效 助肾阳、益精血、补肺气、定喘嗽，主治肺肾两虚、肾不纳气的虚喘久嗽及肾阳不足、精血亏虚的阳痿。

用法用量 内服：煎汤，5 ~ 10 克；入丸、散。

方剂选用 ① 治虚劳咳嗽及肺壅上气：蛤蚧 1 对（头尾全者，涂酥炙令黄）、贝母 50 克（煨微黄）、紫菀 50 克（去苗、土）、杏仁 50 克（汤浸，去皮、尖、双仁，麸炒微黄）、鳖甲 100 克（涂醋炙令黄）、皂荚仁 50 克（炒令焦黄）、桑根白皮 50 克（锉），上药捣罗为末，炼蜜和捣二三百杵，丸如梧桐子大。每服以大枣汤下 20 丸，日服 3 次。② 治肺嗽、面水肿、四肢水肿：蛤蚧 1 对（雌雄头尾全者，净洗，酒和蜜涂炙熟）、人参 1 株（紫团参），捣罗为末，熔蜡 200 克，滤去滓，和药末，作 6 饼子。空腹，用糯米做薄粥 150 毫升，投药 1 饼，趁热服用。③ 治久咳肺痨：蛤蚧（焙干）10 克，党参、山药、麦门冬、百合各 30 克，共研末蜜丸，每服 3 克，1 日 2 次，温开水送服。

注意事项 外感风寒致喘嗽者忌服。

菟丝子

性味 温，甘。
拉丁文 Semen Cuscutae
英文 Dodder Seed

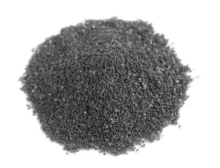

别名 吐丝子、菟丝实、黄藤子、龙须子、豆须子、黄网子。

来源 为旋花科菟丝子属植物菟丝子的成熟种子。

成分 菟丝子种子含黄酮类成分槲皮素、紫云英苷、金丝桃苷及槲皮素 $-3-O-\beta$ -D- 半乳糖 $-7-O-\beta$ - 葡萄糖苷。

植物形态 1 年生寄生草本。茎细柔呈线状，左旋缠绕，多分枝，黄色，随处生吸器，侵入寄主组织内。无绿色叶，而有三角状卵形的鳞片叶。花白色，簇生；小花梗缺如或极短；苞片和小苞片鳞状，卵圆形：花萼杯状，长约 2 毫米，先端5 裂，裂片卵形或椭圆形；花冠短钟形，长 2～3毫米，5 浅裂，裂片三角形；雄蕊 5 个，花药长卵圆形，花丝几无；雌蕊短，子房 2 室，每室有 2 胚珠。蒴果扁球形，长约 3 毫米，褐色，有宿存花柱；种子 2～4 粒，卵圆形或扁球形，长 3～5毫米，黄褐色。花期 7～9 月，果期 8～10 月。大菟丝子形态与上种相似，唯茎较粗，稍带肉质，黄绿色或带橘红色。穗状花序，花冠橘红色，钟形，花柱单一，柱头 2 裂。

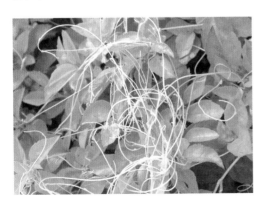

生长特性 寄生于草本植物，生长于田边、荒地及灌木丛间。全国大部分地区有分布。

采集方法 秋季果实成熟时采收植株，晒干，打下种子，除去杂质。

药材性状 本品呈类球形，直径 1～1.5 毫米。表面灰棕色或黄棕色，具细密突起的小点，一端有微凹的线形种脐。质坚实，不易以指甲压碎。气微，味淡。

药理作用 菟丝子的水煎液、浸剂、酊剂能增强离体蟾蜍心脏的收缩力，对心率的影响是前者使之增加，后二者则使之降低。对麻醉犬的作用是使血压下降，脾容积缩小，肠运动抑制，对离体子宫表现兴奋作用。

药用功效 滋补肝肾、固精缩尿、安胎、明目、止泻，主治阳痿遗精、尿有余沥、遗尿尿频、腰膝酸软、目昏耳鸣、肾虚胎漏、胎动不安、脾肾虚泻；外治白癜风。

用法用量 内服：煎汤，15～25 克；入丸、散。外用：炒研调敷。

方剂选用 ① 补肾气，壮阳道，助精神，轻腰脚：菟丝子 500 克（淘净，酒煮，捣成饼，焙干）、附子（制）200 克，共为末，酒糊丸，梧桐子大，酒下 50 丸。② 治腰痛：菟丝子（酒浸）、杜仲（去皮，炒断丝）各等份，为细末，以山药糊丸如梧桐子大。每服 50 丸，盐酒或盐汤下。

注意事项
1. 强阳不痿者忌之，大便燥结者亦忌之。
2. 孕妇及血崩、阳强、便结、肾脏有火、阴虚火动者禁用。

沙苑子

性味 温，甘。

拉丁文 Semen Astragali Complanati

英文 Flatstem Milkvetch Seed

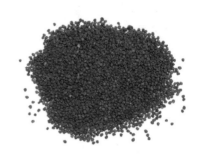

别名 沙苑蒺藜、同州白蒺藜、沙苑白蒺藜、沙苑蒺藜子、潼蒺藜、沙蒺藜、夏黄草。

来源 豆科植物扁茎黄芪的干燥成熟种子。

成分 沙苑子含脂肪油、维生素 A 类、生物碱、黄酮类、酚类、鞣质、氨基酸及硒、铜、锌、锰、铁、镁、铬、钙等元素。

植物形态 扁茎黄芪多年生高大草本，高可达 1 米以上，全体被短硬毛。主根粗长，茎略扁，平卧。单数羽状复叶，互生，具短柄；托叶小，披针形；叶柄短，叶片椭圆形，先端钝或微缺，有细尖，基部钝形至钝圆形，全缘，上面绿色，无毛，下面灰绿色。总状花序腋生；总花梗细长；小花 3 ～ 9 朵，花冠蝶形，黄色，旗瓣近圆形。荚果纺锤形，先端有较长的尖喙，腹背稍扁，被黑色短硬毛，内含种子 20 ～ 30 粒。种子圆肾形。花期 8 ～ 9 月，果期 9 ～ 10 月。

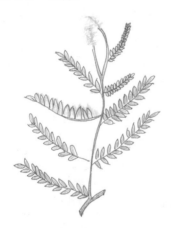

生长特性 生于山野。分布于辽宁、吉林、河北、陕西、甘肃、山西、内蒙古等地。

采集方法 秋末冬初，果实成熟而尚未开裂时连茎割下，晒干后打下种子，去净杂质，再晒干。

药材性状 扁茎黄芪的干燥种子呈肾脏形而稍扁，长约 2 毫米，宽约 1.5 毫米，厚不足 1 毫米。表面灰褐色或绿褐色，光滑。一边微向内凹陷，在凹入处有明显的种脐。质坚硬不易破碎。子叶 2 枚，淡黄色，略为椭圆形，胚根弯曲。无臭，味淡，嚼之有豆腥气。

药理作用 本品煎剂及醇提液能提高机体免疫功能，具有适应原样作用。亦能改善血液流变学指标，抑制血小板凝集。另外，本品尚具有抗炎、镇痛、降脂、保肝、利尿等作用。

药用功效 补肝、益肾、明目、固精，主治肝肾不足、腰膝酸痛、目昏、遗精早泄、小便频数、遗尿、尿血、白带异常。

用法用量 内服：煎汤，10 ～ 15 克；入丸、散。

方剂选用 ① 治精滑不禁：沙苑子（炒）、芡实（蒸）、莲须各 100 克，龙骨（酥炙）、牡蛎（盐水煮 1 日 1 夜，煅粉）各 50 克，共为末，莲子粉糊为丸，盐汤下。② 治肾虚腰痛：沙苑子 50 克，水煎，日服 2 次。③ 治脾胃虚、饮食不消、湿热成臌胀：沙苑子 100 克（酒拌炒）、苍术 400 克（米泔水浸 1 日，晒干，炒），共研为末，每服 15 克，米汤调服。④ 治目昏不明：沙苑子 15 克、茺蔚子 10 克、青葙子 15 克，共研细末，每次 5 克，日服 2 次。

注意事项 相火炽盛、阳强易举者忌服。

杜仲

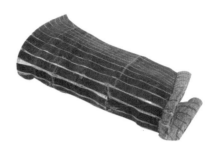

性味	温，甘、微辛。
拉丁文	Cortex Eucommiae
英文	Eucommia Bark

别名 思仙、木绵、思仲、石思仙等。

来源 杜仲科植物杜仲的干燥树皮。

成分 树皮含杜仲胶，还含糖苷、生物碱、果胶、脂肪、树脂、有机酸、酮糖、维生素C、醛糖、绿原酸。种子所含脂肪油的脂肪酸成分为亚麻酸、亚油酸、油酸、硬脂酸、棕榈酸。果实的胶量易溶于乙醇、丙酮等有机溶剂。

植物形态 杜仲为落叶乔木，高达20米。小枝光滑，黄褐色或较淡，具片状髓。皮、枝及叶均含胶质。单叶互生；椭圆形或卵形，长7～15厘米，宽3.5～6.5厘米，先端渐尖，基部广楔形，边缘有锯齿，幼叶上面疏被柔毛，下面毛较密，老叶上面光滑，下面叶脉处疏被毛；叶柄长1～2厘米。花单性，雌雄异株，花期4～5月，果期9月。

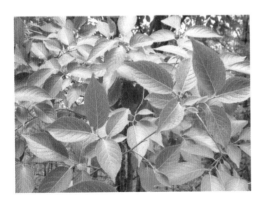

生长特性 生于山地林中或栽培。分布于长江中游及南部各省，河南、陕西、甘肃等地亦有栽培。

采集方法 为了保护资源，一般采用局部剥皮法。在清明至夏至间，选取生长15～20年的植株，按药材规格大小，剥下树皮，刨去粗皮，晒干。置通风干燥处。

药材性状 本品呈板片状或两边稍向内卷，大小不一。外表面淡棕色或灰褐色，有明显的皱纹或纵裂槽纹；内表面暗紫色，光滑。质脆，易折断，断面有细密、银白色、富弹性的橡胶丝相连。气微，味稍苦。

药理作用 ① 降压作用：树皮的提取物及煎剂对动物有持久的降压作用。用其浸膏5毫升（生药1～2克）给麻醉犬静脉注射后可产生显著的降压作用，作用可持续2～3小时，呈快速耐受现象。② 利尿作用：杜仲的各种制剂对麻醉犬均有利尿作用，且无快速耐受现象，对正常大鼠、小鼠亦有利尿作用。

药用功效 补肝肾、强筋骨、安胎，治腰脊酸疼、足膝痿弱、小便余沥、阴下湿痒、胎漏欲堕、胎动不安、高血压。

用法用量 内服：煎汤，15～25克；浸酒或入丸、散。

方剂选用 ① 治腰痛：杜仲、五味子各500克，切，分14剂，每夜取1剂，以水1升，浸至五更，煎三分减一，滤取汁，以羊肾3个，切下之，再煮沸，如做羹法，空腹顿服；用盐、醋和之亦得。② 治腰痛：川木香5克、八角茴香15克、杜仲（炒去丝）15克、水适量、酒少许，煎服，渣再煎。③ 治腰痛不可忍：杜仲100克（去粗皮，炙微黄，锉）、丹参100克、川芎75克、桂心50克，上药捣粗罗为散，每服20克，以水煎，去滓，后加入酒，煎2沸，每于食前温服。

| **注意事项** | 阴虚火旺者慎服。 |

续断

性味 微温，苦、辛。
拉丁文 Radix Dipsaci
英文 Himalayan Teasel Root

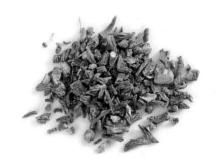

别名 龙豆、属折、接骨、南草、接骨草、川断。
来源 川续断科川续断属植物川续断的干燥根。
成分 续断含生物碱、挥发油、续断碱等。

植物形态 多年生草本，高50～100厘米。茎直立，具棱和浅槽，密被白色柔毛，棱上有较粗糙的刺毛。叶对生；基生叶有长柄，多为羽状深裂或3裂，偶有完整不裂者；茎生叶多为3～5羽状分裂，中央裂片最大，椭圆形至椭圆状广卵形，先端渐尖，基都楔形，两侧裂片较小，基部下侧延成翼状；茎梢的叶较小，3裂，中央裂片披针形，两侧裂片较小，线形；边缘有粗锯齿，两面密被白色贴伏的柔毛，背面叶脉上常有刺毛。头状花序球形或广椭圆形；花冠红紫色，4浅裂，裂片卵圆形。瘦果楔状长圆形，长5～6毫米，具4棱，淡褐色，花萼宿存。

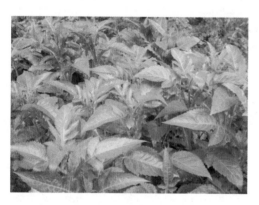

生长特性 生于土壤肥沃、潮湿的山坡、草地，分布于江西、湖北、湖南、广西、四川、贵州、云南、西藏等地。

采集方法 8～10月采挖，洗净泥沙，除去根头、尾梢及细根，阴干或烤干。

药材性状 干燥根呈长圆柱形，向下渐细，或稍弯曲。表面灰褐色或黄褐色，有扭曲的纵皱及浅沟纹，皮孔横裂，并有少数根痕。质硬而脆，易折断。断面不平坦，微带角质性，皮部褐色，木部淡褐色或灰绿色。气微香，味苦甜而涩。

药理作用 内服：煎汤，10～20克；入丸、散。外用：捣敷。

药用功效 补肝肾、续筋骨、调血脉，治腰背酸痛、足膝无力、胎漏、崩漏、带下、遗精、跌打损伤、金疮、痔漏、痈疽疮肿。

用法用量 本品对肺炎双球菌有抑制作用。经小白鼠和鸡实验证明，本品还有抗维生素E缺乏的作用。

方剂选用 ① 治腰痛并脚酸腿软：续断100克，补骨脂、牛膝、木瓜、萆薢、杜仲各50克，上为细末，炼蜜为梧桐子大丸。空腹无灰酒下。② 治老人风冷骨痛、转筋骨痛：续断、牛膝（去芦，酒浸）适量，为细末，温酒调下10克，食前服。③ 治妊娠胎动两三月堕：续断（酒浸）、杜仲（姜汁炒，去丝）各100克，为末，大枣肉煮烂，杵和丸梧桐子大。每服30丸，米汤饮下。④ 治滑胎：菟丝子200克（炒，炖），桑寄生、续断、阿胶各100克，上药将前3味轧细，烊化阿胶和为丸0.5克重（干足0.5克），每服20丸，开水送下，日再服。⑤ 治乳汁不行：续断25克，当归、川芎各7.5克，麻黄、穿山甲（火煅）各10克，天花粉15克，水2大碗，煎至八分，食后服。

注意事项 初痢者勿用，怒气郁者禁用。

韭菜子

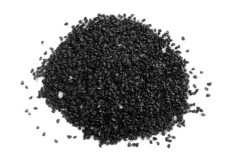

性味 温，辛、甘。
拉丁文 Semen Alli Tuberosi
英文 Tuber Onion Seed

别名 韭子。
来源 为百合科植物韭菜的种子。
成分 含硫化物、苷类、维生素 C 等。

植物形态 多年生草本，全草有异臭。鳞茎狭圆锥形。叶基生，扁平，狭线形，长 15 ～ 30 厘米，宽 1.5 ～ 6 厘米。花茎长 30 ～ 50 厘米，顶生伞形花序，具 20 ～ 40 朵花；总苞片膜状，宿存；花梗长为花被的 2 ～ 4 倍；花被基部稍合生，裂片 6 片，白色，长圆状披针形；雄蕊 6 个；子房三棱形。蒴果倒卵形，有三棱。种子 6 个，黑色。花期 7 ～ 8 月，果期 8 ～ 9 月。

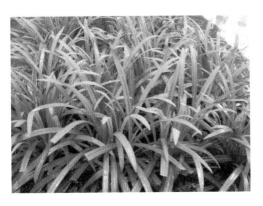

生长特性 生于田园，全国各地有栽培。河北、山西、吉林、江苏、山东、安徽、河南产量较大。

采集方法 秋季果实成熟时采收，晒干，搓出种子，除去杂质。

药材性状 种子半圆形或卵圆形，略扁，长 3 ～ 4 毫米，宽约 2 毫米。表面黑色，一面凸起，粗糙，有细密的网状皱纹；另一面微凹，皱纹不甚明显，基部稍尖，有点状突起的种脐。质硬。气特异，味微辛。

药理作用 本品含有左旋肉碱、皂苷及丰富的纤维素，其中左旋肉碱具有抗机体疲劳、抗衰老作用，还能促进生长发育，预防心血管疾病、肾病及糖尿病，达到延年益寿的目的。它所含的纤维素能够促进肠胃的蠕动，有通便的作用。

药用功效 温补肝肾、壮阳固精，用于治疗阳痿遗精、腰膝酸痛、遗尿尿频、白浊带下。

用法用量 煎服，5 ～ 10 克。

方剂选用 ① 治前列腺炎：炒车前子 10 克、韭菜子 6 克、核桃仁 3 个、薏苡仁 30 克，韭菜子炒黄与核桃仁、薏苡仁、炒车前子加水煮成粥，待温饮服。每天 1 次，连服 10 ～ 15 天。② 温肾壮阳，适用于性欲低下、厌倦房事：韭菜子、女贞子、菟丝子、枸杞子、五味子、覆盆子、巴戟天、淫羊藿、蛇床子、鹿角霜各适量，水煎服，每日 1 剂。③ 治阳痿、早泄、腰膝冷痛：韭菜子 60 克、白酒 500 毫升，将韭菜子研碎置容器中，加入白酒，密封，每日摇动数下，浸泡 7 天后去渣，即成韭子酒。每日服 2 次，每次 10 ～ 15 毫升。

注意事项 孕妇慎用。

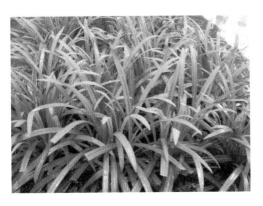

补虚类 ---- 补阳药

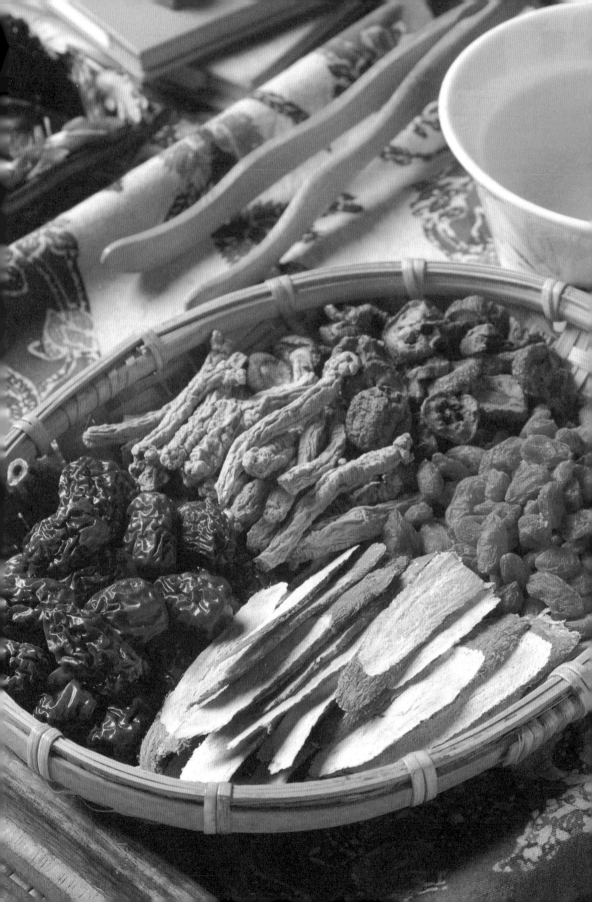

补血药

本节为主治血虚的药物。如遇血虚兼气虚的，须配用补气药；血虚兼阴虚的，须配用滋阴药。本节药性多黏腻，应适当配伍健胃消化的药物，以免影响食欲。

当归

性味 温，甘、辛。
拉丁文 Radix Angelicae Sinensis
英文 Chinese Angelica

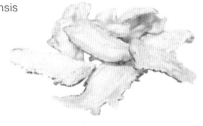

别名 干归。

来源 伞形科植物当归的根。

成分 根含挥发油，挥发油的化学成分包括亚丁基苯酞、邻羧基苯正戊酮。另含多量蔗糖、维生素 B_{12}、维生素 A 类物质。根的皂化部分中含棕榈酸、硬脂酸、肉豆蔻酸、不饱和油酸、亚油酸，不皂化部分中含有 β- 谷甾醇。

植物形态 多年生草本，高0.4～1米。茎直立，带紫色，有显明的纵直槽纹，光滑无毛。叶2～3回单数羽状分裂，叶柄长3～11厘米，基部叶鞘膨大；叶片卵形。复伞形花序，顶生，花瓣5片，白色，呈长卵形，先端狭尖，略向内折，无毛。双悬果椭圆形，成熟后易从合生面分开。花期6～7月，果期7～8月。

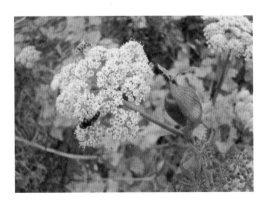

生长特性 生于高寒多雨山区。分布于甘肃、四川、云南、陕西、贵州、湖北等地。

采集方法 秋末挖取根部，除净茎叶、泥土，放在通风处阴干几天，按大小分别扎成小把，用微火熏干令透即得。须贮存于干燥处。

药材性状 本品略呈圆柱形，表面黄棕色至棕褐色，具纵皱纹及横长皮孔。根头（归头）具环纹，上端圆钝，有紫色或黄绿色的茎及叶鞘的残基；主根（归身）表面凹凸不平；支根（归尾）上粗下细，多扭曲，有少数须根痕。质柔韧，断面黄白色或淡黄棕色。皮部厚，有裂隙及多数棕色点状分泌腔；木部色较淡。有浓郁的香气。

药理作用 当归挥发油对子宫平滑肌具有双向作用，能够抑制多种机制引起的子宫平滑肌收缩。当归挥发油还能够降低血压、改善心肌缺血、抗心律不齐，并且具有平喘、抑制中枢神经系统、提高机体免疫功能及抗炎镇痛等药理作用。

药用功效 补血和血、调经止痛、润燥滑肠，治月经不调、闭经腹痛、癥瘕结聚、崩漏、血虚头痛、眩晕、痿痹、肠燥便难、赤痢后重、痈疽疮疡、跌扑损伤。

用法用量 内服：煎汤，7.5～15克；浸酒、熬膏或入丸、散。

方剂选用 治女子月水不通：当归（切，焙）50克，干漆（炒烟出）、川芎各25克，捣罗为末，炼蜜和丸如梧桐子大。每服20丸，温酒下。

注意事项 湿阻中满及大便溏泄者慎服。

熟地黄

性味 微温，甘。
拉丁文 Radix Rehmanniae Preparata
英文 Radix Rehmanniae Praeparata

别名 熟地。

来源 玄参科地黄的根茎，经加工蒸晒而成。

成分 根含地黄苷A、地黄苷B、地黄苷C、地黄苷D、二氢梓醇苷、桃叶珊瑚苷、梓醇苷。

植物形态 多年生草本，全株有白色长柔毛和腺毛。叶基生成丛，倒卵状披针形，基部渐狭成柄，边缘有不整齐钝齿，叶面皱缩，下面略带紫色。花茎由叶丛抽出，花序总状；萼5片浅裂；花冠钟形，紫红色，内面常有黄色带紫的条纹。蒴果球形或卵圆形，具宿萼和花柱。花期4~6月，果期7~8月。

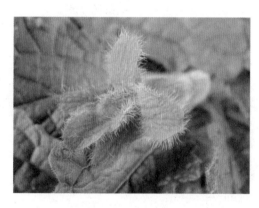

生长特性 生于山坡、田埂、路旁。主产于河南、辽宁、河北、山东、浙江，多为栽培。

采集方法 取干地黄加黄酒30%，拌和，入蒸器中，蒸至内外黑润，取出晒干即成。或取干地黄置蒸器中蒸8小时后，闷1夜，次日翻过再蒸4~8小时，再闷1夜，取出，晒至八成干，切片晒干。

药材性状 不规则的块状，内外均呈漆黑色，外表皱缩不平。质柔软，断面滋润，中心部往往可看到光亮的油脂状块，黏性甚大。味甜。

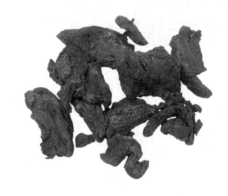

药理作用 熟地黄有促进骨髓造血系统、调节免疫、抗氧化、降血压等药理作用。对高脂食物引起的高脂血症、脂肪肝及大鼠内毒素引起的肝静脉出血，均有抑制作用。

药用功效 滋阴、补血，治阴虚血少、腰膝痿弱、劳嗽骨蒸、遗精、崩漏、月经不调、消渴、溲数、耳聋、目昏。

用法用量 内服：煎汤，20~50克；入丸、散；熬膏或浸酒。

方剂选用 ① 治男女精血不足、营卫不充等：熟地黄（取味极甘者，烘晒干以去水气）400克、沉香5克、枸杞子（用极肥者，亦烘晒，以去润气）200克，可用烧酒5升浸之，不必煮，浸10日之后即可用。凡服此者，不得过饮，服完又加酒3升，再浸半月，仍可用。② 治诸虚不足、腹胁疼痛、失血少气、不欲饮食，及妇人经病、月事不调：熟地黄（切，焙）、当归（去苗，切，焙）各等份，为细末后，炼蜜和丸梧桐子大，每服30粒，食前白汤下。③ 治喑哑、肾虚弱厥逆、语声不出、足废不用：熟地黄、巴戟天（去心）、山茱萸、石斛、肉苁蓉（酒浸，焙）、附子（炮）、五味子、宫桂、白茯苓、麦门冬（去心）、菖蒲、远志（去心）各等份，上为末，每服15克，加水适量、生姜5片、大枣1枚，再与薄荷同煎，不计时服。

注意事项 脾胃虚弱、气滞痰多、腹满便溏者忌服。

白芍

性味 凉，苦、酸。
拉丁文 Radix Paeoniae Alba
英文 White Peony Root

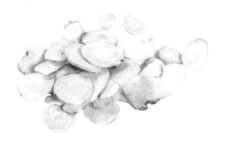

别名 金芍药、白芍药。
来源 毛茛科多年生草本植物芍药的根。
成分 根含芍药苷、牡丹酚、芍药花苷、苯甲酸、挥发油、脂肪油、树脂、鞣质、糖、淀粉、黏液质、蛋白质、β-谷甾醇和三萜类。

植物形态 多年生草本，高50～80厘米。根肥大，通常圆柱形或略呈纺锤形。茎直立，光滑无毛。叶互生；具长柄；2回3出复叶，小叶片椭圆形至披针形，长8～12厘米，宽2～4厘米，先端渐尖或锐尖，基部楔形，全缘，叶缘具极细乳突，上面深绿色，下面淡绿色，叶脉在下面隆起，叶基部常带红色。花甚大，单生于花茎的分枝顶端，每花茎有2～5朵花，花茎长9～11厘米；萼片3片，叶状；花瓣10片左右或更多，倒卵形，白色、粉红色或红色；雄蕊多数，花药黄色；心皮3～5枚，分离。蓇葖3～5枚，卵形，先端钩状向外弯。花期5～7月，果期6～7月。

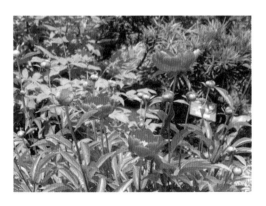

生长特性 生于山坡、山谷的灌木丛或草丛中。分布于黑龙江、吉林、辽宁、河北、河南、山东、山西、陕西、内蒙古等地。

采集方法 夏、秋季采挖已栽植3～4年的芍药根，除去根茎及须根，洗净，刮去粗皮，入沸水中略煮，使芍根发软，捞出晒干。

药材性状 干燥根呈圆柱形，粗细均匀而平直，长10～20厘米，直径1～1.8厘米。表面淡红棕色或粉白色，平坦，或有明显的纵皱及须根痕，栓皮未除尽处有棕褐色斑痕，偶见横向皮孔。质坚实而重，不易折断。断面灰白色或微带棕色，木部放射线呈菊花心状。味微苦而酸。

药理作用 有抗菌作用。

药用功效 养血柔肝、缓中止痛、敛阴收汗，治胸腹胁肋疼痛、泻痢腹痛、自汗盗汗、阴虚发热、月经不调、崩漏、带下。

用法用量 内服：煎汤，10～20克；入丸、散。

方剂选用 ① 治妇人胁痛：香附子200克（黄子醋2碗，盐50克，煮干为度），肉桂、延胡索（炒）、白芍各适量，研为细末，每服10克，沸汤调，不拘时服。② 治下痢便脓血、里急后重，下血调气：白芍50克，当归、黄连、黄芩各25克，槟榔、木香、甘草（炒）各10克，大黄15克，官桂12.5克，细切，每服25克，水适量，煎，食后温服。③ 治妇人怀孕腹中疞痛：当归150克，白芍500克，茯苓、白术各200克，泽泻、川芎各250克，杵为散，和酒，日服3次。④ 治产后血气攻心腹痛：白芍100克，桂（去粗皮）、甘草（炙）各50克，以上材料粗捣筛，每服15克，水煎，去滓，温服，不拘时。

注意事项	虚寒腹痛泄泻者慎服。

补虚类

补血药

何首乌

性味 微温，苦、甘、涩。
拉丁文 Radix Polygoni Multiflori
英文 Fleeceflower Root

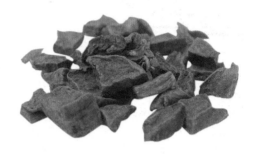

别名 野苗、交茎、交藤、夜合、桃柳藤等。
来源 蓼科植物何首乌的干燥块茎。
成分 根和根茎含蒽醌类，主要成分为大黄酚和大黄素，其次为大黄酸、大黄素甲醚和大黄酚蒽酮等（炙过后无大黄酸）。

植物形态 多年生缠绕草本。根细长，末端成肥大的块根，外表红褐色至暗褐色。茎基部略呈木质，中空。叶互生，具长柄，叶片狭卵形或心形，先端渐尖，基部心形或箭形，全缘或微带波状，上面深绿色，下面浅绿色，两面均光滑无毛。花小，直径约2毫米，多数，密聚成大形圆锥花序。瘦果椭圆形，黑色光亮，成熟时褐色。花期10月，果期11月。

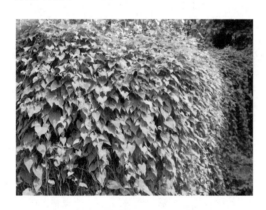

生长特性 生长于草坡、路边、山坡及灌木丛中。分布于河南、山东、安徽、江苏等地。

采集方法 根：栽后3~4年春秋采挖，洗净，切去两端，大者对半剖开，或切厚片，晒干、烘干或煮后晒干。茎：带叶的藤茎，于夏秋采取，于秋季叶落后割取，除去细枝、残叶，切成长约70厘米的段，捆成把，晒干。

药材性状 本品呈团块状或不规则纺锤形，表面红棕色或红褐色，皱缩不平，有浅沟，并有横长皮孔及细根痕。体重，质坚实，不易折断，断面浅黄棕色或浅红棕色，显粉性。

药理作用 ① 降血脂作用：给家兔同时喂饲何首乌和胆固醇，其所形成的动脉粥样病变较单喂胆固醇之对照组轻。体外实验证明何首乌能与胆固醇结合，减少兔肠道对胆固醇的吸收。② 降低血糖的作用：给家兔口服煎剂后30~60分钟内其血糖量上升达最高度，然后逐渐降低，6小时后血糖量比正常低0.03%。

药用功效 补肝、益肾、养血、祛风，治肝肾阴亏、发须早白、血虚头晕、腰膝软弱、筋骨酸痛、遗精、崩带、久疟、久痢、慢性肝炎、痈肿、肠风、痔疾。

用法用量 内服：煎汤，15~25克；熬膏、浸酒或入丸、散。外用：煎水洗、研末撒或调涂。

方剂选用 ① 治骨软风、腰膝疼痛、行履不得、遍身瘙痒：何首乌（大而有花纹者）、牛膝（锉）各500克，以好酒1升，浸7宿，曝干，于木臼内捣末，蜜丸。每日空腹食前酒下30~50丸。② 治遍身疮肿痒痛：防风、苦参、何首乌、薄荷各等份，上为粗末，每用药25克，水、酒各一半，煎沸，热洗，于避风处睡一觉。③ 治久疟阴虚、热多寒少，以此补而截之：何首乌适量，为末，加鳖血为丸，黄豆大，朱砂为衣，临发，五更白汤送下2丸。

注意事项 孕妇慎用。

阿胶

性味 平，甘。
拉丁文 Colla Corii Asini
英文 Donkey-Hideglue

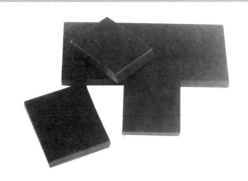

别名 驴皮胶、二泉胶、傅致胶、盆覆胶。

来源 马科驴的皮经煎煮、浓缩制成的固体胶。

成分 多由胶原及其部分水解产物所成，含氮，基本上是蛋白质。水解产生多种氨基酸，其中包括赖氨酸、精氨酸、组氨酸等。

动物形态 体形如马而较小，成横的长方形。头大，眼圆，耳长。面部平直，头颈高扬，颈部较宽厚，鬃毛稀少。四肢粗短，蹄质坚硬。尾基部粗而末梢细。体毛厚而短，有黑色、栗色、灰色3种。颈背部有1条短的深色横纹，嘴部有明显的白色嘴圈。耳廓背面同身色，内面色较浅，尖端几呈黑色。腹部及四肢内侧均为白色。

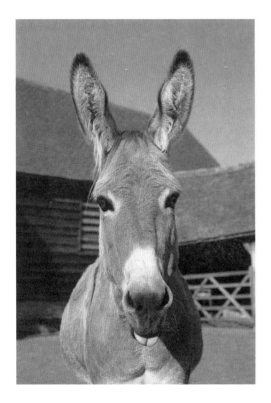

生长特性 分布于山东、河北、浙江、河南、江苏等地。

采集方法 先将驴皮放到容器中，用水浸泡软化。除去驴毛，剁成小块，再用水浸泡使之白净，放入沸水中，皮蜷缩时捞出，再放入熬胶锅内进行熬炼。熬好后倾入容器内，待胶凝固后取出，切成小块，晾干。

药材性状 为长方形或方形块，黑褐色，有光泽。质硬而脆，断面光亮，碎片对光照视呈棕色半透明状。气微，味微甘。

药理作用 ① 对血细胞影响：大量抽血造成失血性贫血后，用阿胶溶液灌胃，其红细胞和血红蛋白增加的速度比对照组快。② 对钙代谢的影响：阿胶能改善动物体内钙平衡，用阿胶灌动物的胃，同时在食物中加碳酸钙，能增加钙的吸收和在体内的潴留，使血钙水平略有增高。

药用功效 补血、止血、滋阴润燥，主治眩晕、心悸失眠、久咳、咯血、衄血、吐血、尿血、便血、崩漏、月经不调等症。

用法用量 内服：黄酒或开水烊化，7.5～15克；煎汤或入丸、散。

方剂选用 治久咳：阿胶（炙燥）50克、人参100克，捣罗为散，每服15克，加豉汤，入葱白少许，同煎3沸，放温，遇嗽时食用。依前温暖，备嗽时再服之。

注意事项 本品性滋腻，有碍消化，胃弱便溏者不宜用。

龙眼肉

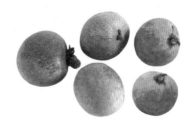

性味 温，甘。
拉丁文 Arillus Longan
英文 Dried Longan Pulp

别名 益智、蜜脾、龙眼干。
来源 为无患子科植物龙眼的假种皮。
成分 含葡萄糖、酒石酸、蔗糖、维生素 B_1、维生素 B_2、维生素 P、维生素 C。

植物形态 常绿乔木，高达 10 米以上。幼枝被锈色柔毛。双数羽状复叶，互生，长 15 ~ 20 厘米；小叶 2 ~ 5 对，通常互生，革质，椭圆形至卵状披针形，长 6 ~ 15 厘米。先端短尖或钝，基部偏斜，全缘或波浪形，暗绿色，嫩时褐色，下面通常粉绿色。花两性，或单性花与两性花共存；为顶生或腋生的圆锥花序；花小，黄白色，直径 4 ~ 5 毫米，被锈色星状小柔毛；花萼 5 深裂，裂片卵形；花瓣 5，匙形，内面有毛；雄蕊通常 8 个；子房 2 ~ 3 室，柱头 2 裂。核果球形，直径 1.5 ~ 2 厘米，外皮黄褐色，粗糙，假种皮白色肉质，内有黑褐色种子 1 颗。花期 3 ~ 4 月，果期 7 ~ 10 月。

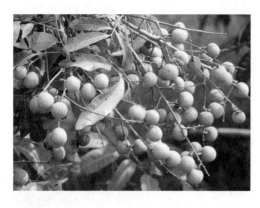

生长特性 分布于福建、台湾、广东、广西、云南、贵州、四川等地。

采集方法 7 ~ 10 月果实成熟时采摘，烘干或晒干，剥去果皮，取其假种皮。或将果实入开水中煮 10 分钟，捞出摊放，使其水分散失，再烤 1 昼夜，然后剥取假种皮，晒干。

药材性状 由顶端纵向裂开的不规则块片，长约 1.5 厘米，宽 1.5 ~ 3.5 厘米，厚不及 1 毫米，表面黄棕色，半透明。靠近果皮的一面皱缩不平，粗糙；靠近种皮的一面光亮而有纵皱纹。质柔韧而微有黏性，常黏结呈块状。气香，味浓甜而特殊。

药理作用 龙眼水浸剂（1 : 2）在试管内对奥杜盎氏小芽孢癣菌有抑制作用。

药用功效 补益心脾、养血安神，用于治疗气血不足、心悸怔忡、健忘失眠、血虚萎黄。

用法用量 内服：煎汤，10 ~ 25 克；熬膏、浸酒或入丸剂。

方剂选用 ① 治思虑过度、劳伤心脾、健忘怔忡：白术、茯苓（去木）、黄芪（去芦）、龙眼肉、酸枣仁（炒，去壳）各 50 克，人参、木香（不见火）各 25 克，甘草（炙）12.5 克，以上细切，每服 200 克，加水适量、生姜 5 片、大枣 1 枚，煎后去滓温服，不拘时候。② 大补气血：剥好龙眼肉，盛竹筒式瓷碗内，肉每 50 克入白糖 5 克，素体多火者，再加入西洋参片 5 克，碗口罩以丝绵一层，日日于饭锅上蒸之，蒸至多次。凡衰赢老弱、别无痰火便滑之病者，每以开水服 1 匙，大补气血，力胜参芪，产妇临盆，服之尤妙。③ 温补脾胃，助精神：龙眼肉不拘多少，上好烧酒内浸 100 日，常饮数杯。

注意事项 内有痰火及湿滞停饮者忌服。

补阴药

本节药物主治阴虚，补阴的同时应注意制阳。且本节药物多具滋腻之性，使用时仍应注意防止碍于脾胃运化，避免呆补。

北沙参

性味 凉，甘、苦、淡。
拉丁文 Radix Glehniae
英文 Coastal Glehnia Root

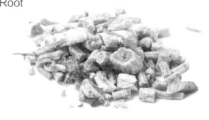

别名 莱阳参、海沙参、银沙参、辽沙参。
来源 伞形科植物珊瑚菜的干燥根。
成分 含欧前胡素、补骨脂素、佛手内酯、圆当归内酯 -7-0-β- 龙胆二糖苷等多种香豆素，并含生物碱、淀粉、微量挥发油等。

植物形态 多年生草本，高 5 ~ 35 厘米。主根细长圆柱形。茎大部埋在沙中，一部分露出地面。叶基出，互生；叶柄长，基部鞘状；叶片卵圆形，3 出式分裂至 2 回羽状分裂，最后裂片圆卵形，先端圆或渐尖，基部截形，边缘刺刻，质厚。复伞形花序顶生，具粗毛；无总苞，小总苞由数个线状披针形的小苞片组成；花白色，每 1 小伞形花序有花 15 ~ 20 朵；花萼 5 齿裂，狭三角状披针形，疏生粗毛；花瓣 5 片，卵状披针形。果实近圆球形，具绒毛，果棱有翅。花期 5 ~ 7 月，果期 6 ~ 8 月。

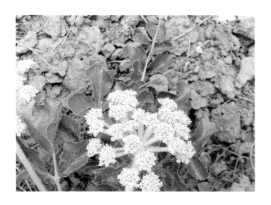

生长特性 北沙参喜温暖湿润气候，抗旱耐寒，喜沙质土壤，忌水浸。分布于辽宁、河北、山东、江苏、浙江、广东、福建、台湾等地。

采集方法 7 ~ 8 月或 9 月下旬采挖，除去地上茎及须根，洗净泥土，放开水中烫后剥去外皮，晒干或烘干。

药材性状 本品呈细长圆柱形，表面淡黄白色，略粗糙。全体有细纵皱纹及纵沟，并有棕黄色点状细根痕。顶端常留有黄棕色根茎残基。质脆，易折断。气特异，味微甘。

药理作用 本品水浸液在低浓度时能加强离体蟾蜍心脏收缩；浓度增高时则出现抑制作用，直至心室停跳，有一定升压作用。醇提取液有解热镇痛作用。北沙参多糖能抑制迟发型超敏反应。

药用功效 养阴清肺、祛痰止咳，治肺热燥咳、虚痨久咳、阴伤咽干、口渴。

用法用量 内服：煎汤，15 ~ 25 克；熬膏或入丸。

方剂选用 ① 治阴虚火旺、咳嗽无痰、骨蒸劳热、肌皮枯燥、口苦烦渴等症：北沙参、麦门冬、知母、川贝母、怀熟地黄、鳖甲、地骨皮各 200 克，或做丸，或做膏，每早服 15 克，白汤下。② 治一切阴虚火旺、似虚似实、逆气不降、消气不升、烦渴咳嗽、胀满不食：北沙参 25 克，水煎服。

注意事项 风寒作嗽及肺胃虚寒者忌服。

南沙参

性味 微寒，甘。
拉丁文 Radix Adenophorae
英文 Ladybell Root

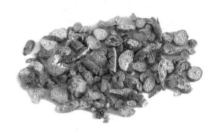

别名 白沙参、白参、空沙参、泡参、文虎、橘参、杏叶沙参。
来源 桔梗科沙参的根。
成分 沙参的根中含三萜皂苷和淀粉。

植物形态 多年生草木。根粗壮，胡萝卜形，具皱纹。茎直立，单一，高 60 ～ 150 厘米。叶通常 4 片轮生；无柄或有短柄；叶片椭圆形或披针形，边缘有锯齿，上面绿色，下面淡绿色，有密柔毛。圆锥状花序大型；有不等长的花梗；花冠钟形，蓝紫色，狭小壶状，黄色。蒴果 3 室，卵圆形。花期 7 ～ 8 月。

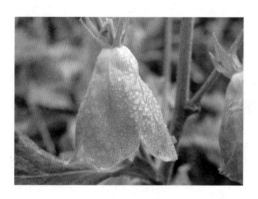

生长特性 多生长于山野的阳坡草丛中。分布于东北和河北、山东、河南、安徽、江苏、浙江、广东、江西等地。

采集方法 春、秋两季，去须根，洗后趁鲜刮粗皮，干燥。

药材性状 干燥的根呈长纺锤形或圆柱形，上粗下细，有时稍弯曲或扭曲，偶有分歧。全长 5 ～ 25 厘米。顶端有根茎（芦头）长 0.5 ～ 10 厘米，直径 0.3 ～ 2 厘米，偶有 2 个根茎并生，上有显著横纹。带皮者表面黄白色至棕色，有横纹，上部尤多，稍有短段细根或根痕；去皮者表面黄白色，有纵皱。体轻质松，易折断，断面白色，不平坦，有多数裂隙。气微弱，味甘微苦。

药理作用 ① 祛痰作用：南沙参煎液对家兔的祛痰作用较紫菀等为差，但可持续作用 4 小时以上。② 强心作用：1% 南沙参浸剂对离体蟾蜍心脏有明显强心作用，7/9 离体心的振幅增大（比原来高 50% 以上），作用可持续 5 分钟。③ 抗真菌作用：南沙参水浸剂（1：2）在试管内对奥杜盎氏小芽孢癣菌、羊毛状小芽孢癣菌等皮肤真菌有不同程度的抑制作用。

药用功效 养阴清肺、化痰、益气，主治肺阴虚的燥热咳嗽，症见干咳少痰，或痰黏不易咯出，热病后气津不足或脾胃虚弱。

用法用量 内服：熬汤，15 ～ 25 克（鲜者 50 ～ 150 克）；入丸、散。

方剂选用 ① 治燥伤肺卫阴分，或热或咳者：南沙参 15 克、玉竹 10 克、生甘草 5 克、冬桑叶 7.5 克、麦门冬 15 克、生扁豆 5 克、花粉 5 克，水 5 杯，煮取 2 杯，日再服。久热久咳者，加地骨皮 15 克。② 治肺热咳嗽：南沙参 25 克，水煎服之。③ 治失血后脉微手足厥冷之症：南沙参浓煎，频频而少少饮服。④ 治赤白带下，皆因七情内伤，或下元虚冷：米饮调南沙参末服。⑤ 治产后无乳：南沙参 20 克，煮猪肉食。⑥ 治虚火牙痛：南沙参 100 克，煮鸡蛋服。

注意事项 不能与含藜芦制品同服。风寒作嗽者忌服。

麦门冬

性味 微寒，甘、微苦。
拉丁文 Radix Liriopis Platyphyllae
英文 Broadleaf Liriope Root

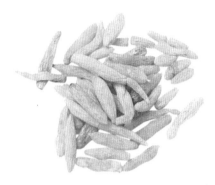

别名 麦冬、沿阶草。

来源 百合科沿阶草的干燥块根。

成分 沿阶草块根含多种甾体皂苷，其苷元为罗斯考皂苷元；还含 β- 谷甾醇、豆甾醇、β- 谷甾醇 $-\beta$ -D- 葡萄糖苷。果实含沿阶草苷，为山柰酚 -3- 葡萄糖半乳糖苷。沿阶草变种块茎含多种甾体皂苷，分别称作沿阶草皂苷 A、沿阶草皂苷 B、沿阶草皂苷 C、沿阶草皂苷 D 等，其中沿阶草皂苷 A、沿阶草皂苷 B、沿阶草皂苷 D 的苷元都是罗斯考皂苷元；还含 β- 谷甾醇、豆甾醇、β- 谷甾醇 $-\beta$ -L- 葡萄糖苷。

植物形态 多年生草本，高 15 ~ 40 厘米。地下具细长匍匐枝，节上被膜质苞片；须根常有部分膨大成肉质的块根。叶丛生，窄线形，长15 ~ 40 厘米，宽 1 ~ 4 毫米，先端钝或锐尖，基部狭窄，叶柄鞘状，两侧有薄膜。花茎长6.5 ~ 14厘米；总状花序顶生；苞片膜质，每苞腋生 1 ~ 3 花，花淡紫色，偶为白色，形小，略下垂；花被 6 片，开展，卵圆形；雄蕊 6，花丝不明显，较短于花药，

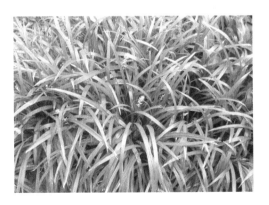

花药先端尖；子房半下位，3 室。浆果球状，成熟时深绿色或黑蓝色，直径 5 ~ 7 毫米。花期 7 月，果期 11 月。

生长特性 生长于溪沟岸边或山坡树林下。全国大部分地区有分布，或为栽培。

采集方法 夏季采挖，洗净，反复暴晒、堆置，至七八成干，除去须根，干燥。

药材性状 本品呈纺锤形，两端略尖，表面黄白色或淡黄色，有细纵纹。质柔韧，断面黄白色，半透明，中柱极小。气微香，味甘、微苦。

药理作用 ① 对血糖的影响：家兔用 50% 麦门冬煎剂肌肉注射，能升高血糖；另外正常兔口服麦门冬的水、醇提取物，则有降血糖作用；对四氧嘧啶性糖尿病兔亦有降血糖作用，并可促使胰岛细胞恢复，肝糖原较对照组有增加趋势。② 抗菌作用：麦门冬粉在体外对白色葡萄球菌、大肠杆菌等有一定抑制作用。

药用功效 具有养阴润肺、清心除烦、益胃生津的功效，用于治肺燥干咳、吐血、咯血、肺痿、肺痈、虚劳烦热、消渴、热病津伤、咽干口燥、便秘等病症。

用法用量 内服：煎汤，10 ~ 20 克；入丸，散。

方剂选用 ① 治吐血、衄血不止：生麦门冬汁、生刺蓟汁、生地黄汁各适量，相和，于锅中略暖过，每服 150 毫升，调伏龙肝末 5 克服之。② 治衄血不止：麦门冬、生地黄每服 50 克，水煎。③ 治齿缝出血：人参 4 克，茯苓、麦门冬各 5 克，水煎温服。

注意事项 患感冒风寒或有痰饮湿浊的咳嗽者，以及脾胃虚寒泄泻者均忌服。

天门冬

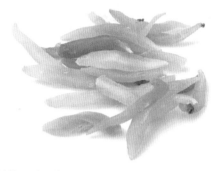

性味 寒，甘、苦。
拉丁文 Radix Asparagi
英文 Cochinchinese Asparagus Root

别名 大当门根、天冬。
来源 百合科植物天门冬的干燥块茎。
成分 含多种螺旋甾苷类化合物及天冬酰胺、瓜氨酸、丝氨酸等近20种氨基酸，并含有5-甲氧基-甲基糠醛。

植物形态 攀缘状多年生草本。块根肉质，簇生，长椭圆形或纺锤形，长4～10厘米，灰黄色。茎细，长可达2米，有纵槽纹。叶状枝2～3枚束生叶腋，线形，扁平，稍弯曲，先端锐尖。叶退化为鳞片，主茎上的鳞状叶常变为下弯的短刺。花1～3朵簇生叶腋，黄白色或白色，下垂。浆果球形，熟时红色。花期5月。

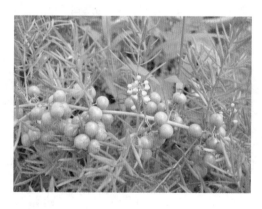

生长特性 喜温暖，不耐寒，较耐阴，忌烈日直晒。对土壤要求不严。

采集方法 秋冬采挖，挖出后洗净泥土，除去须根，按大小分开，入沸水中煮或蒸至外皮易剥落时为度。捞出浸入清水中，趁热除去外皮，洗净，微火烘干或用硫黄熏后再烘干。

药材性状 本品呈长纺锤形，略弯曲。表面黄白色至淡黄棕色，半透明，光滑或具深浅不等的纵皱纹。质硬或柔润，气微，味甜、微苦。

药理作用 体外实验（美蓝法及瓦氏呼吸器测定）表明，天门冬对急性淋巴细胞型白血病、慢性粒细胞型白血病及急性单核细胞型白血病患者白细胞的脱氢酶有一定的抑制作用，并能抑制急性淋巴细胞型白血病患者白细胞的呼吸。

药用功效 滋阴、润燥、清肺、降火，主治阴虚发热、肺痈、咽喉肿痛、消渴、便秘。

用法用量 内服：煎汤，10～20克；熬膏或入丸、散。

方剂选用 ① 治咳嗽：人参、天门冬（去心）、熟干地黄各等份，为细末，炼蜜为丸如樱桃大，含化服之。② 治吐血咯血：天门冬50克（水泡，去心），甘草（炙）、杏仁（去皮、尖，炒熟）、贝母（去心，炒）、白茯苓（去皮）、阿胶（碎之，蛤粉炒成珠子）各25克，上为细末，炼蜜丸如弹子大，含化1丸咽津。③ 治妇人喘、手足烦热、骨蒸寝汗、口干引饮、面目浮肿：天门冬500克、麦门冬（去心）400克、生地黄1500克（取汁为膏），前2味为末，膏子和丸如梧桐子大。每服50丸，煎逍遥散送下。逍遥散中去甘草加人参。④ 治血虚肺燥、皮肤坼裂及肺痿咳吐脓血：天门冬新掘者不拘多少，洗净，去心、皮，细捣，绞取汁澄清，以布滤去粗滓，用银锅或砂锅慢火熬成膏，每用1～2匙，空腹温酒调服。5. 治扁桃体炎、咽喉肿痛：天门冬、麦门冬、板蓝根、桔梗、山豆根各15克，甘草10克，水煎服。

注意事项 虚寒泄泻及外感风寒致嗽者皆忌服。

百合

性味 平，甘、微苦。
拉丁文 Bulbus Lilii Brownii
英文 Lily Bulb

别名 重迈、中庭、重箱、百合蒜。
来源 百合科植物卷丹、百合或细叶百合的干燥肉质鳞叶。
成分 百合鳞茎含秋水仙碱等多种生物碱及淀粉、蛋白质、脂肪等。

植物形态 多年生草本，高60～100厘米。鳞茎球状，白色，肉质，先端常开放如荷花状，下面着生多数须根。茎直立，圆柱形，常有褐紫色斑点。叶4～5列互生；无柄；叶片线状披针形至长椭圆状披针形，先端渐尖，基部渐狭，全缘或微波状，叶脉5条，平行。花大，单生于茎顶，少有1朵以上者；花梗长达3～10厘米；花被6片，乳白色或带淡棕色，倒卵形；雄蕊6个，花药线形，"丁"字着生。蒴果长卵圆形，室间开裂，绿色；种子多数。花期6～8月，果期9月。

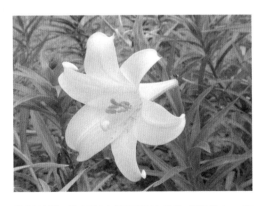

生长特性 生长于土壤深肥的林边或草丛中。多数喜凉爽湿润环境，但少数种类能耐干旱环境。分布几遍全国，大部分地区有栽培。

采集方法 秋、冬季采挖，除去地上部分，洗净泥土，剥取鳞片，用沸水捞过或微蒸后，焙干或晒干。

药材性状 干燥的鳞叶呈长椭圆形、披针形或长三角形，肉质肥厚，中心较厚，边缘薄而成波状或向内卷曲，表面乳白色或淡黄棕色，光滑细腻，略有光泽，瓣内有数条平行纵走的白色维管束。质坚硬而稍脆，折断面较平整，黄白色似蜡样。气微，味微苦。

药理作用 百合煎剂对氨水引起的小鼠咳嗽有抑制作用。小白鼠灌服百合水提取液可抗应激性损伤，并能对抗组织胺引起的蟾蜍哮喘。

药用功效 润肺止咳、清心安神，治阴虚久嗽、咳唾痰血、热病后余热未清、虚烦惊悸、神志恍惚、脚气、水肿。

用法用量 内服：煎汤，15～50克；蒸食或煮粥食。外用：捣敷。

方剂选用 ① 治咳嗽不已，或痰中有血：款冬花、百合（焙，蒸）各等份，上为细末，炼蜜为丸，如龙眼大。每服1丸，食后临卧细嚼，姜汤咽下，含化尤佳。② 治支气管扩张、咯血：百合100克、白及200克、蛤粉100克、百部100克，共为细末，炼蜜为丸，每重10克，每次1丸，日服3次。③ 治肺病吐血：鲜百合捣汁，和水饮之，亦可煮食。④ 治背心前胸肺间热、咳嗽咽痛、咯血、恶寒、手大拇指循白肉际间上肩背至胸前如火烙：熟地黄、生地黄、归身各15克，白芍、甘草各5克，桔梗、玄参各4克，贝母、麦门冬、百合各7.5克，如咳嗽，初2服，加五味子20粒。

注意事项 风寒咳嗽、中寒便滑者忌服。

石斛

性味 微寒，甘。
拉丁文 Herba Dendrobii
英文 Dendrobium Stem

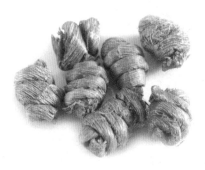

别名 川石斛、金石斛、霍石斛、枫石斛、鲜金石斛、鲜石斛、黄草。

来源 兰科石斛属植物金钗石斛、环草石斛、铁皮石斛、黄草石斛、马鞭石斛的茎。

成分 金钗石斛的茎含生物碱类石斛碱、石斛酮碱、6-羟基石斛碱（又名石斛胺）、石斛醚碱、6-羟基石斛醚碱等。

植物形态 为多年生附生草本，高30～50厘米。茎丛生，直立，黄绿色，多节。叶无柄，近革质；叶片长圆形或长圆状披针形，先端钝，有偏斜状的凹缺，叶脉平行。总状花序自茎节生出，通常具花2～3朵；花萼及花瓣白色，末端呈淡红色；花瓣卵状长圆形或椭圆形。蒴果。

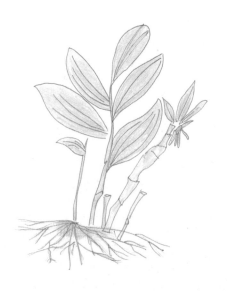

生长特性 附生于高山岩石或森林中的树干上。主要分布于四川、贵州、云南、湖北、广西、台湾等地。此外，各地尚有栽培。

采集方法 全年均可采收，鲜用者除去根及泥沙；干用者采收后，除去杂质，用开水略烫或烘软，再边搓边烘晒，至叶鞘搓净，干燥。

药材性状 本品因品种及加工方法不同，通常分为金钗石斛、黄草石斛等数种。金钗石斛：为植物金钗石斛的加工品，基部为圆柱形，表面金黄色而微带绿色。体轻而质致密，易折断。黄草石斛：为铁皮石斛、罗河石斛等的加工品。圆柱形，略弯曲，表面金黄色而略带绿色。气无，味微苦，以条匀、金黄色、致密者为佳。

药理作用 ① 抗白内障作用：对半乳糖性白内障有延缓和治疗作用。② 增强免疫力的作用：石斛多糖可增强 T 细胞及巨噬细胞免疫活性。③ 保肝作用：降低丙氨酸转氨酶、天氡氨酸转氨酶等酶的活性，使总蛋白、白蛋白升高，有效减轻肝脏的病理损害，对肝脏有明显的保护作用。④ 抗衰老作用：提高 SOD 水平，降低过氧化物酶的作用。

药用功效 益胃生津、滋阴清热，主治阴伤津亏、口干烦渴、食少干呕、病后虚热、目暗不明。

用法用量 内服：煎汤（须久煎），10～20克（鲜者25～50克）；熬膏或入丸、散。

方剂选用 治温热有汗、风热化火、热病伤津、温疟舌苔变黑：鲜石斛、连翘（去心）各15克，天花粉10克，鲜生地黄20克，麦门冬（去心）20克，参叶4克，水煎服。

注意事项 胃肾有虚热者宜之，虚而无火者忌用。

玉竹

性味 平，甘、微苦。
拉丁文 Rhizoma Polygonati Odrati
英文 Fragrant Solomonseal Rhizome

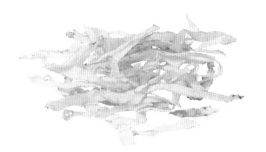

别名 葳蕤、节地、玉术、竹节黄、竹七根、山包米、尾参、西竹、连竹。

来源 百合科植物玉竹的根茎。

成分 根茎含玉竹黏多糖及 4 种玉竹果聚糖，还含吖丁啶 -2- 羧酸等。

植物形态 多年生草本，高 40 ～ 65 厘米。地下根茎横走，黄白色，密生多数细小的须根。茎单一，自一边倾斜，光滑无毛，具棱。叶互生于茎的中部以上，无柄；叶片略带革质，椭圆形或狭椭圆形，罕为长圆形先端钝尖或急尖，基部楔形，全缘，上面绿色，下面淡粉白色，叶脉隆起。花腋生，花梗长 1 ～ 1.4 厘米，着生花 1 ～ 2 朵；花被筒状，白色。浆果球形，成熟后紫黑色。花期 4 ～ 5 月，果期 8 ～ 9 月。

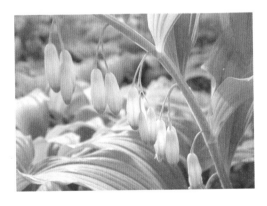

生长特性 生于山野林下或石隙间，喜阴湿处。全国大部分地区有分布，并有栽培。

采集方法 除去茎叶、须根和泥土，晾晒至外表有黏液渗出，轻撞去毛，分开大小个，继续晾晒至微黄色，进行揉搓、晾晒，如此反复数次，至柔润光亮、无硬心，再晒至足干；或将鲜玉竹蒸透后，边晒边揉，至柔软而透明时再晒干。

药材性状 本品呈长圆柱形，略扁，少有分枝。表面黄白色或淡黄棕色，半透明，具纵皱纹及微隆起的环节，有白色圆点状的须根痕和圆盘状茎痕。质硬而脆或稍软，易折断，断面角质样或显颗粒性。气微，味甘，嚼之发黏。

药理作用 ① 对心血管方面的作用：离体蛙心实验证明，小剂量玉竹能使蛙心搏动迅速增强，大剂量则能引起心跳减弱，甚至停止。少数病例的临床观察表明玉竹对风湿性心脏病、冠状动脉粥样硬化性心脏病、肺源性心脏病等引起的心力衰竭有控制作用。临床上还用玉竹与党参合用制成浸膏，用于心绞痛治疗。② 对实验性结核病的作用：感染 H37Rv 人型结核杆菌的小白鼠，如在饲料中加 2.5% 玉竹，则可降低死亡率，但对病变减轻的作用则不明显。中医临床也常用玉竹治阴虚干咳，有一定效果。

药用功效 养阴、润燥、除烦、止渴，治热病阴伤、咳嗽烦渴、虚劳发热、消谷易饥、小便频数。

用法用量 内服：煎汤，10 ～ 15 克；熬膏或入丸、散。

方剂选用 ① 治发热口干、小便涩：玉竹 250 克，煮汁饮之。② 治秋燥伤胃阴：玉竹、麦门冬各 15 克，沙参 10 克，生甘草 5 克，水 5 杯，煮取 2 杯，分 2 次服。③ 治阳明温病，下后汗出，当复其阴：沙参 15 克，细生地黄、麦门冬各 25 克，冰糖 5 克，玉竹 7.5 克（炒香），水 5 杯，煮取 2 杯，分 2 次服，渣再煮 1 杯服。

注意事项 胃有痰湿气滞者忌服。

黄精

性味 平，甘。
拉丁文 Rhizoma Polygonati
英文 Manyflower Solomonseal Rhizome

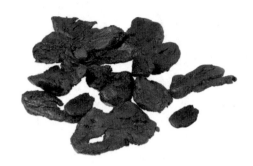

别名 黄之、鸡头参、龙衔、太阳草、玉竹黄精。

来源 百合科滇黄精、黄精或多花黄精的干燥根茎。

成分 黄精的根茎含黏液质、淀粉及糖分。叶含牡荆素木糖苷和5，4′－二羟基黄酮的糖苷。

植物形态 多年生草本。根茎横走，肥大肉质，黄白色，略呈扁圆柱形。有数个茎痕，茎痕处较粗大，最粗处直径可达2.5厘米，生少数须根。茎直立，圆柱形，高50～80厘米，光滑无毛。叶无柄；通常4～5枚轮生；叶片线状披针形至线形，先端渐尖并卷曲，上面绿色，下面淡绿色。花腋生，下垂，着生花2朵；花被筒状，白色。浆果球形，成熟时黑色。花期5～6月，果期6～7月。

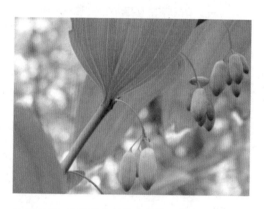

生长特性 生于荒山坡及山地杂木林或灌木丛的边缘。分布于黑龙江、吉林、辽宁、河北、山东、江苏、河南、山西、陕西、内蒙古等地。

采集方法 春秋两季采挖，除去须根，洗净，置沸水中略烫或蒸至透心，干燥。

药材性状 干燥根茎呈不规则的圆锥状，形似鸡头，或呈结节块状似姜形。分枝少而短粗。表面黄白色至黄棕色，半透明，全体有细皱纹及稍隆起呈波状的环节，地上茎痕呈圆盘状，中心常凹陷，根痕多呈点状突起，分布全体或多集生于膨大部分。干燥者质硬，易折断，未完全干燥者质柔韧；断面淡棕色，呈半透明角质样或蜡质状，并有多数黄白色小点。无臭，味微甜而有黏性。

药理作用 ① 抗菌作用：黄精在试管内对抗酸菌有抑制作用，其煎剂对实验性结核病的豚鼠，在感染结核菌同时给药或感染后淋巴肿大再给药，均有显著的抑菌效果。对伤寒杆菌仅有微弱的抑制作用。② 抗真菌作用：黄精醇提水溶液2%以上浓度便开始对多种真菌有抑制作用，如堇色毛癣菌、红色表皮癣菌等。③ 降压作用：黄精的水浸出液，和30%乙醇浸出液均有降低麻醉动物血压的作用。

药用功效 属补阴类药物。补气养阴、健脾、润肺、益肾。用于治疗脾胃虚弱、体倦乏力、口干食少、肺虚燥咳、精血不足、内热消渴。

用法用量 内服：煎汤，15～25克（鲜者50～100克）；熬膏或入丸、散。外用：煎水洗。

方剂选用 ① 壮筋骨，益精髓，乌发：黄精、苍术各2000克，枸杞根、柏叶各2500克，天门冬1500克，煮汁，同曲5000克，糯米5000克，如常酿酒饮。② 补精气：枸杞子（冬采者佳）、黄精各等份，为细末，2味相和，捣成块，捏作饼子，干复捣为末，炼蜜为丸，如梧桐子大。每服50丸，空腹温水送下。③ 治脾胃虚弱、体倦无力：黄精、党参、淮山药各50克，与鸡蒸熟后食用。

注意事项 中寒泄泻、痰湿痞满气滞者忌服。

枸杞

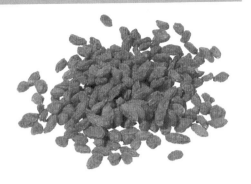

性味 平，甘。
拉丁文 Fructus Lycii
英文 Barbary Wolfberry Fruit

别名 枸忌、枸杞果、狗牙子等。
来源 茄科植物宁夏枸杞的干燥果实。
成分 枸杞子中含胡萝卜素、维生素 B_1、维生素 B_2、烟酸、维生素 C，尚分离出 β- 谷甾醇、亚油酸。果皮含酸浆果红素。

植物形态 枸杞为蔓生灌木，高达 1 米余。枝条细长，幼枝有棱角，外皮灰色，无毛，通常具短棘，生于叶腋，长约 5 厘米。叶互生或数片丛生；叶片卵状菱形至卵状披针形，先端尖或钝，基部狭楔形，全缘，两面均无毛。花萼钟状，先端 3 ~ 5 裂；花冠漏斗状，管之下部明显细缩，然后向上逐渐扩大，长约 5 毫米，先端 5 裂，裂片长卵形，与管部几等长，紫色，边缘具疏纤毛，管内雄蕊着生处上方具柔毛一轮；雄蕊 5 个，着生花冠内，花药"丁"字形着生，2 室，花丝通常伸出；雌蕊 1 个，子房长圆形，花柱细，柱头头状。浆果卵形或长圆形，深红色或橘红色。种子多数，肾形而扁，棕黄色。花期 6 ~ 9 月，果期 7 ~ 10 月。

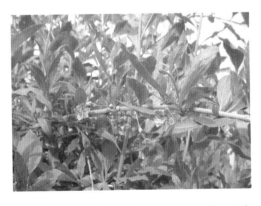

生长特性 生长于山坡、田埂或丘陵地带。主产于宁夏、新疆、内蒙古，其中宁夏产的最好。

采集方法 夏、秋果实成熟时采摘，除去果柄，置阴凉处晾至果皮起皱纹后，再暴晒至外皮干硬、果肉柔软即得。遇阴雨可用微火烘干。

药材性状 果实呈类纺锤形或椭圆形，表面红色或暗红色，顶端有小凸起状的花柱痕，基部有白色的果柄痕。果皮柔韧，皱缩；果肉肉质，柔润。种子 20 ~ 50 粒，类肾形，扁而翘，表面浅黄色或棕黄色。气微，味甜。

药理作用 ① 抗脂肪肝的作用：宁夏枸杞子的水浸液（20%，8 毫升／天灌胃）对由四氯化碳毒害的小鼠，有轻度抑制脂肪在肝细胞内沉积、促进肝细胞新生的作用。② 拟胆碱样作用：枸杞子的水提取物静脉注射，可引起兔血压降低、呼吸中枢兴奋。它还能抑制离体兔心耳、兴奋离体肠管、收缩兔耳血管等。

药用功效 滋肾、润肺、补肝、明目，治肝肾阴亏、腰膝酸软、头晕、目眩、目昏多泪、虚劳咳嗽、消渴、遗精。

用法用量 内服：煎汤，10 ~ 20 克；熬膏、浸酒或入丸、散。外用：煎水洗或捣汁滴眼。

方剂选用 ① 治肝肾不足、眼目昏暗或干涩眼痛：熟地黄、山茱萸、茯苓、山药、牡丹皮、泽泻、枸杞子、菊花各适量，炼蜜为丸，如梧桐子大。每服 39 ~ 50 丸，温酒或盐汤送下，空腹服。② 治劳伤虚损：枸杞子 1500 克，干地黄（切）、天门冬各 1 千克，细捣，曝令干，以绢罗之，蜜和做丸，大如弹丸，日服 2 次。

注意事项 外邪实热、脾虚有湿及泄泻者忌服。

桑葚

性味 寒，甘、酸。
拉丁文 Feuctus Mori
英文 Mulberry

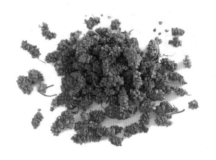

别名 桑葚子、桑实、桑果、桑枣、黑葚。

来源 桑科植物桑的干燥果穗。

成分 含糖、鞣酸、苹果酸、维生素 B_1、维生素 B_2、维生素 C 和胡萝卜素。桑葚油的脂肪酸主要由亚油酸、硬脂酸、油酸等组成。

植物形态 落叶乔木，高 3 ~ 7 米或更高，通常灌木状，植物体含乳液。树皮黄褐色，枝灰白色或灰黄色，细长疏生，嫩时稍有柔毛。叶互生；卵形或椭圆形，长 5 ~ 10 厘米，最长可达 20 厘米，宽 5 ~ 11 厘米，先端锐尖，基部心脏形或不对称，边缘有不整齐的粗锯齿或圆齿；叶柄长 1.5 ~ 4 厘米；托叶披针形，早落。花单性，雌雄异株；花黄绿色，与叶同时开放；雄花成柔荑花序；雌花成穗状花序；萼片 4 裂；雄花有雄蕊 4 个；雌花无花柱，柱头 2 裂，向外卷。聚合果腋生，肉质，有柄，椭圆形，深紫色或黑色，少有白色的。花期 4 ~ 5 月，果期 6 ~ 7 月。

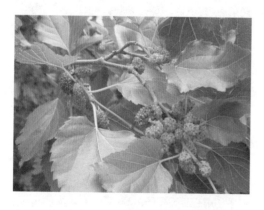

生长特性 分布于江苏、浙江、湖南、四川等地。

采集方法 4 ~ 6 月果实变红时采收，晒干。或略蒸后晒干。

药材性状 干燥果穗呈长圆形，长 1 ~ 2 厘米，直径 6 ~ 10 毫米。基部具柄，长 1 ~ 1.5 厘米。表面紫红色或紫黑色。果穗由 30 ~ 60 个瘦果聚合而成；瘦果卵圆形，稍扁，长 2 ~ 5 毫米，外具膜质苞片 4 枚。胚乳白色。质油润，富有糖性。气微，味微酸而甜。

药理作用 桑葚含有 16 种人体所需的氨基酸，有很好的滋补心、肝、肾及养血祛风的功效，对耳聋、眼花、须发早白、内热消渴、神经衰弱、动脉硬化、血虚便秘、风湿性关节痛等均有疗效。

药用功效 补血滋阴、生津润燥，主治眩晕耳鸣、心悸失眠、须发早白、津伤口渴、内热消渴、血虚便秘。

用法用量 内服：煎汤，15 ~ 25 克；熬膏、生啖或浸酒。外用：浸水洗。

方剂选用 ① 治心肾衰弱不寐或习惯性便秘：鲜桑葚 100 克、水适量，煎服。② 治瘰疬：桑葚（黑熟）2 千克，以布袋取汁，熬成薄膏，白汤点 1 匙，日服 3 次。③ 治阴证腹痛：桑葚适量，绢包风干过，伏天为末，每服 15 克，热酒下，取汗。

注意事项 脾胃虚寒作泄者勿服。

银耳

性味 平，甘、淡。
拉丁文 Tremella Fuciformis Berk.
英文 White Fungus

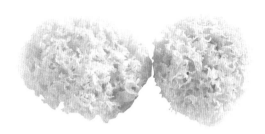

别名 白耳子、雪耳。
来源 真菌类银耳科银耳属植物银耳以子实体入药。
成分 含糖类、脂类、酶、蛋白质、氨基酸、银耳多糖等。

植物形态 子实体白色，间或带黄色，半透明，呈鸡冠状，有平滑柔软的胶质皱襞，成扁薄而卷薄如叶状的瓣片，灿然若花。用手指触碰，即放出白色或黄色的黏液。担子亚球形，亦呈白色，透明；担子孢子亚球形。

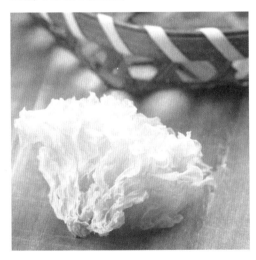

生长特性 寄生于腐朽的树木上。分布于四川、贵州、云南、江苏、浙江、广西、福建、湖北、陕西等地。

采集方法 4～9月采收，以5月与8月为盛产期。采时宜在早晚或阴雨天，用竹刀将银耳刮入竹笼中，淘净，拣去杂质，晒干或烘干。宜冷藏或贮藏于阴凉干燥处。

药材性状 干燥的银耳呈不规则的块片状，由众多细小屈曲的条片组成，外表黄白色或黄褐色，微有光泽。质硬而脆，有特殊气味。以干燥、黄白色、朵大、体轻、有光泽、胶质厚者为佳。

药理作用 银耳多糖有降血压、降血脂、抗辐射、增强吞噬细胞对癌变细胞的吞噬能力、增强机体的免疫功能等作用；能促进肝细胞、蛋白质、核酸的合成和代谢，提高肝脏的解毒能力，促进骨髓造血功能。由银耳的碱性提取物得到的抗肿瘤多糖 A、抗肿瘤多糖 B、抗肿瘤多糖 C 对小鼠 S_{180} 肉瘤有效。银耳多糖还有镇咳、平喘、化痰、抗炎等作用。

药用功效 滋阴、润肺、养胃、生津，治虚劳咳嗽、痰中带血、虚热口渴。

用法用量 内服：煎汤，5～15克。

方剂选用 润肺、止咳、滋补：银耳、竹参各10克，淫羊藿5克，先将银耳及竹参用冷水发胀，取出，加水1小碗及冰糖、猪油适量调和，最后取淫羊藿稍加碎截，置碗中共蒸，服时去淫羊藿渣，竹参、银耳连汤内服。

注意事项 风寒咳嗽者忌用。

补虚类

补阴药

女贞子

性味 平，苦、甘。
拉丁文 Fructus Ligustri Lucidi
英文 Glossy Privet Fruit

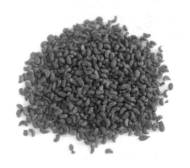

别名 女贞实、冬青子、爆格蚤、白蜡树子、鼠梓子。
来源 木樨科女贞的果实。
成分 含女贞子苷、洋橄榄苦苷、齐墩果酸、4-羟基 –B– 苯乙基 –B–D– 葡萄糖苷、桦木醇等。

植物形态 常绿大灌木或小乔木，高达 10 余米。树皮灰色至浅灰褐色，枝条光滑，具皮孔。叶对生，叶柄长 1～2 厘米，上面有槽；叶片革质，卵形至卵状披针形，先端渐尖至锐尖，基部阔楔形，全缘，上面深绿色，有光泽，下面淡绿色，密布细小的透明腺点，主脉明显。浆果状核果，长椭圆形，幼时绿色，熟时蓝黑色。种子 1～2 枚，长椭圆形。花期 6～7 月，果期 8～12 月。

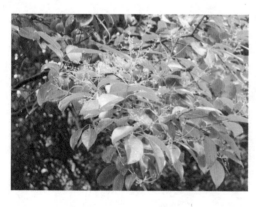

生长特性 生长于山野，多栽植于庭园。分布于华东、华南、西南及华中各地。

采集方法 冬季果实成熟时采摘，除去枝叶晒干，或将果实略熏后，晒干；或置热水中烫过后晒干。

药材性状 干燥果实卵形或椭圆球形，外皮蓝黑色，具皱纹；两端钝圆，底部有果柄痕。质坚，体轻，横面破开后大部分为单仁，如为双仁，中间有隔瓤分开。仁椭圆形，两端尖，外面紫黑色，里面灰白色。无臭，味甘而微苦涩。

药理作用 ① 抗炎作用：女贞子有明显的抗炎作用。女贞子水煎剂对二甲苯引起的小鼠耳廓肿胀、醋酸引起的小鼠腹腔毛细血管通透性增加及角叉莱胶、蛋清、甲醛性大鼠足跖肿胀均有明显抑制作用，齐墩果酸亦有类似作用。② 对免疫功能的影响：女贞子有促进免疫功能的作用。

药用功效 补肝肾、强腰膝，治阴虚内热、头晕、目花、耳鸣、腰膝酸软、须发早白。

用法用量 内服：煎汤，7.5～15 克；熬膏或入丸剂。外用：熬膏点眼。

方剂选用 ① 补腰膝，壮筋骨，强阴肾，乌须发：女贞子（冬至日采，不拘多少，阴干，蜜酒拌蒸，存放 1 夜，粗袋擦去皮，晒干为末，瓦瓶收贮）、墨旱草（夏至日采，不拘多少）各适量，捣汁熬膏，和为丸，临卧酒服。② 治神经衰弱：女贞子、鳢肠、桑葚各 100 克，水煎服；或女贞子 1 千克，浸米酒 2 升，每天酌量服。③ 治瘰疬、结核性潮热等：女贞子 15 克，地骨皮 10 克，青蒿 7.5 克，夏枯草 10 克，水煎，1 日服 3 次。④ 治肾受燥热、淋浊溺痛、腰脚无力，久为下消：女贞子 20 克，生地黄、龟板各 30 克，当归、茯苓、石斛、花粉、萆薢、牛膝、车前子各 10 克，大淡菜 3 枚，水煎服。

注意事项 脾胃虚寒泄泻及阳虚者忌服。

黑芝麻

性味 平，甘。
拉丁文 Semen Sesami Nigrum
英文 Black Sesame

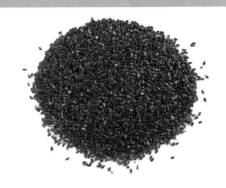

别名 胡麻子、脂麻。
来源 胡麻科芝麻的种子。
成分 含脂肪油，油中主要成分为油酸、亚油酸、棕榈酸、硬脂酸、花生酸等甘油酯；并含芝麻素、芝麻林酚素、芝麻酚、胡麻苷、车前糖、芝麻糖等。

植物形态 一年生草本，高达1米。茎直立，四棱形，稍有柔毛。叶对生或上部叶互生；上部叶披针形或狭椭圆形，全缘，中部叶卵形，有锯齿，下部叶3裂。花单生或2～3朵生于叶腋；花冠白色或淡紫色。蒴果四棱状长椭圆形，顶端稍尖，有细毛，种子多数，黑色、白色或淡黄色。花期5～9月，果期7～9月。

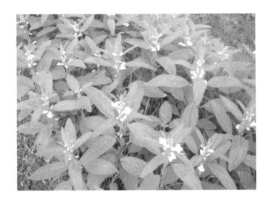

生长特性 除西藏外，各省区均有栽培。主产于山东、河南、湖北、四川、安徽、江西、河北。

采集方法 秋季果实成熟时采割植株晒干，打下种子，再晒干。

药材性状 种子扁卵圆形，表面黑色，平滑或有网状皱纹，先端有棕色点状种脐。种皮薄，子叶2片，白色，富油性。味甘，有油香气。

药理作用 黑芝麻含有丰富的不饱和脂肪酸、蛋白质及钙、磷、铁质等矿物质。它还含有多种维生素和芝麻素、芝麻酚、甾醇及卵磷脂等营养素，有益肝、补肾、养血、润燥、乌发、美容的作用。黑芝麻含有的维生素E居植物性食品之首。维生素E能促进细胞分裂，延缓细胞衰老，常食可抵消或中和细胞内致衰物质游离基的积累，起到抗衰老和延年益寿的作用。

药用功效 补肝肾、益精血、润肠燥，主治肝肾精血不足引起的头晕眼花、须发早白及血虚津少引起的肠燥便秘。

用法用量 煎服或炒熟吃，10～30克。

方剂选用 ① 治高血压：黑芝麻、核桃仁各20克，冬桑叶10克，水煎，去冬桑叶，分3次渣汤同服，每日1剂。② 抗衰老：先将黑芝麻炒香研粉，和入玉米粉、蜂蜜、面粉、蛋液、发酵粉，加水和成面团，以35℃保温发酵1.5～2小时，上屉蒸20分钟即熟。③ 治头发枯黄、须发早白：黑芝麻12克，赤小豆、黄豆、绿豆、玉米、黑豆各10克，粳米50克，白糖适量，将上7味洗净放入砂锅中，加水适量煮成粥，加入白糖调匀即成。每日1剂，分早、晚2次服食，7～10日为1个疗程。④ 治肝肾虚所致的眩晕：黑芝麻、核桃仁、桑葚各等量，将上3味捣烂混合，用蜂蜜调匀。每次服2汤匙，每日3次，空腹服下。⑤ 治妇女产后乳少：炒熟的黑芝麻、核桃仁各12克，红糖50克，共捣烂如泥，每日1剂，分早、中、晚3次服食，乳可增多。

注意事项 脾虚便溏者忌食。

龟板

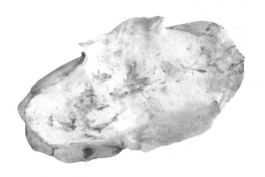

性味 平，咸、甘。
拉丁文 Carapax et Plastrum Testudinis
英文 Tortoise Shell

别名 龟甲、神屋、龟壳、败龟甲、败将、玄武版、龟筒、龟下甲等。
来源 龟科乌龟的干燥腹甲。
成分 含蛋白质、骨胶原，其中包括天冬氨酸、苏氨酸、蛋氨酸、苯丙氨酸、亮氨酸等多种氨基酸，另含碳酸钙。

动物形态 头形略方，吻端尖圆，颌无齿而成角质喙，鼓膜明显，身体背面覆以棕褐色鳞甲，中央背鳞甲5枚；两侧各有肋鳞甲4枚，缘鳞甲每侧11枚，肛鳞甲2枚，腹面由6对鳞片组成。背、腹鳞甲在体侧相连，尾短而尖细，四肢较扁平，趾间具蹼，后肢第5趾无爪，余者均有爪。

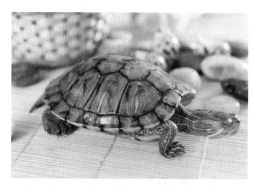

生长特性 乌龟最适宜的生存环境是半水半岸的地带，分布于河北、河南、江苏、山东、安徽、广东、广西、湖北、四川、云南、陕西等地。

采集方法 乌龟全年均可捕捉，但以秋冬为多。杀死后，剔除筋肉，取其腹甲，洗净，晒干或晾干。

药材性状 本品背甲及腹甲由甲桥相连，背甲稍长于腹甲，与腹甲常分离。背甲呈长椭圆形拱状；外表面棕褐色或黑褐色，脊棱3条；颈盾1块，前窄后宽；椎盾5块，肋盾两侧对称，各4块，

缘盾每侧11块，臀盾2块。腹甲呈板片状，近长方椭圆形；外表面淡黄棕色至棕黑色，盾片12块，每块常具紫褐色放射状纹理，腹盾、胸盾和股盾中缝均长，喉盾、肛盾次之，肱盾中缝最短；内表面黄白色至灰白色，有的略带血迹或残肉，除净后可见骨板9块，呈锯齿状嵌接；前端钝圆或平截，后端具三角形缺刻，两侧残存呈翼状向斜上方弯曲的甲桥。质坚硬。气微腥，味微咸。

药理作用 本品煎剂有改善甲状腺功能亢进阴虚模型、兴奋子宫、抗突变、增强巨噬细胞吞噬功能的作用。

药用功效 滋阴潜阳、补肾健骨，治肾阴不足、骨蒸劳热、吐血、衄血、久咳、遗精、崩漏、带下、腰痛、骨痿、阴虚风动、久痢、久疟、痔疮、小儿囟门不合。

用法用量 内服：煎汤，15～40克；熬膏或入丸、散。外用：烧灰或研末敷。

方剂选用 ① 治骨结核：龟板及龟壳烤焦存性，研细末，每日2次，每次服3克，2个月为1疗程。② 治软骨病、小儿囟门不合：龟板、骨碎补、党参各10克，水煎服。③ 滋阴潜阳：附子6克，龟板、女贞子、墨旱草各9克，何首乌、丹参各15克，磁石30克，石决明24克，水煎服，每日1剂，日服2次。④ 治血热之先兆流产：龟板（醋炙）15克，熟地黄12克，牡丹皮10克，阿胶6克，龟板先煎，后入熟地黄、牡丹皮，再煮30分钟，去渣取汁，用药汁烊化阿胶后饮服，分2次服用。

注意事项 孕妇或胃有寒湿者忌服。

鳖甲

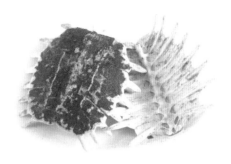

性味 平,咸。

拉丁文 Carapax Trionycis

英文 Turtle Shell

别名 上甲、鳖壳、团鱼甲、鳖盖子。

来源 鳖科动物鳖的背甲。

成分 含动物胶、角蛋白、碘质、维生素 D 等。

动物形态 中华鳖体呈椭圆形,背面中央凸起,边缘凹入。腹背均有甲。头尖,颈粗长,吻突出。眼小,瞳孔圆形。颈基部无颗粒状疣;头颈可完全缩入甲内。背腹甲均无角质板而被有软皮。背面橄榄绿色或黑棕色,上有表皮形成的小疣,呈纵行排列;边缘柔软,俗称"裙边"。腹面黄白色,有淡绿色斑。背、腹骨板间无缘板接连。前肢5趾,仅内侧3趾有爪;后肢趾亦同。趾间具蹼。雄性体较扁,尾较长,末端露出于甲边;雌性相反。

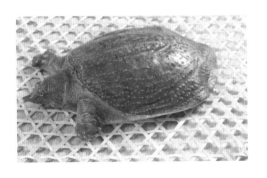

生长特性 多生活于湖泊、小河及池塘旁的沙泥里。6~7月产卵。分布很广,由东北至海南,以及湖北、安徽、四川、云南、陕西、甘肃等地均有。

采集方法 3~9月捕捉,捕得后,砍去鳖头,将鳖身入沸水内煮1~2小时,至甲上硬皮能脱落时,取出,剥下背甲,刮净残肉后晒干。

药材性状 完整的干燥鳖甲呈卵圆形或椭圆形。背面微隆起,灰褐色或黑绿色,并有皱褶及突起状的灰黄色或灰白色斑点,甲中央有不明显的骨节隆起,两侧各有8条明显的横向锯齿状衔接缝,左右边缘可见8对齿状突起,呈类白色。质坚硬,衔接缝处易断裂。气微腥,味咸。以个大、甲厚、无残肉、洁净、无腐臭味者为佳。

药理作用 本品所含中华鳖多糖有增强免疫、抗应激作用。鳖血清有抗癌作用。鳖甲提取物还有降低甲亢小鼠血浆 cAMP 含量、抗辐射、抑制结缔组织增生的作用。鳖甲胶液能增加血红蛋白含量。

药用功效 养阴清热、平肝息风、软坚散结,治骨蒸劳热、阴虚风动、闭经、小儿惊痫。

用法用量 内服:煎汤,15~40克,熬膏或入丸、散。外用:研末撒或调敷。

方剂选用 ① 治男女骨蒸劳瘦:鳖甲1个,以醋炙黄,入胡黄连10克,为末,青蒿煎汤服。② 治骨蒸夜热劳瘦、骨节烦热或咳嗽有血:鳖甲500克(滚水洗,去油垢),北沙参200克,怀熟地黄、麦门冬各300克,白茯苓150克,陈广皮50克,水50碗,煎10碗,渣再煎,滤出清汁,微火熬成膏,炼蜜200毫升。每早晚各服数匙,白汤调下。③ 治热邪深入下焦、脉沉数、舌干齿黑、手指但觉蠕动、急防痉厥:炙甘草、干地黄、生白芍各30克,阿胶15克,麦门冬(去心)25克,麻仁25克,生牡蛎25克,生鳖甲40克,水1600毫升,煮取600毫升,分3次服。

注意事项 脾胃阳衰、食减便溏者及孕妇慎服。

柠檬

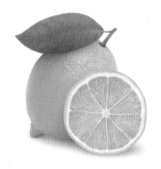

性味	凉，酸。
拉丁文	Citrus limonum
英文	Lemon

别名 黎檬子、柠果、里木子、药果。

来源 芸香科柑橘属柠檬的果实。

成分 柠檬果皮中含橙皮苷、柚皮苷、圣草次苷、圣草酚葡萄糖苷、6-甲氧基柠檬素3-β-D-葡萄糖苷、异6-甲氧基柠檬素-3-β-D-葡萄糖苷和柠檬素-3-β-D-葡萄糖苷等黄酮苷，柠檬酸、苹果酸和奎宁酸等有机酸。柠檬果皮中含多种黄酮类、有机酸、香豆精类、甾醇、挥发油等。

植物形态 为丛生性常绿灌木，具坚硬棘刺。叶互生，小形，矩圆形至椭圆状矩圆形，先端短尖或钝，边缘有钝锯齿。花单生或簇生于叶腋内；花冠5瓣，线状矩圆形，下部渐狭，外面淡紫色，内面白色。柑果近圆形，先端有不发育的乳头状突起，黄色至朱红色，皮薄易剥，且有黏土味，瓤囊8～10瓣，味极酸。种子3～4颗，卵形。花期春季。

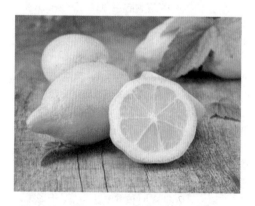

生长特性 夏雨型树种，对温度极为敏感，喜高温多湿气候，不耐低温。主要分布于广西。

采集方法 果实成熟即可采。

药材性状 干燥成熟的外果皮，外表面黄色或棕黄色，有无数小窝点；内表面淡黄色至类白色，往往带有线形脉络。易折断，断面颗粒性。

药理作用 ① 抗炎作用：柚皮苷与其他黄酮类相似，有抗炎作用。给小鼠腹腔注射100毫克／千克能减轻甲醛性足踝水肿。② 其他作用：柚皮苷对小鼠的病毒感染有保护作用。患此症之小鼠的脾匀浆上清液中，琥珀酸脱氢酶的活力较正常鼠高，柚皮苷对此种增高无影响，但在试管中能降低正常小鼠脾脏中此酶的活力。

药用功效 生津、止渴、消暑、安胎，主治咽痛口干、胃脘胀气、高血压、心肌梗死、不思饮食。

用法用量 内服：绞汁饮或生食。

方剂选用 ① 治高血压、咽痛口干：柠檬1个、荸荠10只，水煎服，每日1次。② 治急性胃肠炎、腹泻、呕吐、食后饱胀、呃逆等症：柠檬适量煮熟，去皮晒干，装入瓷罐中，用适量盐腌渍，贮藏日久者更佳，每次用1个，开水冲服。③ 治热病伤津口渴、中暑呕恶，以及先兆流产腹痛、胎漏下血等症：鲜柠檬肉绞汁，用小火煎煮成膏状，冷却后加入白糖粉将膏汁吸干，装瓶备用。每次服用10克，用开水冲服，每日2次。④ 治食欲不振、口干消渴，以及妊娠食少、呕恶等症：鲜柠檬500克，去皮、核，切块，用白糖250克浸渍1日，用小火煎熬至水分将干时停火冷却，再加入适量白糖，装瓶备用。每次取适量汁液，用温开水调服。有生津止渴、开胃、安胎作用，可经常食用。

注意事项	胃寒者少食。

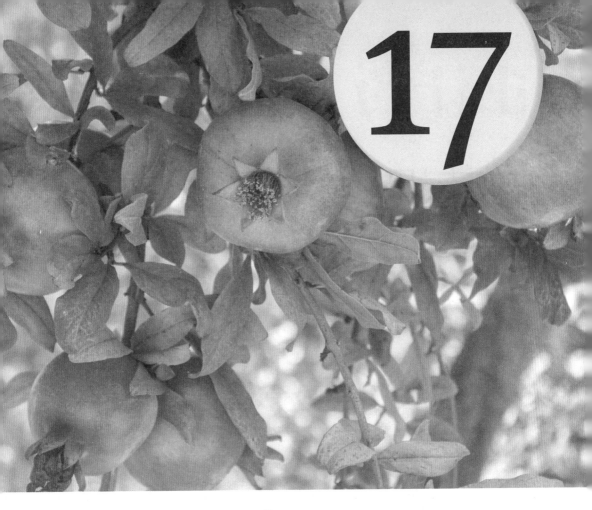

17

收涩类

　　凡以收敛固涩为主要作用的药物，称为收涩药，又称固涩药。

　　陈藏器说："涩可固脱。"李时珍谓："脱则散而不收，故用收涩药，以敛其耗散。"
本类药物味多酸涩，性平或温，主要归肺、肾、大肠、脾、胃经，分别具有固表止汗、敛肺止咳、
涩肠止泻、固精缩尿、收敛止血、收涩止带等作用，适用于久病体虚、正气不固、脏腑功能
减退所致的自汗、盗汗、久咳虚喘、久泻、久痢、遗精、滑精、遗尿、尿频、崩带不止等气
血精津滑脱散失的证候。根据本类药物的作用特点，大致上可分为止汗药、敛肺涩肠药、固
精缩尿止带药三类。

　　收涩药治疗滑脱证，主要是取其收敛固涩之性以敛其耗散，固其滑脱。但滑脱证候的
根本原因是正气虚弱，故收涩药多属治标之品，临床应用时需与相应的补益药配伍，以期标
本兼顾。收涩药易敛邪，使用时应注意勿使"闭门留寇"。凡表邪所致的汗出，湿热所致的
泻痢、带下，血热之出血，以及郁热未清者等，当以祛邪为主，不宜使用收涩药。

止汗药

本类药物主要用于气虚肌表不固、腠理疏松、津液外泄而致的自汗，阴虚不能制阳、阳热迫津外泄而致的盗汗。凡实邪所致的汗出，应以祛邪为主，非本类药物所宜。

麻黄根

性味	平，甘。
拉丁文	Herba Ephedrae
英文	Chinese Ephedra Root

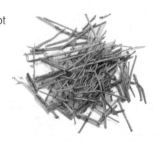

别名 苦椿菜。

来源 麻黄科多年生草本植物草麻黄或中麻黄的根及根茎。

成分 本品含有多种生物碱，其主要成分是麻黄根素、麻黄根碱A、麻黄根碱B、麻黄根碱C、麻黄根碱D及阿魏酰组胺等；尚含麻黄宁A、麻黄宁B、麻黄宁C、麻黄宁D和麻黄酚等双黄酮类。

植物形态 ① 草麻黄为小灌木，常呈草本状，茎高20～40厘米，分枝少，木质茎短小，匍匐状；小枝圆，对生或轮生。叶膜质鞘状，上部二裂（稀3），裂片锐三角形，反曲。雌雄异株；雄球花有多数密集的雄花，雌球花单生枝顶。花期5月；种子成熟期7月。② 贼麻黄为直立灌木，高达1米，茎分枝较多，黄绿色，节间短而纤细。叶膜质鞘状，上部仅1/4分离，裂片呈三角形，不反曲。雌花序常着生于节上成对，苞片内有雌花1朵，种子通常1粒。③ 中麻黄，直立灌木，高达成1米以上。茎分枝多，叶膜质鞘状，上部1/3分裂，裂片钝三角形或三角形。雄球花常数个密集于节上，呈团状；雌球花2～3生于节上，仅先端一轮苞片生有2～3雌花。

生长特性 主产于内蒙古、辽宁、江西、河北、陕西、甘肃等地。

采集方法 立秋后采挖，去净须根及茎苗，晒干。

药材性状 干燥根弯曲不整，表面红棕色，有明显的纵沟，根茎有突起的节。质坚硬，纵劈之，内部有众多之纵行纤维；横断面木质部有很多空隙，从中心向外放射，色淡黄。

药理作用 麻黄根素有升高血压的作用，麻黄根碱甲、麻黄根碱乙有降血压作用。麻黄根浸膏可使离体蛙心的收缩减弱，对末梢血管有扩张作用，对肠管、子宫平滑肌有收缩作用。

药用功效 收敛止汗，治体虚自汗、盗汗。

用法用量 内服：煎汤，15～25克；或入丸、散。外用：研细作扑粉。

方剂选用 治诸虚不足、新病暴虚、津液不固、体常自汗、夜卧即甚、久而不止、羸瘠枯瘦、心忪惊惕、短气烦倦：黄芪（去苗、土）、麻黄根（洗）、牡蛎（米泔浸，刷去土，火烧通赤）各50克研为粗散。每次取15克，加适量水、小麦百余粒，同煎，去渣热服，日服2次，不拘时候。

注意事项	有表邪者忌服。

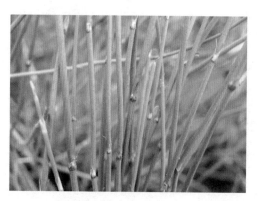

浮小麦

性味 凉，甘、咸。
拉丁文 Fructus Tritici Levis
英文 Blighted Wheat

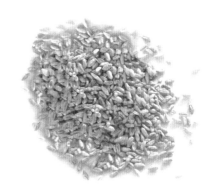

别名 浮水麦、浮麦。
来源 为禾本科植物小麦成熟果实中轻浮干瘪的干燥颖果。

植物形态 1年生或越年生草本，高60～100厘米。秆直立，通常具有6～9节。叶鞘光滑，叶舌膜质，短小，叶片扁平，长披针形，先端渐尖，基部方圆形。穗状花序直立，长3～10厘米；小穗两侧扁平，长约1.2厘米，每小穗具3～9花，仅下部的花结实；颖短，革质，背面具有锐利的脊，有时延伸成芒；雄蕊3枚；花丝细长；子房卵形。颖果矩圆形或近卵形，长约6毫米，浅褐色。花期4～5月，果期5～6月。

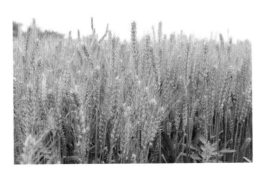

生长特性 全国各地均有栽培。

采集方法 果实成熟时采收，取瘪瘦轻浮与未脱净皮的麦粒，去杂质，筛去灰屑，用水漂洗，晒干。

药材性状 果实呈长圆形，两端略尖，长约7毫米，直径约2.6毫米。表面黄白色，稍皱缩。有时尚带有未脱尽的外稃与内稃。腹面有一深陷的纵沟，顶端盾形，带有浅黄棕色柔毛，另一端成斜尖形，有脐。质硬而脆，易断，断面白色，粉性。无臭，味淡。

药用功效 止汗、益气、除热，治骨蒸劳热、自汗盗汗。

用法用量 内服：煎汤，15～25克；或炒焦研末。

方剂选用 ① 治盗汗及虚汗不止：浮小麦不以多少，文武火炒令焦，研为细末，每次取10克，米饮汤调下，频服为佳。② 治盗汗：用浮小麦1.5克，煎汤，调防风末10克服。③ 治男子血淋不止：浮小麦加童尿炒为末，白糖煎水调服。④ 治脏躁：浮小麦30克，甘草15克，大枣10枚，水煎服。

注意事项 浮小麦、浮麦，以干瘪、洁净、能浮于水面者为佳。

糯稻根须

性味 平，甘。
拉丁文 Radix Et Radix Oryzae Glutinosae
英文 Glutinosae Rice Root

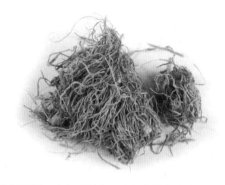

别名 稻根须、糯稻根。
来源 为禾本科糯属植物稻的根茎及根。

植物形态 1年生草本。秆直立，丛生，高约1米左右；中空，有节，有分蘖。叶具叶鞘，叶鞘无毛，与节间等长或下部者较长；叶舌膜质而较硬，披针形，基部两侧下延与叶鞘边缘相结合，长8～25毫米，幼时具明显的叶耳；叶片线形，扁平，长30～60厘米，宽6～15毫米；粗糙，叶脉明显。圆锥花序疏松，成熟时向下弯垂，分枝具角棱，常粗糙；小穗长圆形，长6～8毫米；每小穗仅具1花，不育花外稃锥刺状，无毛；可育花外稃硬纸质，具5脉，遍被细毛或稀无毛，无芒或有芒；内稃3脉，亦被细毛；鳞被2枚，卵圆形，长约1毫米；雄蕊6，花药长约2毫米，花丝细弱；子房长圆形，光滑，花柱2枚，柱头羽毛状，有时有第三枝退化的花柱。颖果矩圆形，平滑，淡黄色、白色。种子具明显的线状种脐。花期7～8月，果期8～9月。

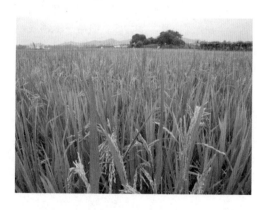

生长特性 水生或陆生，全国各地均有栽培。

采集方法 稻子收割后采挖，除去残茎，洗净，晒干。

药材性状 全体集结成疏松的团状，上端有分离的残茎，圆柱形，中空，长2.5～6.5厘米，外包数层灰白色或黄白色的叶鞘；下端簇生多数须根。须根细长而弯曲，直径1毫米，表面黄白色至黄棕色，表皮脱落后显白色，略具纵皱纹。体轻，质软，气微，味淡。

药用功效 养阴除热、止汗，主治阴虚发热、自汗盗汗、口渴咽干、肝炎、丝虫病。

用法用量 内服：煎汤，15～30克，大剂量可用到60～120克。以鲜品为佳。

方剂选用 ① 治阴虚盗汗：糯稻根、乌枣各60克，红糖30克，水煎服。② 治肝炎：糯稻根、紫参各60克，加白糖适量煎服。③ 治丝虫病（乳糜尿）：糯稻根250～500克，可酌加大枣，水煎服。④ 鼻衄：糯稻根30克，猪胰1条，水煎服；或糯稻根30克、水车前15克，水煎服。

注意事项 孕妇慎用。

敛肺涩肠药

五味子

性味 温，酸、甘。
拉丁文 Fructus Schisandrae chinensis
英文 Chinese Magnolcavine Fruit

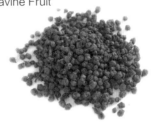

别名 五梅子、北五味子、辽五味子、南五味子、西五味子、玄及。

来源 五味子科五味子属植物五味子的果实。

成分 含五味子素、去氧五味子素、新一味子素、五味子醇、五味子酯等。

植物形态 落叶木质藤本，长达8米。茎皮灰褐色，皮孔明显，小枝褐色，稍具棱角。叶互生，柄细长；叶片薄而带膜质；卵形、阔倒卵形以至阔椭圆形。浆果球形，成熟时呈深红色，内含种子1～2枚。花期5～7月，果期8～9月。

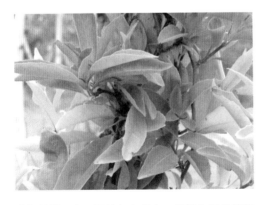

生长特性 生于阳坡杂木林中，缠绕在其他植物上。分布于东北、华北地区，以及湖北、湖南、江西、四川等地。

采集方法 秋季果实成熟时采摘，晒干或蒸后晒干，除去果梗及杂质。

药材性状 干燥果实略呈球形或扁球形，外皮鲜红色、紫红色或暗红色。显油润，有不整齐的皱缩。果肉柔软，常数个粘连一起；内含种子1～2枚。果肉气微弱而特殊，味酸。种子破碎后有香气，味辛而苦。

药理作用 具有镇咳祛痰、调整血压、调节胃液分泌及促进胆汁分泌、兴奋中枢神经系统、兴奋脊髓、提高大脑皮层的作用。此外，五味子尚有较强的抗菌消炎作用，能抑制结核杆菌、绿脓杆菌、肺炎球菌、葡萄球菌、伤寒杆菌，并能增强肌体内非特异性抵抗力，还对肝脏、心血管系统、中枢神经系统等具有良好的保健作用。

药用功效 收敛固涩、益气生津、补肾宁心，主治肺虚喘嗽、自汗、盗汗、慢性腹泻、痢疾、遗精、神经衰弱、失眠健忘、四肢乏力、急慢性肝炎、视力减退以及孕妇临产时子宫收缩乏力等症。

用法用量 煎服，研末服，泡茶服，用量3～6克。

方剂选用 ① 治肺经感寒、咳嗽不已：五味子100克，白茯苓200克，甘草、干姜、细辛各150克。上为细末。每服10克，水煎，去滓，温服，不以时。② 治咳嗽并喘：五味子、白矾各等份，为末，每服15克，以生猪肺炙熟，蘸末细嚼，白汤下。③ 治肺虚寒：五味子方红熟时，采得，蒸烂、研滤汁，去子，熬成稀膏。量酸甘入蜜，再上火待蜜熟，待冷，器中贮，作汤，时时服。

注意事项 外有表邪、内有实热，或咳嗽初起、痧疹初发者忌服。

收涩类

敛肺涩肠药

乌梅

性味 平，酸、涩。
拉丁文 Fructus Mume
英文 Smoked Plum, Dark Plum

别名 梅实、梅干。
来源 蔷薇科乔木梅的近成熟果实。
成分 乌梅含有柠檬酸、苹果酸、琥珀酸、碳水化合物等。

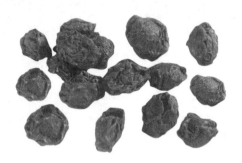

植物形态 落叶小乔木，高可达10米。树皮淡灰色或淡绿色，多分枝。单叶互生；有叶柄，通常有腺体；嫩枝上叶柄基部有线形托叶2片，托叶边缘具不整齐细锐锯齿；叶片卵形至长圆状卵形，先端长尾尖，基部阔楔形，边缘具细锐锯齿，沿脉背有黄褐色毛。花单生或2朵簇生，白色或粉红色，芳香，通常先叶开放，有短梗；花瓣单瓣或重瓣，通常5片，阔倒卵形。核果球形，一侧有浅槽，被毛，绿色，熟时黄色，核硬，有槽纹。花期1~2月。

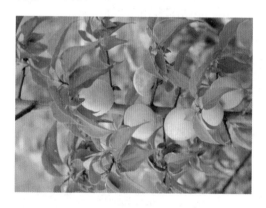

生长特性 全国各地均有栽培。

采集方法 夏季果实近成熟时采收，低温烘干后闷至色变黑。

药材性状 干燥果实呈扁圆形或不规则球形，表面棕黑色至乌黑色，皱缩、凹凸不平。有的外皮已破碎，核露于外。果实一端有明显的凹陷（即果柄脱落处），果肉质柔软。核坚硬，棕黄色，内含淡黄色种仁1粒，形状及气味极似杏仁。气特异，味极酸。

药理作用 ① 抗病原微生物作用：体外实验表明：乌梅水煎液（1：1）对炭疽杆菌、白喉和类白喉杆菌、枯草杆菌、葡萄球菌（金黄色、柠檬色、白色）、肺炎球菌皆有抑制作用，而对甲或乙种链球菌无作用。② 对蛔虫的作用：研究表明：在5%乌梅丸溶液中，蛔虫活动明显受到限制，在30%的溶液中，蛔虫呈静止状态，若将其移至生理盐水中，即能逐渐恢复活动。③ 利胆作用：实验证明，乌梅汤对胆囊有促进收缩和利胆作用，利于引流胆道的胆汁、减少和防止胆道感染，亦有利于减少蛔虫卵留在胆道内而形成胆石核心，从而减少胆石症的发生。

药用功效 敛肺、涩肠、生津、安蛔、退热，用于治疗肺虚久咳、久痢滑肠、虚热消渴、蛔厥呕吐腹痛、胆道蛔虫症。

用法用量 内服：煎汤，4~7.5克；或入丸、散。外用：煅研干撒或调敷。

方剂选用 ① 治久咳不已：乌梅肉（微炒）、罂粟壳（去筋膜，蜜炒）各等份，为末。每服10克，睡时蜜汤调下。② 治久痢不止、肠垢已出：乌梅肉20枚，水煎，食前，分2次服。③ 治天行下痢不能食者：黄连2000克、乌梅20枚（炙燥），并得捣末，蜡如棋子大，蜜1升，合于微火上，令可丸，丸如梧桐子大，一服2丸，日服3次。

注意事项 外有表邪或内有实热积滞者均不宜服。

罂粟壳

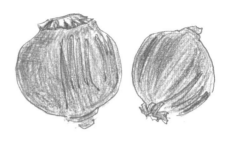

性味 平，酸。
拉丁文 Pericarpium Papaveris
英文 Poppy Capsule

别名 御米壳、粟壳、烟斗斗、鸦片烟果果。
来源 罂粟科罂粟属植物罂粟的干燥成熟果壳。
成分 壳含吗啡、可待因、蒂巴因、那可汀、罂粟碱及罂粟壳碱等生物碱；另含景天庚糖、D-甘露庚酮糖、内消旋肌醇及赤藓醇等。

植物形态 罂粟1年生或2年生草本，茎直立，高60～150厘米。叶互生，茎下部的叶具短柄，上部叶无柄；叶片长卵形成狭长椭圆形，长6～30厘米，宽3.5～20厘米，先端急尖，基部圆形或近心形而抱茎，边缘具不规则粗齿，或为羽状浅裂，两面均被白粉成灰绿色。花顶生，具长梗，花茎长12～14厘米；萼片2片，长椭圆形，早落；花瓣4片，有时为重瓣，圆形或广卵形，长与宽均为5～7厘米，白色、粉红色或紫红色；雄蕊多数，花药长圆形，黄色；雌蕊1个，子房长方卵圆形，无花柱，柱头7～15枚，放射状排列。蒴果卵状球形或椭圆形，熟时黄褐色，孔裂。种子多数，略呈肾形，表面网纹明显，棕褐色。花期4～6月，果期6～8月。

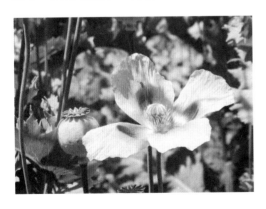

生长特性 原产欧洲南部及亚洲。

采集方法 秋季将已割取浆汁后的成熟果实摘下，破开，除去种子及枝梗，干燥。

药材性状 本品呈椭圆形或瓶状卵形，多已破碎成片状，直径1.5～5厘米，长3～7厘米。外表面黄白色、浅棕色至淡紫色，平滑，略有光泽，有纵向或横向的割痕。顶端有6～14条放射状排列呈圆盘状的残留柱头；基部有短柄。体轻，质脆。内表面淡黄色，微有光泽。有纵向排列的假隔膜，棕黄色，上面密布略突起的棕褐色小点。气微清香，味微苦。

药理作用 本品有镇痛、催眠、镇咳和呼吸抑制作用；能提高胃肠道及其括约肌的张力，使消化液分泌减少而有止泻作用。

药用功效 敛肺止咳、涩肠、定痛，治久咳、久泻、久痢、脱肛、便血、心腹筋骨诸痛、滑精、多尿、白带异常。

用法用量 内服：煎汤，4～10克；或入丸、散。

方剂选用 ① 治久嗽不止：罂粟壳去筋，蜜炙为末，每服2.5克,蜜汤下。② 治劳喘嗽不已、自汗者：罂粟壳不拘多少，炒，为末，每服10克，入乌梅同煎，水200克，温服；食后有汗，加小麦30粒，同煎温服。③ 治水泻不止：罂粟壳1枚（去蒂膜），乌梅肉、大枣肉各10枚，水1杯，煎，温服。④ 治一切痢疾，不问赤白：罂粟壳（去上下蒂顶鬲，锉成片子，蜜炒令赤色，净称）、厚朴各1500克（去粗皮净称，用生姜汁腌一宿，炙令生姜汁尽为度）；研为细末，每服15克，米饮调下。

注意事项 初起痢疾或咳嗽者忌用。

诃子

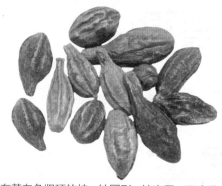

性味 温，苦、酸、涩。
拉丁文 Fructus Chebulae
英文 MedicineTerminalia Fruit

别名 诃黎勒、诃黎、随风子。
来源 使君子科诃子的干燥成熟果实。
成分 果实含鞣质，其成分为诃子酸、诃黎勒酸、1，3，6- 三没食子酰葡萄糖及 1，2，3，4，6- 五没食子酰葡萄糖、鞣云实精、原诃子酸、葡萄糖没食子鞣苷、并没食子酸及没食子酸等。

植物形态 大乔木，高达 20～30 米。叶互生或近对生，卵形或椭圆形，先端短尖，基部钝或圆，全缘，两面均秃净，幼时叶背薄被微毛；叶柄粗壮。穗状花序生于枝顶或叶腋，花两性，黄色。核果倒卵形或椭圆形，幼时绿色，热时黄褐色，表面光滑，干时有 5 棱。花期 6～8 月，果期 8～10 月。

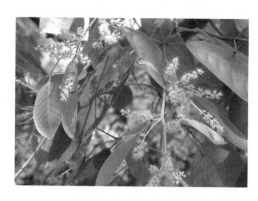

生长特性 多栽于路旁或村落附近。原产印度、缅甸等处。我国西藏、云南、广东、广西等地均有分布。

采集方法 秋末冬初果实成熟时采摘，晒干。

药材性状 干燥果实呈卵形或近圆球形，表面黄绿色或灰棕色，有 5 条纵棱及多数纵皱纹，并有细密的横向纹理，基部有一圆形的果柄残痕。质坚实，断面灰黄色，显沙性，陈久则呈灰棕色。

内有黄白色坚硬的核，钝圆形。核壳厚，砸碎后，里有白色细小的种仁。气微，味酸涩。

药理作用 ① 一般药理作用：果实含鞣质较多，有鞣质的一般作用，如收敛、止泻等。② 抗菌作用：体外试验证明，对 4～5 种痢疾杆菌都有效，尤以诃子壳为佳。诃子水煎剂（100%）除对各种痢疾杆菌有效外，且对绿脓杆菌、白喉杆菌作用较强，对金黄色葡萄球菌、大肠杆菌、肺炎球菌、溶血性链球菌、变形杆菌、鼠伤寒杆菌亦有作用。③ 其他作用：从干果中用 80% 乙醇提得的诃子素，对平滑肌有罂粟碱样的解痉作用；除鞣质外还含有致泻成分，故与大黄相似，先致泻而后收敛。

药用功效 敛肺、涩肠、下气，治久咳失音、久泻、久痢、脱肛、便血、崩漏、带下、遗精、尿频。

用法用量 内服：煎汤，5～15 克；或入丸、散。外用：煎水熏洗。

方剂选用 ① 治久咳语声不出：诃子（去核）50 克、杏仁（泡，去皮、尖）50 克、通草 10 克，上细切，每服 20 克，煨生姜切 5 片，水煎，去滓，食后温服。② 治嗽、气嗽久者亦主之：生诃子 1 枚，含之咽汁，瘥后口爽不知食味，却煎槟榔汤 1 碗服之。③ 治结膜炎：诃子、栀子、楝子各等量，共研细末，每次 10 克，水煎服，每日服 3 次。④ 治老人久泻不止：诃黎勒 1.5 克（煨，用皮）、白矾 50 克（烧灰），上药捣细，为散，每服不计时候，以粥饮调下 10 克。

注意事项 凡外邪未解、内有湿热火邪者忌服。

石榴皮

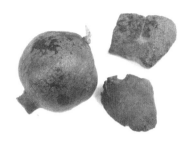

性味 温，酸、涩。有毒。
拉丁文 Pericarpium Granati
英文 Pomegranate Rind

别名 石榴壳、酸石榴皮、安石榴酸实壳、酸榴皮、西榴皮。

来源 石榴科植物石榴的干燥果皮。

成分 含鞣质、蜡、树脂、甘露醇、糖、树胶、菊粉、黏质、没食子酸、苹果酸、果胶和草酸钙、异槲皮苷。

植物形态 石榴为落叶灌木或乔木，高2～5米。树皮青灰色；幼枝近圆形或微呈四棱形，枝端通常呈刺状，无毛，叶对生或簇生；叶片倒卵形至长椭圆形。花1至数朵，生小枝顶端或腋生，花瓣6个，红色，与萼片互生，倒卵形，有皱纹。浆果近球形，果皮肥厚革质，熟时黄色，或带红色，内具薄隔膜，顶端有宿存花萼。种子多数，倒卵形，带棱角。花期5～6月，果期7～8月。

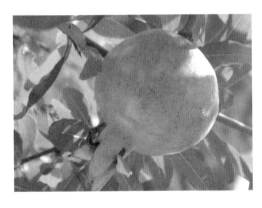

生长特性 生于山坡向阳处或栽培于庭园。我国大部分地区有分布。

采集方法 秋季果实成熟，顶端开裂时采摘，除去种子及隔瓤，切瓣晒干，或微火烘干。

药材性状 干燥的果皮呈不规则形或半圆形的碎片状，厚2～3毫米。外表面暗红色或棕红色，粗糙，具白色小凸点；顶端具残存的宿萼；基部有果柄。内面鲜黄色或棕黄色，并有隆起呈网状的果蒂残痕。质脆而坚，易折断。气微弱，味涩。以皮厚实、色红褐者为佳。

药理作用 ① 抗菌作用：石榴皮煎剂在试管内对志贺氏、施氏、福氏和宋内氏等4种痢疾杆菌均有抗菌作用，对志贺痢疾杆菌作用最强，施氏、福氏痢疾杆菌次之，对宋内痢疾杆菌作用较差。比较多种中药对于伤寒杆菌、霍乱弧菌、葡萄球菌等的试管内杀菌力，证明石榴皮抑制伤寒杆菌的作用最强。② 抗病毒作用：体外石榴皮提取液具有多环节的抗Ⅱ型生殖器疱疹病毒（HSV-2）活性，尤以直接灭活和阻碍HSV-2吸附效果明显。③ 驱虫作用：石榴皮煎剂有驱肠虫作用，其机制系作用于寄生虫的肌肉，使其陷于持续收缩而具驱虫之效。

药用功效 涩肠、止血、驱虫，治久泻、久痢、便血、脱肛、滑精、崩漏、带下、虫积腹痛、疥癣。

用法用量 内服：煎汤，4～7.5克；或入散剂。外用：煎水熏洗或研末调涂。

方剂选用 ① 治久痢不瘥：陈石榴皮焙干，为细末，米汤调下15克。② 治妊娠暴下不止、腹痛：石榴皮10克、当归15克、阿胶10克（炙）、熟艾如鸡子大2枚；以上4物以水1800毫升，煮取400毫升，分服3次。③ 治粪前有血、令人面黄：酢石榴皮，炙研末，每服10克，用茄子枝煎汤服。④ 治脱肛：石榴皮、陈壁土，加白矾少许，浓煎熏洗，再加五倍子炒研敷托上之。⑤ 驱绦虫、蛔虫：石榴皮、槟榔各等份，研细末，每次服10克（小儿酌减），每日2次，连服2天。

肉豆蔻

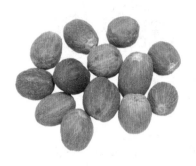

性味 温，辛。
拉丁文 Semen Myristicae
英文 Nutmeg

别名 迦拘勒、豆蔻、肉果。

来源 肉豆蔻科植物肉豆蔻的干燥种仁。

成分 含挥发油，包括 d- 莰烯及 α - 蒎烯等。其脂肪中，并含有毒物质肉豆蔻醚。

植物形态 肉豆蔻，常绿乔木，高可达 20 米。叶互生；椭圆状披针形或长圆状披针形，长 5 ~ 15 厘米，革质，先端尾状，基部急尖，全缘，上面淡黄棕色，下面色较深，并有红棕色的叶脉；叶柄长 6 ~ 12 毫米。花雌雄异株；雄花的总状花序长 2.5 ~ 5 厘米；小苞片鳞片状；花疏生，黄白色，椭圆形或壶形，长 6 毫米，下垂；花药 9 ~ 12 个，连合成圆柱状有柄的柱。果实梨形或近于圆球形，下垂，长 3.5 ~ 6 厘米，淡红色或黄色，成熟后纵裂成 2 瓣，显出绯红色假种皮，种子长球形，种皮红褐色，木质。

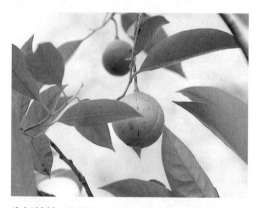

生长特性 热带地区广为栽培。分布于马来西亚、印度尼西亚、巴西等地。

采集方法 4 ~ 6 月与 11 ~ 12 月各采 1 次。早晨摘取成熟果实，剖开果皮，剥去假种皮，再敲脱壳状的种皮，取出种仁用石灰乳浸 1 天后，以缓火焙干。

药材性状 干燥种仁卵圆形或椭圆形，长 2 ~ 3.5 厘米，宽 1.5 ~ 2.5 厘米。外表灰棕色至棕色，粗糙，有网状沟纹，一侧有明显的纵沟（种脊部位），宽端有浅色圆形隆起（种脐部位），狭端有暗色凹陷（合点部位）。质坚硬。纵切面可见表层的暗棕色的外胚乳向内伸入类白色的内胚乳，交错而成大理石样纹理。在宽端有凹孔，其中可见干燥皱缩的胚。气芳香而强烈，味辣而微苦。

药理作用 肉豆蔻油除有芳香性外，尚具有显著的麻醉性能。对低等动物可引起瞳孔扩大、步态不稳，随之以睡眠、呼吸变慢，剂量再大则反射消失。对猫引起麻醉之剂量，常同时招致肝脂肪变性而死亡。

药用功效 温中，下气，消食，固肠，治心腹胀痛、虚泻冷痢、呕吐、宿食不消。

用法用量 内服：煎汤，2.5 ~ 10 克；或入丸、散。

方剂选用 ① 治水湿胀如鼓不食者：肉豆蔻、槟榔、轻粉各 0.5 克，黑牵牛 75 克（取头末）；以上研为末，面糊为丸，如绿豆大。每服 20 丸，煎连翘汤下，食后，日服 3 次。② 治脾虚泄泻、肠鸣不食：肉豆蔻 1 枚，剜小窍子，入乳香 3 小块在内，以面裹煨，面熟为度，去面，碾为细末。每服 5 克，米饮送下，小儿 2.5 克。③ 治脾肾虚弱、大便不实、饮食不思：肉豆蔻、补骨脂、五味子、吴茱萸各适量，研为末；生姜 200 克、大枣 50 枚，用水 1 碗，煮姜、枣，去姜，水干，取枣肉丸梧桐子大。每服 60 丸，空心食前服。

注意事项 大肠素有火热及中暑热泄暴注者不宜服用。

胡颓子

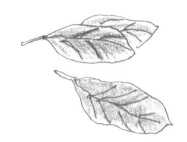

性味 平，酸。
拉丁文 Elaeagnus pungens Thunb.
英文 Thorny Elaeagnus

别名 卢都子、雀儿酥、蒲颓子、半含春、甜棒捶、石滚子、糖罐头、柿蒲、土萸肉。
来源 胡颓子科植物胡颓子的根、果实。
成分 主要成分为挥发油、萜类、生物碱、黄酮等。

植物形态 常绿灌木，有刺，小枝褐锈色，被鳞片。叶互生，革质，椭圆形，长5～7厘米，宽2～5厘米，两端钝或基部圆形，边缘微波状，上面绿色，有光泽，下面银白色，被褐色鳞片；叶柄褐色。花银白色，下垂，被鳞片，1～4朵簇生于叶腋；花被筒圆筒形或漏斗形，先端4裂，裂片内面被短柔毛；雄蕊4；子房下位。果实椭圆形，长约1.5厘米，被锈色鳞片，熟时红褐色。花期10～11月，果期次年5月。

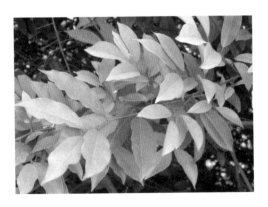

生长特性 生于山地杂木林内和向阳沟谷旁；或有栽培。分布于华东地区及湖南、湖北、贵州、四川等地。

采集方法 夏季采叶，四季采根，立夏果实成熟时采果，分别晒干。

药材性状 干燥根呈圆柱形，弯曲，一般多截成30～35厘米长的段落，粗细不一，粗根直径3～3.5厘米，细根直径达1厘米。外表土黄色，根皮剥落后，露出黄白色的木质部。质坚硬，横断面纤维性强，中心色较深。

药用功效 收敛止泻、健脾消食、止咳平喘，主治泄泻、痢疾、食欲不振、消化不良、咳嗽气喘、崩漏等症。

用法用量 内服：煎汤15～25克。

方剂选用 ① 老年慢性支气管炎：胡颓子叶，培燥研细末，每服1.5～3克，糖水调服，每日2次。② 腹泻、不思饮食：胡颓子果15克，水煎服，每日2次。③ 支气管哮喘：胡颓子叶12克、苏子9克、白果7粒，水煎，每日分2次温服。④ 无名肿毒、未破溃者：胡颓子根90～150克，煎浓汁，涂洗患部，每日3～5次。

注意事项 孕妇慎用。

固精缩尿止带药

本类药物酸涩收敛，主要用于遗精、遗尿、带下等症。

山茱萸

性味 微温，酸。
拉丁文 Fructus Corni
英文 Asiatic Cornelian Cherry Fruit

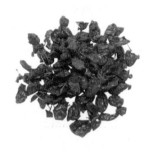

别名 山萸肉、药枣、枣皮。
来源 山茱萸科植物山茱萸的成熟果肉。
成分 果实含山茱萸苷、番木鳖苷、莫罗忍冬苷、獐牙莱苷、山茱萸新苷、维生素 A 等。

植物形态 落叶小乔木或灌木，高 4～7 米。老枝黑褐色，嫩枝绿色。叶地生，卵形至长椭圆形，先端渐尖，基部楔形，上面疏生平贴毛，下面毛较密，侧脉 6～8 对，脉腋间有黄褐色毛丛；有叶柄。花先叶开放，伞形花序生于小枝顶端；花瓣 4 片，黄色。核果椭圆形，熟时深红色。花期 3～4 月，果期 9～10 月。

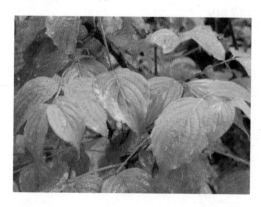

生长特性 生于阴湿沟畔、溪旁或向阳山坡灌丛中。

采集方法 秋末冬初果皮变红时采收果实。用文火烘或置沸水中略烫后，及时除去果核，干燥。

药材性状 本品呈不规则的片状或囊状，表面紫红色至紫黑色，有光泽。顶端有的有圆形宿萼痕，基部有果梗痕。气微，味酸、涩、微苦。

药理作用 ① 山茱萸有一定的升高肝糖原的作用：可对抗肾上腺素性高血糖。② 山茱萸可增强细胞免疫、体液免疫功能，抑制单核吞噬系统的功能，降低小鼠的胸腺指数。③ 山茱萸还具有抗休克、抗炎、抗癌、利尿，抑制血小板凝集，降低血黏度，增强心肌收缩性，提高心脏功能，促血压升高，防止脂肪分解，也能抑制肾上腺素和肾上腺皮质激素促进脂肪分解的作用。

药用功效 补益肝肾、涩精止汗，用于治疗肝肾不足之腰酸遗精、头晕目眩、月经过多以及尿频、自汗等症。

用法用量 内服：煎汤，7.5～15 克；或入丸、散。

方剂选用 ① 治 5 种腰痛、下焦风冷、腰脚无力：牛膝 50 克（去苗）、山茱萸 50 克、桂心 1.5 克，上药捣细罗为散，每于食前，以温酒调下 10 克。② 益元阳、补元气、固元精、壮元神：山茱萸（酒浸）肉 500 克、补骨脂（酒浸 1 日，焙干）250 克、当归 200 克、麝香 5 克。上为细末，炼蜜丸，梧桐子大。每服 81 丸，临卧酒盐汤下。③ 治脚气上入少腹不仁：熟地黄 400 克，山茱萸、山药各 200 克，泽泻、茯苓、牡丹皮各 150 克，桂枝、附子（炮）各 50 克。上 8 味，研末之，炼蜜和丸梧桐子大，酒下 15 丸，日再服。

注意事项 凡命门火炽、强阳不痿、素有湿热、小便淋涩者忌服。

覆盆子

性味 温，甘、酸。
拉丁文 Fructus Rubi
英文 Palmleaf Raspberry Fruit

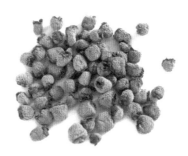

别名 小托盘、复盆子、覆盆、乌藨子、磨盆子。
来源 蔷薇科掌叶覆盆子的干燥果实。
成分 掌叶覆盆子含有机酸、糖类及少量维生素C。

植物形态 覆盆子为落叶灌木，高2～3米。枝细圆，红棕色；幼枝绿色，有白粉，具稀疏、微弯曲的皮刺，长4～5毫米。叶单生或敷叶簇生，长3～5厘米，有达7厘米者，掌状5裂，罕有3裂，中央1片大，长卵形或长椭圆形，先端渐尖，常呈尾状，两侧裂片较小，常不相等，裂片边缘具重锯齿；主脉5出，上被柔毛，下面叶脉上均有柔毛；叶柄细，长3～4.5厘米，有极小的刺；托叶2枚，线状披针形。花单生于小枝顶端，花梗细，长2～3厘米；花萼5个，宿存，卵状长圆形，两面有毛；花瓣5片，卵圆形；雄蕊多数，花药丁字着生，2室；雌蕊多数，着生在凸出的花托上。聚合果近球形。花期4月，果期6～8月。

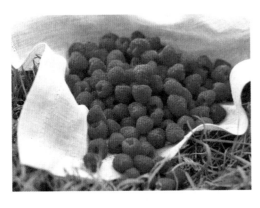

生长特性 生于溪旁或山坡林中。分布于安徽、江苏、浙江、江西、福建等地。

采集方法 夏初果实由绿变绿黄时采收，除去梗、叶，置沸水中略烫或略蒸，取出，干燥。

药材性状 干燥聚合果为多数小果集合而成，全体呈圆锥形、扁圆形或球形，直径4～9毫米，高5～12毫米。表面灰绿色带灰白色毛茸。上部钝圆，底部扁平，有棕褐色的总苞，5裂，总苞上生有棕色毛，下面常带果柄，脆而易脱落。小果易剥落，每个小果具三棱，呈半月形，背部密生灰白色毛茸，两侧有明显的网状纹，内含棕色种子1枚。气清香，味甘微酸。以个大、饱满、粒整、结实、色灰绿、无叶梗者为佳。

药理作用 覆盆子主要用于治阳痿、遗精、遗溺、虚劳，其含有大量的儿茶素类和抗氧化黄酮，具有很强的抗氧化能力，可清除体内自由基，强化血管，预防心血管疾病和癌症。

药用功效 益肾、固精、缩尿，主治肾虚遗尿、小便频数、阳痿早泄、遗精滑精。

用法用量 内服：煎汤，7.5～10克；浸酒、熬膏或入丸、散。

方剂选用 ① 治阳事不起：覆盆子，酒浸，焙研为末，每次酒服15克。② 填精补髓、疏利肾气，不问下焦虚实寒热，服之自能平秘：枸杞子400克、菟丝子400克(酒蒸，捣饼)、五味子100克(研碎)、覆盆子200克（酒洗，去目），车前子100克，以上药俱择精新者，焙晒干，共为细末，炼蜜丸，梧桐子大。每上床时服50丸，百沸汤或盐汤送下，冬月用温酒送下。③ 治肺虚寒：覆盆子，取果作煎为汁，仍少则加蜜，或熬为稀饧，点服。

注意事项 肾虚有火、小便短涩者慎服。

桑螵蛸

性味 平，甘、咸。
拉丁文 Oōtheca Mantidis
英文 Mantis egg-case

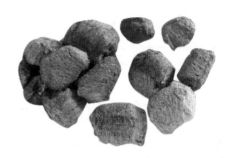

别名 桑蛸、螳螂子、赖尿郎、硬螵蛸、软螵蛸、短螵蛸。

来源 螳螂科大刀螂、小刀螂或巨斧螳螂的干燥卵鞘，分别习称团螵蛸、长螵蛸、黑螵蛸。

成分 含蛋白质、脂肪、糖类、无机盐及多种微量元素等。卵囊附着的蛋白质膜上，含柠檬酸钙的结晶。卵黄球含糖蛋白及脂蛋白。

动物形态 ① 大刀螂体形较大，呈黄褐色或绿色，长约 7 厘米。头部三角形。前胸背板、肩部较发达。前翅革质，前缘带绿色，末端有较明显的褐色翅脉；后翅比前翅稍长，有深浅不等的黑褐色斑点散布其间。雌性腹部特别膨大。足 3 对，细长。前脚足粗大，为镰刀状。② 小刀螂体形大小中等，色灰褐至暗褐，有黑褐色不规则的刻点散布其间。前翅革质，末端钝圆，带黄褐色或红褐色，有污黄斑点。后翅翅脉为暗绿色。③ 巨斧螳螂体形中等大小，绿色。头三角形，触角丝状。复眼发达，单眼 3 个。前翅革质，狭长如叶片状，外缘及基部青绿色，中部透明，外缘中间有淡黄色斑块；后翅膜质。

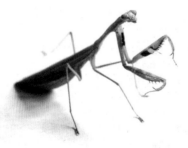

生长特性 栖于草丛及树枝上。捕食各种小虫。秋季产卵于草茎或树枝间，翌年春末孵化，幼虫形与成虫相似，唯翅较小。全国大部地区均有分布。

采集方法 深秋至次春采收，除去杂质，蒸死虫卵，干燥。

药材性状 因形状不同，分为下列三种：① 团螵蛸：略呈圆柱形或者类圆形，由多数膜状薄层叠成，表面浅黄褐色或黄褐色，上面有不很明显的隆起带，底面平坦或有附着在植物茎上而形成的凹沟。体轻，质松，有韧性。断面可见许多放射状排列的小室，室内各有一细小椭圆形的卵，呈黄棕色，有光泽。气微腥，味微咸。② 长螵蛸：略呈长条形。表面灰黄色，有斜向纹理。质坚而脆。③ 黑螵蛸：略呈平行四边形。表面褐色，有斜向纹理，上面呈凸面状，并有带状隆起，近尾端微向上翘，质坚而韧。

药理作用 桑螵蛸含有碳酸钙、壳角质、黏液质及少量氯化钠、磷酸钙、镁等，有抗尿频和收敛作用，其所含磷脂有减轻动脉粥样硬化，促进红细胞合成及其他细胞膜合成的作用。

药用功效 益肾固精、缩尿、止浊，用于治疗遗精滑精、遗尿尿频、小便白浊等症。

用法用量 内服：煎服，6 ~ 12 克。

方剂选用 ① 治遗精白浊、盗汗虚劳：桑螵蛸（炙）、白龙骨各等份，为细末。每服 10 克，空心用盐汤送下。② 安神魂、定心志、治健忘、小便数、补心气：桑螵蛸、远志、石菖蒲、龙骨、人参、茯神、当归、龟甲（醋炙）各 50 克，共为末，夜卧人参汤调下 10 克。

注意事项 阴虚火旺或膀胱有热者慎服。

金樱子

性味 平，酸、涩。
拉丁文 Fructus Rosae Laevigatae
英文 Cherokee Rose Fruit

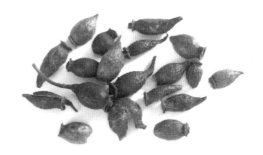

别名 刺榆子、刺梨子、金罂子、山石榴、山鸡头子、黄刺果、蜂糖罐、槟榔果、金壶瓶、野石榴、糖橘子、小石榴、黄茶瓶、藤勾子、螳螂果、糖刺果、灯笼果。
来源 蔷薇科植物金樱子的果实。
成分 金樱子果实含柠檬酸、苹果酸，鞣质、树脂、维生素 C、皂苷；另含丰富的糖类以及少量淀粉。

植物形态 常绿攀缘灌木，高达 5 米。茎红褐色，有倒钩状皮刺。三出复叶互生；小叶革质，椭圆状卵圆形至卵圆状披针形。花单生于侧枝顶端，花瓣 5 片。成熟花托红色，球形或倒卵形，有直刺，顶端有长宿存萼，内含骨质瘦果多颗。花期 5 月，果期 9 ～ 10 月。

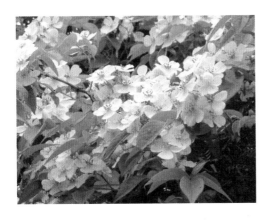

生长特性 生长于荒废山野多石地方。分布于华中、华南、华东地区，以及四川、贵州等地。

采集方法 10 ～ 11 月间，果实红熟时采摘，晒干，除去毛刺。

药材性状 干燥果实呈倒卵形，外皮红黄色或红棕色，上端宿存花萼如盘状，下端渐尖。全体有突起的棕色小点，触之刺手。质坚硬，切开观察，内壁附有淡黄色绒毛，有光泽，内有多数淡黄色坚硬的核。无臭，味甘，微酸涩。

药理作用 ① 对实验性动脉粥样硬化的作用：家兔喂食胆固醇并加适量甲基硫氧嘧啶以产生实验性动脉粥样硬化，用金樱子治疗 2 周和 3 周，血清胆固醇分别降低 12.5% 和 18.67%，β- 脂蛋白于给药 3 周后亦有明显下降。肝脏与心脏的脂肪沉着均较对照组轻微。粥样化程度也很轻微，对照组则十分严重。② 抗菌作用：金樱子含鞣质，用平碟法作抑菌试验，25% 根煎剂对金黄色葡萄球菌、大肠杆菌有很高的抑菌作用，对绿脓杆菌也有效。鸡胚试验证明，金樱子煎剂对流感病毒 PR 株抑制作用很强，而且对亚洲甲型 57-4 株、乙型 Lee 株、丙型 1233 株和丁型仙台株也有作用。

药用功效 固精涩肠、缩尿止泻，治滑精、遗尿、小便频数、脾虚泻痢、肺虚喘咳、自汗盗汗、崩漏带下。

用法用量 内服：煎汤，7.5 ～ 15 克；或入丸、散或熬膏。

方剂选用 ① 治梦遗、精不固：金樱子 5000 克，剖开去子毛，于木臼内杵碎，水 2 升，煎成膏服。② 治小便频数、多尿、小便不禁：金樱子 10 克（去净外刺和内瓤）和猪小肚 1 个，水煮服。③ 治男子下消、滑精、女子白带异常：金樱子（去毛、核）50 克，水煎服，或和猪膀胱，或和冰糖炖服。

注意事项 有实火、邪热者忌服。

莲子

性味 平，甘、涩。
拉丁文 Semen Nelumbinis
英文 Lotus Seed

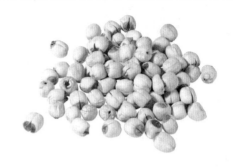

别名 藕实、水芝丹、莲实、泽芝、莲蓬子。

来源 睡莲科植物莲的干燥成熟种子。

成分 含多量的淀粉和棉子糖、蛋白质、脂肪、碳水化合物、钙、磷、铁。子荚含荷叶碱、N-去甲基荷叶碱、氧化黄心树宁碱和N-去甲亚美罂粟碱。

植物形态 多年生水生草本。根茎肥厚横走，外皮黄白色，节部缢缩，生有鳞叶与不定根，节间膨大，内白色，中空而有许多条纵行的管。叶片圆盾形，高出水面，直径 30～90 厘米，全缘，稍呈波状，上面暗绿色，光滑，具白粉，下面淡绿色；叶柄着生于叶背中央，圆柱形，中空，高达 1～2 米，表面散生刺毛。花梗与叶柄等高或略高；花大，单一，顶生，粉红色或白色，芳香；花瓣多数，长圆状椭圆形至倒卵形，先端钝，由外向内逐渐变小；心皮多数，埋藏于花托内，花托倒圆锥形，顶部平，有小孔 20～30 个，每个小孔内有 1 椭圆形子房，果期时花托逐渐增大，内堡海绵状，俗称"莲蓬"。坚果椭圆形或卵形，果皮坚硬、革质；内有种子 1 枚，俗称"莲子"。花期 7～8 月，果期 9～10 月。

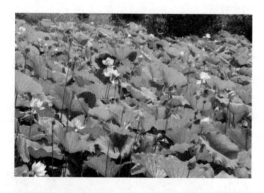

生长特性 自生或栽培于池塘内。我国大部分地区有分布。

采集方法 秋末、冬初割取莲房，取出果实，晒干；或收集坠入水中、沉于汗泥内的果实，洗净、晒干。或除去果壳后晒干。经霜老熟而带有灰黑色果壳的称为"石莲子"；除去果壳的种子称为"莲肉"。

药材性状 本品略呈椭圆形或类球形，表面浅黄棕色至红棕色，有细纵纹和较宽的脉纹。一端中心呈乳头状突起，深棕色，多有裂口，其周边略下陷。质硬。种皮薄，不易剥离。子叶 2，黄白色，肥厚，中有空隙，具绿色莲子心。无臭，味甘、微涩。

药理作用 本品有收敛、镇静作用。

药用功效 养心、益肾、补脾，治夜寐多梦、遗精、淋浊、久痢、虚泻、妇人崩漏带下。

用法用量 内服：煎汤，10～20 克；或入丸、散。

方剂选用 ① 治久痢不止：老莲子100克（去心），为末，每服 5 克，陈米汤调下。② 治下痢、饮食不入（俗名"噤口痢"）：鲜莲肉100克、黄连 25 克、人参 25 克，水煎浓，细饮。③ 治心火上炎、湿热下盛、小便涩赤、淋浊崩带、遗精等症：黄芩、麦门冬（去心）、地骨皮、车前子、甘草（炙）各25克，石莲肉（去心）、白茯苓、黄芪（蜜炙）、人参各35克；上锉散。每15克，麦门冬10粒，水适量，煎，空腹服。④ 治心经虚热、小便亦浊：石莲肉（连心）300 克、炙甘草 50 克，细末，每服 10 克，灯芯草煎汤调下。

注意事项 中满痞胀及大便燥结者忌服。

芡实

性味	平，甘。
拉丁文	Semen Euryales
英文	Gordon Euryale Seed

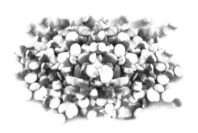

别名 卵菱、南芡实、北芡实、鸡头果、鸡头米、鸡头实、鸡头包。

来源 睡莲科芡实的成熟种仁。

成分 种子含多量淀粉。含蛋白质、脂肪、碳水化合物、粗纤维、灰分、钙、磷、铁、维生素 B_1、维生素 B_2、烟酸、维生素 C、胡萝卜素。

植物形态 1 年生水生草本，具白色须根及不明显的茎。初生叶沉水，箭形；后生叶浮于水面，叶柄长，圆柱形中空，表面生多数刺，叶片椭圆肾形或圆状盾形。浆果球形，海绵质，污紫红色，外被皮刺，上有宿存萼片。种子球形，黑色，坚硬，具假种皮。花期 6 ~ 9 月，果期 7 ~ 10 月。

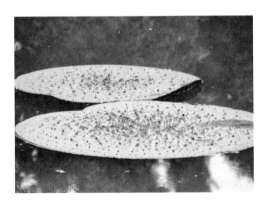

生长特性 生于池沼湖泊中。分布于黑龙江、吉林、辽宁、河北、河南、山东、江苏、安徽、浙江、福建、江西、台湾、广西、湖南、湖北、四川、广东、云南及贵州等地。

采集方法 秋末冬初采收成熟果实，去果皮，取种仁，再去硬壳、晒干。

药材性状 干燥种仁呈圆球形，直径约 6 毫米。一端呈白色，约占全体 1/3，有圆形凹陷，另一端为棕红色，约占全体 2/3。表面平滑，有花纹。质硬而脆，破开后，断面不平，色洁白，粉性。无臭，味淡。

药理作用 芡实含有大量蛋白质、钙、磷、铁、脂肪、淀粉、维生素 B_1、维生素 B_2、维生素 C、粗纤维、胡萝卜素等。其中 B 族维生素能燃烧脂肪、粗纤维，有消脂通便的作用；还有助恢复脾脏与消化系统的功能、治疗腹泻、间接帮助消痰，并有镇静、收敛功效，有助缓解关节痛、神经痛、头痛等。

药用功效 益肾固精、健脾止泻、除湿止带，主治遗精、滑精、带下病。

用法用量 内服：煎汤，15 ~ 25 克；或入丸、散。

方剂选用 ① 治梦遗滑精：芡实粉、莲花蕊末、龙骨（别研）、乌梅肉（焙干取末）各 50 克，上件煮山药糊为丸，如鸡头大。每服 1 粒，温酒、盐汤任下，空心。② 治滑精不禁：沙苑蒺藜（炒）、芡实（蒸）、莲须各 100 克，龙骨（酥炙）、牡蛎（盐水煮 1 日 1 夜，煅粉）各 50 克，共为末，莲子粉糊为丸，盐汤下。③ 治浊病：芡实粉、白茯苓粉。黄蜡化蜜和丸，梧桐子大。每服 100 丸，盐汤下。④ 治老幼脾肾虚热及久痢：芡实、山药、茯苓、白术、莲肉、薏苡仁、白扁豆各 200 克，人参 50 克，俱炒燥为末，白汤调服。⑤ 小便频数及遗精：用秋石、白茯苓、芡实、莲子各 100 克，共研为末，加蒸枣做成丸子，如梧桐子大。每服 30 丸，空腹服，盐汤送下。

注意事项 凡外感前后、疟痢疳痔、气郁痞胀、溺赤便秘、食不运化及新产后皆忌食。

收涩类

固精缩尿止带药

海螵蛸

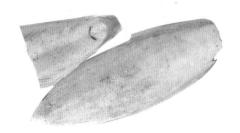

性味	温，咸、涩。
拉丁文	Os Sepiae
英文	Cuttlebon

别名 乌贼鱼骨、乌贼骨、墨鱼骨、鱼古、淡古。
来源 乌贼科无针乌贼或金乌贼的干燥内壳。
成分 含碳酸钙、壳角质、黏液质，并含少量氯化钠、磷酸钙、镁盐等。

动物形态 ① 无针乌贼 头部短，长约 29 毫米，两侧各有 1 发达的眼。前部中央有口，前方有腕 4 对和触腕 1 对，腕呈放射状排列于口的周围，长度相近，内方有吸盘 4 行。触腕长度一般超过胴长；触腕穗狭小，其上有吸盘约 20 行。生活时胴背有明显的白花斑。外套腔背面中央有 1 石灰质的长椭圆形内壳，后端无骨针。肛门附近有墨囊。② 金乌贼 头部长约 30 毫米，腕的长短相近，各腕吸盘大小相近。触腕稍超过胴长，触腕穗呈半月形，上有吸盘约 10 行。生活时体黄褐色，胴背有紫棕色细斑和白斑相间，雄性胴背有波状条纹。内壳后端具粗壮骨针。近漏斗管附近有贮黑水的墨囊。

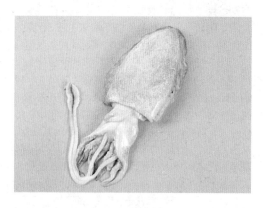

生长特性 栖于海底；遇敌时由墨囊放出墨液，以掩护自己。我国沿海地区均有分布。

采集方法 收集乌贼鱼的骨状内壳，洗净，干燥。

药材性状 ① 无针乌贼的内壳呈长椭圆形而扁平，边缘薄，中间厚，腹面白色，有水波状纹。背面瓷白色而略带暗红色，有不明显的细小疣状突起，中央有 1 条明显的隆起。末端无骨针。体轻，质松脆，易折断。气微腥，味微咸。② 金乌贼内壳呈长椭圆形而扁平，中间厚、边缘薄。腹面洁白，有水波状纹。背面瓷白色，微带淡红色，密布小疙瘩状的突起。末端有 1 骨针。

药理作用 海螵蛸是全身性止血药，可以用于消化道出血、功能性子宫出血和肺咳血的治疗。此外，现代研究还发现，海螵蛸对急性放射病有预防作用，对其经过一定的制备，可以得到一种复合物，这种复合物具有一定的抗癌作用。除此之外，从海螵蛸还能提取出具有抗病毒作用的物质。

药用功效 收敛止血、涩精止带、制酸、敛疮，主治溃疡病、胃酸过多、吐血衄血、崩漏便血、遗精滑精、赤白带下、胃痛吞酸；外治损伤出血、疮多脓汁。

用法用量 煎服。5 ~ 9 克。

方剂选用 ① 治胃痛、吐酸：海螵蛸25 克，贝母、甘草各 10 克，瓦楞子 15 克。共研细末，每次服 10 克；或用海螵蛸 50 克（研末）、阿胶 15 克，共炒，再研末。每次服 5 克，每日 3 次。② 治胃出血：海螵蛸25 克、白及 30 克，共研细末，每次服 7.5 克，日服 3 次。③ 治吐血及鼻衄不止：乌贼骨，捣细罗为散，不计时候，以清粥饮调下 10 克。④ 治鼻血不止：乌贼鱼骨、槐花各等份，半生半炒，为末吹鼻。

| 注意事项 | 阴虚多火、膀胱有热而小便频数者忌用。 |

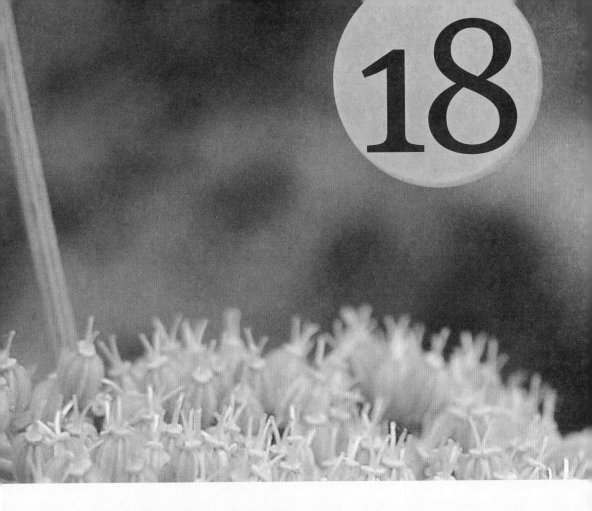

其他类

本类药物包含有开窍药、涌吐药、杀虫止痒药、拔毒生肌药。

开窍药,入心以开窍,辟邪以启闭,具有开窍、启闭的功效。主要用于热病神昏、中风昏厥、癫痫痉厥,以及七情郁结、气血逆乱、蒙闭清窍引起的突然昏迷等。常用开窍药物有冰片、苏合香、石菖蒲、安息香等。

涌吐药具强烈的涌吐功效,然而由于吐法在现代临床上已较少采用,故本类药物作为涌吐药应用的机会不多。相对而言,药物的其他功效在临床上应用的机会更多。

杀虫止痒药以外用为主,兼可内服,具有解毒杀虫、消肿定痛等功效,主要适用于疥癣、湿疹、痈疮疔毒、麻风、梅毒、毒蛇咬伤等。外用方法分别有研末外撒、用香油和茶水调敷、制成软膏涂抹、制成药捻成或栓剂栓塞、煎汤熏洗、热敷等。本类药物做内服使用时,除无毒副作用的药物外,宜做丸剂使用,以利于缓慢溶解吸收。

拔毒生肌药多为外用,多数药性辛热,有大毒。主治痈疽溃后,脓出不畅;或腐肉不去,新肉难生,伤口难愈之症。然其药性猛烈,多与其他药材配合使用,孕妇及体虚患者忌用。

开窍药

凡具有通关、开窍、回苏作用的中草药，均称为开窍药。开窍药是急以治标之药，不宜久服，以免伤人元气。

麝香

性味	辛，温。
拉丁文	Moschus
英文	Musk

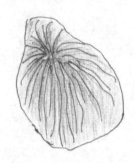

别名 当门子、脐香、麝脐香、四味臭、臭子、腊子、香脐子。

来源 鹿科动物林麝等成熟雄体香囊中的干燥分泌物。

成分 含水分、灰分，含氮化合物（含碳酸铵、铵盐中的氨、尿素、氨基酸氮），胆固醇、粗纤维、脂肪酸、麝香酮。麝香主要芳香成分为麝香酮，但又含少量的降麝香酮。

动物形态 头部较小，吻端裸露。后肢比前肢长。雄性上犬齿特别发达，长而尖，露出唇外，向下微弯。雌性犬齿细小，不露出唇外。成熟雄麝腹部在脐和阴茎之间有麝香腺，呈囊状，外部略隆起，香囊外面被稀疏的细短毛。皮肤外露。全身呈橄榄色并染有橘红色光泽，体后部褐黑色。成体背面无斑点。

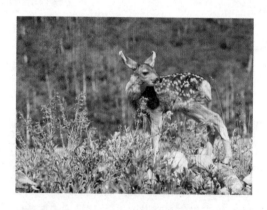

生长特性 分布于东北、华北地区，以及陕西、甘肃、青海、新疆、四川、西藏、云南、贵州等地。

采集方法 选 3 岁以上的壮年雄麝，缚在取麝台上，腹部向上。取香者以左手固定麝香囊（香腺囊），并分开囊口，右手持经过消毒的取香匙，徐徐插入，深度视麝香囊大小而定，轻轻转动取香匙，并向外掏取麝香，用盘盛取。

药材性状 为扁圆形或类椭圆形的囊状体，开口面的革质皮，棕褐色，略平，密生白色或灰棕色短毛。另一面为棕褐色略带紫的皮膜，微皱缩，略有弹性，剖开后可见中层皮膜呈棕褐色或灰褐色，半透明，内层皮膜呈棕色。气香浓烈而特异，味微辣、微苦带咸。

药理作用 ① 对中枢的作用：天然麝香酮或人工麝香酮小剂量对大白鼠食物运动性条件反射无显著影响，中等剂量（0.01 ~ 0.06 毫克 / 千克）可使阳性条件反射潜伏期延长或反应消失；大剂量时（1 毫克 / 千克）则使大多数动物呈中毒现象。② 对子宫的作用：麝香对离体及在位子宫均呈明显兴奋作用，后者更为敏感。

药用功效 开窍醒神、活血通经、消肿止痛。

用法用量 内服: 入丸、散，0.15 ~ 0.25 克。外用: 吹喉、点眼、调涂或入膏药中敷贴。

方剂选用 治中风不醒：麝香 10 克，研末，入清油 100 克，和匀灌之。

注意事项	孕妇忌用。

冰片

性味	凉，辛、苦。
拉丁文	Borneolum Syntheticum
英文	Borneol

别名 合成龙脑、梅片、艾粉、结片。

来源 天然冰片以龙脑香科植物龙脑香的树干经水蒸气蒸馏所得的结晶；机制冰片是以松节油、樟脑等为原料加工合成的龙脑；艾片为菊科植物艾纳香（大风艾）的鲜叶经水蒸气蒸馏所得的结晶。

成分 本品为从龙脑香的树脂和挥发油中取得的结晶，是近乎纯粹的右旋龙脑。龙脑香的树脂和挥发油中含有多种萜类成分。除龙脑外，尚含多种倍半萜及三萜化合物。

植物形态 多年生草本或灌木状。茎密被黄褐色柔毛。单叶互生，矩圆形或矩圆状披针形，上面密生黄褐色硬短毛，下面密被黄褐色棉毛。头状花序多数，排成圆锥花序；花全为管状，花冠黄色。瘦果矩圆形，冠毛淡褐色。花期3～5月，果期9～10月。

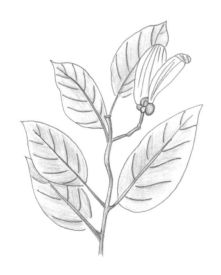

生长特性 主要分布于云南、广西、广东及西藏东南部。

采集方法 龙脑冰片：从龙脑香树干的裂缝处，采取干燥的树脂，进行加工。或砍下树干及树枝，切成碎片，经水蒸气蒸馏升华，冷却即成。

药材性状 ① 天然冰片：本品为半透明片状、块状或颗粒状结晶。类白色至淡灰褐色。能升华，质松脆，并挥散。气清香特异，味清凉。② 机制冰片：本品为透明或半透明的片状结晶。洁白如雪，状如梅花。表面有如冰的裂纹。质松脆，有层可剥离成薄片。燃烧时有黑烟，灭后无残迹遗留者为纯品。气清香，味清凉。③ 艾片：外形与机制冰片相同。唯颜色显青白。质稍硬，手捻不易碎，气、味较淡薄。

药理作用 本品局部应用能轻微刺激感觉神经，有一定的止痛及温和的防腐作用。可迅速通过并改善血脑屏障通透性，且在脑蓄积时间长、含量高，此为冰片的芳香开窍作用提供了初步实验依据。冰片有抑菌抗炎作用。尚能延长小鼠耐缺氧的时间，抗心肌缺血。对中、晚期妊娠小鼠有引产作用，具有促进神经胶质细胞的分裂和生长作用。

药用功效 通诸窍、散郁火、祛翳明目、消肿止痛，治中风口噤、热病神昏、惊痫痰迷、痔疮。

用法用量 内服：入丸、散，0.25～0.5克。外用：研末撒或调敷。

方剂选用 治头目风热上攻：龙脑末25克、南蓬砂末50克，频搐两鼻。

注意事项	气血虚者忌服，孕妇慎服。

其他类

开窍药

石菖蒲

性味 微温，辛。
拉丁文 Rhizoma Acori Tatarinowii
英文 Grassleaf Sweetfalg Rhizome

别名 菖蒲、昌阳、水剑草、苦菖蒲、粉菖、剑草、剑叶菖蒲、山菖蒲、水蜈蚣、香草。

来源 天南星科石菖蒲的干燥根茎。

成分 根茎和叶中均含挥发油，还含 β- 细辛醚、细辛醚、石竹烯、α- 葎草烯、石菖醚等；还含氨基酸、有机酸和糖类。

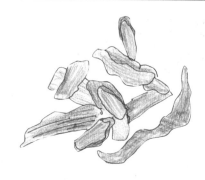

植物形态 多年生草本，根茎横卧，外皮黄褐色。叶根生；剑状线形，先端渐尖，暗绿色，有光泽，叶脉平行，无中脉。花茎高 10 ~ 30 厘米，扁三棱形；花两性，淡黄绿色，密生。浆果肉质，倒卵形。花期 6 ~ 7 月，果期 8 月。

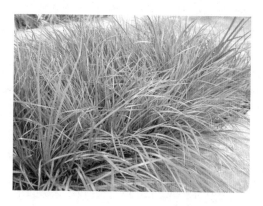

生长特性 生长于山涧泉流附近或泉流的水石间。分布于长江流域及其以南各地。

采集方法 秋季采挖，除去茎叶及须根，洗净。或切成 10 厘米左右的小段，晒干。

药材性状 干燥抱茎略呈扁圆柱形，稍弯曲，有时分枝。表面灰黄色、红棕色或棕色，环节紧密，节间长 3 ~ 6 毫米，有略呈扁三角形的叶痕，左右交互排列，下方具多数圆点状突起的根痕，并有细皱纹，节间有时残留叶基，纤维状，偶有短小细根。质坚硬，难折断，断面纤维性，类白色至淡棕色，可见环状的内皮层，维管束散在，中心部较显著。气芳香，味微辛。

药理作用 ① 对中枢神经系统的作用：石菖蒲水煎剂及去油水煎剂腹腔注射使小白鼠自主活动明显降低，其主要功效为镇静安神。石菖蒲挥发油显著延长大鼠戊四唑急性抗惊厥潜伏期及降低最大电休克惊厥发作。② 抑制气管收缩：石菖蒲总挥发油中浓度（26.5 微克 / 毫升）、β- 细辛醚中浓度（18.5 微克 / 毫升）、α- 细辛醚高浓度（24.0 微克 / 毫升），能非常显著地抑制豚鼠气管痉挛性收缩，且具有明显的量效关系。

药用功效 豁痰开窍、化湿和胃、宁心益智，治热病神昏、健忘、气闭耳聋、心胸烦闷、胃痛、腹痛、风寒湿痹、痈疽肿毒。

用法用量 内服：煎汤，5 ~ 10 克（鲜者 15 ~ 40 克）；或入丸、散。外用：煎水洗或研末调敷。

方剂选用 ①治少儿热风痫，兼失心者：石菖蒲、宣连、车前子、生地黄、苦参、地骨皮各 50 克，上为末，蜜和丸，如黍米大，每食后服 15 丸，不拘早晚，以饭下。②治痰迷心窍：石菖蒲、生姜，共捣汁灌下。③治健忘：石菖蒲 50 克，远志、人参各 2 克，茯苓 100 克，上 4 味治下筛，日服 3 次。④ 治心气不定、五脏不足，甚者忧愁悲伤不乐、忽忽喜忘、朝差暮剧、暮差朝发、狂眩：菖蒲、远志各 100 克，茯苓、人参各 150 克，上 4 味研末，和蜜丸，饮服如梧桐子大 7 丸，日服 3 次。

注意事项 忌羊肉、血、饴糖、桃、梅等物。

蟾酥

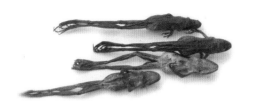

性味 温，辛。有毒。
拉丁文 Venenum Bufonis
英文 Toad Venom

别名 蟾蜍眉脂、蟾蜍眉酥、癞蛤蟆浆、蛤蟆酥、蛤蟆浆。

来源 蟾蜍科动物中华大蟾蜍或黑眶蟾蜍的干燥分泌物。

成分 蟾蜍浆液经加工干燥所成的固体物，名为蟾酥。浆液成分复杂；总名蟾蜍二烯内酯，是蟾蜍浆液、蟾酥的主要有效成分。

动物形态 ① 中华大蟾蜍：外形如蛙，体形一般在 10 厘米以上。躯干粗短。头顶部较平滑，皮肤极粗糙，两侧有大而长的耳后腺，体布大小不等的皮肤腺瘤状突起，腹面瘤状突起较小。在生殖季节，雄性背面多为黑绿色，体侧有浅色的斑纹，雌性背面颜色较浅，瘰疣乳黄色，有棕色或黑色细花纹。② 黑眶蟾蜍：体长 7 ~ 10 厘米；头部有黑色骨质棱或黑色线；背部一般为黄棕色，略具棕红色斑纹，腹面乳黄色，有灰色斑纹。

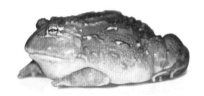

生长特性 分布于河北、山东、四川、湖南、江苏、浙江等地。

采集方法 夏、秋季捕得蟾蜍后，将体表洗净，晾干，然后刺激其耳后腺及皮肤腺，使之分泌浆液。浆液须盛于瓷器内，忌与铁器接触，否则易变黑色；并须立即加工，以免时间过久而变质。

药材性状 蟾酥因加工不同而呈扁圆形团块状（团酥）或不规则片状（片酥）。表面光亮，有的不平，而具皱纹，淡黄色、紫红色或棕黑色。团块状者质坚硬，不易折断，断面棕褐色，角质状，微有光泽。片状者质脆，断面红棕色，半透明。气微腥，味初甜而后有持久的麻辣感。粉末嗅之作嚏不止。沾水即呈乳白色隆起。

药理作用 ① 强心作用：蟾酥毒有洋地黄样作用，小剂量能加强离体蟾蜍心脏收缩，大剂量则使心停于收缩期。② 对呼吸、血压的作用：蟾蜍灵、华蟾蜍精、惹斯蟾蜍苷元、华蟾蜍它灵及日本蟾蜍它灵静脉注射（0.05 毫克／千克），均可引起麻醉兔的呼吸兴奋和血压上升。呼吸兴奋是中枢性的。惹斯蟾蜍苷元除对兔外，对猫也能兴奋呼吸，其作用比尼可刹米、戊四氮、洛贝林等还强，并能拮抗吗啡的呼吸抑制。

药用功效 解毒止痛、开窍醒神，用于痈疽疔疮、咽喉肿痛、中暑吐泻、腹痛、神昏、手术麻醉。

用法用量 内服：0.015 ~ 0.03 克，多入丸、散用。外用：适量。

方剂选用 ① 治疗肿：蟾酥 1 枚，为末，以白面和黄丹丸如麦颗状，针破患处，以 1 粒纳之。② 治疗黄及一切恶疮：蟾酥、轻粉各 5 克，以川乌、莲花蕊、朱砂各 12.5 克，乳香、没药各 10 克，麝香 2.5 克，研为细末，糊丸菀（豌）豆大；每服 1 丸，病重者 2 丸，生葱 3 ~ 5 茎捣烂，包药在内，热酒和葱送下，取汗。

注意事项 孕妇忌服。外用时注意不可入目。

安息香

性味 温，辛、苦。
拉丁文 Benzoinum
英文 Benzoin

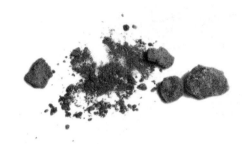

别名 白花榔。

来源 安息香科植物白花树（越兰安息香）的干燥树脂。

成分 含树脂，主要成分为泰国树脂酸和苯甲酸松柏醇酯；还含苯甲酸、苯甲酸桂皮醇酯等。

植物形态 白花树为乔木，高达 20 厘米。树枝棕色，幼时被棕黄色星状毛，后光滑。叶卵形，先端短急尖，基部圆或微楔形，全缘或近上部呈微齿状，表面光滑，背面密被星状毛，除主脉和侧脉具棕黄色茸毛外，他处均被银白色茸毛。花序圆锥状，花多，白色。果实卵形，被灰色星状毛，顶端有细小的喙。

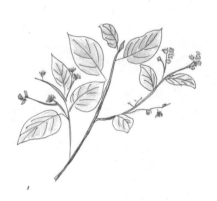

生长特性 分布于越南、老挝及泰国。我国云南、广西亦产。

采集方法 夏、秋季，选择生长 5 ~ 10 年的树木，在距离地面 40 厘米处，用利刀在树干四周割三角形伤口多处，经 1 周后，伤口开始流出黄色液汁，将此液状物除去后，渐流白色香树脂，待其稍干后采收。最先流出的香树脂品质最佳，其后采得者较次。

药材性状 本品为不规则的小块，稍扁平，常黏结成团块。表面橙黄色，具蜡样光泽（自然出脂）；或为不规则的圆柱状，扁平块，表面灰白色至淡黄白色（人工割脂）。质脆，易碎，断面平坦，白色。放置后逐渐变为淡黄棕色至红棕色。加热则软化熔融。气芳香，味微辛。

药理作用 安息香酊为刺激性祛痰药，置于热水中吸入其蒸气，则能直接刺激呼吸道黏膜而增加其分泌；可用于支气管炎以促进痰液排出，吸入时应避免蒸气的浓度过高而刺激眼、鼻、喉等。它还可外用作局部防腐剂。一般皆用其复酊剂。

药用功效 开窍清神、行气、活血、止痛，用于治疗中风痰厥、气郁暴厥、中恶昏迷、心腹疼痛、产后血晕、小儿惊风。

用法用量 内服：研末，0.5 ~ 2.5 克；或入丸、散。外用：烧烟熏。

方剂选用 ① 治大人小儿卒中风、恶气：安息香 5 克，鬼臼 10 克，犀角 4 克，牛黄 2.5 克，朱砂、乳香、雄黄各 6 克，俱研极细末，石菖蒲、生姜各 5 克，泡汤调服 2.5 克。② 治卒然心痛，或经年频发：安息香研末，沸汤服 2.5 克。③ 治寒湿冷气、中霍乱阴证者：安息香 5 克（为末），人参、制附子各 10 克。煎汤调服。④ 治小儿腹痛、屈脚而啼：安息香酒蒸成膏；沉香、木香、丁香、藿香、八角茴香各 15 克，香附子、缩砂仁、炙甘草各 25 克，为末；以膏和炼蜜丸，如芡子大小，每服 5 克，紫苏汤送下。

注意事项	阴虚火旺者慎服。

涌吐药

具强烈涌吐功效的药物，称为涌吐药，又称催吐药，具有通过诱发呕吐以排出蓄积体内的毒物、宿食及痰涎的治疗作用。

常山

性味 寒，苦、辛。有毒。
拉丁文 Radix Dichroae
英文 Antifebrile Dichroa Root

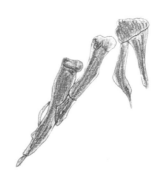

别名 互草、恒山、七叶、鸡骨常山、翻胃木。

来源 虎耳草科植物常山的干燥根。

成分 常山含有效成分黄常山碱，简称常山碱；根含生物碱主要为黄常山碱甲、黄常山碱乙及黄常山碱丙，三者为互变异构体；还含黄常山定以及 4- 喹唑酮、伞形花内酯等。

植物形态 落叶灌木，高可达 2 米。茎枝圆形，有节，幼时被棕黄色短毛。叶对生，椭圆形、广披针形或长方状倒卵形，先端渐尖，基部楔形，边缘有锯齿，幼时两面均疏被棕黄色短毛；叶柄长 1～2 厘米。伞房花序，着生于枝顶或上部的叶腋；花瓣 5～6 片，蓝色，长圆状披针形或卵形。浆果圆形，蓝色。

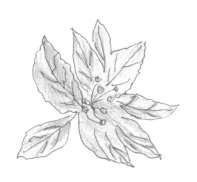

生长特性 生于林荫湿润山地，或栽培于林下。分布于江西、湖北、湖南、陕西、四川、贵州、云南、广东、广西、福建等地。

采集方法 秋季采挖，除去茎苗及须根，洗净，晒干。

药材性状 干燥的根圆柱形，常分枝，弯曲扭转。表面黄棕色，有明显的细纵纹及支根痕迹，栓皮易剥落，显示淡黄色木质部。质坚硬，折断时有粉飞出。气微弱，味苦。以质坚实而重、形如鸡骨、表面及断面淡黄色、光滑者为佳，根粗长顺直、质松、色深黄、无苦味者不可入药。

药理作用 ① 抗疟作用：常山根水浸膏对鸡疟有显著疗效，常山叶（蜀漆）抗疟效价为根的 5 倍。但不能防止复发。常山全碱的抗疟效价约为奎宁的 26 倍。常山碱丙对金丝雀疟、猴疟也都有效。在过去传统抗疟方面将常山与槟榔合用，但经鸡疟试验，槟榔碱本身并无抗疟效果，既不能增强常山碱乙的抗疟效力，也不能对抗常山碱乙所致的呕吐，反能增加常山毒性。② 抗阿米巴作用：常山碱乙体外抗阿米巴原虫的作用较依米丁为强；对幼大鼠感染阿米巴原虫后的疗效较依米丁高，治疗指数也比依米丁大 1 倍。

药用功效 除痰、截疟，治疟疾、瘰疬。

用法用量 内服：煎汤，5～15 克；或入丸、散。

方剂选用 治胸中多痰、头痛不欲食：常山 200 克、甘草 25 克，水 1400 毫升，煮取 600 毫升，加 100 毫升蜜，服 200 毫升，不吐更服。无蜜亦可。

注意事项 正气虚弱、久病体弱者忌服。

其他类

涌吐药

瓜蒂

性味 寒，苦。有毒。
拉丁文 Pedicellus Melo
英文 Muskmelon Base

别名 瓜蒂、瓜丁、苦丁香、甜瓜把。
来源 葫芦科植物甜瓜的果蒂。
成分 蒂含甜瓜素。

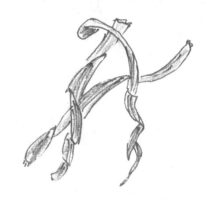

植物形态 甜瓜，1年生攀缘或匍匐草本。茎上具深槽，生多数刺毛；卷须先端卷曲或攀缘它物，具刺毛。叶互生；具长柄，柄长约10厘米；叶片圆形或近肾形，边缘具不整齐锯齿，叶面具多数刺毛；叶脉掌状，主脉5条。花单性同株，单生于叶腋；花冠黄色，直径约2厘米，5裂，裂片先端锐尖。瓠果肉质，一般为椭圆形，果皮通常黄白色或绿色，有时具花纹，果肉一般黄绿色，芳香；果梗圆柱形，具纵槽。种子多数，黄色或灰白色，扁长卵形。花期6～7月，果期7～8月。

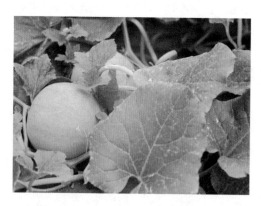

生长特性 全国各地均有栽培。

采集方法 6～7月，采摘尚未老熟的果实，切取果蒂，阴干。

药材性状 干燥的果蒂，其果柄略弯曲，上有纵棱，微皱缩。表面黄褐色，有时带有卷曲的果皮。质柔韧，不易折断。气微，味苦。以干燥、色黄、稍带果柄者为佳。

药理作用 对胃肠道的影响：实验动物内服甜瓜素后，有呕吐及下痢的症状，但皮下或静脉注射时则无反应。因此甜瓜素刺激胃感觉神经后，反射地兴奋呕吐中枢而引起上述症状。又谓甜瓜根可作催吐或利尿剂。

药用功效 吐风痰宿食、泄水湿停饮，治痰涎宿食、壅塞上脘、胸中痞硬、风痰癫痫、湿热黄疸、四肢水肿、鼻塞、喉痹。

用法用量 内服：煎汤，4～7.5克；或入丸、散。外用：研末搐鼻。

方剂选用 ① 治病如桂枝症，头不痛、项不强、寸脉微浮、胸中痞硬、气上冲咽喉、不得息者，此为胸中有寒也，当吐之：甜瓜蒂0.5克（熬黄），赤小豆0.5克；上2味，各别捣筛，为散已，合治之，取5克，以香豉1合，用热汤7合，煮作稀糜，去滓，取汁和散，温顿服之，不吐者，少量加，得快吐乃止。② 治风涎暴作、气塞倒卧：甜瓜蒂（曝晒极干），不限多少，为细末。量疾，每用10克：腻粉5克，以水半合同调匀，灌之。服之良久，涎自出，或涎未出，含白糖1块，下咽，涎即出。③ 治风痫、缠喉风、咳嗽、遍身风疹、急中涎潮：甜瓜蒂不限多少，细碾为末，成年人每次服用6克，儿童及老年人酌情减少。

注意事项 体虚、失血及上部无实邪者忌服。

胆矾

性味 寒，酸、辛。有毒。
拉丁文 Chaleanthitum
英文 Chalcanthite

别名 石胆、毕石、君石、黑石、铜勒、基石、立制石、制石浓、鸭嘴胆矾、翠胆矾、蓝矾。

来源 天然或人工制造的含水硫酸铜结晶体。

成分 成分为硫酸铜，通常是带 5 分子结晶水的蓝色结晶。在某些铜矿中，有天然产生者，名为蓝矾，但它常存于矿水中，蒸去水分，亦得蓝矾。

矿物形态 胆矾，三斜晶系。晶体作板状或短柱状，通常为致密块状、钟乳状、被膜状、肾状，有时具纤维状。颜色为天蓝、蓝色，有时微带浅绿。条痕无色或带浅蓝。光泽玻璃状。半透明至透明。断口贝壳状。硬度 2.5。比重 2.1 ~ 2.3。性极脆。常产于铜矿的次生氧化带中。产于云南、山西、江西、广东、陕西、甘肃等地。

采集方法 可于铜矿中挖得，选择蓝色透明的结晶，即得。人工制造者，可用硫酸作用于铜片或氧化铜而制得。本品易风化，应密闭贮藏。

药材性状 为不规则的块状结晶体，大小不一。深蓝或浅蓝色，半透明。似玻璃光泽。质脆，易碎，碎块呈棱柱形，断面光亮。无臭，味涩，能令人作呕。以块大、深蓝色、透明、无杂质者为佳。露置干燥空气中，缓缓风化。加热烧之，则失去结晶水，变成白色，遇水则又变蓝色。易溶于水及甘油，不溶于乙醇。水溶液显铜盐及硫酸盐的各种特殊反应。

药理作用 本品内服能刺激胃壁末梢神经反射至延髓呕吐中枢，引起反射性呕吐。胆矾浓溶液能引起局部黏膜充血水肿、糜烂、溃疡，可退翳。本品对常见的化脓性球菌和肠道伤寒杆菌、副伤寒杆菌、痢疾杆菌以及沙门氏菌等有抑制作用。

药用功效 催吐、祛腐、解毒，治风痰壅塞、喉痹、癫痫、牙疳、口疮、烂弦风眼、痔疮、肿毒。

方剂选用 内服：入丸、散，0.5 ~ 1 克。外用：研末撒或调敷，或以水溶化洗眼。

用法用量 ① 治缠喉风、急喉痹：鸭嘴胆矾 12.5 克、白僵蚕（炒、去丝嘴）25 克，上为细末，每服少许，以竹管吹入喉中。② 治口疮、喉闭、乳蛾：胆矾 5 克、熊胆 5 克、广木香 1.5 克，通为细末，以木鳖子 1 个，去壳，磨井水，以鹅翎蘸药敷之。③ 治初中风瘫痪（1日内）：细研胆矾如面，每使少许，用温醋汤下，立吐出涎。④ 治走马牙疳：北枣 1 枚去核，入鸭嘴胆矾，纸包炼赤，出火毒，研末敷之。⑤ 治口舌生疮：胆矾、干蟾各 0.5 克（炙），共研为末，每取小豆大，掺在疮上，良久，用新汲水 5 升漱口，水尽为度。

注意事项 体虚者忌服。

其他类 —— 涌吐药

杀虫止痒药

凡以攻毒杀虫、燥湿止痒为主要作用的药物，称为杀虫止痒药。具有解毒杀虫、消肿定痛等功效。

雄黄

性味 温，辛、苦。有毒。
拉丁文 Realgar
英文 Realgar

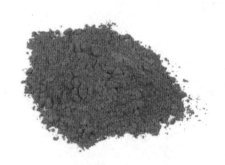

别名 黄食石、石黄、天阳石、黄石、鸡冠石。
来源 为硫化物类矿物雄黄族雄黄，主含二硫化二砷（As₂S₂）。
成分 主为硫化砷 AsS，并含少量其他重金属盐。

矿物形态 雄黄，单斜晶系。晶体柱状，晶面上有纵行条纹，大多成致密块状或粒状集合体。颜色为橘红色，少数为暗红色。条痕淡橘红色。晶面具金刚光泽，断面呈树脂光泽。半透明。解理较完全。断口贝壳状。硬度 1.5～2.0。比重 3.4～3.6。性脆。受光的作用，久则变为淡橘红色粉末。产于低温热液矿脉内，温泉及火山附近也有存在。常与雌黄、辉锑矿等共生。产于湖南、湖北、贵州、云南、四川等地。

采集方法 雄黄在矿中质软如泥，见空气即变坚硬，一般用竹刀剔取其熟透部分，除去杂质泥土。

药材性状 为不规则的块状，大小不一。全体呈深红色或橘红色，表面常覆有橙黄色粉末。体重，质松易碎，断面粗糙，红色，明亮。微有特异的臭气。其中颜色鲜艳、半透明、有光泽者习称明雄、雄精或腰黄。以色红、块大、质松、无石性者为佳。不溶于水及盐酸；可溶于硝酸，溶液呈黄色；溶于氢氧化钠溶液中呈棕色。燃之易熔融成红紫色液体，并生黄白色烟，有强烈的蒜臭气；冷却后熔融物凝成红紫色固体，质纯者凝成橘红色固体。雌黄与雄黄的性状比较相似，但雌黄为黄色，雄黄则呈红色或橘红色，可以区别。

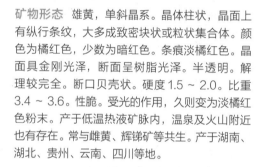

药理作用 ① 抗菌作用：雄黄水浸剂（1：2）在试管内对多种皮肤真菌有不同程度的抑制作用。② 抗血吸虫作用：感染日本血吸虫尾蚴的小鼠，于感染前 3 天开始喂给雄黄、槟榔、阿魏、肉桂合剂 0.2 毫升 /20 克，感染后继续给药 12 天，成虫减少率达 75.27%，动物无虫率达 14.29%，无雌虫率达 42.86%。

药用功效 燥湿祛风、杀虫解毒，治疗癣、秃疮、痈疽、走马牙疳、缠腰蛇丹、破伤风、蛇虫螫伤、腋臭、臁疮、哮喘、喉痹、惊痫、痔瘘。

用法用量 内服：入丸、散，0.5～2 克。外用：研末撒、调敷或烧烟熏。

方剂选用 ① 治癣：雄黄粉，大醋和。先以新布拭之，令癣伤，敷之。② 治遍身虫疥虫癣：雄黄、蛇床子各等份，俱研细，水银减半。以猪油和捣匀，入水银再研，以不见星为度，早、晚以汤洗净，搽药。

注意事项 阴亏血虚者及孕妇忌服。

硫黄

性味 热，酸。有毒。
拉丁文 Sulphur
英文 Sulfur

别名 石流黄、石留黄、硫黄、昆仑黄、黄牙、黄硇砂。

来源 硫黄矿或含硫矿物冶炼而成。

成分 纯品主要含硫，并含碲与硒。商品中有杂质。

矿物形态 斜方晶系。晶体的锥面发达，偶尔呈厚板状。常见者为致密块状、钟乳状、被膜状、土状等。颜色有黄、浅黄、淡绿黄、灰黄、褐色和黑色等。条痕白色至浅黄色。晶面具金刚光泽，断口呈脂肪光泽。半透明。解理不完全。断口呈贝壳状或参差状。硬度1～2。比重2.05～2.08。性脆。为良好的绝缘体。以手握紧置于耳旁，可闻轻微的爆裂声。在108℃时即熔化，270℃时燃烧。常见于温泉、喷泉、火山口区域；沉积岩中亦常有之。产于山西、陕西、河南、山东、湖北、湖南、江苏、四川、广东、台湾等地。

采集方法 将泥块状的硫黄及矿石，在坑内用素烧罐加热熔化，取其上层之硫黄溶液，倒入模型内，冷却后，取出。

药材性状 为不规则的块状，大小不一。呈黄色，或带浅绿色或浅棕黄色。表面不平坦，常有麻纹及细砂孔；有光泽，半透明。体轻，质脆易碎。断面常呈粗针状结晶形。有特异之臭气，味淡。以色黄，光亮、松脆、无杂质者为佳。燃之易熔融，发蓝色火焰，并放出刺激性的二氧化硫臭气。不溶于水及盐酸、硫酸，遇硝酸或王水被氧化成硫酸，溶于二硫化碳、煤油及松节油中。

药理作用 硫黄本身不活泼，内服后变为硫化物或硫化氢，刺激胃肠黏膜，使之兴奋蠕动，导致下泻。此过程需要有碱性环境、大肠杆菌、特别是脂肪分解酶的存在。肠内容中，脂肪性物质较多时，易产生大量硫化氢而致泻。空气中硫化氢浓度过高，可直接麻痹中枢神经细胞而导致死亡。硫化物局部应用，有溶解角质及脱毛（硫化钡）作用。

药用功效 壮阳、杀虫，治阳痿、虚寒泻痢、大便冷秘；外用治疥癣、湿疹、癫疮。

用法用量 内服：研末，2.5～5克，或入丸、散。外用：研末撒，调敷或磨汁涂。

方剂选用 ① 治阴毒面色青、四肢逆冷、心躁腹痛：硫黄末，新汲水调下10克，良久，或寒一起，或热一起，更看紧慢，再服，汗出则愈。② 治脾虚下白、脾胃虚冷、停水滞气、凝成白涕下出：硫黄50克（研末），炒面1份，同研，滴冷热水丸如梧桐子大。每米汤下50丸。③ 治水泻不止、伤冷虚极：硫黄50克。研细，先熔黄蜡，入硫黄末打匀，丸如梧桐子大，新汲水下。

注意事项 阴虚火旺者及孕妇忌服。

其他类

杀虫止痒药

白矾

性味 寒，酸涩。有毒。
拉丁文 Alumen
英文 Alum

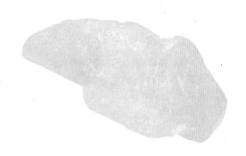

别名 矾石、羽涅、羽泽、涅石、理石、白君、明矾、雪矾、云母矾、生矾。
来源 矿物明矾石经加工提炼而成的结晶。
成分 主含硫酸铝钾。

矿物形态 明矾石，三方晶系。晶形呈细小的菱面体或板状，通常为致密块状、细粒状、土状等。颜色为无色、白色，常带淡黄及淡红等色。条痕白色。光泽玻璃状，解理面上有时微带珍珠光，块状者光泽暗淡或微带蜡状光泽。透明至半透明。解理平行不完全。断口晶体者呈贝状；块体者呈多片状、参差状，有时土状。硬度 3.5 ~ 4。比重 2.6 ~ 2.8。性脆。常为碱性长石受低温硫酸盐溶液的作用变质而成。产于甘肃、安徽、山西、湖北、浙江等地。

采集方法 采得后，打碎，用水溶解，收集溶液，蒸发浓缩，放冷后即析出结晶。

药材性状 为不规则的结晶体，大小不一。无色，透明或半透明，表面略平滑或凹凸不平，具细密纵棱，有玻璃样光泽。质硬而脆，易砸碎。气微，味微甜而涩。以色白、透明、质硬而脆、无杂质者为佳。易溶于水或甘油，不溶于酒精。水溶液显铝盐、钾盐与硫酸盐的各种反应。

药理作用 本品对金黄色葡萄球菌、变形杆菌、绿脓杆菌、炭疽杆菌、痢疾杆菌等多种细菌有抑制作用；有抗阴道滴虫作用。尚有抗炎、收敛、防腐作用。

药用功效 消痰燥湿、止泻止血、解毒杀虫，治癫痫、喉痹、痰涎壅甚、肝炎、黄疸、黄肿、胃及十二指肠溃疡、子宫脱垂、白带异常、泻痢、衄血、口舌生疮、疮痔疥癣；水、火、虫伤。

用法用量 内服：入丸、散，1 ~ 5 克。外用：研末撒或调敷。

方剂选用 ① 治癫狂因忧郁而得、痰涎阻塞包络心窍者：白矾 150 克，川郁金 350 克，2 药共为末，糊丸梧桐子大。每服 50 ~ 60 丸，温汤下。② 治风痰痫病：生白矾 50 克，细茶 25 克，为末，炼蜜丸如梧桐子大。1 岁服 10 丸，茶汤下。大人 50 丸，久服痰自大便中出。③ 治中风痰厥、四肢不收、气闭膈塞者：白矾 50 克、牙皂角 25 克，为末，每服 5 克，温水调下，吐痰为度。④ 治初中风失音不语、昏瞀不知人（先宜吐风痰，令省觉）：白矾 100 克（生用），生姜 50 克（连皮擦碎，水 2 升，煮取 1.3 升），上 2 味，先细研白矾为末，入浓煎生姜汤研滤；分 3 服，旋旋灌，须臾吐出痰毒，眼开风退，方可救治。若气衰力弱，不宜用猛性药吐之。

注意事项 阴虚胃弱、无湿热者忌服。

蛇床子

性味 温，辛、苦。
拉丁文 Fructus Cnidii
英文 Common Cnidium Fruit

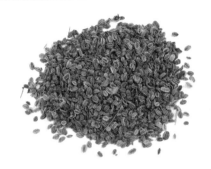

别名 蛇米、蛇珠、蛇粟、蛇床仁、蛇床实、气果、双肾子、额头花子、野茴香。
来源 伞形科植物蛇床的干燥成熟果实。
成分 含蒎烯、异缬草酸龙脑酯、欧芹酚甲醚、二氢欧山芹醇、佛手柑内酯、蛇床子素、异茴芹素等。

植物形态 蛇床，1年生草本，高30～80厘米。茎直立，圆柱形，有纵棱，疏生细柔毛。根生叶有柄，基部有短而阔的叶鞘；叶片卵形，2～3回羽状分裂，最终裂片线状披针形，先端尖锐；茎上部的叶和根生叶相似，但叶柄较短。复伞形花序顶生或侧生，花瓣5片，白色，倒卵形。双悬果椭圆形。花期4～7月，果期6～8月。

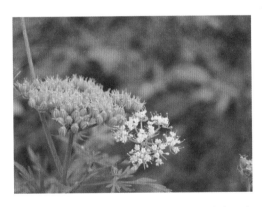

生长特性 生于山坡草丛中，或田间、路旁。我国大部分地区均有分布。

采集方法 夏、秋2季果实成熟时采收，除去杂质，晒干。

药材性状 本品为双悬果，呈椭圆形。表面灰黄色或灰褐色，顶端有2枚向外弯曲的柱基，基部偶有细梗。分果的背面有薄而突起的纵棱5条，接合面平坦，有2条棕色略突起的纵棱线。果皮松脆，揉搓易脱落，种子细小，灰棕色，显油性。气香，味辛凉，有麻舌感。

药理作用 本品有杀灭阴道滴虫作用；对金黄色葡萄球菌、耐药性金黄色葡萄球菌、绿脓杆菌及真菌有抑制作用。乙醇提取物能使小鼠出现动情期，卵巢和子宫重量增加，有性激素样作用；并能增加前列腺、精囊、提肛肌的重量而表现出雄性激素样作用。

药用功效 温肾助阳、祛风、燥湿、杀虫，治男子阳痿、阴囊湿痒、女子带下阴痒、子宫寒冷不孕、风湿痹痛、疥癣湿疮。

用法用量 内服：煎汤，5～15克；或入丸剂。外用：煎水熏洗；或作坐药（栓剂）；或研末撒、调敷。

方剂选用 ① 治阳不起：菟丝子、蛇床子、五味子各等份，以上3味，末之，蜜丸如梧桐子。饮服30丸，日服3次。② 治白带冒寒湿者：蛇床子400克、山茱萸300克、南五味子200克、车前子150克、香附100克（俱用醋拌炒）、枯白矾25克、血鹿胶（火炙，酒淬）25克，共为细末，山药打糊丸梧桐子大。每早空腹服25克，白汤送下。③ 治妇人阴寒、温阴中坐药：蛇床子仁，研末，以白粉少许，和合相得，如枣大，绵裹纳之，自然温。④ 治妇人阴痒：蛇床子50克、白矾10克，煎汤频洗。⑤ 治产后阴下脱：蛇床子1升，布裹炙熨之，亦治产后阴中痛。

注意事项 下焦有湿热，或肾阴不足，相火易动以及精关不固者忌服。

土荆皮

性味 温，辛。有毒。
拉丁文 Cortex Pseudolaricis
英文 Chinense Golden Larch Bark

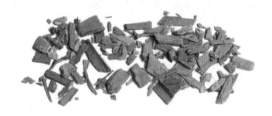

别名 土槿皮、荆树皮、金钱松皮。

来源 松科植物金钱松的干燥根皮或近根树皮。

成分 土荆皮抗真菌有效成分为二萜酸类化合物，有土槿甲酸、土槿乙酸、土槿丙酸、土槿丙2酸及土槿甲酸-β-D-葡萄糖苷和土槿乙酸-β-D-葡萄糖苷。近年又分得土槿丁酸和土槿戊酸。尚含鞣质和挥发油。

植物形态 金钱松，落叶乔木，高20～40米。茎干直立，枝轮生平展；长枝有纵纹细裂，叶散生其上，短枝有轮纹密生，叶簇生其上，作辐射状。叶线形，长3～7厘米，宽1～2毫米，先端尖，基部渐狭，至秋后叶变金黄色。花单性，雌雄同株；雄花荼荑状，下垂，黄色，数个或数十个聚生在小枝顶端，基部包有无数倒卵状楔形之膜质鳞片；雌花单生于有叶之短枝顶端，由多数螺旋状排列的鳞片组成。球果卵形，直立，长5～7.5厘米，直径3～6厘米，鳞片木质，广卵形至卵状披针形，先端微凹或钝头，基部心脏形，成熟后脱落，苞片披针形，长6～7毫米，先端长尖，中部突起。种子每鳞2个，长8毫米，富油脂，有膜质长翅，与鳞片等长或稍短。花期4～5月，果期10～11月。

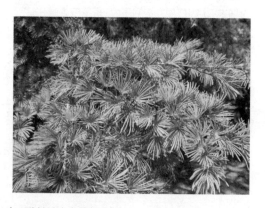

生长特性 喜生于多阳光处。江苏、浙江、安徽、江西、湖南、广东等地多有栽培。

采集方法 5月剥取根皮或近根树皮，晒干。

药材性状 根皮呈不规则的长条块片状，长短大小不一，扭曲而稍卷。外表面粗糙有皱纹及横向灰白色皮孔。木栓灰黄色，常呈鳞片状剥落，显出红棕色皮部。内表面红棕色或黄白色，较平坦，有纵向纹理。质脆，易断，面红褐色，外皮颗粒性，内皮纤维性。气微弱，味苦而涩。树皮大多呈条状或片状，厚约1厘米，外表暗棕色。以形大、黄褐色、有纤维质而无栓皮者为佳。

药理作用 本品对多种致病真菌有杀灭作用。醇提取物有止血、抗生育、抗肿瘤的作用。

药用功效 祛风除湿、杀虫止痒，用于疥癣瘙痒、湿疹、神经性皮炎。

用法用量 外用：浸酒涂擦或研末调敷。

方剂选用 ① 治疗局限性神经性皮炎：土荆皮、蛇床子、百部根各50克，五倍子40克，密陀僧30克，轻粉10克，共研细末备用。先以皂角煎水洗患处，再以元醋调药粉呈糊状，涂敷患部，上盖一层油纸，以保持药物潮润，每日换1次，直至痊愈。对病程短病情不太严重或散漫的患者，可用纱布包药糊，日擦数次，取得同样效果。② 治干癣：土荆皮15克、樟脑3克、白酒60毫升，浸3天后擦患处。

注意事项 本品有毒，只供外用，不宜内服。

木槿皮

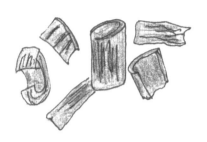

性味	凉，甘、苦。
拉丁文	Cortex Hibisci
英文	Shrubalthea Bark

别名 槿皮、川槿皮。

来源 锦葵科木槿属植物木槿的茎皮或根皮。

成分 根皮含鞣质、黏液质。含壬二酸、辛二酸、I- 二十八醇、β- 谷甾醇、I,22- 二十二碳二醇、白桦脂酸、古柯三醇等。

植物形态 落叶灌木或小乔木，高 3 ~ 6 米。树皮灰褐色，无毛，嫩枝上有绒毛。叶互生；菱状卵形或卵形，长 4 ~ 7 厘米，宽 2.5 ~ 5 厘米，具有深浅不同的 3 裂或不裂，叶基楔形，边缘具圆钝或尖锐的齿，主脉 3 条明显，两面均疏生星状毛，后变光滑；叶柄长 1 ~ 2 厘米，光滑或被有绒毛或星状毛。花单生于叶腋；小苞片 6 ~ 7，线形，长约为花萼之半；萼片 5 裂，卵状披针形，有星状毛和细短软毛；花瓣 5 片，淡红色、白色或紫色；雄蕊多数，花丝联合成筒状；子房 5 室，花柱 5 裂，柱头头状。蒴果长椭圆形，先端具尖嘴，全体被绒毛。种子黑褐色，背部有长棕色毛。花期 6 ~ 7 月。

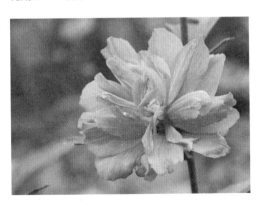

生长特性 全国各地均有栽培。

采集方法 春、夏砍伐茎枝，剥皮晒干；秋季挖根，剥皮晒干。

药材性状 圆筒状或半圆筒状，外皮粗糙，土灰色，有纵向的皱纹和横向皮孔的小突起，内表面淡黄绿色。不易折断，体轻。气微，味淡。

药理作用 本品根茎的醇浸液在试管内对革兰阳性菌、痢疾杆菌及伤寒杆菌等有抑制作用。

药用功效 清热、利湿、解毒、止痒，治肠风泻血、痢疾、脱肛、白带、疥癣、痔疮。

用法用量 1 ~ 15 克；外用适量，研粉醋调或制成 50% 酊剂外搽患处；或水煎，熏洗患处。

方剂选用 ① 治大肠脱肛：木槿皮或叶煎汤熏洗，后以白矾、五倍末敷之。② 治赤白带下：槿根皮 100 克，切，以白酒 1 碗半，煎 1 碗，空腹服之。③ 治头面钱癣：木槿皮为末，醋调，重汤炖如胶，敷之。④ 治牛皮癣：木槿皮 50 克、半夏 25 克、大枫子仁 15 个，锉片，河、井水各 1 碗，浸露七宿，取加轻粉 5 克，任水中，以秃笔蘸涂疮上，覆以青衣，夏月治尤妙。但忌浴数日，水有臭涩更效。⑤ 治牛皮癣癞：木槿皮 500 克，勿见火，晒燥磨末，以好烧酒 5 升，加榆面 200 克，浸 7 日为度，不时蘸酒搽擦。二三十年者，搽 1 年断根。如无木槿，土槿亦可代之。⑥ 治癣疮：木槿皮煎，入肥皂浸水，频频擦之；或以槿皮浸汁磨雄黄擦。

| 注意事项 | 脾胃虚弱、无湿热者慎用。 |

蜂房

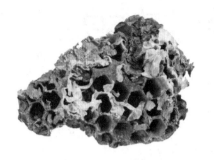

性味 平，甘。有毒。
拉丁文 Nidus Vespae
英文 Scurge Hive

别名 露蜂房、马蜂窝、蜂巢、野蜂窝、黄蜂窝、百穿之巢。

来源 胡蜂科昆虫果马蜂、日本长脚胡蜂或异腹胡蜂的巢。

成分 主含蜂蜡及树脂（又曾提出一种有毒的露蜂房油）。

动物形态 雌蜂体形狭长，长 20 ～ 25 毫米，呈黑色。头部三角形。复眼 1 对，暗褐色，分列于头之两侧；单眼 3 个，位于头之前上方。触角 1 对，细长弯曲，基部黑色，鞭节 12 节，亦呈褐色。颜面、头顶、后头、唇基、上颚及颊部都有黄褐色斑纹。胸部有刻点，前胸背部后缘及中胸背板中，有 2 条黄色纵线。翅 2 对，透明膜质，带亦色。前翅大，后翅小，静止时，其翅半开。翅基片及小盾片黑色，中央有两条黄褐色线。胸腹节呈黑色，有 4 条黄褐色纵线。足 3 对，细长，5 节，黄褐色，腹部呈纺锤形，两侧稍狭，第 1 腹节并入胸部，形成并胸腹节；第 1 腹节与第 2 腹节间紧缩成狭腰状。各节中央，有黑色纵线，尾端有能自由伸缩的毒针。春季产卵。幼虫乳白色，形略如蛆，头部小，节明显。群栖性，营巢于树木上或屋檐下。

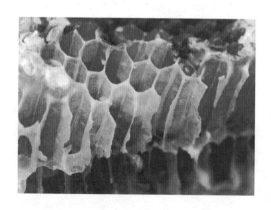

生长特性 全国大部地区均有分布。

采集方法 全年可采，但以冬季为多。采得后，晒干或略蒸后除去死蜂、死蛹后再晒干。

药材性状 本品呈圆盘状或不规则的扁块状，有的似莲房状，大小不一。表面灰白色或灰褐色。腹面有多数整齐的六角形房孔；背面有 1 个或数个黑色短柄。体轻，质韧，略有弹性。气微，味辛淡。质酥脆或坚硬者不可供药用。

药理作用 露蜂房的醇、醚及丙酮浸出物皆有促进血液凝固的作用，尤以丙酮浸出物为最强。各浸出物能增强心脏运动，使血压下降，并有利尿作用。露蜂房的挥发油可驱绦虫，但毒性很强，能致急性肾炎，故不宜作驱虫药。

药用功效 祛风、攻毒、杀虫，治惊痫、风痹、瘾疹瘙痒、乳痛、疔毒、瘰疬、痔瘘、风火牙痛、头癣、蜂螫肿痛。

用法用量 内服：煎汤，4 ～ 7.5 克；或烧存性研末。外用：研末调敷或煎水熏洗。

方剂选用 ① 治手足风痹：蜂房大者 1 个，小者 3 ～ 4 个（烧灰），独头蒜 1 碗，百草霜 7.5 克。同捣敷上。忌生冷荤腥。② 治风气客于皮肤，瘙痒不已：蜂房（炙过）、蝉蜕各等份，研为末，酒调 5 克，日服 3 次。③ 治妇人乳痛，汁不出，内结成脓肿，名妒乳：蜂房（烧灰研），每服 10 克，水煎，去滓温服。

注意事项 血虚弱者慎服。

大蒜

性味 温，辛。
拉丁文 Bulbus Allii Sativi
英文 Garlic

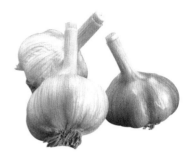

别名 胡蒜、独蒜、独头蒜。

来源 百合科植物蒜的鳞茎。

成分 含挥发油，油中主要成分为大蒜辣素，具有杀菌作用，是大蒜中所含的蒜氨酸受大蒜酶的作用水解产生；尚含多种烯丙基、丙基和甲基组成的硫醚化合物等。

植物形态 多年生草本，具强烈蒜臭气。鳞茎大形，具6～10瓣，外包灰白色或淡棕色干膜质鳞被。叶基生，实心，扁平，线状披针形，基部呈鞘状。花茎直立，伞形花序，小而稠密，花小形，花间多杂以淡红色珠芽，或完全无珠芽。蒴果，1室开裂。种子黑色。花期夏季。

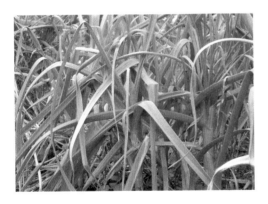

生长特性 全国各地均有栽培。

采集方法 6月叶枯时采挖，除去泥沙，通风晾干或烘烤至外皮干燥。

药材性状 鳞茎呈扁球形或短圆锥形，外有灰白色或淡棕色膜质鳞被；剥去鳞叶，内有6～10个蒜瓣，轮生于花茎的周围；茎基部盘状，生有多数须根。每一蒜瓣外包薄膜，剥去薄膜，即见白色、肥厚多汁的鳞片。有浓烈的蒜臭，味辛辣。

药理作用 ① 消炎杀菌：大蒜挥发油所含大蒜辣素等具有明显的抗炎灭菌作用，尤其对上呼吸道和消化道感染、霉菌性角膜炎、隐孢子菌感染有显著的功效。② 降血脂，抗动脉硬化：大蒜有效成分能显著降低高脂血症家兔的血脂，提示大蒜具有降血脂、抗动脉粥样硬化的作用。③ 预防肿瘤、抗癌：大蒜素及其同系物能有效地抑制癌细胞活性，使之不能正常生长代谢，最终导致癌细胞死亡；大蒜液能阻断霉菌使致癌物质硝酸盐还原为亚硝酸盐而防治癌症；大蒜中的锗和硒等元素有良好的抑制癌瘤或抗癌作用；大蒜素还能激活巨噬细胞的吞噬能力，增强人体免疫功能，预防癌症的发生。

药用功效 行滞气、暖脾胃、杀虫；治饮食积滞、脘腹冷痛、水肿胀满、泄泻、痢疾、疟疾、百日咳、痈疽肿毒、白秃癣疮、蛇虫咬伤、行气消积、杀虫解毒。

用法用量 内服：煎汤，7.5～15克；生食、煨食或捣泥为丸。外用：捣敷、作栓剂或切片灸。

方剂选用 ① 治心腹冷痛：蒜、醋浸至2～3年，食至数颗。② 治夜啼腹痛、面青，寒证：大蒜1枚（煨、研、日干），乳香2.5克；捣成丸芥子大；每服7丸，乳汁下。③ 治水气肿满：大蒜、田螺、车前子各等份；熬膏，摊贴脐中，水从便溺而下。④ 治鼓胀：大蒜，入自死黑鱼肚内，湿纸包，火内煨熟，同食之。忌用椒、盐、葱、酱。多食自愈。

注意事项	阴虚火旺者以及目疾、口齿、喉、舌诸患和时行病后均忌食。

其他类 ---- 杀虫止痒药

樟脑

性味 热，辛。
拉丁文 Camphora
英文 Camphor

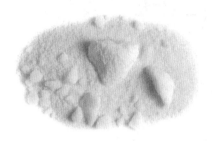

别名 韶脑、潮脑、脑子、油脑、树脑。
来源 樟科樟属植物樟以根、枝、叶及废材经蒸馏所得的颗粒状结晶。
成分 樟脑为一种右旋性酮。

植物形态 常绿乔木，高 20 ~ 30 米。树皮灰褐色或黄褐色，纵裂；小枝淡褐色，光滑；枝和叶均有樟脑味。叶互生，革质，卵状椭圆形以至卵形，先端渐尖，基部钝或阔楔形，全缘或呈波状，上面深绿色有光泽，下面灰绿色或粉白色，无毛，幼叶淡红色，脉在基部以上 3 出，脉腋内有隆起的腺体；叶柄长 2 ~ 3 厘米。圆锥花序腋生；花小，绿白色或淡黄色。花期 4 ~ 6 月，果期 8 ~ 11 月。

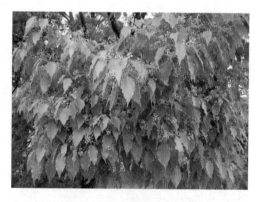

生长特性 栽培或野生于河旁，或生于较为湿润的平地。分布于广东、广西、云南、贵州、江苏、浙江、安徽、福建、台湾、江西、湖北、湖南、四川等地。

采集方法 除春分至立夏期间含油较少外，其余时间均可采叶，用蒸馏法提取樟脑油。根含樟脑油最多，茎次之，叶更次。

药材性状 纯品为雪白的结晶性粉末，或无色透明的硬块。粗制品略带黄色，有光亮。在常温中容易挥发，点火能发出多烟而有光的火焰。气芳香浓烈刺鼻，味初辛辣，后清凉。

药理作用 ① 局部作用：樟脑涂于皮肤，有温和的刺激及防腐作用，用力涂擦有发热作用；轻涂则类似薄荷。它还有轻度的局部麻醉作用。对于胃肠道黏膜，樟脑有刺激作用，使胃部感到温暖及舒适，大量则能产生恶心及呕吐。② 对中枢神经系统的作用：樟脑可兴奋中枢神经系统，对于高级中枢尤为显著，大量作用于大脑皮层运动区及脑干，引起癫痫样惊厥。③ 其他作用：体内过程樟脑经黏膜、皮下、肌肉皆易吸收。

药用功效 通窍、杀虫、止痛、辟秽，治心腹胀痛、脚气、疮疡疥癣、牙痛、跌打损伤。

用法用量 内服：入散剂，0.1 ~ 0.25 克；或以酒溶化。外用：研末撒或调敷。

方剂选用 ① 治脚气肿痛：樟脑100克、乌头150克，研为末，醋糊丸，弹子大。每置1丸于足心踏之，下以微火烘之，衣被围覆，汗出如涎为效。② 治疥疮有脓者：樟脑40克、硫黄7.5克、花椒5克（炒）、枯矾5克；共研末，麻油调匀，不可太稀，摊在新粗夏布上，包好，线扎紧，先将疥疮针刺去脓，随以药包炭火烘热，对患处按之，日按数次，俟其不能复赶脓，用药包乘热擦之。③ 治小儿秃疮：樟脑5克、花椒10克、芝麻10克研成末，洗后搽之。

注意事项 气虚者忌服。

硼砂

性味 凉，甘、咸。
拉丁文 Borax
英文 Borax

别名 大朋砂、蓬砂、鹏砂、月石、盆砂。
来源 硼砂族矿物硼砂经提炼精制而成的结晶体。
成分 含四硼酸钠。

矿物形态 硼砂为单斜晶系。呈短柱状晶体。多为粒状、土状块体。通常为白色或微带浅灰、浅黄、浅蓝或浅绿色。条痕白色。玻璃或油脂光泽。半透明至不透明。解理良好，断口呈贝壳状。硬度2～2.5。比重1.69～1.72。性脆，有带甜的咸味。透明的硼砂，久置空气中会成白色粉状。多产于干涸的含硼盐湖中。主产于青海、西藏。云南、新疆、四川、陕西、甘肃等地亦产。

采集方法 一般于8～11月间采挖矿砂，将矿砂溶于沸水中，滤净后，倒入缸内，在缸上放数条横棍，棍上系数条麻绳，麻绳下端吊一铁钉，使绳垂直沉入溶液内。冷却后在绳上与缸底都有结晶析出，取出干燥。结在绳上者名"月石坠"，在缸底者称"月石块"。

药材性状 由菱形、柱形或粒状结晶组成的不整齐块状，大小不一，无色透明或白色半透明，有玻璃样光泽。日久则风化成白色粉末，不透明，微有脂肪样光泽。体轻，质脆易碎。气无，味咸苦。以无色透明洁净的结晶为佳。可溶于冷水，易溶于热水中，溶液显碱性。燃之易熔融，初则体积膨大酥松如絮状，继则熔化成透明的玻璃球状。

药理作用 为一弱碱，与硼酸一样有弱的抑菌作用。用平板法使培养基中含10%的硼砂，对大肠杆菌、绿脓杆菌、炭疽杆菌、弗氏痢疾杆菌、志贺氏痢疾杆菌、伤寒杆菌、副伤寒杆菌、变形杆菌及葡萄球菌、白色念珠菌均有抑制作用，用纸片法证明硼砂还能抑制白喉杆菌、牛型布氏杆菌、肺炎双球菌、脑膜炎球菌及溶血性链球菌等。

药用功效 清热消痰、解毒防腐。治咽喉肿痛、口舌生疮、目赤翳障、骨鲠、噎膈、咳嗽痰稠。

用法用量 内服：入丸、散，2.5～5克。外用：研极细末撒或调敷。

方剂选用 ① 治气闭、痰结火结、喉胀不通：硼砂5克，放口中噙化。② 治咽喉肿痛：硼砂、白梅各等份，捣丸芡子大，每噙化1丸。③ 治咽喉肿痛及走马喉痹：硼砂、马牙硝各0.5克，朱砂0.25克，斑蝥2枚（去头、翅、足，炒），以上4味，共研为末，以生姜自然汁煮面糊，和丸如梧桐子大，腊茶为衣。每服2丸，腊茶下。④ 治缠喉风、风热喉痹：硼砂（生研）、白矾（生研）各5克，西牛黄、人爪甲（焙脆，研）各0.5克，为极细末，以烂白霜梅肉15克，研糊分作4丸，噙化，取涌顽痰。⑤ 治缠喉口齿新久肿痛及久嗽痰火咽哑作痛：玄明粉、硼砂各25克，朱砂3克，冰片2.5克，共研极细末，吹搽患处，甚者日搽5～6次。

注意事项 内服宜慎。

羊角拗

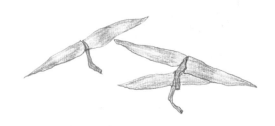

性味 寒，苦。有大毒。
拉丁文 Semen Strophanthi Divaricati
英文 Divaricate Strophanthus Seed

别名 羊角扭、断肠草、打破碗花。

来源 夹竹桃科植物羊角拗的种子。

成分 含羊角拗苷、辛诺苷、D-毒毛花苷Ⅰ、D-毒毛花苷Ⅱ、D-毒毛花苷Ⅲ等。

植物形态 灌木或藤本，直立，高达2米，秃净，多歧枝，折之有乳汁流出。小枝通常棕褐色。叶对生，具短柄，叶片椭圆形或矩形，长4～10厘米，宽2～4厘米，先端短尖，基部楔形，全缘，厚纸质，两面均秃净。花大形，黄白色，顶生或3花合生呈聚伞花序；花梗纤细，长约1厘米；萼下有苞片1对，狭线形；萼5裂，裂片披针形，长约10毫米，淡黄色；花冠黄色，漏斗形，花冠筒长约1.2厘米。上部5裂，裂片基部卵状披针形，先端线形长尾状，长约5厘米，基部内面各具鳞片；雄蕊5个，药箭形，各药相连于柱头，花丝纺锤形；子房2室，半下位，花柱桂状，柱头头状或浅裂。出扩展，长披针形，长10～15厘米，极厚，内含种子多数。种子线形而扁，一端有长尾，密生白色丝状长毛。花期3～4月，果期8～9月。

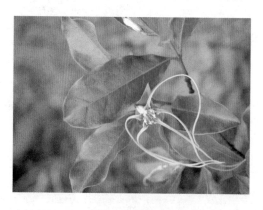

生长特性 生于荒野、坡地、疏林下或灌丛中。主产于广东、广西、福建、贵州等地。

采集方法 秋季采收成熟果实，剥去果皮，将种子除去冠毛，晒干。

药材性状 种子纺锤形或狭长披针形，一端狭尖，另端钝圆，有扁平的短翼；深棕色，光滑无毛，具细纵纹，隆起的一面有浅色种脊，自尖端芒基向下延伸，达种子长度的2/3或更长，种脊近尖端处有明显突起的种脐。质脆，易折断，断面胚乳与子叶均富油质。

药理作用 ① 对心脏的作用：羊角拗混合苷能使冷血、温血动物的心脏收缩加强、心率减慢、传导阻滞；对水合氯醛、戊巴比妥钠、氰化钠、二硝基酚等所致之心力衰竭有治疗作用，不仅使心肌收缩力加强，而且使其输出量增加，静脉压下降，对碘醋酸所致之衰竭则无效。② 其他作用：羊角拗混合苷略具镇静作用，对麻醉犬及正常大白鼠均表现利尿作用。

药用功效 强心、消肿、止痒杀虫，用于风湿痛、小儿麻痹后遗症、多发性脓肿、毒蛇咬伤、跌打、骨折。

用法用量 外用：捣敷，煎水洗或研末调敷。

方剂选用 ① 治风湿肿痛、小儿麻痹后遗症、疥癣：羊角扭叶适量，煎汤温洗。② 治多发性脓肿、腱鞘炎、毒蛇咬伤、跌打骨折：羊角扭叶粉末适量，用酒水调和温敷患处。③ 治乳痈初期：羊角拗鲜叶、红糖同捣烂，烤热外敷。

注意事项 有毒，不可入口。

拔毒生肌药

凡以拔毒化腐、生肌敛疮为主要作用的药物，称为拔毒生肌药。多为矿石、金属药物，以外用为主。

轻粉

性味 寒，辛。有毒。
拉丁文 Calomelas
英文 Calomel

别名 汞粉、峭粉、水银粉、腻粉、银粉、扫盆。
来源 用升华法炼制而成的氯化亚汞结晶。
成分 主要含氯化亚汞。天然产者，名角汞矿，但平常都用人工制备，为无味无色（平常带淡黄色）鳞片状结晶。化学上又名甘汞，其干燥品含氯化亚汞不得少于99.6%。

矿物形态 天然产者，名角汞矿为无味无色（平常带淡黄色）鳞片状结晶。产于湖北、河北、湖南、云南等地。

采集方法 将胆矾、食盐放于盆内，加水混合，放入水银，搅拌成粥状，再加入红土，拌和成半干半湿的软泥块，分成10份，捏成馒头形。用升华法制成多角形片状雪花样结晶，用鸡翎扫下，拣去杂质，遮光密闭保存。

药材性状 为片状结晶，状似雪花。色白，有银色光泽。体轻，手捻易碎成白色粉末。以洁白、片大、明亮、呈针状结晶、质轻、无水银珠者为佳。不溶于水与酸，放在铁片上加热，则逐渐变为黄色，最后化为青烟，不留痕迹。加氢氧化钾液，析出黑色氧化亚汞，加氨水振摇之，则变为黑色。

药理作用 轻粉外用有杀菌作用，内服适量能制止肠内异常发酵，并能通利大便。甘汞口服后在肠中遇碱及胆汁，小部分变成易溶的二价汞离子。轻粉水浸剂（1：3），在试管内对堇色毛癣菌、许兰氏黄癣菌、奥杜盎氏小芽孢癣苗、红色表皮癣菌、星形奴卡氏菌等皮肤真菌均有不同程度的抑制作用。

药用功效 杀虫、攻毒、利水、通便，治疥癣、瘰疬、梅毒、下疳、皮肤溃疡、水肿、臌胀、大小便闭。

用法用量 内服：研末，0.05～1克；或入丸、散。外用：研末调敷或干撒。

方剂选用 ① 治诸疥疮：轻粉25克、吴茱萸50克、赤小豆49粒、白蒺藜50克、白芜荑仁25克、石硫黄少许，以上6味，捣研为散，令匀。每用生油调药2.5克，于手心内摩热后，遍揩周身有疥处，便睡。② 治人面上湿癣：轻粉、斑猫（去翅、足），以上研细，用温水以鸡翎扫之周围。③ 治小儿生癣：猪脂和轻粉抹之。④ 治小儿头疮：葱汁调轻粉涂之。⑤ 治风虫牙疳，脓血有虫：轻粉5克、黄连50克，为末掺之。⑥ 治杨梅疮癣：汞粉、大风子肉，等份为末，涂之。

注意事项 内服宜慎，体弱及孕妇忌服。

砒石

性味 热，辛、酸。有毒。
拉丁文 Arsenicum
英文 Arsenic Sublimate or Arsenolite

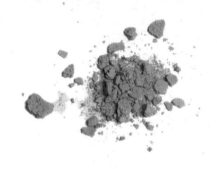

别名 砒黄、信砒、人言、信石。

来源 天然产的砷华矿石或加工制造而成。目前多为毒砂、雄黄等含砷矿石的加工制成品。

成分 砒石主要成分为三氧化二砷或名亚砷酐，白色，八面体状结晶。三氧化二砷加高热可以升华，故精制比较容易。升华物普通名砒霜。

矿物形态 ① 砷华等，轴晶系。晶体为八面体，通常为无定形的粒状、块状及粉末状。颜色为白色，常带淡黄或淡红色。条痕白色或淡黄色。光泽玻璃状或绢丝状，断口参差状。② 毒砂，单斜晶系。晶体完好，形状常为柱状、棒状、针状等，晶面上有条纹，双晶常呈十字形。集合体为粒状、致密状。颜色锡白色，断面钢灰色，常带黄锈色。条痕灰黑色，金属光泽，不透明。断口参差状。性脆，以铁锤击之，发生蒜臭的气味。全国各处有产。

采集方法 少数为选取天然的砷华矿石，多数为加工制成。① 老法将毒砂砸成小块，除去杂石，与煤、木炭或木材烧炼，然后升华，即为砒石。② 新法选取纯净的雄黄，砸成10厘米上下的块，点燃之，使雄黄燃烧，生成气态的三氧化二砷及二氧化硫，然后通过冷凝管道，使三氧化二砷得到充分冷凝，即为砒石。二氧化硫另从烟道排出。

药材性状 有红信石、白信石两种，药用以红信石为主。① 红信石为不规则的块状，大小不一。白色，有黄色和红色彩晕，略透明或不透明，光泽玻璃状、绢丝状或无光泽。质脆，易砸碎。气无。本品极毒，不可口尝。以块状、色红润、有晶莹直纹、无渣滓者为佳。② 白信石为不规则的块状，大小不一，无色或白色，透明或不透明，光泽玻璃状、绢丝状或无光泽。质脆，易砸碎，气无。本品极毒，不可口尝。以块状、色白、有晶莹直纹、无渣滓者为佳。

药理作用 三氧化二砷具有砷剂的基本药理和毒理。砷有原浆毒作用，且能麻痹毛细血管，抑制含巯基酶的活性，并使肝脏脂变、肝小叶中心坏死，心、肝、肾、肠充血，上皮细胞坏死，毛细血管扩张。枯痔散中含有白砒，如给兔耳每日涂敷，可致干性坏死，以至脱落；实验表明，不含三氧化二砷的制品则无此作用。

药用功效 祛痰截疟、杀虫、蚀恶肉，治寒痰哮喘、疟疾、休息痢、痔疮、瘰疬、走马牙疳、癣疮、溃疡腐肉不脱。

用法用量 内服：入丸、散，0.05～1.25克。外用：研末撒、调敷或入膏药中贴之。

方剂选用 ① 治多年肺气喘急，咳嗽晨夕不得眠：砒石7.5克（研飞如粉）、豆豉75克（好者，水略润少时，以纸裹干，研成膏），用膏子和砒同杵极匀，丸如麻子大。每服15丸，小儿量大小与之，并用腊茶清极冷吞下，临卧，以知为度。② 治寒热疟：砒石5克、绿豆（末）50克，研为末，无根井水水绿豆大，黄丹为衣，阴干，发日五更，冷水下5丸。

密陀僧

性味 平，咸、辛。有毒。

拉丁文 Lithargyrum

英文 Lithargite

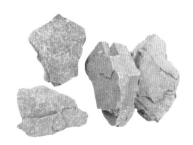

别名 蜜陀僧、没多僧、炉底、银池、淡银、金炉底、银炉底、金陀僧。

来源 天然的矿产密陀僧很稀少，呈橘黄色小片或土状粉末，其成分为氧化铅，系由方铅矿氧化而成。

成分 主要含氧化铅 PbO；尚含砂石、金属铅及二氧化铅 PbO_2 等少量夹杂物。

矿物形态 方铅矿具有氯化钠型晶体结构。呈铅灰色，强金属光泽，晶体呈立方体，有时为八面体与立方体的聚形；集合体常呈粒状和致密块状。主要是热液成因的矿物，几乎总是与闪锌矿共生。方铅矿在地表易风化成铅矾和白铅矿。方铅矿的化学成分为 PbS，含铅可达 86.6%。晶体形态常呈立方体，集合体呈柱状或致密块状。铅灰色，条痕灰黑色，金属光泽，不透明。中国铅锌矿的产地以云南金顶、广东凡口、青海锡铁山等地最著名。

采集方法 将铅熔融，用铁棍在熔铅中旋转几次，部分熔铅黏附在铁棍上，然后取出浸入冷水中，熔铅冷却后变成氧化铅固体（即密陀僧），在放入熔铅中转几次，取出再浸入冷水中，如此反复多次，至密陀僧积聚至约重几千克时，将其打下即得。

药材性状 为不规则的块状，大小不一。橙红色，镶嵌着具有金属光泽的小块，对光照之闪闪发光。表面粗糙，有时一面呈橙黄色而略平滑。质硬体重，易砸碎。断面红褐色。气无。粉末黄色。以色黄有光泽，内外一致，体坚重者为佳。略溶于水，易溶于硝酸。露置空气中则会吸收二氧化碳气体，变成碱式碳酸铅（铅粉）。

药理作用 密佗僧膏 2% 浓度时在试管中对共心性毛癣菌、黄色毛癣菌、红色毛癣菌及铁锈色小芽孢菌呈抑制作用；在 4% 浓度时，对絮状表皮癣菌、石膏样毛癣菌、足趾毛癣菌等均呈抑制作用。水浸剂（1：3）在试管内对多种皮肤真菌也有不同程度的抑制作用。能与蛋白质结合而成蛋白铅。有收敛局部黏膜血管，而庇护溃疡面和减少黏液分泌的作用。

药用功效 消肿杀虫，收敛防腐，坠痰镇惊，治痔疮、肿毒、溃疡、湿疹、狐臭、创伤、久痢、惊痫。

用法用量 内服：研末，0.5～1.5 克；或入丸、散。外用：研末撒或调涂。

方剂选用 ① 治鼠疮已破；初起遍生（身）疮毒，有管出水，有口出脓；顽廉（臁）多年不愈，及痔漏诸疮：黄蜡 50 克，枯矾 15 克，密陀僧、雄黄、朱砂各 5 克，蜜 25 毫升。除蜜、蜡，研细末；先将蜡化开，入蜜溶化离火，将前药入内搅匀，众手速丸，如绿豆大。每服 1.5 克，开水送下，病在上食后服，病在下食前服。鼠疮未破者，常以帛绢按之，已破者用米泔水煎地锦草勤洗。② 治多骨疮，不时出细骨：以密陀僧末、桐油调匀，摊贴之。③ 治血风臁疮：密陀僧、香油入粗碗内磨化，油纸摊膏，反复贴之。④ 治口舌生疮：蒲黄、黄药子各 25 克，密陀僧、黄柏、甘草各 50 克，上为细末，干贴口疮上。

注意事项 体虚者忌服。